全国高等医药院校药学类专业第五轮规划教材

中药鉴定学

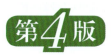

（供中药学、药学专业使用）

主　编　李　峰

主　审　石俊英

副主编　刘塔斯　崔亚君　闫永红　陈随清　李宝国

编　者　（以姓氏笔画为序）

王添敏（辽宁中医药大学）	邓可众（江西中医药大学）
卢　燕（复旦大学）	白云娥（山西医科大学）
冯　帅（山东中医药大学）	刘基柱（广东药科大学）
刘塔斯（湖南中医药大学）	闫永红（北京中医药大学）
李　峰（山东中医药大学）	李会军（中国药科大学）
李宝国（山东中医药大学）	张　慧（辽宁中医药大学）
陈随清（河南中医药大学）	罗　容（首都医科大学）
图　雅（中国中医科学院）	袁久志（沈阳药科大学）
高建平（山西医科大学）	崔亚君（上海中医药大学）

中国健康传媒集团
中国医药科技出版社

内 容 提 要

　　本教材是"全国高等医药院校药学类专业第五轮规划教材"之一。本教材在习近平新时代中国特色社会主义思想指导下，广泛吸收现有《中药鉴定学》各类教材的长处，积极采纳《中国药典》2020年版的新技术、新方法和新标准，贴近中药鉴定应用实践、贴近执业药师需求，关注近年来中药鉴定领域和中药材市场行情的新变化、新动态、新趋势。在教材总论编写和各论编排方面体现了突破和创新。

　　全书分五篇，共20章。主要介绍中药鉴定学的基本理论、基本知识和基本方法。总论部分介绍了中药鉴定学的定义、任务；中药鉴定的依据、方法；中药鉴定的历史和发展；新增了中药的安全性和质量标准等内容。各论部分分为植物药类、动物药类、矿物药类和中成药类，介绍了中药的来源、产地、采收加工、基原形态、药材和饮片性状、显微鉴别、化学成分、理化鉴别及含量测定等内容。共收载植物药220种、动物药32种、矿物药16种和代表性中成药7种，是目前收载药物较多的中药鉴定学教材，具有一定的代表性、先进性和实用性。同时，本教材为书网融合教材，即纸质教材有机融合电子教材、教学配套资源（PPT、微课、视频、图片等）、题库系统、数字化教学服务（在线教学、在线作业、在线考试）。

　　本教材可供全国高等医药院校中药学专业、药学专业和其他相关专业的本科、专科教学使用，也可以作为中药鉴定工作者的参考书。

图书在版编目（CIP）数据

中药鉴定学/李峰主编．—4版．—北京：中国医药科技出版社，2020.4
全国高等医药院校药学类专业第五轮规划教材
ISBN 978－7－5214－1503－2

Ⅰ．①中…　Ⅱ．①李…　Ⅲ．①中药鉴定学－医学院校－教材　Ⅳ．①R282．5

中国版本图书馆 CIP 数据核字（2020）第 000776 号

美术编辑　陈君杞
版式设计　友全图文

出版　**中国健康传媒集团** | 中国医药科技出版社
地址　北京市海淀区文慧园北路甲 22 号
邮编　100082
电话　发行：010－62227427　邮购：010－62236938
网址　www. cmstp. com
规格　889×1194 mm $^{1}/_{16}$
印张　34
字数　764 千字
初版　2006 年 1 月第 1 版
版次　2020 年 4 月第 4 版
印次　2023 年 8 月第 3 次印刷
印刷　三河市万龙印装有限公司
经销　全国各地新华书店
书号　ISBN 978－7－5214－1503－2
定价　**138. 00 元**

获取新书信息、投稿、为图书纠错，请扫码联系我们。

数字化教材编委会

主　编　李　峰　崔亚君

主　审　石俊英

副主编　刘塔斯　闫永红　陈随清　李宝国

编　者　（以姓氏笔画为序）

王添敏（辽宁中医药大学）　　　邓可众（江西中医药大学）

卢　燕（复旦大学）　　　　　　白云娥（山西医科大学）

付　钰（河南中医药大学）　　　冯　帅（山东中医药大学）

刘基柱（广东药科大学）　　　　刘塔斯（湖南中医药大学）

闫永红（北京中医药大学）　　　李　峰（山东中医药大学）

李会军（中国药科大学）　　　　李宝国（山东中医药大学）

张　慧（辽宁中医药大学）　　　陈随清（河南中医药大学）

罗　容（首都医科大学）　　　　图　雅（中国中医科学院）

赵　婷（北京中医药大学）　　　袁久志（沈阳药科大学）

高建平（山西医科大学）　　　　崔亚君（上海中医药大学）

龚力民（湖南中医药大学）　　　曾晓艳（湖南中医药大学）

出版说明

"全国高等医药院校药学类规划教材",于20世纪90年代启动建设,是在教育部、国家药品监督管理局的领导和指导下,由中国医药科技出版社组织中国药科大学、沈阳药科大学、北京大学药学院、复旦大学药学院、四川大学华西药学院、广东药科大学等20余所院校和医疗单位的领导和权威专家成立教材常务委员会共同规划而成。

本套教材坚持"紧密结合药学类专业培养目标以及行业对人才的需求,借鉴国内外药学教育、教学的经验和成果"的编写思路,近30年来历经四轮编写修订,逐渐完善,形成了一套行业特色鲜明、课程门类齐全、学科系统优化、内容衔接合理的高质量精品教材,深受广大师生的欢迎,其中多数教材入选普通高等教育"十一五""十二五"国家级规划教材,为药学本科教育和药学人才培养做出了积极贡献。

为进一步提升教材质量,紧跟学科发展,建设符合教育部相关教学标准和要求,以及可更好地服务于院校教学的教材,我们在广泛调研和充分论证的基础上,于2019年5月对第三轮和第四轮规划教材的品种进行整合修订,启动"全国高等医药院校药学类专业第五轮规划教材"的编写工作,本套教材共56门,主要供全国高等院校药学类、中药学类专业教学使用。

全国高等医药院校药学类专业第五轮规划教材,是在深入贯彻落实教育部高等教育教学改革精神,依据高等药学教育培养目标及满足新时期医药行业高素质技术型、复合型、创新型人才需求,紧密结合《中国药典》《药品生产质量管理规范》(GMP)、《药品经营质量管理规范》(GSP)等新版国家药品标准、法律法规和《国家执业药师资格考试大纲》进行编写,体现医药行业最新要求,更好地服务于各院校药学教学与人才培养的需要。

本套教材定位清晰、特色鲜明,主要体现在以下方面。

1.契合人才需求,体现行业要求 契合新时期药学人才需求的变化,以培养创新型、应用型人才并重为目标,适应医药行业要求,及时体现新版《中国药典》及新版GMP、新版GSP等国家标准、法规和规范以及新版《国家执业药师资格考试大纲》等行业最新要求。

2.充实完善内容,打造教材精品 专家们在上一轮教材基础上进一步优化、精炼和充实内容,坚持"三基、五性、三特定",注重整套教材的系统科学性、学科的衔接性,精炼教材内容,突出重点,强调理论与实际需求相结合,进一步提升教材质量。

3.创新编写形式,便于学生学习 本轮教材设有"学习目标""知识拓展""重点小结""复习题"等模块,以增强教材的可读性及学生学习的主动性,提升学习效率。

4.配套增值服务,丰富教学资源 本套教材为书网融合教材,即纸质教材有机融合数字教材,配套教学资源、题库系统、数字化教学服务，使教学资源更加多样化、立体化，满足信息化教学的需求。通过"一书一码"的强关联，为读者提供免费增值服务。按教材封底的提示激活教材后，读者可通过PC、手机阅读电子教材和配套课程资源（PPT、微课、视频、图片等），并可在线进行同步练习，实时反馈答案和解析。同时，读者也可以直接扫描书中二维码，阅读与教材内容关联的课程资源（"扫码学一学"，轻松学习PPT课件；"扫码看一看"，即可浏览微课、视频等教学资源；"扫码练一练"，随时做题检测学习效果），从而丰富学习体验，使学习更便捷。

编写出版本套高质量的全国本科药学类专业规划教材，得到了药学专家的精心指导，以及全国各有关院校领导和编者的大力支持，在此一并表示衷心感谢。希望本套教材的出版，能受到广大师生的欢迎，为促进我国药学类专业教育教学改革和人才培养做出积极贡献。希望广大师生在教学中积极使用本套教材，并提出宝贵意见，以便修订完善，共同打造精品教材。

中国医药科技出版社

2019年9月

前　言

《中药鉴定学》为"全国高等医药院校药学类专业第五轮规划教材"之一，由山东中医药大学、北京中医药大学、上海中医药大学、湖南中医药大学、河南中医药大学、辽宁中医药大学、江西中医药大学、复旦大学、中国药科大学、沈阳药科大学、首都医科大学、山西医科大学、广东药科大学和中国中医科学院14家高校和科研单位的18位从事中药鉴定教学科研的专业教师共同编写。

习近平总书记在党的二十大报告中指出："我们要坚持教育优先发展、科技自立自强、人才引领驱动，加快建设教育强国、科技强国、人才强国，坚持为党育人、为国育才，全面提高人才自主培养质量，着力造就拔尖创新人才，聚天下英才而用之"。为更加适应我国"十四五"高等中医药教育事业发展的新形势、新目标和新要求，适应当前我国医药事业快速发展的要求，紧跟学科发展步伐，更好地满足专业人才的培养需求，在上版内容的基础上进行了修订编写工作。本教材以"博采众长，遵循药典，应用导向，注重实用"为编写理念。在教材编写中注意参考《中国药典》2020年版和吸收现有各个版本《中药鉴定学》教材的优点；兼顾《药用植物学》《中药商品学》《中药化学》《中药资源学》等相关教材的内容，把握中药鉴定学的关键，体现近年来中药来源、栽培、市场、规格和中药材及饮片的新变化、新动态和新趋势；同时结合中医药高等教育教学特点，突出实践能力培养，注重教学内容与执业药师要求的衔接，培养学生全面掌握中药鉴定的基础理论、基本知识和基本技能。

全书共分五篇二十章。第一篇为中药鉴定学总论部分，主要介绍中药鉴定学的定义和任务，中药鉴定学的历史及发展，中药的分类与命名、中药资源的利用与保护，中药的采收、产地加工及贮藏，中药鉴定的方法和质量标准等内容。第二至五篇为各论，分别介绍了植物类、动物类、矿物类中药和中成药的鉴定内容和方法。整本教材吸收了《中国药典》2020年版最新的中药质量标准、检测方法和鉴定规范。本教材共介绍植物类中药及饮片220种、动物类中药及饮片32种、矿物类中药及饮片16种及代表性中成药7种。单味中药均参照《中国药典》增加了中药饮片的鉴别内容；中药拉丁名、性状鉴别、显微鉴别、理化鉴别和含量测定方法均参照《中国药典》2020年版进行了修订，提高了本教材的科学性、新颖性和适用性。

本教材充分体现教科书的特点，重点突出、层次分明，为帮助学生更好地学习掌握中药鉴定学的基础理论、基本知识和基本技能，在每章之后总结归纳出"重点小结"；对有关补充知识和执业药师资格考试相关内容通过"知识拓展"等方式在教材中给予提示，以满足教师教学和学生学习的需要。本教材为书网融合教材，即纸质教材有机融合电子教材、教学配套资源（PPT、微课、视频、图片等）、题库系统、数字化教学服务（在线教学、在线作业、在线考试）。

本教材第一、二、三、六章和第八章第一节由李峰编写，第四、五章由邓可众编写，第七章由李会军、李峰编写，第八章第二、三节由李宝国、张慧、王添敏、罗容、图雅、袁久志、高建平编写，

1

第九、十章由闫永红编写，第十一章由白云娥编写，第十二章由高建平编写，第十三章由陈随清、卢燕编写，第十四章由崔亚君编写，第十五、十六、十七、十九章由刘塔斯编写，第十八章由刘基柱编写，第二十章由李宝国编写。全书定稿后，由李峰负责统稿审校，第八章由李宝国负责统稿审校，冯帅负责教材彩色图片的审阅修订，编写统筹和数字化教材修订。山东中医药大学石俊英教授主审。

本教材同步的数字化教材资源由李峰、崔亚君负责。全书PPT由李峰统筹，彩图由冯帅统筹，习题与知识点体系由李宝国统筹，微课由罗容统筹。

本教材适用于中药学、药学等专业开设中药鉴定学必修课或选修课使用，教学时可以根据不同学时的需要选择使用，也可供其他医药相关专业学习选用，还可作为中药材及饮片的药品鉴别、采购销售、质量监控等工作人员的参考书。

在编写本教材过程中，编者虽然已尽全力，但难免仍有不妥之处，欢迎批评指正，以利于今后修改完善。

编者
2019 年 12 月

目　录

第一篇　总　论

第一章　中药鉴定学的定义和任务 ……………………………………………… 2
第一节　中药鉴定学的定义 …………………………………………………… 2
第二节　中药鉴定学的任务 …………………………………………………… 2
一、中药的品种鉴定 ………………………………………………………… 3
二、中药的质量鉴定 ………………………………………………………… 3
三、继承和弘扬祖国药学遗产 ……………………………………………… 4
四、研究和制定中药质量标准 ……………………………………………… 4
五、中药资源的保护开发与寻找扩大新药源 ……………………………… 5
第二章　中药鉴定学的发展史 ………………………………………………… 7
第一节　中药鉴定学的起源发展与本草 …………………………………… 7
第二节　中药鉴定学近现代的发展概况 …………………………………… 9
第三章　中药的分类与命名 …………………………………………………… 12
第一节　中药的分类 ………………………………………………………… 12
一、传统中药分类方法 ……………………………………………………… 12
二、现代中药分类方法 ……………………………………………………… 13
第二节　中药的命名 ………………………………………………………… 14
一、中药材命名 ……………………………………………………………… 14
二、中药饮片命名 …………………………………………………………… 15
三、中药提取物命名 ………………………………………………………… 15
四、中成药命名 ……………………………………………………………… 16
第四章　中药资源的利用与保护 ……………………………………………… 18
第一节　中药资源概况和中药区划 ………………………………………… 18
一、东北寒温带、中温带野生、家生中药区 ……………………………… 18
二、华北暖温带家生、野生中药区 ………………………………………… 18
三、华东北亚热带、中亚热带家生、野生中药区 ………………………… 19
四、西南北亚热带、中亚热带野生、家生中药区 ………………………… 19
五、华南南亚热带、北热带家生、野生中药区 …………………………… 19

六、内蒙古中温带野生中药区 ·· 19

七、西北中温带、暖温带野生中药区 ··· 19

八、青藏高原野生中药区 ·· 19

九、海洋中药区 ··· 19

第二节　道地药材资源 ··· 20

一、道地药材的含义 ··· 20

二、道地药材的主要产区 ··· 20

第三节　中药资源的可持续利用 ·· 21

一、中药资源的保护 ··· 21

二、中药资源的开发与利用 ·· 22

第五章　中药的采收、加工与贮藏 ··· 24

第一节　中药的采收 ··· 24

一、中药材传统采收方法 ··· 24

二、中药材现代采收原则 ··· 26

第二节　中药的产地加工 ·· 26

一、药材产地加工通则 ·· 26

二、常用的加工方法 ··· 27

第三节　中药的变质与防治 ··· 29

一、虫蛀 ·· 29

二、生霉 ·· 29

三、走油 ·· 30

四、变色 ·· 30

五、自燃 ·· 30

六、风化 ·· 30

七、其他 ·· 30

第四节　中药的贮藏与保管 ··· 31

一、仓库管理 ·· 31

二、霉变的防治 ··· 31

三、害虫的防治 ··· 31

第六章　中药的鉴定 ·· 33

第一节　中药鉴定的依据 ·· 33

一、国家药品标准 ·· 33

二、地方药品标准 ·· 35

第二节　中药鉴定的一般程序 ·· 35

一、样品登记 ·· 35

二、取样 ·· 36

三、鉴定的项目及通则 ·· 36

第三节　中药鉴定的方法 37
　　一、基原鉴定法 37
　　二、性状鉴定法 38
　　三、显微鉴定法 40
　　四、理化鉴定法 45
　　五、生物鉴定法 51

第四节　中药鉴定的内容 53
　　一、中药的真实性鉴定 53
　　二、中药的安全性检测 53
　　三、中药质量的评价 55

第五节　中药的指纹图谱鉴别 56
　　一、中药指纹图谱的内容 57
　　二、药材指纹图谱的标准 57
　　三、中药注射剂指纹图谱的标准 59

第七章　中药的质量标准 61

第一节　中药质量标准的主要内容 61
　　一、中药材和饮片质量标准的内容 61
　　二、中药提取物质量标准的内容 62
　　三、中药制剂质量标准的内容 63

第二节　中药质量标准的技术要求 63
　　一、质量标准的总体原则 63
　　二、中药材和饮片质量标准的技术要求 64
　　三、中药提取物质量标准的技术要求 67
　　四、中药制剂质量标准的技术要求 69

第三节　中药质量标准起草说明 71
　　一、中药材、饮片质量标准起草说明 71
　　二、中药提取物质量标准起草说明 73
　　三、中药制剂质量标准起草说明 73
　　四、质量标准起草说明附图格式及要求 74

第四节　中药质量标准分析方法的验证 75
　　一、准确度 75
　　二、精密度 76
　　三、专属性 76
　　四、检测限 77
　　五、定量限 77
　　六、线性 77
　　七、范围 77
　　八、耐用性 77

第二篇　植物药类

第八章　根及根茎类中药 ·· 80

　第一节　根类中药 ··· 80

　　一、性状鉴别 ··· 80

　　二、显微鉴别 ··· 81

　第二节　根茎类中药 ··· 82

　　一、性状鉴别 ··· 82

　　二、显微鉴别 ··· 82

　第三节　常用根及根茎类中药鉴定 ··· 83

　　狗脊（83）　　绵马贯众（84）　骨碎补（87）　细辛（87）　　大黄（90）　　拳参（94）

　　虎杖（94）　　何首乌（95）　牛膝（98）　　川牛膝（100）　商陆（102）　　银柴胡（103）

　　太子参（104）　威灵仙（105）　川乌（107）　草乌（109）　　附子（110）　　白头翁（113）

　　白芍（114）　　赤芍（116）　黄连（118）　升麻（121）　　防己（123）　　北豆根（124）

　　延胡索（125）　板蓝根（126）　地榆（129）　苦参（131）　　山豆根（132）　葛根（133）

　　甘草（135）　　黄芪（139）　远志（143）　人参（144）　　西洋参（148）　三七（150）

　　白芷（152）　　当归（153）　独活（155）　羌活（157）　　前胡（158）　　川芎（158）

　　藁本（160）　　防风（160）　柴胡（161）　北沙参（164）　龙胆（164）　　秦艽（167）

　　白前（169）　　白薇（170）　紫草（170）　丹参（172）　　黄芩（175）　　玄参（177）

　　地黄（178）　　胡黄连（181）巴戟天（181）茜草（183）　　续断（184）　　天花粉（184）

　　桔梗（185）　　党参（187）　南沙参（190）木香（190）　　川木香（193）　白术（193）

　　苍术（196）　　紫菀（198）　三棱（199）　泽泻（199）　　香附（201）　　天南星（201）

　　半夏（202）　　石菖蒲（203）百部（205）　川贝母（208）　浙贝母（212）　黄精（214）

　　玉竹（215）　　重楼（215）　天冬（216）　麦冬（216）　　知母（219）　　山药（220）

　　射干（221）　　干姜（221）　莪术（222）　姜黄（224）　　郁金（225）　　高良姜（227）

　　天麻（227）　　白及（230）

第九章　茎木类中药 ·· 231

　第一节　概述 ··· 231

　　一、性状鉴别 ··· 231

　　二、显微鉴别 ··· 232

　第二节　常用茎木类中药鉴定 ·· 233

　　川木通（233）　木通（233）　大血藤（235）　苏木（237）　　鸡血藤（237）　降香（238）

　　沉香（239）　　通草（242）　钩藤（243）　石斛（245）

第十章　皮类中药 ·· 250

　第一节　概述 ··· 250

　　一、性状鉴定 ··· 250

　　二、显微鉴定 ··· 252

第二节　常用皮类中药鉴定 ·· 252

桑白皮（252）　　牡丹皮（254）　　厚朴（256）　　肉桂（258）　　杜仲（261）　　合欢皮（263）

黄柏（263）　　白鲜皮（266）　　五加皮（266）　　秦皮（266）　　香加皮（268）　　地骨皮（269）

第十一章　叶类中药 ·· 272

　第一节　概述 ·· 272

　　一、性状鉴别 ·· 272

　　二、显微鉴别 ·· 272

　第二节　常用叶类中药鉴定 ·· 274

石韦（274）　　侧柏叶（275）　　蓼大青叶（276）大青叶（277）　枇杷叶（280）　番泻叶（280）

罗布麻叶（283）紫苏叶（284）　艾叶（285）

第十二章　花类中药 ·· 286

　第一节　概述 ·· 286

　　一、性状鉴别 ·· 286

　　二、显微鉴别 ·· 286

　第二节　常用花类中药鉴定 ·· 287

松花粉（287）　辛夷（288）　　槐花（289）　　丁香（290）　　洋金花（292）　金银花（293）

款冬花（296）　菊花（296）　　红花（298）　　蒲黄（300）　　西红花（301）

第十三章　果实及种子类中药 ·· 303

　第一节　概述 ·· 303

　　一、性状鉴别 ·· 303

　　二、显微鉴别 ·· 304

　　三、理化鉴别 ·· 305

　第二节　常用果实及种子类中药鉴定 ·· 305

地肤子（305）　王不留行（306）五味子（306）　肉豆蔻（308）　葶苈子（308）　木瓜（309）

山楂（311）　　苦杏仁（312）　桃仁（314）　　郁李仁（315）　金樱子（315）　沙苑子（316）

决明子（316）　补骨脂（317）　枳壳（319）　　陈皮（321）　　化橘红（322）　佛手（323）

吴茱萸（323）　川楝子（325）　巴豆（325）　　酸枣仁（327）　胖大海（327）　小茴香（328）

蛇床子（330）　山茱萸（331）　连翘（333）　　女贞子（334）　马钱子（335）　菟丝子（337）

牵牛子（338）　夏枯草（338）　枸杞子（339）　栀子（340）　　瓜蒌（341）　　车前子（342）

牛蒡子（343）　薏苡仁（343）　槟榔（344）　　砂仁（347）　　草果（350）　　豆蔻（350）

红豆蔻（352）　草豆蔻（352）　益智（353）

第十四章　全草类中药 ·· 354

　第一节　概述 ·· 354

　第二节　常用全草类中药鉴定 ·· 354

麻黄（354）　　桑寄生（357）　鱼腥草（359）　淫羊藿（359）　仙鹤草（362）　紫花地丁（362）

金钱草（364）　广藿香（368）　半枝莲（371）　荆芥（372）　　益母草（373）　薄荷（374）

泽兰（377）　　香薷（377）　　肉苁蓉（378）　锁阳（380）　　穿心莲（380）白花蛇舌草（382）

茵陈（382）　　青蒿（385）　　大蓟（386）　　蒲公英（388）　　淡竹叶（388）

第十五章　藻、菌、地衣类中药 ·· 391

第一节　概述 ·· 391

一、藻类 ··· 391

二、菌类 ··· 391

三、地衣类 ·· 392

第二节　常用藻、菌、地衣类中药鉴定 ··· 393

海藻（393）　　冬虫夏草（394）　灵芝（397）　　茯苓（398）　　猪苓（401）　　马勃（402）

松萝（403）

第十六章　树脂类中药 ·· 404

第一节　概述 ·· 404

一、树脂的化学组成 ·· 404

二、树脂的分类 ··· 405

三、树脂的通性 ··· 405

四、树脂类中药的鉴定 ··· 405

第二节　常用树脂类中药鉴定 ·· 406

苏合香（406）　　乳香（406）　　没药（408）　　阿魏（409）　　安息香（410）　　血竭（410）

第十七章　其他植物类中药 ·· 413

第一节　概述 ·· 413

一、性状鉴别 ··· 413

二、显微鉴别 ··· 413

三、理化鉴别 ··· 413

第二节　常用其他植物类中药鉴定 ··· 413

海金沙（413）　青黛（415）　　儿茶（416）　　冰片（417）　　五倍子（418）

第三篇　动物药类

第十八章　动物类中药 ·· 422

第一节　概述 ·· 422

一、动物类中药的应用 ··· 422

二、动物类中药的研究进展 ··· 422

第二节　药用动物的基本结构 ·· 424

一、动物的组织 ··· 424

二、动物的器官和器官系统 ··· 425

第三节　药用动物的分类 ·· 426

一、动物分类的基本单位与分类等级 ··· 426

二、动物的命名 ··· 426

　　　三、动物分类系统简介 ··· 427
　第四节　动物类中药鉴定方法 ·· 432
　　　一、性状与经验鉴别法 ·· 432
　　　二、显微鉴别法 ·· 432
　　　三、理化鉴别法 ·· 432
　　　四、生物鉴别法 ·· 433
　第五节　常用动物类中药鉴定 ·· 433
　　　地龙（433）　　水蛭（435）　　石决明（437）　珍珠（438）　　牡蛎（440）　　海螵蛸（441）
　　　全蝎（441）　　蜈蚣（443）　　土鳖虫（444）　桑螵蛸（446）　蝉蜕（446）　　斑蝥（447）
　　　僵蚕（449）　　蜂蜜（450）　　海马（452）　　海龙（453）　蟾酥（453）　　蛤蟆油（457）
　　　龟甲（458）　　鳖甲（459）　　蛤蚧（460）　　金钱白花蛇（462）蕲蛇（464）　乌梢蛇（467）
　　　鸡内金（469）　穿山甲（469）　熊胆粉（470）　阿胶（471）　麝香（473）　鹿茸（476）
　　　牛黄（479）　　羚羊角（482）

第四篇　矿物药类

第十九章　矿物类中药 ·· 486
　第一节　矿物类中药的基本性质 ······································ 486
　　　一、结晶形状 ·· 487
　　　二、透明度 ·· 487
　　　三、颜色 ·· 487
　　　四、光泽 ·· 488
　　　五、相对密度 ·· 488
　　　六、硬度 ·· 488
　　　七、解理和断口 ·· 489
　　　八、矿物的力学性质 ·· 489
　　　九、磁性 ·· 489
　　　十、气味 ·· 490
　第二节　矿物类中药的分类 ·· 490
　　　一、阳离子分类法 ·· 490
　　　二、阴离子分类法 ·· 490
　第三节　矿物类中药的鉴定方法 ······································ 490
　　　一、性状鉴定 ·· 491
　　　二、显微鉴定 ·· 491
　　　三、理化鉴定 ·· 491
　第四节　常用矿物类中药鉴定 ·· 491
　　　朱砂（491）　　雄黄（493）　　自然铜（495）　磁石（495）　　赭石（495）　　信石（497）
　　　轻粉（497）　　炉甘石（498）　赤石脂（498）　青礞石（499）　滑石（500）　　石膏（501）
　　　芒硝（503）　　胆矾（504）　　硫黄（504）　　龙骨（505）

第五篇　中成药类

第二十章　中成药的鉴定 ································· 508

第一节　概述 ······································· 508
一、中成药鉴定的历史 ··························· 508
二、中成药鉴定的发展 ··························· 508
三、中成药鉴定的特殊性 ························· 509
第二节　中成药鉴定常用方法 ····················· 509
一、定性鉴别 ································· 510
二、含量测定 ································· 510
三、检查 ····································· 511
第三节　中成药显微鉴定 ························· 511
一、材料处理 ································· 511
二、制片方法 ································· 511
三、偏光显微镜的应用 ··························· 512
四、中成药显微鉴别要点 ························· 512
一捻金（513）　七厘散（514）　牛黄解毒片（514）　元胡止痛片（515）　二妙丸（515）

六味地黄丸（516）　大山楂丸（517）

索引 ··· 518
一、中药名称索引 ······························· 518
二、拉丁名称索引 ······························· 522

参考文献 ··· 526

第一篇

总 论

第一章　中药鉴定学的定义和任务

第一节　中药鉴定学的定义

中药鉴定学（Authentication of Chinese Medicines）是鉴定和研究中药的品种和质量，制定中药品质标准，寻找和扩大新药源的应用学科。

它是在继承中医药学遗产和传统鉴别经验的基础上，运用现代自然科学的理论知识和技术方法，研究和探讨中药的来源、性状、显微特征、理化鉴别、质量标准以及寻找新药等的理论和实践问题。简而言之，就是一门对中药进行"整理提高，保质寻新"的学科。

中药鉴定学的主要研究对象是中药（Chinese materia medica）。中药是指在中医药理论和临床经验指导下用于防治疾病和医疗保健的药物，包括中药材、饮片和中成药。中药材（Chinese crude drugs）是取自天然的未经加工或只经过简单产地加工的原料药，简称为"药材"，按其来源可分为植物药、动物药和矿物药三大类。迄今为止，中药资源的总量已近13000种。中药材经过净制、切制、炮制，制成符合临床医疗需要的加工品称之为饮片（decoction pieces），饮片是中医临床用药的传统特色之一。中成药（Chinese patent medicine）是以中药材或饮片为原料，根据临床处方的要求，采用相应的制备工艺和加工方法，制备成的随时可以应用的剂型，包括丸剂、散剂、片剂、胶囊剂等多种剂型。中药材及其饮片在临床上应用，绝大多数是以复方和中成药的形式入药，其中中成药所需的原料药占全部药材的70%以上。因此，中药的鉴定，只有把中药材、饮片和中成药的鉴定方法与特征联系起来，才能真正达到鉴定的目的。

第二节　中药鉴定学的任务

中药是中医预防和治疗疾病的物质基础，对中药的质量评价，主要依赖其安全性和有效性，这两条原则是中药研究、生产和临床应用的准绳。中药鉴定学的任务核心就是为保证临床用药的安全与有效提供科学依据，为中药的生产提供质量标准和鉴定方法，为中药研究的准确性提供技术支撑。由此可见，中药鉴定学在中医药研究和发展中占有重要的战略地位。

中药鉴定学的总体任务是鉴定中药的品种和质量，继承和弘扬祖国医药学遗产，制定规范化的质量标准，扩大和开发中药资源。

一、中药的品种鉴定

中药的品种鉴定是指对中药真伪和基原的鉴别，它是中药鉴定学的首要任务。

据初步统计，常用的商品中药达 7000 余种，其中中药材 1200 种左右、中成药 6000 种左右。商品中药材有复杂品种问题的约占 50%，直接影响了临床用药的准确性和中药产品的质量。中药材品种存在的问题颇多，主要表现在如下方面：①一药多种来源，本末难分；②形态相似，造成误采、误收、误种、误用；③以假充真，冒名顶替；④地方用药的不同习惯；⑤人为制造伪品等。如大青叶在华东地区习用十字花科植物菘蓝 *Isatis indigotica* Fort. 的叶；东北地区习用蓼科植物蓼蓝 *Polygonum tinctorium* Ait. 的叶；华南和四川地区习用爵床科植物马蓝 *Baphicacanthus cusia*（Nees）Bremek. 的叶；江西、湖南、贵州、甘肃等省习用马鞭草科植物大青 *Clerodendrum cyrtophyllum* Turcz. 的叶。此外中药材的品种也与中成药的质量控制密切相关，因此要通过对中药商品的调查和药材资源的普查，采集标本，运用多学科的方法与技术进行科学分类，澄清混乱品种。由于中药来源的特殊性，解决中药品种真实性的问题是中药鉴定工作的首要任务。

二、中药的质量鉴定

中药的质量鉴定是指对中药优劣的检验。鉴定中药的优劣是保证其有效性的关键，是中药鉴定学的基本任务。

中药材的品种明确之后，必须注意检查质量，如果药材的品种使用正确，但质量不符合标准要求，同样不能入药。影响中药质量的因素主要有：①中药的生长环境、条件与质量密切相关，它是中药质量的源头。例如中药的野生或栽培与药材质量关系密切，野生牛膝和栽培牛膝，由于生长环境的不同，两个品种性状特征有较大差异。另外中药栽培品农药残留量和重金属含量超标问题，也严重影响中药质量，这个问题不解决，中药材很难进入国际市场。②药材产地与质量关系密切，产地不同，药材质量差异明显。如广藿香产在广州石牌者，气香纯正，含挥发油虽较少（茎含 0.1%～0.15%，叶含 0.3%～0.4%），但广藿香酮的含量却较高；产于海南岛的广藿香，气辛浊，挥发油含量较高（茎含 0.5%～0.7%，叶含 3%～6%），但广藿香酮的含量却甚微。道地药材就充分反映了产地与药材质量的关系。③药材采收季节、采收时间（植物的生长年限）与质量关系密切，采收时间不同，药材所含的化学成分也有差异。如茵陈过去都是春季采收苗高 6～10cm 的幼苗，俗话说："三月茵陈，四月蒿，五月茵陈当柴烧"，说明采收期的重要性。后来通过研究，提出茵陈的 3 个主要利胆有效成分蒿属香豆精（scoparone）、对羟基苯乙酮（*p* - hydroxyaceto-phenone）和茵陈香豆酸 A、B（capillartemisin A、B）以秋季的花前期至花果期含量高。为此《中国药典》增加了茵陈秋季采收期，即春季幼苗高 6～10cm 时或秋季花蕾长成时，前者称"绵茵陈"，后者称"茵陈蒿"。④中药运输仓储环境与质量关系密切，中药运输时受到有害物质的污染，能影响中药质量；有的中药贮藏不当，引起虫蛀霉变，损害了药材质量。另外贮存时间对质量也有影响，如荆芥的挥发油含量随贮藏时间的延长而减少，贮存 1 年者挥发油含量降低 1/3，贮存 3 年者则降低 1/2。细辛的酸性氨基酸为其镇咳成分之一，新鲜细辛的镇咳作用强，当贮存 6 个月后则无镇咳作用。⑤人为因素影响中药质量，如在中药中掺入异物或混入非药用部位，如柴胡、龙胆混入大量的地上茎；西红花中掺入花丝、雄蕊、花冠；羚羊角、天麻中夹铁钉、铁粒等，严重影响了中药材的质量。⑥指标成分与质量关系密切，如有的中药如人参、八角茴香、丁香、独活等，经过化学成分提取、干燥后再用，其外观性状与原药材相似，但药材的内在质量却发生了变化；又如有的中成药不按规定投料，仅在表面喷洒某些合成的挥发油，虽挥发油含量达标但整体质量和临床疗效下降。

对中药质量的科学评价，一般是以其所含有效成分的种类、含量、稳定性、毒性和生物效应的强度等为指标。目前认为，评价中药质量的先进方法是能够比较全面地反映中药整体成分信息技术的"化学模式识别法"（chemical pattern recognition）；或以定量药理学和分子生物学技术为基础，能够客观地反映中药效价或遗传特征等指标的"生物鉴定法"。上述评价中药质量方法的科学性有待于继续深入研究。总之，只有建立全面、客观、科学的评价中药质量的方法学体系，才能实现中药的科学化和标准化，才能促进中医药的产业化并加速其走向世界的进程。

三、继承和弘扬祖国药学遗产

当今临床常用中药绝大多数在历代本草中均有记载，对本草史料的考证和整理，是时代赋予中药鉴定学科的使命和历史任务。

几千年来，劳动人民在与疾病作斗争中积累了丰富的药物学知识，仅本草著作中记载的药物数就有近3000种，它总结了每种药物在不同历史阶段的品种、栽培、采收、加工、鉴别、炮制、贮藏和应用等多方面的经验和知识，是一座光辉灿烂的宝库，是今天中药科学继承和发展的基础。我们应运用计算机、数据库发掘等现代科学知识和技术对本草学进行考证、分析，取其精华，去其糟粕，澄清复杂品种，整理和发掘优势品种；对中药的品种和质量评价理论进行探讨，总结中药品种的延续性、变异性、性效可变性、优良品种的地域性、基原的单一与有限多元性等基本规律；正本清源，解决几千年来中药名称混乱的问题，做到一药一名，使中药的名称规范化，并逐渐使之国际化。通过本草分析、考证，发掘出有用的药学史料和品种，继承和弘扬祖国药学遗产，丰富和促进现代中药科学的发展。

如《唐本草》首次记载了百合的特征，"一种叶大茎长，根粗花白者，宜入药"，可以断定 *Lilium brownii* F. B. Brown var. *viridulum* Baker 应是正品。但宋代的《本草衍义》中却将一种具紫色珠芽的种类即卷丹 *L. lancifolium* Thunb. 作为百合的正品。直到现在百合原植物还存在这样的分歧；有的品种还需通过实际调查认真加以考证，如虎掌和天南星并非一物，虎掌实为掌叶半夏（*Pinellia pedatisecta* Schott）的块茎。总之，历代本草中有大量精华待发掘、整理提高，也有少数谬误和争议需纠正与澄清。如甘草，临床用量最大，过去《中国药典》只收载一种甘草（*Glycyrrhiza uralensis* Fisch.），《图经本草》曰："……陕西、河东州郡皆有之……今甘草有数种。"经多年研究，发现同属胀果甘草（*G. inflata* Bat.）和光果甘草（*G. glabra* L.）的根及根茎与《中国药典》原载品种有类似的化学成分和相同的药理作用。因此，这两个品种现也被载入《中国药典》。

四、研究和制定中药质量标准

研究和制定规范化的中药质量标准，是保证临床用药的安全性、有效性、稳定性和可控性，促进中药国际化和产业化的关键，也是中药鉴定学的重要任务。

4

凡是正式批准生产和应用的中药（包括中药材、饮片、植物油脂和提取物及中成药）都要制定质量标准。中药质量标准的研究制定应遵循"安全有效、技术先进、经济合理"的原则。

中华人民共和国成立以来，《中华人民共和国药典》已颁布了11版，每一版药典均对中药质量标准进行了详细规定，并且随着科学技术的发展和在中医药领域的不断应用，每一版药典的质量标准均在前一版基础上进行了卓有成效的修编。特别是自2015年版起《中华人民共和国药典》由一部、二部、三部和四部构成，首次将通则、药用辅料单独作为《中国药典》四部。提升了中药质量标准的科学性、安全性和可控性。2020年版《中国药典》提出了建立"最严谨的标准"的指导原则。

然而，由于中药的复杂性和中药研究的艰巨性，目前中药的质量标准仍是制约中药现代化、国际化发展的"瓶颈"之一。规范化的中药质量标准应具有的特点是：权威性、科学性和先进性。质量标准研究制定的前提，主要是中药来源的固定、加工炮制或生产工艺的稳定、临床疗效的确定，以及对所含有效物质和有害物质、贮藏期限与条件的限定。中药如都能够研究制定出具有安全性、稳定性、可控性、先进性和准确反应临床有效性的先进质量标准，将在国内外得到迅速发展。

五、中药资源的保护开发与寻找扩大新药源

中药的资源绝大部分是天然资源，对中药资源的保护开发与寻找扩大新药源是中药产业可持续发展的必备条件，也是中药鉴定学的长期任务。

中药资源包括植物药资源、动物药资源和矿物药资源。又分为天然中药资源和人工栽培或饲养的药用植物、动物资源。我国幅员辽阔，地跨寒、温、热三带，地形错综复杂，气候条件多种多样，蕴藏着极为丰富的天然中药资源。许多药材由于天时、地利的生长条件和多年来的精心培植，优质而高产，有道地药材之称。如四川的黄连、附子，云南的三七，甘肃的当归、大黄，宁夏的枸杞，内蒙古的黄芪，吉林的人参，山西的党参，河南的地黄、牛膝，山东的北沙参、金银花，江苏的薄荷，安徽的牡丹皮，浙江的玄参、浙贝母，福建的泽泻，广西的蛤蚧，辽宁的细辛、五味子等都是历史悠久，闻名全国的常用道地中药，有些在国际上亦享有盛名。

由于医药卫生事业的迅速发展，对中药的需求量不断增加，野生中药资源逐年减少，部分中药品种有濒临灭绝的危险，供需矛盾日益突出。因此，寻找和扩大新药源的任务迫在眉睫。我们要通过对中药资源调查和蕴藏量评估，制订可行的珍稀濒危药用植物和动物的保护计划，研究中药资源与生态平衡的关系，建立中药自然保护区，做到计划采收及合理利用，保护中药的资源；积极开展野生品种变家种、家养的研究，大力发展中药的仿生栽培和养殖事业，加速研究和制订仿生栽培和养殖中药的生产标准，解决野生中药资源不足的问题；建立中药优良品种的种质库和基因库，加强国外引进药用动、植物的养殖、驯化和栽培研究，积极整理和推广民族药、民间药的应用。寻找优质、高产和易于生产的品种，解决中药产业可持续发展的源头问题；在中药学、生物学、化学和药理学等基本理论指导下，根据药用植物（或动物）的亲缘关系和生物活性成分的生源关系，研制中药的新品种或原料药，扩大药用部位，提高药材资源的综合利用率，探索老药的新用途，或者从古代本草中发掘失落品种。以临床疗效为依据，结合现代高通量筛选技术研制新药，开发和扩大中药的资源。中药资源的保护，必须树立可持续发展的战略思想。

　　为保护珍稀濒危野生动植物，合理利用野生动植物资源，国家已经建立了相应的法规和对策，如《中华人民共和国野生动物保护法》《中华人民共和国森林法》《中华人民共和国渔业法》《野生药材资源保护管理条例》等。与中药有关的各个部门和环节，必须加强法制观念，认真执行有关政策和条例，逐步建立和完善药用植物、动物自然保护区，目前全国自然保护区已达近千处。《野生药材资源保护管理条例》颁布后，几乎各省、自治区都拟定了实施细则，如新疆发布了保护麻黄、甘草；内蒙古、宁夏发布了保护甘草；广西发布了保护龙血树的规定。仅黑龙江、广西就建立了 500 余种中药材的保护区。另外，建立珍稀濒危药用植物园和动物园，进行引种驯化，迁地保护，变野生为栽培或驯养，是十分有效的措施。如中国医学科学院药用植物研究所及云南、广西、湖南分所建立了多个药用植物园，引种栽培了 2500 多种药用植物；四川、陕西、安徽等地建立了养麝场进行人工驯养和人工活体取香；东北、四川等建立了熊驯养场进行人工引流熊胆汁等。还有，运用离体保护、组织培养、快速繁殖等现代科学技术，对保护与发展中药物种资源起到了一定的作用。

（李　峰）

扫码"练一练"

第二章　中药鉴定学的发展史

📖 **学习目标**

1. **掌握**　中药鉴定相关的中药本草著作。
2. **熟悉**　中药鉴定学发展概况。
3. **了解**　中药鉴定的起源。

第一节　中药鉴定学的起源发展与本草

中药鉴别知识是人类在长期与疾病作斗争的医疗实践中产生和发展起来的，它经历了漫长的发展过程。追溯到远古时代，人们在寻找食物的同时，发现了许多具有特殊作用的物质可以用来防治疾病，在这些特殊物质被发现的时候，就伴随着对这些物质的识别，这些识别过程就是鉴定的起源。相传在公元前有"神农尝百草之滋味……，一日而遇七十余毒"的说法。也就是说，中药鉴定的知识是随着中药的发现而产生的，在没有文字的太古时代，这些知识只能依靠师承口授流传后世。有了文字以后，中药鉴定的知识逐渐间接或直接地被记录下来，出现了医药书籍，古代记载中药的著作称为"本草"（Herbals），我国从秦汉时期到清代，本草著作约有400种之多。这些著作是我国人民长期与疾病作斗争的宝贵经验和鉴别中药的丰富知识的总结，是中医药学的宝贵财富，并在国际上产生了重大影响。

我国第一部诗歌总集《诗经》中就记载有治病的药物，该书叙述了葛、芩、芍药、蒿、芩等50多种药用植物的采集、性状、产地等知识，已有了初步的性状鉴别方法。《淮南子》载有秦皮"以水浸之正青"的水试鉴别法。《山海经》中有十巫采用百药的记载。《周礼·天官》载有"医师掌医之政令，聚毒药以供医事"，并有草、木、虫、石、谷"五药"的记载。据专家推论，《五十二病方》是迄今为止我国发现的最古老医学方书，其中收载了247种中药材、283首中药处方和饼、曲、酒、丸、散等中药剂型。

《神农本草经》为我国已知最早的药物学专著。成书于东汉末年，作者不详，载中药365种，按医疗作用分为上、中、下三品（three grades of drugs），其中植物药252种、动物药67种、矿物药46种。从所记载的药名推求，当时已经具备了较为完整的性状鉴别方法，如人参、丹参、木香、苦参等，均与经验鉴别的看法、嗅法、尝法有关。该书总结了汉代以前有关中药的基本理论和基本知识，提出了"药有土地所出，真伪新陈"等中药质量鉴定的问题，为后世中药鉴定学的发展奠定了基础。原书早已失传，但原文已收载于后代本草中，现有明代、清代的辑本。值得指出的是，《五十二病方》中的247种药物，将近一半不在《神农本草经》中，说明当时的用药品种还更多。

《吴普本草》收载了40余种中药材的形态识别方法，有钟乳石"聚汁所成，如乳汁，黄白色，中空相通"……等完整的描述，是最早较完整地记载中药性状鉴别内容的本草著作。公元304年，晋·嵇含撰成《南方草木状》一书，收载了我国广东、广西等地区的植

扫码"学一学"

扫码"看一看"

物 80 余种，并按植物的属性分为草、木、果、竹 4 类，其中大多数为常用中药材，如使君子、槟榔等，主要叙述了形态和功能。继之的《名医别录》，突出地记载了中药材的产地和生长环境，对中药材的形态描述有所增加。在这一时期，已经十分注重中药材的来源鉴别。

南北朝时期刘宋时代，雷敩的《雷公炮炙论》是中药炮制的本草专著。而该书对中药质量鉴别方面的内容记载颇多，出现了采用比重法评价中药材质量的实例，如对沉香的质量评价为："沉水者为上，半沉水者次之，不沉水者劣"。药材鉴定单凭文字记述不易详尽，也不易理解。公元 5 世纪，出现了早期的药图，这在中药鉴定的发展史上是一大进步。

梁·陶弘景以《神农本草经》和《名医别录》为基础编成《本草经集注》（七卷），载药 730 种，全书以药物的自然属性分类，分为玉石、草木、虫兽、果、菜、米食、有名未用 7 类。本书对药物的产地、采收、形态、鉴别等有所论述，有的还记载了火烧试验、对光照视的鉴别方法。如硝石"以火烧之藩黛青烟起"；云母"向日视之，色青白多黑"；朱砂以"光色如云可拆者良"等。有的还指出品质的好坏，如治疟的常山，特别指出以细实而黄的鸡骨常山最有功效。该书记述了各药材性能、产地、采收、加工、经验鉴别等内容，尤其重视中药材真伪优劣的对比鉴别，指出了当时中药材市场上品种和质量存在的混乱现象。如对"术"的鉴别，认为术有白术和赤术两种；药市上有"钟乳醋煮令白，细辛水浸令直……"以及蚤床为蘼芜、荠苨乱人参等现象。原书已遗失，现存敦煌残卷。其主要内容散见于后世本草中。

唐代李勣、苏敬等 22 人集体撰成《新修本草》，该书又称《唐本草》，载药 850 种，该书由政府颁布，是世界上第一部由国家颁行的药典，它比欧洲地方性的《佛洛伦斯药典》（1498 年）早 839 年，比欧洲第一部全国性的《丹麦药典》（1772 年）早 1113 年。该书按药材的属性分为 11 部，新增山楂、芸苔子、人中白等 114 种新的药物，其中不少是外来药物，如由印度传入的豆蔻、丁香等；波斯传入的茉莉、青黛；南洋传入的木香、槟榔、没药等。该书采用了图文并行的编写方式，有本草 20 卷、目录 2 卷、图经 7 卷、药图 25 卷，图文并茂，可谓较为完整的中药材图文鉴别的专著。该书出版不久即流传到国外，对世界医药的发展做出了重要贡献。

唐代陈藏器著成《本草拾遗》，收载了《新修本草》未载的中药 692 种，该书提出了按照药效宣、通、补、泄、轻、重、燥、湿、滑、涩的分类方法，在内容上重视中药的性味功能、生长环境、产地、形态描述、混淆品种考证等。尤其对药材的描述真实可靠，如"海马出南海，形如马，长五六寸，虾类也"。大约在公元 908~923 年，《日华子诸家本草》对中药的形态、炮制、性味功能等记载颇详，书中有采用水试法综合鉴定中药品种和质量的记载：如地黄"生者水浸验，浮者名天黄，半浮、半沉者名人黄，沉者名地黄。沉者力佳，半沉者次之，浮者劣。"

宋代刘翰、马志等撰成《开宝新详定本草》，简称《开宝本草》，载药 983 种。为了加强中药的质量管理和普及中药鉴别知识，1061 年，苏颂等校注药种图说，编成《图经本草》，对中药的产地、形态、用途等均有说明。该书首创版印墨线药图，图的绝大多数为实地写生绘制，药图的名称大多冠以州县名，反映了当时十分重视道地药材和药材的质量评价。该书是后世本草图说的范本，但已亡佚，其所载药图 930 余幅均在其他本草中得以保存。

北宋时期蜀医唐慎微编撰了《经史证类备急本草》，简称《证类本草》，该书载药 1746 种，是研究中药鉴定方法的重要文献，也是现存最早、最完整的本草著作。1116 年，著名的药物学家寇宗奭，根据实地考察和医疗实践经验，著成《本草衍义》，该书载药 470 种，侧重药材的鉴别，提出了药材产地与质量关系的论点，甚为后世推崇。

明代的本草著作甚多，其中对药学贡献最大的，当首推李时珍编撰的《本草纲目》，该书载药 1892 种、药方 11 096 首、药图 1109 幅。该书自立分类系统，将药材按其来源的自然属性分为 16 部 60 类。该书对中药材的性状鉴别记载较为完善，如对樟脑的描述为："状似龙脑，白色如雪，樟脑脂膏也"。《本草纲目》不仅继承了唐、宋时代本草图文并茂的优点，而且把所有的药材鉴定内容归于"集解"项下，使之条理化，并且"集解"项中引录了很多现已失传的古代本草对药物鉴别的记载，为后世留下了宝贵的史料。《本草纲目》的出版，对中外医药学和生物学科都有巨大地影响。17 世纪初传到国外，曾翻译成多国文字，畅销世界各地，成为世界性重要药学文献之一。

明代的刘文泰等编写了《本草品汇精要》，载药 1815 种，新增药 48 种，该书以苗、形、色、味、嗅等项逐条记载了与性状鉴别有关的内容，并附有彩色药图，具备了现代中药性状鉴定法的雏形。陈嘉谟编撰的《本草蒙荃》载药 742 种，该书对中药材的"生产择土地""收采按时月""贸易鉴真假"进行了专述，提出了药用植物体与其生长环境统一的规律性，不同药用部位采收的一般规律，以及产地与药材质量的关系。对中药市场掺伪作假的现象进行了详细调查，指出了"枸杞子蜜拌为甜、蜈蚣朱其足"等以劣充优的现象。

清代赵学敏著成《本草纲目拾遗》，载药材 921 种，书中有 716 种中药材是《本草纲目》中未记载的，如冬虫夏草、西洋参、浙贝母等，它是清代新增中药材品种最多的一部本草著作。1848 年，吴其濬编著《植物名实图考长编》和《植物名实图考》，分别收载植物 838 种和 1714 种，该书虽非药物学专著，但其中记载了很多药用植物，对现代植物药的来源鉴定和考证亦有重要的参考价值。

第二节　中药鉴定学近现代的发展概况

1840 年鸦片战争以后，国外药学大量传入我国。在西方生药学传入我国以前，中国的学者主要以传统方法研究应用中药。19 世纪中叶，随着资本主义大生产的建立和近代生物学、化学、物理学等学科的兴起，促进了中药学科的发展。在传统本草学（Bencaology）的基础上，欧洲出现了中药鉴定学的相关学科——生药学（Pharmacognosy）。生药学是从药物学中分离出来的独立学科，当时生药学的基本任务是：研究商品生药的来源、鉴定商品药材的真伪优劣（品种和质量）。"生药"是指天然来源的、未经加工或只经简单加工的植物、动物和矿物类药材。由于国际贸易的迅速发展，中药商品的流通领域和使用范围不断扩大，品种和数量也逐渐增多，中药已经成为国际上的特殊商品。

1803 年，法国学者 Derosne 等从植物药中分离得到了生物碱，并证明了其药理作用。1806 年，德国药师 Sertüner 从阿片中分离得到了吗啡碱，开创了生药有效成分研究的先河。

1838 年，德国学者 Schleiden 阐明了细胞是植物体构造的基本单位以后，显微镜也被用来研究生药的内部构造，出现了中药的显微鉴定法。1857 年，Schleiden 出版了《植物性生药学基础》（Grundniss der Pharmakognosie des Pflanzenreiches）一书，记载了部分植物药的显微鉴别特征。从此，植物药的显微鉴定逐渐成为了鉴别中药的重要手段之一。Berg 于1865 年，Vogl 于 1887 年先后发表了生药解剖图谱，于是利用显微镜来鉴定生药的方法得到了进一步的发展，成为生药鉴定的重要手段之一。1880 年，日本学者大井玄洞译著生药学，

扫码"学一学"

系由德文"Pharmakognosie"一词日译而成，并将生药学研究的对象"drogen"译为"生药"。1890年，山下顺一郎编著的第一版《生药学》问世。

1916年，英国生物学家Wallis首创了石松孢子法（lycopodium spore method），以石松孢子为参考标准来测定混合粉末生药的比例量或粉末生药中外界掺杂物的含量，使粉末生药的纯度鉴定获得了显微定量方法的有力武器。其后又发展了一系列生药的显微常数测定，如栅表细胞比、气孔数、气孔指数、脉岛数等。

20世纪30年代，国外的生药学传入我国。在这一时期，采用药物作用强度（生物效价法）鉴别生药的方法得到了迅速的发展，为中药的质量评价提供了新的思路和技术。随着现代物理学的发展和分析仪器的发明，1930年以后，物理、化学的分析方法如荧光分析法、毛细管像分析法、比色法等逐渐应用到中药鉴定中来。1934年赵燏黄和徐伯鋆编著出版了《现代本草生药学》上卷，1937年叶三多广集西欧及日本书籍的有关资料，写出了《生药学》下卷，成为我国高等院校医药教育的必修课。上下两卷《生药学》的内容，大多着重于介绍国外书中收载的或供西医应用的生药，对我国常用中药则收载较少，但它引进了现代鉴定中药的理论和方法，这对后来应用"生药学"的现代鉴定知识和技术，整理研究中药及中药鉴定学科的建立，起到了先导作用。

中华人民共和国成立以后，党和人民政府对中医药事业十分重视，中药事业得到了空前的发展。许多药学工作者，在中药鉴定方面做出了巨大的贡献，他们运用近代科学技术，对中药进行研究、调查、考证，使中药由传统的经验鉴别和质量管理（quality management）发展到了现代的科学方法，扩大了中药资源和使用范围。

随着色谱技术、光谱技术、电镜技术等在中药分析中的应用得到了广泛的推广，中药理化鉴定的系统方法逐渐形成并趋于完善，中药鉴定学的理论体系逐渐形成。随着中医药事业的迅速发展，加强对中药的品种和质量鉴定工作、加速培养现代的中医药高级人才、确保临床用药的有效性和安全性，已经提到重要的议事日程。出现了一些用现代植物学、生物学、药物化学等理论和方法对传统的本草学进行整理研究的实例，开始了专门的中药教学和研究工作。这一时期，相继出现了部分以中药鉴定为主要内容的学术著作，如《中药材鉴别手册》《中药志》《药材学》《中华人民共和国药典》等书籍，分别从中药材的来源、鉴别特征、质量标志、鉴定方法等方面进行了研究和探讨，为中药鉴定学的形成奠定了基础。

1964年，我国中医药院校开设了中药材鉴定学课程；1977年，由成都中医学院主编出版了全国高等中医药院校的协编教材《中药鉴定学》，并作为中药学专业的教材；根据教学的需要，相继对《中药鉴定学》进行了三次修订（1980年，1986年，1996年），其基本内容是研究和探讨中药材的来源、性状、显微特征、理化鉴别、质量指标和寻找新药等理论和实践方面的问题。

自1985年Mullis首创了PCR技术之后，DNA分子遗传标记技术和mRNA差异显示技术也相继试用于中药的品种和质量鉴定。这期间，中药鉴定方法和技术取得了令人瞩目的成绩。各种先进的技术和方法得到了应用和发展，如粉末X射线衍射法、傅立叶变换拉曼光谱法、DNA分子遗传标记技术、中药指纹图谱质量控制技术等。与此同时，出现了非线性科学用于中药分类的技术，如采用工程技术手段模拟生物神经网结构、特征、功能一类的人工神经网络鉴定系统，并对厚朴等中药进行了质量评价研究。中药鉴定学研究进入了一个新的发展时期，一大批专业学术著作陆续问世，如《中药材及饮片原色图鉴》《中药材粉末显微鉴定》《常用中药材品种整理与质量研究》《常用中药鉴定大全》《中药大辞典》《中成药分析》《全国中草药汇编》《中华本草》《中国道地药材》《中国民族药志》等。为了加快中药现代化和国际化的速度，国家在"七五""八五"期间，组织专家对223种常用中药材进行了品种整理和质量研究；1983年，国家组织了全国性中药资源普查，基本查清了我国中药资源的情况。"九五""十五"期间，组织实施了"中药复方药物标准化（范例）研究"项目，进行了71种常用"中药材质量标准规范化研究"和5个代表性方剂的研究；实施了"中药现代化研究与产业化开发"项目，进行了中药材化学对照品的研究。

为了保障人民用药安全和有效，国家对中药的质量加强了管理，颁布了《中国药典》和部颁《药品标准》。70多年来《中国药典》先后出版了11版，即1953年版、1963年版、1977年版、1985年版、1990年版、1995年版、2000年版、2005年版、2010年版、2015年版和2020年版，并于1998年起相继出版《中国药典》英文版。在中药鉴定的方法和内容方面，每版新药典都比前一版有所提高，药材检测标准得到不断发展和完善，使中药品种更明确，质量有保障，法定更有效。国家药典委员会还组织编著了《中华人民共和国药典中药彩色图集》，《中华人民共和国药典中药薄层色谱彩色图集》、《中华人民共和国药典中药粉末显微鉴别彩色图集》等药典配套书籍，对于应用药典，控制中药的质量起到了积极作用。

近年来，随着分子生物学和细胞生物学、电化学分析（ECA）技术、色谱与光谱联用技术、差热分析技术、免疫技术、电子计算机技术、X射线荧光光谱（XRF）和等离子体光谱（ICP）、药效学和药动学等边缘学科先进技术的应用，弥补了传统中药鉴定方法和技术上的不足，使中药的品种鉴定与质量评价从朴素的认识论向客观化、科学化的方法论迈出了关键的一步。如采用DNA分子遗传标记技术来检测近缘植物药和动物药的鉴别和中药DNA条形码鉴别技术将成为中药鉴定工作的热点之一。采用生物免疫化学和放射免疫技术来筛选中药的微量有效成分，热分析、血清药物学也孕育而生。以高效液相色谱（HPLC）、质谱（MS）、核磁共振（NMR）、红外光谱（IR）、气相色谱（GC）、毛细管电泳（CE）等及其联用技术进行化学指纹图谱定性和有效成分或指标性成分的定量，并结合人工智能技术，建立中药化学质量模式识别系统，用量化来提高中药鉴定的准确性，将是实现中药质量标准规范化、国际化的重要途径。

中药鉴定学作为一个独立的学科，已经形成了中药来源鉴定、性状鉴定、显微鉴定、理化鉴定和生物鉴定五大方法学体系，其中生物鉴定法正处于方兴未艾的阶段。中药鉴定的概念逐渐趋于完善，研究对象已经由传统的中药材扩展到了饮片和中成药，研究的范围不断拓宽。可以说，中药鉴定学的发展经历了师承口授的原始时代、经验总结时代、形态学时代、化学时代，现已经步入了生命科学时代。中药鉴定正向着标准化、科学化和信息化的方向发展。

扫码"练一练"

（李　峰）

第三章　中药的分类与命名

 学习目标

1. **熟悉** 当前中药材、中药饮片和中成药等的正确命名方法。
2. **了解** 中药的常见分类方法。

第一节　中药的分类

扫码"学一学"

中药品种繁多，来源复杂。据《中华本草》记载，总数约有 8980 种，其中常用中药 500 余种。为了便于学习、研究和应用，必须将它们按一定的规律分门别类，加以叙述。不同的时代，不同的书籍，根据不同的目的，采用不同的分类方法。中药分类方法及水平往往反映了一个时代的中药研究水平。中药分类既是中药研究学习的第一步，又是中药研究结果的归纳、整理与提高。一个好的中药分类方法可使中药的研究学习事半功倍。常见的分类方法介绍如下。

一、传统中药分类方法

中药的历史源远流长，在我国的不同历史时期，对中药的研究和发展各不相同。反映在不同历史时期的本草著作中的中药分类方法亦不相同，归纳起来有如下几种。

1. 上中下三品分类法　此法形成大约在汉代到魏晋南北朝的几百年间。在这期间的中药本草著作中，将中药以人为因素及应用经验归纳分为上品、中品、下品三类。如《神农本草经》采用三品分类法，认为上品药为君，无毒无害，可长服久服，能益寿延年；中品药为臣，可治病救人，但有一定毒性；下品药为佐使，毒性较大，使用当慎。这种分类法反映了当时人们对中药的研究和认识。

2. 中药自然属性分类法　此法在我国古代本草著作中采用较多，但不同历史时期本草中的分类方法亦不相同。如晋代《南方草木状》中将药物分为草、木、果、竹四类；梁代《本草经集注》中将药物分为玉石、草木、虫兽、果、菜、米食、有名未用七类；而明代李时珍的《本草纲目》中，以药物自然属性为分类基础，每药标名为纲，列事为目，名称统一，结构严谨，为自然分类之先驱，对中外医药学和生物学科都有巨大影响，比瑞典著名生物学家林奈（Linne）的植物分类学命名法要早将近 200 年。它反映了在 16 世纪科学尚不发达情况下我国中药研究的水平。

3. 中药传统功效性能分类法　此法在古代本草中也有较多使用，一般依据中药的临床功效及作用性能，采用宣、通、补、泄、轻、重、燥、湿、滑、涩等十剂分类法或其他十二门分类法等。如唐代《本草拾遗》、金元时代《珍珠囊》、明代《本草集要》、清代《本草求真》等，皆采用此种分类法。此法结合中药药性和临床功效，有利于临床用药学习研究，反映了当时中药研究与临床密切结合的情况。

二、现代中药分类方法

随着现代科学技术和中药研究的不断发展，与之相关的中药分类方法越来越多，现代中药分类方法主要有如下几种。

1. **中药名称首字笔画分类法** 此法根据中药名称第一汉字的笔画多少为顺序进行分类。此法的优点在于可将全部中药归入笔画索引表中，检索、查阅方便。如《中华人民共和国药典》《中药大辞典》等都采用这种分类法。但是，此法的缺点是对中药间的相互关联缺乏比较，不利于专业研究。

2. **中药名称首字母顺序分类法** 此法根据中药拉丁名或其他外文名称的首字母顺序分类。此法的优点可适用于全部中药，特别有利于中药的对外交流和计算机检索等科学研究，如《汉英拉中药名称》等就采用此种分类法。此法的缺点，同样是不利于进行中药间的联系、比较及专业研究。

3. **中药功效分类法** 此法在中医药理论指导下，根据中药作用功效将其分为解表药、清热药、泻下药、祛风湿药、理气药、驱虫药、止血药、化痰止咳平喘药、补虚药等十余类。《中药学》《中药药理学》等采用此法分类。此法的优点是有益于学习中药传统理论和指导临床用药，缺点是不利于中药间自然属性的比较研究。

4. **中药自然属性分类法** 此法根据中药来源的植（动）物在自然界中的分类位置和属性，采用生物分类学的门、纲、目、科、属、种对中药进行分类。《药用植物学》《药用动物学》等均采用此种分类法。此法的优点是能帮助研究药用植（动）物在自然界的分类位置、形态特征和生物进化间的关系，有助于在同科属中寻找新药的研究，有利于中药的生物遗传物质研究等，缺点是不利于中药某些加工品、矿物药或生物来源不明确的药物的分类。

5. **中药药用部位分类法** 此法根据中药入药的部位，将其分为根及根茎类、茎木类、皮类、叶类、花类、果实与种子类、全草类等。《中药鉴定学》《中药志》等采用此种分类法。此法的优点是便于掌握中药材的外观形态特征，有利于鉴别比较。缺点是不利于某些药用部位不明确的复合类中药的分类和研究。

6. **中药资源产地分类法** 此法根据中药资源主产地的地域特点进行分类。一般分为川药、怀药、浙药、云药、贵药、北药、南药等。如《中国道地药材》即采用此法。此法的优点是有利于中药资源的利用研究，有利于道地药材及中药栽培、种资保护等研究，缺点是不利于对多地域共产或主产地历史演变较大的中药的分类。

7. **中药炮制规格分类法** 此法根据中药炮制规格的不同方法进行分类。一般分为炒法、炙法、煅法、蒸煮焯法、复制法、发酵法、发芽法等。如《中药炮制学》《中药炮制规范》等用此分类法。此法的优点是有利于中药炮制研究与比较，缺点是因目前各地区的炮制规范不完全一致而致使分类上各有差异，另外，此法对炮制之外的中药研究无大作用。

8. **中药制剂规格分类法** 此法根据中药制剂规格和方法，对中药进行分类。一般分为片剂、丸剂、散剂、膏剂、丹剂、注射剂等。如《中药药剂学》即采用此种分类法。此法的优点是有利于进行中药制剂研究以及中药在制剂过程中变化及相互作用的研究，缺点是不利于中药制剂之外的学习研究。

9. **中药药理作用分类法** 此法根据中药的作用机制对中药进行分类。一般分为发汗药、活血祛瘀药、泻下药、清热解毒药、补益药等。此法的优点是有利于研究和掌握中药对机体的作用原理及毒理等，有利于研究中药在人体内的变化，指导正确用药。如《中药药理学》等采用的就是这种分类方法。此法与中药功效分类法有些相似，但不尽相同。本法是以药理试验及临床结论为分类依据，而后者是以中药功效理论为分类依据。其缺点是对具有多种药理作用的中药较难准确分类。

10. 中药化学成分分类法 此法根据中药的有效或主要活性成分进行分类的方法。一般分为碳水化合物、有机酸、酚类、挥发油、树脂、苷、生物碱类等。如《中药化学》《植物化学》等即用此分类法。此法的优点是有利于根据中药化学成分研究和联系各种中药，对研究中药成分的变化、提高中药质量有较大帮助。缺点是对化学成分尚未明确的中药或一种中药含有多种不同化学成分的情况较难分类。

综上所述，随着现代科学技术在中药研究中的不断应用，与之相适应的中药分类方法不断增多、除以上介绍的分类方法外，还有中药染色体分类法、中药显微特征分类法等多种。无论何种分类方法，都与中药的研究学习息息相关，或是中药学习研究的重要助手，或是中药研究成果的归纳概括。还应指出的是，任何一种中药分类方法都有其长处和不足，目前尚没有一种方法能够涵盖全部中药品种并适用于各类中药研究学习之需要。涵纳众长和吸取最新科技观念的中药分类方法，还有待于我们在中药研究与应用的实践中发现和总结。

扫码"学一学"

第二节　中药的命名

一、中药材命名

中药材系指用于中药饮片、中药提取物、中成药原料的植物、动物和矿物药。中药材名称应包括中文名（附汉语拼音名）和拉丁名。

1. 中药材的中文名

（1）一般应以全国多数地区习用的名称命名；如各地习用名称不一致或难以定出比较合适的名称时，可选用植物（动物、矿物）名命名。

（2）增加药用部位的中药材中文名应明确药用部位。如：白茅根。

（3）中药材的人工方法制成品，其中文名称应与天然品的中文名称有所区别。如：人工麝香、培植牛黄。

2. 中药材的拉丁名

（1）植物类药材和动物类药材的命名规则基本相同。这两类药材的拉丁名包括药用部位名和动、植物名两部分。其中药用动、植物名用名词单数属格形式置于前；药用部位名用名词单数主格形式置于后。如有形容词，则列于最后。如：远志 Polygalae Radix；苦杏仁 Armeniacae Semen Amarum。

（2）一种中药材包括两个不同药用部位时，把主要的或多数地区习用的药用部位列在前面，次要的或少数地区习用的药用部位在后，中间用连词"et"相连接。如：大黄 Rhei Radix et Rhizoma。

（3）同一种植（动）物的不同药用部位，作为不同的中药材使用时，须命名为两个中药材拉丁名。如：马兜铃 Aristolochiae Fructus 和青木香 Aristolochiae Radix。

（4）中药材的拉丁名一般采用该中药材来源植物或动物的属名（或属名加种加词）加药用部位命名。

（5）以属名加药用部位命名：在同属植（动）物中只有一个品种作药用；或这个属有几个品种来源，但作为一个中药材使用的。如：白果 Ginkgo Semen（一属只一个植物种作药材用）；麻黄 Ephedrae Herba（一属有几个植物种作同一药材用）。有些中药材的植（动）物来源虽然同属中有几个植物品种作不同的中药材使用，但习惯已采用属名作拉丁名的，一般不改动。应将来源为同属其他植物品种的中药材，加上种加词，使之区分。如：黄精 Polygonati Rhizoma，玉竹 Polygonati Odorati Rhizoma。

（6）以属名、种加词加药用部位命名：同属中有几个不同种植（动）物来源，分别作为不同中药材使用的，按此法命名。如：当归 Angelicae Sinensis Radix，独活 Angelicae Pubescentis Radix，白芷 Angelicae Dahuricae Radix。

（7）以种加词加药用部位命名：多为习惯用法，应少用。如：人参 Ginseng Radix et Rhizoma。

（8）以有代表性的属种名命名：同属几个种来源同作一个中药材使用，但又不能单用属名作中药材的拉丁名时，则以有代表性的一个属种名命名。如：辣蓼，有水辣蓼 *Polygonum hydropiperi* L. 与旱辣蓼 *P. fiaccidum* Meisn 两种；而蓼属的药材还有何首乌、水炭母等，不能以属名作辣蓼的药材拉丁名，故以使用面较广的水辣蓼的学名为代表，定为 Polygoni Hydropiperis Herba。

（9）国际上已有通常用的名称作拉丁名的中药材，且属种来源与国外相同的，可直接采用。如：全蝎 Scorpio 不用 Buthus。芥子 Sinapis Semen 不用 Brassicae Semen；但阿魏在国际上用 Asafoetida，而我国产的品种来源不同，所以改用 Ferulae Resina。

二、中药饮片命名

中药饮片系指中药材经过净制、切制或炮制后的加工品，其名称应与中药材名称相对应。中药饮片名称包括中文名和拉丁名。

1. 中药饮片的中文名

（1）净制、切制的生用饮片，按原中药材命名；特殊管理的毒性药材，在名称前应加"生"字；如：生草乌、生天南星等。鲜品饮片在名称前应加上"鲜"字。如：鲜薄荷。

（2）以炒、蒸、煅等方法炮制的中药饮片，在中药材名前冠以炮制方法或后缀以炮制后的形态名。如：煨肉豆蔻、煅石膏（炮制方法）；巴豆霜、地榆炭（炮制后的形态名）。加辅料炮制的中药饮片，应冠以辅料名。如：酒白芍、清半夏（冠以辅料名）。

2. 中药饮片的拉丁名 一般采用在其中药材的拉丁名后加上形容词 Praeparata 的原则命名，特殊炮制饮片可以加其他形容词或短语修饰。如：炮姜 Zingiberis Rhizoma Praeparatum。

三、中药提取物命名

中药提取物系指将药材或炮制品经适宜的方法提取、纯化制成的供中成药生产的原料。

1. 中药提取物的中文名

（1）中药提取物的名称一般以中药材名称加提取物构成。

（2）已提纯至某一类成分的应以药材名加成分类别命名，必要时可以加副名。

2. 中药提取物的拉丁名 中药或动、植物提取物是指用浸出、澄清、过滤和蒸发等许多的单元操作对动、植物进行提取，获得的有效部位。根据其提取物含有溶媒量的多少不同，分成3种类型：流浸膏、稠浸膏、干浸膏。

（1）拉丁名基本组成是采用提取物名以主格形式在前，动、植物学名以属格形式在后，如果还含有药用部位名，则以属格形式将其置于动、植物学名之后。

例如：Extractum Glycyrrhizae　甘草浸膏

　　　　Extractum Acanthopanacis Senticosi　刺五加浸膏

（2）如有药用部位名，放在动、植物学名后，用属格。

例如：Pulvis Bubali Cornus Concentratus　水牛角浓缩粉

（3）如有说明提取物状态、特征的形容词置最后，与提取物名词的性、数、格相同。

例如：Extractum Leonuri Liquidum　益母草流浸膏

　　　　Extractum Scutellariae Siccum　黄芩提取物

四、中成药命名

中成药系指以中药材、中药饮片或中药提取物及其他药物，经适宜的方法制成的各类制剂。中成药名称包括中文名和汉语拼音名。单味药制剂应有拉丁名。

1. 中成药中文名

（1）剂型应放在名称之后，如银黄口服液。

（2）不应采用人名、地名、企业名称。

（3）不应采用固有特定含义名词的谐音，如名人名字的谐音等。

（4）不应采用夸大、自诩、不切实际的用语，如"宝""灵""精""强力""速效"等；名称中不应含有"御制""秘制""精制"等溢美之词；不应采用受保护动植物命名。

（5）不应采用封建迷信色彩及不健康内容的用语。

（6）一般不采用"复方"二字命名。

（7）一般字数不超过8个字。

2. 单味制剂命名　一般应采用中药材、中药饮片或中药提取物加剂型命名。

3. 复方制剂命名　根据处方组成的不同情况可酌情采用下列方法命名。

（1）由中药材、中药饮片及中药提取物制成的复方制剂的命名。

（2）可采用处方中的药味数、中药材名称、药性、功能等并加剂型命名。鼓励在遵照命名原则条件下采用具有中医文化内涵的名称。如：六味地黄（滋阴）丸。

（3）源自古方的品种，如不违反命名原则，可采用古方名称。如：四逆汤（口服液）。

（4）某一类成分或单一成分的复方制剂的命名。应采用成分加剂型命名。如：丹参口服液、蛹虫草菌粉胶囊；云芝糖肽胶囊、西红花多苷片等。单味制剂（含提取物）的命名，必要时可用药材拉丁名或其缩写命名，如康莱特注射液。

（5）采用处方主要药材名称的缩写并结合剂型命名。如香连丸由木香、黄连二味药材组成；桂附地黄丸由肉桂、附子、熟地黄、山药、山茱萸、茯苓、丹皮、泽泻等八味药组成；葛根芩连片由葛根、黄芩、黄连、甘草等四味药材组成。

（6）注意药材名称的缩写应选主要药材，其缩写不能组合成违反其他命名要求的含义。

（7）采用主要功能加剂型命名。如：补中益气合剂、除痰止嗽丸、大补阴丸。

（8）采用主要药材名和功能结合并加剂型命名。如牛黄清心丸、龙胆泻肝丸、琥珀安神丸等。

（9）采用药味数与主要药材名或药味数与功能并结合剂型命名。如：六味地黄丸、十全大补丸等。

（10）由两味药材组方者，可采用方内药物剂量比例加剂型命名。如：六一散，由滑石粉、甘草组成，药材剂量比例为6∶1；九一散，由石膏（煅）、红粉组成，药材剂量比例为9∶1。

（11）采用象形比喻结合剂型命名。如玉屏风散，本方治表虚自汗，形容固表作用像一扇屏风。

（12）采用主要药材和药引结合并加剂型命名。如川芎茶调散，以茶水调服。

（13）必要时可加该药临床所用的科名，如小儿消食片、妇科千金片、伤科七味片。

（14）必要时可在命名中加该药的用法，如小儿敷脐止泻散、含化上清片、外用紫金锭。

4. 中药与其他药物组成的复方制剂的命名　应符合中药复方制剂命名基本原则，兼顾其他药物名称。

🔗 **知识拓展**

> 鉴于中药命名的复杂性，以下几点在命名时要特别注意。
>
> （1）中药命名需遵守《中国药品通用名称命名原则》科学慎重地命名。
>
> （2）按上述命名原则制订的药品名称为中国药品通用名称（China Approved Drug Names，CADN）。CADN由药典委员会组织专家讨论制定、上网公示征求意见、国家药典委员会编制成册、国家药品监督管理局批准。药品命名必须遵循一药一名原则。
>
> （3）药品名称应科学、明确、简短；词干已确定的译名应尽量采用，使同类药品能体现系统性。
>
> （4）药品通用名不采用药品的商品名（包括外文名和中文名）。药品的通用名（包括INN）及其专用词干的英文及中文译名也均不得作为商品名或用以组成商品名，用于商标注册。

扫码"练一练"

（李　峰）

第四章　中药资源的利用与保护

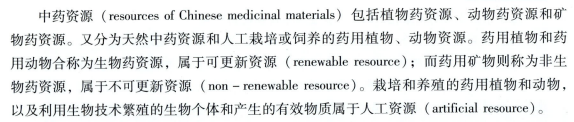

学习目标

1. **掌握**　道地药材的含义和各地代表性道地药材。
2. **熟悉**　中药资源概况和中药区划。
3. **了解**　中药资源的开发利用。

第一节　中药资源概况和中药区划

中药资源（resources of Chinese medicinal materials）包括植物药资源、动物药资源和矿物药资源。又分为天然中药资源和人工栽培或饲养的药用植物、动物资源。药用植物和药用动物合称为生物药资源，属于可更新资源（renewable resource）；而药用矿物则称为非生物药资源，属于不可更新资源（non-renewable resource）。栽培和养殖的药用植物和动物，以及利用生物技术繁殖的生物个体和产生的有效物质属于人工资源（artificial resource）。

我国幅员辽阔。地跨寒、温、热三带，地形错综复杂，气候条件多种多样，蕴藏着极为丰富的中药天然资源。分布有寒带、温带、亚热带和热带的各种植被类型，生活着各种动物，蕴藏着丰富的矿产资源。据全国中药资源普查表明：我国现有药材达 12 807 种，其中植物药 11 146 种，占 87%；动物药 1581 种，占 12%；矿物药 80 种，不足 1%。著名的药材，如五味子、穿山龙、麻黄、羌活、冬虫夏草等都是采自野生的药用植物；羚羊角、蟾酥、斑蝥、蜈蚣、蝉蜕等都是来自野生的药用动物；石膏、芒硝、自然铜等都是采自天然矿石。在这些资源中，有很多是我国特产药材。

中药区划就是以中药资源与中药生产地域系统为研究对象，通过分析中药资源区域分布与中药生产规律，从自然、社会经济、技术发展角度，进行生态环境、地理分布、区域特征、历史成因、时空变化，以及与中药资源数量、质量等相关因素的综合研究，按区域相似性和区际差异性，将全国划分成不同等级的中药资源保护和中药生产区域。结合我国第四次中药资源普查研究，根据自然条件、重点品种和家种野生的一致性将我国的中药资源划分为 9 个一级区和 28 个二级区。

具体区划如下。

一、东北寒温带、中温带野生、家生中药区

①大兴安岭山地赤芍、防风、满山红、熊胆区；②小兴安岭、长白山山地人参、黄柏、五味子、细辛、鹿茸、蛤士蟆区。

二、华北暖温带家生、野生中药区

①黄淮海辽平原金银花、地黄、白芍、牛膝、酸枣仁、槐米、北沙参、板蓝根、全蝎

区；②黄土高原党参、连翘、大黄、沙棘、龙骨区。

三、华东北亚热带、中亚热带家生、野生中药区

①钱塘江、长江下游山地平原浙贝母、延胡索、菊花、白术、西红花、蟾酥、珍珠、蕲蛇区；②江南低山丘陵厚朴、辛夷、郁金、玄参、泽泻、莲子、金钱白花蛇区；③江淮丘陵山地茯苓、辛夷、山茱萸、猫爪草、蜈蚣区；④长江中游丘陵平原及湖泊牡丹皮、枳壳、龟甲、鳖甲区。

四、西南北亚热带、中亚热带野生、家生中药区

①秦巴山地、汉中盆地当归、天麻、杜仲、独活区；②川黔湘鄂山原山地黄连、杜仲、黄柏、厚朴、吴茱萸、茯苓、款冬花、木香、朱砂区；③滇黔桂山原丘陵三七、石斛、木蝴蝶、穿山甲区；④四川盆地川芎、麦冬、附子、郁金、白芷、白芍、枳壳、泽泻、红花区；⑤云贵高原黄连、木香、茯苓、天麻、半夏、川牛膝、续断、龙胆区；⑥横断山、东喜马拉雅山南麓川贝母、当归、大黄、羌活、重楼、麝香区。

五、华南南亚热带、北热带家生、野生中药区

①岭南沿海、台湾北部山地丘陵砂仁、巴戟天、化橘红、广藿香、安息香、血竭、蛤蚧、穿山甲区；②雷州半岛、海南岛、台湾南部山地丘陵槟榔、益智、高良姜、白豆蔻、樟脑区；③滇西南山原砂仁、苏木、儿茶、千年健区。

六、内蒙古中温带野生中药区

①松嫩及西辽河平原防风、桔梗、黄芩、麻黄、甘草、龙胆区；②阴山山地及坝上高原黄芪、黄芩、远志、知母、郁李仁区；③内蒙古高原赤芍、黄芪、地榆、草乌区。

七、西北中温带、暖温带野生中药区

①阿尔泰、天山山地及准噶尔盆地伊贝母、红花、阿魏、雪莲花、马鹿茸区；②塔里木、柴达木盆地及阿拉善、西鄂尔多斯高原甘草、麻黄、枸杞子、肉苁蓉、锁阳、紫草区；③祁连山山地秦艽、羌活、麝香、马鹿茸区。

八、青藏高原野生中药区

①川青藏高山峡谷冬虫夏草、川贝母、大黄、羌活、甘松、藏茵陈、麝香区；②雅鲁藏布江中游山原坡地胡黄连、山莨菪、绿绒蒿、角蒿区；③羌塘高原马勃、冬虫夏草、雪莲花、熊胆、鹿角区。

九、海洋中药区

①渤海、黄海、东海昆布、海藻、石决明、海螵蛸、牡蛎区；②南海海马、珍珠母、浮海石、贝齿、玳瑁区。

扫码"学一学"

第二节 道地药材资源

一、道地药材的含义

我国中药历史悠久，资源丰富，地域特色明显。自古以来，人们把那些具有地区特色、品质优良高产，疗效显著的药材称为"道地药材"。

《中医药法》：道地中药材，是指经过中医临床长期应用优选出来的，产在特定地域，与其他地区所产同种中药材相比，品质和疗效更好，且质量稳定，具有较高知名度的中药材。出产道地药材的特定地域称"道地产区"（或称地道产区），这些产区具有特殊的地质、气候、生态环境。道地药材的形成是从古至今在中医药实践中逐渐发展、约定俗成的，是一个古代药物标准化的概念。它是以固定产地生产、特殊加工方法、专有渠道销售来控制药材质量，保证了药材的货真质优，得到医者与患者的普遍认可。这一概念的产生以大量的临床实践经验为依据，经得起临床的考验，有着丰富的科学内涵。

中国著名的道地药材如：东北的人参、鹿茸；浙江的"浙八味"；河南的"四大怀药"；宁夏的枸杞；云南的三七；广西的蛤蚧；四川的黄连；山东的阿胶、金银花；广东的陈皮等。

二、道地药材的主要产区

我国的药材资源十分丰富，各个地区都分布有不同种类的药材。全国的道地药材约有200余种，分布于川广云贵，南北浙怀，秦陕甘青。其中西南（四川、云南、贵州、西藏）、中南（河南、湖北、湖南、广东、海南、广西）各省区的道地药材较多。例如著名的"四大怀药"即指产于古怀庆府（今河南省焦作市境内）所辖的博爱、武陟、孟县、沁阳等地的地黄、山药、牛膝、菊花；以"浙八味"（玄参、麦冬、白术、浙贝母、延胡索、白芍、郁金、菊花）为代表的浙江产道地药材基本上分布在宁（波）绍（兴）平原和北部太湖流域，尤以里县、磐安、嵊县、杭州、金华、东阳等地为著名产区。还有宁夏中宁县的枸杞子，青海西宁的大黄，甘肃岷县的当归，四川江油县的附子、石柱县的黄连、阿坝、甘孜的川贝母，山西潞安的党参，山东东阿的阿胶，吉林抚松的人参，广东阳春的砂仁，广西的蛤蚧，陕西的秦皮，新疆的紫草、阿魏，福建的泽泻，贵州的天麻，云南的三七等等，均为质量上乘而闻名中外的道地药材。

道地药材按照产地与分布的不同，大致可以划分为以下几类。

1. **川药类** 四川省号称"天府之国"，地形地貌复杂，药材资源极为丰富，著名的道地药材呈明显的区域性或地带性分布。无论是中药材的品种，还是数量，均居全国首位。主要道地药材有：灌县的川芎；江油的川乌、附子；石柱的味连；洪雅、峨嵋的雅连；天全、峨边的川牛膝；江津的川枳壳、川枳实；温江的川郁金；南川、峨嵋的川黄柏；阿坝、甘孜的川贝母、虫草、羌活、麝香；甘孜、雅安的川军（大黄）；宜宾的巴豆；涪陵、万县的厚朴等。还有石菖蒲、川楝子、补骨脂、使君子、虫白蜡、花椒、硼砂等。

2. **广药类** 道地药材自古有"川广云贵"之称。广药即指广东、广西南部及海南岛等热带、亚热带地区的道地药材，不包括进口药材。主要有广防己、广巴戟、广豆根、广藿香、广莪术、田七、鸡血藤、阳春砂、益智仁、高良姜、山奈、肉桂、桂枝、槟榔、广金钱草、金钱白花蛇、珍珠、蛤蚧、穿山甲等。

3. 云药类　指以云南为主产地的道地药材，主要有云三七、云木香、云茯苓、云防风、云黄连、云南马钱、鸡血藤、重楼、儿茶、草豆蔻、草果、苏木、红大戟、天竺黄、琥珀等。

4. 贵药类　指以贵州为主产地的道地药材，主要有天麻、杜仲、吴茱萸、黄精、白及、天冬、五倍子、朱砂、雄黄、水银等。

5. 怀药类　广义的怀药是指河南省出产的道地药材，主要有怀地黄、怀牛膝、怀菊花、怀山药、怀红花、密银花、禹白芷、禹白附、辛夷、芫花、千金子等。

6. 浙药类　指产于浙江的道地药材，主要以浙八味为代表。广义的浙药还包括浙江沿海大陆架生产的药材。主要有浙玄参、浙贝母、杭菊花、杭白芍、杭麦冬、杭萸肉、浙元胡、温郁金、温朴、天台乌药、榧子、栀子、玉竹、乌梅、蝉蜕、海螵蛸等。

7. 关药类　关药是指山海关以北或指"关外"东三省及内蒙古自治区的部分地区所产的道地药材。主要有人参、鹿茸、关防风、辽细辛、辽（北）五味子、辽藁本、关龙胆、关黄柏、关白附、关苍术、黄芪、黄芩、甘草、赤芍、锁阳、平贝母、紫草、远志、刺五加、牛蒡子等。

8. 北药类　是指包括河北、山东、山西及内蒙古的中部地区在内的整个华北地区所产的道地药材。主要有黄芪、潞党参、远志、黄芩、甘遂、白头翁、北沙参、北柴胡、祁白芷、淮知母、紫草、银柴胡、板蓝根、香附、麻黄、大青叶、艾叶、济银花、北山楂、连翘、大枣、瓜蒌、蔓荆子、苦杏仁、桃仁、小茴香、东阿胶、全蝎、龙骨、滑石等。

9. 西北药类　包括陕西、甘肃、宁夏、西藏、新疆等地的道地药材。主要有冬虫夏草、大黄、当归、羌活、秦艽、宁夏枸杞、银柴胡、茵陈、秦皮、新疆紫草、麻黄、雪莲花、麝香、熊胆、牛黄等。

10. 华南药类　包括长江以南的湖北、湖南、江苏、安徽、江西、福建等地的道地药材，不包括进口南药。主要有苏薄荷、苏桔梗、苏条参（北沙参）、茅苍术、宣木瓜、滁菊、亳芍、凤丹皮、建泽泻、建青黛、蕲艾、蕲蛇、南沙参、太子参、明党参、射干、蜈蚣、蟾蜍、鳖甲、龟板、昆布、海藻、石膏等。

第三节　中药资源的可持续利用

中药资源具有再生性和生产性、有限性和可解体性、区域性和道地性、时间性和空间性、多样性等特点，充分认识和合理运用这些特点对中药资源的保护和开发利用，有着重要的指导意义。

一、中药资源的保护

中药资源是中药产业得以存在和发展的根本。只有合理地、科学地保护中药资源，才能保证中药产业的可持续发展。然而药用资源是开发最早的自然资源之一，因此资源消耗很大。主要面临着两个方面的危机，一是近几十年来生态环境的破坏，动植物赖以生存的野林荒山在逐年减少，野生中药材的资源量和产量普遍存在着不同程度的下降趋势。二是为了满足不断扩大的需求，人类采取了对中药资源的超量采收，使一些常用的中药材日趋紧缺，珍稀药用动、植物资源也到了濒临灭绝的地步。因此保护中药材资源已成为迫不及

扫码"学一学"

待的重要任务。目前数据表明，全国甘草资源的蕴藏量较 20 世纪 50 年代减少了 60%；麝香资源减少了 70%，且麝的分布也由 20 余省区减少到仅有四川、云南、西藏、青海、甘肃等几个边远省区。厚朴、杜仲、黄柏等皮类药材主产于四川、湖北、湖南、贵州等省，目前这些地区的资源量也下降了 86%。这些情况不仅严重影响中药材的供应，而且关系到生态平衡、环境恶化以及人类生存的大问题。有效地保护中药材资源，应主要开展下列工作。

（1）开展中药资源普查，制订中药资源利用与保护区规划，建立和完善以药用植物、药用动物为主的自然资源保护区。

（2）运用现代科学技术，建立种质资源库，保护和发展种质资源与物种的多样性，促进中药材遗传育种工作的发展。

（3）加速科学预测，做到计划生产、合理采收和再生资源的及时更新。

（4）建立稀有、濒危药用植物园和动物园，对野生和进口药材进行驯化和引种的研究。例如，在长白山自然保护区，野生人参为国家二级保护植物，严禁采挖。抚松县人民政府已围栏原始森林 2000km^2，设专人护养山参资源。并对山参主产区的生态条件以及生长发育规律进行了系统的调查，摸索出了野生人参植株生长习性以及根系的发育规律，同时还进行了山参生长年限与根重变化的相关性研究，为山参资源的保护和更新工作积累了丰富的研究资料。

二、中药资源的开发与利用

中药资源开发是多方面、多层次的，它包括以生产药材为主的初级开发，将资源经开发和产地加工，形成资源产品（药材）或制药原料；其次是以发展中药制剂和其他中药产品为主的二级开发，将药材或饮片按医疗需要配伍，加工制备成一定剂型的药品；三级开发是以开发天然药物化学产品为主，即提取与精制有效物质，制成多种剂型药物，或提取化学纯品，进行结构修饰或转化，制成新的药物，如青蒿素修饰为蒿甲醚等。此外，药用资源可以综合利用，开发成保健品、饮料、农药、兽药、观赏物、饲料等，使中药资源得到充分利用。如甘草提取甘草酸后的残渣可以再提甘草黄酮类成分，作为化妆品添加剂和抗氧化剂；甘草地上部分为优良饲料，甘草粉加工品可大量用于食品及烟草工业。

中药资源的保护，必须树立可持续发展的战略思想。国家已经建立了相应的法规和对策，如《中华人民共和国野生动物保护法》《中华人民共和国森林法》《中华人民共和国渔业法》《野生药材资源保护管理条例》等。与中药资源有关的各个部门和环节，必须加强法制观念，认真执行有关政策和法规，逐步建立和完善药用植物、动物自然保护区，目前全国自然保护区已达近千处。《野生药材资源保护管理条例》颁布后，几乎各省、自治区都拟定了实施细则，如新疆发布了保护麻黄、甘草，内蒙古、宁夏发布了保护甘草，广西发布了保护龙血树的规定。仅黑龙江、广西两省就建立了 500 余种中药材的保护区。另外，建立珍稀濒危药用植物园和动物园，进行引种驯化，迁地保护，变野生为栽培或驯养，是十分有效的措施。如中国医学科学院药用植物研究所及云南、广西、湖南分所建立了 4 个药用植物园，引种栽培了 2500 多种药用植物；四川、陕西、安徽等地建立了养麝场进行人工驯养和人工活体取香；东北、四川建立了熊驯养场进行人工引流熊胆汁等。还有运用离体保护、组织培养、克隆、快速繁殖等现代科学技术，对保护与发展中药物种资源起到了一定的作用。

实现中药资源的可持续开发与利用，主要采用下列方法及途径。

（1）开展中药资源的调查。根据资源情况，制订持续开发与利用的计划。

（2）加强野生或国外引进药用动、植物的养殖、驯化和栽培研究，要充分发挥药材主产地的优势，全面实施规范管理，实现中药材生产的集约化和规模化。

（3）整理和推广民族药、民间用药。

（4）应用化学分类学原理寻找新药源，开发一类新药材。药用生物的亲缘关系、化学成分与生理活性三者具有一定的相关性，要根据相近的植物类群具有相似的化学成分的原理，在近缘植物中寻找中药的新药源。

（5）扩大药用部位，提高药材资源的综合利用率。

（6）探索老药的新用途，或者从古代本草中发掘失落品种。

（7）以临床疗效为依据，结合现代高通量筛选技术研制新药。

扫码"练一练"

（邓可众）

第五章　中药的采收、加工与贮藏

学习目标

1. **掌握**　中药材传统采收时间和方法；中药材贮藏方法、常见变质现象和防治措施。
2. **熟悉**　中药材现代采收原则；中药常用加工方法。

第一节　中药的采收

中药的疗效取决于有效物质含量的多少，有效物质含量的高低与中药产地、采收季节、时间、方法等有着密切的关系。这方面早已被历代医家所重视。陶弘景认为："其根物多以二月八月采者，谓春初津润始萌，未充枝叶，势力淳浓也。至秋枝叶干枯，津润归流于下也。大抵春宁宜早，秋宁宜晚，花、实、茎、叶，各随其成熟尔。"因此，为了获取药材的优质丰产，应当根据药用植（动）物的生长发育状况和药效成分在体内消长的变化规律，以及自然条件等因素，确定适宜的采收期和采收方法。确定中药的适宜采收期，必须把有效成分的积累动态与药用部分的产量变化结合起来考虑。而这两个指标有时是不一致的，所以必须根据具体情况来确定。当有效成分的含量有一显著的高峰期，而药用部分的产量变化不大时，此含量高峰期，即为适宜采收期。如薄荷的采收，一年 2 次，第一次在小暑后大暑前（7 月中下旬），主要供提取薄荷脑用；第二次在霜降之前（10 月中下旬），主要作药材用。实验证明，薄荷在花蕾期叶片中含油量为最高，原油的含脑量则以花盛期为最高。而叶的产量又在花后期为最高。

一、中药材传统采收方法

传统采收方法的确定通常要考虑诸多自然因素，如药材基原的生物学特性、药用部位的生长特点、成熟程度、采收的难易和产量等，以决定每种中药材的采收时间和采收方法。在采收中药时要注意保护野生药源，计划采药，合理采挖。凡用地上部分者要留根，凡用地下部分者要采大留小，采密留稀，合理轮采。动物药类，如以锯茸代砍茸，活麝取香等都是保护野生动物的有效办法。

（一）植物药类

1. **根及根茎类**　一般在秋、冬季节植物地上部分将枯萎时以及春初发芽前采收。此时为植物生长停止或休眠期，根或根茎中贮藏的营养物质最为丰富，通常含有效成分也比较高，如大黄等。部分中药由于植株生长周期较短，植株枯萎时间较早，则可在夏季采收，如浙贝母、延胡索、半夏、太子参等。

2. **茎木类**　一般在秋、冬季节植物落叶后或春初萌芽前采收，如木通、大血藤、首乌藤、忍冬藤等；若与叶同用的药材，则宜在植物的花前期或盛花期采收，如忍冬藤等。木类药材全年均可采收，如苏木、降香、沉香等。

3. 皮类　一般在春末夏初采收，此时树皮养分及液汁增多，形成层细胞分裂加快，皮部和木部容易剥离，伤口较易愈合，如黄柏、厚朴、秦皮等。少数皮类药材于秋、冬两季采收，如川楝皮、肉桂等，此时有效成分含量较高。根皮通常在挖根后剥取，或趁鲜抽去木心，如牡丹皮、五加皮等。采皮时可用环状、半环状、条状剥取或砍树剥皮等方法。如杜仲、黄柏采用的"环剥技术"，即在一定的时间、温度和湿度条件下，将离地面 15 ~ 20cm 处向上至分枝处的树皮全部环剥下来，剥皮处用塑料薄膜包裹，不久便长出新皮，一般 3 年左右可恢复原状。

4. 叶类　多在花前盛叶期或花盛期时采收。此时，植物枝叶生长茂盛，养料丰富，分批采叶对植株影响不大，且可增加产量，如荷叶等。个别经冬不凋的耐寒植物或药用特殊者，则必须在秋、冬二季采收，如桑叶等。有的还可与其他药用部位同时采收，如人参叶等。部分应采集落叶，如银杏叶等。

5. 花类　一般在花蕾期或花初开时采收，这时花中水分少、香气足。通常应选择在晴天、上午露水初干时采摘，如辛夷等；也有部分药材在花开放时采收，如洋金花等；花朵陆续开放的植物，应分批采摘，以保证质量，如红花等。有些药材不宜迟收，过期则花粉会自然脱落，影响产量，如蒲黄、松花粉等。

6. 果实类　一般果实多在自然成熟时采收，如瓜蒌、栀子、山楂等；有的在成熟经霜后采摘为佳，如山茱萸经霜变红，川楝子经霜变黄；有的宜采收未成熟的幼果，如枳实、青皮等。若果实成熟期不一致，要随熟随采，过早果肉薄产量低，过迟果肉松泡，影响质量，如木瓜等。

7. 种子类　种子类药材须在果实成熟时采收，如牵牛子、决明子、芥子等。此时种子内物质积累已停止，达到一定硬度，并且呈现固有的色泽。

8. 全草类　多在植物充分生长，茎叶茂盛时采收，有的在花开时采收。一般割取地上部分，如薄荷等；有的则以全株入药，如紫花地丁等；亦有在初春采其嫩苗的，如绵茵陈。

9. 藻、菌、地衣及孢子类　不同的药用部位采收情况不一样。如茯苓在立秋后采收质量较好；马勃宜在子实体刚成熟期采收；冬虫夏草在夏初子实体出土孢子未发散时采挖；海藻在夏、秋二季采捞；松萝全年均可采收。孢子类必须在成熟期及时采收，过迟则孢子飞落。

10. 树脂或以植物液汁入药的其他类　此类药材一般是根据植物的不同采收时间和不同药用部位决定采收期和采收方式，如安息香采香多在 4 ~ 10 月，于树干上割成"▽"形切口，其汁顺切口流出凝固成香后采收。

（二）动物药类

动物药因不同的种类和不同的药用部位，采收时间也不同。大多数均可全年采收，如龟甲、鳖甲、五灵脂、穿山甲、海龙、海马等。昆虫类药材，必须掌握其孵化发育活动季节，因为虫的孵化发育皆有定时。以卵鞘入药的，如桑螵蛸，应在 3 月中旬前收集，过时虫卵孵化成虫影响药效。采后必须立即采取加热、水烫、蒸等方法杀死虫卵，以避免虫卵孵化成虫。以成虫入药的，均应在活动期捕捉，如土鳖虫等。有翅昆虫，可在清晨露水未干时捕捉，以防逃飞，如红娘子、青娘子、斑蝥等。两栖动物如中国林蛙，则于秋末当其进入"冬眠期"时捕捉；鹿茸需在清明后 45 ~ 60 天（5 月中旬至 7 月下旬）锯取，过时则骨化为角。对于动物的生理病理产物，应在屠宰时注意采集，如麝香、牛黄、鸡内金等。

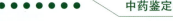

部分动物的产物可以在合适的时间内进行人工采集和精制加工，如虫白蜡、蜂蜜等。贝壳类一般是以该动物的贝壳入药。采捕大多在夏、秋二季，因为这时是动物发育最旺盛的时节，贝壳钙质足，如石决明等。

（三）矿物药类

矿物类药材一般没有季节性限制，可全年采挖，大多是与矿藏的采掘相结合进行收集和选取的，如石膏、滑石、雄黄、自然铜等。矿物类药材质量的优劣在于选矿，一般应选择杂质少的矿石作药用，质量最佳，如盐石类，多来自盐湖中，系天然自行结晶而成，不需要加工。有些矿物药系经人工冶炼或升华方法制得，如密陀僧、轻粉等。

二、中药材现代采收原则

中药质量的好坏，取决于有效物质含量的多少，有效物质含量的高低与产地、采收季节、时间、方法等有着密切的关系。一般情况下，在自然因素相对稳定的条件下，要确定适宜的采收期，必须把有效成分的含量、药材的产量以及毒性成分的含量这三个指标结合起来考虑。各指标的确定应根据具体情况加以分析研究，以找出适宜的采收期。常见的有下述几种情况。

（1）有效成分的含量有显著的高峰期，而药用部分的产量变化不显著，无毒或毒性成分的含量很低，此时有效成分的含量高峰期即为适宜的采收期。如槐米是豆科植物槐 *Sophora japonica* L. 的花蕾，主含芦丁，如已开花、结果，则芦丁含量急剧下降。因此槐米应在开花前采摘。牡丹皮 5 年生含丹皮酚最高，但同 3 年生含量差异并不显著，且 3 年生者少两个年周期，故可以 3 年生为最佳采收年限。

（2）有效成分含量高峰期与药用部分的产量不一致，有的且含一定量的毒性成分，须考虑有效成分的总含量及毒性成分的含量，当有效成分的总含量为最大值、毒性成分的总含量为最小值时，即为适宜的采收期。此外，还可根据公式：有效成分的总量 = 药材单产量 × 有效成分百分含量，可分别测算出不同发育阶段药材的单产量、有效成分的百分含量及总含量、毒性成分的含量，再采用列表法或图像法进行分析，从中找出适宜的采收期。如照山白（Rhododendri Micranthi Folium）具有止咳化痰的作用，其有效成分为总黄酮，并含有毒性成分梫木毒素（graynotoxin）。经研究发现，该药材在 6 ~ 8 月份产量最高，但此时总黄酮的含量最低，而梫木毒素含量却最高，故在此时期采收不合理；5、9、10 月份其产量稍低，但总黄酮含量最高，梫木毒素的含量较低，此时即可确定为适宜的采收期。

第二节 中药的产地加工

中药材采收后，除少数要求鲜用（如生姜、鲜石斛、鲜芦根等）外，绝大多数需进行产地加工或一般修制处理。

一、药材产地加工通则

（一）植物药类

1. 根及根茎类 一般采挖后去净地上茎叶、泥土和须毛等，迅速晒干、烘干或阴干；有的须先刮去或撞去外皮使色泽洁白，如沙参、桔梗、山药、半夏等；质地坚硬或较粗的

扫码"学一学"

药材，须趁鲜切片或剖开而后干燥，如苦参、狼毒、商陆等；富含黏液质或淀粉类药材，须用开水稍烫或蒸后再干燥，如天麻、百部、白及等。

2. **皮类**　一般在采收后须修切成一定大小而后晒干；或加工成单卷筒、双卷筒状，如厚朴等；或削去栓皮，如牡丹皮、黄柏等。

3. **叶类及全草类**　这类中药含挥发油的较多，故采后宜置通风处阴干；有的则须先行捆扎，使成一定的重量或体积后干燥，如薄荷。

4. **花类**　加工时要注意花朵的完整和保持色泽的鲜艳，一般是直接晒干或烘干，并应注意控制烘晒时间。

5. **果实类**　一般采后直接干燥；有的须经烘烤、烟熏等加工过程，如乌梅等；或经切割加工使成一定形态，如枳实、枳壳、化橘红等；有的为了加速干燥，可在沸水中微烫后，再捞出晒干，如木瓜等。

6. **种子类**　通常在采收的果实干燥后取出种子，或直接采收种子干燥；也有将果实直接干燥贮存，用时取种子入药，如砂仁、决明子。

（二）动物药类

药用动物捕捉后进行产地加工的方法多种多样，一般要求加工处理必须及时得当，常用的方法有洗涤、清选、干燥、冷冻或加入适宜防腐剂等，特别是干燥处理法最为常用。如蜈蚣在捕收烫死后，应及时选用与虫体长宽相近的竹签，将虫体撑直，然后曝晒使干燥；若遇阴雨天，可用无烟炭火烘干，温度一般不宜超过80℃。还可用硫黄熏蒸加工，不仅使蜈蚣虫体进一步干燥，增加药材的色泽，而且还可杀灭附着在虫体表面及内部的虫卵，提高药材的质量，并有利于其贮藏，但是不可过度硫熏，产生过高的二氧化硫残留，损害人类健康。

（三）矿物药类

矿物类药材的产地加工主要是清除泥土和非药用部位，以保持药材的纯净度。

二、常用的加工方法

由于中药的品种繁多，来源不一，其形、色、气、味、质地及含有的物质不完全相同，因而对产地加工的要求也不一样。一般说来都应达到形体完整、含水分适度、色泽好、香气散失少、不变味（玄参、生地等例外）、有效成分破坏少等要求，才能确保用药质量。产地加工的一些简单方法如下。

1. **拣**　将采收的新鲜药材中的杂物及非药用部分拣去，或是将药材拣选出来。如牛膝去芦头、须根；白芍、山药除去外皮。

2. **洗**　药材在采集后，表面多少附有泥沙，要洗净后才能供药用。有些质地疏松或黏性大的软性药材，在水中洗的时间不宜长，否则不利切制，如瓜蒌皮等。有些种子类药材含有多量的黏液质，下水即结成团，不易散开，故不能水洗，如葶苈子、车前子等可用簸筛等方法除去附着的泥沙。应当注意，具有芳香气味的药材一般不用水淘洗，如薄荷、细辛等。

3. **漂**　是用水溶去部分有毒成分，如半夏、天南星等。另外有些药材含有大量盐分，在应用前需要漂去，如海螵蛸、海藻、昆布等。漂的方法，一般是将药材放在盛有水的缸中，天冷时每日换水2次，天热时每日换水2~3次。漂的天数根据具体情况而定，短则

3～4天，长则2个星期。漂的季节最好在春秋二季，因这时温度适宜。夏季由于气温高，必要时可加明矾防腐。

4. 切片 较大的根及根茎类、坚硬的藤木类和肉质的果实类药材大多趁鲜切成块、片，以利干燥。如大黄、土茯苓、乌药、鸡血藤、木瓜、山楂等。但是对于某些具挥发性成分或有效成分容易氧化的药材，则不宜提早切成薄片干燥或长期贮存，否则会降低药材质量，如当归、川芎、常山等。

5. 去壳 种子类药材，一般把果实采收后，晒干去壳，取出种子，如车前子、菟丝子等；或先去壳取出种子而后晒干，如苦杏仁、桃仁；但也有不去壳的，如豆蔻、草果等，以保持其有效成分不致散失。

6. 蒸、煮、烫 含黏液质、淀粉或糖分多的药材，用一般方法不易干燥，须先经蒸、煮或烫处理，以便易于干燥。加热时间的长短及采取何种加热方法，视药材的性质而定。如白芍、明党参煮至透心，天麻、红参蒸透，红大戟、太子参置沸水中略烫，鳖甲烫至背甲上的硬皮能剥落时取出剥取背甲等。药材经加热处理后，不仅容易干燥，有的便于刮皮，如明党参、北沙参等；有的能杀死虫卵，防止孵化，如桑螵蛸、五倍子等；有的熟制后能起滋润作用，如黄精、玉竹等；有的不易散瓣，如菊花。同时可使一些药材中的酶类失去活力，不致分解药材中的有效成分。

7. 熏硫 有些药材为使色泽洁白，防止霉烂，常在干燥前后用硫黄熏制，如山药、白芷、天麻、川贝母等。这是一种传统的加工方法。但该法不同程度地破坏了环境和药材的天然本质，过量的二氧化硫残留会危害健康，《中国药典》（2015年版）始已对中药材加工的二氧化硫残留量做出了限制，需进行监控和深入研究。

8. 发汗 有些药材在加工过程中用微火烘至半干或微煮、蒸后，堆置起来发热，使其内部水分往外溢，变软，变色，增加香味或减少刺激性，有利于干燥。这种方法习称"发汗"。如厚朴、杜仲、玄参、续断等。

9. 干燥 干燥的目的是及时除去药材中的大量水分，避免发霉、虫蛀以及有效成分的分解和破坏，利于贮藏，保证药材质量。可根据不同的药材选择不同的干燥方法。

（1）晒干 利用阳光直接晒干，这是一种最简便、经济的干燥方法。多数药材可用此法，但须注意：①含挥发油的药材不宜采用此法，以避免挥发油散失，如薄荷等；②受日光照射后药材的色泽易变化和有效成分易变质者，不宜用此法，如白芍、黄连、大黄、红花及一些有色花类药材等；③有些药材在烈日下曝晒后易爆裂，如郁金、白芍、厚朴等；④药材晒干后，要凉透，才可以包装，否则将因内部温度高而发酵，或因部分水分未散尽而造成局部水分过多而发霉等。

（2）烘干 利用人工加温的方法使药材干燥。一般温度以50～60℃为宜，此温度对一般药材的成分没有大的破坏作用，同时抑制了酶的活性，因酶的最适温度一般在20～45℃。但对含挥发油或须保留酶的活性的药材，不宜用此法，如苦杏仁、薄荷等。应注意富含淀粉的药材如欲保持粉性，烘干温度须缓缓升高，以防新鲜药材遇高热淀粉粒发生糊化。

（3）阴干 将药材放置或悬挂在通风的室内或荫棚下，避免阳光直射，利用水分在空气中的自然蒸发而干燥。主要适用于含挥发性成分的花类、叶类及草类药材，如薄荷、荆芥、紫苏叶等。有的药材在干燥过程中易于皮肉分离或空枯，因此必须进行揉搓，如党参、麦冬等。有的药材在干燥过程中要进行打光，如光山药等。

（4）远红外加热干燥 红外线介于可见光和微波之间，是波长为0.72～1000nm的电

28

磁波，一般将 5.6～1000nm 区域的红外线称为远红外线。远红外线加热干燥的原理是电能转变为远红外线辐射出去，被干燥物体的分子吸收后产生共振，引起分子、原子的振动和转动，导致物体变热，经过热扩散、蒸发现象或化学变化，最终达到干燥目的。它与日晒、火力热烘、电烘烤等法比较，具有干燥速度快，脱水率高，加热均匀，节约能源以及对细菌、虫卵有杀灭作用等优点。近年来用于药材、饮片及中成药等的干燥。

（5）微波干燥 微波是指频率为 300～300 000MHz、波长为 1m～1mm 的高频电磁波。微波干燥实际上是一种感应加热和介质加热，药材中的水和脂肪等能不同程度地吸收微波能量，并把它转变成热能。本法具有干燥速度快，加热均匀，产品质量高等优点。一般比常规干燥时间缩短几倍至百倍以上，且能杀灭微生物及霉菌，具消毒作用。

第三节 中药的变质与防治

扫码"学一学"

中药品质的好坏，不仅与采收加工有关，而且与药材的贮藏保管是否得当有着密切的关系，如果保管不当，中药材就可能会发生虫蛀、生霉、变色、泛油等变质现象。中药饮片和中成药在贮藏期间，也同样受到多种因素影响，特别是辅料的加入以及外界因素的影响等。若不注意贮藏条件和技术的运用，都将会使中药所含成分尤其是有效成分造成损失和破坏，而导致疗效降低，还可能对人体造成危害，造成经济损失和物质浪费。

一、虫蛀

虫蛀是指害虫侵入中药内部所引起的破坏作用。药材经虫蛀后有的形成孔洞，产生蛀粉；有的外形被完全蛀成粉状，失去药用价值。

害虫的来源有多种渠道，主要是药材在采收中受到污染，在加工炮制过程中未能有效地将害虫或虫卵杀灭，或是在贮藏过程中，害虫由外界侵入并繁殖；贮藏环境和容器本身不清洁，内有害虫生存。害虫的一般的生长条件是：温度 16～35℃，相对湿度60%以上，药材的含水量11%以上。这些条件随害虫的种类而有所不同。

常见的有害昆虫可以分为甲虫类如谷象（*Sitophilus granaries* L.）、米象（*Sitophilus oryzae* L.）等，蛾类如印度谷蛾（*Plodia interpunctella* Hübner）、地中海粉螟（*Ephestia küehniella* Zeller）等，螨类如粉螨（*Tyroglyphus farinae* L.）、干酪螨（*Tyroglyphus sino* L.）等。

虫蛀的防治方法可根据药材性质与实际情况选择冷藏法和高温处理法，常用的高温法有曝晒法、烘烤法、热蒸法及远红外高温法等，也可采用化学杀虫处理法或气调养护法、核辐射灭菌技术等。

二、生霉

生霉即是霉菌在药材表面或内部滋生的现象。大气中存在着大量的霉菌孢子，散落在药材表面上，在适当的温度（25℃左右）、湿度（空气中相对湿度在85%以上或药材含水率超过15%）、适宜的环境（如阴暗不通风的场所）、足够的营养条件下，即萌发为菌丝，分泌酶素，溶蚀药材的内部组织，促使腐败变质，以至有效成分发生变化而失去药效。

常见霉菌的种类很多，常见的有根霉属（Rhizopus）、毛霉属（Mucor）、青霉属（Penicillium）、曲霉属（Aspergilllus）等多种霉菌。有些霉菌能产生毒素，属于产毒霉菌，如曲霉属中的黄曲霉菌等。有的黄曲霉菌的代谢产物为黄曲霉毒素，对肝脏有强烈毒性。对口服中药进行卫生学检查，是评价中药质量的重要依据。

生霉的防治方法主要有水分控制法、温度控制法、密封法等。

水分控制法是指控制药材水分含量在安全水分（为9%~13%）最高临界含水率以下，使霉菌难以繁殖或生长受阻，从而达到防霉的目的。控制水分通常用通风散潮、施用吸湿剂、吸湿机降湿等方法。低温控制法是利用一般霉菌虽能忍受15℃温度，但生长受到明显抑制，甚至不能生存。所以使用制冷设备和建造低温库，将库温调节至15℃以下，相对湿度不高于70%，具有较好的防霉作用。高温灭菌法是通过日晒和烘干法，可以使药材水分散失，水蒸（煮）等高温灭菌方法而使霉菌生长受到抑制。密封法是利用严密的包装或其他方法，使中药与外环境隔绝，阻止了霉菌生长所需的氧气，而达到防止霉变的目的。

三、走油

"走油"又称"泛油"，是指某些药材的油质泛出药材表面，或因药材受潮、变色、变质后表面泛出油样物质的变化。前者如柏子仁、苦杏仁、桃仁、郁李仁（含脂肪油）及当归、肉桂等（含挥发油）；后者如天冬、太子参、枸杞子、麦冬（含糖质）等。药材的走油与贮藏中的温度高和时间久有关。药材走油时常伴有发霉现象，而且容易发生虫蛀。防止药材泛油的方法，以保持低温、低湿环境和减少与空气的接触为基本措施，可选用气调法、密封法、吸潮法、低温法等。贮存易泛油的药材，应选择阴凉干燥的库房，堆码不宜过高过大。

四、变色

各种药材都有固定的色泽，色泽是药材品质的标志之一。如药材贮存不当，可使色泽改变。药材变色与所含成分、烘干时温度过高、使用某些杀虫剂以及贮藏温度、湿度、日光、氧气有关。防止变色主要方法有干燥、冷藏和避光等。

五、自燃

自燃是指因贮藏不当而致药材自动燃烧起来的现象。发生的原因主要是富含油脂的药材，层层堆置重压，在夏天，中央产生的热量散不出，局部温度增高，先焦化至燃烧，如柏子仁、紫苏子、海金沙等；有的药材因吸湿回潮或水分含量过高，大量成垛堆置，产生的内热扩散不出，使中央局部高热炭化而自燃，如菊花、红花等。药材自燃不仅药材受损，还会引起仓库火灾，危害极大。

六、风化

有些矿物药容易风化失水，使药物外形改变，成分流失，功效减弱，如明矾、芒硝、胆矾等。

七、其他

某些药材所含的特殊成分，在贮藏过程中容易挥散、自然分解或起化学变化而降低疗效，如樟脑、冰片、绵马贯众以及荆芥、薄荷等含挥发油类的药材。

扫码"学一学"

第四节　中药的贮藏与保管

一、仓库管理

应有严格的日常管理制度，保证库房干燥、清洁、通风，堆垛层不能太高。要注意外界温度、湿度的变化，及时采取有效措施调节室内温度和湿度。药材入库前应详细检查有无虫蛀、发霉等情况，凡有问题的包件都应进行适当处理。贮藏方法和条件可根据药材本身的特性分类保管，如剧毒药马钱子、生半夏、信石等必须与非有毒药材分开并有专人保管；容易吸湿霉变的药材应特别注意通风干燥，必要时可翻晒或烘烤；含淀粉、蛋白质、糖类等易虫蛀的药材，应贮存于容器中，放置干燥通风处，并经常检查，必要时进行灭虫处理；少数贵重药材如麝香、天然牛黄、鹿茸、羚羊角、西红花、人参等也应与一般药材分开，专人管理，有的应密闭贮存，勤于检查，防霉，防蛀；易挥发的药材应密闭；有效成分不稳定的不能久贮。

二、霉变的防治

预防药材霉烂的最彻底方法，就是使霉菌在药材上不能生长，其次就是消灭寄附在药材上的霉菌，使它们不再传播。药材的防霉措施，主要是控制库房的湿度在 65%～70%。药材含水量不能超过其本身的安全水分。一般而言，含水量应保持在 15% 以下。保管贮存药材应合理掌握"发陈贮新"和"先进先出"的原则。有些药材可暂时放入石灰缸或埋入谷糠中保存，避免受潮霉变。

三、害虫的防治

虫害的防治措施可分为物理和化学两类方法。前者包括太阳曝晒、烘烤、低温冷藏、密封法等。后者主要是在塑料帐密封下对贮存的药材用低剂量的磷化铝熏蒸，结合低氧法进行；或探索试用低毒高效的新杀虫剂。

1. 物理方法

（1）利用某种药材具挥发性的气味，可以防止同处存放的药材虫蛀。在中药贮藏保管方面，人们积累了很多好的经验，例如，牡丹皮与泽泻放在一起，牡丹皮不易变色，泽泻不虫蛀；陈皮与高良姜同放，可免生虫；有腥味的动物药材如海龙、海马和蕲蛇等，放入花椒则可防虫；土鳖虫、全蝎、斑蝥和红娘子等药材放入大蒜，亦可防虫。利用乙醇的挥发蒸气也可防虫，如在保存瓜蒌、枸杞子、哈蟆油等药材的密闭容器中，置入瓶装乙醇，使其逐渐挥发；或直接洒在药材上，形成不利于害虫生长的环境，以达到防虫目的。

（2）调节温度，使害虫不易生存。①低温法：药材害虫一般在环境温度 8～15℃时停止活动，在 -4～8℃时，即进入冬眠状态，温度低于 -4℃，经过一定时间，可以使害虫致死。②高温法：药材害虫对高温的抵抗力较差，当环境温度在 40～45℃时，害虫就停止发育、繁殖。温度升到 48～52℃时，害虫将在短时间内死亡。无论用曝晒或烘烤来升温杀虫，都是一种有效的方法。注意烘烤药材温度不宜超过 60℃，含挥发油的药材不宜烘烤，以免影响药材质量。

2. 化学方法　用于药材杀虫的药剂必须挥发性强，有强烈的渗透性，能掺入包装内，

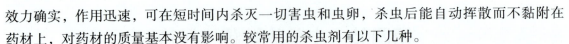

效力确实，作用迅速，可在短时间内杀灭一切害虫和虫卵，杀虫后能自动挥散而不黏附在药材上，对药材的质量基本没有影响。较常用的杀虫剂有以下几种。

（1）氯化苦（Chloropicrin，CCl_3NO_2）　化学名为三氯硝基甲烷，是一种无色或略带黄色的液体，有强烈的气味，几不溶于水。当室温在20℃以上时能逐渐挥发，其气体比空气重，渗透力强，无爆炸、燃烧危险，为有效的杀虫剂。通常采用喷雾法或蒸发法密闭熏蒸2~3昼夜，用量一般30~35g/m³。本品对人体有剧毒，对上呼吸道有刺激性，有强烈的催泪性，使用者应带防护面具。

（2）二氧化硫（SO_2）　系黄褐色有毒气体。本品渗透力较氯化苦为小，密闭熏蒸的时间要长。较适于螨类害虫，用量250g/m³。本品用后能使药材褪色，留有气味，且对金属有侵蚀作用，现已少用。虽然上述化学方法对药材基本没有影响，但也要注意尽量采取其他方法防治虫害。如果必须用化学方法时，使用的次数尽量越少越好。必要时，要进行残留量的检测。

3. 中药贮藏现代技术

（1）气调贮藏　即"气调养护"。其原理是调节库内的气体成分，充氮或二氧化碳而降氧，在短时间内，使库内充满98%以上的氮气或二氧化碳，而氧气留存不到2%，致使害虫缺氧窒息而死，达到很好的杀虫灭菌的效果。一般防霉防虫，含氧量控制在8%以下即可。本法的优点是可保持药材原有的品质，既杀虫又防霉、防虫，无化学杀虫剂的残留，不影响人体健康，成本低，是一种科学而经济的方法。

（2）除氧剂密封贮藏　应用除氧剂养护中药是继真空包装、充气包装之后发展起来的一项技术。它的主要作用原理是利用其本身与贮藏系统内的氧产生化学反应，生成一种稳定的氧化物，将氧去掉，以达到保存药品品质的目的。试验证明，采用除氧剂处理的贵细药材在长达3年多的贮藏期内，品质完好。除氧剂具有连续的除氧功能，可维持保管系统低氧浓度的稳定性，方便检查，安全性强。

（3）核辐射灭菌技术　核辐射保藏食品具有方法简便，成本低，杀菌效果好，便于贮存等优点。联合国世界卫生组织、国际原子能机构及粮食组织关于辐照食品卫生标准联合专家委员会认为，10^4Gy剂量以下辐照食品是安全范围，食品不会产生致癌性。我国近年已把该项技术应用于中药材和中成药的灭菌贮藏研究。实验证明，钴射线有很强的灭菌能力。对中药材粉末、饮片进行杀虫灭菌处理均可收到较好的效果。γ射线用于中成药灭菌十分理想。低剂量照射药品后，含菌量可符合国家标准，高剂量照射药品后，可达彻底灭菌。解决了中成药长期以来存在的生虫、发霉和染菌等问题。

（邓可众）

扫码"练一练"

第六章　中药的鉴定

扫码"看一看"

为了保证中药产品质量的可控性，临床用药的安全性和有效性，中药研究和开发利用的科学性，有必要对中药品种的真实性、纯度、品质优良度和稳定性加以鉴定，研究制定出可供鉴别的依据和标准。

第一节　中药鉴定的依据

《中华人民共和国药品管理法》规定："药品应当符合国家药品标准……国务院药品监督管理部门颁布的《中华人民共和国药典》和药品标准为国家药品标准。"

扫码"学一学"

一、国家药品标准

中药鉴定工作的依据主要是国家药品标准，包括《中华人民共和国药典》（以下简称《中国药典》），它规定了我国药品的来源、质量标准（quality standard）和检验方法，是国家对药品生产、经营、使用、检验和监督管理的法定依据；国务院药品监督管理部门制定的药品标准也是国家药品标准（简称局颁标准），它补充在同时期内药典中尚未收载的药品，也具有一定的法律效力；国家颁布的药品标准还有《进出口药品质量暂行标准》等，在一定的时期内，各部门也必须遵照执行。中药标准是对中药的品质要求和检验方法所作的技术规定，是中药生产、供应、使用、检验、管理部门遵循的法定依据。

国务院药品监督管理部门会同国务院卫生健康主管部门组织药典委员会，负责国家药品标准的制定和修订。1950年，我国召开了第一届全国卫生工作会议，为了制定国家药品标准，成立了国家药典委员会。迄今为止，《中国药典》共发行了11个版本，其基本内容如下。

1. 1953年版（第一版）　该版药典收载药品531种，其中化学药物215种，植物药与油脂类65种，动物药13种，抗生素2种，生物制品25种，各类制剂211种。药材除了甘草等少数有剂量外，其他均作为制剂的原料药。由于1953年版药典收载品种太少，规格也不完全符合生产和应用实际，没有收载中药并存在一些缺点，因此又进行了修订，于1957年出版了本版药典的增订本。

2. 1963年版（第二版）　该版药典首次分为两部，"一部"是中药部分，"二部"是化学药部分，共收载药品1310种，其中常用中药643种（其中药材446种，中成药197种）。这版药典由凡例、正文与附录三部分组成，反映了当时我国医药学的特点和用药状况，但缺少鉴别品质和检验质量的科学内容。

3. 1977 年版（第三版） 该版药典内容作了较大的变动，收载了制剂和检验方法通则74 个。收载中药 1152 种（中药材 882 种，中成药 270 种），其中包括了一定数量的少数民族药材，增加了质量鉴别和粉末性中成药的显微鉴定。本版药典对 400 多个品种规定了显微、理化鉴定方法，其中色谱法、光谱法等新的检验技术应用占有相当的比例。

4. 1985 年版（第四版） 该版药典结合当时中药存在的实际情况，删去了不成熟的品种并增加 29 个新品种，收载中药 713 种（中药材 506 种，中成药 207 种），并作了几项改进。本版药典对 106 个中药材的多来源品种规定了具体的收载范围；理化鉴定法着重于薄层色谱和有效成分的含量测定，拟定了中药薄层色谱技术规则，规定色谱用的对照品可采用化学单体、粗提物或对照药材。有 36 种中成药增加了理化鉴别和含量测定内容。1988 年10 月，第一部英文版《中国药典》（1985 年版）正式出版，同年还出版了药典二部注释选编。1985 年 7 月 1 日《中华人民共和国药品管理法》正式执行，该法规定"药品必须符合国家药品标准或者省、自治区、直辖市药品标准"。明确"国务院卫生行政部门颁布的《中华人民共和国药典》和药品标准为国家药品标准"。"国务院卫生行政部门的药典委员会，负责组织国家药品标准的制定和修订"。进一步确定了药品标准的法定性质和药典委员会的任务。

5. 1990 年版（第五版） 收载中药 784 种（中药材 509 种，中成药 275 种），首次收载了中药的保密品种，在上一版药典的基础上，新增中药材 39 种、中成药 41 种，删除 3种。另组织编著《临床用药须知》一书，以指导临床用药。有关品种的红外光吸收图谱，收入《药品红外光谱集》另行出版，该版药典附录内不再刊印。

6. 1995 年版（第六版） 收载中药 920 种（中药材 522 种，中成药 398 种），新增品种 142 种。规定的检验方法中采用显微鉴别、薄层色谱鉴别、含量测定鉴定的品种均有所增加。完成了《临床用药须知》（第二版）、《中药彩色图集》《中药薄层色谱彩色图集》及《中国药品通用名称》的编制工作。

7. 2000 年版（第七版） 收载中药 992 种（中药材 534 种，中成药 458 种），其中新增 76 种，修订 248 种；对附录作了较大的改进和提高，新增附录 10 个、修订附录 31 个、删除附录 2 个，共收载附录 91 个。现代分析技术在本版药典中得到了进一步的扩大和应用。

8. 2005 年版（第八版） 本版药典首次分一部、二部和三部。一部收载中药 1146 种，其中新增 154 种，修订 453 种；对附录作了较大的改进和提高，新增附录 12 个、修订附录48 个、删除附录 1 个，共收载附录 98 个。该版药典根据中医药理论，对收载的中成药标准项下的〔功能与主治〕进行了科学规范。《中国药典》一部采用原子吸收和电感耦合等离子体质谱法增加了有害元素（铅、镉、砷、汞、铜）测定法，并规定了有害元素的限度；并且还增加了中药注射剂安全性检查法应用指导原则。二部收载化学药品、抗生素、生化药品、放射性药品以及药用辅料等。三部收载生物制品。

9. 2010 年版（第九版） 该版药典与历版药典比较，收载品种明显增加。共收载品种4567 种，其中新增 1386 种，修订 2237 种。一部收载中药材和饮片、植物油脂和提取物、成方制剂和单味制剂等，品种共计 2165 种，其中新增 1019 种（包括 439 个饮片标准）、修订 634 种。规范和修订中药材拉丁名；明确入药者均为饮片，明确了〔性味与归经〕、〔功能与主治〕、〔用法与用量〕为饮片的属性。大幅度增加符合中药特点的专属性鉴别，除矿物药外均有专属性强的薄层鉴别方法，并建立了与质量直接相关能体现有效活性的专属性检测方法。采用了液相色谱－质谱联用、DNA 分子鉴定、薄层生物自显影技术等方法，以提高分析灵敏度和专属性。新增电感耦合等离子体原子发射光谱法、离子色谱法，修订原子吸收光谱法、重金属检查法等，组成较完整的控制重金属和有害元素的检测方法体系。本版药典收载的附录亦有变化，其中药典一部新增 14 个、修订 47 个。一、二、三部共同采用的附录分别在各部中予以收载。该版药典也体现了对野生资源保护与中药可持续发展的理念，不再收载濒危野生中药材。还完成了《临床用药须知》（中药材和饮片第一版、中成药第二版、化学药第五版）、《中药材显微鉴别彩色图鉴》及《中药材薄层色谱彩色图集》（第一册、第二册）的编制工作。

10.2015 年版（第十版）　2015 年版《中国药典》首次分为四部，即一部收载中药；二部收载化学药；三部收载生物制品；新增四部为总则。本版药典共收载品种 5608 种。一部收载品种 2598 种，其中新增品种 440 种、修订品种 517 种、不收载品种 7 种。二部收载品种 2603 种。三部收载品种 137 种。本版药典首次将上版药典附录整合为通则，并与药用辅料单独成卷作为《中国药典》四部。四部收载通则总数 317 个、检测方法 240 个（新增27 个）、指导原则 30 个（新增 15 个）、标准品、标准物质及试液试药相关通则 9 个。药用辅料收载 270 种。建立完善符合中医药特点的制剂通则、中药质量通用分析方法和中药质量标准修定指导原则；研究完善中药标准物质的替代方法；全面形成方法科学、结构合理、技术先进、原则明确、内容规范的中药质量标准体系。

11.2020 年版（第十一版）　以建立"最严谨的标准"为指导，努力实现中药标准主导国际标准制定，化学药、药用辅料标准基本达到或接近国际标准水平，生物制品标准紧跟科技发展前沿，与国际先进水平基本保持一致。《中国药典》2020 年版收载品种总数达到 5929 个，一部中药分为上下两卷，上卷收载中药材、中药饮片、植物油脂和提取物；下卷收载中药成方制剂和单味制剂。中药增加品种约 220 个，修订中药标准 500 个。共计2713 种。

二、地方药品标准

由于我国资源丰富、品种繁多、应用复杂。在中医药应用过程和中药鉴定工作中，会遇到许多国家药品标准之外的情况，就需要各地根据实际情况制定各省（市、自治区）的地方药品标准。

地方药品标准是各省（市、自治区）药品监督管理部门批准执行的药品标准，只供本地区使用或其他地区参考使用。地方标准所收载的品种和内容应该是国家标准没有收载且在本省（市、自治区）使用的药品。若与国家药品标准有重复和矛盾时，应首先按照国家药典执行，其次按局颁药品的标准执行。目前，地方药品标准主要有《中药材标准》和《中药炮制规范》等。

第二节　中药鉴定的一般程序

中药鉴定就是依据《中国药典》《局颁标准》和地方药品标准等，对检品的真实性、纯度、质量进行评价和检定。在中药鉴定的常规工作中，一般按照下列程序进行。

一、样品登记

对送检样品进行登记，包括送检单位、日期、鉴定目的、样品数量、一般状态和包

扫码"学一学"

装等。

二、取样

中药材和饮片取样法系指供检验用药材或饮片样品的取样方法。取样时均应符合下列有关规定。

（一）取样前的准备工作

抽取样品前，应核对品名、产地、规格等级及包件式样，检查包装的完整性、清洁程度以及有无水迹、霉变或其他物质污染等情况，详细记录。凡有异常情况的包件，应单独检验并拍照。

（二）取样原则

1. 药材和饮片

（1）从同批药材和饮片包件中抽取供检验用样品的原则：总包件数不足 5 件的，逐件取样；5～99 件，随机抽 5 件取样；100～1000 件，按 5% 比例取样；超过 1000 件的，超过部分按 1% 比例取样；贵重药材和饮片，不论包件多少均逐件取样。

（2）每一包件至少在 2～3 个不同部位各取样品 1 份；包件大的应从 10cm 以下的深处在不同部位分别抽取；对破碎的、粉末状的或大小在 1cm 以下的药材和饮片，可用采样器（探子）抽取样品；对包件较大或个体较大的药材，可根据实际情况抽取有代表性的样品。

（3）每一包件的取样量：一般药材和饮片抽取 100～500g；粉末状药材和饮片抽取 25～50g；贵重药材和饮片抽取 5～10g。

2. 中成药

液体制剂，如酊剂、酒剂、糖浆剂和口服液等，一般取样 200ml，同时需注意容器底部是否有沉渣，若有则应摇匀后均匀取样。固体制剂，一般片剂取样 200 片，未成片前可取已制成的颗粒 100g；丸剂一般取 10 丸；胶囊剂取样不得少于 20 个胶囊，倾出其中药物并仔细将附着在囊壁上的药物刮下，合并，混匀，以总重量减去空囊壳的重量计算药物的取样量，一般取样 100g；粉状中药制剂，如散剂、颗粒剂等，一般取样 100g。其他剂型的中成药可根据具体情况随意抽取一定数量，作为随机抽样。贵重药应酌情取样。

（三）取样方法

（1）将抽取的样品混匀，即为抽取样品总量。若抽取样品总量超过检验用量数倍时，可按四分法再取样，即将所有样品摊成正方形，依对角线划"X"，使分为四等份，取用对角两份；再如上操作，反复数次，直至最后剩余量能满足供检验用样品量。

（2）最终抽取的供检验用样品量，一般不得少于检验所需用量的 3 倍，即 1/3 供实验室分析用，另 1/3 供复核用，其余 1/3 留样保存。

三、鉴定的项目及通则

药材和饮片的检定包括"性状""鉴别""检查""浸出物测定""含量测定"等。检定时应注意下列有关的各项规定。

（1）检验样品的取样应按药材和饮片取样法的规定进行。

（2）为了正确检验，必要时可用符合《中国药典》规定的相应标本作对照。

（3）供试品如已破碎或粉碎，除"性状""显微鉴别"项可不完全相同外，其他各项应符合规定。

（4）性状系指药材和饮片的形状、大小、表面（色泽与特征）、质地、断面（折断面或切断面）及气味等特征。性状的观察方法主要用感官来进行，如眼看（较细小的可借助于扩大镜或体视显微镜）、手摸、鼻闻、口尝等方法。

（5）鉴别系指检验药材和饮片真实性的方法，包括经验鉴别、显微鉴别、理化鉴别、聚合酶链式反应法等。

（6）检查系指对药材和饮片的纯净程度、可溶性物质、有害或有毒物质进行的限量检查，包括水分、灰分、杂质、毒性成分、重金属及有害元素、二氧化硫残留、农药残留、黄曲霉毒素等。除另有规定外，饮片水分通常不得过13%；药屑杂质通常不得过3%；药材及饮片（矿物类除外）的二氧化硫残留量不得过150mg/kg。

（7）浸出物测定系指用水或其他适宜的溶剂对药材和饮片中可溶性物质进行的测定。

（8）含量测定系指用化学、物理或生物的方法，对供试品含有的有关成分进行检测。

第三节　中药鉴定的方法

扫码"学一学"

中药鉴定的方法主要有基原（来源）鉴定法、性状鉴定法、显微鉴定法、理化鉴定法、生物鉴定法，简称为"五大鉴定法"。上述的中药鉴定方法各有其特点及主要适应对象，既可独立使用，又能互相配合。各种方法的采取，因鉴定对象和目的而异。

一、基原鉴定法

基原鉴定（origin identification）法，又称"来源鉴定法"，它是中药鉴定的基础，也是中药研究、生产、开发利用的主要依据。基原鉴定法就是应用植物、动物或矿物形态和分类学等方面的知识，对中药的来源或原料药进行鉴定，确定其正确的学名（或矿物的名称）或中成药的原料组成，以保证中药品种准确的一种方法，其步骤如下。

1. **观察植物形态**　对具有较完整植物体的中药检品，应注意对其根、茎、叶、花、果实等器官的观察，对花、果实、种子、孢子囊、子实体等繁殖器官应特别仔细，借助放大镜或解剖显微镜可以观察微小物体的特征，如毛茸、腺点等的形态构造。在实际工作中经常遇到的检品是不完整的，通常是植物体的一段或一块器官，除对少数特征十分突出的品种可以鉴定外，一般都要追究其原植物，包括深入到产地调查，采集实物，进行对照鉴定。

2. **核对文献资料**　通过对原植物形态的观察和描述，能初步确定科属的，可直接查阅有关植物分科分属的资料；若不能确定其科属，可查阅植物分类的检索表。对于某些未知品种鉴定特征不全或缺少有关资料者，也可以根据产地、别名、化学成分、效用等线索，直接查阅与中药鉴定、药用植物等相关的综合性书籍或图鉴，将描述的特征与书籍中记载的内容相比较，并加以分析，提供基本鉴别。

3. **核对标本**　为了避免参考书刊的不足或需进一步确证，可与中药标本室中收藏的已经确定学名的标本核对。在核对标本时，要注意同种植物在不同生长期的形态差异，必要时可参考更多一些标本，这样才能使鉴定的学名准确无误。在有条件的情况下，若能与模式标本（发表新种时所被描述的植物标本）核对，对正确的鉴定更为有利。中药原植物标本经鉴定学名后，必须将其药用部分（药用植物全株者除外）标明相同的学名，作为药材的标准样品妥为保存，以供研究工作或性状对比鉴定之用。

4. **标本的采集与制备**　为了能准确地鉴定中药的来源，采集和制备标本也是重要的一个环节。通常用于原植物鉴定的标本类型主要有：蜡叶标本、液浸标本和干燥标本。将制好的标本根据分类学方法进行排列，作为科研、检验或生产等的对照品，并编写名录索引，以便查阅。

中药的原植物鉴定，除了使用经典形态学和分类学的知识外，还可采用现代染色体技术、细胞分类和分子生物学技术、化学分类方法、数学分析手段等进行。

二、性状鉴定法

性状鉴定（macroscopical identification）法就是通过眼观、手摸、鼻闻、口尝、水试、火试等十分简便的鉴定方法，来鉴别药材的外观性状，也叫"直观鉴定法"。这些方法在我国医药学宝库中积累了丰富的经验，它具有简单、易行、迅速的特点。性状鉴定和来源鉴定一样，除仔细观察样品外，有时亦需核对标本和文献。对一些地区性或新增的品种，鉴定时常缺乏有关资料和标准样品，可寄送生产该药材的省、市、自治区药检部门了解情况或协助鉴定。必要时可到产地调查，采集实物标本，了解生产、加工、销售和使用等情况。熟练地掌握性状鉴别方法是非常重要的，它是中药鉴定工作者必备的基本功之一。但应该指出的是有些药材的野生品和栽培品有较大差异，新鲜药材与干燥药材也有区别。性状鉴别的药材和饮片不得有虫蛀、发霉及其他物质污染等异常现象。性状鉴定一般有以下内容。

1. **形状** 形状是指药材和饮片的外形。观察时一般不需预处理，如观察很皱缩的全草、叶或花类时，可先浸湿使软化后，展平，观察。观察某些果实、种子类时，如有必要可浸软后，取下果皮或种皮，以观察内部特征。中药的形状特征与药用部位密切相关，一般较为固定。如根类药材一般均呈圆柱形、圆锥形，其中部分块根呈纺锤形或不规则块状；根茎类药材的形状因来源不同而异，根状茎与根类同，块茎常呈长圆形或不规则形，球茎和鳞茎常呈球形、类球形或扁球形，鳞茎由鳞片构成且顶端常尖等；皮类药材呈卷筒形、凹槽形或扁片状等。有些药材可用简单的语言概括其外形特征，使之便于记忆。如海马的外形为"马头蛇尾瓦楞身"，味连呈鸡爪形等；有的则以形似物作为药材的名称，如酱瓜天麻、乌头、钩藤等。观察形状时，亦可用下列术语描述，如头（指根及根茎的上部）、芦（指根顶端短缩的根茎）、身（指根的主根）、梢（指根的下部或支根）、须（指小根或须根）、连珠（指根及根茎膨大部分呈连珠状）、疙瘩（指突起不规则）等。

2. **大小** 大小是指药材和饮片的长短、粗细（直径）和厚薄。一般应测量较多的供试品，可允许有少量高于或低于规定的数值。对细小的种子或果实类，可将每10粒种子紧密排成一行，测量后求其平均值。测量时应用毫米刻度尺。表示药材的大小，一般有一定的幅度，当所测药材的大小很不一致时，要注意测量几个最大的或最小的，取其最大值和最小值。较小的药材亦可在实体解剖镜或放大镜下测量。

3. **颜色** 色泽的变化与药材的质量有关。某些药材由于品种不同、加工条件变化、贮藏时间的不同或杀虫不当等，就会改变其色泽。如绵马贯众因久贮根茎和叶柄基部断面变为棕黑色而不能药用；枸杞子和牛膝变黑后，就说明其已变质。药材颜色的观察与描述，应采用干燥的药材在白昼光下进行，才能得出比较准确的结果，必要时可用日光灯，但不得用其他灯光。药材的颜色，一般均为复合色调，描述的颜色应以后一种色调为主，前一种为辅助色调。如小茴香呈黄绿色，即以绿色为主，黄色为辅。如果所描述的药材具有两种不同的颜色，一般将常见的颜色写在前面，少见的颜色写在后面，用"或"连接，如王不留行呈黑色或棕红色（未成熟）；若药材的颜色变化在一定的范围内时，可将两种颜色用

"至"连接，如天冬的表面呈黄白色至黄棕色。

4. 表面特征 药材的表面特征包括光滑、粗糙，有无皮孔、毛茸及其他附属物，有无纹、皱、槽、沟（均指表面皱纹的形状），有无节（包括细节、环节等）等。观察时，供试品一般不作预处理。如白花前胡根的根头部有叶鞘残存的纤维毛状物，是区别紫花前胡根的重要特征。植物香圆未成熟果实或幼果作枳壳或枳实时，果顶俗称"金钱环"，这一特征是鉴别该种的重要依据。

5. 质地 质地是指用手折断药材和饮片时的感官感觉。如药材的软硬、坚韧、疏松、致密、黏性或粉性等特征。有些药材因加工方法不同，质地也不一样，如盐附子易吸潮变软，黑顺片则质硬而脆；含淀粉多的药材，经蒸煮加工干燥后，会因淀粉糊化而变得质地坚实。在经验鉴别中，用于形容药材质地的术语很多，如质轻而松，断面多裂隙，谓之"松泡"，如南沙参；药材富含淀粉，折断时有粉尘散落，谓之"粉性"，如山药；质地柔软，含油而润泽，谓之"油润"，如当归；质地坚硬，断面半透明状或有光泽，谓之"角质"，如郁金等。

6. 断面特征 断面是指在日光下观察药材和饮片的断面色泽（颜色及光泽度）以及断面特征。如折断面不易观察到纹理，可削平后进行观察。包括自然折断面和刀横切（或削）的平面。

（1）折断面 指药材折断时的现象，如折断的难易程度，折断时的声响，有无粉尘飞扬，新鲜的药材有无汁液流出等。折断后的断面，常呈下列特征：如平坦、纤维状、刺状、颗粒性、层状或呈胶丝状等。如杜仲折断时有胶丝相连；黄柏折断面显纤维性；苦楝皮的折断面裂片状分层；厚朴折断面可见亮星。

（2）横切面 要注意观察和描述皮、木部的比例，以及色泽、射线与维管束的排列形状。常用的术语有："菊花心"，指根或根茎横切面的中心部位具有类似菊花瓣状的放射状纹理，如黄芪等；"车轮纹"指药材的断面纹理呈车辐状，如防己；"网纹"，指断面具网状花纹；"油点"或"朱砂点"，指断面具有红色或红棕色的油细胞或油室；"霜"或"毛"，指药材断面析出的结晶，如茅苍术；"星点"，指大黄断面髓部的异型复合维管束（compound vascular bundle）；"云锦花纹"，指何首乌断面的云朵状纹理（异型复合维管束，存在于皮层），又称"云纹"；"金井玉栏"，指某些根类药材断面中心（木部）黄色或淡黄色，形成层环浅棕色与类白色的皮部，如桔梗。

7. 气 指药材和饮片的嗅感。嗅感可直接嗅闻，或在折断、破碎或搓揉时进行。必要时可用热水湿润后检查。药材的气多是由于含有挥发性物质的缘故，有些药材的气十分特殊，可作为鉴别的主要依据。有些药材以其气命名，便于识别，如麝香、败酱草等。嗅法鉴别药材，一般比较可靠，如阿魏具强烈的蒜样臭气；白鲜皮有似羊膻气；檀香具有其固有的特异芳香气等。如果某些药材气不强烈，或因干燥后不易嗅出时，可将样品砸碎、切断或揉搓后再嗅闻；或放在有盖的杯子里，用热水湿润或浸泡后再嗅，或用火烧后再嗅。

8. 味 指药材和饮片的味感。即鉴别药材时口尝的滋味，又称尝法。药材的味感与药材所含成分及含量有密切关系，每种药材的味感是比较固定的，也是评价质量的标准之一。如乌梅、木瓜、山楂均以味酸为好；黄连、黄柏以味越苦越好；甘草、党参以味甜为好等。若药材的味感改变，就要考虑其品种和质量是否有问题。通过尝味，可感知一些药材的特征，如当归和独活饮片较难区分，尝其味则可鉴别，当归先苦辛而后微甜，独活先苦辛而后麻辣。此外，亦可用于鉴别某些药材是否符合炮制的要求，如半夏、乌头等。在描述时，对于无味者，可写味淡或不写。对于有强烈作用或毒性的药材，口尝时要特别小心，取样不可太多，尝后一定要吐出来，并用水漱口，以免中毒，如草乌、半夏等。

9. **水试**　利用药材在水中或遇水发生沉浮、溶解、颜色变化及透明度、膨胀性、旋转性、黏性、酸碱性变化等特殊现象进行鉴别药材的一种方法。如红花水浸泡后，水液变成金黄色，其花色不褪；苏木投入热水中，呈鲜艳的桃红色透明溶液；熊胆仁投入水中，可逐渐溶解而盘旋，并有黄线下垂至杯底而不扩散。这些用水试产生的现象与药材所含有的化学成分有关。采用水试法，亦可用于鉴别药材的优劣。水试所用的水一般指清水，描述时主要注意药材入水后所产生的现象。如沉浮、溶解与否、透明度、膨胀度、颜色变化、有无黏性、旋转与否等。

10. **火试**　有些药材用火烧后，能产生特殊的臭气、颜色、烟雾、响声等现象，如降香用火烧之微有香气，点燃则香气浓烈并有油流出，烧完留有白灰；血竭粉末放在白纸上，下面用火烤即熔化浸入纸中，色泽鲜红如血，且透明无残渣；海金沙点燃可发出爆鸣声及闪光，可区别相似品松花粉及蒲黄；麝香少许用火烧之有轻微爆鸣声，起珠状油点，香气浓烈，无臭气，灰为白色。

除上述各项外，药材性状鉴定还可利用药材的某一突出特性进行鉴别。如用"磁石召铁"以鉴别含铁类药材；"琥珀拾芥"，即指琥珀经摩擦可产生静电引力，吸得芥子者真；牛黄鉴别时以清水湿润后涂于指甲上，指甲被染成黄色而不脱者为真，习称"透甲"或"挂甲"；还有用器械敲击药材，听其声音判断药材优劣等方法。

> 🔗 **知识拓展**
>
> 经验鉴别：系指用简便易行的传统方法观察药材和饮片的颜色变化、浮沉情况以及爆鸣、色焰等特征。

三、显微鉴定法

显微鉴定（microscopical identification）法就是利用显微镜（microscopy）和显微技术对药材和饮片的切片、粉末、解离组织或表面以及含有饮片粉末的制剂进行观察，并根据组织、细胞或内含物等特征进行相应鉴别的方法。进行显微鉴定，鉴定者必须具有植（动）物解剖的基本知识，掌握显微制片、显微观察和描述的基本技术。由于鉴定材料（完整、破碎、粉末）的不同和中药种类及药用部位的不同，选择显微鉴定的方法也不同。鉴定时，首先要根据观察的对象和目的，选择具有代表性的中药，制备不同的显微制片，然后依法进行观察、描述和鉴别。显微鉴定包括以下主要内容：

（一）药材（饮片）显微制片

1. **横切片或纵切片制片**　取供试品欲观察部位，经软化处理后，用徒手或滑走切片法，切成 $10 \sim 20\mu m$ 的薄片，必要时可包埋后切片。选取平整的薄片置载玻片上，根据观察对象不同，滴加甘油醋酸试液、水合氯醛试液或其他试液 $1 \sim 2$ 滴，盖上盖玻片。必要时滴加水合氯醛试液后，在酒精灯上加热透化，并滴加甘油乙醇试液或稀甘油，盖上盖玻片。

2. **粉末制片**　供试品粉末过四或五号筛，挑取少许置载玻片上，滴加甘油醋酸试液、水合氯醛试液或其他适宜的试液，盖上盖玻片。必要时，按上法加热透化。

3. **表面制片**　将供试品湿润软化后，剪取欲观察部位约 $4mm^2$，一正一反置载玻片上，或撕取表皮，加适宜的试液或加热透化后，盖上盖玻片。

4. 解离组织制片 将供试品切成长约 5mm、直径约 2mm 的段或厚约 1mm 的片，如供试品中薄壁组织占大部分，木化组织少或分散存在，采用氢氧化钾法，若供试品质地坚硬，木化组织较多或集成较大群束，采用硝铬酸法或氯酸钾法。

（1）氢氧化钾法 将供试品置试管中，加 5% 氢氧化钾溶液适量，加热至用玻璃棒挤压能离散为止，倾去碱液，加水洗涤后，取少量置载玻片上，用解剖针撕开，滴加稀甘油，盖上盖玻片。

（2）硝铬酸法 将供试品置试管中，加硝铬酸试液适量，放置至用玻璃棒挤压能离散为止，倾去酸液，加水洗涤后，照上法装片。

（3）氯酸钾法 将供试品置试管中，加硝酸溶液（1→2）及氯酸钾少量，缓缓加热，待产生的气泡渐少时，再及时加入氯酸钾少量，以维持气泡稳定地发生，至用玻璃棒挤压能离散为止，倾去酸液，加水洗涤后，照上法装片。

5. 花粉粒与孢子制片 取花粉、花药（或小的花）、孢子或孢子囊群（干燥的供试品浸于冰醋酸中软化），用玻璃棒研碎，经纱布过滤至离心管中，离心，取沉淀加新配制的醋酐与硫酸（9：1）的混合液 1~3ml，置水浴上加热 2~3 分钟，离心，取沉淀，用水洗涤 2 次，取沉淀少量置载玻片上，滴加水合氯醛试液，盖上盖玻片，或加 50% 甘油与 1% 苯酚各 1~2 滴，用品红甘油胶［取明胶 1g，加水 6ml，浸泡至溶化，再加甘油 7ml，加热并轻轻搅拌至完全混匀，用纱布过滤至培养皿中，加碱性品红溶液（碱性品红 0.1g，加无水乙醇 600ml 及樟脑油 80ml，溶解）适量，混匀，凝固后即得］。封藏。

6. 磨片制片 坚硬的动物、矿物类药，可采用磨片法制片。选取厚度 1~2mm 的供试材料，置粗磨石（或磨砂玻璃板）上，加适量水，用食指、中指夹住或压住材料，在磨石上往返磨砺，待两面磨平，且厚度约数百微米时，将材料移置细磨石上，加水，用软木塞压在材料上，往返磨砺至透明，用水冲洗，再用乙醇处理和甘油乙醇试液装片。

（二）含饮片粉末的制剂显微制片

按供试品不同剂型，散剂、胶囊剂（内容物为颗粒状，应研细），可直接取适量粉末；片剂取 2~3 片，水丸、糊丸、水蜜丸、锭剂等（包衣者除去包衣），取数丸或 1~2 锭，分别置乳钵中研成粉末，取适量粉末；蜜丸应将药丸切开，从切面由外至中央挑取适量样品或用水脱蜜后，吸取沉淀物少量。根据观察对象不同，分别按粉末制片法制片（1~5 片）。

（三）细胞壁性质的鉴别

1. 木质化细胞壁 加间苯三酚试液 1~2 滴，稍放置，加盐酸 1 滴，因木质化程度不同，显红色或紫红色。

2. 木栓化或角质化细胞壁 加苏丹Ⅲ试液，稍放置或微热，显橘红色至红色。

3. 纤维素细胞壁 加氯化锌碘试液，或先加碘试液湿润后，稍放置，再加硫酸溶液（33→50），显蓝色或紫色。

4. 硅质化细胞壁 加硫酸无变化。

（四）细胞内含物性质的鉴别

1. 淀粉粒

（1）加碘试液，显蓝色或紫色。

（2）用甘油醋酸试液装片，置偏光显微镜下观察，未糊化的淀粉粒显偏光现象；已糊化的无偏光现象。

2. 糊粉粒

（1）加碘试液，显棕色或黄棕色。

（2）加硝酸汞试液，显砖红色。材料中如含有多量脂肪油，应先用乙醚或石油醚脱脂后进行试验。

3. 脂肪油、挥发油、树脂

（1）加苏丹Ⅲ试液，显橘红色、红色或紫红色。

（2）加90%乙醇，脂肪油和树脂不溶解（蓖麻油及巴豆油例外），挥发油则溶解。

4. 菊糖　加10% α–萘酚乙醇溶液，再加硫酸，显紫红色并溶解。

5. 黏液　加钉红试液，显红色。

6. 草酸钙结晶

（1）加稀醋酸不溶解，加稀盐酸溶解而无气泡发生。

（2）加硫酸溶液（1→2）逐渐溶解，片刻后析出针状硫酸钙结晶。

7. 碳酸钙结晶（钟乳体）　加稀盐酸溶解，同时有气泡发生。

8. 硅质　加硫酸不溶解。

（五）显微测量

系指用目镜测微尺，在显微镜下测量细胞及细胞内含物等的大小。

1. 目镜测微尺　放在目镜筒内的一种标尺，为一个直径18～20mm的圆形玻璃片，中央刻有精确等距离的平行线刻度，常为50格或100格。

2. 载物台测微尺　在特制的载玻片中央粘贴一刻有精细尺度的圆形玻片。通常将长1mm（或2mm）精确等分成100（或200）小格，每1小格长为10μm，用以标定目镜测微尺。

3. 目镜测微尺的标定　用以确定使用同一显微镜及特定倍数的物镜、目镜和镜筒长度时，目镜测微尺上每一格所代表的长度。

取载物台测微尺置显微镜载物台上，在高倍物镜（或低倍物镜）下，将测微尺刻度移至视野中央。将目镜测微尺（正面向上）放入目镜镜筒内，旋转目镜，并移动载物台测微尺使目镜测微尺的"0"刻度线与载物台测微尺的某刻度线相重合，然后再找第二条重合刻度线，根据两条重合线间两种测微尺的小格数，计算出目镜测微尺每一小格在该物镜条件下相当的长度（μm），如目镜测微尺77个小格（0～77）与载物台测微尺的30个小格相当，已知载物台测微尺每一小格的长度为10μm。目镜测微尺每一小格长度为：10μm×30÷77＝3.8μm。测定时应根据不同的放大倍数分别标定。

4. 测量方法　将需测量的目的物显微制片置显微镜载物台上，用目镜测微尺测量目的物的小格数，乘以上述每一小格的微米数。通常是在高倍镜下测量，但欲测量较长的目的物，如纤维、导管、非腺毛等的长度时，需在低倍镜下测量。记录最大值与最小值（μm），允许有少量数值略高或略低于规定。

（六）组织鉴定

通过观察药材切片（磨片）鉴别其组织构造特征来达到鉴定目的。适合于完整药材或粉末特征相似的同属药材的鉴别，主要用于个体较小的完整药材鉴别、药材性状特征不明显或外形相似而组织构造不同的混淆品、代用品、伪品，或用于多来源药材的对比鉴别，也可用于确定某种化学成分的存在部位，以考查药材质量。

1. 组织构造的描述　用于完整药材的各种制片的组织观察。一般是由外向内依次进行描述。在描述中除要注意其各部分组织构造的位置、形态、有无其他组织分布等特征外，还应该注意射线、形成层、栓内层和皮层的特征。

2. 细胞形状的描述　常采用平面和立体两种方式进行，可根据具体情况选择运用哪一种方式进行描述。平面描述就是根据一种显微制片上见到的细胞形状进行描述；立体描述就是把显微制片上见到的细胞三个切面（横切、径向纵切、切向纵切）的形状综合起来，描述其立体形状。

3. 大小和数量的描述　①当目的物的大小或数量差异很小时，可记载 1 个数字，如直径约 30μm；②当目的物的大小或数量差距不很大时，可记载 2 个数字，即最小值与最大值，如长为 15 ~ 40μm；如有少数达 50μm，则可记其长为 15 ~ 40（50）μm；③如目的物的大小或数量有很大差距时，可记载 3 个数字，即最小值、常见值（不是平均值）和最大值，如长 20 ~ 40 ~ 80μm。在大小和数量的描述上，允许有少量超出上下限范围的数值，但超出的数字一般不得超过 ±10%。数据处理的一般原则：10μm 以下可以带小数；10μm 以上的则宜把小数四舍五入变为整数；200μm 以上的数值，则可把个位数四舍五入变为十位数。

4. 颜色的描述　描述的方法与性状鉴定中药材的颜色描述方法相同。

（七）粉末鉴定

通过观察中药的细胞及内含物和颗粒物质的显微特征来达到鉴定的目的。通常用于粉末药材、外形较大或组织构造无鉴别特征的药材、破碎或粉末性中药制备的中成药的鉴别。

在进行粉末性中药的显微特征描述时，首先需决定描述这些显微特征的顺序，一般可遵循"先多数后少数，先特殊后一般，先感观后测试"的原则。

（八）显微常数测定

常用的显微常数主要有鉴别叶类中药的栅表细胞比、气孔数、气孔指数、脉岛数等。这些显微数据常因原植物种类不同而异，常用于叶类药材、部分花类和带叶的全草类药材的定性鉴别。尤其是一些同属不同种来源的药材，当其他显微特征如毛茸、结晶等较相似而难以鉴别时，这些显微数据的测定对于品种鉴定具有重要的意义。

（九）显微化学鉴定

当鉴别的药材数量很少、其中的某些成分化学反应较灵敏时，可使用显微化学鉴定法。

1. 显微化学反应　主要用于药材的临时切片（尤其是新鲜的材料）或粉末，常进行细胞壁的鉴别：如木质化细胞壁、木栓化细胞壁、角质化细胞壁、硅质化细胞壁、黏液化细胞壁、几丁质细胞壁等；糖类的鉴别：如淀粉、菊糖、黏液质和果胶质类；蛋白质（糊粉粒）类的鉴别；鞣质类成分的鉴别；草酸盐的鉴别；碳酸盐的鉴别和生物碱等化学成分的鉴别等。

2. 显微定位　利用显微化学的方法确定药材中化学成分的存在部位（有效部位），以鉴定药材的质量和品种。显微定位须在所鉴定的药材有效成分明确的情况下，选择对有效成分具有特殊反应的化学试剂，使之产生颜色或结晶，用显微镜确定有效成分的存在部位。具体方法如下：取药材用水浸软或软化后，切成薄片，滴加特定的化学试剂，封片检查。本法是中药鉴别和质量评价（quality evaluation）的一种简单、有效的方法之一，但选择特有反应的化学试剂较为困难。

（十）显微定量

显微定量就是利用显微镜及显微测量的某些手段，对一定重量单味药材粉末中的某些显微特征数量进行分析，或测定粉末性中成药中某个组分百分含量的一种方法。本法亦适用于粉末中药混存物的含量测定。显微定量分析常用于解决采用理化方法难以控制中药质量的一些问题。如按规定药材丁香中丁香酚的含量不得少于11%，实际上其含量多数情况下均在11%以上，如果在丁香粉中掺入一定量的丁香梗粉，则掺杂后混合物的丁香酚含量用液相色谱法测定，仍可符合规定的标准。在这种情况下，若采用显微定量方法来鉴定掺伪物的含量，一般均可收到满意的结果。

显微定量的常用方法如下。

1. 定重量、定面积法 此法为一种直接定量的方法。如测定苍术和黄柏的混合粉末中二者的比例。首先应通过显微观察来确定二者的存在，然后选取具有代表性的特征物进行检测和计算。在这一混合粉末中，苍术不含淀粉粒而黄柏则含有淀粉粒，因此可以根据淀粉粒的多少来确定此混合粉末中黄柏的含量。基本方法是：将此混合粉末制成混悬液，取1滴在显微镜下检查，如果发现共有淀粉粒30个，再配制成含有10%黄柏的混合粉末，如上处理并检查，若发现有淀粉粒60个，即可证明混合粉末中含有黄柏粉末为5%。对粉末性中成药中各种组分的测定，亦可按下法进行：精密称定经过处理的供测定样品，定容成混悬液。精密吸取一定量的混悬液，数量可根据其是否能充满已知面积的盖玻片下方。选择具有代表性的目的物作为测定计数的特征。测定前先测出视野的面积，每片选取25个视野进行观察并记录特征总数。然后按下列公式即可计算出该混合粉末或中成药中某药材粉末的百分含量。

$$某药材粉末的百分含量 = \frac{N \cdot A \cdot V}{A' \cdot V' \cdot W \cdot P} \times 100\%$$

式中，N 为25个视野中某特征物数量之和；A 为盖玻片面积（mm^2）；V 为供试品定容的混悬液体积（ml）；A' 为25个视野的总面积（mm^2）；V' 为盖玻片下混悬液的体积（ml）；W 为供试品的重量（mg）；P 为纯净某药材每毫克的特征数。

定量分析所用的检品重量应在105℃干燥品计算。可测定6个显微制片取其平均值作为检测数据。每毫克纯净药材粉末中的某特征数（P）的测定方法同上，但应按下列公式计算：

$$P = \frac{N \cdot A \cdot V}{A' \cdot V' \cdot W}$$

上述显微定量方法简便，但由于实验条件难以保证完全相同，如药材的粉碎度、混悬液滴的大小、供试品含水量的高低等，均可导致液层的厚度改变以致影响测定结果的准确性。

2. 比率计数定量法 在被测粉末药材中加入一定比例的重量指示物质，这些重量指示物质应具有个体体积是一个定值、大小均匀（差异小）、流动性好、含水量稳定、一般不受酸、碱等化学试剂的影响。取重量指示物制成混悬溶液，取1滴混悬液放在载玻片上，加盖玻片后，置显微镜下计算若干视野中粉末药材的特征性颗粒数和指示物质的颗粒数，并求出二者的比率。由于指示物质每粒的重量是已知的，所以根据所用粉末药材的指示物质的重量以及计数所得的结果，就可以算出单位重量的粉末药材中所含特征性颗粒的数目。

在中药鉴定工作中，最常用的指示物质是石松孢子，利用石松孢子（为石松科植物石松 *Lycopodium clavatum* L. 的成熟孢子）为重量指示物的比率计数定量法简称为"石松子孢法"。一般测定方法如下：若测定黄柏与苍术混合粉末中黄柏的含量，可先测定每毫克黄柏粉末中所含淀粉粒的数目。即先称取一定量的黄柏粉末与一定量的石松孢子混合（假定1∶1），然后加适宜的液体作成均匀的混悬液，取1滴放在载玻片上，加盖玻片，在镜下计算25个视野中的孢子数与淀粉粒数。

此外，还可根据粒状和线状特征物的总重量与其数目成正比的关系进行粒状或线状特征物的数目测定，用于评价矿物类中药质量的组分含量测定法等。

（十一）电子显微镜鉴定技术

中药显微鉴定的手段和方法发展很快，透射电镜、扫描电镜、扫描电镜与X射线能谱分析联用等都有了新的发展。其中应用最多的是扫描电子显微镜。扫描电镜是由电子光学系统、信号接收显示系统、真空系统三大部分组成，此外，还有一些自动控制、自动补偿、图像处理等部件。

扫描电镜具有放大范围广、分辨率高（＜10μm）、调节倍数方便、景深大、图像真实明显、样品制备简易、操作方便等特点。扫描电镜技术主要用于研究光学显微镜下不易察见或图像不清晰或难于判断的各种中药粉末微观特征的识别，以及花粉、叶类、果皮和种子类等中药表面特征的观察。目前在研究中药表面构造和细胞微观特征方面，均取得了不少具有重大意义的成果。如通过观察植物药的气孔、毛茸、腺体、蜡质、角质层、导管、纤维、石细胞、花粉粒、孢子和动物的体壁和鳞片等细胞和组织，以及矿物药的晶体等，对中药的品种鉴定提供了非常有价值的资料。研究曾发现：麻黄导管具有的麻黄式穿孔板是由具缘纹孔退化形成的；珍珠粉中的掺伪物珍珠层粉是斜方柱状排列成行的棱柱层碎片等，解决了中药鉴定中的部分理论和实践等方面的问题。

四、理化鉴定法

理化鉴定（physical and chemical identification）法是利用某些物理的、化学的或仪器分析方法，鉴定中药的真实性、纯度和品质优劣程度的一种鉴定方法。当今，中药的理化鉴定发展很快，新的分析手段和方法不断出现，已成为确定中药真伪优劣，中药开发利用资源、指导中药栽培加工、扩大药用部分、制订中药材和中成药质量标准等不可缺少的重要内容。

理化鉴定可分为定性鉴定法和定量鉴定法两大类。定性鉴定法简称定性法，就是根据中药具有的各种特殊成分的化学性质和物理性质，进行的真伪鉴别。定性鉴定法根据性质又可以分为物理分析法、化学分析法和物理化学分析法。定量鉴定法简称定量法，就是根据中药含有的有效成分或主成分或指标性成分，测定其相对的含量，定量法主要用于中药的质量评价和纯度检查。

理化鉴定法按照所采用的手段不同，一般可分为物理常数测定、化学定性分析、化学定量分析、微量升华、色谱法和光谱法等方法，其中多数方法不但可以用于品种鉴定，也可以用于质量控制。下面重点介绍几种常用的鉴定方法。

1. 物理常数测定法　包括相对密度、旋光度、折光率、硬度、黏稠度、凝固点、熔点等的测定。这对挥发油、油脂类、树脂类、液体类中药（如蜂蜜等）和加工品类（如阿胶等）药材的真实性和纯度的鉴定，具有特别重要的意义。药材中如掺有其他物质时，物理常数就会随之改变，如蜂蜜中掺水就会影响黏稠度，使相对密度降低。

（1）相对密度鉴定法　利用中药或其成分的相对密度（relative density）不同进行鉴定品种、纯度或质量的一种方法。液体中药常采用比重计、比重称和比重瓶测定法；固体中药一般采用直接法（排水法、排砂法）和间接法。如满山红油的相对密度（25℃）为0.935～0.950。蜂蜜的相对密度应在1.349以上。

（2）硬度鉴定法　通过测定固体类中药或其制品对外界机械作用力的抵抗强度进行鉴定的一种方法，主要用于矿物类中药的鉴别。硬度（hardness）的测定通常用具有一定硬度的标准物质来刻划定级，常采用直接法和间接法测定。如朱砂的硬度为2.0～2.5。

（3）熔点鉴定法　利用中药中化学成分熔点的不同鉴定中药的一种方法。如岩白菜素的熔点为232～240℃。

（4）凝点鉴定法　利用中药中化学成分凝点的不同来鉴定中药的一种方法。一般按照现行版中国药典的规定进行测定。如八角茴香油的凝点不应低于15℃。

（5）泡沫指数和溶血指数鉴定法　泡沫指数和溶血指数鉴定是利用皂苷的水溶液振摇后能产生持久性的泡沫和溶解血红细胞的性质，可测定含皂苷类成分中药的泡沫指数或溶血指数作为鉴定指标。若有标准皂苷同时进行比较，则更有意义。

（6）折光率鉴定法　利用中药中某种或其所制成的液体折光率的不同来鉴定中药的一种方法，主要用于脂肪油、挥发油类中药的定性鉴别和水溶性成分在所成溶液中的定量。如桉油的折光率为1.458～1.468。

（7）旋光度鉴定法　平面偏振光通过含有某些光学活性化合物的液体或溶液时，能引起旋光现象，使偏振光的平面向左或向右旋转，旋转的度数，称为旋光度。在一定波长与温度下，偏振光透过每1ml含有1g旋光性物质的溶液且光路为长1dm时，测得的旋光度称为比旋度。比旋度（或旋光度）可以用于鉴别或检查光学活性药品的纯杂程度，亦可用于测定光学活性药品的含量。《中国药典》规定八角茴香油的旋光度为−2°～+1°。

此外，尚有多种物理常数可供实际工作中选用，其操作方法一般均应照现行版中国药典中规定的方法进行。

2. 微量升华法　微量升华是利用中药中所含的某些化学成分，在一定温度下能够升华的性质，通过微量升华装置获得升华物结晶，在显微镜下观察其升华物结晶的形状、颜色或加某种化学试剂观察其化学反应作为鉴别的特征。必要时可用显微熔点测定器测定升华结晶物的熔点。如大黄的升华物为棱状针晶或羽毛状结晶。

3. 电泳分析法　电泳（electrophoresis，EP）是一种分离和鉴定混合物中带电离子的技术，其原理是利用中药含有蛋白质带电荷的成分，在同一电场作用下，由于各组分所带电荷的性质、电荷数目以及分子质量不同，而泳动方向和速度不同，在一定时间内，各成分的泳动率不同，结合谱带数和染色不同达到鉴定的目的。本方法用于含有蛋白质和氨基酸类中药的鉴定，其特点是快速、准确、专属性强、灵敏度高、重现性好。鉴定对象多数为动物药类、植物药的果实和种子类、部分根及根茎类中药、以及含有上述成分的中成药。常用的方法有：SDS-聚丙烯酰胺凝胶电泳、等电点聚焦凝胶电泳、不连续性聚丙烯酰胺凝胶电泳、醋酸纤维素薄膜电泳、区带毛细管电泳等。其中聚丙烯酰胺凝胶电泳（PAGE）具有机械性能好、与被分离物质不起反应、对pH和温度变化较稳定、重复性好、灵敏度高等优点。聚丙烯酰胺凝胶电泳是由丙烯酰胺和N，N-亚甲基双丙烯酰胺在催化剂作用下聚合交联成三维网状结构的凝胶，并以此为支持物的电泳技术。在电泳开始阶段，由于连续pH梯度作用，将样品压缩成1条狭窄的区带（浓缩效应），从而提高样品的分离效果。

4. 化学定性分析 化学定性分析是指利用某些化学试剂能与中药中的某种或某类化学成分产生特殊的气味、颜色、沉淀或结晶等反应，来作为鉴别中药真伪的手段。如含生物碱类、有机酸、黄酮类、蒽醌类等成分的鉴别分析。

5. 化学定量分析 化学定量分析是通过对中药含有的某种有效成分、有效部位、杂质或有害物质的含量测定，来控制中药质量的一种方法。中药化学定量分析通常包括重量分析法和容量分析法两大类。

（1）重量分析法 在一定的条件下，将被测中药中的组分用适当的方法提取、分离和纯化后，干燥，恒重；或提取纯化后，加入某些试剂进行反应，使产生难溶性沉淀物，再滤取沉淀，干燥，恒重。根据沉淀物或提取物的重量，来计算出被测成分在样品中的百分含量。重量分析法为经典的方法之一。但重量分析法操作比较繁琐，费时，所以，重量分析法已逐渐被其他较快速、较准确的方法所代替。

（2）容量分析法 容量分析又叫做滴定分析法，是根据一种已知浓度的溶液（所谓标准溶液或定规液）与样品中被测成分起完全反应时所用去的溶液体积，来计算出样品中被测成分含量的方法。中药鉴定中常用的容量分析有酸碱滴定法、沉淀滴定法、配位滴定法和氧化还原滴定法等。

6. 分光光度法 分光光度法（spectrophotometry，SP）又称"光谱鉴定法"，它是通过测定中药中被测物质在某些特定波长处或一定波长范围内光的吸光度，对该物质进行定性和定量分析（quantitative analysis）的方法。药品分析一般用 200~400nm 的紫外光区；400~850nm 的可见光区；2.5~15μm（或按波数计为 4000~667cm^{-1}）的红外光区。所用仪器为紫外分光光度计、可见分光光度计（或比色计）、红外分光光度计、荧光分光光度计或原子吸收分光光度计等。

（1）紫外分光光度法 紫外分光光度法（ultraviolet spectroscopy，UV）是利用中药所含组分的不饱和程度及含量差异，导致其紫外吸收光谱峰位和峰强度的差别来达到鉴定的目的，常用的方法有吸收光谱法、导数光谱法（derivative spectrum，DS 或称"微分光谱法"）、光谱线组法、百分吸收系数法等。其中以紫外吸收光谱为基础的导数光谱是解决光谱干扰的一种技术，它能校正无关吸收、排除干扰，获得信号尖锐、分辨率高的特点，能将重叠的光谱分开，尤其适用于亲缘关系较近的中药鉴别；紫外光谱线组法是一种多溶剂的紫外光谱综合分析鉴定法。

（2）可见分光光度法 又称"比色法"（colorimetric method），它是通过比较中药溶液颜色对光的吸光度，以鉴定其某种成分或组分含量的方法，主要用于中药的定量分析和物理常数测定。使用本法进行鉴定时，应取对照品同时操作，除另有规定外，本法所用的空白溶液系指用同体积的溶剂代替对照品或供试品溶液，然后依次加入相应的同体积的同种试剂，并用同样方法处理。在规定的波长处测定对照品和供试品溶液的吸光度后，可按标准曲线法或比较法计算。

（3）红外分光光度法 红外分光光度法（infrared spectroscopy，IR）是在 4000~400cm^{-1} 波数范围内测定物质的吸收光谱，用于化合物的鉴别、检查或含量测定的方法。除部分光学异构体及长链烷烃同系物外，几乎没有两个化合物具有相同的红外光谱，据此可以对化合物进行定性和结构分析；化合物对红外辐射的吸收程度与其浓度的关系符合朗伯－比尔定律，是红外分光光度法定量分析的依据。中药的红外光谱（infrared spectrum）鉴别是通过测定其粉末、提取物或化学单体的红外吸收曲线反映中药所含各组分官能团的差异，以鉴别中药的品种和质量，主要用于中药的定性鉴别和所含化合物的结构分析。红外吸收光谱具有高度的特征性，对气态、固态和液态的样品均可进行分析，且分析速度快，样品用量少，操作简便，广泛用于化学单体和中药的定性鉴别。

（4）原子吸收分光光度法　原子吸收分光光度法（atomic absorption sepctrophotometry，AAS）的测量对象是呈原子状态的金属元素和部分非金属元素，是基于测量蒸气中原子对特征电磁辐射的吸收强度进行定量分析的一种仪器分析方法。原子吸收分光光度法遵循分光光度法的吸收定律，一般通过比较对照品溶液和供试品溶液的吸光度，计算供试品中待测元素的含量。本法用于中药中无机元素和杂质检查，测定方法主要有标准曲线法、标准加入法等。原子吸收光谱法所用仪器为原子吸收分光光度计。

（5）火焰光度法　是以火焰作为激发光源，供试品溶液用喷雾装置以气溶胶形式引入火焰光源中，靠火焰光的热能将待测元素原子化并激发其发射特征光谱，通过光电检测系统测量出待测元素特征谱线的辐射光强度，从而进行元素分析的方法，属于原子发射光谱法的范畴，主要用于碱金属及碱土金属的测定。通常通过比较对照品溶液和供试品溶液的发光强度，求得供试品中待测元素的含量。

（6）电感耦合等离子体原子发射光谱法　电感耦合等离子体原子发射光谱法是以等离子体为激发光源的原子发射光谱分析方法，可进行多元素的同时测定。样品由载气（氩气）引入雾化系统进行雾化后，以气溶胶形式进入等离子体的中心通道，在高温和惰性气氛中被充分蒸发、原子化、电离和激发，发射出所含元素的特征谱线。根据各元素特征谱线的存在与否，鉴别样品中是否含有某种元素（定性分析），根据特征谱线强度测定样品中相应元素的含量（定量分析）。本法适用于各类药品中从痕量到常量的元素分析，尤其是矿物类中药、营养补充剂等的元素定性定量测定。

（7）荧光分光光度法　荧光分光光度法（fluorescent spectrum，FS）又称"发射光谱法"，是利用中药中的某些成分在吸收自然光或紫外光后能发生荧光的性质，对中药及其所含成分进行鉴定的一种方法。某些物质受紫外光或可见光照射激发后能发射出比激发光波长较长的荧光。物质的激发光谱和荧光发射光谱，可用于该物质的定性分析。当激发光强度、波长、所用溶剂及温度等条件固定时，物质在一定浓度范围内，其发射光强度与溶液中该物质的浓度成正比关系，可以用于该物质的含量测定。荧光分光光度法的灵敏度一般较紫外－可见分光光度法高，但浓度太高的溶液会发生"自熄灭"现象，而且在液面附近溶液会吸收激发光，使发射光强度下降，导致发射光强度与浓度不成正比，故荧光分光光度法应在低浓度溶液中进行。荧光分析（fluorometric assay）的常用仪器主要有荧光分析灯、光电荧光计、荧光分光光度计、显微荧光计等。有些中药本身不发生荧光，但若用酸、碱或荧光染色处理后，就可能使某些成分在紫外光线下产生荧光。有的中药附有地衣或有多量霉菌生长，也可能有荧光出现，因此荧光分析还可用于检查某些中药的变质情况。此外，在色谱分析应用上，也可能使吸附在吸附柱上、纸条上及薄层板上的各种成分产生荧光色谱。

（8）磁共振波谱鉴别法　磁共振波谱（unclear magnetic resonance，NMR）是一种基于特定原子核在外磁场中吸收了与其裂分能级间能量差相对应的射频场能量而产生共振现象的分析方法。核磁共振波谱通过化学位移值、谱峰多重性、偶合常数值、谱峰相对强度和在各种二维谱及多维谱中呈现的相关峰，提供分子中原子的连接方式、空间的相对取向等定性的结构信息。核磁共振定量分析以结构分析为基础，在进行定量分析之前，首先对化合物的分子结构进行鉴定，再利用分子特定基团的质子数与相应谱峰的峰面积之间的关系进行定量测定。

中药总提物中某些特定元素（通常选用 H）的原子可以吸收电磁辐射，以吸收频率为横坐标，峰强度为纵坐标作图，即得该物质的磁共振氢谱（^{1}HNMR）。中药的 ^{1}HNMR 指纹图具有高度的特征性和重现性，可依照 ^{1}HNMR 指纹图上显示的特征共振信号和数据（δppm）鉴别中药。

（9）质谱鉴定法　质谱（mass spectrometry，MS）是按照带电粒子（即粒子）的质量对电荷的比值（m/z）大小依次排列形成的图谱。质谱法是使待测化合物产生气态离子，再按质荷比（m/z）将离子分离、检测的分析方法，检测限可达 $10^{-15} \sim 10^{-12}$mol 数量级。质谱法可提供分子质量和结构的信息，定量测定可采用内标法或外标法。质谱鉴定法用于中药的鉴别，可将中药的提取液置质谱仪中进行电子轰击，可获得提取物中化学成分的 EI – MS 图谱，不同中药的提取液所含的化学成分不同，所得质谱图所显示的分子离子基峰及进一步的裂解碎片峰也不一致，以资鉴别。该方法主要用于中药中化学成分的结构鉴定。

（10）电感耦合等离子体质谱法　是以等离子体为离子源的一种质谱型元素分析方法。主要用于进行多种元素的同时测定，并可与其他色谱分离技术联用，进行元素形态及其价态分析。样品由载气（氩气）引入雾化系统进行雾化后，以气溶胶形式进入等离子体中心区，在高温和惰性气氛中被去溶剂化、气化解离和电离，转化成带正电荷的正离子，经离子采集系统进入质量分析器，质量分析器根据质荷比进行分离，根据元素质谱峰强度测定样品中相应元素的含量。本法灵敏度高，适用于各类药品从痕量到微量的元素分析，尤其是痕量重金属元素的测定。

（11）X 射线衍射法　X 射线衍射法（X – ray diffraction，XRD）是一种利用单色 X 射线光束照射到被测样品上，检测样品的三维立体结构（含手性、晶型、结晶水或结晶溶剂）或成分（主成分及杂质成分、晶型种类及含量）的分析方法。它包括：①根据晶体的晶形、劳埃图以及某些物理性质（如压电性、旋光性等），确定出晶体的晶系和对称型；②根据回摆图或旋转图测定出晶胞参数；③根据晶体化学组成及其密度和晶胞参数，计算出单位晶胞内分子数，从而算出单位晶胞内各种原子的数目；④对魏森堡图或回摆图进行指标化，即对照片上每一衍射点确定其晶面指标的过程，然后根据衍射系统消光的特点定出衍射群，再结合其他性质定出空间群；⑤根据衍射点的指标和对应每一衍射点的衍射强度，并通过对强度数据进行一系列修正，还原为结构振幅；⑥再根据这许多由实验得到的结构振幅资料，或运用直接法（求出其相角），或结合晶体化学原理运用试差法（反复假设试用结构），最终确定出每个原子在单位晶胞内的坐标。所以，X 射线衍射技术对矿物类中药晶体结构的鉴别分析研究有重要作用。X 射线衍射分析具有图谱指纹性强、重现性好、操作简便等特点。对于一、二类新药一般要求附有粉末 X 射线衍射图谱。常用的方法有 X 射线衍射分析和 X 射线衍射傅里叶谱分析。

7. 色谱鉴定法　色谱鉴定法（chromatography）根据分离原理，有吸附色谱、分配色谱、离子交换色谱与排阻色谱（size exclusion chromatography）等；根据分离方法，有柱色谱法（column chromatography，CC）、纸色谱法（paper chromatography，PC）、薄层色谱法（thin – layer chromatography，TLC）、气相色谱法（gas chromatography，GC）、高效液相色谱法（high performance liquid chromatography，HPLC）等。色谱法反映的是中药提取物化学组成及含量情况，能定性定量地反映中药的鉴别特征，具有分离能力强、分析速度快、定量准确等特点。在进行色谱鉴定时，所用固定相和溶剂应与供试品不起化学反应，除另有规定外，应用纯度较高的溶剂；色谱鉴定时的温度，除气相色谱法或另有规定外，系指在室温条件操作。下面介绍几种常用的色谱法。

（1）薄层色谱法（TLC） 是将适当粒度的吸附剂均匀涂铺在玻璃板上（或其他支持物上，如铝制薄板）成一薄层，然后用毛细管或适当的点样器将样品液滴加在薄层的起始线上，待样点上的溶剂挥散后，置于密闭的色谱缸中，用一定的溶剂展开，当溶剂前沿到达距离另一端 2~3cm 处，取出，干燥，显色。样品中的混合物被分离，各成 1 个色点，测量起始线至各色点中心的距离，计算各色点比移值。薄层色谱的特点是展开时间短，分离效果好，灵敏度比纸色谱高，而且显色方便，可以直接喷洒腐蚀性的显色剂，并可加热进行鉴定。

（2）薄层扫描法 系指用一定波长的光，照射在薄层层离后的色谱板上，对有吸收或能产生荧光的色谱斑点进行扫描，用反射法或透射法测定光束的强度检测层析谱的一种方法。可用于中药的有效成分和杂质的含量测定；对于中成药复方制剂，可用相应的原中药按需要组合作阴、阳对照，然后比较其薄层扫描图谱加以鉴别。薄层扫描的检测方法有吸收法（可见或紫外）和荧光法，测量方法有反射法和透射法，扫描方式有双波长和单波长、锯齿和线性扫描。各种供试品应选择适当的色谱条件展开后才能得到最佳的效果。一般对有吸收的样品，采用双波长、锯齿扫描、反射法；对能产生荧光的样品，采用荧光法；并可根据各种薄层扫描仪的结构特点及使用说明，结合样品特点，选择适宜的方法。采用薄层扫描仪对薄层上中药各组分斑点直接进行测定，具有方便、快速、测量灵敏度高的特点，它可测定出中药中某组分几微克的含量。

（3）气相色谱法（GC） 主要用于含挥发性成分的中药鉴定。气相色谱法中流动相是气体，称为载气，通常用氮气（N_2）和氦气（He）。固定相有两种，一种为固体吸附剂，称为气-固色谱法（GSC）；另一种为涂在惰性固体表面的液膜，称气-液色谱法（GLC），以 GLC 应用最为广泛。样品注入进样口被加热气化，在色谱柱内，样品中各组分在气、液两相中进行反复分配，因分配系数的不同而达到分离，先后由柱出口进入检测器，产生讯号，由记录仪记录色谱图。根据组分量与检测响应值（峰面积）成正比关系，进行定性和定量分析。气相色谱法精密度高，分离效果比薄层色谱好，速度快，但所得数据只有保留时间（retention time of a retain solution，t_R），多数情况在高温下进行，若物质不能气化，就不能进行分析，故应用范围受到限制。

（4）高效液相色谱法（HPLC） 原理与一般液相色谱十分类似，流动相均为液体，包括有液-固色谱、凝胶色谱、离子交换色谱和液-液色谱。高效液相色谱法的流动相是具有不同极性的单一溶剂或不同比例的混合溶剂、缓冲液等，用泵将流动相压入装有填充剂的色谱柱，注入供试品（被流动相带入柱内），在填充剂上分离后，各成分先后进入检测器，用记录仪记录色谱图。所用的仪器为液相色谱仪，常用的色谱柱填充剂有：硅胶（用于正相色谱）、化学键合固定相（根据键合的基团不同用于反向或正相色谱；如十八烷基硅烷键合硅胶常用于反向或离子对色谱）、离子交换填充剂（用于离子交换色谱）、凝胶、玻璃微孔球（用于排阻色谱）等。样品注入量一般为数微升，柱温多为室温，常用紫外、DND 检测器。

本法与普通色谱法相比具有高速化或高效化的特点；与气相色谱法相比，因流动相为液体，固体样品只要求制成溶液，不需要气化，因而具有不受样品挥发性限制的优点，适用范围广。所以，本法可适用于中药中各类成分的鉴定。

8. 色谱－光谱、色谱－质谱联用鉴定法　色谱－光谱联用鉴定法是将色谱和光谱分析仪器联用，通过对实验数据的综合分析，用以评价中药质量的一种方法。本法集中了色谱技术高分离效能和光谱技术高鉴别能力的优点，故广泛适用于中药的化学成分或组分的分离与含量测定。

（1）色谱－质谱鉴定法　是将中药所含化学成分经色谱分离的流分信息，通过电离源加以电离，然后进入高真空的质谱系统进行分析，得到有关分子离子峰质量的信息或被分析物离解谱的信息，用以鉴定中药一种方法。本方法是色谱与质谱技术相结合，具有多样化的进样系统、电离方式、用于化合物结构鉴定的功能和软件，以及快速、灵敏、准确、对样品处理要求简单等特点，可避免离线分析可能造成的样品量损失和变质问题，可以去除大量背景杂质的干扰，解决中药部分成分保留时间相近不易分离的困难。常用的色谱－质谱鉴定法有：高效液相色谱－质谱（HPLC－MS）法和气相色谱－质谱法（GC－MS）等。

（2）质谱－质谱鉴定法　质谱－质谱法又称"串联质谱法"（MS－MS），指质量分离的质谱检测技术。它是通过离子在质谱仪中运动过程中发生的自然或人为的质量或者电荷的变化，研究母离子和子离子的关系，获得碎裂过程的信息，用于高灵敏度和高专一性的分析。这种串联的质谱方法可以由各种构型的质谱来实现。在MS－MS中，逐级地使母离子以及其碎片离子裂解，从所得的逐级裂解图谱中获得的信息比一级的质谱过程中所能获得的信息多，因此，对解析被分析物质的结构有很大的帮助。

9. 热分析法　热分析法（thermal analysis）是通过热分析仪测量某些物质及其反应产物在程序控制温度条件下，根据其物理性能（如热能、质量等）的变化参数或热图谱来鉴别中药的一种方法。常见的方法有差热分析法（differential thermal analysis，DTA）、热重分析法（thermogravimetry，TG）和差热扫描量热法（differential scanning calorimetry，DSC）等。该方法以用于矿物类中药的鉴定效果最佳。

10. 聚类分析等数理统计方法　聚类分析法（cluster analysis）是在中药鉴定特征确定的基础上，应用模糊数学原理和计算机技术，将捕获的中药多种鉴别特征的主因子通过数学变换和数量化，对其进行数据计算和分析，或建立不同的动态聚类图，以此来研究中药信息鉴定模式的一种方法。主要方法有系统聚类法、动态聚类法、模糊聚类法等。聚类分析法可提取反映中药来源、性状、显微、理化等差异的数量化特征，有效地消除部分干扰，并用计算机进行有效地鉴定。

此外，还有计算机图像分析法、电化学鉴定法（electrochemical identification methods）、模式识别法（pattern recognition）等多种数理统计方法应用于中药鉴定，这些新方法的应用，将逐渐引导中药鉴定向标准化、信息化的方向发展。

五、生物鉴定法

生物鉴定（bioassay）法又称"生物测定法"，主要是利用中药或其所含的化合物对生物体（organism）作用强度的大小，以及用DNA特异性遗传标记特征和基因表达差异等来鉴别中药的品种和质量的一种方法。通常分为生物效应鉴定法和基因鉴定法两大类。

（一）生物效应鉴定法

是以药物的生物效应为基础，以生物统计为工具，运用特定的实验设计，测定药物有效性的一种方法，从而达到控制药品质量的作用。其测定方法包括生物效价测定法和生物活性限值测定法。中药的药材来源广泛、多变，制备工艺复杂，使得中药制剂的质量控制相对困难，此外，中药含有多种活性成分和具有多种药理作用，因此，仅控制少数成分不能完全控制其质量和反映临床疗效。为了使中药的质量标准能更好地保证每批药品的临床使用安全有效，有必要在现有含量测定的基础上增加生物活性测定，以综合评价其质量。常用的方法有免疫鉴定法、细胞生物学鉴定法、药物效价测定法和单纯指标测定法等。

1. **免疫鉴定法** 免疫鉴定法是指利用中药含有的特异蛋白为抗原制备的特异抗体，与供试品中特异抗原结合产生沉淀反应的一种方法。它通过制备特异抗原试剂，采用免疫电泳（immuno electrophoresis）或琼脂免疫扩散等方法来进行鉴定，具有特异性强的特点，可以准确地进行中药的品种鉴别。

2. **细胞生物学鉴定法** 细胞生物学鉴定法是采用染色体（chromosome）的分类技术进行中药的鉴定。原理是某个特定种群的生物体细胞中染色体的形态、组型、带型是稳定不变的，代表着该种群的基本遗传特征，根据该特征即可以鉴定中药的品种。由于染色体形态只能在细胞分裂的中、后期观察，故本方法仅适用于果实和种子类中药的鉴定。本法根据染色体的排列，制成核型模式图；或用"不对称核型分类"标准确定其核型，并与染色体的背景资料比较，从而达到鉴定的目的。

3. **生物效价测定法** 生物效价测定（estimation of biological potency）法就是测定药物对生物机体某方面作用的强度。如黄连、黄芩等具清热解毒功效中药的抑菌率或抗菌效价（titer）的测定，对洋地黄强心指标生物效价的测定等。药物效价测定法也叫生物检定或生物测定法。

（二）基因鉴定法

基因是生物最基本的遗传单位。基因是一种叫脱氧核糖核酸（deoxyribonucleic acid，DNA）的物质的一个片段，含有决定某个生物生存、繁殖的全部遗传密码，操纵着生物的诞生及生命的延续。中药的基因鉴定包括DNA遗传标记鉴定法和mRNA（messenger ribonucleic acid，信使RNA）差异显示鉴定法等。

1. **DNA遗传标记鉴定法** DNA遗传标记鉴定法是根据不同生物种类中药个体遗传物质DNA的差异来鉴定中药的一种方法。动、植物的外部形态和所含化学成分的多少往往随生态环境的改变而发生变化。中药（特别是植、动物中药）的形状随入药部位、加工方法的变化而变化，这些变化常给中药的鉴定带来困难。众所周知，动、植物依靠细胞分裂繁衍后代，在这种繁殖过程中亲代将保持种群外部形态、组织功能、生理和生化特征等遗传信息遗传给子代，即在细胞分裂的过程中遗传物质由亲代遗传给子代。大量的研究证明，遗传物质存在于细胞核中，细胞核中的染色体是遗传基因的载体。染色体的数目和形态是动物和植物体内比较稳定的重要特征。在由DNA、RNA和蛋白质组成的染色体中，DNA是绝大多数生物（除少数病毒外）的遗传物质。同种生物的细胞中具相同的DNA，不同种生物的细胞中具不同的DNA。采用细胞与分子遗传学技术鉴定中药就是以上述理论为依据，借助相应的技术达到鉴定的目的。该方法分为细胞遗传学技术和分子遗传学技术两大类。例如采用分子遗传学技术鉴定鸡内金，即利用微量DNA提取技术，从鸡内金（鸡 *Gallus gallus domesticus* Brisson 的干燥沙囊内壁）中提取DNA，以线粒体DNA细胞色素b（mtDNA cyt b）通用引物中的L14841和H15149为引物，进行特异性扩增DNA片段的PCR反应，并测定其DNA143碱基序列，能区分鸡内金和鸭内金。

采用 DNA 遗传标记鉴定中药的主要方法有：DNA 序列测定法；随机扩增多态性 DNA 指纹分析（random amplified polymorphic DNA，RAPD）；任意引物 PCR 反应技术（arbitrarily primed PCR，AP – PCR）；限制性内切酶酶切片段长度多态性分析（restriction fragment length polymorphism，RFLP）；PCR 扩增特定片段的限制性位点分析；DNA 条形码（DNA barcode）技术等方法。

2. mRNA 差异显示鉴定法 mRNA 差异显示鉴定法是根据中药不同组织或细胞在基因表达（gene expression）上的差异进行鉴定的一种方法。它通过将总 RNA 反转录成单链 cDNA（complementary DNA），然后进行 PCR 扩增反应，分离出不同分子大小的 DNA，挑选出有差异的表达基因进行序列分析。既可以制备探针用于稳定灵敏的检测实验，也可以制备其蛋白产物及其抗体进行免疫检测。采用该技术，可以提炼出栽培和野生、道地和普通药材等之间的特征，可望进一步广泛用于中药的品种和质量鉴定。

📖 知识拓展

DNA 条形码分子鉴定法是利用基因组中一段公认的、相对较短的 DNA 序列来进行物种鉴定的一种分子生物学技术，是传统形态鉴别方法的有效补充。中药材 DNA 条形码分子鉴定通常是以核糖体 DNA 第二内部转录间隔区（ITS2）为主体条形码序列鉴定中药材的方法体系，其中植物类中药材选用 ITS2/ITS 为主体序列，以叶绿体 *psbA – trnH* 为辅助序列，动物类中药材采用细胞色素 C 氧化酶亚基 I（CO I）为主体序列，ITS2 为辅助序列。

第四节 中药鉴定的内容

扫码"学一学"

中药鉴定的内容，就是按照中药鉴定的依据，采用一种或几种中药鉴定的方法对中药样品进行真实性鉴定、安全性检测和质量评价，为制定安全、有效、可控的中药质量标准提供依据，保证中医用药准确、安全、有效，达到保护人民健康的目的。

一、中药的真实性鉴定

中药的真实性鉴定是指根据中药原植物（动物、矿物）的形态、药材性状、显微和理化等特征，鉴定其正确的学名和药用部位，并研究其是否符合药品标准的相关规定。

中药的真实性鉴定是为了保证中药品种和药用部位的准确无误。品种和药用部位的正确是保证中药安全和质量的前提，这是中药鉴定的根本，它直接关系到中药临床疗效的好坏和患者的生命安全，正所谓"一物有谬便性命及之"。同时也是中药生产、资源保护、开发利用等研究工作的基础，是中药鉴定中需要解决的首要问题。

中药真实性鉴定主要应用来源鉴定法、生物鉴定法、性状鉴定法、显微鉴定法、理化鉴定法等。

二、中药的安全性检测

中药在经过真实性鉴定，明确其品种准确之后，中药的安全和有效则决定了中药质量的优劣。中药安全性检测就是应用毒理学和理化分析等方法，检测中药的毒性和有害物质，制定其限量标准，保证其临床使用中的安全性和可靠性。中药的安全性检测是保证中药安全有效的重要措施。

（一）中药内源性有毒、有害物质及检测

1. 中药的内源性有毒、有害物质 主要是指中药（动、植物或矿物）在生长或形成过程中本身所产生的具有毒副作用的化学物质。例如：马钱子中的士的宁、马钱子碱；附子、川乌所含的乌头碱；全蝎所含的蝎毒素；雄黄、毒砂所含的三氧化二砷等。应当指出的是许多中药所含的内源性有毒成分，恰恰是这类中药发挥临床疗效的活性成分，因此，要在中医辨证论治的科学指导下，加强对这类内源性有毒成分的检测，开展系统的毒理学研究，分阶段系统、规范地完成常用有毒中药材、饮片的安全性研究并建立数据库。提出和制定安全的用药剂量和合理的限度范围，使其既能够发挥最佳临床疗效，而又保证安全，不对人体造成损害。这是中医药走向现代科学的奠基性工作，是中药面向国际社会、主导国际标准首要解决的问题。

2. 中药内源性有毒、有害物质的检测 中药来源品种的复杂性造成了中药内源性有毒成分的多样性，现在已知的中药内源性有毒成分主要有生物碱类、蒽醌类、苷类、有机酸类、毒素类、蛋白质以及无机成分等。可以根据这些内源性有毒成分化学性质选择紫外、红外、荧光分光光度法以及高效液相色谱法、质谱法进行检测。

（二）中药外源性有毒、有害物质的检测

1. 中药外源性有毒、有害物质 主要指中药在生产、加工、运输、贮藏过程中由外部带入的重金属及有害元素、农药残留、黄曲霉毒素、二氧化硫等。

2. 外源性有毒、有害物质的检测

（1）重金属的检查 重金属系指在实验条件下能与硫化氢或硫化钠作用显色的金属。常见的重金属离子有 Ag^+、Pb^{2+}、Hg^{2+}、Cu^{2+}、Bi^{2+}、Cb^{2+} 等，这些离子在微酸性溶液中可被 H_2S 所沉淀。《中国药典》收载重金属检查的中药主要有矿物药类，如石膏含重金属不得过 10mg/kg；少数挥发油，如薄荷脑含重金属铅不得过 5mg/kg；镉不得过 1mg/kg；汞不得过 0.2mg/kg；铜不得过 20mg/kg。个别加工品，如阿胶含重金属铅不得过 5mg/kg；镉不得过 1mg/kg；汞不得过 0.2mg/kg；铜不得过 20mg/kg。根据国内现有资料，重金属限度，一般制订在百万分之二十以下。

（2）砷盐的检查 某些中药及其制剂用的常水等都可能含有微量的砷盐。若砷盐超过一定量，就会对人体产生毒性，因此有些中药及其制剂都规定有砷盐检查。砷盐检查法系指用于药品中微量砷（以 As 计算）的限量检查方法。测定方法主要有古蔡氏法、二乙基二硫代氨基甲酸银法等。《中国药典》规定，西瓜霜含砷盐不得超过 10mg/kg；石膏含砷盐不得过 2mg/kg；阿胶含砷盐不得过 2mg/kg。

（3）氯化物的检查 利用氯离子在含硝酸的酸性溶液中与硝酸银作用生成氯化银混浊，与一定量的标准氯化钠和硝酸银生成的混浊比较，即可判断药物中所含氯化物是否超过限量。

（4）农药残留量的检测 由于20世纪以来我国在农林田地中过量使用六六六、滴滴涕等农药，造成了有机氯、有机磷、拟除虫菊酯和氨基甲酸酯四大类农药的残留。药典规定使用 GC 法、GC－MS 法和 HPLC－MS 法测定六六六、滴滴涕及五氯硝基苯等多种有机氯农残。敌敌畏、对硫磷、乐果、二嗪农、久效磷等多种有机磷农残。氯氰菊酯、氰戊菊酯及溴氰菊酯等除虫菊酯类农残。

（5）黄曲霉毒素的检测　黄曲霉毒素（aflatoxins）为黄曲霉菌（Aspergillus flavus）等一些菌类的代谢产物，目前已发现的主要有 8 种毒素（B_1，B_2，B_{2a}，G_1，G_2，G_{2a}，M_1，M_2）。黄曲霉毒素中以 B_1 的毒性最强，可使多种实验动物发生癌症。世界各国对食品和药品中黄曲霉毒素的限量都作了严格的规定。《中国药典》规定用 HPLC 法和 HPLC－MS 法测定。规定桃仁、大枣、水蛭、地龙、肉豆蔻、全蝎、决明子、麦芽、使君子、柏子仁、胖大海、莲子、酸枣仁、槟榔、薏苡仁、蜈蚣、僵蚕、远志和陈皮每 1000g 含黄曲霉素 B_1 不得超过 5μg，G_2、G_1、B_2 和 B_1 的总量不得过 10μg。

（6）二氧化硫的检测　《中国药典》规定可用酸碱滴定法、气相色谱法、离子色谱法分别作为第一法、第二法、第三法测定经硫黄熏蒸处理过的药材或饮片中二氧化硫的残留量。可根据具体品种情况选择适宜方法进行二氧化硫残留量测定。

三、中药质量的评价

（一）传统经验鉴别

中药鉴定在我国已有数千年的历史，传统经验鉴别是古今传承的鉴别经验，主要采用眼观、手摸、鼻闻、口尝、水试、火试等方法，从宏观角度来鉴定中药的真伪优劣，评价中药的质量。

中药的性状特征是客观存在的自然属性，包含了既模糊又广泛的大量信息，不仅是专属的鉴别特征，也是性状质量标准；中药性状特征与基原、生境、采收加工和内部构造等因素密切相关，也与中药的内在质量和临床疗效密切相关；中药性状气味与功效气味渊源有别，传统的鉴别经验和古代中药质量标准均具有科学性和实用性。因此在评价中药质量、制定中药质量标准时，传统经验鉴别是不可或缺的内容，应进行科学的评价。

（二）中药的纯度检查

1. 杂质检查

（1）中药杂质　药材中混存的杂质系指下列各类物质：①来源与规定相同，但其性状或部位与规定不符的物质；②来源与规定不同的物质；③无机杂质，如沙石、泥块、尘土等。

（2）检查方法　杂质检查法即用手工分离并检测药材中常混有的外来物、非药用部位或泥、沙等肉眼可见的杂质的检查方法。①取规定量的供试品，摊开，用肉眼或放大镜（5～10 倍）观察，将杂质拣出；如其中有可以筛分的杂质，则通过适当的筛将杂质分出。②将各类杂质分别称重，计算其在供试品中的含量（%）。

（3）注意事项　①药材中混存的杂质如与正品相似，难以从外观鉴别时，可称取适量，进行显微、化学或物理鉴别试验。证明其为杂质后，计入杂质重量中。②个体大的药材，必要时可破开、检查有无虫蛀、霉烂或变质情况。③杂质检查所用的供试品量，除另有规定外，按药材取样法称取。

2. 水分测定

中药中含有过量的水分，不仅易霉烂变质，使有效成分分解，还会相对地减少了实际用量而不能达到治疗目的。因此，控制中药中的水分含量对于保证中药质量有密切关系。《中国药典》规定了水分的含量限度，如人参不得过 12%，三七不得过 14%，牛黄不得过 9.0%，阿胶不得过 15.0% 等。《中国药典》中水分测定方法规定有 5 种，即烘干法（干燥失重法）、甲苯法、减压干燥法、气相色谱法和容量滴定法（费休氏法）。烘干法适用于不含或少含挥发性成分的中药；甲苯法适用于含挥发性成分的中药；减压干燥法适用于含有挥发性成分的贵重中药。另外，也可应用气相色谱法等方法测定水分含量。

3. 灰分测定 测定灰分的目的是限制中药中的泥沙和杂质的含量，以保证中药的纯度。将中药粉碎加热，高温炽灼至灰化，则细胞组织及其内含物灰烬成为灰分而残留，由此所得的灰分称为"生理灰分"。各种中药的生理灰分应在一定范围以内，所测灰分数值高于正常范围时，说明有其他无机物污染和掺杂，生理灰分加外来杂质灰分，合称总灰分。有些中药的总灰分本身差异较大，特别是组织中含草酸钙较多的中药，如大黄，需测其酸不溶性灰分，即总灰分加 10% 盐酸处理，得到不溶于 10% 盐酸的灰分。这就使总灰分中的钙盐等溶去，而泥土、沙石等主要是硅酸盐因不溶解而残留。这样就能较精确地反映中药的质量。

灰分测定主要有总灰分和酸不溶性灰分的测定。按照《中国药典》规定进行。

4. 酸败度测定 酸败是指油脂或含油脂的种子类药材和饮片，在贮藏过程中发生复杂的化学变化，生成游离脂肪酸、过氧化物和低分子醛类、酮类等产物，出现特异臭味，影响药材和饮片的感观和质量。《中国药典》规定酸败度通过测定酸值、羰基值和过氧化值，以检查药材和饮片中油脂的酸败度。

（三）与药效相关的定量分析

1. 含叶量的检查 如穿心莲药材含叶不得少于 30%，薄荷不得少于 30%，广藿香不得少于 20%。

2. 浸出物含量测定 对于有效成分尚不明确或尚无精确定量方法的中药，一般可根据已知成分的溶解性质，选用水或其他适当溶剂为溶媒，测定中药中可溶性物质的含量，以示中药的品质。在一定的条件下药材浸出物的含量大致有一定的范围。通常选用水、一定浓度的乙醇（或甲醇）、乙醚作浸出物测定。供测定的生药样品须粉碎，使能通过二号筛，并混合均匀。测定时根据《中国药典》规定的溶剂，或根据已知成分的溶解性质选用溶剂。如《中国药典》规定杜仲的乙醇浸出物不得少于 11.0%；红花的水溶性浸出物不得少于 30.0%。

3. 挥发油的含量测定 利用中药中所含挥发油成分能与水蒸气同时蒸馏出来的性质，在特制的挥发油测定器中测定其含量。测试用的供试品，除另有规定外，须粉碎使能通过二号至三号筛。此外，还有微量测定法，用于中药微量挥发油的测定。即用特殊的挥发油测定装置，得到的水与挥发油的混合液，用乙醚萃取，取出乙醚液，测定其中挥发油的含量。

4. 已知成分的含量测定 随着科学研究的不断深入，已经在中药中分离发现了多种物质成分。为科学评价中药的质量，研究建立中药质量标准，需要对中药所含的某种或多种有效成分或活性成分或指标性成分等进行含量测定。常用的含量测定方法有容量法、重量法、紫外分光光度法、薄层色谱法、高效液相色谱法或气相色谱法等。

第五节 中药的指纹图谱鉴别

中药指纹图谱是指某种（或某产地）中药材或中成药中所共有的、具有特征性的某类或数类成分的色谱、光谱或生物信息的图谱。其特点是：①通过指纹图谱的特征性，能有效鉴别样品的真伪或产地。②通过指纹图谱主要特征峰的面积或比例的制定，能有效控制

扫码"学一学"

样品的质量，确保样品质量的相对稳定。中药材指纹图谱系指中药材经适当处理后，采用一定的分析手段，得到的能够标示该中药材特性的共有峰的图谱。如果原药材需经过特殊炮制（如醋制、酒制、炒炭等），则应制定原药材和炮制品指纹图谱的检测标准。目前，我国进行研究和采用的指纹图谱主要有色谱图谱、光谱图谱和 DNA 图谱等。为了加强中药的质量管理，确保其质量稳定和可控，国家在新药研究的技术要求（暂行）中规定了部分中药指纹图谱的范围。中药新药指纹图谱的制定必须在中药材的品种、产地和采收期固定的前提下进行。目前，中药国家标准要求制定指纹图谱的中药主要是注射剂，即包括组成处方的中药材、有效部位或中间体、注射剂的指纹图谱。

一、中药指纹图谱的内容

中药指纹图谱的研究内容主要包括名称、来源、供试品和参照物的制备、检测方法、指纹图谱及技术参数等。供研究指纹图谱用的供试品取样应照《中国药典》（2020 年版）规定的中药取样方法进行，以保证供试品的代表性和均一性。

二、药材指纹图谱的标准

（一）中药材指纹图谱

中药材指纹图谱系指中药材经适当处理后，采用一定的分析手段，得到的能够标示该中药材特性的共有峰的图谱。如原药材需经过特殊炮制（如醋制、酒制、炒炭等），则应制定原药材和炮制品指纹图谱的检测标准。具体内容如下。

1. **中文名、汉语拼音名**　按中药命名原则制定。

2. **来源**　包括原植、动物的科名、中文名、拉丁学名、药用部位、产地、采收季节、产地加工、炮制方法等，矿物药包括矿物的类、族、矿石名或岩石名、主要成分、产地、产地加工、炮制方法等。动、植物药材均应固定品种、药用部位、产地、采收期、产地加工和炮制方法，矿物药应固定产地和炮制、加工方法。

3. **供试品的制备**　根据中药材中所含化学成分的理化性质和检测方法的需要，选择适宜的方法进行制备。制备方法必须确保该中药材的主要化学成分在指纹图谱中的体现。对于仅提取其中某类或数类成分的中药材，除按化学成分的性质提取各类成分制定指纹图谱外，还需按注射剂制备工艺制备供试品，制定指纹图谱，用以分析中药材与其制剂指纹图谱的相关性。

4. **参照物的制备**　制定指纹图谱必须设立参照物，应根据供试品中所含成分的性质，选择适宜的对照品作为参照物，如果没有适宜的对照品，可选择适宜的内标物作为参照物。参照物的制备应根据检测方法的需要，选择适宜的方法进行。

5. **测定方法**　应包括测定方法、仪器、试剂、测定条件等。应根据中药材所含化学成分的理化性质，选择适宜的测定方法。对于成分复杂的中药材，必要时可以考虑采用多种测定方法，建立多张指纹图谱。以色谱方法制定指纹图谱所采用的色谱柱、薄层板、试剂、测定条件等必须固定；以光谱方法制定指纹图谱，相应的测定条件也必须固定。

6. **指纹图谱及技术参数**

（1）指纹图谱　根据供试品的检测结果，建立指纹图谱。采用高效液相色谱法和气相色谱法制定指纹图谱，其指纹图谱的记录时间一般不超过 1 小时；采用薄层扫描法制定指纹图谱，必须提供从原点至溶剂前沿的图谱；采用光谱方法制定指纹图谱，必须按各种光谱的相应规定提供全谱。对于化学成分类型复杂品种，必要时可建立多张指纹图谱。

指纹图谱的建立：根据 10 批次以上供试品的检测结果所给出的相关参数，制定指纹图谱。

（2）共有指纹峰的标定　采用色谱方法制定指纹图谱，必须根据参照物的保留时间，计算指纹峰的相对保留时间。根据 10 批次以上供试品的检测结果，标定中药材的共有指纹峰。色谱法采用相对保留时间标定指纹峰，光谱法采用波长或波数标定指纹峰。

（3）共有指纹峰面积的比值　以对照品作为参照物的指纹图谱，以参照物峰面积作为 1，计算各共有指纹峰面积与参照物峰面积的比值；以内标物作为参照物的指纹图谱，则以共有指纹峰中其中一个峰（要求峰面积相对较大、较稳定的共有峰）的峰面积作为 1，计算其他各共有指纹峰面积的比值。各共有指纹峰的面积比值必须相对固定。中药材的供试品图谱中各共有峰面积的比值与指纹图谱各共有峰面积的比值比较，单峰面积占总峰面积大于或等于 20% 的共有峰，其差值不得大于 ±20%；单峰面积占总峰面积大于或等于 10%，而小于 20% 的共有峰，其差值不得大于 ±25%；单峰面积占总峰面积小于 10% 的共有峰，峰面积比值不作要求，但必须标定相对保留时间。未达基线分离的共有峰，应计算该组峰的总峰面积作为峰面积，同时标定该组各峰的相对保留时间。

（4）非共有峰面积　中药材供试品的图谱与指纹图谱比较，非共有峰总面积不得大于总峰面积的 10%。

（二）起草说明

目的在于说明制定指纹图谱检测标准中各个项目的理由，规定各项目指标的依据、技术条件和注意事项等，既要有理论解释，又要有实践工作的总结及试验数据。具体要求如下。

1. **中文名、汉语拼音名**　阐明确定该名称的理由与依据。

2. **来源**

（1）对于多来源的中药材，必须固定单一品种。对于多药用部位的中药材，必须固定单一药用部位。已有国家标准（包括药典和部颁标准）的中药材，应引用国家标准；已有地方标准的中药材，除引用地方标准外，必须附标准的复印件。

（2）注射剂用中药材一般固定一个产地，如固定多个产地，需制定各产地中药材的指纹图谱。

在注射剂申报中，鼓励建立中药材规范化栽培基地或选用已有的规范化栽培基地生产的中药材。

药材的炮制必须固定一种方法，并制订严格的炮制技术标准操作规范。应根据《中药材炮制加工规范》进行详细叙述。

3. **供试品的制备**　应说明选用制备方法的依据。如供试品需要提取、纯化，应考察提取溶剂、提取方法、纯化方法等，提取、纯化方法应力求最大限度地保留供试品中的化学成分；如供试品需要粉碎检测，应考察粉碎方法、粒度等。

4. **参照物的制备**　应说明参照物的选择和试验样品制备的依据。应根据供试品中所含成分的性质，选择适宜的对照品或内标物作为参照物。参照物的制备应根据检测方法的需要，选择适宜的方法进行，并说明制备理由。

5. **检测方法**　根据供试品的特点和所含化学成分的理化性质选择相应的检测方法。应说明选择检测方法的依据和该检测方法的原理，确定该检测方法的方法学考察资料和相关图谱（包括稳定性、精密度和重现性）。对于所含成分类型较多的中药材，如一种检测方法或一张图谱不能反映该中药材的固有特性，可以考虑采用多种检测方法或一种检测方法的多种测定条件，建立多张指纹图谱。建立指纹图谱所采用的色谱柱、薄层板等必须固定厂家和型号、规格，试剂、测定条件等也必须相应固定。采用光谱法建立指纹图谱，其相应的检测条件也必须固定。

稳定性试验：主要考察供试品的稳定性。取同一供试品，分别在不同时间检测，考察色谱峰的相对保留时间、峰面积比值的一致性，确定检测时间。采用光谱方法检测的供试品，参照色谱方法进行相应考察。

精密度试验：主要考察仪器的精密度。取同一供试品，连续进样 5 次以上，考察色谱峰的相对保留时间、峰面积比值的一致性。采用高效液相色谱和气相色谱制定指纹图谱，在指纹图谱中规定共有峰面积比值的各色谱峰，其峰面积比值的相对标准偏差 RSD 不得大于 3%，其他方法不得大于 5%。采用光谱方法检测的供试品，参照色谱方法进行相应考察，相对标准偏差 RSD 不得大于 3%。

重现性试验：主要考察实验方法的重现性。取同一批号的供试品 5 份以上，按照供试品的制备和检测方法制备供试品并进行检测，考察色谱峰的相对保留时间、峰面积比值的一致性。采用高效液相色谱和气相色谱制定指纹图谱，在指纹图谱中规定共有峰面积比值的各色谱峰，其峰面积比值的相对标准偏差 RSD 不得大于 3%，其他方法不得大于 5%。采用光谱方法检测的供试品，参照色谱方法进行相应考察，相对标准偏差 RSD 不得大于 3%。

6. 指纹图谱及技术参数

（1）指纹图谱　根据供试品的检测结果制定指纹图谱，采用阿拉伯数字标示共有峰，用"S"标示参照物的峰。采用高效液相色谱法和气相色谱法制定指纹图谱，应提供 2 小时的记录图，以考察 1 小时以后的色谱峰情况。提供建立指纹图谱的有关数据，包括各共有峰的相对保留时间、各共有峰面积的比值。采用光谱方法建立的指纹图谱，也必须提供相应的数据。

（2）共有指纹峰的标定　应根据 10 批次以上供试品的检测结果，标定中药材的共有指纹峰。说明标定共有指纹峰的理由，并附各批供试品的图谱。

（3）共有指纹峰面积的比值　应根据 10 批次以上供试品图谱中各共有指纹峰面积的比值，计算平均比值，列出各批供试品的检测数据。

（4）非共有峰面积　计算 10 批次以上供试品图谱中非共有峰总面积及占总峰面积的百分比，列出各批供试品的检测数据。

7. 注射剂用中药材指纹图谱检测标准（草案）书写格式

（1）中药材的名称、来源。

（2）供试品的制备。

（3）对照品溶液或内标物溶液的制备。

（4）测定方法（包括仪器、试剂、测定条件和测定方法）。

（5）指纹图谱及各项技术参数。

（6）起草说明。

三、中药注射剂指纹图谱的标准

中药注射剂的指纹图谱应包括其有效部位或中间体的指纹图谱，具体内容要求如下。

1. **供试品的制备** 应根据注射剂、有效部位或中间体中所含化学成分的理化性质和检测方法的需要，选择适宜的方法进行制备。制备方法必须确保该注射剂、有效部位或中间体主要化学成分在指纹图谱中的再现。

2. **参照物的制备** 制定指纹图谱必须设立参照物。应根据供试品中所含化学成分的性质，选择适宜的对照品作为参照物；如果没有适宜的对照品，可选择适宜的内标物作为参照物。参照物的制备应根据检测方法的需要，选择适宜的方法。

3. **测定方法** 包括测定方法、仪器、试剂、测定条件等。应根据注射剂、有效部位和中间体所含化学成分的理化性质，选择适宜的检测方法。建议优先考虑色谱方法。对于成分复杂的注射剂、有效部位和中间体，特别是复方中药注射剂，必要时可以考虑采用多种检测方法，建立多张指纹图谱。制定指纹图谱所采用的色谱柱、薄层板、试剂、测定条件等必须固定。采用光谱方法制定指纹图谱，相应的测定条件也必须固定。

4. **指纹图谱及技术参数** 指纹图谱的建立方法参见中药材部分。以对照品作为参照物的指纹图谱，以参照物峰面积作为1，计算各共有指纹峰面积与参照物峰面积的比值；以内标物作为参照物的指纹图谱，则以共有指纹峰中其中一个峰（要求峰面积相对较大、较稳定的共有峰）的峰面积作为1，计算其他各共有指纹峰面积的比值。各共有指纹峰的面积比值必须相对固定。供试品图谱中各共有峰面积的比值与指纹图谱中各共有峰面积的比值比较，保留时间小于或等于30分钟的共有峰：单峰面积占总峰面积大于或等于20%的共有峰，其差值不得大于±20%；单峰面积占总峰面积大于或等于10%，而小于20%的共有峰，其差值不得大于±25%；单峰面积占总峰面积大于或等于5%，而小于10%的共有峰，其差值不得大于±30%；单峰面积占总峰面积小于5%的共有峰，峰面积比值不作要求，但必须标定相对保留时间。保留时间超过30分钟的共有峰：单峰面积占总峰面积大于或等于10%的共有峰，按上述规定执行；单峰面积占总峰面积小于10%的共有峰，峰面积比值不作要求，但必须标定相对保留时间。未达基线分离的共有峰，应计算该组峰的总峰面积作为峰面积，同时标定该组各峰的相对保留时间。以光谱方法制定指纹图谱，参照色谱方法的相应要求执行。供试品图谱与指纹图谱比较，非共有峰总面积不得大于总峰面积的5%。

5. **中药材、有效部位、中间体和注射剂指纹图谱之间的相关性** 为了确保制备工艺的科学性和稳定性，应根据中药材、有效部位、中间体和注射剂的指纹图谱，标定各图谱之间的相关性。

（李　峰）

扫码"练一练"

第七章　中药的质量标准

"安全、有效、稳定、可控"是所有药品必须具备的质量特性。药品质量的好坏，直接关系到用药者的健康与生命安危。现行的《中华人民共和国药品管理法》规定：药品应当符合国家药品标准。中药质量标准是由国家药品监督管理部门颁布的，对中药的质量指标、生产工艺、检验方法等所作技术性规定的规范性文件，是中药生产、流通、使用、监督及检验活动共同遵循的法定依据。

我国现行的中药质量标准分为三级，即国家标准、地方标准和企业标准。国家标准是由国务院药品监督管理部门颁布的中药质量标准，包括《中国药典》和部（局）颁药品标准。地方标准是省、直辖市、自治区制定的中药材标准及中药饮片炮制规范，主要收载国家标准尚未收载的、本地区经营、使用的药品；或者国家标准虽有收载，但规格有所不同的本地区生产的药品。地方标准是对国家标准的重要补充，也属于法定标准，具有地区性的约束力。企业标准是药品生产企业为保证产品质量而制定的内部质量标准，其要求往往高于国家标准；企业标准在产品创优、市场竞争、严防假冒等方面可以起到重要作用，故一般对外保密。此外，近年来随着中医药在世界范围内认可度的不断提高，许多国家或地区对中药质量的监管日益严格与规范，收录入这些国家或地区药典中的中药品种也开始不断增加，这将为中医药国际贸易起到巨大促进作用。

随着我国中医药基础研究的深入，中药质量标准的基础性、系统性、规范性研究得到极大提升，《中国药典》在收载品种数、质量控制水平等方面稳步提高，不仅在我国各级中药质量标准中居于主导地位，而且已成为国际上植物药标准研究制定的重要参照。以下主要介绍《中国药典》收载中药质量标准的主要内容、研究制定中药质量标准的技术要求、中药质量标准起草说明、中药质量标准分析方法验证。

第一节　中药质量标准的主要内容

一、中药材和饮片质量标准的内容

中药材质量标准的内容，一般包括：名称、来源、性状、鉴别、检查、浸出物、含量测定、炮制、性味与归经、功能与主治、用法与用量、注意及贮藏等项目。

列在药材"炮制"项下的饮片，不同于原药材的项目应逐项列出，如"制法""性状""含量测定"等，并须明确规定饮片相应项目的限度。单列饮片质量标准的内容，基本同药

扫码"学一学"

材质量标准，但来源简化为"本品为××（指原药材）的炮制加工品"，并增加"制法"项，收载相应的炮制工艺；饮片的"性味与归经""功能与主治"如有改变，应收载炮制品的性能。

具体内容如下。

1. **名称** 包括中文名、汉语拼音名与拉丁名。

2. **来源** 包括原植（动）物的科名、植（动）物名、拉丁学名、药用部位、采收季节和产地加工；矿物药注明类、族、矿石名或岩石名、主要成分及产地加工。

3. **性状** 是对该品种的外观、质地、横断面、气味等的描述。

4. **鉴别** 包括经验鉴别、显微鉴别和理化鉴别。显微鉴别包括横切面、表面观及粉末鉴别；理化鉴别包括化学鉴别、色谱鉴别等。选用的方法要求专属、灵敏。色谱鉴别应设对照品或对照药材。

5. **检查** 该项下规定的各检查项目是针对药材和饮片在生产、加工和贮藏过程中可能含有并需要控制的物质而设定。包括杂质、水分、总灰分、酸不溶性灰分、重金属、砷盐、农药残留量、有关的毒性成分及其他必要的检查项目。

6. **浸出物** 是指用水、乙醇或其他适宜溶剂，有针对性地对药材、饮片中相应的有效物质群进行测定，根据采用溶剂不同分为：水溶性浸出物、醇溶性浸出物及挥发性醚浸出物等。

7. **特征图谱或指纹图谱** 指能表征中药的某类或数类化学成分特征性的色谱或光谱图谱。特征图谱或指纹图谱具有整体质量控制的特点。

8. **含量测定** 指用物理、化学或生物学的方法，对药材含有的有效成分、指标成分、类别成分或生物效应进行测定，以评价其内在质量的项目和方法。

9. **炮制** 对需要进行炮制的品种，应制定合理的炮制工艺。未注明炮制要求的品种，应按《中国药典》药材炮制通则的净制项的规定进行处理。

10. **性味与归经** 是按中医理论对该品种的性能作出的概括。

11. **功能与主治** 是以中医理论和临床用药经验对该品种功效所作的概括性描述，作为对临床用药的指导。

12. **用法与用量** 药材和饮片的用法一般采用水煎内服，特殊用法另行规定；用量系指成人一日常用剂量，必要时可酌情增减。

13. **注意** 注明主要的禁忌和不良反应。

14. **贮藏** 注明对该品种贮藏与保管条件的基本要求。

二、中药提取物质量标准的内容

中药提取物是指从中药材或饮片及其他药用植物中制得的挥发油和油脂、粗提物、有效部位、组分提取物和有效成分。其组成形式包括：①挥发油和油脂，指压榨或提取制成的油状提取物；②粗提物，指以水或醇为溶剂经提取制成的流浸膏、浸膏或浸膏粉；③有效部位、组分提取物，指含有一类或数类成分的有效部位或组分，其含量应达到50%以上；④有效成分提取物，指有效成分含量达到90%以上。

与中药材标准收载内容相比，植物油脂和提取物标准的内容变化在于：①名称上不设拉丁名，但增设了英文名；②增加了"制法"项；③无"性味与归经""功能与主治""用法与用量"等项。

三、中药制剂质量标准的内容

与中药材标准收载内容相比，中药制剂标准的内容区别在于：①名称上不设拉丁名；②增加了"处方""制法""规格"项；③无"性味与归经"等项。

第二节　中药质量标准的技术要求

一、质量标准的总体原则

扫码"学一学"

（一）质量标准的可控性原则

"质量可控"是药品标准的目标性原则。为了实现"质量可控"，药品质量标准的建立应充分考虑来源、生产、流通以及使用等各个环节可能影响质量的因素，有针对性地确定标准的内容，建立相应的检测方法。即一个完善的质量标准既要设置通用性项目，又要设置体现该药品自身特点的针对性项目，并能灵敏地反映质量的变化情况。

（二）检测方法的科学性原则

"准确灵敏"是检测方法选用的科学性原则。检测方法在可控的基础上应尽可能体现与真实值接近的准确性，最大限度减少各种偏差，同时体现该检测方法对被测药品的专属性。随着现代分析技术的发展，药品检测手段也已由经典法向仪器化、自动化方向推进。现代分析技术具有快速、灵敏、专一的特点，但需要特殊的仪器设备，目前在我国正逐步推进。经典方法如容量法、分光光度法等，简便易行、准确度高，不受设备条件的限制，在当前的药检工作中，仍占有一定的地位。选择检测方法，既要积极采用现代分析技术，又要结合药检工作的实际情况，把先进性和可行性结合起来。此外，在选择检测方法时还要注重绿色环保，避免对检验者健康造成威胁和对环境造成污染，尽量采用毒害小、污染少的试剂，如提倡不使用毒性较大试剂苯、三氯甲烷等。

（三）标准制定的合理性原则

"简便实用"是药品标准制定的合理性原则。药品质量标准的建立，应在实现科学性的前提下考虑其合理性，即不必要制定操作繁琐、费用高昂的检测方法去控制那些用简单方法即可实现的检测项目。

（四）标准格式规范化原则

"格式规范"是按国家药品标准规范统一的原则。所制定的药品质量标准应按现行版《中国药典》和《国家药品标准工作手册》的格式和用语进行规范，务求做到体例格式、文字术语、计量单位、数字符号以及通用检测方法等应统一规范。

（五）标准持续改进原则

"持续改进"是与时俱进而又需要相对稳定并逐步优化的过程。药品质量标准持续提高必须做到：一方面是通过实践，验证分析方法的可控性和稳定性，以及随着分析方法新技术的发展，不断地改变或优化方法，使检验项目设置更科学、合理，方法更成熟、稳定，操作更简便、快捷，结果更准确、可靠，以保证药品的安全、有效和质量的提高；另一方面是随着中医药基础研究的不断深入，其质量标准也应随着不断提高完善，使之能更客观、更全面地反映药品质量。

二、中药材和饮片质量标准的技术要求

（一）样品

1. 样品收集 收集样品前应认真考证该药材品种的来源、产地、资源情况（写入起草说明）。收集的样品应具有代表性，应选择在主产区收集，如有道地产区则选择在道地产区收集，避免在迁地植物种质保存区（如标本园）采集；药材样品产地加工遵循当地传统方法；对于容易区分的多来源品种，每种来源都要收集 3~5 批样品，单基原的品种至少应收集 15 批以上（道地产地样品至少不少于 2~3 批）。同时还应注意多收集该品种的易混伪品供比较研究用。

收集的饮片样品，至少 15 批以上，应由通过 GMP 认证的全国不同省份的加工生产企业提供（同时收集对应生产饮片、提取物的原药材），并标明生产企业、生产批号、炮制工艺、制备工艺等相关信息。对于具有多种不同规格的品种，尽量收齐全部规格的样品。避免从同一供货渠道收集实际为一批样品的"多批样品"。

2. 样品鉴定 收集的药材样品应标明产地（如有可能标明野生或家种）、收集地、收集时间等。现行版《中国药典》未收载的新增药材品种，要求附带 2 份腊叶标本，腊叶标本须经相关专家鉴定、签名并写入起草说明中。

（二）名称

按《中国药品通用名称命名原则》有关规定命名。

（三）来源

1. 基原与药用部位 原植物的科名、拉丁学名的主要参照依据为《Flora of China》《中国植物志》及《中国高等植物图鉴》，如该植物不在上述文献中收载，则可参考各地方植物志、《新编中药志》《常用中药材品种整理和质量研究》等文献资料。基原动物的科名、拉丁学名的主要参考依据为《中国动物志》《汉拉英动物药名称》及相关的文献资料。

《中国药典》未收录的品种，研究制定质量标准应提供原植物（或动物、矿物）标本与彩色照片，植物标本应包括花、果实、种子等具有鉴别意义的器官，随材料递交复核单位，同时在起草说明中提供本草考证、药用资源调查、基原鉴定以及临床应用情况等有关研究资料。

2. 产地 对于可能存在明显产地依存性的品种，应对不同产地的样品进行比较研究，根据研究结果确定在来源项下是否规定产地。

3. 采收年限、时间和方法 采收年限、时间与药材质量有密切关系，应进行考察，并将考察资料列入起草说明。根据研究结果和文献资料，规定采收年限和采收时间。

采收年限如必须控制在某年的，则应明确规定，如"3 年以上采收""3 年以上枝叶茂盛时采收"。采收时间如必须控制在某生长阶段的，则应明确规定，如"花盛开时采收""枝叶茂盛时采收"；有的品种对采收时间段虽不十分敏感，但某生长阶段的采收质量相对较好，则可规定为"全年均可采收，以枝叶茂盛时采收为佳"等；凡全年均可采收，对药材质量无影响者，规定为"全年均可采收"。

4. 产地加工 主要规定药材采收后进行加工处理的基本要求。有的药材由于地区习惯不同，加工的方法不一，尽可能选择能确保质量具有代表性的一种方法，必要时也可列两

种方法。

加工处理应重点注明以下方法，因其影响药材质量及性状，如"烤干""趁鲜切片后干燥""开水略烫后干燥""刮去外皮后干燥"等。

（三）性状

按药材、饮片的实际形态描述，描述要抓主要特征，文字要简练，用语要准确。

性状的观察方法主要是运用感官来鉴别，如用眼看（较细小的可借助于扩大镜或解剖镜）、手摸、鼻闻、口尝等方法。

多植（动）物来源的药材，其性状无明显区别者，可合并描述；有明显区别者，应分别描述。药材形状有明显区别，但植（动）物来源相互交叉则按传统习惯，以药材的形状分别描述，如川贝母中"松贝""青贝""炉贝"。

无论是根、根茎、藤茎、果实、皮类药材，应尽量多描述断面特征，以便进行破碎药材或饮片的性状鉴别，也可避免饮片性状的重复描述内容。

（四）鉴别

所选用鉴别方法要求专属、灵敏、快速、简便，并应尽可能区别同类相关品种或可能存在的易混淆品种。

1. **经验鉴别**　是用传统的实践经验，对药材、饮片的某些特征，采用直观方法进行鉴别真伪的方法，如蟾酥药材的经验鉴别方法是"取本品断面沾水，即呈乳白色隆起"，胖大海药材的经验鉴别方法为"取本品数粒置烧杯中，加沸水适量，放置数分钟即吸水膨胀成棕色半透明的海绵状物"。

2. **显微鉴别**　是指用显微镜对药材、饮片的切片、粉末、解离组织或表面制片的显微特征进行鉴别的一种方法。

（1）凡有下列情况的药材、饮片，应尽量规定显微鉴别：即组织构造特殊或有明显特征可以区别类似品或伪品的；外形相似或破碎不易识别的；或某些常以粉末入药的毒性或贵重药材、饮片。

（2）鉴别时选择具有代表性的样品，根据鉴定的对象与目的，制备组织、表面或粉末显微切片，观察。对植物类药材，如根、根茎、藤茎、皮、叶等类，一般制作横切片观察，必要时制作纵切片；果实、种子类多制作横切片或纵切片观察；木类药材制作横切片、径向纵切片及切向纵切片三个切面观察；观察粉末类药材或药材粉末特征时，制作粉末装片。

（3）显微粉末鉴别，通常观察并收载药材细粉（过五号筛）的特征，以便与成方制剂粉末药材通常以细粉投料的生产实际相一致。但观察药材粉末，尤其是腺毛、非腺毛、纤维、导管等细长特征时，也可取过四号筛的药材粉末观察。

（4）对于多来源药材或易混淆品应注意考察显微特征是否一致，在组织构造和粉末特征研究的基础上，确定显微特征的相同和不同点，并说明其专属性。

（5）显微特征描述力求准确规范。应选择容易观察、具有鉴别意义的专属特征列入标准。

3. **理化鉴别**　包括物理、化学、光谱、色谱等方法，根据药材、饮片中所含化学成分而规定，但必须注重方法的专属性及重现性。中药材因成分复杂，干扰物质多，一般理化鉴别、光谱鉴别方法很难符合专属性的要求，因此，除矿物药材及炮制品外，原则上不予采用。

（1）一般理化鉴别　应在明确鉴别成分或成分类别时，选择专属性强及反应明显的显色反应、沉淀反应、荧光现象等理化鉴别。选择显色反应、沉淀反应，一般选择1~2项，供试液应经初步分离提取，以避免出现假阳性的结果。

选择荧光特征鉴别时，可采用药材新的切面（或粉末），置紫外光灯下直接观察，或药材、饮片经过提取处理后直接观察，或将溶液滴在滤纸上观察，使用波长根据实际应用标明。注意荧光颜色描述应尽量准确。荧光鉴别的收载一定要慎重，应考察药材、饮片放置不同时间引起的荧光变化情况。

（2）光谱鉴别　矿物药的某些光谱特征，可作为鉴别的依据。对于某些药材、饮片，当难以建立专属性鉴别方法时，如含有的化学成分在紫外或可见光区有特征吸收光谱，也可作为鉴别的依据。鉴别特征可采用测定最大吸收波长，如有2~3个特定吸收波长时，可测定各波长吸收度的比值。

（3）色谱鉴别　色谱鉴别是利用薄层色谱、气相色谱或液相色谱等对中药材、饮片进行真伪鉴别的方法。薄层色谱法具有专属性强、快速、经济、操作简便、重现性好等优点而被广泛采用，气相色谱与高效液相色谱鉴别一般用于薄层色谱分离度差、难以建立有效鉴别方法的样品，其条件一般不能采用与含量测定相同的色谱条件进行，因为含量测定色谱条件的建立只考虑单一或几个被测成分，而鉴别需要获得能表征该品种有别于其他品种的整体特征，因此气相色谱与高效液相色谱在鉴别中主要用于多植物来源的种间和种内或难鉴别易混淆药材特征图谱鉴别。

4. DNA分子标记鉴别　DNA分子标记鉴别是指通过比较药材间DNA分子遗传多样性差异来鉴别药材基原、确定学名的方法。适用于采用性状、显微、理化以及色谱鉴别等方法难以鉴定药材的鉴别，如同属多基原药材、动物药等的鉴别。

（五）检查

应根据药材、饮片的具体情况规定检查项目，制定能真实反映其质量的指标和限度，以确保安全与有效。如产地加工中易带进非药用部位的应规定杂质检查；易夹带泥沙的须做灰分检查；一般均应有水分、灰分检查；栽培药材，还应提供重金属及有害元素、农药残留量等研究资料，必要时在质量标准正文中作相应规定；易霉变的品种应增加黄曲霉毒素检查；某些品种还需进行二氧化硫残留量检查。

《中国药典》收载的检查方法，根据药品的不同情况会按序排列多个方法，制定质量标准时，应考察每种方法对所测药材、饮片的适用性，一般应在标准中明确具体的试验方法，同时描述供试品溶液制备的方法。

在制定限度时，注意应使用代表性的样品来积累数据，制定出切实可行的限度。

（六）浸出物测定

浸出物测定用于尚无法建立含量测定，或虽已建立含量测定，但所测定成分与功效相关性差或含量低的药材和饮片，以便更好地控制质量。测定方法照《中国药典》"浸出物测定法"测定，并注明所用溶剂。含量按药材、饮片的干燥品计算，并规定限度指标。

（七）含量测定

凡已知有效成分、毒性成分及能反映药材内在质量的指标成分，均应建立含量测定项目。

1. 测定成分的选定

（1）应首选有效或活性成分，如药材、饮片含有多种活性成分，应尽可能选择与中医用药功能与主治相关成分。

（2）为了更全面控制质量，可以采用同一方法测定 2 个以上多成分含量，制定各成分的含量限度或以总量计制定含量限度。

（3）对于尚无法建立有效成分含量测定，或虽已建立含量测定，但所测定成分与功效相关性差或含量低的药材和饮片，而其有效成分类别又清楚的，可进行有效类别成分的测定，如总黄酮、总生物碱、总皂苷、总鞣质等的测定；含挥发油成分的，可测定挥发油含量。

（4）某些品种，除检测单一专属性成分外，还可测定其他类别成分，如五倍子测定没食子酸及鞣质；姜黄测定姜黄素及挥发油含量等。

（5）应选择测定药材、饮片所含的原型成分，不宜选择测定水解成分。

（6）不宜采用无专属性的指标成分和微量成分（含量低于万分之二的成分）定量。

2. 含量测定方法的选择　含量测定方法很多，常用的如经典分析方法（容量法、重量法）、紫外 – 可见分光光度法、高效液相色谱法、薄层色谱扫描法、气相色谱法、其他理化检测方法以及生物测定法等。对测定方法的选择应遵循"准确、灵敏、简便、快速"的原则，同时要考虑到方法的专属性、重现性、稳定性及实际工作中的可操作性等。

3. 含量测定方法的验证　含量测定应进行分析方法验证，确证其可行性，验证方法按照《中国药典》"药品质量标准分析方法验证指导原则"进行。验证内容有准确度（即回收率试验）、精密度、专属性、线性、范围、检测限、定量限、耐用性等。

4. 含量限（幅）度的制定　含量限（幅）度的制定，应根据药材、饮片的实际情况来制定。一般应根据不低于 15 批样品的测定数据，按其平均值的 ±20% 作为限度制定幅度，以干燥品来计算含量；毒性药材、饮片要制定限度范围，根据毒理学研究结果及中医临床常用剂量，确定合理的上下限数值。

含量限度表示的方式，有以下几种。

（1）所测定成分为有效成分时可只规定下限；所测定成分为有毒成分时可作限量检查，只规定上限。

（2）所测定成分为有毒成分同时又为有效成分时必须规定幅度，如马钱子规定"本品按干燥品计算，含士的宁（$C_{21}H_{22}N_2O_2$）应为 1.20% ~ 2.20%"。

（3）凡含有两种以上的有效成分，而且该类成分属于相互转化的，可规定二种成分之和，如苦参规定"本品按干燥品计算，含苦参碱（$C_{15}H_{24}N_2O$）和氧化苦参碱（$C_{15}H_{24}N_2O_2$）的总量，不得少于 1.2%"。

（4）多植物来源的药材、饮片，如外形能区分开而其含量差异又较大者，可制定两个指标，如昆布规定"本品按干燥品计算，海带含碘不得少于 0.35%；昆布含碘不得少于 0.20%"。

三、中药提取物质量标准的技术要求

（一）名称

包括中文名、汉语拼音名及英文名。挥发油和油脂命名以药材名加"油"构成；粗提物命名以药材名加"提取溶剂"加"提取物"构成，提取溶剂为水时可省略为药材名加"提取物"构成；有效部位、组分提取物命名以药材名加有效部位、组分名构成，如有效部位、组分是由两类成分构成，均应在名称中体现，例如"银杏酮酯"；有效成分提取物命名以有效成分名称命名，不同来源的同一种有效成分在命名时要冠以药材名，如从西红花中提取得到西红花苷Ⅰ，可以命名为"西红花苷Ⅰ"，从栀子中提取得到西红花苷Ⅰ，应命名为"栀子西红花苷Ⅰ"。

（二）来源

多来源药材提取物应固定一个基原，如必须采用二种以上基原植物的必须固定相互间的比例，并说明其以何种中药或药用植物加工制得。

需写明该中药或药用植物的原植（动）物科名、植（动）物中文名、拉丁学名、药用部位，有效成分应写出分子式、分子量和结构式，挥发油和油脂要写明简要提取方法。

（三）制法

挥发油和油脂、有效成分不写制法；粗提物和有效部位、组分提取物应列制法项，包括药材名称、用量、前处理方法、使用溶剂、提取方法、提取次数、浓缩方式等，应研究得率的范围，但对制成总量不作规定。

应对药材的前处理方法（包括粉碎、切制等）进行研究，还应考察提取工艺所采用溶剂、提取方法、提取次数等主要参数、浓缩的方法与指标、分离纯化的方法与主要参数。分述如下。

（1）采用水煮醇沉工艺的制法项下，应规定煎煮次数与每次煎煮的时间，浓缩的指标，乙醇用量或含醇量（％），放置条件与时间等。

（2）采用醇提工艺的制法项下应规定加热回流提取所用乙醇的浓度、回流次数、每次回流的时间等。

（3）采用渗漉法提取工艺的制法项下应规定渗漉所用溶剂种类、浸渍时间、渗漉速度、渗漉液收集量等。

（4）采用浸渍工艺的品种，制法项下应规定浸渍溶剂的名称、浓度、用量与浸渍的方法与时间。

（5）采用活性炭处理的品种应注明其来源和活性范围、使用次数与用量。

（6）使用吸附树脂进行分离纯化工艺的品种，应注明吸附树脂的名称与型号，洗脱溶剂、用量与方法。

（7）考察提取液的浓缩干燥方法、应控制的浓缩指标（如测定相对密度）、干燥所需温度与时间等。

（四）性状

挥发油和油脂应规定外观颜色、气味、溶解度、相对密度和折光率等；粗提物和有效部位提取物应规定外观颜色、气味等；有效成分提取物应规定外观颜色、溶解度、熔点、比旋度等。

（五）鉴别

因为植物油脂和提取物已经不具备原药材形态鉴别的特征，其鉴别方法除理化鉴别外，还应建立能表征其化学成分整体轮廓的特征或指纹图谱。

提取物特征或指纹图谱的建立，应重点考察制备工艺过程中谱图的变化；在对药材产地、采收期、基原调查基础上，建立药材图谱。药材与中药提取物特征或指纹图谱应具相关性，提取物图谱中的特征或指纹峰在药材的色谱图上应能指认。原则上应根据所含主成分进行相关表征，并体现在特征图谱或指纹图谱中，要求至少指认其中3个以上的有效成分、特征成分或主成分，并对指认色谱峰的相对保留时间和相对峰面积作出规定，或用相似度评价软件规定其相似度。

（六）检查

检查项下规定的各项内容是指提取物在生产、贮藏过程中可能含有并需要控制的物质，包括安全性、有效性、均一性与纯度要求。应根据原料药材中可能存在的有毒成分、生产过程中可能造成的污染情况、剂型要求、贮藏条件等建立检查项目，检查项目应能真实反映中药提取物质量，并确保安全与有效。

检查项一般应根据提取物的情况选择以下项目进行研究：相对密度、酸碱度或 pH、乙醇量、水分、灰分、总固体、干燥失重、碘值、酸败度、炽灼残渣、酸值、皂化值、有毒有害物质检查（重金属与有害元素、农药残留、有机溶剂残留、大孔树脂残留物等）等。

提取物的检查项应视具体情况按上述要求进行，对于有效成分提取物，应对主成分以外的其他成分进行系统研究，讲清化学组成，并设相关物质检查，其要求同化学药原料药。

作为注射剂原料的提取物检查项除上述检查项外，还应对其安全性等的检查项进行研究，项目包含色度、酸碱度、水分、总固体、蛋白质、鞣质、树脂、草酸盐、钾离子、有害元素（铅、镉、汞、砷、铜）、溶剂残留等，并列出控制限度。

（七）含量测定

应对提取物进行相关成分的含量测定并制定限度；对于有效部位、组分提取物必须建立成分类别的含量测定。

（八）贮藏

应对贮藏条件如光照、温度、湿度（包括含水量）等因素对其质量的影响作考察研究，一般按照《中国药典》"原料药物与制剂稳定性试验指导原则"进行，并根据研究结果限定适宜的贮藏条件。

四、中药制剂质量标准的技术要求

研究制定中药制剂质量标准，首先应注意与方中原药材或提取物质量标准的衔接性与一致性。例如，若成方制剂中含有现行版《中国药典》未收载的药材，则应在起草说明中注明所执行的标准，如《中药材部颁标准》《进口药材标准》《民族药标准》《地方药材标准》等，并附标准复印件；无法定标准的应制定药材标准一并上报。又如，成方制剂处方药味以提取物（浸膏）表述的，其制法如与《中国药典》已收载的提取物标准相同，则应使用《中国药典》提取物名称，执行该提取物标准；若与《中国药典》标准不同或《中国药典》未收载，则应将该提取物标准列于标准正文之后。此外，成方制剂质量标准在样品收集、处方、制法、性状、检查、含量测定等方面有其特别之处，简要说明如下。

（一）样品

制定标准所用样品应具有代表性。试验用样品必须采用合格原辅料依法生产的样品，每批样品均要有该企业的自检报告；至少收集 15 批以上样品（独家品种应不少于 10 批，多家企业生产的应尽量收集每家企业的样品）；对于具有多种规格的品种，应收齐全部规格的样品。

中药制剂质量标准研究所用阴性对照，系指生产单位按处方除去被测定的药味，按制法制备的样品，注意应包括所有的辅料和工艺步骤，制成量应与原标准相符。

（二）处方

通常应列处方；单味制剂为单一药味，故不列处方，而在制法中说明药味及其分量；制剂中使用的药引、辅料及附加剂一般不列入处方中，在制法中加以说明。处方中的药材名称，凡国家标准已收载的药材，一律采用最新版规定的名称。地方标准收载的品种与国家药品标准名称相同而来源不同的，应另起名称。国家药品标准未收载的药材，应采用地方标准收载的名称，并另加注明。属于《中国药典》分列的品种或易混淆品种，应注意核对和明确所用药材品种，不同剂型的系列品种，处方药材品种应一致。

处方药味的排列，根据中医理论，按"君、臣、佐、使"顺序排列，书写从左到右、从上到下。处方中药材不注明炮制要求的，均指净药材（干品）；某些剧毒药材生用时，冠以"生"字，以引起重视；处方中药材属炮制品的，一般用括号注明，与药典方法不同的，应另加注明。处方中各药材的量一律用法定计量单位，重量以"g"为单位，容量以"ml"为单位，全处方量应以制成 1000 个制剂单位的成品量为准。

（三）制法

制法项下主要叙述处方中药物共多少味（包括药引、辅料）。各味药处理的简单工艺，对质量有影响的关键工艺，应列出控制的技术条件（如时间、温度、压力、pH 等）。属于常规或《中国药典》已规定的炮制加工品，在制法中不需叙述，特殊的炮制加工可在附注中叙述。

制法中药材粉末的粉碎度用"粗粉""中粉""细粉""极细粉"等表示，不列筛号。单味制剂如属取原料直接打粉或直接投料，按常规方法制作的，不需经过各种处理的，可不列制法，如"珍珠粉胶囊"。

（四）性状

制剂的性状指成品的颜色、形态、形状、气味等。对制剂颜色的描述可根据样品的情况规定一定的范围。片剂、丸剂如有包衣的还应描述除去包衣后的片芯、丸芯的颜色及气味，硬胶囊剂应写明除去胶囊后内容物的色泽；丸剂如用朱砂、滑石粉或煎出液包衣，先描述包衣色，再描述除去包衣后丸芯的颜色及气味。

（五）检查

制剂的检查包括制剂通则检查和杂质检查。在检查项中应先描述制剂通则规定以外的检查项目，再写上"其他应符合×剂项下有关的各项规定"。

制剂中的杂质检查项目，应根据处方组成、制备工艺、剂型及临床应用等具体情况而定。例如：①含有毒性药材的制剂，原则上应制定有关毒性成分的检查项目，以确保用药安全；②生产过程可能造成重金属和砷盐污染的中药制剂，应制定重金属和砷盐的限量检查；③中药注射剂应制定铅、镉、砷、汞、铜检查项，含雄黄、朱砂的制剂应采用专属性的方法对可溶性砷、汞进行检查，并制定限度，严格控制在安全剂量以下；④使用乙酸乙酯、甲醇、三氯甲烷等有机溶媒萃取、分离、重结晶等工艺的中药制剂，应检查溶剂残留量，规定残留溶剂的限量；⑤工艺中使用非药用吸附树脂进行分离纯化的制剂，应根据吸附树脂的种类、型号控制树脂中残留致孔剂和降解产物（如苯、二甲苯、甲苯、苯乙烯、二乙基苯等）。

（六）含量测定

1. 测定成分的选定　应首选制剂处方中的君药、臣药、贵细药及毒性药中的有效成分进行含量测定；如处方中君药、臣药、贵细药及毒性药的有效成分不明确或无专属性方法进行测定时，也可选择组方中佐、使药或其他能反应药品内在质量的成分进行含量测定。若处方中含有化学药成分应进行含量测定。

如被测成分与其他性质相近的成分难以分离或提取分离方法过于繁琐，可以测定相应成分的总量再以某一主成分计算含量。为了更全面控制中药制剂质量，可以分别测定两个以上单一有效成分的含量；也可以测定单一有效成分后再测定其类别成分总量，如总黄酮、总生物碱、总皂苷、总鞣质等。制剂中被测成分尽量与药材测定成分相对应，以便更有效地控制质量。

2. **含量限度的确定**　含量限度应根据中药制剂实测结果与原料药材的含量情况确定。尽可能多的测定数据才有足够的代表性，至少应有 15 批以上样品与原料药材数据为依据，一般原粉入药的转移率要求在 70% 以上。

有毒成分及中西药复方制剂中化学药品的含量应规定上下限，上下限幅度应根据测试方法、品种情况、转移率及理论值确定，一般应在 ±10% ～ ±20% 之间，并在安全有效范围内，制定上下限应有充分依据。

第三节　中药质量标准起草说明

在制定中药质量标准的同时，还应编写起草说明，以阐述标准起草过程中，规定的各个项目的理由以及各项检测方法和指标的依据。起草说明应包括理论性解释和实践工作中的经验总结，尤其是对中药的真伪鉴别及质量控制方面的经验和实验研究，即使不太成熟（质量标准正文中没有收载的项目），但有实用意义的也可编写在内。每一篇起草说明均应写明作者、审核人的单位、姓名、职称或职务、日期等。

一、中药材、饮片质量标准起草说明

（一）名称
对正名选定的说明，以及历史名称、别名或国外药典收载名。

（二）来源
1. **历史沿革**　简要说明始载于何种本草，历代本草的考证及历代本草记载中有无品种改变情况，目前使用和生产的药材品种情况，以及历版《中国药典》的收载、修订情况。

2. **原植（动、矿）物**　原植（动、矿）物形态按常规描写。突出重点，同属两种以上的可以前种为主描述，其他种仅写主要区别点。学名有变动的应说明依据。

3. **生境与主产地**　野生或栽培，主产的省、市、自治区名称，按产量大小次序排列。地道药材产地明确的可写出县名。

4. **采收时间**　采收时间与药材质量有密切关系的，采收时间应进行考察，并在起草说明中列入考察资料。

5. **采收加工**　产地加工的方法，包括与主要主产地不同的方法或有关这方面的科研结果。

（三）性状
说明性状描述的依据，主要包括：①正文描述性状的药材标本来源及彩色照片；②增

扫码"学一学"

修订性状的理由，若由于栽培发生性状变异，应附详细的质量研究资料；③各药材标本间的差异，多基原药材的合写或分写的理由；④曾发现过的伪品、类似品与本品性状上的区别点；⑤未列入正文的某些性状特点及理由。

（四）成分

摘引文献已报道的化学成分。注意核对其原植（动、矿）物品种的拉丁学名，应与标准收载的品种一致。化学成分的中文名称后用括号注明外文名称，以免混淆。

（五）鉴别

应说明正文规定各项鉴别的依据并提供全部试验研究资料，包括：①老药工对本品的经验鉴别的方法；②理化鉴别反应原理；③薄层色谱法实验条件选择的说明；④多基原品种的种间鉴别试验情况；⑤伪品、类似品与正品鉴别试验的比较情况，并进一步说明选定方法的专属性；⑥起草过程中曾做过的其他试验，但未列入正文的显微鉴别及理化试验方法。

（六）检查

说明正文规定各检查项目的理由及其试验数据，阐明确定该检查项目限度指标的意义及依据。

（七）浸出物

需要说明：①规定浸出物测定的理由，选用浸出溶剂和方法的依据；②浸出物测定结果与商品等级规格或药工经验鉴别质量优劣是否相关；③实验数据以及规定浸出物限量的依据。

（八）含量测定

需要说明：①选定测定成分和测定方法的理由，测定条件确定的研究资料；②测定方法的原理及其研究资料（方法学验证如重现性、精密度、稳定性、回收率等研究资料）；③实验数据（至少应有15批样品30个数据）以及规定限度的理由，其他经过试验而未选用的含量测定方法也应提供其全部试验资料。

（九）炮制

需提供以下资料：①历代本草对本品的炮制记载；②本品的炮制研究情况（包括文献资料及起草时研究情况）；③简述全国主要省份炮制规范收载的方法，说明正文收载炮制方法的理由；④正文炮制品性状、鉴别及规定炮制品质量标准的理由和实验数据。

（十）药理作用

综述本品文献报道及实际所做的药理实验研究结果。

（十一）性味与归经、功能与主治

综述历代本草以及现代临床报道的性味与归经、功能与主治。

（十二）贮藏

需特殊贮存条件的应说明理由。

（十三）参考文献

起草说明中涉及的相关文字内容和数据，若引自前人文献报道，须列出具体参考文献。

二、中药提取物质量标准起草说明

中药提取物质量标准起草说明的编写原则，与中药材、饮片类似，仍然是对质量标准正文中规定的各个项目的理由，以及各项检测方法和指标的依据作出具体阐述。针对个别不同之处，简要列举如下。

（一）名称

说明命名的依据，挥发油和油脂应突出所用原植物名称，粗提物应加上提取溶剂名称，有效部位提取物应突出加上有效部位名称，有效成分提取物应以有效成分名称命名。

（二）来源

扼要说明其以何种原植（动）物及部位加工制得，目前的使用和生产现状。

（三）制法

需要说明：①粗提物和有效部位提取物应列出详细的制备工艺，应说明关键的各项技术指标和要求的含义，及确定最终制备工艺及主要参数的理由；②对药材的前处理方法进行说明，包括粉碎、切制等；③工艺过程中需注意的事项。

（四）特征图谱或指纹图谱

应满足专属性、重现性和可操作性的要求。应提供色谱条件的选择、供试品溶液的制备、特征图谱或指纹图谱的建立和辨识、提取物和原药材之间相关性分析、方法学验证、色谱图等。

（五）稳定性研究

应提供光照、温度、湿度（包括含水量）等因素对提取物稳定性影响的实验数据，确定使用期、有效期的建议或说明。

三、中药制剂质量标准起草说明

针对中药制剂质量标准起草说明编写原则的不同之处，简要列举如下。

（一）处方

需对处方药味排列次序进行说明。若处方中的药味不是现行版《中国药典》所收载的品种，应附标准，说明其标准收载情况，并注明其科、属、种、拉丁学名及药用部位。处方中如有《中国药典》未收载的炮制品，应详细说明炮制方法和质量要求。

（二）制法

需要说明：①详细的工艺流程，包括全部工艺参数和技术指标、关键半成品的质量标准及确定最终制备工艺及其技术条件的依据。②如需粉碎的药材应说明药粉粒度；药材经提取后制成清膏的应说明出膏率（干膏率）并列出相应数据；写明制成品总量及允许的公差率等。③主要辅料品种及用量，标准收载情况，药典未收载的辅料应附执行标准。④同一品种下收载不同规格应分别说明，如蜜丸，收载水蜜丸、小蜜丸、大蜜丸应分别说明；又如片剂，收载大片与小片、糖衣片、薄膜衣片，应分别说明；如颗粒剂有含糖颗粒、无蔗糖颗粒、含乳糖颗粒等应分别说明。⑤制法过程中的注意事项。

（三）鉴别

需提供以下资料：①说明正文收载的各项鉴别试验所鉴别的药味，包括鉴别增订、修订的理由，操作中应注意事项；②显微鉴别说明正文各鉴别特征所代表的药材；③理化鉴别试验若非《中国药典》"一般鉴别试验"收载的方法，应说明鉴别反应的原理，并说明所鉴别的药味；④鉴别试验应提供前处理条件选择的依据和实验数据，说明阴性对照溶液的制备方法，详述专属性、重现性与耐用性考察结果，并附含阴性对照的彩色照片或色谱图。

（四）检查

对《中国药典》制剂通则规定以外的检查项目除说明制定理由，还要说明其限度拟定的理由。

（五）含量测定

需提供以下资料：①含量测定所测药味和成分选定的理由及测定方法选定的依据；②测定方法的原理及其研究资料（包括各项实验条件选择的依据及方法验证的数据与图谱，如干扰成分的去除，阴性对照试验情况以及方法的专属性与可行性，按药品质量标准分析方法验证指导原则的要求，列出方法学考察的全部研究资料，包括准确度、精密度、专属性、线性、范围、耐用性等考察项目的试验方法、实验数据、结果结论等）；③说明含量限度拟定的依据；④起草过程中所进行的含量测定研究，若未列入标准正文，也应详尽地记述于起草说明中。

四、质量标准起草说明附图格式及要求

（一）显微特征图

应采用显微成像系统记录显微特征图，并存储为 bmp 或 jpg 格式文件，在图像外空白处标记各特征的名称，并附标尺或放大倍数。

（二）薄层色谱图

薄层色谱图中应有供试品（至少 3 个批号）、对照品或对照药材、空白对照等。薄层色谱统一格式为：薄层板尺寸 10cm × 10cm、10cm × 20cm；圆点状或条带状点样；点样基线具底边 8 ~ 10mm；左右边距 12 ~ 15mm；圆点状点样，点间距离 8 ~ 10mm；条带状点样，条带宽 4 ~ 8mm，条带间距离不少于 5mm；展距 5 ~ 8cm。色谱成像和记录应采用数码相机或数码摄像设备记录色谱图，并存储为 bmp 或 jpg 格式文件。图谱中不加注文字或符号，编辑文本时在图像空白处标记供试品、对照品或对照药材、阴性样品等编号、溶剂前沿，以及展开时温度、湿度等。此外，薄层色谱图还应附有以下色谱条件信息：①薄层板，预制薄层板的商品名、规格和批号等；自制薄层板应注明固定相种类、黏合剂或其他改性剂的种类、浓度、涂布厚度等；②点样，注明点样量、点样方式（接触或喷雾）；③展开剂，溶剂种类、配比、分层情况、展开剂用量；④展开方式，展开缸规格（单/双槽）、展开方式与展距、预平衡和预饱和的方式（预平衡或预饱和缸还是板）、时间。

（三）高效液相色谱图或气相色谱图

含量测定的方法学考察及验证须提供系统适用性试验（理论板数、分离度、拖尾因子）、高效液相色谱测定波长选择图（对照品紫外 - 可见光区扫描图）、空白图谱（辅料或其他物质干扰图谱）、供试品及对照品图谱。以上色谱图应采用相同的标尺，被测成分的峰高应为色谱量程的 1/3 至 2/3 之间，至少应记录至杂质峰完全流出或主峰保留时间 3 倍以

上。色谱图要求采用色谱工作站记录，并存储为 bmp 或 jpg 格式文件。除特殊情况外，一般在色谱图上标明各色谱峰对应的已知组分或代号及相应的保留时间。编辑文本时在图像外空白处标记各已知成分的保留时间、分离度和理论板数、供试品来源及批号。

第四节　中药质量标准分析方法的验证

扫码"学一学"

在建立中药质量标准时，所采用的分析方法需经验证；在处方、工艺等变更或改变原分析方法时，也需对分析方法进行验证。验证的目的是证明采用的方法是否适合于相应检测要求。方法验证过程和结果均应记载在中药质量标准起草说明或修订说明中。

需验证的分析项目有：鉴别试验、限量检查、含量测定以及其他需控制成分（如残留物、添加剂等）的测定。中药制剂的溶出度、释放度等检查中，其溶出量等检测方法也应作必要验证。

验证内容有：准确度、精密度（包括重复性、中间精密度和重现性）、专属性、检测限、定量限、线性、范围和耐用性。应视具体方法拟订验证的内容。表 7-1 中列出的分析项目相应的验证内容可供参考。

表 7-1　分析项目相应的验证内容

	鉴别	限量检查		含量测定及溶出量测定
		定量	限度	
准确度	-	+	-	+
重复性	-	+	-	+
中间精密度	-	+[1]	-	+[1]
重现性[2]	+	+	+	+
专属性[3]	+	+	+	+
检测限	-	-	+	-
定量限	-	+	-	+
线性	-	+	-	+
范围	+	+	+	+
耐用性				

注：①已有重现性验证，不需验证中间精密度。
②重现性只有在该分析方法将被法定标准采用时做。
③如一种方法不够专属，可用其他分析方法予以补充。

表 7-1 中列举了在不同类型的分析方法验证中被认为是最重要的项目，"-"表示通常不需验证的项目，"+"表示通常需要验证的项目，如遇特殊情况，仍应根据具体分析对象和情况而定。

一、准确度

准确度系指用该方法测定的结果与真实值或参考值接近的程度，一般用回收率（%）表示。准确度应在规定的范围内测试。用于定量测定的方法均需做准确度验证。

1. 测定方法的准确度　可用已知纯度的对照品做加样回收测定，即于已知被测成分含量的供试品中再精密加入一定量的已知纯度的被测成分对照品，依法测定。用实测值与供试品中含有量之差，除以加入对照品量计算回收率。在加样回收试验中须注意对照品的加入量与供试品中被测成分含有量之和必须在标准曲线线性范围之内；加入的对照品的量要适当，过小则引起较大的相对误差，过大则干扰成分相对减少，真实性差。

$$回收率\% = （C-A）/B \times 100\%$$

式中 A 为供试品所含被测成分量，B 为加入对照品量，C 为实测值。

2. **数据要求**　在规定范围内，取同一浓度的供试品，用至少 6 个测定结果进行评价；或设计 3 个不同浓度，每个浓度分别制备 3 份供试品溶液进行测定，用 9 个测定结果进行评价，一般中间浓度加入量与所取供试品含量之比控制在 1∶1 左右。应报告供试品取样量、供试品中含有量、对照品加入量、测定结果和回收率（%）计算值，以及回收率（%）的相对标准偏差（RSD%）或可信限。

二、精密度

精密度系指在规定的测试条件下，同一个均匀供试品，经多次取样测定所得结果之间的接近程度。精密度一般用偏差、标准偏差或相对标准偏差表示。精密度包含重复性、中间精密度和重现性。

在相同操作条件下，由同一个分析人员在较短的间隔时间内测定所得结果的精密度称为重复性；在同一个实验室，不同时间由不同分析人员用不同设备测定结果之间的精密度称为中间精密度；在不同实验室由不同分析人员测定结果之间的精密度称为重现性。

用于定量测定的分析方法均应考察方法的精密度。

1. **重复性**　在规定范围内，取同一浓度的供试品，用至少 6 个测定结果进行评价；或设计 3 个不同浓度，每个浓度分别制备 3 份供试品溶液进行测定，用 9 个测定结果进行评价。

2. **中间精密度**　为考察随机变动因素对精密度的影响，应进行中间精密度试验。变动因素为不同日期、不同分析人员、不同设备等。

3. **重现性**　当分析方法将被法定标准采用时，应进行重现性试验。例如建立药典分析方法时通过不同实验室的复核检验得出重现性结果。复核检验的目的、过程和重现性结果均应记载在起草说明中。应注意重现性试验用的样品本身的质量均匀性和贮存运输中的环境影响因素，以免影响重现性结果。

4. **数据要求**　均应报告标准偏差、相对标准偏差或可信限。

三、专属性

专属性系指在其他成分可能存在下，采用的方法能准确测定出被测成分的特性。鉴别试验、限量检查、含量测定等方法均应考察其专属性。

1. **鉴别试验**　应能与可能共存的物质或结构相似化合物区分。不含被测成分的供试品，以及结构相似或组分中的有关化合物，应均呈阴性反应。显微鉴别、色谱及光谱鉴别等应附相应的代表性图像或图谱。

2. **含量测定和限量检查**　以不含被测成分的供试品（除去含待测成分的药材或不含待测成分的模拟处方）试验说明方法的专属性。色谱法、光谱法等应附代表性图谱，并注明相关成分在图中的位置，色谱法中的分离度应符合要求。必要时可采用二极管阵列检测和质谱检测，进行峰纯度检查。

四、检测限

检测限系指供试品中被测物能被检测出的最低量。确定检测限常用的方法如下。

1. 直观法　用一系列已知浓度的供试品进行分析，试验出能被可靠地检测出的最低浓度或量。可用于非仪器分析方法，也可用于仪器分析方法。

2. 信噪比法　仅适用于能显示基线噪声的分析方法，即把已知低浓度供试品测出的信号与空白样品测出的信号进行比较，算出能被可靠地检测出的最低浓度或量。一般以信噪比为 3∶1 或 2∶1 时相应浓度或注入仪器的量确定检测限。

3. 数据要求　应附测试图谱，说明测试过程和检测限结果。

五、定量限

定量限系指供试品中被测成分能被定量测定的最低量，其测定结果应具一定准确度和精密度。用于限量检查的定量测定的分析方法应确定定量限。

常用信噪比法确定定量限。一般以信噪比为 10∶1 时相应浓度或注入仪器的量进行确定。

六、线性

线性系指在设计的范围内，测试结果与供试品中被测物浓度直接呈正比关系的程度。

应在规定的范围内测定线性关系。可用一贮备液经精密稀释，或分别精密称样，制备一系列供试品的方法进行测定，至少制备 5 个浓度的供试品。以测得的响应信号作为被测物浓度的函数作图，观察是否呈线性，再用最小二乘法进行线性回归。必要时，响应信号可经数学转换，再进行线性回归计算。

数据要求：应列出回归方程、相关系数和线性图（或其他数学模型）。

七、范围

范围系指能达到一定精密度、准确度和线性要求时，测试方法适用的高低限浓度或量的区间。

范围应根据分析方法的具体应用和线性、准确度、精密度结果及要求确定。对于有毒的、具特殊功效或药理作用的成分，其范围应大于被限定含量的区间。溶出度或释放度中的溶出量测定，范围应为限度的 ±20%。

八、耐用性

耐用性系指在测定条件有小的变动时，测定结果不受影响的承受程度，为使方法用于常规检验提供依据。开始研究分析方法时，就应考虑其耐用性。如果测试条件要求苛刻，则应在方法中写明。典型的变动因素有：被测溶液的稳定性，样品提取次数、时间等。液相色谱法中典型的变动因素有：流动相的组成比例或 pH，不同厂牌或不同批号的同类型色谱柱、柱温、流速及检测波长等。气相色谱法变动因素有：不同厂牌或批号的色谱柱、固定相，不同类型的载体、柱温、进样口和检测器温度等。薄层色谱法的变动因素有：不同厂牌的薄层板、点样方式及薄层展开时温度及相对湿度的变化等。

经试验，应说明小的变动能否通过设计的系统适用性试验，以确保方法有效。

扫码"练一练"

（李会军　李　峰）

第二篇

植物药类

第八章　根及根茎类中药

学习目标

1. **掌握**　根类与根茎类中药在性状和显微鉴别方面的异同点；绵马贯众、细辛、大黄、何首乌、牛膝、附子、白芍、黄连、板蓝根、甘草、黄芪、人参、三七等 33 种重点药材品种；牛膝与川牛膝等 10 对中药材鉴别比较。
2. **熟悉**　狗脊、川牛膝、商陆、延胡索、地榆、苦参、葛根（附：粉葛）等 34 种一般药材品种。
3. **了解**　拳参、赤芍、山豆根等

　　根（radix）及根茎（rhizoma）是植物的两种不同器官，具有不同的外形和内部构造。由于很多中药同时具有根和根茎两部分，两者又互有联系，因此为便于比较，将根及根茎类中药并入一章叙述。

第一节　根类中药

一、性状鉴别

　　根类中药包括药用为根或以根为主带有部分根茎的药材。就根而言，无节和节间，无叶，一般无芽。

　　根的形状，通常为圆柱形或长圆锥形，有的肥大为块根，呈圆锥形或纺锤形等。双子叶植物根一般主根明显，常有分枝；少数根部细长，集生于根茎上，如威灵仙、龙胆等。根的表面常有纹理，有的可见皮孔；有的顶端带有根茎或茎基，根茎俗称"芦头"，上有茎痕俗称"芦碗"，如人参等。根的质地和断面特征，常因品种而异，有的质重坚实，有的体轻松泡；折断时或有粉尘散落（淀粉粒），或呈纤维性、角质状等。

　　观察根的横断面首先应注意区分双子叶植物根和单子叶植物根，一般说来，双子叶植物根有一圈形成层的环纹，环内的木质部范围较环外的皮部大，中心无髓部，自中心向外有放射状的射线纹理，木部尤为明显，外表常有栓皮。单子叶植物根有一圈内皮层的环纹，中柱一般较皮部为小，中央有髓部，自中心向外无放射状纹理，外表无木栓层，有的具较薄的栓化组织。其次，应注意根的断面组织中有无分泌物散布，如伞形科植物当归、白芷等含有黄棕色油点。

　　双子叶与单子叶根类药材横断面区别见表 8-1。

表 8-1　双子叶与单子叶根类药材横断面区别

药材结构	双子叶	单子叶
放射状结构（次生构造）	有，明显	无（初生构造）
栓皮（木栓层）	有	无，少数仅具薄的栓化组织

扫码"学一学"

续表

药材结构	双子叶	单子叶
环纹	形成层（次生结构）	内皮层（初生构造）
中柱（木部）	木部大	中柱小
髓	一般无，次生构造不发达类型有	有，明显

二、显微鉴别

在显微镜下观察根横切面组织构造，可区分双子叶植物根和单子叶植物根。

1. 双子叶植物根 一般均具次生构造。最外层大多为周皮，由木栓层、木栓形成层和栓内层组成。木栓形成层通常发生于中柱外方部位，形成周皮后原有的表皮及皮层细胞均已死亡脱落；栓内层通常为数列细胞，有的比较发达，又名次生皮层。少数根类中药的次生构造不发达，无周皮而有表皮，如龙胆；或表皮死亡脱落由微木栓化的外皮层细胞行保护作用，称为后生表皮，如细辛；或由皮层的外部细胞木栓化起保护作用，称为后生皮层（metaderm），如川乌。这些根的内皮层均较明显。

维管束一般为无限外韧型，由初生韧皮部、次生韧皮部、形成层、次生木质部和初生木质部组成。初生韧皮部细胞大多颓废；形成层连续成环，或束间形成层不明显；次生木质部占根的大部分，有导管、管胞、木薄壁细胞或木纤维组成，射线较明显；初生木质部位于中央，其原生木质部束呈星角状，星角的数目随科属种类而不同，有鉴定参考意义，如怀牛膝为二个角，属二原型。双子叶植物根一般无髓；少数次生构造不发达的根初生木质部未分化到中心，中央为薄壁组织区域，形成明显的髓部，如龙胆等。

双子叶植物根除上述正常构造外，还可形成异常构造，主要有下列几种类型。

（1）具多环性同心环维管束 如怀牛膝、商陆等，其异常生长是在中央正常维管束形成后，最初由中柱外方部位细胞分裂产生薄壁组织，从中产生新的形成层环，并形成第一轮同心环维管束，以后随着外方薄壁细胞继续分裂，又相继形成第二轮、第三轮等同心环维管束，如此构成多环性同心环维管束的异常构造，这是在不正常的位置上产生了新的形成层，进行异常次生生长的结果。原来中柱外方的表皮和皮层随根的增粗早已被崩裂而脱落。

（2）在木栓层的内方和韧皮部外侧的薄壁组织中形成异常构造 当根部中央正常维管束形成后，在木栓层内方和韧皮部外侧的薄壁组织中产生新的形成层，形成异常的外韧型维管束。这也是在不正常的位置上产生新的形成层，进行异常次生生长的结果，如何首乌。

（3）具内涵韧皮部（included ph1oem） 就是在次生木质部中包埋有次生韧皮部。这种异常构造是形成层活动不规则的结果，形成层不仅向外也可以向内产生韧皮部，如茄科植物华山参等。

2. 单子叶植物根 一般均具初生构造。最外层通常为一列表皮细胞，无木栓层，有的细胞分化为根毛，细胞外壁一般无角质层。少数根的表皮细胞进行切线分裂为多层细胞，形成根被，如百部、麦冬等。皮层宽厚，占根的大部分，内皮层及其凯氏点通常明显。中柱与皮层的界限分明，直径较小。维管束为辐射型，韧皮部与木质部相间排列，呈辐射状，无形成层。髓部通常明显。

根类中药的横切面显微鉴别，首先应根据维管束的类型、有无形成层等，区分为双子叶或单子叶植物根。其次根中常有分泌组织存在，如桔梗、党参等有乳管；人参、三七等有树脂道；当归、木香等有油室。草酸钙结晶也有可能看到，如人参有簇晶，甘草具方晶，怀牛膝有砂晶，麦冬有针晶。有的根含有多量淀粉粒，如葛根（甘葛藤）；有的根含有菊糖，不含淀粉粒，如桔梗等。厚壁组织的有无也应注意，通常根类中药可以见到韧皮纤维或木纤维，石细胞比较少见。

扫码"学一学"

第二节　根茎类中药

一、性状鉴别

根茎类是一类变态茎，为地下茎的总称，包括根状茎、块茎、球茎及鳞茎等，药材中以根状茎多见。根茎类中药系指地下茎或带有少许根部的地下茎药材，鳞茎则带有肉质鳞叶。在外形上，与根类中药显著不同，与地上茎一样有节和节间，单子叶植物尤为明显，节上常有退化的鳞片状或膜质状小叶、叶柄基部残余物或叶痕，有时可见幼芽或芽痕。根茎上面或顶部常残存茎基或茎痕，侧面和下面常有细长的不定根或根痕。鳞茎的地下茎呈扁平凹盘状，节间极短缩。蕨类植物的根茎常有鳞片或密生棕黄色鳞毛。根茎的形状不一，有圆柱形、纺锤形、扁球形或不规则团块状等。

观察根茎的横断面，首先应注意区分双子叶植物根茎和单子叶植物根茎。一般说来，双子叶植物根茎外表常有木栓层，维管束环状排列，中央有明显的髓部。单子叶植物根茎通常可见内皮层环纹，皮层及中柱均有维管束小点散布，髓部不明显，外表无木栓层或具较薄的栓化组织。其次，应注意根茎断面组织中有无分泌物散布，如油点等。

二、显微鉴别

在显微镜下观察根茎横切面组织构造，可以区分双子叶植物根茎、单子叶植物根茎和蕨类植物根茎。

1. 双子叶植物根茎　一般均具次生构造，与地上茎相似。外表常有木栓层，少数有表皮。如木栓形成层发生在皮层外方，则初生皮层仍然存在，如黄连等；有些根茎仅有栓内层细胞构成次生皮层。皮层中有根迹维管束或叶迹维管束斜向通过，内皮层多不明显。中柱外方部位有的具厚壁组织，如纤维和石细胞群，常排成不连续的环。草本植物的根茎维管束大多为无限外韧型，少数为双韧型，多呈环状排列，束间被髓射线分隔，中央有髓部。双子叶植物根茎除上述正常构造外，还可形成异常构造，常见的有下列两种类型。

（1）髓部有异常维管束　其韧皮部和木质部的位置常与外部正常维管束倒置，即韧皮部在内侧，木质部在外方，如大黄等。

（2）具内生韧皮部（internal phloem）　就是位于木质部里端的韧皮部。有的与木质部里端密切接触构成正常的双韧型维管束；有的在髓部的周围形成各个分离的韧皮部束。内生韧皮部存在的位置和形成均与内涵韧皮部不同，如茄科、葫芦科植物等。

2. 单子叶植物根茎　一般均具初生构造。外表通常为一列表皮细胞，少数根茎皮层外部细胞木栓化形成后生皮层，代替表皮起保护作用，如藜芦等；皮层明显，常有叶迹维管束散布，内皮层通常可见，较粗大的根茎则不明显；中柱中有多数维管束散布，髓部不明显，维管束大多为有限外韧型，也有周木型。

鳞茎的肉质鳞叶横切面构造与单子叶植物的叶大体相似，表皮一般有气孔而无毛茸。

3. **蕨类植物根茎**　外表通常为一列表皮，表皮下面有下皮层（hypodermis），为数列厚壁细胞，内部为薄壁细胞组成的基本组织。一般具网状中柱（dictyostele），因根茎叶隙的纵向延伸和互相重叠，将维管系统分割成束，横切面观可见断续环状排列的周韧型维管束，每一维管束外围有内皮层，网状中柱的一个维管束又称分体中柱（meristele）。分体中柱的形状、数目和排列方式是鉴定品种的重要依据。在环列的分体中柱的外方，有叶迹维管束，如绵马贯众等。有的根茎具双韧管状中柱，木质部排成环状，其里外两侧均有韧皮部及内皮层环，中央有髓部，如狗脊。蕨类植物根茎的木质部无导管而有管胞，管胞大多为梯纹。在基本组织的细胞间隙中，有的具间隙腺毛，如绵马贯众。

　　根茎类中药的横切面显微鉴别，首先应根据维管束类型和排列形式判断其为蕨类植物根茎，还是双子叶植物或单子叶植物的根茎。根茎中常有分泌组织存在，如川芎、苍术等有油室；石菖蒲、干姜等有油细胞。单子叶植物根茎中常有黏液细胞，其中常含草酸钙针晶或针晶束，如半夏、白及等。厚壁组织也常存在，而且是重要的鉴别特征之一，如苍术的木栓层中有石细胞带；黄连（味连）的皮层及中柱外方部位均有石细胞。多数根茎类中药含有淀粉粒，有的含有菊糖而无淀粉粒，如苍术等。

第三节　常用根及根茎类中药鉴定

狗 脊 Gouji

Cibotii Rhizoma

【来源】　为蚌壳蕨科（Dicksoniaceae）植物金毛狗脊 *Cibotium barometz*（L.）J. Sm. 的干燥根茎。

【产地】　主产于福建、四川等省。

【采收加工】　秋末冬初采挖根茎，除去泥沙，晒干，或削去硬根、叶柄及金黄色绒毛，趁鲜切片晒干，为"生狗脊片"；蒸后晒至六七成，干再切片晒干，为"熟狗脊片"。

【性状鉴别】　呈不规则的长块状，长 10～30cm，直径 2～10cm。表面深棕色，残留金黄色绒毛，上部有数个红棕色的木质叶柄，下部残存黑色细根。质坚硬，不易折断。无臭，味淡、微涩。（图 8－1）

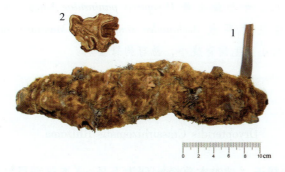

图 8－1　狗脊药材与饮片图
1. 药材　2. 饮片

（1）生狗脊片　呈不规则长条形或圆形，长5～20cm，直径2～10cm，厚1.5～5mm；

切面浅棕色，较平滑，近边缘 1～4mm 处有 1 条棕黄色隆起的木质部环纹或条纹，边缘不整齐，偶有金黄色绒毛残留。质脆，易折断，有粉性。

（2）熟狗脊片　呈黑棕色，质坚硬。

【显微鉴别】

（1）根茎横切面　①表皮细胞 1 列，残存金黄色非腺毛。②厚壁细胞 10～20 列，棕黄色，壁孔明显，内含淀粉粒。③双韧管状中柱，木质部由数列管胞组成，其内外均有韧皮部和内皮层。④皮层和髓部较宽，均由薄壁细胞组成，细胞充满淀粉粒，有的含黄棕色物。

（2）叶柄基部横切面　分体中柱多呈"U"字形，30 余个断续排列成双卷状。木质部居中，外围为韧皮部、内皮层。

【化学成分】含原儿茶酸、原儿茶醛；蕨素 R（pterosin R）、金粉蕨素（onitin）、金粉蕨素 $-2'-O-$ 葡萄糖苷、蕨素 Z（pterosin Z）等。

【理化鉴别】

（1）取生狗脊片折断，在紫外光灯（254nm）下观察，断面显淡紫色荧光，凸起的木质部环显黄色荧光。

（2）取本品粉末的甲醇超声提取液作为供试品溶液。以狗脊对照药材作对照，用硅胶 G 薄层板，以甲苯 – 三氯甲烷 – 乙酸乙酯 – 甲酸（3∶5∶6∶1）为展开剂，以 2% 三氯化铁溶液 –1% 铁氰化钾溶液（1∶1）显色。供试品色谱中，在与对照药材色谱相应的位置上，显相同颜色的斑点。

【质量评价】

（1）经验鉴别　以肥大、质坚实无空心、外表略有金黄色茸毛者为佳。狗脊片以厚薄均匀、坚实无毛、不空心者为佳。

（2）水分不得过 13.0%；总灰分不得过 3.0%。

（3）浸出物　照醇溶性浸出物热浸法测定，稀乙醇浸出物不得少于 20.0%。

（4）含量测定　照高效液相色谱法测定，含原儿茶酸（$C_7H_6O_4$）不得少于 0.020%。

【性味功效】性温，味苦、甘。祛风湿，补肝肾，强腰膝。

> 🔗 **知识拓展**
>
> 湖南、江西、广西等省区用狗脊蕨 *Woodwardia japonica*（L. f.）Sm. 的根茎作狗脊使用。河南、陕西、山西等省除用金毛狗脊外，尚有自产自销的黑狗脊，为蕨类植物根茎，如蜈蚣草 *Pteris vittata* L.、半岛鳞毛蕨 *Dryopteris paninsulae* Kitag、华北鳞毛蕨 *D. lacta*（Kom.）C. Chr.、长尾复叶耳蕨 *Acchniodes simplicioe*（Makino）ohwi、中华蹄盖蕨 *A. sinense* Rupr. 等，药材比金毛狗脊瘦小，易与狗脊鉴别。

扫码"学一学"

绵马贯众 Mianmaguanzhong

Dryopteridis Crassirhizomatis Rhizoma

【本草考证】贯众始载于《神农本草经》列为下品。《本草纲目》列入草部山草类。李时珍曰："此草叶茎如凤尾，其根一本而众枝贯之。"贯众之名，由此而来。历代本草多有记载，但古代所用贯众品种为多种蕨类植物。

【来源】为鳞毛蕨科（Dryopteridaceae）植物粗茎鳞毛蕨 *Dryopteris crassirhizoma* Nakai 的

干燥根茎及叶柄残基。

【植物形态】粗茎鳞毛蕨为多年生草本，高50～100cm。根茎粗壮，斜生，有较多坚硬的叶柄残基及黑色细根，密被棕褐色、长披针形的大鳞片。叶簇生于根茎顶端，叶柄长10～25cm，密生棕色条形至钻形狭鳞片，叶片倒披针形，长60～100cm，二回羽状全裂或深裂，羽片20～30对，无柄，裂片密接，长圆形，近全缘或先端有钝锯齿，上面深绿色，下面淡绿色，侧脉羽状分叉。孢子叶与营养叶同形，孢子囊群着生于叶中部以上的羽片上，生于叶背小脉中部以上，囊群盖圆肾形，棕色。

【产地】主产于黑龙江、辽宁、吉林等省。

【采收加工】秋季采收，将全株挖起，除去地上部分及须根，洗净，晒干。

【性状鉴别】呈长倒卵圆形，略弯曲，上端钝圆或截形，下端较尖，有的纵剖为两半，长7～20cm，直径4～8cm。表面黄棕色至黑褐色，密披排列整齐的叶柄残基及鳞片。叶柄残基呈扁圆形，长3～5cm，直径0.5～1.0cm；表面有纵棱线，质硬而脆，断面有黄白色维管束5～13个，环列；每个叶柄残基的外侧常有3条须根，鳞片条状披针形，全缘，常脱落。根茎质坚硬，断面略平坦，深绿色至棕色，有黄白色维管束5～13个，环列，其外散有较多的叶迹维管束。气特异，味初淡而微涩，后渐苦、辛。（图8-2）

饮片：呈不规则的厚片或碎块，根茎外表皮黄棕色至黑褐色，被有叶柄残基，有的可见棕色鳞片，切面淡棕色至红棕色，有黄白色维管束小点，环状排列。气特异，味初淡而微涩，后渐苦、辛（图8-2）。

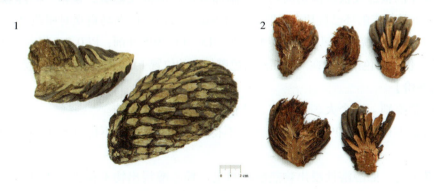

图8-2　绵马贯众药材与饮片图

1. 药材　2. 饮片

【显微鉴别】

（1）叶柄基部横切面：①表皮细胞为1列外壁增厚的小形细胞，常脱落。②厚壁细胞10余列，多角形，棕色至褐色。③周韧维管束5～13个，环列，每个维管束周围有1列扁小的内皮层细胞，凯氏点明显，有油滴散在，其外有1～2列中柱鞘薄壁细胞。④基本组织细胞排列疏松，细胞间隙中有单细胞的间隙腺毛，头部呈球形或梨形，内含棕色物，具短柄。薄壁细胞中含棕色物和淀粉粒。（图8-3，图8-4）

（2）根茎横切面：外侧为数列厚壁细胞，基本组织中有分体中柱5～13个，其外侧基本组织中有多数较小的分体中柱散在（叶迹维管束），亦有细胞间隙腺毛。

【化学成分】根茎含间苯三酚类化合物，有绵马酸类（filixic acid）：绵马酸BBB、PBB、PBP等；黄绵马酸类（flavaspidic acid）：黄绵马酸AB、BB、PB等；此外，尚含有东北贯众素（dryocrassin）、α-D-葡辛糖-δ-内酯-烯二醇（α-D-glucooctano-δ-lactone

– enediol）、异戊烯腺苷（isopentenyl adenosine）以及白绵马素（albaspidin）。又含三萜成分：里白烯（diploptene）、9（11）–羊齿烯［9（11）–fernene］，铁线蕨酮（adiantone）、29–何帕醇（29–hopanol）、里白醇（diplopterol）、雁齿烯（filicene）等。

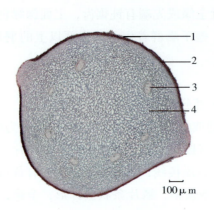

图 8-3　绵马贯众叶柄基部横切面图

1. 表皮　2. 厚壁组织
3. 维管束　4. 薄壁组织

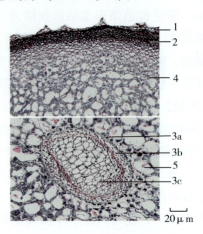

图 8-4　绵马贯众叶柄基部横切面图

1. 表皮细胞　2. 厚壁细胞　3. 分体中柱
3a. 内皮层　3b. 韧皮部　3c. 木质部
4. 基本组织　5. 间隙腺毛

【理化鉴别】

（1）取叶柄基部或根茎横切面切片，滴加香草醛溶液及盐酸，镜检，间隙腺毛呈红色。

（2）取本品粉末的环己烷超声提取液作为供试品溶液。以绵马贯众对照药材作对照，用硅胶 G 薄层板，以正己烷 – 三氯甲烷 – 甲醇（30：15：1）为展开剂，以 0.3% 坚牢蓝 BB 盐的稀乙醇溶液显色。供试品色谱中，在与对照药材色谱相应的位置上，显相同颜色的斑点。

【质量评价】

（1）经验鉴别　以个大、质坚实、叶柄断面棕绿色者为佳。

（2）水分不得过 12.0%；总灰分药材不得过 7.0%；饮片不得过 5.0%；酸不溶性灰分不得过 3.0%。

（3）浸出物　照醇溶性浸出物热浸法测定，稀乙醇浸出物不得少于 25.0%。

【性味功效】性微寒，味苦；有小毒。清热解毒，驱虫。

📎 知识拓展

　　商品以贯众为名的药材据调查有六科 35 种，除绵马贯众外，主要尚有：①紫萁贯众：为紫萁科植物紫萁 *Osmunda japonica* Thunb. 带叶柄残基的根茎，主产于河南、甘肃、山东等地。根茎无鳞片，叶柄残基呈扁圆柱形，两边具耳状翅，翅易脱落，折断面多中空，可见一条"U"字形中柱。无细胞间隙腺毛。②狗脊贯众：为乌毛蕨科植物狗脊蕨 *Woodwardia japonica*（L. f）Sm 带叶柄残基的根茎。主产于湖南、云南、贵州等地。药材呈长圆柱形，表面红棕色至黑褐色，叶柄基部横断面半圆形，有分体中柱 2～4 个，无细胞间隙腺毛。③荚果蕨贯众：为球子蕨科植物荚果蕨 *Matteuccia struthiopteris*（L.）Todaro 的带叶柄残基的根茎。主产于东北、河北、河南等地。叶柄基部横切面有分体中柱 2 个，呈"八"字形排列，薄壁细胞内含淀粉粒。④乌毛蕨 *Blechnum orientale* L. 主产于湖南、广东、广西。⑤苏铁蕨 *Brainea insignis*（Hook.）J. Smith.：主产于广东、广西。⑥峨嵋蕨 *Lunathyrium acrostichoides*（Sw.）Ching：主产于北京、河南、甘肃等地。

骨 碎 补 Gusuibu

Drynariae Rhizoma

本品为水龙骨科（Polypodiaceae）植物槲蕨 *Drynaria fortunei*（Kunze）J. Sm. 的干燥根茎。呈扁平长条状，多弯曲，有分枝，表面密被深棕色至暗棕色的小鳞片，柔软如毛，经火燎者呈棕褐色或暗褐色，两侧及上表面均具有突起或凹下的圆形叶痕，少数有叶柄残基和须根残留。体轻，质脆，易折断，断面红棕色，维管束呈黄色点状，排列成环。气微，味淡、微涩。均以条粗大、棕色者为佳。饮片表面深棕色至棕褐色，常残留细小棕色的鳞片，有的可见圆形的叶痕；切面红棕色，黄色的维管束点状排列成环。根茎横切面：表皮细胞 1 列，鳞片着生处表皮凹入。分体中柱 17 ~ 28 个。性温，味苦。疗伤止痛，补肾强骨。

> ### 🔗 知识拓展
>
> 商品骨碎补除上述品种外，尚有多种在少数地区使用，其中主要有：①同科植物崖姜 *Pseudodrynaria coronans*（Wall.）Ching 的根茎，习称大骨碎补，广东、福建等地习用。本品表面黑棕色，横切面点状维管束的排列不呈单环状。②骨碎补科植物大叶骨碎补 *Davallia orientalis* C. Chr. 的根茎，习称硬骨碎补，广东、广西及上海等地有药用。本品表面红棕色至棕褐色，有明显纵沟纹。横切面可见维管束小点 14 ~ 20 个，排列成环状，中央有 2 个大的弯月形维管束。

细 辛 Xixin

Asari Radix et Rhizoma

【本草考证】细辛始载于《神农本草经》，列为上品。《名医别录》载："细辛生华阴山谷，二月、八月采根阴干。"陶弘景谓："今用东阳临海者，形段乃好，而辛烈不及华阴、高丽者。"李时珍谓："大抵能乱细辛者，不止杜衡，皆当以根苗色味细辨之"。古代产于华阴、高丽的细辛，与现代产于陕西的华细辛和东北所产的北细辛相同。

【来源】为马兜铃科（Aristolochiaceae）植物北细辛 *Asarum heterotropoides* Fr. Schmidt var. *mandshuricum*（Maxim.）Kitag.、汉城细辛 *A. sieboldii* Miq. var. *seoulense* Nakai 或华细辛 *A. sieboldii* Miq. 的干燥根及根茎。前二种药材习称"辽细辛"，后一种药材称"华细辛"。

【植物形态】

（1）北细辛　多年生草本，高 10 ~ 25cm。根茎横走，生有多数细长的根。叶基生，1 ~ 3 片，心形至肾状心形，顶端短锐尖或钝，基部深心形，全缘，两面疏生短柔毛或近无毛。花单生于叶腋，接近地面，花被管壶状杯形或半球形，污紫色，顶端 3 裂，裂片由基部向下反卷，先端急尖，雄蕊 12，花丝与花药等长，花柱 6。蒴果肉质，半球形。花期 5 月，果期 6 月。

（2）汉城细辛　基生叶多为 2 片，叶柄有毛，叶片较厚；叶下面密生较长的毛，花被裂片平展。

（3）华细辛　与上种相似，唯根茎较长，节间密而细长；叶 1 ~ 2 片，肾状心形，先端渐尖，上面散生短毛，下面仅叶脉散生较长的毛。花被质厚，顶端 3 裂，裂片平展或直立，花丝较花药长 1.5 倍，蒴果肉质，近球形。

扫码"学一学"

【产地】北细辛与汉城细辛主产东北地区。华细辛主产于陕西、河南、山东、浙江等省。

【采收加工】夏季果熟期或初秋采挖，除去地上部分和泥沙，阴干。

【性状鉴别】

（1）北细辛　常卷缩成团。根茎横生呈不规则圆柱形，具短分枝，长 1 ~ 10cm，直径 0.2 ~ 0.4cm；表面灰棕色，粗糙，有环形的节，节间长 0.2 ~ 0.3cm，分枝顶端有碗状的茎痕。根细长，密生节上，长 10 ~ 20cm，直径约 0.1cm；表面灰黄色，平滑或具纵皱纹，有须根或须根痕；质脆易折断，断面黄白色。气辛香，味辛辣、麻舌。栽培品的根茎多分枝，长 5 ~ 15cm，直径 0.2 ~ 0.6cm。根长 15 ~ 40cm，直径 0.1 ~ 0.2cm。（图 8 - 5）

（2）汉城细辛　根茎直径 0.1 ~ 0.5cm，节间长 0.1 ~ 1cm。

（3）华细辛　根茎长 5 ~ 20cm，直径 0.1 ~ 0.2cm，节间长 0.2 ~ 1cm。气味较弱。

（4）饮片　呈不规则的段。根茎呈不规则圆形，外表皮灰棕色，有时可见环形的节。根细，表面灰黄色，平滑或具纵皱纹。切面黄白色或白色。气辛香，味辛辣、麻舌。

【显微鉴别】

（1）北细辛根横切面　①后生表皮为 1 列类方形细胞，外侧常残留表皮细胞。②皮层宽广，有含油滴的油细胞；内皮层明显，可见凯氏点。较粗的根中有时可见石细胞。③中柱鞘部位为 1 列薄壁细胞。④维管束次生组织不发达，初生木质部通常三原型，稀二原型或四原型，形成层隐约可见，其外侧有韧皮部细胞。薄壁细胞充满类球形淀粉粒。（图 8 - 6，图 8 - 7）

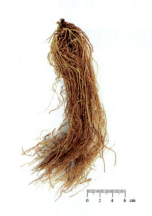

图 8 - 5　细辛（北细辛）药材图

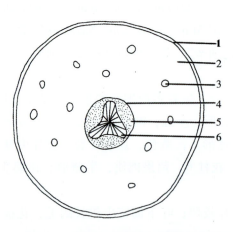

图 8 - 6　细辛（北细辛）根横切面简图
1. 后生表皮　2. 皮层　3. 油细胞
4. 内皮层　5. 韧皮部　6. 木质部

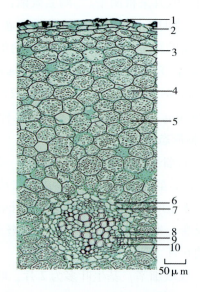

图 8 - 7　细辛（北细辛）根横切面图
1. 表皮　2. 后生表皮　3. 油细胞　4. 淀粉粒　5. 皮层
6. 内皮层　7. 中柱鞘　8. 韧皮部　9. 后生木质部
10. 初生木质部

（2）汉城细辛根茎横切面　近髓部可见纤维和石细胞，初生木质部四原型。

（3）华细辛　与北细辛类似。但根茎中极少见石细胞。

【化学成分】3 种细辛全草均含挥发油，挥发油中的主要成分有甲基丁香油酚（methyleugeno1），尚含有黄樟醚（safrole）、优香芹酮（eucarvone）、α－蒎烯（α－pinene）、β－蒎烯（β－pinene）、细辛醚（asaricin）、榄香素（elemicin）、香叶烯（myrcene）、莰烯（camphene）、龙脑（borneol）等。α－侧柏烯（α－thujene）、月桂烯（myrcene）、α－松油醇（α－terpineol）、γ－松油醇（γ－terpineol）、桉油精（1，8－cineo1e）、2－甲基黄樟醚、柠檬烯（limonene）、肉豆蔻醚（myristicin）、沉香醇（linalool）。其他尚有细辛脂素（asarinin）、dl－去甲基衡州乌药碱（dl－demethyl coclaurine）、（2E，4E）－N－异丁基－2，4－癸二烯酰胺、正十五烷、谷甾醇、油菜甾醇、豆甾醇和芝麻脂素等。

北细辛含挥发油2.65%，挥发油中尚含有γ－松油烯（γ－terpinene）、异松油烯（terpinolene）、β－松油烯（β－terpinene）、细辛脑（asarone）、β－水芹烯（β－phellandrene）、3，4－二甲基－2，4，6－辛三烯（3，4－dimethyl－2，4，6－octatriene）。另含和乌胺（higenamine）。

汉城细辛含挥发油1.0%，挥发油中尚含优葛缕酮（Eucarvone）、α－羟基－对－聚伞花素（p－cymen－α－ol）、乙酸龙脑酯（bornl acetate）。

华细辛含挥发油2.66%，挥发油中尚含γ－松油烯、异松油烯、正十五烷、α－甲氧基黄樟醚、α－侧柏烯、细辛素（asarinin）。

细辛脂素（asarinin）

【理化鉴别】取本品粉末的甲醇超声提取液作为供试品溶液。以细辛脂素对照品和细辛对照药材作对照，用硅胶 G 薄层板，以石油醚（60～90℃）－乙酸乙酯（3∶1）为展开剂，以1%香草醛硫酸溶液显色，加热至斑点清晰。供试品色谱中，在与对照药材色谱和对照品色谱相应的位置上，显相同颜色的斑点。

【质量评价】

（1）经验鉴别　以根灰黄、干燥、味辛辣而麻舌者为佳。

（2）马兜铃酸Ⅰ限量　照高效液相色谱法测定，本品含马兜铃酸Ⅰ（$C_{17}H_{11}NO_7$）不得过0.001%。

（3）水分不得过10.0%；总灰分：药材不得过12.0%，饮片不得过8.0%；酸不溶性灰分不得过5.0%。

（4）浸出物　照醇溶性浸出物热浸法测定，乙醇浸出物不得少于9.0%。

（5）含量测定　照挥发油测定法测定，本品含挥发油不得少于2.0%（ml/g）；照高效液相色谱法测定，本品含细辛脂素（$C_{20}H_{18}O_6$）不得少于0.050%。

【性味功效】性温，味辛。解表散寒，祛风止痛，通窍，温肺化饮。

🔗 **知识拓展**

1. 浙江、江苏及江西等省使用马辛（杜衡）*A. forbesii* Maxim. 的根茎及根或全草作土细辛用，其叶片心状肾形，先端圆钝，上面有白斑，花被裂片直立，喉部无明显缢缩，管部内壁有方格状网纹。全草含挥发油约3%，根茎及根含挥发油约6%。油中含甲基丁香酚，反式异甲基丁香酚及榄香素。此外，尚含卡枯醇（kakuol）。

2. 西北、西南部分地区用毛细辛 *A. himalaicum* Hook. f. et Thoms. 的带根全草作细辛使用。本品根茎细长，节较疏离；叶通常1~4片，两面都散生细毛，花污黄色带紫红斑纹，花被管短，上部3深裂，裂片长达1cm；花柱合生，柱头6裂。现从本种的挥发油中已分离出十多种成分，如 α－菲兰烯（α－phellandr－ene）、醋酸龙脑脂（bornyl acetate）、长松叶烯（longifolene）、金合欢醇、对伞花烃、对苯二甲酸乙酯、榄香素等。

3. 研究表明，细辛的主要成分为挥发油。其中根挥发油的含量极高（约占90%以上），茎叶含挥发油极少；且茎叶在细辛全草中所占比重约为45%。可见，细辛用根或用带根的全草，其挥发油的含量是截然不同的，这是导致细辛古今毒性和用量差异的重要原因之一。为此《中国药典》规定，细辛的药用部位为根及根茎。

4. 传统药用细辛在初春2月或仲秋8月采挖，此时其根部营养物质最为丰富，其药用化学成分的含量也较高；同时在细辛的传统加工方法中，要除去非药用部位地上部分和根头部根茎，只留根部作为药用，所以其用量较小（1~3g）。而药材收购部门对细辛要求收购全草，而挖全细辛的地下须根比采全其地上部分及根头部根茎要困难一点，因此药农大都在细辛地上部分生长茂盛的"夏季果熟期或初秋"季节采集，所采细辛多数叶全根残，其药用化学成分的含量较低，故用量也应适当增大（通常可在5~8g）。综上所述，关于细辛的用量不应拘泥于历代用量"细辛不过钱"的说法。

扫码"学一学"

扫码"看一看"

大黄 Dahuang

Rhei Radix et Rhizoma

【本草考证】 大黄始载于《神农本草经》，列为下品。陶弘景曰："大黄，其色也。将军之号，当取其骏快也。"关于产地，吴普谓："生蜀郡北部或陇西（今甘肃）。八月采根，根有黄汁"。关于形态，苏颂谓："以蜀川锦纹者佳。正月内生青叶，似蓖麻，大者如扇。根如芋，大者如碗，长一二尺。……四月开黄花，亦有青红似荞麦花者"。关于品种，唐《新修本草》记载："幽（今河北）并以此者渐细，力气不及蜀中者。"《本草纲目》和《植物名实图考》的大黄附图，其叶片均有接近中裂的掌状分裂，再看其地理分布，可以认为历代本草所指的大黄主要为现今的掌叶大黄等正品大黄。本品外表面色黄棕，断面灰黄色，个大，故名。

【来源】 为蓼科（Polygonaceae）植物掌叶大黄 *Rheum palmatum* L.、唐古特大黄 *R. tanguticum* Maxim. ex Balf. 或药用大黄 *R. officinale* Baill. 的干燥根及根茎。

【植物形态】

（1）掌叶大黄　多年生草本。根及根茎肥厚。茎直立，中空。基生叶具长柄，叶片掌状半裂，裂片3~5（~7），每一裂片有时再羽裂或具粗齿，上面无毛，下面被柔毛；茎生叶较小，有短柄；托叶鞘膜质筒状。圆锥花序顶生；花小，紫红色或带红紫色；花被6片，长约1.5mm，两轮排列；雄蕊9枚；花柱3。瘦果有三棱，沿棱有翅，棕色。花期6~7

月，果期 7~8 月。

（2）唐古特大黄　与上种相似，主要区别为叶片深裂，裂片通常窄长，呈三角状披针形或窄线形。

（3）药用大黄　与上两种的主要区别为：叶片浅裂，浅裂片呈大齿形或宽三角形。花较大，黄白色，长 2mm。

【产地】掌叶大黄主产于甘肃、青海、西藏、四川等地，多为栽培，产量占大黄的大部分。唐古特大黄主产于青海、甘肃、西藏及四川，野生或栽培。药用大黄主产于四川、贵州、云南、湖北等地，栽培或野生，产量较少。

【采收加工】通常选择生长 3 年以上的植物，秋末地上部分枯黄或次春植株发芽前采挖，除去泥土，切去地上茎及细根，刮去粗皮（忌用铁器），切瓣或段干燥。

【性状鉴别】呈类圆柱形、圆锥形或块片状，长 3~17cm，直径 3~10cm。除尽外皮者表面黄棕色至红棕色，有的可见类白色网状纹理（系类白色薄壁组织夹有红棕色射线所形成），或有部分棕褐色栓皮残留。质坚实，断面淡红棕色或黄棕色，颗粒性。断面根茎髓部宽广，有星点（异常维管束）环列或散在；根形成层环明显，木质部发达，具放射状纹理，无星点。气清香，味苦而微涩，嚼之粘牙，有砂粒感，唾液染成黄色。（图 8-8）

饮片：呈不规则类圆形厚片或块，大小不等。外表皮黄棕色或棕褐色，有纵皱纹及疙瘩状隆起。切面黄棕色至淡红棕色，较平坦，有明显散在或排到成环的星点，有空隙。（图 8-8）

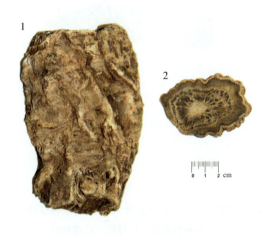

图 8-8　大黄药材与饮片图
1. 药材　2. 饮片

【显微鉴别】

（1）根茎横切面　①木栓层及皮层大多已除去，偶有残留。②韧皮部射线宽 1 至数列细胞，内含棕色物。韧皮部中有黏液腔。③形成层环明显。④木质部导管非木化，常 1 至数个相聚，稀疏排列。⑤髓部宽广，有异常维管束散在，其形成层呈环状，外侧为木质部，内侧为韧皮部，射线呈星状射出，韧皮部中有黏液腔，内含红棕色物质。⑥薄壁细胞含淀粉粒及大型草酸钙簇晶。（图 8-9，图 8-10）

（2）粉末　黄棕色。①草酸钙簇晶大而多，直径 20~190μm，棱角大多短钝。②导管多为网纹，并有具缘纹孔、螺纹及环纹导管，非木化，直径 11~140μm。③淀粉粒甚多，单粒类球形或多角形，直径 3~45μm，脐点大多呈星状；复粒由 2~8 分粒组成（图 8-11）。

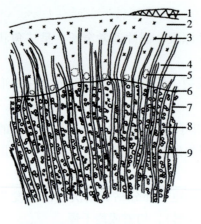

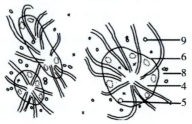

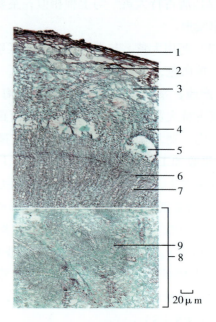

图 8-9　大黄根茎横切面简图

1. 木栓层　2. 皮层　3. 簇晶　4. 韧皮部　5. 黏液腔
6. 形成层　7. 射线　8. 木质部　9. 导管

图 8-10　大黄根茎横切面详图

1. 木栓层　2. 簇晶　3. 皮层　4. 韧皮部　5. 黏液腔
6. 形成层　7. 木质部　8. 髓　9. 异常维管束

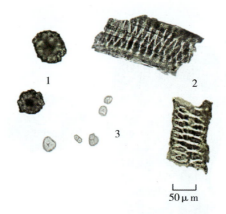

图-11　大黄（掌叶大黄）粉末特征图

1. 草酸钙簇晶　2. 导管　3. 淀粉粒

【化学成分】

（1）游离蒽醌衍生物　大黄酸（rhein）、大黄素（emodin）、大黄酚（chrysophanol）、芦荟大黄素（aloe-emodin）、大黄素甲醚（physcion）等，为大黄的抗菌成分。

	R	R_1
大黄酚	—CH_3	—H
芦荟大黄素	—CH_2OH	—H
大黄酸	—COOH	—H
大黄素	—CH_3	—OH
大黄素甲醚	—CH_3	—OCH_3

（2）结合性蒽醌衍生物　番泻苷 A、B、C、D、E、F（sennoside A，B，C，D，E，F），大黄素、芦荟大黄素和大黄酚的双葡萄糖苷及其葡萄糖苷（rheinoslde A，B，C，D），系大黄的主要泻下成分，其中以番泻苷作用最强。

92

（3）尚含鞣质类物质 4.32% ~ 10.59%，为收敛成分，其中没食子酰葡萄糖、没食子酸、d - 儿茶素等，没食子酸及 d - 儿茶素亦为止血成分。从各种大黄中已分离并鉴定的化合物达 130 余种。

（4）掌叶大黄根茎含蒽醌衍生物总量为 1.01% ~ 5.19%，其中游离状态的为 0.14% ~ 0.75%，结合状态的为 0.87% ~ 4.44%。唐古特大黄根茎含蒽醌衍生物总量为 1.14% ~ 4.36%，其中游离状态的为 0.30% ~ 1.20%，结合状态的为 0.82% ~ 3.16%。药用大黄根茎含蒽醌衍生物总量为 3.0% ~ 3.37%，其中游离状态的为 1.24% ~ 1.31%，结合状态的为 1.69% ~ 2.13%。

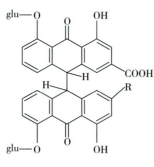
番泻苷A　R＝COOH
番泻苷C　R＝CH₂OH

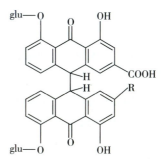
番泻苷B　R＝COOH
番泻苷D　R＝CH₂OH

【理化鉴别】

（1）取本品粉末的稀乙醇浸出液，滴于滤纸上，再滴加稀乙醇，扩散后呈黄色至淡棕色环，置紫外光灯（365nm）下观察，呈棕色至棕红色荧光，不得显持久的亮紫色荧光（检查土大黄苷）。

（2）取本品粉末少量，进行微量升华，可见菱状针晶或羽状结晶。继续加碱液，结晶溶解并显红色。

（3）取本品粉末的甲醇提取液，加盐酸回流水解，用乙醚萃取水解液，蒸干，再加三氯甲烷溶解作为供试品溶液。以大黄对照药材和大黄酸对照品作对照，用硅胶 H 薄层板，以石油醚（30 ~ 60℃）- 甲酸乙酯 - 甲酸（15：5：1）的上层溶液为展开剂，置紫外灯（365nm）下检视。供试品色谱中，在与对照药材色谱相应的位置上，显相同的 5 个橙黄色荧光斑点；在与对照品色谱相应的位置上，显相同的橙黄色荧光斑点，置氨蒸气中熏后，斑点变为红色。

【质量评价】

（1）经验鉴别　以外表黄棕色、体重、质坚实、锦纹及星点明显、有油性、气清香、味苦而不涩、嚼之发黏者为佳。

（2）土大黄苷　取本品粉末的甲醇超声提取液作为供试品溶液。以土大黄苷对照品作对照，用聚酰胺薄膜，以甲苯 - 甲酸乙酯 - 丙酮 - 甲醇 - 甲酸（30：5：5：20：0.1）为展开剂展开，置紫外灯（365nm）下检视，与对照品色谱相应的位置上，不得显相同的亮蓝色荧光斑点。

（3）水分不得过 15.0%；总灰分不得过 10.0%。

（4）浸出物　照水溶性浸出物热浸法测定，水溶性浸出物不得少于 25.0%。

（5）含量测定　照高效液相色谱法测定，含总蒽醌以芦荟大黄素（$C_{15}H_{10}O_5$）、大黄酸

（$C_{15}H_8O_6$）、大黄素（$C_{15}H_{10}O_5$）、大黄酚（$C_{15}H_{10}O_4$）和大黄素甲醚（$C_{16}H_{12}O_5$）的总量计，不得少于1.5%。照高效液相色谱法测定，含游离蒽醌以芦荟大黄素（$C_{15}H_{10}O_5$）、大黄酸（$C_{15}H_8O_6$）、大黄素（$C_{15}H_{10}O_5$）、大黄酚（$C_{15}H_{10}O_4$）和大黄素甲醚（$C_{16}H_{12}O_5$）的总量计，不得少于0.20%，饮片不得少于0.35%。

【性味功效】性寒，味苦。泻下攻积，清热泻火，凉血解毒，逐瘀通经，利湿退黄。

知识拓展

易混品种有同属植物藏边大黄 *R. emodi* Wall.、河套大黄（波叶大黄）*R. hotaoense* C. Y. Cheng et C. T. Kao、华北大黄 *R. fnanzenbachii* Münt、天山大黄 *R. wittrochii* Lundstr. 等的根和根茎，在部分地区或民间称"山大黄"或"土大黄"。其根茎的横断面除藏边大黄外均无星点。一般均含土大黄苷（rhaponticin），在紫外光灯（365nm）下显蓝紫色荧光。

关于大黄根茎横切面星点排列方式的问题，历来认为南北大黄星点排列及大小是不同的。以此作为种之间的区别点。研究证明：3种正品大黄根茎横切面星点的排列分布情况是相同的，只是所切部位的不同而有异（顶端、中部、下部）。非正品大黄无星点。

拳 参 Quanshen

Bistortae Rhizoma

本品为蓼科（Polygonaceae）植物拳参 *Polygonum bistorta* L. 的干燥根茎。药材呈扁平圆柱形，弯曲成虾状，长6~13cm，直径1~2.5cm。表面紫褐色，有较密的环节及残留须根，一面隆起，一面较平坦或略有凹槽。质硬，断面近肾形，浅棕红色，有黄白色维管束细点排成断续环状。气微，味苦、涩。以粗大、坚硬、断面浅红棕色者为佳。粉末特征：①木栓细胞多角形，含棕红色物；②草酸钙簇晶甚多；③有具缘纹孔导管、网纹导管及螺纹导管；④纤维长梭形，壁较厚，木化，孔沟明显；⑤淀粉粒单粒椭圆形、卵形或类圆形，直径5~12μm。性微寒，味苦、涩。清热解毒，消肿，止血。

知识拓展

同科属植物耳叶蓼 *P. manshuriense* V. Petr. ex Komar. 的根茎亦做拳参入药。此外，尚有毛耳叶蓼 *P. attenuatum* V. Petr.（吉林）、倒根蓼 *P. ochotense* V. Petr.（吉林长白山）、狐尾蓼 *P. alopecuroides* Turcz.（内蒙古）、珠芽蓼 *P. viviparum* L.（吉林、内蒙古、陕西、甘肃、青海、新疆）、亮果蓼 *P. nitens*（Fisch. et Mey.）V. Petr.（甘肃、青海、新疆）、太平洋蓼 *P. pacificum* V. Petr.（东北）等。

虎 杖 Huzhang

Polygoni Cuspidati Rhizoma et Radix

本品为蓼科（Polygonaceae）植物虎杖 *Polygonum cuspidatum* Sieb. et Zucc. 的干燥根茎及根。药材呈圆柱形小段或不规则厚片，长1~7cm，直径0.5~2.5cm。外皮棕褐色，有纵皱纹及须根痕，根茎有节，节间长2~3cm。质坚硬，不易折断。断面皮部薄，棕褐色，木部宽广，棕黄色，射线呈放射状，皮部与木部较易分离。根茎髓中有隔或呈空洞状。气微，味微苦、涩。以粗状、坚实、断面色黄者为佳。饮片为不规则厚片。外表皮棕褐色，有时可见纵皱纹及须根痕；切面皮部较薄，木部宽广，棕黄色，射线放射状，皮部与木部较易分离；根茎髓中有隔或呈空洞状，质坚硬。气微，味微苦、涩。

粉末特征：①草酸钙簇晶极多，较大，直径 30 ~ 100μm；②石细胞淡黄色，类方形或类圆形，有的呈分枝状，常 2 ~ 3 个相连，直径 24 ~ 74μm，有纹孔，胞腔内充满淀粉粒；③木栓细胞多角形，胞腔充满红棕色物；④有具缘多孔导管。性微寒，味微苦。利湿退黄，清热解毒，散瘀止痛，止咳化痰。

何 首 乌 Heshouwu

Polygoni Multiflori Radix

扫码"学一学"

【本草考证】始载于《开宝本草》，谓："根大如拳，有赤白二种。赤者雄，白者雌。"苏颂谓："春生苗，蔓延竹木墙壁间，茎紫色，叶叶相对如薯蓣，而不光泽。夏秋开黄白花……结子有棱，似荞麦而细小……秋冬取根，大者如拳……有赤白二种。"赤者即指本品。

【来源】为蓼科（Polygonaceae）植物何首乌 *Polygonum multiflorum* Thunb. 的干燥块根。

【植物形态】多年生缠绕藤本，根细长，末端成肥大的块根，红褐色至暗褐色。茎基部略木质，中空，上部多分枝。叶互生，卵形或心形，长 4 ~ 8cm，宽 2.5 ~ 5cm，先端渐尖，基部心形或箭形，全缘或微带波状；叶柄长；托叶鞘膜质，褐色。圆锥花序顶生或腋生；小花梗具节，基部具膜质苞片；花小而密；花被绿白色，5 裂，大小不等，外轮 3 片背部有翅；雄蕊 8，短于花被；雌蕊 1，柱头 3 裂，头状。瘦果椭圆形，有 3 棱，黑色，光亮，包于翅状花被内。花期 8 ~ 10 月，果期 9 ~ 11 月。

【产地】主产于河南、湖北、广西、广东等省区。

【采收加工】栽培者 3 ~ 4 年收获，秋季落叶后或早春萌发前采挖。除去茎藤，将根挖出，洗净泥土，大的切成 2cm 左右的厚片，小的不切。晒干或烘干即成。

【性状鉴别】呈团块状或不规则纺锤形。长 6 ~ 15cm，直径 4 ~ 12cm。表面红棕色或红褐色，皱缩不平，有浅沟，并有横长皮孔样突起及细根痕。体重，质坚实，不宜折断，断面浅黄棕色或浅红棕色，粉性，皮部有 4 ~ 11 个类圆形异型维管束，环列，形成"云锦花纹"，中央木部较大，有的呈木心。气微，味微苦而甘涩。（图 8 - 12）

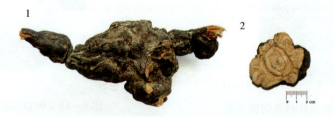

图 8 - 12　何首乌药材与饮片图
1. 药材　2. 饮片

饮片：呈不规则的厚片或块。外表皮红棕色或红褐色，皱缩不平，有浅沟，并有横长皮孔样突起及细根痕。切面浅黄棕色或浅红棕色，显粉性。横切面有的皮部可见"云锦花纹"，中央木部较大，有的呈木心。气微，味微苦而甘涩。（图 8 - 12）

【显微鉴别】

（1）横切面　①木栓层为数列细胞，含红棕色物质。②韧皮部较宽，散有类圆形异常维管束 4～11 个，外韧型。③中央维管束形成层成环，导管较少，有管胞及少数木纤维，中心为初生木质部。薄壁细胞含有淀粉粒及草酸钙簇晶。（图 8 – 13，图8 – 14）

（2）粉末　黄棕色。①淀粉粒众多，单粒呈球形或半球形等，直径 4～50μm，脐点裂缝人字形、星状或三叉状，层纹不明显，复粒由 2～9 分粒组成。②草酸钙簇晶众多，直径 10～160μm，偶见簇晶与较大方晶合生。③棕色细胞类圆形或椭圆形，壁稍厚，内含棕色物。④具缘纹孔导管直径 17～178μm。有时可见木纤维。⑤棕色块散在（图8 – 15）。

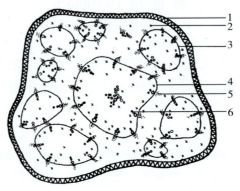

图 8 – 13　何首乌块根横切面简图

1. 木栓层　2. 草酸钙簇晶　3. 异型维管束

4. 形成层　5. 韧皮部　6. 木质部

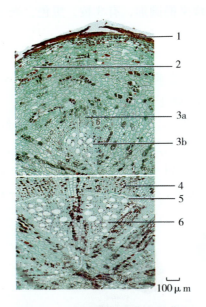

图 8 – 14　何首乌块根横切面详图

1. 木栓层　2. 草酸钙簇晶　3. 异型维管束

3a. 韧皮部　3b. 木质部　4. 韧皮部

5. 形成层　6. 木质部

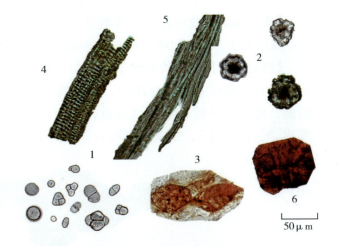

图 8 – 15　何首乌粉末特征图

1. 淀粉粒　2. 草酸钙簇晶　3. 棕色细胞

4. 导管　5. 木纤维　6. 棕色块

【化学成分】块根含蒽醌类化合物 1.1%，主为大黄酚、大黄素以及大黄素甲醚、大黄酸、大黄酚蒽酮（chrysophanol anthrone）。又含芪类化合物：2，3，5，4′ – 四羟基二苯乙烯 – 2 – O – β – D – 葡萄糖苷（2，3，5，4′ – tetrahydroxystilbene – 2 – O – β – D – glucoside）、白藜芦醇（resveratrol）、云杉新苷（piceid）、2，3，5，4′－四羟基二苯乙烯－2－O－β－D－葡萄糖苷－2″－O－没食子酸酯（2，3，5，4′－tetrahydroxystilbene－2－O－β－D－glucoside－2″－O－monogalloyl ester）、2，3，5，4′－四羟基二苯乙烯－2－O－β－D－葡萄糖苷－3‴－O－没食子酸酯（2，3，5，4′－tetrahydroxystilbene－2－O－β－D－glucoside－3″－O－monogalloyl ester）。还含没食子酸（gallic acid）、右旋儿茶精（catechin）、右旋表儿茶精（epicatechin）、3－O－没食子酰左旋儿茶精（3－O－galloyl（－）－catechin）、3－O－没食子酰左旋表儿茶精（3－O－galloyl（－）－epicatechin）、3－O－没食子酰原矢车菊素B－2（3－O－galloyl－procyanidinB－2）、3，3′－二－O－没食子酰原矢车菊素B－2（3，3′－di－O－galloyl－procyanidinB－2）和β－谷甾醇（β－sitosterol）含卵磷脂（lecithin）约3.7%等。

【理化鉴别】

（1）粉末微量升华得黄色杆状或针簇状结晶，遇碱液显红色。

（2）取本品粉末的乙醇回流提取液作为供试品溶液。以何首乌对照药材作对照，用硅胶H薄层板，以三氯甲烷－甲醇（7∶3）为展开剂展开约3.5cm，取出，晾干，再以三氯甲烷－甲醇（20∶1）为展开剂展开约7cm，取出，晾干，置紫外灯下（365nm）下检视。供试品色谱中，在与对照药材色谱相应的位置上，显相同颜色的荧光斑点。

【质量评价】

（1）经验鉴别　以体重、质坚实、粉性足者为佳。

（2）水分不得过10.0%；总灰分不得过5.0%。

（3）含量测定　照高效液相色谱法测定（避光操作），本品含2，3，5，4′－四羟基二苯乙烯－2－O－β－D－葡萄糖苷（$C_{20}H_{22}O_9$）不得少于1.0%；药材含结合蒽醌以大黄素（$C_{15}H_{10}O_5$）和大黄素甲醚（$C_{16}H_{12}O_5$）的总量计，不得少于0.10%，饮片不得少于0.05%。

【性味功效】性微温，味苦、甘、涩。解毒，消痈，截疟，润肠通便。

📖 知识拓展

同科植物翼蓼 *Pteroxyonum giraldii* Dammer et Diels 和毛脉蓼 *Polygonum cillincrve* （Nakai）Ohwi 的块根，前者习称"红药子"，后者习称"朱砂七"，在有的地区曾混作何首乌使用，应注意鉴别。二者断面皮部均无"云锦花纹"。

附：

首乌藤 Polygoni Multiflori Caulis

为何首乌 *Polygonum multiflorum* Thunb. 的干燥藤茎。秋、冬两季割取，除去残叶，捆成把干燥，药材呈细长圆柱形，稍扭曲，直径4～7mm，表面紫红色或紫褐色，有突起的皮孔小点，栓皮易成片脱落，节部略膨大，有侧枝痕。质脆，易折断，断面皮部紫红色，木部黄白色或淡棕色，具多数小孔（导管），中央髓部类白色。气微，味微苦、涩。性平，味甘。养血安神，祛风通络。

牛膝 Niuxi

Achyranthis Bidentatae Radix

【本草考证】始载《神农本草经》列为上品。《名医别录》陶弘景曰："其茎有节似牛膝，故以为名"；又谓"生河内川谷及临朐"；"今出近道，蔡州者最长大柔润。"苏颂《图经本草》说得更为全面"今江淮闽粤关中亦有之，然不及怀州者为真。"本草考证古时河内系今河南的黄河以北大部分地区，即古怀庆府治，包括沁阳、武陟、孟县、辉县、博爱县一带，临朐在今山东境内，蔡州为河南汝南。怀牛膝为牛膝中佳品而畅销全国。古代所用怀牛膝与现时久享盛名的四大怀药之一的"怀牛膝"完全吻合。

【来源】为苋科（Amaranthaceae）植物牛膝 *Achyranthes bidentata* Bl. 的干燥根。

【植物形态】多年生草本，高 70 ~ 120cm。根粗壮，圆柱形，土黄色。茎直立，四棱形，疏被柔毛，节膨大。单叶对生，椭圆状披针形，膜质，长 5 ~ 12cm，宽 2 ~ 6cm，先端渐尖，基部宽楔形，全缘，两面疏生细柔毛，有叶柄。花序轴密被长柔毛，花向下折而贴靠总花梗；苞片 1，膜质，宽卵形，具芒；小苞片 2，刺状，近基部两侧各有一卵状膜质小裂片；花被片 5，绿色，披针形，多具 1 中脉；雄蕊 5，退化雄蕊舌状，边缘波状，短于花丝；子房上位。胞果长圆形，黄褐色，光滑。种子长圆形，黄褐色。花期 7 ~ 8 月，果期 9 ~ 11 月。

【产地】主产河南武陟、沁阳等地。河北、山东、山西、江苏、辽宁等省亦产。均为栽培品。分布于除东北以外的全国广大地区。

【采收加工】南方在 11 月下旬至 12 月中旬，北方在 10 月中旬至 11 月上旬下霜后采收。挖取根部，除去须根及泥沙，扎把晒干后，将顶端切齐，晒干或按根的粗细不同，晒至六七成干后，移至室内加盖草席，堆闷 2 ~ 3 日，分级，扎把，晒干。

【性状鉴别】呈细长圆柱形，挺直或稍弯曲，上端稍粗，长 15 ~ 70cm，直径 0.4 ~ 1cm。表面灰黄色或淡棕色，有微扭曲的细纵皱纹、排列稀疏的侧根痕和横长皮孔样的突起。质硬脆，易折断，断面平坦，淡棕色，微呈角质样而油润，中心维管束木质部较大，有黄白色小点（异常维管束）断续排列成 2 ~ 4 轮同心环。气微、味微甜而稍苦涩。（图 8 - 16）

饮片：呈圆柱形的段。外表皮灰黄色或淡棕色，有微细的纵皱纹及横长皮孔。质硬脆，易折断，受潮变软。切面平坦，淡棕色或棕色，余与药材断面相同。气味同药材。

【显微鉴别】

（1）根横切面　①木栓层为数列扁平细胞，切向延伸。②栓内层较窄。③异常维管束断续排列成 2 ~ 4 轮，最外轮的维管束较小，有的仅 1 至数个导管；维管束外韧型，束间形成层除最外轮有的明显外，向内各轮均不明显；木质部有导管、木纤维和木薄壁细胞。④中央有正常维管束，初生木质部二原型。少数薄壁细胞含草酸钙砂晶。（图 8 - 17）

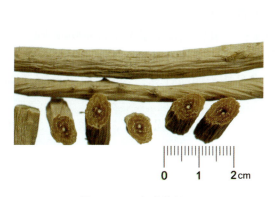

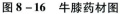

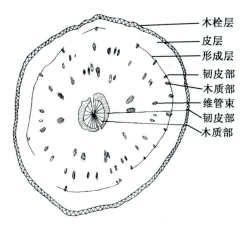

木栓层
皮层
形成层
韧皮部
木质部
维管束
韧皮部
木质部

图 8 - 16　牛膝药材图　　　　　　**图 8 - 17　牛膝根横切面简图**

（2）粉末　土黄色。①薄壁细胞含草酸钙砂晶。②导管网纹、单纹孔或具缘纹孔。③木纤维较长，壁微木化，胞腔大，具单斜纹孔。④木薄壁细胞长方形，微木化，有的具单纹孔或网纹增厚。⑤木栓细胞类长方形，淡黄色。（图 8 - 18）

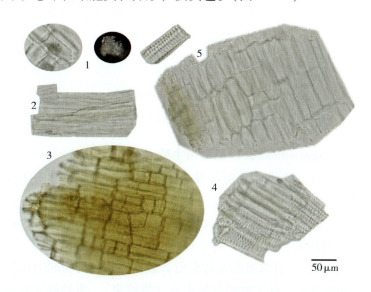

50 μm

图 8 - 18　牛膝粉末特征图

1. 草酸钙砂晶　2. 木纤维　3. 木栓细胞　4. 导管　5. 薄壁细胞

【化学成分】　含三萜皂苷类，如齐墩果酸及其苷类；又含多种多糖类，如一种具抗肿瘤活性的多糖，一种水溶性寡糖（Abs），及一种肽多糖（ABAB）等；还含蜕皮甾酮（ecdysterone）、牛膝甾酮（inokosterone）、红苋甾酮（rubrosterone）等；尚含氨基酸类，如精氨酸（arginine）、苏氨酸（threonine）等及生物碱、香豆素类等。

【理化鉴别】

（1）取药材断面，置紫外光灯下观察，显黄色荧光；滴加 1% NH_4OH 后，显淡黄绿色荧光。

（2）取本品甲醇提取液的 D101 型大孔吸附树脂柱的洗脱液，作为供试品溶液。牛膝对照药材、β - 蜕皮甾酮对照品、人参皂苷 Ro 对照品为对照。硅胶 G 薄层板。以三氯甲烷 - 甲醇 - 水 - 甲酸（7：3：0.5：0.05）为展开剂。喷 5% 香草醛硫酸溶液，在 105℃ 加热显色。供试品色谱中，在与对照药材色谱和对照品色谱相应的位置上，显相同颜色的斑点。

【质量评价】

（1）经验鉴别　以根长、肉肥、皮细、黄白色者为佳。

（2）水分不得过 15.0%；总灰分不得过 9.0%；二氧化硫残留量不得过 400mg/kg。

（3）浸出物　照醇溶性浸出物热浸法测定，用水饱和正丁醇作溶剂，不得少于6.5%。

（4）含量测定　按照高效液相色谱法测定。本品按干燥品计算，含 β–蜕皮甾酮（$C_{27}H_{44}O_7$）不得少于 0.030%。

【性味功效】　性平，味苦、甘、酸。逐瘀通经，补肝肾，强筋骨，利尿通淋，引血下行。

知识拓展

在少数地区尚用同属植物柳叶牛膝 *Achyranthes longifolia* Mak. 的根作土牛膝药用。植株高约 1～2m。叶片呈披针形或狭披针形，下面常呈紫红色。根较粗短，新鲜时断面紫红色，别名"红牛膝"。产于湖南、湖北、江西、四川等地。根含皂苷、齐墩果酸、脱皮甾酮、熊果酸等。

土牛膝为同属植物粗毛牛膝 *Achyranthes aspera* L. 的根。其主根较短，分枝较多。分布于福建、广东、广西、四川、贵州、江西等地。广东以其全草入药。

川 牛 膝 Chuanniuxi

Cyathulae Radix

【来源】　为苋科（Amaranthaceae）植物川牛膝 *Cyathula officinalis* Kuan 的干燥根。

【产地】　主产于四川、贵州、云南等地。生于海拔 500m 以上的山林边缘或山坡草丛中。

【采收加工】　秋冬植株枯萎时挖根，栽培品以播种后3～4年采收为佳。

【性状鉴别】　呈圆柱形，微扭曲，向下略细或有少数分枝，长 25～60cm，直径0.5～3cm。表面棕黄色或灰褐色。有纵皱纹及侧根痕，散在多数横向突起的皮孔。质坚韧、不易折断，断面黄白色或棕黄色，有多数淡黄色小点（维管束），排列成数轮同心环。气微、味甜。（图 8–19）

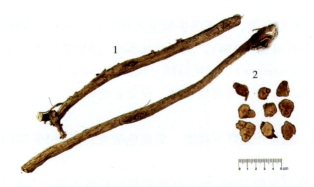

图 8–19　川牛膝药材与饮片图

1. 药材　2. 饮片

饮片：呈圆形或椭圆形薄片。外表皮黄棕色或灰褐色。切面浅黄色至棕黄色。可见多数排列成数轮同心环的黄色点状维管束。气微，味甜。

【显微鉴别】 根横切面 ①木栓层细胞 15～20 列。②栓内层细胞数列，皮层狭窄。③中柱大，有异常维管束断续排列成 3～8 轮同心环；三生维管束外韧型，断续排列成 4～11 轮；无束间形成层；木质部由导管及木纤维组成，强烈木化。④中央有正常维管束，初生木质部二原型；薄壁细胞含草酸钙砂晶及方晶。⑤具缘纹孔导管直径 10～80μm，纹孔圆形或横向延长呈长圆形，互列，排列紧密，有的导管末端呈梭形。⑥纤维长条形，弯曲，末端渐尖，直径 8～25μm，壁厚 3～5μm。纹孔呈单斜纹孔或人字形，也可见具缘纹孔，纹孔口交叉成十字形，孔沟明显，疏密不一。

【化学成分】 含甾醇类化合物：杯苋甾酮（cyasterone）、异杯苋甾酮（isocyasterone）、5－表杯苋甾酮（s－epicyasterone）、羟基杯苋甾酮（sengosterone）、苋菜甾酮 A 和 B（amarasterone）、头花杯苋甾酮（capisterone）、后甾酮（Poststerone）、羟基促脱甾酮（eodysterone）及前杯苋甾酮（precyasterone）。

【理化鉴别】

（1）根的断面置紫外光灯下观察，显淡蓝色荧光。

（2）取粉末，滴加冰醋酸及浓硫酸，显紫红色。

（3）取本品粉末甲醇提取液，过中性氧化铝柱，制备供试品溶液。以川牛膝对照药材、杯苋甾酮对照品作为对照。硅胶 G 薄层板。以三氯甲烷－甲醇（10：1）为展开剂。喷以 10% 硫酸乙醇溶液在 105℃加热至斑点显色清晰，置紫外光灯（365nm）下检视。供试品色谱中，在与对照药材色谱和对照品色谱相应的位置上，显相同颜色的荧光斑点。

【质量评价】

（1）经验鉴别 以条粗状、质柔韧、分枝少、纤维性弱者为佳。

（2）水分不得过 16.0%；总灰分不得过 8.0%。

（3）浸出物 照水溶性浸出物测定法项下的冷浸法测定，不得少于 65.0%。

（4）含量测定 照高效液相色谱法测定，本品按干燥品计算，含杯苋甾酮（$C_{29}H_{44}O_8$）不得少于 0.030%。

【性味功效】 性平，味甘、微苦。逐瘀通经，通利关节，利尿通淋。

🔗 **知识拓展**

> 同属植物麻牛膝 Cyathula capitata（Wall.）Moq. 的根在四川、云南、贵州等省也称川牛膝入药。其植物形态与川牛膝相似，常有混用。但本品花球团干后呈暗褐色，退化雄蕊先端深裂或近流苏状。药材较粗短，外皮灰褐色或棕红色，折断面纤维性较强。味甘、后苦麻刺舌。

牛膝和川牛膝性状鉴别对比表

药材名	牛膝	川牛膝
来源	苋科植物牛膝 Achyranthes bidentata Bl. 的干燥根	苋科植物川牛膝 Cyathula officinalis Kuan 的干燥根
形状	细长圆柱形	近圆柱形，微扭曲或有少数分枝
大小	长 15～70cm，直径 0.4～1cm	长 25～60cm，直径 0.5～3cm
表面	灰黄色或淡棕色，皮孔较细小	棕色或灰褐色，有多数横长突起的皮孔
质地	质硬脆，易折断	质坚韧，不易折断，易纵向撕裂
气味	气微、味甜	气微，味甜

商 陆 Shanglu

Phytolaccae Radix

【来源】 为商陆科（Phytolaccaceae）植物商陆 *Phytolaccaacinosa* Roxb. 和垂序商陆 *Phytolaccaamericana* L. 的干燥根。

【产地】 商陆主产于河南、湖北、安徽等地。垂序商陆产于山东、浙江、江西等地。

【采收加工】 直播的在播种后 2~3 年收获，育苗移栽的在移栽后 1~2 年收获。冬季倒苗时采挖，割去茎杆，挖出根部，洗净，横切成 1cm 厚的薄片，晒或炕干。

【性状鉴别】 为横切或纵切的不规则块片，厚薄不等。外皮灰黄色或灰棕色。横切片弯曲不平，边缘皱缩，直径 2~8cm；切面浅黄棕色或黄白色，木部隆起，形成数个突起的同心性环轮。纵切片弯曲或卷曲，长 5~8cm，宽 1~2cm，木部呈平行条状突起。质硬。气微，味稍甜，久嚼麻舌。（图8-20）

饮片：①生商陆同药材。②醋商陆：形如商陆片（块）。表面黄棕色，微有醋香气，味稍甜，久嚼麻舌。

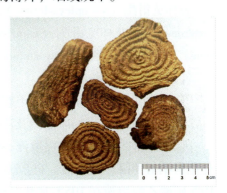

图 8-20　商陆饮片图

【显微鉴别】 商陆根（直径约 1.5cm）横切面　①木栓层为数列至 10 余列棕黄色细胞。②皮层较窄。③维管组织为三生构造，有数层同心性形成层环，每环有几十个维管束；异常维管束断续排列成数轮同心性环纹；维管束外韧型，形成层连接成环；木质部有导管、木纤维和木薄壁细胞。④中央有正常维管束，木质部细胞呈放射状排列；薄壁细胞含草酸钙针晶束，长 40~72μm，并含淀粉粒。

【化学成分】

1. **商陆**　含商陆皂苷（esculentoside）A、B、C、D、E（即是美商陆苷 G, phytolaccoside G）、F、H、K、L、O、P、Q、J、M、I、N 及 G，商陆种酸（esculentic acid）、美商陆酸（phytolaccagenic acid），2-羟基商陆酸（jaligonicacid, demethyl phytolaccagenin），美商陆皂苷元（phytolaccagenin），脂酸部分包括棕榈酸（palmitic acid）、硬脂酸（stearic acid）及肉豆蔻酸（myristic acid）。

2. **垂序商陆**　含美商陆苷（phytolaccaside）A、B（即是美商陆皂苷 G, phytolaccasaponin G）、D、E（即是美商陆皂苷 E）、G（即是商陆苷 E）、D_2、F，美商陆皂苷 B，美商陆皂苷元，商陆酸、美商陆酸，齐墩果酸（oleanolic acid），还含美商陆毒素（phytolaccatoxin），美商陆根抗病毒蛋白（PAP-R, pokeweed antiviral protein from roots），美商陆根抗真菌蛋白 R_1、R_2（pokeweed antifungal protein R_1、R_2）和有丝分裂原（mitogen）。

【理化鉴别】

（1）95% 乙醇回流提取液，蒸干，残渣用冰醋酸 1ml 和醋酐 1ml 溶解，再滴加浓硫酸，立即显红棕色，两小时内不褪色。（检查三萜皂苷）

（2）粉末用稀乙醇超声提取作为供试品溶液。以商陆皂苷甲为对照品。硅胶 G 薄层板，以三氯甲烷-甲醇-水（7:3:1）的下层溶液为展开剂，喷以 10% 硫酸乙醇溶液，加热至斑点显色清晰。供试品色谱中，在与对照品色谱相应的位置上，显相同颜色的斑点。

【质量评价】

（1）经验鉴别　以块片大，色白者为佳。

（2）杂质不得过2%；水分不得过13.0%；酸不溶性灰分不得过2.5%。

（3）浸出物　照水溶性浸出物测定法的冷浸法测定，不得少于10.0%。

（4）含量测定　照高效液相色谱法测定，本品按干燥品计算含商陆皂苷甲（$C_{42}H_{66}O_{16}$）不得少于0.15%。

【性味功效】性寒，味苦。逐水消肿，通利二便，外用解毒散结。

银 柴 胡 Yinchaihu

Stellariae Radix

【来源】为石竹科（Caryophyllaceae）植物银柴胡 *Stellariadichotoma* L. *var. lanceolata* Bge. 的干燥根。

【产地】主产宁夏、甘肃、陕西、内蒙古、河北等地。生于干燥草原及山坡石缝中，亦有栽培。

【采收加工】春、夏间植株萌发或秋后茎叶枯萎时采挖；栽培品于种植后第三年9月中旬或第四年4月中旬采挖，除去残茎、须根及泥沙，晒干。

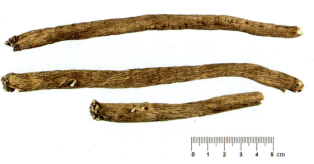

图 8－21　银柴胡药材图

【性状鉴别】呈类圆柱形，偶有分枝，长15~40cm，直径1~2.5cm。表面浅棕黄色至浅棕色，纵皱纹明显，向下渐成左扭曲状，疏具孔状凹陷，习称"砂眼"。顶端根头部略膨大，有茎痕及不育芽苞，习称"珍珠盘"。质硬而脆，易折断，断面有裂隙，皮部甚薄，木部有黄、白色相间的放射状纹理。气微，味甘。（图8－21）

栽培品有分枝，下部多扭曲，直径0.6~1.2cm。表面浅棕黄色或浅黄棕色，纵皱纹细腻明显，细支根痕多呈点状凹陷。几无砂眼。根头部有多数疣状突起。折断面质地较紧密，几无裂隙，略显粉性，木部放射状纹理不甚明显。味微甜。

饮片：呈类圆形厚片。外表皮黄白色或淡黄色，有纵皱纹。切面淡黄色或黄白色，较疏松，有裂隙，皮部甚薄，木部有黄、白色相间的放射状文理。气微，味甘。

【显微鉴别】根横切面：①木栓层细胞10余列，黄棕色。②栓内层细胞多切向延长。③维管束外韧型，韧皮部较狭窄，木质部宽广，占横切面的大部。木射线明显，细胞数列至10余列。薄壁细胞有草酸钙砂晶，以射线细胞中为多见。

【化学成分】含有菠菜甾醇（α－spinasterol）、豆甾－7－烯醇（stigmast－7－enol）、银柴胡环肽Ⅰ（stellaria cyclopetide Ⅰ）、豆甾醇（stigmasterol）、β－谷甾醇（β－sitosterol）等。

【理化鉴别】

（1）取粉末加无水乙醇浸渍，滤过。取滤液置紫外光灯（365nm）下观察，显亮蓝微带紫色的荧光。

（2）取粉末甲醇超声提取液。照紫外－可见分光光度法测定，在270nm波长处有最大吸收。其他伪品则无，可与混用品、伪品区别。

【质量评价】

（1）经验鉴别　以根条细长、表面黄白色并显光泽、顶端有"珍珠盘"、质细润者为佳。

（2）酸不溶性灰分不得过5.0%。

（3）浸出物　照醇溶性浸出物测定法的冷浸法测定，用甲醇作溶剂，不得少于20.0%。

【性味功效】性微寒，味甘。清虚热，除疳热。

🔗 知识拓展

同科植物如下。

（1）灯心蚤缀 Arenaria juncea. Bieb. 分布于浙江、江苏、安徽、山东、天津、辽宁。本品根头有残基，主根上部有多数密集的细环纹。镜检薄壁细胞含较多的草酸钙簇晶及少量砂晶。本属植物多含皂苷。断面荧光为亮蓝绿色。

（2）旱麦瓶草 Silene jenisseensis Willd. 分布于吉林、河北、河南、山东、江苏、上海、广西、贵州。本品根头顶端有少数细小疣状突起。镜检薄壁细胞含大量草酸钙簇晶。断面荧光亮蓝色。

（3）丝石竹 Gypsophila oldhamiana Miq. 又名霞草，分布于甘肃、山西、河南、山东等省。商品多已除去外皮。根横切面具异常构造，有3～4轮同心性维管束环层，维管束外韧型，束间形成层不明显。薄壁细胞含草酸钙簇晶及砂晶。断面荧光为浅蓝色。

此外，窄叶丝石竹 Gypsophila licentiana Hand. - Mazz. 分布于甘肃；蝇子草 Silene fortunei Vis. 分布于甘肃等地在上述地区也作银柴胡入药，称山银柴胡。应注意鉴别。

太子参 Taizishen

Pseudostellariae Radix

【来源】为石竹科（Caryophyllaceae）植物孩儿参 Pseudostellaria heterophylla（Miq.）Pax et Hoffm. 的干燥块根。

【产地】主产江苏、山东、河南、湖北、湖南等地。生于林下肥沃阴湿地或阴湿山坡石缝中，有栽培。

【采收加工】6月下旬植株枯萎时采挖块根，洗净，放入沸水中略烫后晒干；也可直接晒干。

【性状鉴别】呈细纺锤形或细长条形，稍弯曲。长3～10cm，直径0.2～0.6cm。顶端有茎痕，下部渐细呈尾状。表面黄白色，较光滑，微有皱纹，凹陷处有须根痕，质硬而脆，断面平坦淡黄白色，角质样，晒干者类白色，有粉性。气微、味微甘。（图8-22）

【显微鉴别】横切面：①木栓层细胞数列。②皮层细胞多切向延长。③韧皮部较窄；形成层成环；木质部占根的大部分，导管稀疏径向排列，呈放射状，中央有初生木质部导管。薄壁细胞中充满淀粉粒，有的薄壁细胞含草酸钙簇晶。

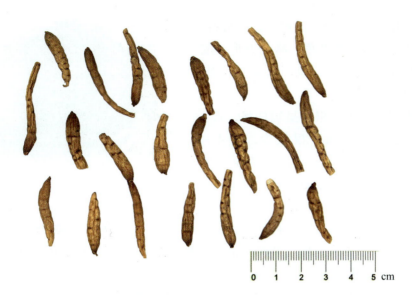

图 8-22　太子参药材图

【化学成分】　含太子参环肽（heterophyllin）A 及 B、棕榈酸（软脂酸）（palmitic acid）、山崳酸（behenic acid）、亚油酸（linoleic acid），另含糖、氨基酸，微量元素等。

【理化鉴别】　粉末甲醇提取液作为供试品溶液。太子参对照药材，同法制成对照药材溶液。硅胶 G 薄层板，以正丁醇-冰醋酸-水（4∶1∶1）为展开剂，喷以 0.2% 茚三酮乙醇溶液，在 105℃ 加热至斑点显色清晰。供试品色谱中，在与对照药材色谱相应的位置上，显相同颜色的斑点。

【质量评价】

（1）经验鉴别　以条粗、色黄白者为佳。

（2）水分不得过 14.0%；总灰分不得过 4.0%。

（3）浸出物　照水溶性浸出物测定法的冷浸法测定，不得少于 25.0%。

（4）含量测定　照高效液相色谱法测定，本品按干燥品计算，含太子参环肽 B（$C_{40}H_{58}N_8O_8$）不得少于 0.020%。

【性味功效】　性平，味甘、微苦。益气健脾，生津润肺。

威 灵 仙 Weilingxian

Clematidis Radix et Rhizoma

【来源】　为毛茛科（Ranunculaceae）植物威灵仙 *Clematis chinensis* Osbeck.、棉团铁线莲 *Clematis hexapetala* Pall. 或东北铁线莲 *Clematis mandshurica* Rupr. 的干燥根及根茎。

【产地】　威灵仙主产于江苏、浙江、江西、安徽等省；棉团铁线莲主产于东北及山东省。东北铁线莲主产于东北地区。生于山坡灌木丛中、杂林下或林边。

【采收加工】　秋季挖根，去净茎叶，洗净泥土，晒干或切段后晒干。

【性状鉴别】

（1）威灵仙　根茎横长呈圆柱形，长 1.5~10cm，直径 0.3~1.5cm，两侧及下方着生多数细根；表面淡黄色至棕褐色，顶端常残留木质茎基；质较坚韧，断面纤维性。根长圆柱形，稍弯曲，长 7~15cm，直径 0.1~0.3cm，表面棕褐色或黑褐色，有细纵纹，有的皮部脱落，露出黄白色木部。质硬脆，易折断，断面皮部较广，木部淡黄色，略呈方形，皮部与木部间常有裂隙。气微、味淡。（图8－23）

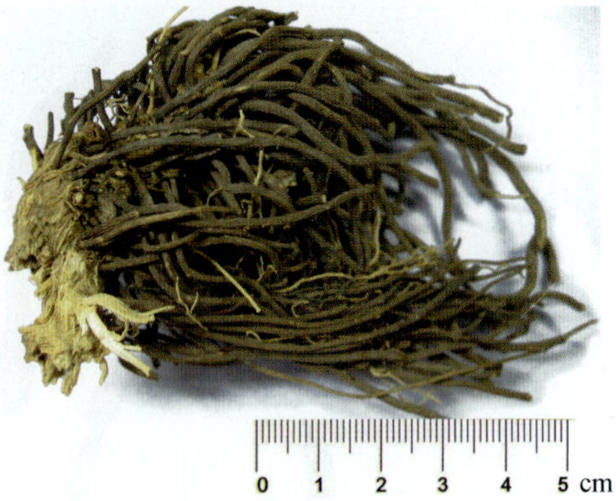

（2）棉团铁线莲　根茎呈短柱状，长1~4cm，直径0.5~1cm。根较少，长4~20cm，直径0.1~0.2cm；表面棕色至棕黑色；断面木心细小，占根直径的1/2以下。味咸。

（3）东北铁线莲　根茎呈柱形，长1~

图8－23　威灵仙药材图

11cm，直径0.5~2.5cm。根众多细长如马尾状，长5~23cm，直径0.1~0.4cm；表面棕黑色或棕褐色。味辛辣。

饮片：呈不规则的段。表面黑褐色、棕褐色或棕黑色，有细纵纹，有的皮部脱落，露出黄白色木部。切面皮部较广，木部淡黄色，略呈方形或近圆形，皮部与木部间常有裂隙。

【显微鉴别】

（1）威灵仙根横切面　①表皮细胞一列，外壁增厚，棕黑色。②皮层宽，为薄壁组织，外皮层及内皮层均明显。③维管束外韧型，老根的韧皮部外侧有韧皮纤维束及石细胞，纤维直径18~43μm。木质部细胞均木化。薄壁细胞含淀粉粒。

（2）棉团铁线莲根横切面　多径向延长，紧接外皮层的1~2列细胞壁稍增厚，无韧皮纤维束及石细胞。

（3）东北铁线莲根横切面　外皮层细胞径向延长，老根略切向延长；韧皮部外侧偶有纤维及石细胞。

【化学成分】威灵仙根含原白头翁素（protoanemonin）及以常春藤皂苷元（hederagenin）、表常春藤皂苷元（epihederagenin）和齐墩果酸（oleanolic acid）为苷元的皂苷：威灵仙－23－O－阿拉伯糖皂苷（CP_0）、威灵仙单糖皂苷（CP_1）、威灵仙二糖皂苷（CP_2）、威灵仙三糖皂苷（CP_3）、威灵仙三糖皂苷（CP_4）、威灵仙三糖皂苷（CP_5）、威灵仙三糖皂苷（CP_6）、威灵仙四糖皂苷（CP_7）、威灵仙四糖皂苷（CP_8）、威灵仙五糖皂苷（CP_9）、威灵仙五糖皂苷（CP_{10}）、威灵仙－23－O－葡萄糖皂苷（CP_{2a}）、威灵仙表二糖皂苷（CP_{3a}）、威灵仙四糖皂苷（CP_{7a}）、威灵仙四糖皂苷（CP_{8a}）、威灵仙五糖皂苷（CP_{9a}）、威灵仙五糖皂苷（CP_{10a}）、威灵仙二糖皂苷（CP_{2b}）、威灵仙二糖皂苷（CP_{3b}）。

【理化鉴别】

（1）取药材甲醇提取液（1:2）放入试管内，蒸去甲醇，加入醋酐1ml，沿管壁滴加浓硫酸则两液交界面处产生红色环，最后变成蓝色。（检查三萜皂苷）。

（2）取药材粗粉苯提取液，回收至干，放凉加入1%盐酸羟胺及10%氢氧化钾（1:1）混合液，加入10%盐酸到pH3~4后，再加入1%三氯化铁溶液1~2ml，则产生红色沉淀。（检查白头翁素）。

（3）取本品乙醇盐酸提取液的石油醚萃取液蒸干，残渣用无水乙醇使溶解，作为供试品溶液。齐墩果酸为对照品，硅胶G薄层板，以甲苯－乙酸乙酯－甲酸（20:3:0.2）为展开剂。喷以10%硫酸乙醇溶液，在105℃加热至斑点显色清晰。供试品色谱中，在与对照品色谱相应的位置上，显相同颜色的斑点。

【质量评价】

（1）经验鉴别 均以条均匀，质坚硬，断面灰白色者为佳。

（2）水分不得过 15.0%；总灰分不得过 10.0%；酸不溶性灰分不得过 4.0%。

（3）浸出物 照醇溶性浸出物测定法项下的热浸法测定，用乙醇作溶剂，不得少于 15.0%。

（4）含量测定 照高效液相色谱法测定。按干燥品计算，含齐墩果酸（$C_{30}H_{48}O_3$）不得少于 0.30%。

【性味功效】 性温，味辛、咸。祛风湿，通经络。

🔗 **知识拓展**

1. 除上述三种外，铁线莲属尚有多种植物根作威灵仙用。①毛柱铁线莲 *Clematis meyeniana* Walp. 又名南铁线莲、吹风藤、老虎须藤（广西）。分布于浙江、江西、福建、台湾、湖南南部、广东、广西、四川、贵州、云南。②铁线莲 *Clematis florida* Thunb. 分布于江苏、浙江、湖北、湖南、广东、广西等地。③柱果铁线莲 *Clematis uneinata* Clampex Benth [*C. hounata* Champ. Ex Benth *var. biternata* W. T. Wang] 分布于陕西南部、江苏宜兴、安徽南部、浙江、江西、福建、台湾、湖南、广东、广西、四川、贵州、云南南部。④圆锥铁线莲 *C. terniflora* DC. 分布于江苏、安徽、浙江、江西、湖北等地。⑤毛蕊铁线莲 *C. lasiandra* Max-vn. 又名丝瓜花，分布于陕西、甘肃、安徽、江西、浙江、湖南、广东、广西、四川、云南等地。⑥山木通 *C. finetiana* Levl. et Vant. 又名铁皮威灵仙，分布于河南、江苏、安徽、浙江、江西、福建、湖北、湖南、贵州、四川、云南，其根茎也作"威灵仙"药用。

2. 北方各省有用百合科植物短梗菝葜 *Smilax scobinicaulis* C. H. Wright 或华东菝葜（粘鱼须）*Smilax sieboldii* Miq. 等的根和根茎作威灵仙药用，别名铁丝威灵仙。

川 乌 Chuanwu

Aconiti Radix

【来源】 为毛茛科（Ranunculaceae）植物乌头 *Aconitum carmichaeli* Debx. 的干燥主根（母根）。

【产地】 主要栽培于四川。分布于辽宁南部、河南、陕西、甘肃、山东、江苏、安徽、浙江、江西、湖北、湖南、广东、广西、四川、贵州、云南。生于山地草坡或灌木丛中。

【采收加工】 6 月下旬至 8 月上旬采挖。除去地上部分茎叶，摘下子根（附子），取主根（川乌）。

【性状鉴别】 呈不规则圆锥形，稍弯曲，顶端常有残茎，中部多向一侧膨大，长 2～7.5cm，直径 1.2～2.5cm。表面棕褐色或灰棕色，皱缩，有瘤状侧根及子根痕。质坚实，断面类白色或浅灰黄色，形成层环多角形。气微，味辛辣、麻舌。（图 8-24）

饮片：制川乌为不规则或长三角形的片。表面黑褐色或黄褐色，有灰棕色形成层环纹。体轻，质脆，断面有光泽。气微，微有麻舌感。

【显微鉴别】

（1）根横切面 ①后生皮层为黄色木栓化细胞。②皮层细胞切向延长，偶有石细胞，类长方形，胞腔较大；有时可见根迹维管束。内皮层明显。③韧皮部宽广，散有筛管群。④形成层常呈多角形环。⑤木质部导管位于形成层内侧，多单列或略呈"V"字形排列。

⑥髓部明显。薄壁细胞充满淀粉粒。皮层有时可见根迹维管束。

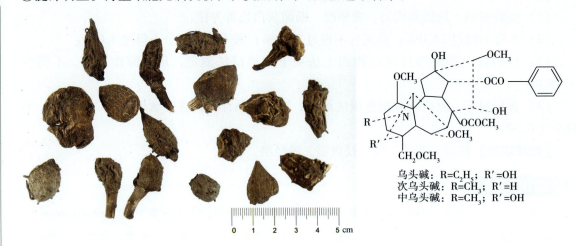

乌头碱：R=C₂H₅；R'=OH
次乌头碱：R=CH₃；R'=H
中乌头碱：R=CH₃；R'=OH

图 8-24　川乌药材图

（2）粉末　灰黄色，淀粉粒单粒球形，长圆形或肾形，直径 3～22μm；复粒由2～15分粒组成。石细胞近无色或淡黄绿色，呈类长方形、类方形、多角形或一边斜尖，直径 49～117μm，长 113～280μm，壁厚 4～13μm，壁厚者层纹明显，纹孔较稀疏。后生皮层细胞棕色，有的壁成瘤状增厚突入细胞腔。导管淡黄色，主为具缘纹孔，直径 29～79μm，末端平截或短尖，穿孔位于端壁或侧壁，有的导管分子粗短拐曲或纵横连接。

【化学成分】含多种生物碱，如乌头碱（aconitine）、次乌头碱（hypaconitine）、中乌头碱（mesaconitine）、脂乌头碱（lipoaconitine）、脂次乌头碱（lipohypaconitine）、脂中乌头碱（lipomesaconitine）等，还含有乌头多糖（aconitan）A、B、C、D 等。

【理化鉴别】

（1）取川乌粉末用乙醚提取总碱，点样。碱性氧化铝（pH 为 9.5，过 200 目筛）加石膏及水（6:1:8）铺板，120～140℃活化 1 小时。展开剂为乙醚-石油醚（10:1）。以中乌头碱、乌头碱、次乌头碱为对照品。用碘蒸气熏，斑点均显棕色，供试品色谱中，在与对照品色谱相应位置上，显相同颜色斑点。

（2）取粉末乙醇浸渍液，滤过，滤液置水浴上蒸干，加 2% 醋酸，搅拌，滤过，滤液中加碘化汞钾试液 2 滴，产生黄色沉淀。（检查生物碱）

（3）取乙醚超声提取液挥干，残渣加二氯甲烷，作为供试品溶液。以乌头碱、次乌头碱及新乌头碱的异丙醇-三氯甲烷（1:1）混合液为对照品溶液。硅胶 G 薄层板，以正己烷-乙酸乙酯-甲醇（6.4:3.6:1）为展开剂，喷以稀碘化铋钾试液。供试品色谱中，在与对照品色谱相应位置上，显相同颜色斑点。

【质量评价】

（1）经验鉴别　以饱满、质坚实、断面色白者为佳。

（2）水分不得过 12.0%；总灰分不得过 9.0%；酸不溶性灰分不得过 2.0%。

（3）含量测定　照高效液相色谱法测定。本品按干燥品计算，含乌头碱（$C_{34}H_{47}NO_{11}$）、次乌头碱（$C_{33}H_{45}NO_{10}$）和新乌头碱（$C_{33}H_{45}NO_{11}$）的总量应为 0.050%～0.17%。

【性味功效】性热，味辛、苦。有大毒。祛风除湿，温经止痛。

部分地区川乌为乌头的子根。其母根则作草乌用。

草乌 Caowu

Aconiti Kusnezoffii Radix

【来源】 为毛茛科（Ranunculaceae）植物北乌头 *Aconitum kusnezoffii* Reichb. 的干燥块根。

【产地】 主产于东北、华北。生于山地、丘陵、草坡或疏林、草甸上。

【采收加工】 晚秋或早春采收，将地下部分挖出，剪去根头部，洗净，晒干。

【性状鉴别】 母根不规则长圆锥形，略弯曲，长 2~7cm，直径 0.6~1.8cm。顶端常有残茎及不定根痕，有的顶端一侧有一枯萎的芽，一侧有一圆形或扁圆形不定根残基。表面灰褐色或黑棕色，有纵皱纹、点状根痕及数个瘤状侧根。子根与母根形相似，表面较光滑，质硬，难折断，断面灰白色或暗灰色，有裂隙，环纹多角形或类圆形，髓部较大或中空。气无，味辛辣、麻舌。（图 8 - 25）

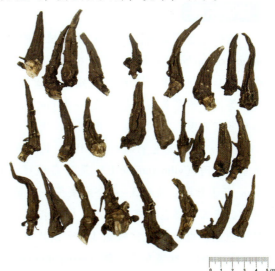

图 8 - 25　草乌药材图

饮片：制草乌。本品呈不规则圆形或近三角形的片。表面黑褐色，有灰白色多角形形成层环和点状维管束，并有空隙，周边皱缩或弯曲。质脆。气微，味微辛辣，稍有麻舌感。

【显微鉴别】

（1）根横切面　北乌头根与川乌相似，但皮层中石细胞较多，单个或 2~5 个成群，类长方形或长圆形。母根的形成层外侧有韧皮纤维群。

后生皮层为 7~8 列棕黄色栓化细胞；皮层有石细胞，单个散在或 2~5 个成群，类长方形、方形或长圆形，胞腔大；内皮层明显。韧皮部宽广，常有不规则裂隙，筛管群随处可见。形成层环呈不规则多角形或类圆形。木质部导管 1~4 列或数个相聚，位于形成层角隅的内侧，有的内含棕黄色物。髓部较大。薄壁细胞充满淀粉粒。

（2）粉末　灰棕色。淀粉粒单粒类圆形，直径 2~23μm；复粒由 2~16 分粒组成。石细胞无色，与后生皮层细胞连结的显棕色，呈类方形、类长方形、类圆形、梭形或长条形，直径 20~133（234）μm，长至 465μm，壁厚薄不一，壁厚者层纹明显，纹孔细，有的含棕色物。后生皮层细胞棕色，表面观呈类方形或长多角形，壁不均匀增厚，有的呈瘤状突入细胞腔。

【化学成分】 含中乌头碱（mesaconitine）、次乌头碱（hypaconitine）、乌头碱（aconitine）、3 - 去氧乌头碱（3 - deoxyaconitine）、北草乌碱（beiwutine）等。

【理化鉴别】 取粉末乙醚超声提取液挥干，残渣加二氯甲烷使溶解，作为供试品溶液。

以乌头碱对照品、次乌头碱对照品、新乌头碱对照品的异丙醇－三氯甲烷（1：1）混合溶液为对照品溶液。硅胶 G 薄层板，以正己烷－乙酸乙酯－甲醇（6.4：3.6：1）为展开剂，喷以稀碘化铋钾试液。供试品色谱中，在与对照品色谱相应的位置上，显相同颜色的斑点。

【质量评价】

（1）经验鉴别　均以个大、质坚实、断面灰白色者为佳。

（2）杂质不得过5%；水分不得过12.0%；总灰分不得过6.0%。

（3）含量测定　照高效液相色谱法测定。本品按干燥品计算，含乌头碱（$C_{34}H_{47}NO_{11}$）、次乌头碱（$C_{33}H_{45}NO_{10}$）和新乌头碱（$C_{33}H_{45}NO_{11}$）的总量应为 0.10% ～ 0.50%。

【性味功效】性热，味辛、苦。有大毒。祛风除湿，温经止痛。

知识拓展

据研究全国各地区有同属 21 种植物的块根作草乌用，主要有：①乌头（野生种）*Aconitum carmichaeli* Debx. 主产于中南、西南各地。根纺锤形至倒卵形，表面灰褐色，有皱纹及突起的须根痕，上部有茎残基。②黄草乌 *Aconitum vilmorinianum* Kom. 主产于云南、贵州等地。根呈长圆锥形，长 5～15cm，直径 1～25cm。表面黑褐色，有多数纵皱纹，顶端有茎基残痕，末端细尖而稍弯曲，横切面：皮层有 1～2 列类长方形石细胞，维管束 5～7 个散列。根含总生物碱约 0.43%，其中有双酯类生物碱：黄草乌碱甲（vilmorianine A）、黄草乌碱丙（vilmorianine C）及滇乌碱（yunaconitine）。③多根乌头 *Aconitum karakolitum* Rap. 产于新疆。块根 3～4 个或更多，呈链状合生，长 4～8cm，直径 0.5～1.5cm，下端渐细。表面棕褐色，有纵皱纹。根横切面：可见皮层极薄，木质部束导管 1～3 列，形成层不明显，根含总生物碱达 1.5%，其中乌头碱可达 0.6%。此外，尚含准噶尔乌头碱（soongorine）、准噶尔乌头胺（soongoramine）、乙酰准噶尔乌头碱、多根乌头定碱（karacolidine）、乌头芬碱（aconifine）等。④瓜叶乌头 *Aconitum hemsleyanum* Pritz. 在四川、湖北部分地区药用。块根呈圆锥形，长约 5cm，直径约 1cm，表面深棕色。横切面：皮层石细胞成群；木质部束排列呈五角形，形成层不明显。根含滇乌碱（yunaconitine）等。⑤展毛乌头 *Aconitum carmichaeli* Debx. var. *truppelianum*（Ulbr.）W. T. Wang et Hsiao，分布于辽宁南部、山东、江苏、浙江北部。⑥黄山乌头 *A. camichaeli* Debx. var. *hwangshanicum* W. T. Wang et Hsiao，分布于安徽南部、浙江西北部、江西东北部。⑦毛叶乌头 *A. carmichaeli* Debx. var. *pubescens* W. T. Wang et Hsiao，分布于陕西西南部、甘肃南部。⑧直喙乌头 *A. transsectum* Diels.，分布于云南西北部，以上几种植物的块根也作"草乌头"入药。

扫码"学一学"

附 子 Fuzi

Aconiti Lateralis Radix Praeparata

【本草考证】始载于《神农本草经》，列为下品。陶弘景谓："乌头与附子同根。"李时珍谓："附乌头而生者为附子，如子附母也。"本草考证于现今同用。

【来源】为毛茛科（Ranunculaceae）植物乌头 *Aconitum carmichaeli* Debx.（栽培品）的侧根（子根）的加工品。

【产地】主产于四川、湖北、湖南等地。

【采收加工】6月下旬至8月上旬挖出全株，抖去泥沙，摘取子根（附子），去掉须根，即是"泥附子"，需立即加工。其加工品有3种：①选择个大、均匀的泥附子，洗净，浸入食用胆巴的水溶液中，过夜，再加食盐，继续浸泡，每日取出晒晾，并逐渐延长晒晾时间，直到表面出现大量结晶盐粒（盐霜）、质地变硬为止，习称"盐附子"。②取泥附子，洗净，浸入食用胆巴的水溶液中数日，连同浸液煮至透心，捞出，水漂，纵切成厚约5mm的片，再用水浸漂，用调色液使附片染成浓茶色，取出，蒸至出现油面、光泽后，烘至半干，再晒干或继续烘干，习称"黑顺片"。③选择大小均匀的泥附子，洗净，浸入食用胆巴的水溶液中数日，连同浸液煮至透心，捞出，剥去外皮，纵切成约3mm的薄片，用水浸漂，取出，蒸透，晒干，习称"白附片。"

【性状鉴别】附子根据炮制方法不同，有盐附子、黑顺片、白附片之分。

（1）盐附子　侧根呈圆锥形，长4～7cm，直径3～5cm。顶端宽大，中央有凹陷的根芽痕，周围有瘤状突起的支根或支根痕。质重而坚硬。横切面灰褐色，有充满盐霜的小空隙及多角形环纹，环纹内侧导管束排列不整齐。气微、味咸而麻，刺舌。（图8-26）

（2）黑顺片　为纵切片，上宽下窄，长1.7～5cm，宽0.9～3cm，厚0.2～0.5cm。外皮黑褐色，切面暗黄色，油润光泽，半透明，有纵向导管束。质硬而脆，断面角质样。气微、味淡。（图8-27）

（3）白附片　无外皮，黄白色，半透明，厚约0.3cm。

饮片

（1）淡附片：呈纵切片，上宽下窄，长1.7～5cm，宽0.9～3cm，厚0.2～0.5cm。外皮褐色。切面褐色，半透明，有纵向导管束。质硬，断面角质样。气微，味淡，口尝无麻舌感。

（2）炮附片：形如黑顺片或白附片，表面鼓起黄棕色，质松脆。气微，味淡。

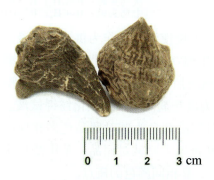

图8-26　盐附子图

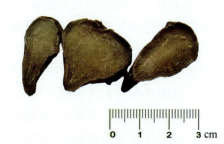

图8-27　黑顺片

【显微鉴别】根横切面：①后生皮层为黄色木栓化细胞。②皮层细胞切向延长，偶有石细胞，类长方形，胞腔较大；有时可见根迹维管束。内皮层明显。③韧皮部宽广，散有筛管群。④形成层常至多角形环。⑤木质部导管位于形成层内侧，多单列或略呈"V"字形排列。⑥髓部明显。薄壁细胞充满淀粉粒。皮层有时可见根迹维管束。（图8-28）

【化学成分】附子含中乌头碱（mesaconitine）、次乌头碱（hypaconitine）、和乌头胺（higenamine）即消旋去甲乌药碱、棍掌碱氯化物（coryneinechloride）、异飞燕草碱（isodelphinine）、乌头碱（aconitine）、苯甲酰中乌头原碱（benzoylmesaconine）、新乌宁碱（neoline）、附子宁碱（fuziline）、去甲猪毛菜碱（salsolinol）、多根乌头碱（karakoline）、北草乌碱（beiwutine）即10-羟基中乌头碱（10-hydroxymesaconitine）等多种生物碱。

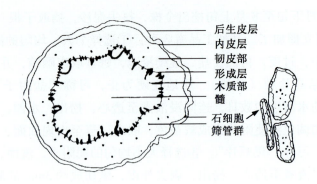

图 8-28　附子横切面简图

附子因系加工品，生品中所含毒性很强的双酯类生物碱，在加工炮制的过程中易水解，失去一分子醋酸，生成毒性较小的单酯类碱苯甲酰乌头胺（benzoylaconine）、苯甲酰中乌头胺（benzoylmesaconine）和苯甲酰次乌头胺（benzoylhypaconine）。如继续水解，则又失去一分子苯甲酸，生成毒性更小的不带酯键的胺醇类碱乌头胺（aconine）、中乌头胺（mesaconine）和次乌头胺（hypaconine）。因此炮制品的附子、川乌及草乌的毒性均较其生品为小。盐附子的毒性比蒸煮过的黑顺片、白附片和淡附片大。

此外，尚含去甲乌药碱（higenamine，dl-de-methylcoclaurine）、去甲猪毛菜碱（salsolinol）均为水溶性强心有效成分，去甲猪毛菜碱（salsolinol）还兼有弱的升压镇痛作用。氯化棍掌碱（coryneine chloride）有强心及升压作用。生附子还含脂类成分约 0.7%，主要为附子酯酸，其次为附子磷脂酸钙、β-谷甾醇及其脂肪酸酯等。中乌头碱为镇痛的主要活性成分。

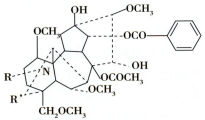

乌头碱：R=C_2H_5；R'=OH
次乌头碱：R=GH_3；R'=H
中乌头碱：R=CH_3；R'=OH

【理化鉴别】

1. 取本品粉末乙醚超声提取液挥干，残渣加二氯甲烷使溶解，作为供试品溶液。苯甲酰新乌头原碱对照品、苯甲酰乌头原碱对照品、苯甲酰次乌头原碱对照品（单酯型生物碱）；再取新乌头碱对照品、次乌头碱对照品、乌头碱对照品（双酯型生物碱）。硅胶 G 薄层板，以正己烷-乙酸乙酯-甲醇（6.4:3.6:1）为展开剂。喷以稀碘化铋钾试液。供试品色谱中，盐附子在与新乌头碱对照品、次乌头碱对照品和乌头碱对照品色谱相应的位置上，显相同颜色的斑点；黑顺片或白附片在与苯甲酰新乌头原碱对照品、苯甲酰乌头原碱对照品、苯甲酰次乌头原碱对照品色谱相应的位置上，显相同颜色的斑点。

【质量评价】

（1）经验鉴别　盐附子以个大、质坚实、灰黑色、表面光滑者为佳。黑顺片以片大、均匀、棕黄色、有光泽者为佳。白附片以片均、黄白色、半透明者为佳。

（2）水分不得过 15%。黑顺片和白附片，总灰分不得过 6.0%，酸不溶性灰分不得过 1.0%。淡附片，总灰分不得过 7.0%，酸不溶性灰分不得过 1.0%。

（3）双酯型生物碱检查　照高效液相色谱法测定，含双酯型生物碱以新乌头碱（$C_{33}H_{45}NO_{11}$）、次乌头碱（$C_{33}H_{45}NO_{10}$）和乌头碱（$C_{34}H_{47}NO_{11}$）的总量计，盐附子、黑顺片、白附片、炮附片不得过 0.020%。淡附片不得过 0.010%。

（4）含量测定　照高效液相色谱法测定，盐附子、黑顺片、白附片、和淡附片，按干燥品计算，含苯甲酰新乌头原碱（$C_{31}H_{43}NO_{10}$）、苯甲酰乌头原碱（$C_{32}H_{45}NO_{10}$）和苯甲酰次乌头原碱（$C_{31}H_{43}NO_9$）的总量，不得少于 0.010%。

【性味功效】　性大热，味辛。有毒，回阳救逆，补火助阳，散寒止痛。

白头翁 Baitouweng

Pulsatillae Radix

【来源】　为毛茛科（Ranunculaceae）植物白头翁 *Pulsatilla chinensis*（Bge.）Regel. 的干燥根。

【产地】　主产于东北、华北及河南、陕西、甘肃、山东、江苏、安徽、湖北、四川。生于平原或低山山坡草地、林缘或干旱多岩石的坡地。

【采收加工】　种植的在第 3、4 年的 3～5 月或 9～10 月采根，一般以 3～5 月采挖的品质较好。采挖出的根，剪去地上部分，保留根头部白色茸毛，洗去泥土，晒干。

【性状鉴别】　呈类圆柱形或圆锥形，长 6～20cm，直径 0.5～2cm。表面黄棕色或棕褐色。具不规则纵皱纹或纵沟，外皮易脱落，露出黄色木部。可见网状裂纹或裂隙。近根头处常有朽状凹洞，根头部稍膨大，顶端残留鞘状叶柄残基，密生白色毛茸。质硬脆，折断面较平坦，黄白色。气微、味微苦涩。（图8－29）

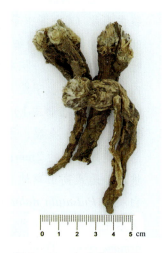

图8－29　白头翁药材图

饮片：呈类圆形的片。外表皮黄棕色或棕褐色，具不规则纵皱纹或纵沟，近根头部切成的片有白色绒毛。切面皮部黄白色或淡黄棕色，木部淡黄色。气微，味微苦涩。

【显微鉴别】

（1）根横切面　①表皮、皮层多已脱落，有的残留部分皮层和内皮层细胞。②韧皮部宽广，外方细胞木栓化，有韧皮纤维单个或数个成束散在，其中偶有石细胞。③形成层呈环。④木质部射线较宽，有木纤维。

（2）粉末　灰棕色。①韧皮纤维长梭形或纺锤形，壁厚，木化，长 100～390μm，直径 16～42μm。②木纤维壁稍厚，木化，长 236～292μm，直径 25～42μm，常与导管伴生。③导管有具缘纹孔、网纹和螺纹，并可见管胞。④根头部的毛茸为单细胞，细长，基部稍膨大。⑤石细胞少见，类长方形。

【化学成分】　含白头翁皂苷 A、B、C、D（pulchinenoside A、B、C、D），白头翁素（anemonin），原白头翁素（protoanemonin），白头翁皂苷 B_4（pulchinenoside B_4）等。

【理化鉴别】

（1）取粗粉的乙醇回流提取浓缩液，加丙酮适量，析出沉淀，滤过，速取沉淀少量置试管中，加醋酐 1ml 溶解，沿管壁加浓硫酸 1ml，则两液交界处显红色或红紫色环。（检查皂苷）。

（2）分别取样品和对照药材甲醇超声提取液。硅胶 G 薄层板，以正丁醇－醋酸－水（4∶1∶2）的上层溶液为展开剂，展开，喷以 10% 硫酸乙醇溶液，在 105℃ 加热至斑点显色清晰。供试品色谱中，在与对照药材色谱相应的位置上，显相同颜色的斑点。

【质量评价】

（1）经验鉴别　以条粗长、质坚实者为佳。

（2）水分不得过13.0%；总灰分不得过11.0%；酸不溶性灰分不得过6.0%。

（3）浸出物　照醇溶性浸出物测定法的冷浸法测定，用水饱和的正丁醇作溶剂，不得少于17.0%。

（4）含量测定　照高效液相色谱法测定，本品按干燥品计算，含白头翁皂苷 B_4（$C_{59}H_{96}O_{26}$）不得少于4.6%。

【性味功效】性寒，味苦。清热解毒，凉血止痢。

知识拓展

商品白头翁来源较复杂，多达20余种不同的植物来源在不同地区作白头翁入药，主要品种如下。

1. 毛茛科白头翁属植物　①细叶白头翁 *Pulsatilla turczaninovii* Kryl. Et Serg. 又名细裂白头翁（《全国中草药汇编》）。与白头翁主要区别在于，基生叶为二至三回羽状复叶，羽片3～4对，细裂，裂片线状披针形或线形，宽1～2mm，成长叶两面无毛或沿叶脉稍被长柔毛。花期5月，果期6月。生于草原或山地草坡或林缘。分布于东北及内蒙古、河北、宁夏。②蒙古白头翁 *Pulsatilla ambigua* Turcz ex Pritz. 又名北白头翁（《东北草本植物志》）、高山白头翁（《新疆中草药》）。与前两种区别在于，基生叶6～8，二回3全裂，末回裂片窄披针形，0.8～15mm，侧生裂片毛柄，近羽状深裂。总苞筒短，长约2mm；花紫色，外面密被绢状毛。花期7月，果期8～9月。生于山坡、沙地或高山草地。分布于黑龙江、内蒙古、甘肃、青海和新疆。此外，还有兴安白头翁 *Pnlsatilla dahurica*（Fisch ex DC.）Apreng. ［*Anemone dahurica* Fisch ex DC.］，又名毛姑朵花（东北）；朝鲜白头翁 *Pulsatilla cernua*（Thunb.）Bercht. Et Oqiz. ［*Anemone cernua* Thunb；*A. Cernua* Thunb *ver. koreana* Yabe ex Nakai；*Pulsatilla koreana* Nakai；*Pulsayilla koreana* Nakai ex Mori］，又名毛姑朵花（东北）；钟萼白头翁 *Pulsatilla campanella* Fisch. ex Regel. ，又名小花白头翁（《新疆中草药》）、阿尔泰白头翁（《全国中草药汇编》）。

2. 蔷薇科植物　翻白草 *Potentilla discolor* Bunge. 的块根或带根全草在华东、华南等地作白头翁用。块根呈纺锤形或圆锥形，表面黄棕色或暗棕色，根头部有叶柄残基及幼叶，密被白色毛茸。断面黄白色。显微鉴别可见草酸钙簇晶及方晶，并含淀粉粒。本品也有止痢作用。委陵菜 *Potentilla chinensis* Ser. 的根或带根全草在华东、华南及西南等地作白头翁使用。根呈圆锥形或圆柱形，表面红棕色至暗棕色，粗糙，栓皮易呈片状剥落，根头部有叶柄残基及茎基，有白色茸毛。断面红棕色。显微鉴别可见木栓层发达，有落皮层，薄壁组织含草酸钙簇晶及细小方晶，导管旁有木纤维束。本品也有止痢作用。

白芍 Baishao

Paeoniae Radix Alba

【本草考证】始载于《神农本草经》，列为中品。马志《蜀本草》曰："此有赤白两种，其花亦有赤白二色"。宋代苏颂《图经本草》曰："芍药有二种……"。《本草纲目》列入草部芳草类，李时珍曰："芍药犹婥约也，……此草花容婥约，故以为名"。今商品芍药亦有

扫码"学一学"

白、赤芍之分。与古代药用相似，但与花色无关。

【来源】为毛茛科（Ranunculaceae）植物芍药 *Paeonia lactiflora* Pall.（栽培品）的干燥根。

【植物形态】多年生草本，高 40～70cm。根肥大，纺锤形或圆柱形，黑褐色。茎直立，上部分枝，基部有数枚鞘状膜质鳞片。叶互生，有长柄；茎下部叶为二回三出复叶，上部叶为三出复叶；小叶狭卵形、椭圆形或披针形，长 7.5～12cm，宽 2～4cm，先端渐尖，基部楔形或偏斜，边缘具白色软骨质细齿，两面无毛，下面沿叶脉疏生短柔毛，近革质。花两性，数朵生茎顶和叶腋，直径 7～12cm，苞片 4～5，披针形；萼片 4，宽卵形或圆形，绿色，宿存；花瓣 9～13，倒卵形，白色或粉红色，栽培品花瓣各色并且重瓣；雄蕊多数，花药黄色；药盘浅杯状，包裹心皮基部，顶端裂片钝圆；心皮 2～5，离生，无毛。蓇葖果卵形或卵圆形，先端外弯成钩状。花期 5～6 月，果期 6～8 月。

【产地】主产于浙江东阳、安徽亳州、四川中江、贵州、山东等地。分布于东北、华北、陕西及甘肃等地。各地多有栽培。

【采收加工】9～10 月采挖栽培 3～4 年生的根，除去地上茎及泥土，水洗，放入开水中煮 5～15 分钟至无硬心，用竹刀刮去外皮，晒干或去皮后再煮，晒干。

【性状鉴别】呈圆柱形，长 5～18cm，直径 1～2.5cm，表面浅棕红色或类白色，光滑，隐约可见横长皮孔及纵皱纹，有细根痕或残留棕褐色的外皮。质坚实，不易折断，断面较平坦，类白色或微带棕红色，角质样，形成层环明显，木部有放射线纹理。气微、味微苦而酸。（图 8-30）

饮片：多呈类圆形的薄片。表面淡棕红色或类白色。切面微带棕红色或类白色，形成层环明显，可见稍隆起的筋脉纹呈放射状排列。气微，味微苦、酸。

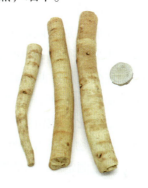

图 8-30　白芍药材图

【显微鉴别】粉末：类黄白色。①薄壁细胞含糊化淀粉粒。糊化淀粉粒团块甚多。②草酸钙簇晶较多，直径 11～35μm，存在于薄壁细胞中，有的一个细胞含 2 至数个簇晶，也有含晶细胞纵列成行。③木纤维长梭形，直径 15～40μm，壁厚，微木化，具大的圆形纹孔。④导管为具缘纹孔或网纹，导管直径 20～65μm。（图 8-31）

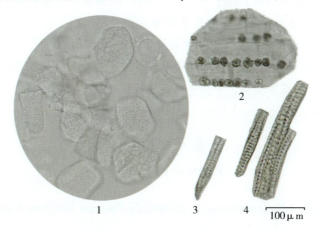

图 8-31　白芍粉末特征图

1. 含糊化淀粉粒的薄壁细胞　2. 草酸钙簇晶

3. 木纤维　4. 导管

【化学成分】 含白芍苷（albiflorin），芍药苷（paeonifolrin），芍药新苷（lactoflorin），芍药内酯（paeonilactone）A、B、C，氧化芍药苷（oxypaeoniflorin），苯甲酰芍药苷（benzoylpaeonifolrin），芍药苷元酮（paeoniflorigenone），没食子酰芍药苷（galloylpaeonifolrin）。从根的鞣质中分得 1，2，3，6 - 四 - O - 没食子酰基葡萄糖（1，2，3，6 - tetra - O - galloyl - β - D - glucose）、（1，2，3，4，6 - 五 - O - 没食子酰基葡萄糖（1，2，3，4，6 - penta - O - galloyl - β - D - glucose）及相应的六 - O - 没食子酰基葡萄糖和七 - O - 没食子酰基葡萄糖等。还含右旋儿茶精（catechin）及挥发油。挥发油主含苯甲酸（benzoic acid）、牡丹酚（paeonol）及其他醇类和酚类成分等。

【理化鉴别】

（1）粉末水浸液，点于滤纸上，置紫外光灯（365nm）下观察，显蓝色荧光。

（2）取粉末乙醇浸液作为供试品溶液。芍药苷对照品乙醇液，作为对照品溶液。硅胶G 薄层板，以三氯甲烷 - 乙酸乙酯 - 甲醇 - 甲酸（40∶5∶10∶0.2）为展开剂。喷以 5% 香草醛硫酸溶液，加热至斑点显色清晰。供试品色谱中，在与对照品色谱相应的位置上，显相同的蓝紫色斑点。

【质量评价】

（1）经验鉴别　以根粗、坚实、无白心或裂隙者为佳。

（2）水分不得过 14.0%；总灰分不得过 4.0%。

（3）重金属及有害元素　铅不得过 5mg/kg；镉不得过 1mg/kg；砷不得过 2mg/kg；汞不得过 0.2mg/kg；铜不得过 20mg/kg。

（4）二氧化硫残留量　不得过 400mg/kg。

（5）浸出物　照水溶性浸出物测定法的热浸法测定，不得少于 22.0%。

（6）含量测定　照高效液相色谱法测定，本品按干燥品计算，含芍药苷（$C_{23}H_{28}O_{11}$）不得少于 1.6%。

【性味功效】 性微寒，味苦酸。养血调经，敛阴止汗，柔肝止痛，平抑肝阳。

知识拓展

（1）本品变种毛果芍药 Paeonia lactiflora Pall. var. trichocarpa（Bge.）Stern［P. albiflora Pall var. trichocarpa Bge. P. Yui Fang］又名毛蕊芍药（《东北药用植物志》）。与芍药的主要区别是：心皮和幼果密生柔毛，成熟的蓇葖果疏被柔毛。生于山地灌木丛中。分布于东北、内蒙古、河北、山西等地。各地多有栽培。

（2）有的植物分类学家认为芍药应从毛茛科中分出，单列为芍药科（Paeoniaceae），如《药用植物学》，姚振生主编，中国中医药出版社出版。

赤芍 Chishao

Paeoniae Radix Rubra

【来源】 为毛茛科（Ranunculaceae）植物芍药 Paeonia lactiflora Pall、川赤芍 P. veitchii Lynch 的干燥根。

【产地】 芍药主产于内蒙古和东北等地，河北、陕西、山西、甘肃等省亦产。川赤芍主产于四川省，甘肃、陕西、青海、云南等省亦产。生于海拔 1800～3700m 山坡疏林或林边路旁。

【采收加工】8~9月采挖，去除地上部分及须根泥土，晾晒至半干时，扎成小捆，晒至足干。

【性状鉴别】呈圆柱形，稍弯曲，长5~40cm，直径0.5~3cm。表面棕褐色，粗糙，有纵沟及皱纹，并有须根痕及横向皮孔，有的外皮易脱落。质硬而脆，易折断，断面粉白色或粉红色，皮部窄，木部放射状纹理明显，有的有裂隙。气微香，味微苦、酸涩。（图8-32）

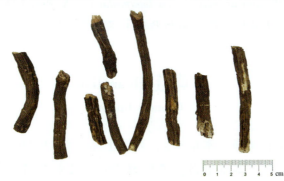

图8-32　赤芍药材图

饮片：为类圆形切片，外表皮棕褐色。切面粉白色或粉红色，皮部窄，木部放射状纹理明显，有的有裂隙。

【显微鉴别】横切面：木栓层为数列棕色细胞。栓内层薄壁细胞切向延长。韧皮部较窄。形成层成环。木质部射线较宽，导管群作放射状排列，导管旁有木纤维。薄壁细胞含草酸钙簇晶，并含淀粉粒。

【化学成分】

1. **芍药**　见"白芍"。

2. **川赤芍**　含芍药苷（paeoniflorin），还含微量的苯甲酰芍药苷（benzoyl paeoniflorin）。

【理化鉴别】取本品粉末乙醇提取液作为供试品溶液。芍药苷对照品乙醇溶液作为对照品溶液。硅胶G薄层板，以三氯甲烷–乙酸乙酯–甲醇–甲酸（40：5：10：0.2）为展开剂。喷以5%香草醛硫酸溶液，加热至斑点显色清晰。供试品色谱中，在与对照品色谱相应的位置上，显相同的蓝紫色斑点。

【质量评价】

（1）经验鉴别　以条粗长、断面粉白色、粉性大者为佳。

（2）含量测定　照高效液相色谱法测定，按干燥品计算，本品含芍药苷（$C_{23}H_{28}O_{11}$）不得少于1.8%。

【性味功效】性微寒，味苦。清热凉血，散瘀止痛。

🔗 **知识拓展**

有的地区尚用同属其他植物的根作赤芍用，但质量较差。如以下品种。

（1）草芍药 *Paeonia obovata* Maxim. 又名卵叶芍药（《东北药用植物志》），山芍药（东北）、野芍药（通称）。

（2）毛叶草芍药 *Paeonic obovata* Maxim var. *willmottiae*（Stapf）Stern［*P. willmottiae* Stapf］又名毛叶芍药（《中国高等植物图鉴》）。

（3）美丽芍药 *Paeonia mairei* Levl. ［*P oxypetala* Hand Mazz.；*P mairei* Levl. *f. oxypetala*（Hand.‒Mazz.）Fang］又名狗头芍药（陕西）、小山芍药（《甘肃中草药手册》）。

（4）窄叶芍药 *Paeonia anomala* L. ［*P. anomala* L. var *nudicarpa* Huth］又名西北草芍药（《全国中草药汇编》）或毛果芍药、臭牡丹《新疆中草药》。与川芍药形态相似。

（5）块根芍药 *Paeonia anomala* L. var *intermedia*（C. A. Mey.）O. et B. Fedtsch. ［*P. intermedia* C. A. Mey. Ex Ledeb.；*P. hybrida* Pall.］又名新疆芍药、臭牡丹《新疆中草药》。

扫码"学一学"

黄 连 Huanglian

Coptidis Rhizoma

【本草考证】始载于《神农本草经》，列为上品。《名医别录》记载："黄连生巫阳川谷及蜀郡太山之阳。"《本草纲目》李时珍谓："汉末李当之本草，惟取蜀郡黄肥而坚实者为善。……以雅州、眉州者为良"，又谓"其根连珠而色黄，故名。"古今用药一致。

【来源】为毛茛科（Ranunculaceae）植物黄连 *Coptis chinensis* Franch、三角叶黄连 *C. deltoidea* C. Y. Cheng et Hsiao 或云连 *C. teeta* wall. 的干燥根茎。药材依次习称"味连""雅连""云连"。

【植物形态】

1. **黄连** 多年生草本。根茎黄色，常有分枝。叶基生，具长柄，卵状三角形，3全裂。花葶1~2，二歧或多歧聚伞花序，花3~8，萼片5，黄绿色，花瓣线形，或线状披针形，雄蕊多数，外轮雄蕊比花瓣略短；心皮8~12，离生。蓇葖果。

2. **三角叶黄连** 与黄连相似，主要区别为根茎黄色，不分枝或少分枝。叶片卵形，3全裂。雄蕊长约为花瓣之半。

3. **云连** 与黄连相似，主要区别为根茎黄色，较少分枝。叶片卵状三角形，3全裂。花瓣匙形至卵状匙形，先端钝。

【产地】味连主产于四川，重庆、湖北；陕西、湖南、甘肃、贵州等地也有栽培。商品有"北岸味连"（长江北岸）和"南岸味连"（长江以南）之分。雅连产于四川，均为栽培。云连主产于云南及西藏，原系野生，现有栽培。

【采收加工】味连（栽培4~6年）秋季采挖，以第5年采挖为好。除去地上部分及泥土，一般采用烘干法干燥，在"撞笼"内撞去须根。云连在干燥后，再喷水使表面湿润，干燥。

【性状鉴别】

1. **药材**

（1）味连 多弯曲有分枝，集聚成簇，常弯曲，形如鸡爪，习称"鸡爪黄连"。单枝根茎长3~6cm，直径0.3~0.8cm。表面灰黄色或黄褐色，粗糙，有不规则结节状隆起及须根或须根痕，有的节间表面平滑如茎杆，习称"过桥"，上部残留棕色鳞叶或叶柄残基，常有残余的茎或叶柄。质坚硬，断面不整齐，皮部橙红色或暗棕色，木部鲜黄色或橙黄色，有放射状纹理，中央髓部红棕色，有时空心。气微，味极苦。

（2）雅连　多单枝，略成圆柱形，长4～8cm，直径0.5～1cm。"过桥"较长，顶端有少许残茎。

（3）云连　多为单枝，弯曲呈钩状，较细小，形如蝎尾，长2～5cm，直径2～4mm。表面棕黄色。有的有较短的"过桥"，折断面较平坦，黄棕色。（图8-33）

2. **饮片**　呈不规则的薄片。外表皮灰黄色或黄褐色，粗糙，有细小的须根。切面或碎断面鲜黄色或红黄色，具放射状纹理，气微，味极苦。

【显微鉴别】

1. **根茎横切面**

（1）味连　①木栓层数列细胞。②皮层较宽，石细胞单个或成群散在。③中柱鞘纤维成束，或伴有少数石细胞，均为黄色。④维管束外韧型，断续环列。束间形成层不明显。木质部黄色，均木化，木纤维发达。有的木射线也木化。⑤髓部为薄壁细胞，偶见石细胞或石细胞群，薄壁细胞中含淀粉粒。（图8-34）

（2）雅连　髓部有石细胞。

（3）云连　皮层、中柱鞘及髓部均无石细胞。

2. **粉末**　味连粉末黄棕色或黄色。①石细胞：类方形、类圆形、类长方形或近多角形，直径25～65μm，长至102μm，黄色，壁厚，壁孔明显。②中柱鞘纤维：黄色，纺锤形或梭形，长136～185μm，直径27～37μm，壁厚。③鳞叶表皮细胞：绿黄色或黄棕色，细胞长方形或长多角形，壁微波状弯曲，或作连珠状增厚。④淀粉粒：多单粒，类圆形，直径2～3μm。（图8-35）

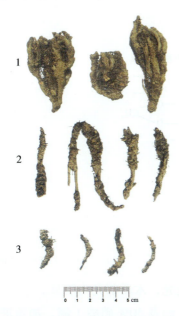

图8-33　黄连药材图

1. 味连　2. 雅连　3. 云连

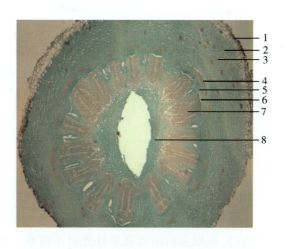

图8-34　黄连（味连）根茎横切面组织详图

1. 木栓层　2. 皮层　3. 石细胞
4. 中柱鞘纤维束　5. 韧皮部
6. 形成层　7. 木质部　8. 髓

【化学成分】均含异喹啉类生物碱，主要为小檗碱，成盐酸盐存在；其次为黄连碱、巴马汀、药根碱、木兰碱、甲基黄连碱等。

黄连中小檗碱含量以栽培 6 年的最高；一年之中以 6~7 月份最高。

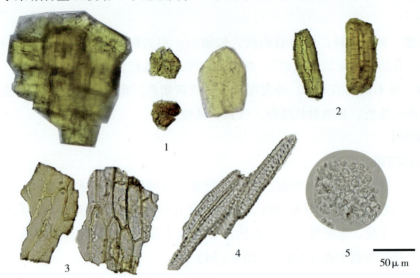

图 8 – 35　黄连粉末特征图

1. 石细胞　2. 中柱鞘纤维　3. 鳞叶表皮细胞

4. 木纤维　5. 淀粉粒

<table>
<tr><td></td><td>小檗碱</td><td>黄连碱</td><td>甲基黄连碱</td></tr>
<tr><td>R:</td><td>CH₂⟨O–</td><td>CH₂⟨O–</td><td>CH₂⟨O–</td></tr>
<tr><td>R₁:</td><td>O–</td><td>O–</td><td>O–</td></tr>
</table>

【理化鉴别】

（1）取根茎折断面在紫外光灯下观察，显金黄色荧光，木质部尤为明显。

（2）取粉末或薄片置载玻片上，加 95% 乙醇 1~2 滴及 30% 硝酸 1 滴，加盖玻片，放置片刻，镜检，有黄色针状或针簇状结晶析出（硝酸小檗碱）。加热或放置，结晶消失并显红色。

（3）取本品粉末甲醇超声提取液作为供试品。取黄连对照药材，盐酸小檗碱作为对照品。高效硅胶 G 薄层板，以环己烷 – 乙酸乙酯 – 异丙醇 – 甲醇 – 水 – 三乙胺（3 : 3.5 : 1 : 1.5 : 0.5 : 1）为展开剂。置紫外光灯（365nm）下检视。供试品色谱中，在与对照药材色谱相应的位置上，显 4 个以上相同颜色的荧光斑点；对照品色谱相应的位置上，显相同颜色的荧光斑点。

【质量评价】

（1）经验鉴别　均以粗壮、坚实、断面红黄色者为佳。

（2）水分不得过 14.0%；总灰分不得过 5.0%。

（3）浸出物　照醇溶性浸出物测定法项下的热浸法测定，用稀乙醇作溶剂，不得少于 15.0%。

（4）含量测定　照高效液相色谱法测定，味连按干燥品计算，以盐酸小檗碱计，含小檗碱（$C_{20}H_{17}NO_4$）不得少于 5.5%，表小檗碱（$C_{20}H_{17}NO_4$）不得少于 0.80%，黄连碱（$C_{19}H_{13}NO_4$）不得少于 1.6%，巴马汀（$C_{21}H_{21}NO_4$）不得少于 1.5%。

雅连按干燥品计算，以盐酸小檗碱计，含小檗碱（$C_{20}H_{17}NO_4$）不得少于 4.5%。

云连按干燥品计算，以盐酸小檗碱计，含小檗碱（$C_{20}H_{17}NO_4$）不得少于 7.0%。

【性味功效】　性寒，味苦。清热燥湿，泻火解毒。

> **知识拓展**
>
> （1）除上述 3 种外，尚有同属多种植物根茎作黄连用，主要有：①峨眉野连 *Coptis omeiensis*（Chen）C. Y. Cheng 野生于四川、云南地区。根茎结节密集，无 "过桥"，鳞叶较多，常带有部分叶柄。②短萼黄连 *C. chinensis* Franch. var. *brevisepala* W. T. Wang et Hsiao 产于广西、广东、福建、浙江、安徽。别名土黄连，主为野生。根茎略成连珠状圆柱形，多弯曲，无 "过桥"，表面灰褐色。
>
> （2）黄连小檗碱资源植物，主要有：①毛茛科（Ranunculaceae）唐松草属多种植物带根茎的根，根丛生于根茎，习称 "马尾黄连"；②小檗科小檗属多种植物的根或根皮以及同科十大功劳属多种植物的根或茎。

升 麻 Shengma

Cimicifugae Rhizoma

【来源】　为毛茛科（Ranunculaceae）植物大三叶升麻 *Cimicifuga heracleifolia* Kom.、兴安升麻 *C. dahurica*（Turcz.）Maxim. 或升麻 *C. foetida* L. 的干燥根茎。药材分别依次称关升麻、北升麻和西升麻。

【产地】　主产于辽宁、吉林、黑龙江。河北、山西、陕西、四川、青海等省亦产。

【采收加工】　野生品春、秋采挖，栽培品于栽培 4 年后采收，秋季地上部分枯萎后，挖出根茎，去净泥土，晒至八成干时，用火燎去或除去须根，再晒至全干，撞去表皮及残存须根。

【性状鉴别】　本品为不规则的长形块状，多分枝，呈结节状，长 10~20cm，直径 2~4cm。表面黑褐色或棕褐色，粗糙不平，有坚硬的细须根残留，上面有数个圆形空洞的茎基痕，洞内壁显网状沟纹；下面凹凸不平，具须根痕。体轻，质坚硬，不易折断，断面不平坦，有裂隙，纤维性，黄绿色或淡黄白色。气微，味微苦而涩。（图8-36）

饮片：升麻片，为不规则的厚片，厚 2~4mm。外表面黑褐色或棕褐色，粗糙不平，有的可见须根痕或坚硬的细须根残留，切面黄绿色或淡黄白色，具有网状或放射状纹理。体轻，质硬，纤维性。气味同药材。

升麻炭：不规则厚片。表面焦黑色，具有放射状或不规则网状纹理，内部棕褐色。有焦糊气。

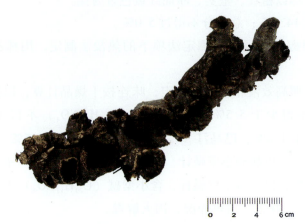

图8-36 升麻药材图

【显微鉴别】

（1）升麻根茎横切面 ①最外为1列棕色后生表皮，细胞类圆形或长方形，壁增厚，有明显的纹理。②皮层外侧有1列石细胞，单个或成群，类方形，壁较厚，壁孔明显。③韧皮部外侧有木化纤维束。④木质部由导管及木纤维组成。⑤髓部，有的呈空洞。薄壁组织中有大量树脂块。

（2）关升麻横切面 与西升麻相似，但后生表皮细胞类方形，壁薄，无纹理。皮层石细胞类方形或长圆形，壁较薄，纹孔少。皮层薄壁组织中树脂块多见。

（3）北升麻横切面 与西升麻相似，但后生表皮细胞类方形，壁稍增厚，无纹理。皮层石细胞长条形或不规则形，壁较薄，纹孔较少。薄壁组织中树脂块很少。

（4）粉末 黄棕色。后生皮层细胞黄棕色，表面观呈类多角形，有的垂周壁及平周壁瘤状增厚，突入胞腔。木纤维多，散在，细长，纹孔口斜裂缝状或相交成人字形或十字形。韧皮纤维多散在或成束，呈长梭形，孔沟明显。

【化学成分】含阿魏酸（ferulic acid）、异阿魏酸（isoferulic acid）、咖啡酸（caffeic acid）、升麻精（cimifugin）、北升麻萜（cimicilen）、吲哚酮类、齿阿米素（visnagin）、去甲齿阿米素（norvi snagin）、齿阿米醇（visamminol）、12-羟升麻环氧醇阿拉伯糖苷（12-hydroxycimigenol arabinoside）以及β-谷甾醇（β-sitosterol）、升麻环氧醇（cimigenol）、升麻环氧醇木糖苷（cimigenyl xyloside）、兴安升麻醇（dahurinol）苷元的糖苷，还含有升麻苷（cimicifugoside）等。

【理化鉴别】取本品粉末乙醇提取液作为供试品溶液。以升麻对照药材和阿魏酸、异阿魏酸为对照品。硅胶G薄层板，以环己烷-乙酸乙酯-冰醋酸（7：2：1）为展开剂。置紫外光灯（365nm）下检视。供试品色谱中，在与对照药材色谱和对照品色谱相应的位置上，显相同颜色的荧光斑点。

【质量评价】

（1）经验鉴别 以个大、质坚、表面黑褐色、无须根者为佳。

（2）杂质不得过5%；水分不得过13.0%；总灰分不得过8.0%；酸不溶性灰分不得过4.0%。

（3）浸出物 照醇溶性浸出物测定法的热浸法测定，用稀乙醇作溶剂，不得少于 17.0%。

（4）含量测定　照高效液相色谱法测定，本品按干燥品计算，含异阿魏酸（$C_{10}H_{10}O_4$）不得少于 0.10%。

【性味功效】性微寒，味微甘、苦。发表透疹，清热解毒，升举阳气。

知识拓展

（1）同属植物单穗升麻 *Cimicifuga simplex* Wormak. 的根茎，在东北、四川等地有时也作升麻药用。本种花序通常单一而不分枝。根茎较小，长 8～15cm，直径 1～1.5cm。表面棕黑色或棕黄色，茎基直径 0.7～1.5cm，下面有多数须根及根痕。本品含北升麻醇（dahurinol）、去羟北升麻醇（dihydroxydanurinol）、异北升麻醇（isodahurinol）。

（2）菊科植物华麻花头 *Scrratula chinensis* S. Moore 的根，在广东、广西、福建等地常作升麻药用，习称"广东升麻"。根呈圆柱形，稍扭曲，长 5～15cm，直径 0.5～1cm，表面灰黄色或浅灰色，质脆，易折断，断面浅棕色或灰白色。

（3）虎耳草科植物落新妇 *Astilbe chinensis*（Maxim.）Franch. et Sav. 的根茎，在甘肃、陕西等部分地区民间作升麻药用，习称"红升麻"。根茎呈不规则长块状，有数个圆形茎痕及棕黄色绒毛，外皮棕色或黑棕色，凹凸不平，有多数须根痕。断面白色，微带红色。含矮茶素（bergenin）。

防己 Fangji

Stephaniae Tetrandrae Radix

【来源】为防己科（Menispermaceae）植物粉防己 *Stephania tetrandra* S. Moore 的干燥根。

【产地】产于安徽、浙江、江西、福建等地。生于山坡、旷野草丛和灌木林中。

【采收加工】秋季采挖，洗净，除去粗皮，晒至半干，切段，个大者再纵切，干燥。

【性状鉴别】呈不规则圆柱形、半圆柱形或块状，多弯曲，长 5～10cm，直径 1～5cm。表面淡灰黄色，弯曲处有深陷的横沟而成结节状的瘤块样。体重，质坚实，断面平坦，灰白色，富粉性，有排列较稀疏的放射状纹理。气微，味苦。（图8－37）

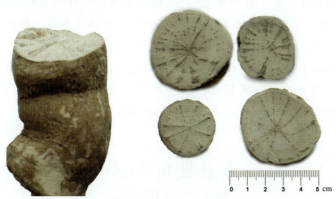

图 8－37　防己药材图

饮片：呈类圆形或半圆形的厚片。外表皮淡灰黄色。切面灰白色，粉性，有稀疏的放射状纹理。气微，味苦。

【显微鉴别】横切面：①木栓层已除去或有残留，细胞黄棕色。②皮层细胞切向延长，有石细胞群散在，石细胞类方形或多角形，壁稍厚。③韧皮部束明显。形成层成环。④木质部导管稀少，断续排列成放射状，导管旁有木纤维，射线较宽，中心可见初生木质部。薄壁细胞充满淀粉粒，并可见细小草酸钙柱晶及方晶，长约10μm。

【化学成分】含粉防己碱（tetandrine）、防己诺林碱（fangchinoline）、轮环藤酚碱（cyclanoline）、氧防己碱（oxofangchirine）、防己斯任碱（stephanthrine）、小檗胺（berbamine）2，2′-N，N 二氯甲基粉防己碱，（2，2′-N，N-dichloromethyltetrandrine）、粉防己碱A、B、C、D（fenrangjine A、B、C、D）。并含黄酮苷、酚类、有机酸、挥发油、糖类等。

$$\text{粉防己碱：R=CH}_3$$
$$\text{去甲粉防己碱：R=H}$$

【理化鉴别】取本品粉末乙醇提取液作为供试品溶液。粉防己碱、防己诺林碱为对照品。硅胶 G 薄层板。以三氯甲烷-丙酮-甲醇-5%浓氨试液（6：1：1：0.1）为展开剂，喷以稀碘化铋钾试液。供试品色谱中，在与对照品色谱相应的位置上，显相同颜色的斑点。

【质量评价】

（1）经验鉴别 以个大、质实、粉性足、色黄白者为佳。

（2）水分不得过12.0%；总灰分不得过4.0%。

（3）浸出物 照醇溶性浸出物测定法项下的热浸法测定，用甲醇作溶剂，不得少于5.0%。

（4）含量测定 照高效液相色谱法测定。本品按干燥品计算，含粉防己碱（$C_{38}H_{42}N_2O_6$）和防己诺林碱（$C_{37}H_{40}N_2O_6$）的总量不得少于1.6%。

【性味功效】性寒，味苦。祛风止痛，利水消肿。

知识拓展

商品防己的来源有多种，有的地方尚用马兜铃科植物异叶马兜铃 *Aristolochia heterophylla* Hemsl. 的根入药，名"汉中防己"。在湖南等地曾用防己科植物秤钩风 *Diploclisia affinis*（Oliv.）Diels 的根及老茎入药；名"湘防己"。秤钩风的根，横切面镜检，具异常构造，有2~7轮同心性维管束环层。河南、陕西、江西等地尚用防己科植物木防己 *Cocculus trilobus*（Thunb.）DC. 的根入药。本品呈圆柱形，屈曲不直，表面黑褐色。质较坚硬，不易折断。断面黄白色，无粉质。含木防己碱（trilobine）、异木防己碱（isotrilobine）、木兰碱（magnoflorine）、防己宁碱（trilobinine）。

北豆根 Beidougen

Menispermi Rhizoma

本品为防己科植物蝙蝠葛 *Menispermum dauricum* DC. 的干燥根茎。主产东北、华北、华东及陕西、宁夏、甘肃等地。本品呈细长圆柱形，弯曲，有分枝，长可达50cm，直径0.3~0.8cm。表面黄棕色至暗棕色，多有弯曲的细根，并可见突起的根痕和纵皱纹，外皮易剥落。质韧，不易折断，断面不整齐，纤维细，木部淡黄色，呈放射状排列，中心有髓。气微，味苦。以粗大、味苦者为佳。含有山豆根碱等多种生物碱。性寒、味苦。清热解毒，祛风止痛。

延胡索 Yanhusuo

Corydalis Rhizoma

【来源】　为罂粟科（Papaveraceae）植物延胡索 *Corydalis yanhusuo* W. T. Wang 的干燥块茎。

【产地】　主产浙江东阳、磐安、永康、缙云等地。

【采收加工】　栽种第 2 年 5 月上旬至下旬，夏初地上部分枯萎时采挖，选晴天挖掘块茎，摊放于室内，除去须根，擦去老皮，洗净，按大小分别放入沸水中煮烫或蒸，煮时不断搅拌，煮至恰无白心，捞起，晾晒。蒸至恰无白心时，取出，晒干。宜勤翻晒，晒有 3～4 日，堆放室内 2～3 日，反复 2～3 次即可干燥。亦可 50～60℃烘干。

【性状鉴别】　呈不规则扁球形，直径 0.5～1.5cm，表面黄色或黄褐色，有不规则网状皱纹，顶部微凹处为茎痕或根痕，底部常有疙瘩状突起，有的块茎成"分瓣"状或上部分成 2～3 瓣。质坚硬，切面或断面黄色或黄棕色，角质，有蜡样光泽。气微，味苦。（图 8-38）

饮片：延胡索片呈不规则的圆形厚片。外表皮黄色或黄褐色，有不规则细皱纹。切面或断面黄色，角质样，具蜡样光泽。气微，味苦。

醋延胡索：形如延胡索或片，表面和切面黄褐色，质较硬。微具醋香气。

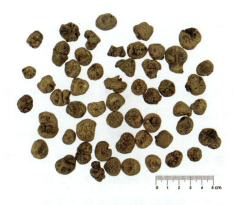

图 8-38　延胡索药材图

延胡索乙素：R₁=R₂=R₃=R₄=CH₃，R₅=H
d-紫堇碱：R₁=R₂=R₃=R₄=R₅=CH₃

【显微鉴别】　粉末：绿黄色。①薄壁细胞中充满糊化的淀粉团块。②皮层厚壁细胞长条形，壁木化、稍厚，具细密纹孔。③石细胞（来自茎痕处的皮层中）类多角形、长圆形或长多角形，长 88～160μm。④导管多为螺纹，螺纹导管直径 16～32μm，少数网纹。

【化学成分】　含右旋紫堇碱（延胡索甲素）（corydaline）、消旋四氢掌叶防己碱（延胡索乙素）（tetrahydropalmatine）、左旋四氢黄连碱（延胡索丁素）（tetrahydrocoptisine）、掌叶防己碱（palmatine）、去氢海罂粟碱（dehydroglaucine）、原阿片碱（延胡索丙素）（protopine）、右旋海罂粟碱、α-别隐品碱（延胡索癸素）（α-allocryptopine）、左旋四氢非洲防己碱（tetrahydrocolumbamine）、右旋紫堇鳞茎碱（corybulbine）、去氢紫堇碱（dehydrocorydaline）、左旋四氢小檗碱（tetrahydroberberine）、非洲防己碱、右旋 N-甲基六驳碱（Nmethyllaurotetaine)、元胡宁（yuanhunine）、黄连碱及小檗碱等多种生物碱。延胡索乙素为主要镇痛、镇静成分。去氢延胡索甲素对胃及十二指肠溃疡有疗效。

【理化鉴别】

（1）药材切面或粉末置紫外光灯下观察，均有亮黄色荧光。

（2）取粉末稀醋酸提取液，加碘化铋钾试液1~2滴显红棕色。另取提取液，加碘化汞钾试液1~2滴，显淡黄色沉淀。（检查生物碱）

（3）取本品粉末甲醇超声提取液蒸干残渣的水溶液，乙醚萃取，乙醚液蒸干，残渣加甲醇使溶解，作为供试品溶液。延胡索对照药材、延胡索乙素作为对照品。1%氢氧化钠溶液制备的硅胶G薄层板，以甲苯－丙酮（9：2）为展开剂。置紫外光灯（365nm）下检视。供试品色谱中，在与对照药材色谱和对照品色谱相应的位置上，显相同颜色的荧光斑点。

【质量评价】

（1）经验鉴别　以个大、饱满、质坚实、断面色黄者为佳。

（2）水分不得过15.0%；总灰分不得过4.0%。

（3）浸出物　照醇溶性浸出物测定法项下的热浸法测定，用稀乙醇作溶剂，不得少于13.0%。

（4）有害物质　照真菌毒素测定法中黄曲霉毒素测定法第一法测定。每1000g含黄曲霉毒素B_1不得过5μg，含黄曲霉毒素G_2、黄曲霉毒素G_1、黄曲霉毒素B_2、黄曲霉毒素B_1的总量不得过10μg。

（5）含量测定　照高效液相色谱法测定。本品按干燥品计算，含延胡索乙素（$C_{21}H_{25}NO_4$）不得少于0.050%。

【性味功效】性温，味苦辛。活血，行气，止痛。

🔗 **知识拓展**

除上种外，尚有同属多种植物的块茎在部分地区也作元胡或土元胡药用。其中主要有：①齿瓣延胡索 *Corydalis turtschaninovii* Bess.，叶二回三出深裂或全裂，小裂片顶端常有2~3浅裂或齿裂；苞片常分裂，基部楔形。主产于东北、河北北部。块茎呈不规则球形，表面黄棕色，皱缩。总生物碱和延胡索乙素的含量均较延胡索低，含 *d*－紫堇碱、普罗托品、元胡球茎碱。②全叶延胡索 *C. repens* Mandl. et Muchld.，叶具长柄，二回三出复叶，第二回裂片常全缘，很少顶端栉状分裂；花淡蓝色，蒴果卵形，有长柄，下垂。主产于东北、河北、河南、山东、江苏、安徽等地。根茎圆球形、长圆形或圆锥形，长1~2.5cm，直径0.5~1.8cm。表面灰棕色，皱缩。含原阿片碱、*l*－四氢黄连碱，比枯枯灵（bicuculline）等多种生物碱，但不含延胡索乙素。③东北延胡索 *C. ambigua* Cham. et Schlecht. var. *amurensis* Maxim.，块茎球形，内部白色。亦含多种生物碱，但不含延胡索乙素。

扫码"学一学"

板蓝根 Banlangen

Isatidis Radix

【本草考证】《神农本草经》上品载有蓝实。《唐本草》苏恭谓："蓝有三种。"《图经本草》苏颂谓："有菘蓝，可为淀，亦名马蓝。"《本草纲目》李时珍谓"蓝凡五种……菘蓝，叶如白菘；马蓝，叶如苦荬。"本草考证可知，本品古代药用并非一种。

【来源】　为十字花科（Cruciferae）植物菘蓝 *Isatis indigotica* Fort. 的干燥根。

【植物形态】　二年生草本，高40~100cm。全株光滑无毛，常被粉霜。根肥厚，近圆锥形，直径2~3cm，长20~30cm，表面土黄色，具短横纹及少数须根。茎上部多分枝。叶互生，基生叶莲座状，较大，叶片长圆状椭圆形至宽倒披针形，长15~30cm，宽3~7cm，先端钝尖，全缘或波状，或稍具不规则齿裂；茎生叶较小，长3~15cm，宽0.5~3.5cm，基部垂耳圆形，抱茎。总状花序顶生或腋生，在枝顶组成圆锥状；萼片4，宽卵形或宽披针形，绿色；花瓣4，黄色，宽楔形，顶端近平截，基部具不明显短爪；雄蕊6，四强；雌蕊1，子房近圆柱形，柱头平截。短角果近长圆形扁平，无毛，边缘具膜质翅，紫色，果瓣具中肋，先端圆钝或截形，基部渐宽。种子1颗，长圆形，淡褐色。花期4~5月，果期5~6月。

【产地】　主产于河北、江苏。河南、安徽、陕西、甘肃、黑龙江等地均有栽培。

【采收加工】　10~11月，经霜1~2次后挖根，去掉茎叶，洗净，晒至半干扎把，顺直后再晒干。

【性状鉴别】　呈圆柱形，稍扭曲，长10~20cm，直径0.5~1cm。表面淡灰黄色或淡棕黄色；有纵皱纹及横生皮孔，并有支根或根痕，根头略膨大，可见暗绿色或暗棕色轮状排列的叶柄残基、叶柄痕及密集的疣状突起。质略软，体实而稍脆。断面略平坦，皮部黄白色，约占半径的1/2~3/4，木部黄色。气微、味微甜而后苦涩。（图8-39）

饮片：呈圆形的厚片。外表皮淡灰黄色至淡棕黄色，有纵皱纹。切面皮部黄白色，木部黄色。气微，味微甜后苦涩。

【显微鉴别】　横切面：①木栓层为数列细胞。②皮层较窄。③韧皮部宽广，韧皮射线明显宽5~7列细胞。形成层成环。木质部导管黄色，类圆形，直径约至80μm，周围有木纤维束。④薄壁细胞含淀粉粒。（图8-40）

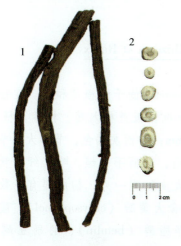

图8-39　板蓝根药材与饮片图
1. 药材　2. 饮片

图8-40　板蓝根横切面简图

（图8-40右侧标注：木栓层　皮层　形成层　纤维束　导管）

【化学成分】　含靛玉红（indirubin）、靛蓝（indigotin，indigo）、β-谷甾醇（β-sitosterol）、γ-谷甾醇（γ-sitosterol）以及多种氨基酸，如精氨酸（arginine）、谷氨酸（glutamic acid）、酪氨酸（tyrosine）、脯氨酸（proline）、缬氨酸（valine）、γ – 氨基丁酸（γ – aminobutyric acid）。还含靛苷（indoxyl – β – glucoside）、黑芥子苷（sinigrin）、色氨酮（tryptanthrine）、1 – 硫氰酸 – 2 – 羟基丁 – 3 – 烯（1 – thiocyano – 2 – hydroxy – 3 – butene）、表告伊春（epigoitrin）、腺苷（adenosine）、棕榈酸（palmitic acid）、蔗糖（sucrose）和含有 12% 氨基酸的蛋白多糖。

【理化鉴别】

（1）本品水煎液置紫外光灯（365nm）下观察，显蓝色荧光。

（2）本品粉末稀乙醇提取液，作为供试品溶液。板蓝根对照药材、精氨酸作为对照品。硅胶 G 薄层板，正丁醇 – 冰醋酸 – 水（19：5：5）为展开剂。喷以茚三酮试液，在 105℃ 加热至斑点显色清晰。供试品色谱中，在与对照药材色谱和对照品色谱相应的位置上，显相同颜色的斑点。

（3）取本品粉末甲醇超声提取液，作为供试品溶液。板蓝根对照药材、（R，S）– 告依春为对照品。硅胶 GF_{254} 薄层板，以石油醚（60～90℃）– 乙酸乙酯（1：1）为展开剂。置紫外光灯（254nm）下检视。供试品色谱中，在与对照药材色谱和对照品色谱相应的位置上，显相同颜色的斑点。

【质量评价】

（1）经验鉴别　以条长、粗大、体实者为佳。

（2）水分不得过 15.0%；总灰分不得过 9.0%；酸不溶性灰分不得过 2.0%。

（3）浸出物　照醇溶性浸出物测定法项下的热浸法测定，用 45% 乙醇作溶剂，不得少于 25.0%。

（4）含量测定　照高效液相色谱法测定，本品按干燥品计算，含（R，S）– 告依春（C_5H_7NOS）不得少于 0.020%。

【性味功效】性寒，味苦。清热解毒，凉血利咽。

附：

南板蓝根 Baphicacanthis cusiae Rhizoma et Radix

为爵床科植物马蓝 *Baphicacanthus cusia*（Nees）Bremek. 的干燥根茎和根。在福建、台湾、湖北、湖南、广东、广西、四川、贵州、云南等地也作板蓝根入药。根茎及根全长 10～30cm。根茎圆柱形，多弯曲，有时分叉，直径 2～6mm；表面灰褐色，节膨大，节处着生细长而略弯曲的根，表面有细皱纹。根茎质脆，易折断，断面不平坦，略呈纤维状，中央有髓。根质稍柔韧。气弱，味淡。根茎横切面镜检：表皮细胞一列，韧皮部有多数纤维散在，皮层、韧皮部及髓部细胞中含有钟乳体。根茎中含大黄酚（chrysophanol）、靛苷、靛玉红、靛蓝、β – 谷甾醇、羽扇豆醇（lupeol）、白桦脂醇（betulin）、羽扇豆酮（lupenone）。

欧菘蓝 *I. tinctoria* L. 根含芥子苷（sinigrin）、芥苷（glucobrassicin）、新芥苷（neoglucobrassin）及菘蓝苷（isatan B）等。

地榆 Diyu

Sanguisorbae Radix

【来源】　为蔷薇科（Rosaceae）植物地榆 *Sanguisorba officinalis* L. 和长叶地榆 *Sanguisorba officnalis* L. var. *longifolia*（Bertol.）Yü et Li 的根。后者习称"绵地榆"。

【产地】

（1）地榆　分布于东北、华北、西北、华东、西南及河南、湖北、湖南、广西等地。生于海拔 30～3000m 的草原、草甸、山坡草地、灌丛中或疏林下。

（2）长叶地榆　分布于华东、中南、西南及黑龙江、辽宁、河北、山西、甘肃等地。生于海拔 100～3000m 的山坡草地、溪边、灌丛中、湿草地及疏林中。

【采收加工】播种第 2、3 年春、秋均可采收，于春季发芽前，秋季枯萎前后挖出，除去地上茎叶，洗净晒干，或趁鲜切片干燥。

【性状鉴别】

（1）地榆　呈圆柱形或不规则的纺锤形，弯曲，长 5～25cm，直径0.5～2cm。表面棕色、灰褐色，粗糙，具纵皱纹、横裂纹及支根痕，质硬，折断面较平坦或皮部有众多纤维，粉红色或淡紫色，木部有放射纹理。气微、味微苦而涩。（图 8－41）

（2）绵地榆　呈长圆柱形，稍弯曲，着生于短粗的根茎上；表面红棕色或棕紫色，有细纵纹。质坚韧，断面黄棕色或红棕色，皮部有多数黄白色或黄棕色绵状纤维。气微，味微苦涩。

（3）饮片　地榆片呈不规则的类圆形片或斜切片。外表皮灰褐色至深褐色。切面较平坦，粉红色、淡黄色或黄棕色，木部略呈放射状排列；或皮部有多数黄棕色绵状纤维。气微，味微苦涩。

地榆炭形如地榆片，表面焦黑色，内部棕褐色。具焦香气，味微苦涩。

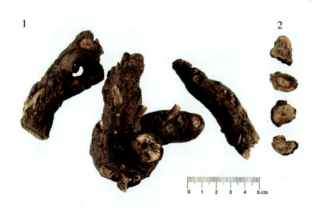

图 8－41　地榆药材与饮片图
1. 药材　2. 饮片

【显微鉴别】

1. 根横切面

（1）地榆　①木栓层为数列棕色细胞。②栓内层细胞长圆形。③韧皮部中偶有单个纤维散在。④木质部中有少数木纤维束。⑤薄壁细胞含草酸钙簇晶及淀粉粒。

（2）绵地榆　栓内层内侧与韧皮部有众多的单个或成束的纤维，韧皮射线明显；木质部纤维少。

（3）绵地榆与地榆的区别　①韧皮部有众多的单个或成束的非木化纤维。②木质部木纤维束较多。

2. 粉末

（1）地榆粉末灰黄色至土黄色。草酸钙簇晶众多，棱角较钝，直径 18 ~ 65μm。淀粉粒众多，多单粒，长 11 ~ 25μm，直径 3 ~ 9μm，类圆形、广卵形或不规则形，脐点多为裂缝状，层纹不明显。木栓细胞黄棕色，长方形，有的胞腔内含黄棕色块状物或油滴状物。导管多为网纹导管和具缘纹孔导管，直径 13 ~ 60μm。纤维较少，单个散在或成束，细长，直径 5 ~ 9μm，非木化，孔沟不明显。草酸钙方晶直径 5 ~ 20μm。

（2）绵地榆粉末红棕色。韧皮纤维众多，单个散在或成束，壁厚，直径 7 ~ 26μm，较长，非木化。

【化学成分】含多种鞣质成分，如地榆（sanguiin）H – 1、H – 2、H – 3、H – 4、H – 5、H – 6、H – 7、H – 8、H – 9、H – 10、H – 11，1，2，6 – 三没食子酰 – β – D – 葡萄糖（1，2，6 – trigalloyl – β – D – glucose）、1，2，3，6 – 四没食子酰 – β – D – 葡萄糖（1，2，3，6 – tetragalloyl – β – D – glucose）、2，3，4，6 – 四没食子酰 – D – 葡萄糖（2，3，4，6 – tetragalloyl – D – glucose）、1，2，3，4，6 – 五没食子酰 – β – D – 葡萄糖（1，2，3，4，6 – pentagalloyl – β – D – glucose）、6 – O – 没食子酰 – β – D – 吡喃葡萄糖甲苷（methyl – 6 – O – galloyl – β – D – glucopyranoside）等没食子酰糖苷类，地榆酸双内酯（sanguisorbic acid dilactone），还含有 2 种没食子酰金缕梅糖衍生物：2′，5 – 双 – O – 没食子酰金缕梅糖（2′，5 – di – O – galloylhamamelose）、2′，3，5 – 三 – O – 没食子酰 – D – 呋喃金缕梅糖（2′，3，5 – tri – O – galoyl – D – hamamelofuranose）。根中还含有多种 3 – 黄烷 – 醇衍生物，如右旋儿茶精（catechin），7 – O – 没食子酰 – 右旋儿茶精［7 – O – galloyl – （ + ） – catechin］等。

【理化鉴别】粉末甲醇提取液，乙醚萃取后，乙醚挥干，残渣加甲醇使溶解，作为供试品溶液。没食子酸为对照品。硅胶 G 薄层板，以甲苯（用水饱和）– 乙酸乙酯 – 甲酸（6：3：1）为展开剂。喷以 1% 三氯化铁乙醇溶液。供试品色谱中，在与对照品色谱相应的位置上，显相同颜色的斑点。

【质量评价】

（1）经验鉴别　以条粗、质硬、断面色红者为佳。

（2）水分不得过 14.0%；总灰分不得过 10.0%；酸不溶性灰分不得过 2.0%。

（3）浸出物　照醇溶性浸出物测定法中的热浸法测定，用稀乙醇作溶剂，不得少于 23.0%。

（4）含量测定　①鞣质：照鞣质含量测定法测定，在"不被吸附的多酚"测定中按干燥品计算，不得少于 8.0%。②没食子酸：按高效液相色谱法测定，本品按干燥品计算，含没食子酸（$C_7H_6O_5$）不得少于 1.0%。

【性味功效】性微寒，味苦、酸、涩。凉血止血，解毒敛疮。

（1）在部分地区作地榆使用的，还有：①细叶地榆 *Sanguisorba tenuifolia* Fisch ex Link.，分布于东北及内蒙古；②小白花地榆 *S. tenuifolia* Fisch var *alba* Trautv et Mey.，分布于东北及内蒙古；③大白花地榆 *S. sitchensis* C. A. Mey，分布于辽宁、吉林；④粉花地榆 *S. officinalis* L. var *carnea*（Fisch.）Regel ex Maxim，分布于黑龙江、吉林等。

（2）在贵州、四川少数地区，有的商品地榆为蓼科植物拳参 *Polygonum bistorta* L. 和虎杖 *P. cuspidatum* Sieb. & Zucc. 的根茎。云南有以牻牛儿苗科植物条棱老鹳草 *Geranium strctipes* R. Knuth 根作赤地榆或紫地榆用。应注意鉴别。

苦 参 Kushen

Sophorae Flavescentis Radix

【来源】为豆科（Leguminosae）植物苦参 *Sophora flavescens* Ait. 的根。

【产地】主产于山西、河南、河北等省。其他大部分省区亦产。生于沙地或向阳山坡草丛中及溪沟边。

【采收加工】播种第 3 年 9～10 月采挖，除去地上部分，将根挖出，洗去泥土、晒干，趁鲜切片晒干。

【性状鉴别】呈长圆柱形，下部常有分枝，长 10～30cm，直径 1～6.5cm。表面棕黄色至灰棕色，具纵皱纹及横长皮孔，外皮薄，多破裂反卷，易剥落，剥落处显黄色，光滑。质硬，不易折断，折断面纤维性。切片厚 3～6mm，切面黄白色，具放射状纹理及裂隙，有的具异型维管束呈同心性环列或不规则散在。气微、味极苦。（图8-42）

饮片：呈类圆形或不规则形的厚片。外表皮灰棕色或棕黄色，有时可见横长皮孔样突起，外皮薄，常破裂反卷或脱落，脱落处显黄色或棕黄色，光滑。切面黄白色，纤维性，具放射状纹理和裂隙，有的可见同心性环纹。气微，味极苦。

【显微鉴别】

（1）根横切面　①木栓层为 8～12 列细胞，有时栓皮剥落。②韧皮部有多数纤维束。③木质部有木纤维束，射线宽 5～15 列细胞。④薄壁细胞含众多淀粉粒及草酸钙方晶。

（2）粉末　淡黄色。木栓细胞淡棕色，横断面观呈扁长方形，壁微弯曲；表面观呈类多角形，平周壁表面有不规则细裂纹，垂周壁有纹孔呈断续状。纤维和晶纤维，多成束；纤维细长，直径 11～27μm，壁厚，非木化；纤维束周围的细胞含草酸钙方晶，形成晶纤维，含晶细胞的壁不均匀增厚。草酸钙方晶，呈类双锥形、菱形或多面形，直径约至 237μm。淀粉粒单粒类圆形或长圆形，直径 2～20μm，脐点裂缝状，大粒层纹隐约可见；复粒较多，由 2～12 分粒组成。

【化学成分】含生物碱：苦参碱（matrine）、氧化苦参碱（oxymatrine）、*N*-氧化槐根碱（*N*-oxysophocarpine）、槐定碱（sophoridine）等。还含多种黄酮类化合物：苦参新醇（kushenl）A、B、C、D、E、F、G、H、I、J、K、L、M、N、O，苦参查耳酮（kuraridin），苦参查耳酮醇（kuraridinol）、苦参醇（kurarinol）等。此外，根中还含有三萜皂苷：苦参皂苷（sophoraflavoside）Ⅰ、Ⅱ、Ⅲ、Ⅳ，大豆皂苷 I（soyasa ponin Ⅰ）以及醌类化合物：苦参醌A（kushequinone A）。

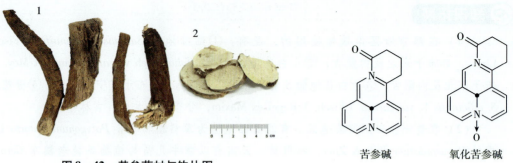

苦参碱　　　氧化苦参碱

图 8-42　苦参药材与饮片图

1. 药材　2. 饮片

【理化鉴别】

（1）根横切片加氢氧化钠试液数滴，栓皮部即呈橙红色，渐变为血红色，久置不消失。木质部不呈颜色反应（检查色素）。

（2）取粗粉 0.5g，加水 4ml，煮沸，滤过，取滤液 2ml，加碘化汞钾试液 2~3 滴，产生黄白色沉淀。（检查生物碱）

（3）取本品粉末 0.5g，加甲醇 10ml，加热回流 10 分钟，滤过，取滤液 1ml，置试管中，加镁粉少量与盐酸 3~4 滴，加热，显红色。（检查黄酮）

（4）取本品粉末的浓氨试液和三氯甲烷提取液蒸干，制备供试品溶液。苦参碱、槐定碱为对照品。用 2% 氢氧化钠溶液制备的硅胶 G 薄层板，以甲苯-丙酮-甲醇（8：3：0.5）为展开剂，再以甲苯-乙酸乙酯-甲醇-水（2：4：2：1）10℃以下放置的上层溶液为展开剂。依次喷以碘化铋钾试液和亚硝酸钠乙醇试液。供试品色谱中，在与对照品色谱相应的位置上，显相同的橙色斑点。

（5）供试品溶液同（4）。氧化苦参碱对照品作为对照品。用 2% 氢氧化钠溶液制备的硅胶 G 薄层板，以三氯甲烷-甲醇-浓氨试液（5：0.6：0.3）10℃以下放置的下层溶液为展开剂。依次喷以碘化铋钾试液和亚硝酸钠乙醇试液。供试品色谱中，在与对照品色谱相应的位置上，显相同的橙色斑点。

【质量评价】

（1）经验鉴别　以条匀、断面黄白、味极苦者为佳。

（2）含量测定　照高效液相色谱法测定，本品按干燥品计算，含苦参碱（$C_{15}H_{24}N_2O$）和氧化苦参碱（$C_{15}H_{24}N_2O_2$）的总量不得少于 1.0%。

【性味功效】性寒，味苦。清热燥湿，杀虫，利尿。

山豆根 Shandougen

Sophorae Tonkinensis Radix et Rhizoma

山豆根来源为豆科（Leguminosae）植物越南槐 Sophora tonkinensis Gagnep. 的干燥根及根茎。本品根茎呈不规则的结节状，顶端常残存茎基，其下着生根数条。根呈长圆柱形，常有分枝，长短不等，直径 0.7~1.5cm。表面棕色至棕褐色，有不规则的纵皱纹及横长皮孔样突起。质坚硬，难折断，断面皮部浅棕色，木部淡黄色。有豆腥气，味极苦。以条粗、外色棕褐、质坚、味苦者为佳。性寒，味苦。清热解毒，消肿利咽。

北豆根和山豆根性状鉴别比较

	北豆根	山豆根
来源	防己科植物蝙蝠葛 *Menispermum dauricum* DC. 的干燥根茎	豆科植物越南槐 *Sophora tonkinensis* Gagnep. 的干燥根及根茎
形状	细长圆柱形，弯曲，分枝	根茎呈不规则结节状，顶端常残留茎基，其下着生根数条。根呈长圆柱形，常有分枝，长短不等
大小	长 30～50cm，直径 3～8mm	直径 0.7～1.5cm
表面	表面黄棕色至暗棕色，多有弯曲的细根，并可见突起的根痕和纵皱纹，外皮易剥落	表面棕色至棕褐色，有不规则的纵皱纹及横长皮孔样突起
质地	质韧，不易折断	质坚硬，难折断
断面	不整齐，纤维细，木部淡黄色，呈放射状排列，中心有髓	皮部浅棕色，木部淡黄色
气味	气微，味苦	有豆腥气，味极苦

葛根 Gegen

Puerariae Lobatae Radix

【来源】　为豆科（Leguminosae）植物野葛 *Pueraria lobata*（Willd.）Ohwi 的干燥根。

【产地】　野葛主产于湖南、河南、广东、浙江等地。除新疆、西藏外，全国大部分地区均有分布。

【采收加工】　春季清明前采，质佳；秋季霜降后采，质量较差。将根洗净，刮去外皮纵切或横切成块片，晒干或微火烘干。

【性状鉴别】　完整的块根呈圆柱形。表面褐色，具纵皱纹，可见皮孔及须根痕。质坚实。商品药材多为斜切、横切或纵切的块片，长 5～35cm，厚 0.5～1cm。外皮淡棕色，有纵皱纹。断面粗糙，淡黄褐色，隐约可见 1～3 层同心环层。纤维性强，略见粉性，气微，味微甜。

饮片：呈不规则的厚片、粗丝或边长为 5～12mm 的方块。切面浅黄棕色至棕黄色。质韧，纤维性强。气微，味微甜。（图 8-43）

【显微鉴别】

（1）野葛根横切面　①皮部已除去。若有残留，皮层有石细胞。②木部导管群与木纤维束相间排列，导管直径可达 300μm，纤维束周围的薄壁细胞含草酸钙方晶（晶纤维）。③射线宽 3～8 列细胞。薄壁细胞含少量淀粉粒。

（2）粉末　淡棕色。淀粉粒单粒球形，直径 3～37μm，脐点点状、裂缝状或星状；复粒由 2～10 分粒组成。纤维多成束，壁厚，木化，周围细胞大多含草酸钙方晶，形成晶纤维，含晶细胞壁木化增厚。石细胞少见，类圆形或多角形，直径 38～70μm。具缘纹孔导管较大，具缘纹孔六角形或椭圆形，排列极为紧密。

【化学成分】　含大豆苷元（daidzein）、大豆苷（daidzin）、葛根素（puerarin）、4'-甲氧基葛根素（4'-methoxypuerarin）、大豆苷元-4'，7-二葡萄糖苷（daidzein-4'，7-diglucoside）、大豆苷元-7-（6-O-丙二酰基）-葡萄糖苷［daidzein-7-（6-O-malonyl）-glucoside］、刺芒柄花素（formononetin）等。

葛根长霉后总黄酮含量显著下降。

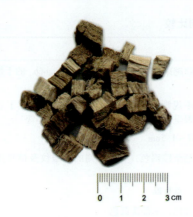

葛根素

图 8 – 43 葛根饮片图

【理化鉴别】取本品粉末，甲醇提取液作为供试品溶液。葛根对照药材、葛根素对照品作为对照。硅胶 G 薄层板，以三氯甲烷 – 甲醇 – 水（7：2.5：0.25）为展开剂。置紫外光灯（365nm）下检视。供试品色谱中，在与对照药材色谱和对照品色谱相应的位置上，显相同颜色的荧光条斑。

【质量评价】

（1）经验鉴别　以块大、质坚实者为佳。

（2）水分不得过 14.0%；总灰分不得过 7.0%。

（3）浸出物　照醇溶性浸出物测定法项下的热浸法测定，用稀乙醇作溶剂，不得少于 24.0%。

（4）含量测定　照高效液相色谱法测定。本品按干燥品计算，含葛根素（$C_{21}H_{20}O_9$）不得少于 2.4%。

【性味功效】性平，味甘，辛。解肌退热，生津止渴，透疹，升阳止泻，通经活络，解酒毒。

🔗 知识拓展

（1）《中国药典》2005 年版收载葛根来源仅有豆科植物野葛 *Puerarialobata*（Willd.）Ohwi 一个种。

（2）同属植物中，部分地区亦作药用的还有：①三裂叶野葛藤 *Pueraria phaseoloides*（Roxb.）Benth.（浙江部分地区）；②食用葛藤 *P. edulis* Pamp.（云南、四川、贵州）；③峨眉葛藤 *P. omeiensis* Wang et Tang（贵州、四川部分地区）。

附：

粉葛 Puerariae thomsonii Radix

为豆科植物甘葛藤 *Pueraria thomsonii* Benth. 的根。甘葛藤多为栽培，主产于广西、广东等地，四川、云南地区亦产。与野葛主要区别为：小叶片菱状卵形至宽卵形，有时 3 裂，长 9 ~ 21cm，宽 8 ~ 18cm。花萼钟状，长 1.2 ~ 1.5cm，萼齿 5，较萼筒长，被黄色长硬毛；花冠长 1.3 ~ 1.8cm。荚果长椭圆形，扁平；长 10 ~ 12cm，宽 1 ~ 1.2cm。种子肾形或圆形。花期 6 ~ 9 月，果期 8 ~ 10 月。药材呈圆柱形、类纺锤形，有的为纵切、斜切的厚片，大小不一。除去外皮的表面黄白色或淡黄色。质坚硬而重，纤维性弱，有的呈绵毛状，富粉性。粉葛饮片呈不规则的厚片或立方块状。外表面黄白色或淡棕色。切面黄白色，横切面有时可见由纤维形成的浅棕色同心性环纹，纵切面可见由纤维形成的数条纵纹。体重，质硬，富粉性。气微，味微甜。导管较小，直径达 76μm；木纤维束较少；木薄壁细胞含众多淀粉粒。含大豆苷、葛根素、4′-甲氧基葛根素大豆苷元及痕量大豆苷元-4，7′-二葡萄糖苷。粉葛的总黄酮含量较葛根为低。

甘草 Gancao

Glycyrrhizae Radix et Rhizoma

扫码"学一学"

【本草考证】始载于《神农本草经》，列为上品。陶弘景谓："今出蜀汉中，悉从汶山诸地中来。赤皮断理，看之坚实者，是抱罕草，最佳。抱罕乃西羌地名。"苏颂谓："今陕西、河东州郡皆有之。春生青苗，高一二尺，叶如槐叶，七月开紫花似奈冬，结实作角，子如毕豆。根长者三四尺，粗细不定，皮赤色，上有横梁，梁下皆细根也。采得去芦头及赤皮，阴干用。今甘草有数种，以坚实断理者为佳，其轻虚纵理及细韧者不堪。"古代主用甘草，现代包括新疆产的胀果甘草和光果甘草。本草所记载的与现今药用情况基本相符。

【来源】为豆科（Leguminosae）植物甘草 *Glycyrrhiza uralensis* Fisch.、胀果甘草 *G. inflata* Bat. 或光果甘草 *G. glabra* L. 的干燥根及根茎。药材依次习称为"内蒙古甘草""新疆甘草"和"欧甘草"。

【植物形态】

（1）甘草　多年生草本。根茎多横走，主根甚长，外皮红棕色。茎直立，有白色短毛和刺毛状腺体。奇数羽状复叶，小叶 5~17 枚，卵形或椭圆形，全缘，背面主要沿叶脉具有短毛，多少密生腺点。托叶披针形，早落。总状花序腋生，花密集，花冠淡紫堇色，雄蕊 10，9 基部连合（二体）。荚果扁平，成镰状或环状弯曲，密集球形，密被毛、腺点或腺状皮刺（毛）。

（2）胀果甘草　小叶 3~7 枚，卵形至矩圆形，边缘波状。总状花序常与叶等长。荚果短小而直，膨胀，无腺毛；种子数目较少。花期 5~7 月。

（3）光果甘草　果实扁而直，多为长圆形，无毛。花期 6~8 月。

【产地】甘草主产于内蒙古西部、陕西、甘肃、宁夏、青海、新疆等地者，习称"西草"；主产于内蒙古东部、黑龙江、吉林、辽宁、河北、山西等地者（包括新疆部分产品），习称"东草"；甘草又通称为"内蒙古甘草"。

胀果甘草主产于新疆、陕西、甘肃河西走廊，习称"新疆甘草"或"西北甘草"。

光果甘草主产于新疆，欧洲亦产，习称"欧甘草"或"洋甘草"。

【采收加工】春、秋二季采挖，除去须根及茎基，切成适当长度的段，晒干。亦有把外皮削除，切成长段晒干者，习称"粉甘草"。

【性状鉴别】

1. 药材

（1）甘草　根呈圆柱形，长 25~100cm，直径 0.6~3.5cm。外皮松紧不一。表面红棕色或灰棕色，具显著的纵皱纹、沟纹、皮孔及稀疏的细根痕。质坚实，断面略显纤维性，黄白色，粉性，形成层环明显，射线放射状，有的有裂隙。根茎呈圆柱形，表面有芽痕，断面中部有髓。气微，味甜而特殊。（图8－44）

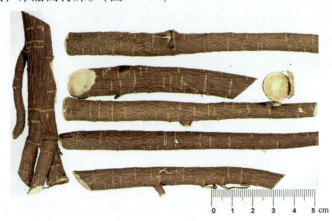

图8－44 甘草药材图

（2）胀果甘草　根和根茎木质粗壮，有的分枝，外皮粗糙，多灰棕色或灰褐色。质坚硬，木质纤维多，粉性小。根茎不定芽多而粗大。

（3）光果甘草　根和根茎质地较坚实，有的分枝，外皮不粗糙，多灰棕色，皮孔细而不明显。

2. 饮片

（1）甘草片　为类圆形或椭圆形厚片。外表皮红棕色或灰棕色。切面略显纤维性，黄色，粉性，形成层明显，射线放射状。气微，味甜而特殊。

（2）炙甘草　本品呈类圆形或椭圆形切片。外表皮红棕色或灰棕色，微有光泽。切面黄色至深黄色，形成层环明显，射线放射状。略有黏性。具焦香气，味甜。

【显微鉴别】

（1）根横切面　①木栓层有多层细胞组成（粉甘草木栓层已除去），外侧数层呈红棕色。②皮层、韧皮部及木质部中均有纤维束存在，非木化或微木化，纤维束四周的薄壁细胞中常有草酸钙方晶，形成晶鞘纤维；偶有少数分泌细胞内含红棕色树脂状物质。③韧皮射线宽广稍弯曲，常形成裂隙。④筛管群常因压缩而变形。束内形成层明显，束间形成层不明显。⑤木质部导管形大，导管较多，直径约$160\mu m$，常单个或$2\sim3$个成群。⑥薄壁细胞中大多含淀粉粒，部分薄壁细胞中有少数红棕色树脂状物质。⑦根中心无髓；根茎中心有髓。（图8－45）

（2）粉末　黄棕色。①淀粉粒众多，大多为单粒，呈卵圆形或椭圆形，长$3\sim20\mu m$，脐点呈点状。②纤维成束，直径$8\sim14\mu m$，壁厚，微木化，周围薄壁细胞含草酸钙方晶，形成晶纤维。晶纤维易察见，方晶大至$30\mu m$。纤维碎片众多，成束或分离，直径约至$15\mu m$，胞腔狭窄，无孔沟。③具缘纹孔导管带黄色，常呈碎片状，稀有网纹导管。④木栓细胞多角形，红棕色，微木化。有形状不一的棕色块状物。⑤棕色块（图8－46）。

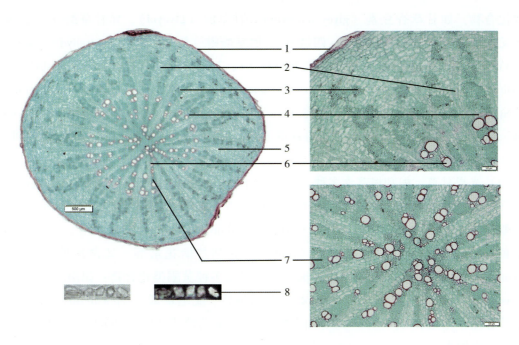

图 8 - 45 甘草根横切面组织详图

1. 木栓细胞 2. 射线 3. 韧皮纤维束 4. 形成层 5. 裂隙 6. 木质部 7. 木纤维束 8. 草酸钙方晶

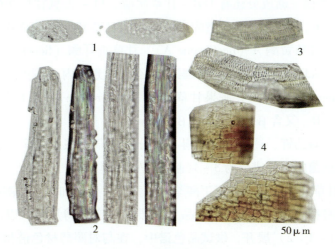

图 8 - 46 甘草粉末特征图

1. 淀粉粒 2. 晶鞘纤维 3. 具缘纹孔导管 4. 木栓细胞及棕色块

【化学成分】

（1）甘草 根和根茎主含三萜皂苷：其中主要的一种，为甘草甜素（glycyrrhizin），是甘草酸（glycyrrhizic acid）的钾盐和钙盐。其他的三萜皂苷有：乌拉尔甘草皂苷（uralsaponin）A、B 和甘草皂苷（licorice - saponin）A_3、B_2、C_2、D_3、E_2、F_3、G_2、H_2、J_2、K_2。又含黄酮类化合物：如甘草苷元（liquiritigenin）、甘草苷（liquiritin）、异甘草苷元（isoliquiritigenin）、异甘草苷（isoliquiritin）、新甘草苷（neoliquiritin）、新异甘草苷（neoisoliquiritin）、甘草西定（licoricidin）、甘草利酮（licoricone）、刺芒柄花素（formononetin）等。还含香豆

甘草酸：R=甘草次酸基

精类化合物：如甘草香豆素（glycycoumarin）、甘草酚（glycyol）、异甘草酚（isoglycyrol）等。又含生物碱：如5，6，7，8－四氢－4－甲基喹啉（5，6，7，8－tetrahydro－4－methylquinoline）、3－甲基－6，7，8－三氢吡咯并（1，2－a）嘧啶－3－酮 [3－methyl－6，7，8－trihydropyrrolo（1，2－a）pyrimidin－3－one]。还含甘草苯并呋喃（licobenzofuran），β－谷甾醇（β－sitosterol）、正二十三烷（n－tricosane）等。另含甘草葡聚糖 GBW（glucan GBW），3 种中性的具网状内皮活性的甘草多糖（glycyrrigan）UA、UB、UC，多种具免疫兴奋作用的多糖（polysacchaside）GR－2Ⅱa、GR－2Ⅱb、GR－2Ⅱc 和多糖 GPS 等。

（2）光果甘草　根和根茎含多种三萜类化合物：如甘草甜素、甘草酸、18β－甘草次酸等。又含黄酮类成分：如光果甘草苷（liquiritoside）、光果甘草苷元（liquiritogenin）、异光果甘草苷（isoliquiritoside）、异光果甘草苷元（isoliquiritogenin）、新甘草苷、新异甘草苷、生松黄烷酮（pinocembrin）、樱黄素（prunetin）、刺芒柄花素等。又含光果甘草香豆素（liqcoumarin）及水溶性多糖及果胶（pectin）。以及多种黄酮类化合物：如槲皮素、异槲皮素（isoquercitrin）、山奈酚（kaempferol）、紫云英苷、肥皂草素（saponaretin）、甘草苷元、异甘草苷元、芫花素（genkwanin）、山奈酚－3－双葡萄糖苷（kaempferol－3－glucobioside）等。另含多糖类。

（3）胀果甘草　根含三萜类甜味成分：如甘草甜素、甘草次酸－3－芹糖葡萄糖醛酸苷（apioglycyrrhizin），其他三萜成分还有18β－甘草次酸、11－去氧甘草次酸、乌拉尔甘草皂苷 B、甘草皂苷 A_3、G_2、H_2等。又含黄酮类成分：如甘草苷元、甘草苷、异甘草苷元、异甘草苷，芒柄花苷、甘草黄酮 A（licoflavone A）、甘草查耳酮（licochalcone）A、B、C、D 及刺毛甘草查耳酮（echinatin）、光果甘草酮等。还含二芳基丙二酮类成分：如5′－异戊烯基甘草二酮（5′－prenyllicodione）、胀果甘草二酮（glycyrdione）A、B 及胀果甘草宁（glyinflanin）A、B、C、D。又含 β－谷甾醇（β－sitosterol）等。

甘草甜素是甘草酸的钾、钙盐，水解得 1 个分子甘草次酸及 2 个分子葡萄糖醛酸。从光果甘草中分离出抗菌的有效成分为 3－羟基甘草黄铜醇。

【理化鉴别】甘草经甲醇提取，正丁醇萃取，蒸干，残渣加甲醇使溶解，作为供试品溶液。以甘草对照药材和甘草酸单铵盐对照品为对照。硅胶 G 薄层板，以乙酸乙酯－甲酸－冰醋酸－水（15：1：1：2）展开，供试品色谱中，在与对照药材色谱和对照品色谱相应的位置上，显相同的橙黄色荧光斑点。

【质量评价】

（1）经验鉴别　一般以外皮细紧、色红棕、质坚实、断面黄白色、粉性足、味甜者为佳。

（2）水分不得过 12.0%；总灰分不得过 7.0%；酸不溶性灰分不得过 2.0%。

（3）重金属及有害元素　照铅、镉、砷、汞、铜测定法测定，铅不得过 5mg/kg；镉不得过 1mg/kg；砷不得过 2mg/kg；汞不得过 0.2mg/kg；铜不得过 20mg/kg。

（4）农药残留　照农药残留量测定法测定，含总六六六（α－BHC、β－BHC、γ－BHC、δ－BHC 之和）不得过 0.2mg/kg；总滴滴涕（pp'－DDE、pp'－DDD、op'－DDT、pp'－DDT 之和）不得过 0.2mg/kg；五氯硝基苯不得过 0.1mg/kg。

（5）含量测定　照高效液相色谱法测定，本品按干燥品计算，含甘草苷（$C_{21}H_{22}O_9$）不得少于 0.50%，含甘草酸（$C_{42}H_{62}O_{16}$）不得少于 2.0%。

【性味功效】性平，味甘。补脾益气，清热解毒，祛痰止咳，缓急止痛，调和诸药。清热应生用，补中宜炙用。反大戟、芫花、甘遂、海藻。

黄芪 Huangqi

Astragali Radix

扫码"学一学"

【本草考证】黄芪原为黄耆，始载于《神农本草经》，列为上品。《名医别录》陶弘景谓："第一出陇西洮阳，色黄白甜美，今亦难得。"《图经本草》苏颂谓："今河东、陕西州郡多有之。根长二三尺以来。独茎，或作丛生，枝干去地二三寸。其叶扶疏作羊齿状，又如蒺藜苗。七月中开黄紫花。其实作荚子，长寸许。八月中采根用。其皮折之如绵，谓之绵黄芪。"又谓："今人多以苜蓿根假作黄芪，折皮亦似绵，颇能乱真。"李时珍谓："耆，长也。黄耆色黄，为补药之长，故名。"据考证，古代本草所载黄芪之产地、形态、附图，均与膜荚黄芪及蒙古黄芪为主。

【来源】为豆科（Leguminosae）植物蒙古黄芪 Astragalus membranaceus（Fisch）Bge. var. mongholicus（Bga）P. K. Hsiao 或膜荚黄芪 A. membranaceus（Fisch.）Bge. 的根。

【植物形态】

（1）蒙古黄芪　多年生草本，高50～150cm。根直而长，圆柱形，稍带木质，长20～50cm，根头部径1.5～3cm，表面淡棕黄色至深棕色。茎直立，上部有分枝，被长柔毛。奇数羽状复叶互生；叶柄基部有托叶；小叶25～37片，宽椭圆形，长4～9mm，先端稍钝，有短尖，两面有白色长柔毛。总状花序腋生，有花10～25朵；苞片线状披针形；花萼筒状，长约5mm，萼齿5，有长柔毛；花冠黄色，蝶形，长不及2cm，旗瓣三角状倒卵形，无爪，先端微凹，翼瓣和龙骨瓣均有长爪；雄蕊10，二体；子房有柄，无毛。荚果膜质，膨胀，卵状长圆形，先端有喙，有显著网纹。种子5～6粒，肾形，黑色。花期6～7月，果期8～9月。

生于山坡、沟旁或疏林下。分布于黑龙江、吉林、辽宁、内蒙古、河北、山西、新疆和西藏等地。

（2）膜荚黄芪　形态和上种极相似，主要区别为小叶13～31片，小叶片卵状披针形或椭圆形，长7～30mm，宽4～10mm；花冠淡黄色；子房被疏柔毛。荚果被黑色短毛。

【产地】主产山西、黑龙江、内蒙古等省区。此外，吉林、甘肃、河北、陕西、辽宁等省亦产。在东北、内蒙古、河北、山西等地有栽培，以栽培的蒙古黄芪质量为佳。

【采收加工】播种后1～7年采收，气温高，土质较差的地区生长1～2年即可采收。于秋季9～11月或春季冬芽萌动前采挖，深刨以防折断根，切下芦头，抖净泥土，晒至半干，堆积1～2日再晒，直至晒干为止。剪去侧根及须根，扎成小捆，即成生黄芪。

【性状鉴别】

1. 药材　呈圆柱形，上粗下细，少有分枝，长20～60cm，直径1～3cm。表面淡黄棕色，有明显的皱纹及横长的皮孔。质硬而韧，断面纤维状，带粉性，横切面皮部约占半径的1/3，白色至淡黄白色，木部淡黄色，射线细密。老根头断面木质部偶呈枯朽状。气特异，味微甜。嚼之有豆腥气。（图8-47）

2. 饮片

（1）黄芪片　呈类圆形或椭圆形的厚片，外表皮黄白色至淡棕褐色，可见纵皱纹或纵沟。切面皮部黄白色，木部淡黄色，有放射状纹理及裂隙，有的中心偶有枯朽状，黑褐色或呈空洞。气微，味微甜，嚼之有豆腥味。

（2）炙黄芪　呈圆形或椭圆形的厚片，直径0.8~3.5cm，厚0.1~0.4cm。外表皮淡棕黄色或淡棕褐色，略有光泽，可见纵皱纹或纵沟。切面皮部黄白色，木部淡黄色，有放射状纹理和裂隙，有的中心偶有枯朽状，黑褐色或呈空洞。具蜜香气，味甜，略带黏性，嚼之微有豆腥味。

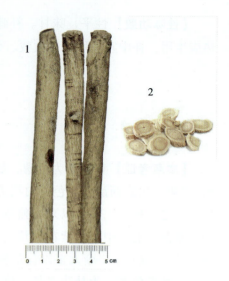

图8-47　黄芪药材与饮片图
1. 药材　2. 饮片

【显微鉴别】

（1）根横切面　①木栓层细胞数列，栓内层为3~5列厚角细胞，切向延长。②韧皮部有纤维束，与筛管群交替排列；近栓内层处有时可见石细胞及管状木栓组织；韧皮射线外侧弯曲，有裂隙。③形成层成环。④木质部导管单个或2~3个成群，有木纤维束，木射线明显，射线中有时可见单个或2~4个成群的石细胞。⑤薄壁细胞含淀粉粒。（图8-48）

（2）粉末　淡黄色。①韧皮纤维细长，长600~1600~3400μm；木纤维，长500~1500~2000μm，壁厚。纤维成束或散离，直径8~30mm，壁厚，表面有纵裂纹，初生壁常与次生壁分离，两端常断裂成须状，或较平截。②导管为网纹或具缘纹孔，偶有螺纹，直径至170μm。③石细胞较少，长方形、类圆形或不规则状，壁甚厚，少数较薄。④木栓细胞多角形，棕色。⑤淀粉粒多为单粒，类圆形，直径4~15μm，偶见2~3分粒组成的复粒。（图8-49）

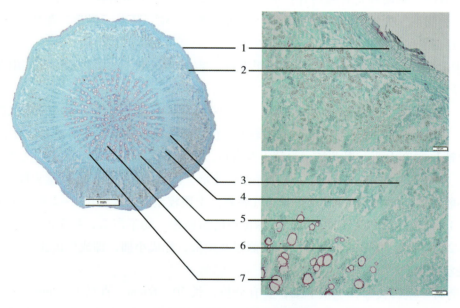

图8-48　黄芪根横切面组织详图
1. 木栓层　2. 栓内层　3. 射线　4. 韧皮纤维束　5. 形成层　6. 木纤维束　7. 木质部

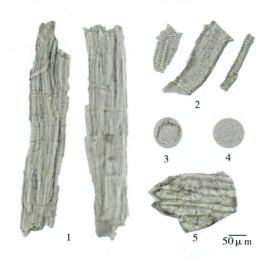

图 8 – 49　黄芪粉末特征图

1. 纤维　2. 导管　3. 石细胞　4. 淀粉粒　5. 木栓细胞

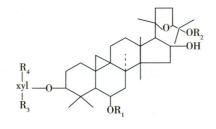

	R_1	R_2	R_3	R_4
黄芪苷Ⅰ：	glu	H	Ac	Ac
黄芪苷Ⅱ：	glu	H	Ac	H
黄芪苷Ⅲ：	H	H	glu	H
黄芪苷Ⅳ：	glu	H	H	H
黄芪苷Ⅴ：	H	glu	glu	H
黄芪苷Ⅵ：	H	glu	glu	H
黄芪苷Ⅶ：	glu	glu	H	H

xyl=xylose　木糖

【化学成分】

（1）蒙古黄芪　含黄芪苷（astragaloside）Ⅰ、Ⅱ、Ⅳ，大豆皂苷Ⅰ（soyasaponinⅠ）、毛蕊异黄酮 – 7 – O – β – D – 葡萄糖苷（calycosin – 7 – O – β – D – glucoside）、2′ – 羟基 – 3′，二甲氧基异黄烷 – 7 – O – β – D – 葡萄糖苷（2′ – hydroxy – 3′，4′ – dimethoxyisoflavane – 7 – O – β – D – glucoside）、9，10 – 二甲氧基紫檀烷 – 3 – O – β – D – 葡萄糖苷（9，10 – dimethoxypterocarpan – 3 – O – β – D – glucoside）、刺芒柄花素（formononetin）、毛蕊异黄酮（calycosin），还含棕榈酸（palmitic acid）、亚油酸（linoleic acid）、亚麻酸（linolenic acid）、β – 谷甾醇（β – sitosterol）、羽扇豆醇（lupeol）、天冬酰胺（asparagine）、γ – 氨基丁酸（γ – aminokutyric acid）及黄芪多糖（astraglalan）Ⅰ、Ⅱ、Ⅲ，杂多糖 AH – 1、AH – 2，酸性多糖 Amon – S，黄芪多糖Ⅰ、Ⅱ，杂多糖 AH – 1，酸性多糖 Amon – S 均具有增强免疫功能的作用。且含 20 多种微量元素，其中钙、磷、镁、铁等含量较高。

（2）膜荚黄芪　含黄芪苷Ⅰ、Ⅱ、Ⅲ、Ⅳ、Ⅴ、Ⅵ、Ⅶ、Ⅷ，乙酰黄芪苷Ⅰ（acetylastragaloside Ⅰ），异黄芪苷（isoastragaloside）Ⅰ、Ⅱ，大豆皂苷Ⅰ，膜荚黄芪苷（astramembrannin）Ⅰ、Ⅱ，毛蕊异黄酮 – 7 – O – β – D – 葡萄糖苷，刺芒柄花素 – 7 – O – β – D – 葡萄糖苷（formononentin – 7 – O – β – D – glucoside），9，10 – 二甲氧基紫檀烷 – 3 – O – β – D – 葡萄糖苷，刺芒柄花素，毛蕊异黄酮，羽扇豆醇，β – 谷甾醇，香豆精（coumarin），多糖，蛋白多糖 F_1，白介素 – 2（interleukin – 2），甜菜碱（betaine）及胆碱（choline）。含 21 种游离氨基酸，其中天冬酰胺、刀豆氨酸（canavanine）、脯氨酸（proline）、精氨酸（arginine）、γ – 氨基丁酸等含量较高，游离氨基酸总量约为 1.26%。含近 20 种微量元素，其中含量较高的有钙、磷、镁、铁等。

【理化鉴别】

（1）取本品粉末3g，加水30ml，浸渍过夜，滤过，取滤液1ml，加0.2%茚三酮溶液2滴，在沸水中加热5分钟，冷后呈紫红色。（检查氨基酸、多肽）

（2）取（1）项水溶液1ml，于60℃水浴中加热10分钟，加5%α-萘酚乙醇溶液5滴，摇匀，沿管壁缓缓加入浓硫酸0.5ml，在试液与硫酸交界处出现紫红色环。（检查糖、多糖）

（3）取粉末3g，加甲醇5ml，浸渍过夜，滤过，取滤液1ml，蒸干，残渣用少量冰醋酸溶解。加醋酐-浓硫酸试剂0.5ml，溶液由黄色依次转变为红色、青色、污绿色。（检查甾醇类）

（4）本品粉末含4%浓氨试液的甲醇提取液，蒸干后用80%甲醇溶解，制备供试品溶液。黄芪甲苷作为对照品。硅胶G薄层板，以三氯甲烷-甲醇-水（13∶7∶2）的下层溶液为展开剂。喷以10%硫酸乙醇溶液，在105℃加热至斑点显色清晰。供试品色谱中，在与对照品色谱相应的位置上，日光下显相同的棕褐色斑点；紫外光灯（365nm）下显相同的橙黄色荧光斑点。

（5）取本品粉末乙醇提取，乙酸乙酯振摇提取，制备供试品溶液。黄芪对照药材作为对照。硅胶G薄层板，以三氯甲烷-甲醇（10∶1）为展开剂。置氨蒸气中熏后，置紫外光灯（365nm）下检视。供试品色谱中，在与对照药材色谱相应的位置上，显相同颜色的荧光主斑点。

【质量评价】

（1）经验鉴别　以条粗长、皱纹少、质坚而绵、断面色黄白、粉性足、味甜者为佳。

（2）水分不得过10.0%；总灰分不得过5.0%。

（3）重金属及有害元素　照铅、镉、砷、汞、铜测定法测定，铅不得过5mg/kg；镉不得过1mg/kg；砷不得过2mg/kg；汞不得过0.2mg/kg；铜不得过20mg/kg。

（4）有机氯农药残留量　照农药残留量测定法测定，含总六六六（α-BHC、β-BHC、γ-BHC、δ-BHC之和）不得过0.2mg/kg；总滴滴涕（pp'-DDE、pp'-DDD、op'-DDT、pp'-DDT之和）不得过0.2mg/kg；五氯硝基苯不得过0.1mg/kg。

（5）浸出物　按水溶性浸出物冷浸法测定，不得少于17.0%。

（6）含量测定　照高效液相色谱法测定。按干燥品计算，含黄芪甲苷（$C_{41}H_{68}O_{14}$）黄芪不得少于0.080%；炙黄芪不得少于0.060%。含毛蕊异黄酮葡萄糖苷（$C_{22}H_{22}O_{10}$）不得少于0.020%。

【性味功效】性微温，味甘。补气升阳，固表止汗，利水消肿，生津养血，行滞通痹，托毒排脓，敛疮生肌。

> 📖 **知识拓展**
>
> 黄芪属的其他品种在分布地区亦供药用。主要有：①金翼黄芪 *Astragalus chrysopterus* Bge. 分布于河北、山西、陕西、宁夏、甘肃、青海、四川；②多花黄芪 *A. floridus* Benth. 分布于青海、四川、西藏。③梭果黄芪 *A. ernestii* Comb. 分布于四川西部。

附:

红芪 Hedysari Radix

为豆科植物多序岩黄芪 *Hedysarum polybotrys* Hand. – Mazz. 的根。(《中华人民共和国药典》已将红芪单列)

与上述两种形态相似,主要区别:主根粗长,外皮红棕色。叶柄长;小叶 7~25,叶片长圆状卵形,长 1~3.5cm,宽 0.5~1cm,先端近平截或微凹,上面无毛,下面中脉被长柔毛。花冠淡黄色;荚果扁平,串珠状,有 3~5 节,边缘具窄翅,表面有稀疏网纹及短柔毛,每节有椭圆形种子 1 颗。花期 6~8 月,果期 7~9 月。生于海拔 2600m 以下的山坡石缝或灌木丛中。分布于内蒙古、宁夏、甘肃及四川西部。

多序岩黄芪在秋季采挖,洗净,切去根头及支根,晒干后打捆,即为药材红芪 Radix Hedysari 又名川芪。与黄芪的区别:表面红棕色,栓皮易脱落,常露出淡黄色皮部及纤维。断面纤维性,色浅,富粉性。横断面皮部淡棕色,占半径的 1/2~1/3;形成层环形,棕色,木部致密。

远 志 Yuanzhi

Polygalae Radix

【来源】 为远志科(Polygalaceae)植物远志 *Polygala tenuifolia* Willd. 或卵叶远志 *P. sibirica* L. 的干燥根。

【产地】 主产于山西、陕西、吉林等省。

【采收加工】 春、秋二季采挖,除去须根和泥沙,晒干。或除去木心后晒干,称"远志肉"或"远志筒"。

【性状鉴别】 呈圆柱形,略弯曲,长 2~30cm,直径 0.2~1cm。表面灰黄色至灰棕色,有较密并深陷的横皱纹、纵皱纹及裂纹,老根的横皱纹较密更深陷,略呈结节状。质硬而脆,易折断,断面皮部棕黄色,木部黄白色,皮部易与木部剥离;抽取木心者中空。气微,味苦、微辛,嚼之有刺喉感。(图 8-50)

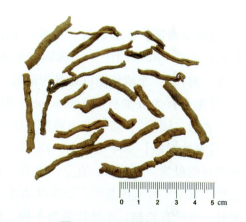

图 8-50　远志饮片图

饮片:呈圆柱形的段。外表面灰黄色至灰棕色,有横皱纹。切面棕黄色,中空。气微,味苦、微辛,嚼之有刺喉感。

【显微鉴别】 根横切面:①木栓细胞 10 余列。②栓内层为 20 余列薄壁细胞,有切向裂隙。③韧皮部较宽广,常现径向裂隙。④形成层成环。⑤有木心者木质部发达,均木化,射线 1~3 列细胞。⑥薄壁细胞大多含脂肪油滴,有的含草酸钙簇晶和方晶。

【化学成分】 ①皂苷类:主要含远志皂苷(onjisaponin)A、B、C、D、E、F、G 等,由细叶远志皂苷元等与不同的糖结合而成,以皮部含量最高。②𠮿酮类:如远志𠮿酮Ⅲ

（polygalaxanthone Ⅲ）等。③蔗糖酯类：如 3，6′-二芥子酰基蔗糖（3，6′-disinapoyl sucrose）等。④其他：如生物碱类、酚苷类、脂肪油等。

【理化鉴别】

（1）药材经 70% 乙醇提取，制备供试品溶液。以远志对照药材作对照，用硅胶 G 薄层板，以乙酸乙酯-冰醋酸-水（55：13：13）为展开剂，置紫外灯（365nm）下检视。供试品色谱中，在与对照品色谱相应的位置上，显相同颜色的荧光斑点。

（2）药材经 70% 甲醇提取，再用正丁醇提取，制备供试品溶液。以细叶远志皂苷对照品作对照，用硅胶 G 薄层板，以三氯甲烷-甲醇-水（6：3：0.5）为展开剂，10% 硫酸乙醇溶液显色。供试品色谱中，在与对照品色谱相应的位置上，显相同颜色的斑点。

【质量评价】

（1）经验鉴别　药材以条粗、皮厚、去净木心者为佳。

（2）水分不得过 12.0%；总灰分不得过 6.0%。

（3）黄曲酶毒素　每 1000g 含黄曲霉毒素 B_1 不得过 5μg，黄曲霉毒素 G_2、黄曲霉毒素 G_1、黄曲霉毒素 B_2 和黄曲霉毒素 B_1 总量不得过 10μg。

（4）浸出物　照醇溶性浸出物热浸法测定，用 70% 乙醇作溶剂，不得少于 30.0%。

（5）含量测定　照高效液相色谱法测定，含细叶远志皂苷（$C_{36}H_{56}O_{12}$）不得少于 2.0%，含远志𠮿酮Ⅲ（$C_{25}H_{28}O_{15}$）不得少于 0.15%，含 3，6′-二芥子酰基蔗糖（$C_{36}H_{46}O_{17}$）不得少于 0.50%。

【性味功效】性温，味辛、苦。安神益智，交通心肾，祛痰，消肿。

人参 Renshen

Ginseng Radix et Rhizoma

扫码"学一学"

扫码"看一看"

【本草考证】本品始载于《神农本草经》，列为上品。《名医别录》载："人参生上党山谷及辽东。"李时珍谓："人参因根如人形而得名"。据考证，古代最早的人参即产于山西上党（潞州），至清代而以辽参为道地。

【来源】为五加科（Araliaceae）植物人参 *Panax ginseng* C. A. Mey. 的干燥根及根茎。栽培者为"园参"，播种在山林野生状态下自然生长的称"林下山参"，习称"籽海"。

【植物形态】多年生草本，高 30～70cm。主根肉质，圆柱形或纺锤形，常分枝，顶端有明显的根茎。茎单一，直立，无毛。掌状复叶轮生茎端，通常一年生者生 1 片三出复叶，二年生者生 1 片五出复叶，三年生者生 2 片五出复叶，以后每年递增一叶，最多可达 6 片复叶。复叶有长柄，小叶片多为 5 枚，椭圆形至长椭圆形，边缘有锯齿，上面沿脉有稀疏刚毛。伞形花序单个顶生，花小，淡黄绿色，花瓣 5，雄蕊 5，子房下位，花柱上部 2 裂。核果浆果状，扁球形，熟时鲜红色。花期 6～7 月，果期 7～9 月。

【产地】主产于吉林、辽宁、黑龙江等省，主要为栽培品。

【采收加工】园参多于秋季采挖，洗净，除去支根，晒干或烘干，称"生晒参"。如不除去支根晒干，则称"全须生晒参"。林下山参多加工成全须生晒参。近年用真空冷冻干燥法加工人参，其产品称"冻干参"或"活性参"，可防止有效成分总皂苷的损失，提高产品质量。

【性状鉴别】

（1）生晒参　主根呈纺锤形或圆柱形，长 3～15cm，直径 1～2cm。表面灰黄色，上部或全体有疏浅断续的粗横纹及明显的纵皱纹，下部有支根 2～3 条。全须生晒参着生多数细长的须根，须根上常有不明显的细小疣状突起。根茎（芦头）长 1～4cm，直径 0.3～1.5cm，多拘挛而弯曲，具不定根（艼）和稀疏的凹窝状茎痕（芦碗）。质较硬，断面淡黄白色，显粉性，形成层环纹棕黄色，皮部有黄棕色的点状树脂道及放射状裂隙。香气特异，味微苦、甘。（图 8－51）

（2）林下山参　主根与根茎等长或较短，呈圆柱形、菱角形或人字形，长 1～6cm。表面灰黄色，具有纵皱纹，上部或中上部有环纹。支根多为 2～3 条，须根少而细长，清晰不乱，有较明显的疣状突起。根茎细长，少数粗短，中上部具有稀疏或密集而深陷的茎痕。不定根较细，多下垂。

（3）饮片　为圆形或类圆形薄片。外表皮灰黄色。切面淡黄白色或类白色，显粉性，形成层环棕黄色，皮部有黄棕色的点状树脂道及放射性裂隙。体轻，质脆。香气特异，味微苦、甘。

【显微鉴别】

（1）根横切面　①木栓层为数列细胞，皮层窄。②韧皮部外侧有裂隙，内侧薄壁细胞排列紧密，有树脂道散在，内含黄色分泌物。③形成层成环。④木质部导管单个散在或数个相聚，断续排列呈放射状。⑤薄壁细胞含淀粉粒及草酸钙簇晶。（图 8－52，图 8－53）

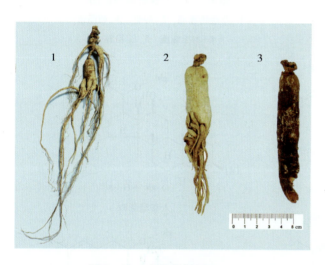

图 8－51　人参药材图

1. 林下参　2. 生晒参　3. 红参

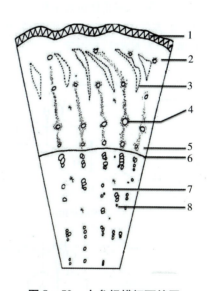

图 8－52　人参根横切面简图

1. 木栓层　2. 皮层　3. 裂隙　4. 树脂道　5. 韧皮部　6. 形成层　7. 射线　8. 木质部

（2）粉末　淡黄白色。①树脂道碎片易见，含黄色块状分泌物。②草酸钙簇晶直径 20～68μm，棱角锐尖。③网纹、梯纹导管。④木栓细胞类方形或多角形。淀粉粒单粒或复粒。（图 8－54）

【化学成分】①皂苷类：根含总皂苷约 4%，须根中含量较主根高。主要皂苷类成分有 30 多种，均为三萜皂苷。根据苷元的不同分为两类：一类是四环三萜的达玛脂烷系皂苷，其中一组苷元为原人参二醇，如人参皂苷（ginsenoside）Ra_1、Ra_2、Rb_1、Rb_2、Rc、Rd、Rg_3 等；另一组苷元为原人参三醇，如人参皂苷 Re、Rf、Rg_1、Rg_2、Rh_1 等。第二类是五环三萜的齐墩果烷系皂苷，其苷元为齐墩果酸，如人参皂苷 R_0。②糖类：除了单糖、双糖、三糖外，还含有多糖类化合物。③其他：如挥发油（油中含 β－榄香烯、人参炔醇等）、人参多肽、有机酸、氨基酸、多种维生素等。

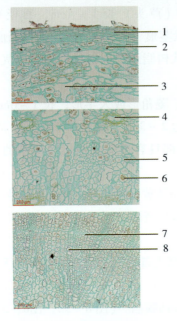

图 8-53　人参根横切面详图

1. 木栓层　2. 皮层　3. 裂隙　4. 树脂道　5. 韧
皮部　6. 簇晶　7. 形成层　8. 导管

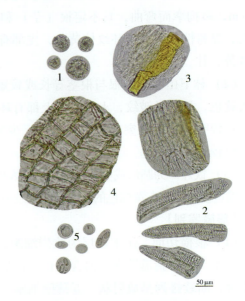

图 8-54　人参粉末特征图

1. 草酸钙簇晶　2. 导管　3. 树脂道
4. 木栓细胞　5. 淀粉粒

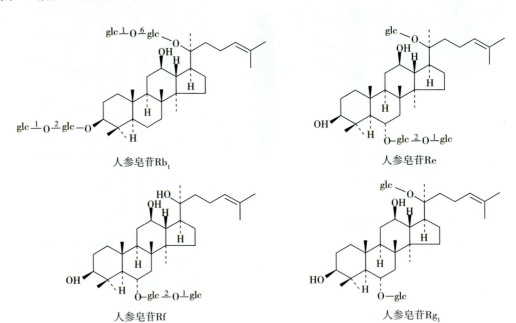

人参皂苷Rb₁

人参皂苷Re

人参皂苷Rf

人参皂苷Rg₁

【理化鉴别】取人参粉末三氯甲烷提取，制备供试品溶液。以人参对照药材和人参皂苷Rb₁对照品、人参皂苷 Re 对照品、人参皂苷 Rf 对照品及人参皂苷 Rg₁对照品作对照。用硅胶G 薄层板，以三氯甲烷-乙酸乙酯-甲醇-水（15：40：22：10）10℃以下放置的下层溶液为展开剂，10%硫酸乙醇溶液显色，分别置日光及紫外灯（365nm）下检视。供试品色谱中，在与对照药材色谱和对照品色谱相应的位置上，分别显相同颜色的斑点或荧光斑点。

【质量评价】

（1）经验鉴别　药材以条粗、质硬、气香、味浓、完整者为佳。

（2）水分不得过 12.0%；总灰分不得过 5.0%。

（3）农药残留 含总六六六（α - BHC、β - BHC、γ - BHC、δ - BHC 之和）不得过 0.2mg/kg；总滴滴涕（pp' - DDE、pp' - DDD、op' - DDT、pp' - DDT 之和）不得过 0.2mg/kg；五氯硝基苯不得过 0.1mg/kg；六氯苯不得过 0.1mg/kg；七氯（七氯、环氧七氯之和）不得过 0.05mg/kg；艾氏剂不得过 0.05mg/kg；氯丹（顺式氯丹、反式氯丹、氧化氯丹之和）不得过 0.1mg/kg。

（4）含量测定 照高效液相色谱法测定，本品含人参皂苷 Rg₁（$C_{42}H_{72}O_{14}$）和人参皂苷 Re（$C_{48}H_{82}O_{18}$）的总量不得少于 0.30%，人参皂苷 Rb₁（$C_{54}H_{92}O_{23}$）不得少于 0.20%。

【性味功效】性微温，味甘、微苦。大补元气，复脉固脱，补脾益肺，生津养血，安神益智。

知识拓展

（1）人参总皂苷的含量因药用部位、加工方法、栽培年限和产地不同而异，据报道，参须、参皮、参叶、花蕾含量较主根高。从人参地上部分分离出多种人参皂苷，在茎叶中以原人参三醇皂苷较多。人参的组织培养物中含有与栽培人参根中相似的人参皂苷类成分。

（2）园参还可以加工成"白参（或糖参）"，加工时将洗净的鲜园参置沸水中浸烫 3～7 分钟，取出，用针将参体扎刺小孔，再浸入浓糖液中 2～3 次，每次 10～12 小时，取出干燥。白参表面淡黄白色，全体可见加工时的点状针刺痕，味较甜。

（3）生晒山参与林下山参相似，多呈人字形、菱形或圆柱形，根上端有紧密而深陷的环状横纹（习称"铁线纹"），支根多为 2 条，须根细长，清晰不乱，有明显的疣状突起（习称"珍珠疙瘩"或"珍珠点"）。根茎较细长，稍弯曲（习称"雁脖芦"），上部具多数凹窝状茎痕，靠近主根的一段根茎较光滑而无茎痕（习称"圆芦"）。不定根较粗，形似枣核（习称"枣核艼"）。

（4）高丽参原植物与国产人参相同，多加工成红参。参体较粗壮，上部多压成不规则方柱形。芦粗短，偶有双芦，主根肩部与芦近等宽。表面红棕色，有的上部显黄色（黄马褂）。

（5）伪品：①商陆科植物商陆 *Phytolacca acinosa* Roxb. 或垂序商陆 *P. americana* L. 的根，除去栓皮，经加工后充红参。呈棕褐色，半透明，顶端无芦碗，断面可见数轮同心环纹。味稍甜后微苦，久嚼麻舌。②茄科（Solanaceae）植物华山参 *Physochlaina infundibularis* Kuang. 的根。顶端有一至数个根茎，其上有类圆形的茎痕及疣状突起。气微，味苦而甘，稍麻舌。组织中无树脂道及草酸钙簇晶而有木间韧皮部和草酸钙砂晶。

附：

红参 Ginseng Radix et Rhizoma Rubra

本品为五加科植物人参的栽培品经蒸制后的干燥根和根茎。秋季采挖，洗净，蒸制后，干燥。主根呈纺锤形、圆柱形或扁方柱形，长 3～10cm，直径 1～2cm。表面半透明，红棕色，偶有不透明的暗褐色斑块，具纵沟、皱纹及细根痕。上部有断续的不明显环纹，下部有 2～3 条扭曲交叉的支根，并带弯曲的须根或仅具须根残迹。根茎（芦头）长 1～2cm，上有数个凹窝状茎痕（芦碗），有的带有 1～2 条完整或折断的不定根（艼）。质硬而脆，断面平坦，角质样。气微香而特异，味甘、微苦。本品显微主要特征与人参相同，但淀粉粒已糊化，轮廓模糊。红参化学成分与人参成分相似，主含人参皂苷类和糖类成分，在加工过程中成分略有变化。照高效液相色谱法测定，含人参皂苷 Rg_1 和人参皂苷 Re 的总量不得少于 0.25%，人参皂苷 Rb_1 不得少于 0.20%。本品性温，味甘、微苦。大补元气，复脉固脱，益气摄血。

人参叶 Ginseng Folium

本品为五加科植物人参的干燥叶。秋季采收，晾干或烘干。常扎成小把，呈束状或扇状，长 12～35cm。掌状复叶带有长柄，暗绿色，3～6 枚轮生。小叶通常 5 枚，偶有 7 或 9 枚，呈卵形或倒卵形，基部的小叶长 2～8cm，宽 1～4cm；上部的小叶大小相近，长 4～16cm，宽 2～7cm，基部楔形，先端渐尖，边缘具细锯齿及刚毛，上表面叶脉生刚毛，下表面叶脉隆起。纸质，易碎。气清香，味微苦而甘。粉末黄绿色。上表皮细胞形状不规则，略呈长方形，长 35～92μm，宽 32～60μm，垂周壁波状或深波状。下表皮细胞与上表皮相似，略小，气孔不定式。叶肉无栅栏组织，多由 4 层类圆形薄壁细胞组成，直径 18～29μm，含草酸钙簇晶，直径 12～40μm，棱角锐尖。本品含多种与人参根相同的皂苷类成分，此外尚含山柰酚、三叶豆苷等。照高效液相色谱法测定，本品含人参皂苷 Rg_1 和人参皂苷 Re 的总量不得少于 2.25%。本品性寒，味苦、甘。补气，益肺，祛暑，生津。

西洋参 Xiyangshen

Panacis Quinquefolii Radix

【来源】 为五加科（Araliaceae）植物西洋参 *Panax quinquefolium* L. 的干燥根。

【产地】 原产于加拿大和美国，我国东北、华北、西北和山东等地有栽培。

【采收加工】 秋季采挖，洗净，晒干或低温干燥。

【性状鉴别】 呈纺锤形、圆柱形或圆锥形，长 3～12cm，直径 0.8～2cm。表面浅黄褐色或黄白色，可见横向环纹及线形皮孔状突起，并有细密浅纵皱纹及须根痕。主根中下部有一至数条侧根，多已折断。有的上端有根茎（芦头），环节明显，茎痕（芦碗）圆形或半圆形，具不定根（芋）或已折断。体重，质坚实，不易折断，断面平坦，浅黄白色，略显粉性，皮部可见黄棕色点状树脂道，形成层环纹棕黄色，木部略呈放射状纹理。气微而特异，味微苦、甘。（图 8-55）

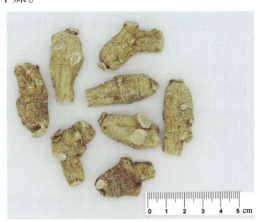

图 8-55　西洋参药材图

饮片：呈长圆形或类圆形薄片。外表皮浅黄褐色。切面淡黄白色至黄白色，形成层环棕黄色，皮部有黄棕色点状树脂道，近形成层处较多而明显，木部略呈放射状纹理。气微而特异，味微苦、甘。

【显微鉴别】

（1）根横切面　①木栓层由 4～6 层木栓细胞组成。②皮层细胞排列疏松，皮层外部有树脂道6～14个呈环状排列。树脂道扁平形，长径117～235μm。③韧皮部占根半径的1/2～1/3，射线宽2～3列细胞，树脂道在韧皮部呈数层环状排列。④形成层明显。⑤次生木质部发达，初生木质部五原型。⑥薄壁细胞含淀粉粒，并常见草酸钙簇晶，簇晶长径23～40（70）μm。

（2）粉末　黄白色。①树脂道内含棕色树脂。②草酸钙簇晶直径23～39（70）μm，棱角较长而尖。③导管多为网纹，也有梯纹及螺纹导管，导管直径23～40μm。④淀粉粒单粒，类圆形，脐点点状、星状、裂缝状。

【化学成分】①皂苷类：主含人参皂苷类，如人参皂苷 Rb_1、Re、Rg_1 和拟人参皂苷 F_{11} 等。②挥发油：主含倍半萜类，以反式 β – 金合欢烯含量最高。③其他：如脂肪酸、氨基酸、多糖等。

【理化鉴别】取本品粉末甲醇提取，制备供试品溶液。以西洋参对照药材和拟人参皂苷 F_{11} 对照品、人参皂苷 Rb_1 对照品、人参皂苷 Re 对照品、人参皂苷 Rg_1 对照品作对照。用硅胶G薄层板，以三氯甲烷 – 乙酸乙酯 – 甲醇 – 水（15：40：22：10）10℃以下放置的下层溶液为展开剂，10%硫酸乙醇溶液显色，分别置日光及紫外灯（365nm）下检视。供试品色谱中，在与对照药材色谱和对照品色谱相应的位置上，分别显相同颜色的斑点或荧光斑点。

【质量评价】

（1）经验鉴别　药材以个大、体重、质坚实、不易折断，断面平坦、浅黄色、略显粉性、味浓者为佳。

（2）水分不得过13.0%；总灰分不得过5.0%。

（3）浸出物　照醇溶性浸出物热浸法测定，70%乙醇浸出物不得少于30.0%。

（4）重金属及有害元素　照铅、镉、砷、汞、铜测定法（原子吸收分光光度法或电感耦合等离子体质谱法）测定，铅不得过5mg/kg；镉不得过1mg/kg；砷不得过2mg/kg；汞不得过0.2mg/kg；铜不得过20mg/kg。

（5）农药残留　含总六六六（α – BHC、β – BHC、γ – BHC、δ – BHC 之和）不得过0.2mg/kg；总滴滴涕（pp' – DDE、pp' – DDD、op' – DDT、pp' – DDT 之和）不得过0.2mg/kg；五氯硝基苯不得过0.1mg/kg；六氯苯不得过0.1mg/kg；七氯（七氯、环氧七氯之和）不得过0.05mg/kg；艾氏剂不得过0.05mg/kg；氯丹（顺式氯丹、反式氯丹、氧化氯丹之和）不得过0.1mg/kg。

（6）含量测定　照高效液相色谱法测定，本品含人参皂苷 Rg_1（$C_{42}H_{72}O_{14}$）、人参皂苷 Re（$C_{48}H_{82}O_{18}$）和人参皂苷 Rb_1（$C_{54}H_{92}O_{23}$）的总量不得少于2.0%。

【性味功效】性凉，味甘、微苦。补气养阴，清热生津。

人参与西洋参对比鉴别

	人参（园参）	西洋参
来源	五加科植物人参 Panax ginseng C. A. Mey. 的干燥根及根茎	五加科植物西洋参 Panax quinquefolium L. 的干燥根
支根	分叉角度小	分叉角度大，多已折断
表面	主根上部或全体有疏浅断续的粗横纹	表面可见横向环纹及线状皮孔突起
质地	质较硬，较易折断	质坚实，不易折断
断面	皮部有放射状裂隙，显粉性 黄棕色点状树脂道	断面较平坦，略显粉性 红棕色点状树脂道
成分	含人参皂苷 Rf	含拟人参皂苷 F_{11}

扫码"学一学"

三七 Sanqi

Notoginseng Radix et Rhizoma

【本草考证】本品始载于《本草纲目》。李时珍谓："生广西南丹诸州番峒深山中，采根暴干，黄黑色。团结者，状略似白及；长者如老干地黄，有节。味微甘而苦，颇似人参之味。"考证古代本草所述与当今所用之三七相同。

【来源】为五加科（Araliaceae）植物三七 *Panax notoginseng*（Burk.）F. H. Chen 的干燥根和根茎。

【植物形态】多年生草本。根茎短，斜生。主根粗壮，肉质，倒圆锥形或圆柱形，常有疣状突起的分枝。茎直立，无毛。掌状复叶，3~4 片轮生于茎端，小叶通常 5~7，长椭圆形至倒卵状长椭圆形，长 5~15cm，宽 2~5cm，边缘有细锯齿，上面沿脉疏生刚毛。伞形花序单个顶生，花小，淡黄绿色，花瓣 5，雄蕊 5，子房下位，花柱分离为 2。核果浆果状，近肾形，熟时红色。花期 6~8 月，果期 8~10 月。

【产地】主产于云南文山，广西田阳、靖西、百色等地。多系栽培。

【采收加工】一般于种后第 3 至第 4 年采收。秋季花开前采挖，洗净，分开主根、支根及根茎，干燥。主根曝晒至半干，反复揉搓，以后每日边晒边搓，待至全干放入麻袋内撞至表面光滑即得。主根习称"三七"，支根习称"筋条"，根茎习称"剪口"，须根习称"绒根"。

【性状鉴别】

（1）主根　呈类圆锥形或圆柱形，长 1~6cm，直径 1~4cm。表面灰褐色或灰黄色，有断续的纵皱纹、支根痕。顶端有茎痕，周围有瘤状突起。体重，质坚实，断面灰绿色、黄绿色或灰白色，木部微呈放射状排列。气微，味苦回甜。（图 8-56）

（2）筋条　呈圆柱形或圆锥形，长 2~6cm，上端直径约 0.8cm，下端直径约 0.3cm。

（3）剪口　呈不规则的皱缩块状或条状，表面有数个明显的茎痕及环纹，断面中心灰绿色或白色，边缘深绿色或灰色。

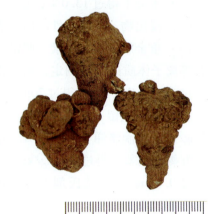

图 8-56　三七药材图

【显微鉴别】

（1）根横切面　①木栓层为数列细胞，栓内层不明显。②韧皮部有树脂道散在。③形成层成环。④木质部导管 1~2 列径向排列。⑤射线宽广。⑥薄壁细胞含淀粉粒，草酸钙簇晶稀少。（图 8-57）

（2）粉末　灰黄色。①树脂道碎片含黄色分泌物。②草酸钙簇晶少见，直径 50~80μm，棱角较钝。③导管有网纹、梯纹及螺纹导管，直径 15~55μm。④淀粉粒众多，单粒呈类圆形、半圆形或圆多角形，直径 4~30μm，脐点点状或裂缝状；复粒由 2~10 分粒组成。⑤木栓细胞呈长方形或多角形，壁薄，棕色。（图 8-58）

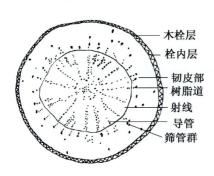

图 8－57　三七根横切面简图

（标注：木栓层、栓内层、韧皮部、树脂道、射线、导管、筛管群）

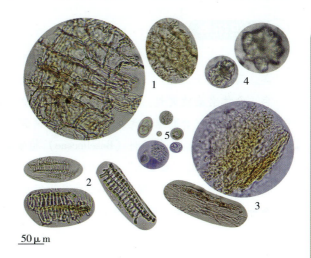

50μm

图 8－58　三七粉末特征图

1. 木栓细胞　2. 导管　3. 树脂道
4. 草酸钙簇晶　5. 淀粉粒

【化学成分】①皂苷类：含多种皂苷，总量 9.75% ～ 14.90%，和人参所含皂苷类似，但主要为达玛脂烷系皂苷，如人参皂苷 Rb$_1$、Rb$_2$、Rc、Rd、Re、Rg$_1$、Rg$_2$、Rh$_1$及三七皂苷 R$_1$ 等。②氨基酸类：含一种特殊的氨基酸田七氨酸（dencichine，即三七素）。③黄酮类：如三七黄酮 A、三七黄酮 B 及槲皮素等。④其他：如挥发油、多糖等。

三七皂苷R$_1$　　　　　　　　　　　　田七氨酸

【理化鉴别】取本品粉末，以水饱和的正丁醇提取，制备供试品溶液。以人参皂苷 Rb$_1$ 对照品、人参皂苷 Re 对照品、人参皂苷 Rg$_1$ 对照品及三七皂苷 R$_1$ 对照品作对照。用硅胶 G 薄层板，以三氯甲烷 － 乙酸乙酯 － 甲醇 － 水（15：40：22：10）10℃以下放置的下层溶液为展开剂，10% 硫酸乙醇溶液显色，分别置日光及紫外灯（365nm）下检视。供试品色谱中，在与对照品色谱相应的位置上，分别显相同颜色的斑点或荧光斑点。

【质量评价】

（1）经验鉴别　药材以个大、体重、质坚、表面光滑、断面灰绿色或灰黄色者为佳。

（2）水分不得过 14.0%；总灰分不得过 6.0%；酸不溶性灰分不得过 3.0%。

（3）浸出物　照醇溶性浸出物热浸法测定，甲醇浸出物不得少于 16.0%。

（4）含量测定　照高效液相色谱法测定，本品含人参皂苷 Rg$_1$（C$_{42}$H$_{72}$O$_{14}$）、人参皂苷 Rb$_1$（C$_{54}$H$_{92}$O$_{23}$）和三七皂苷 R$_1$（C$_{47}$H$_{80}$O$_{18}$）的总量不得少于 5.0%。

【性味功效】性温，味甘、微苦。散瘀止血，消肿定痛。

知识拓展

（1）混淆品　菊科（Compositae）植物菊三七 *Gynura segetum*（Lour.）Merr. 的根及根茎，习称"土三七"。外形类似三七，呈拳形团块，表面灰棕色或棕黄色，鲜品常带紫红色，全体有瘤状突起。质坚实，切面淡黄色，根茎横切面中心有显著的髓部。味淡而后微苦。薄壁细胞含菊糖，无淀粉粒和草酸钙簇晶。

（2）伪品　①落葵科（Basellaceae）植物落葵薯 *Anredera coedifolia*（Tenore）Steenis 的珠芽及块茎，习称"藤三七"。类圆柱形，珠芽呈不规则块状。断面粉性，经水煮后，断面角质样，黄棕色。味微甜，嚼之有黏性。②近年来市场上出现的伪品以莪术加工品为常见。药材微有香气，味微苦辛，有姜辣味，表面有环节及根痕，断面具单子叶植物根茎的构造特点。

白芷 Baizhi

Angelicae Dahuricae Radix

【来源】为伞形科（Umbelliferae）植物白芷 *Angilica duhurica*（Fisch. ex Hoffm.）Benth. et Hook. f. 或杭白芷 *A. duhurica*（Fisch. ex Hoffm.）Benth. et Hook. f. var. *formosana*（Boiss.）Shan et Yuan 的干燥根。

【产地】白芷产于河南长葛、禹县者习称"禹白芷"，产于河北安国者习称"祁白芷"。杭白芷产于浙江、福建、四川等省，习称"杭白芷"和"川白芷"。

【采收加工】夏、秋间叶黄时，除去须根及泥沙，晒干或低温干燥。

【性状鉴别】

（1）白芷　根长圆锥形，头粗尾细，长 10～25cm，直径 1.5～2.5cm。顶端有凹陷的茎痕，具同心性环状纹理。表面灰棕色或黄棕色，根头部钝四棱形或近圆形，有多数纵皱纹；皮孔样横向突起散生，习称"疙瘩丁"。质硬，断面灰白色或白色，显粉性，皮部散有多数棕色油点（分泌腔），形成层环近方形或近圆形，木质部约占断面的 1/3。气芳香，味辛、微苦。

（2）杭白芷　主要不同点为横向皮孔样突起多排列成四纵行，使全根呈类圆锥形而具四纵棱；形成层环略成方形，木质部约占断面的 1/2。

（3）饮片　呈类圆形的厚片。外表皮灰棕色或黄棕色。切面白色或灰白色，具粉性，形成层环棕黄色，近方形或近圆形，皮部散有多数棕色油点。气芳香，味辛、微苦。（图 8－59）

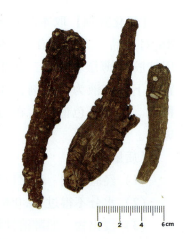

图 8－59　白芷药材图

【显微鉴别】

（1）白芷根横切面　①木栓层由 5～10 层木栓细胞组成。②皮层和韧皮部散有油管，薄壁细胞内含有淀粉粒，射线明显。③木质部略呈圆形，导管放射状排列。

（2）杭白芷根横切面　与上种相似，但木质部略呈方形，射线较多，导管稀疏排列。

（3）粉末　黄白色。①油管多已破碎，含淡黄色分泌物。②草酸钙簇晶类圆形或圆簇状，直径 6～18μm。③导管多为网纹，偶见螺纹导管。④淀粉粒众多，单粒呈类球形或多角形，复粒多由 2～12 分粒组成。⑤木栓细胞多角形或类长方形，淡黄棕色。

【化学成分】 ①香豆素类：如欧前胡素（imperatorin）、异欧前胡素（isoimperatorin）、氧化前胡素、白当归素等。②挥发油：白芷挥发油中主含榄香烯等，杭白芷挥发油中主含十八醛等。

【理化鉴别】

（1）取粉末 0.5g，加乙醚适量冷浸，振摇后过滤，取滤液 2 滴，滴于滤纸上，置紫外光灯下观察，显蓝色荧光。

（2）取本品粉末，乙醚浸泡，制备供试品溶液。以白芷对照药材和欧前胡素对照品、异欧前胡素对照品作对照。用硅胶 G 薄层板，以石油醚 – 乙醚（3∶2）为展开剂，置紫外光灯（365nm）下检视。供试品色谱中，在与对照药材色谱和对照品色谱相应的位置上，分别显相同颜色的荧光斑点。

【质量评价】

（1）经验鉴别　药材以条粗壮、体重、粉性足、香气浓郁者为佳。

（2）水分不得过 14.0%；总灰分不得过 6.0%。

（3）浸出物　照醇溶性浸出物热浸法测定，稀乙醇浸出物不得少于 15.0%。

（4）含量测定　照高效液相色谱法测定，本品含欧前胡素（$C_{16}H_{14}O_4$）不得少于 0.080%。

【性味功效】 性温，味辛。解表散寒，祛风止痛，宣通鼻窍，燥湿止带，消肿排脓。

当归 Danggui

Angelicae Sinensis Radix

扫码"学一学"

【本草考证】 本品始载于《神农本草经》。《名医别录》记载："当归生陇西川谷，二月、八月采根阴干。"李时珍谓："今陕、蜀、秦州、汶州诸处多栽莳为货。以秦归头圆尾多色紫气香肥润者，名马尾归，最胜他处。"又谓："当归调血，为女人要药。"所指即本品。古今当归主产地和疗效基本相同。

【来源】 为伞形科（Umbelliferae）植物当归 Angelica sinensis（Oliv.）Diels 的干燥根。

【植物形态】 多年生草本。茎带紫色，有纵直槽纹。叶为二至三回奇数羽状复叶，叶柄基部膨大成鞘，叶片卵形；小叶片呈卵形或卵状披针形，近顶端一对无柄，一至二回分裂，裂片边缘有缺刻。复伞形花序顶生，总苞无或有 2 片，伞幅 10～14；每一小伞形花序有花 12～36 朵，小总苞片 2～4；花白色。双悬果椭圆形，分果有 5 棱，侧棱有薄翅，每棱槽有 1 个油管，结合面 2 个油管。花期 6～7 月，果期 6～8 月。

【产地】 主产于甘肃，以甘肃岷县产量高，质量最佳。湖北、云南、四川等省也产。主为栽培。

【采收加工】 一般栽培至第 2 年秋后采挖，除去茎叶、须根及泥土，放置，待水分稍蒸发后根变软时，捆成小把，上棚，以烟火慢慢熏干。

【性状鉴别】 略呈圆柱形，下部有支根 3～5 条或更多，长 15～25cm。表面浅棕色至棕褐色，具纵皱纹及横长皮孔样突起。根头（归头）直径 1.5～4cm，具环纹，上端圆钝，或具数个明显突出的根茎痕，有紫色或黄绿色的茎及叶鞘的残基；主根（归身）表面凹凸不平；支根（归尾）直径 0.3～1cm，上粗下细，多扭曲，有少数须根痕。质柔韧，断面黄白色或淡黄棕色，皮部厚，有裂隙及多数棕色点状分泌腔，木部色较淡，形成层环黄棕色。有浓郁的香气，味甘、辛、微苦。（图8－60）

饮片：为类圆形、椭圆形或不规则薄片。外表面浅棕色至棕褐色。切面浅棕黄色或黄白色，平坦，有裂隙，皮部厚，散有棕色油点，有淡棕色形成层环纹，木部色较淡。质柔韧，油润。有浓郁香气，味甘、辛、微苦。

【显微鉴别】

（1）根横切面 ①木栓层为数列细胞。栓内层窄，有少数油室。②韧皮部宽广，多裂隙，油室和油管类圆形，直径25～160μm，外侧较大，向内渐小，周围分泌细胞6～9个。③形成层成环。④木质部射线宽3～5列细胞，导管单个散在或2～3个相聚，呈放射状排列。⑤薄壁细胞含淀粉粒。（图8－61，图8－62）

（2）粉末 淡黄棕色。①韧皮薄壁细胞纺锤形，壁略厚，表面有极微细的斜向交错纹理，有时可见菲薄的横隔。②油室碎片有时可见，内含油滴。③梯纹导管及网纹导管多见，直径约至80μm。④木栓细胞、淀粉粒等。（图8－63）

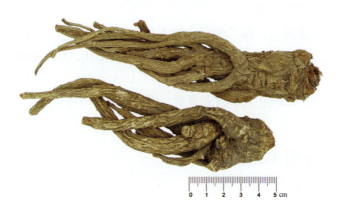

图8－60 当归药材图

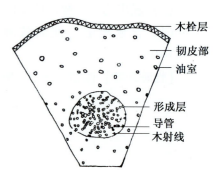

木栓层
韧皮部
油室
形成层
导管
木射线

图8－61 当归根横切面简图

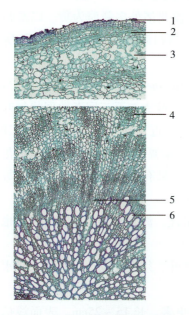

图8－62 当归根横切面详图

1. 木栓层 2. 皮层 3. 裂隙 4. 韧皮部
5. 形成层 6. 木质部

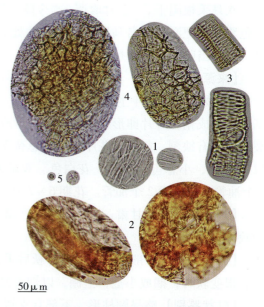

图8－63 当归粉末特征图

1. 纺锤形韧皮薄壁细胞 2. 油室
3. 导管 4. 木栓细胞 5. 淀粉粒

【化学成分】①挥发油：油中主要为藁本内酯（ligustilide，约47%）及正丁烯基酞内酯（n-butylidene-phthalide，11.3%）。②有机酸类：阿魏酸、丁二酸等。③无机元素：含人体必需的无机元素16种，归头中铜和锌的含量较归身、归尾高，而归尾中铁的含量较归头、归身高。④其他类：如维生素、氨基酸及糖类等。

【理化鉴别】

（1）取本品粉末，乙醚超声提取，制备供试品溶液。以当归对照药材作对照，用硅胶G板，以正己烷-乙酸乙酯（4∶1）为展开剂，紫外光灯（365nm）下检视。供试品色谱中，在与对照药材色谱相应的位置上，显相同颜色的斑点。

（2）取本品粉末，1%碳酸氢钠超声提取，制备供试品溶液。以阿魏酸对照品、藁本内酯对照品作对照，用硅胶G板，以环己烷-二氯甲烷-乙酸乙酯-甲酸（4∶1∶1∶0.1）为展开剂，置紫外光灯（365nm）下检视。供试品色谱中，在与对照品色谱相应的位置上，显相同颜色的斑点。

【质量评价】

（1）经验鉴别　药材以主根粗长、油润、外皮色黄棕、断面色黄白、气味浓郁者为佳。柴性大、干枯无油或断面呈绿褐色者不可供药用。

（2）水分不得过15.0%；总灰分不得过7.0%；酸不溶性灰分不得过2.0%。

（3）浸出物　照醇溶性浸出物热浸法测定，70%乙醇浸出物不得少于45.0%。

（4）含量测定　①照挥发油测定法测定，本品含挥发油不得少于0.4%（ml/g）。②照高效液相色谱法测定，本品含阿魏酸（$C_{10}H_{10}O_4$）不得少于0.050%。

【性味功效】性温，味甘、辛。补血活血，调经止痛，润肠通便。

> 🔗 **知识拓展**
>
> （1）同属植物东当归 *Angilica acutiloba* Kitag.，吉林延边地区有栽培，东北地区以其根作当归入药。主根粗短，有多数支根，主要成分为藁本内酯、正丁烯基酞内酯和挥发油等。
>
> （2）同科植物欧当归 *Levisticum officinale* Koch.，华北地区曾引种栽培。主根粗长，顶端常有数个茎痕，香气浓郁而浊，味甘辛、微苦，麻舌。

独活 Duhuo

Angelicae Pubescentis Radix

【来源】为伞形科（Umbelliferae）植物重齿毛当归 *Angilica pubescens* Maxim. f. *biserrata* Shan et Yuan 的干燥根。

【产地】主产于湖北、四川、安徽等省。

【采收加工】春初苗刚发芽或秋末茎叶枯萎时采挖，除去须根及泥沙，烘至半干，堆放2~3天，发软后再烘至全干。

【性状鉴别】主根粗短，略呈圆柱形，下部2~3分枝或更多，长10~30cm。根头部膨大，圆锥状，多横皱纹，直径1.5~3cm，顶端有茎、叶的残基或凹陷。表面灰褐色或棕褐色，具纵皱纹，有横长皮孔样突起及稍突起的细根痕。质较硬，受潮则变软，断面皮部灰白色，有多数散在的棕色油室，木部灰黄色至黄棕色，形成层环棕色。有特异香气，味苦、辛、微麻舌。

饮片：呈类圆形的薄片。外表皮灰褐色或棕褐色，具纵皱纹。切面皮部灰白色至灰褐色，有多数散在的棕色油点，木部灰黄色至黄棕色，形成层环棕色。有特异香气，味苦、辛、微麻舌。（图 8-64）

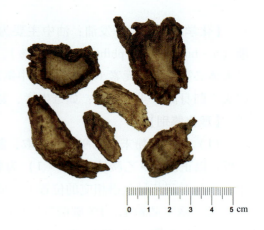

图 8-64　独活饮片图

【显微鉴别】 根横切面：①木栓层细胞数列。②栓内层窄，有少数油室。③韧皮部宽广，约占根的 1/2；油室较多，排成数轮，切向径约至 153μm，周围分泌细胞 6～10 个。④形成层成环。⑤木质部射线宽 1～2 列细胞；导管稀少，常单个径向排列。⑥薄壁细胞含淀粉粒。

【化学成分】 ①香豆素类：如蛇床子素（osthol）、二氢欧山芹醇当归酸酯（columbianadin）、二氢山芹醇（columbianetin）及其葡萄糖苷、当归醇（angelol）、伞形花内酯（umbelliferone）、二氢山芹醇乙酸酯，并含异欧芹素、香柑内酯、花椒毒素等。②挥发油：主含正枞油烯（sylvestrene）、α-蒎烯、橙花椒醇（nerolidol）等。

【理化鉴别】 本品粉末，甲醇超声提取，制备供试品溶液。以独活对照药材和蛇床子素对照品、二氢欧山芹醇当归酸酯对照品作对照，用硅胶 G 薄层板，以石油醚（60～90℃）-乙酸乙酯（7∶3）为展开剂，置紫外光灯（365nm）下检视。供试品色谱中，在与对照药材色谱和对照品色谱相应的位置上，分别显相同颜色的荧光斑点。

【质量评价】

（1）经验鉴别　药材以根条粗壮、油润、香气浓者为佳。

（2）水分不得过 10.0%；总灰分不得过 8.0%；酸不溶性灰分不得过 3.0%。

（3）含量测定　照高效液相色谱法测定，本品含蛇床子素（$C_{15}H_{16}O_3$）不得少于 0.50%，含二氢欧山芹醇当归酸酯（$C_{19}H_{20}O_5$）不得少于 0.080%。

【性味功效】 性微温，味辛、苦。祛风除湿，通痹止痛。

> **知识拓展**
>
> （1）同属植物毛当归 *Angilica pubescens* Maxim. 的植物形态与重齿毛当归的区别为：小叶边缘有钝锯齿，分果棱槽间有油管 2～3 个，合生面有 2～6 个。产日本，根含挥发油及香豆精类。
>
> （2）几大类独活药材的地方习用品种
>
> ①山独活　为同科植物山独活 *Heraclecum maellendorffii* Hance 的根。主产四川、陕西等省。药材根头部短，顶端残留茎基及叶鞘，主根圆锥形或圆柱形，表面淡灰色至黑棕色，皮孔细小，横长排列，稀疏。质坚韧，断面不平坦，具粉性。气香，味微苦。
>
> ②牛尾独活　为同科植物牛尾独活 *Heracleum vicinum* Boiss. 的根。主产湖北、甘肃、四川、云南等省。根头部略膨大，顶端常残留茎基和黄色叶鞘，根单一，少有分枝，质坚硬，易折断，断面不平坦，具粉性。气香，味微甜。
>
> ③九眼独活　为五加科植物短序楤木 *Aralia henryi* Harms 和食用楤木 *A. cordata* Thunb. 的根茎。主产陕西、四川、云南等省。药材呈圆条形扭曲状，上有多数圆形凹窝（茎痕）6～9 个，故称"九眼独活"，质轻泡，易折断，断面纤维性。气香，味微苦。

羌活 Qianghuo

Notopterygii Rhizoma et Radix

【来源】 为伞形科（Umbelliferae）植物羌活 *Notopterygium incisum* Ting ex H. T. Chang 或宽叶羌活 *Notopterygium franchetii* H. de Boiss. 的干燥根茎和根。

【产地】 羌活主产于四川、云南、青海等省，宽叶羌活主产于四川、青海、陕西等省。

【采收加工】 春、秋两季采挖，除去须根及泥沙，晒干。

【性状鉴别】

（1）羌活　为圆柱状略弯曲的根茎，长 4～13cm，直径 0.5～2.5cm，顶端具茎痕。表面棕褐色至黑褐色，外皮脱落处呈黄色。节间缩短，呈紧密隆起的环状，形似蚕，习称"蚕羌"；节间延长，形如竹节状，习称"竹节羌"。节上有多数点状或瘤状突起的根痕及棕色破碎鳞片。体轻，质脆，易折断，断面不平整，有多数裂隙，皮部黄棕色至暗棕色，油润，有棕色油点，木部黄白色，射线明显，髓部黄色至黄棕色。气香，味微苦而辛。

（2）宽叶羌活　为根茎和根。根茎类圆柱形，顶端具茎和叶鞘残基，根类圆锥形，有纵皱纹和皮孔；表面棕褐色，近根茎处有较密的环纹，长 8～15cm，直径 1～3cm，习称"条羌"。有的根茎粗大，不规则结节状，顶部具数个茎基，根较细，习称"大头羌"。质松脆，易折断。断面略平坦，皮部浅棕色，木部黄白色。气味较淡。（图 8-65）

（3）饮片　呈类圆形、不规则形横切或斜切片。外表面棕褐色至黑褐色，切面外侧棕褐色，木部黄白色，有的可见放射状纹理。体轻，质脆。气香，味微苦而辛。

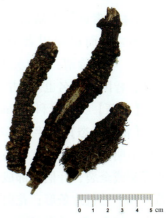

图 8-65　羌活药材图

【化学成分】 ①香豆素类：如异欧前胡素（isoimperatorin）、羌活醇（notopotol）、欧前胡素、紫花前胡苷等。②挥发油：主要含 β-罗勒烯（β-ocimene）、γ-萜品烯（γ-terpinene）、柠檬烯（limonene）等。③其他：糖类、氨基酸、有机酸、甾醇等。

【理化鉴别】 取本品粉末，甲醇提取，制备供试品溶液。以紫花前胡苷对照品作对照，用硅胶 G 薄层板，以三氯甲烷-甲醇（8∶2）为展开剂，置紫外光灯（365nm）下检视。供试品色谱中，在与对照品色谱相应的位置上，显相同的蓝色荧光斑点。

【质量评价】

（1）经验鉴别　药材以根条粗、外皮棕褐色、断面朱砂点多、香气浓郁者为佳。

（2）总灰分不得过 8.0%；酸不溶性灰分不得过 3.0%。

（3）特征图谱　照高效液相色谱法测定。供试品特征图谱中应呈现与羌活对照提取物中的 4 个主要特征峰保留时间相对应的色谱峰。

（4）浸出物　照醇溶性浸出物热浸法测定，乙醇浸出物不得少于 15.0%。

（5）含量测定　①照挥发油测定法测定，本品含挥发油不得少于 1.4%（ml/g）。②照高效液相色谱法测定，本品含羌活醇（$C_{21}H_{22}O_5$）和异欧前胡素（$C_{16}H_{14}O_4$）的总量不得少于 0.40%。

【性味功效】 性温，味辛、苦。解表散寒，祛风除湿，止痛。

前 胡 Qianhu

Peucedani Radix

本品为伞形科（Umbelliferae）植物白花前胡 *Peucedanum praeruptorum* Dunn. 的干燥根。药材呈不规则圆锥形、圆柱形或纺锤形，稍扭曲，下部常有分枝，长 3 ~ 15cm，直径 1 ~ 2cm。外表面黑褐色至灰黄色，根头部中央多有茎痕及纤维状叶鞘残基，上部有密集的细环纹，下部有纵沟、纵纹及横向皮孔样突起。质较柔软，干者质硬，可折断，断面不整齐，淡黄白色，皮部散有多数棕黄色油点，形成层环纹棕色，射线放射状。气芳香，味微苦、辛。性微寒，味苦、辛。降气化痰，散风清热。

川 芎 Chuanxiong

Chuanxong Rhizoma

【**本草考证**】本品始载于《神农本草经》，列为上品。苏颂谓："关陕、川蜀、江东山中多有之，而以蜀川者为胜。其苗四、五月间生叶似芹、胡荽、蛇床辈，作丛而茎细……"。李时珍谓："出关中者，呼为京芎，亦曰西芎；出天台者，为台芎；出江南者，为抚芎，皆因地而名也。"古今用药均以产于四川的川芎为正品。

【**来源**】为伞形科（Umbelliferae）植物川芎 *Ligusticum chuanxiong* Hort. 的干燥根茎。

【**植物形态**】多年生草本。根茎呈不规则的拳形团块，有明显结节状，节盘凸出。茎下部的节明显膨大成盘状，易生根。叶为二至三回羽状复叶，小叶 3 ~ 5 对，边缘呈不整齐羽状深裂或全裂，叶柄基部成鞘状抱茎。复伞形花序生于分枝顶端，伞幅细，有短柔毛；总苞片和小总苞片条形；花白色。双悬果卵形，分果有 5 棱，背棱槽内有油管 1 ~ 5，侧棱槽内有油管 2 ~ 5，合生面有油管 4 ~ 6。花期 7 ~ 8 月，果期 9 月。

【**产地**】主产于四川，贵州、云南、陕西、湖北亦产。多为栽培。

【**采收加工**】夏季当茎上的节盘显著突出，并略带紫色时采挖，除去茎叶及泥土，晒至半干后再烘干，撞去须根。

【**性状鉴别**】呈不规则结节状拳形团块，直径 2 ~ 7cm。表面黄褐色，粗糙皱缩，有多数平行隆起的轮节，顶端有凹陷的类圆形茎痕，下侧及轮节上有多数小瘤状根痕。质坚实，不易折断，断面黄白色或灰黄色，散有黄棕色小油点（油室），形成层环呈波状。气浓香，味苦、辛，稍有麻舌感，微回甜。（图 8 - 66）

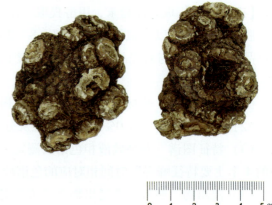

图 8 - 66 川芎药材图

饮片：为不规则厚片。外表皮灰褐色或褐色，有纵皱纹。切面黄白色或灰黄色，散有黄棕色小油点，可见明显的波状环纹或多角形纹理。纵切片边缘不整齐，呈蝴蝶状，习称"蝴蝶片"，切面灰白色或黄白色，散有黄棕色小油点。质坚实，气浓香，味苦、辛、微甜。

【显微鉴别】

（1）**根茎横切面**　①木栓层为10余列细胞。②皮层狭窄，散有根迹维管束。③韧皮部宽广。④形成层环波状或不规则多角形。⑤木质部导管多角形或类圆形，大多单列或排成"V"形，偶有木纤维束。⑥髓部较大。⑦薄壁组织中散有多数油室，类圆形、椭圆形或形状不规则，淡黄棕色，靠近形成层的油室小，向外渐大；薄壁细胞中富含淀粉粒，有的细胞中含草酸钙晶体，呈类圆形团块或类簇晶状。（图8-67）

（2）**粉末**　淡黄棕色或灰棕色。①草酸钙晶体存在于薄壁细胞中，呈类圆形或类簇晶状，直径10~25μm。②导管主为螺纹导管，亦有网纹导管及梯纹导管，直径14~50μm。③油室大多破碎，偶见油室碎片，分泌细胞壁薄，含有较多的油滴。④木栓细胞深黄棕色，表面观呈多角形，微波状弯曲。⑤淀粉粒较多，单粒类圆形、长圆形、卵圆形或肾形，直径5~16μm，长约21μm，脐点点状、长缝状或人字状；复粒偶见，由2~4分粒组成。（图8-68）

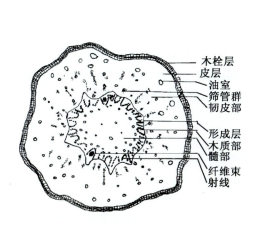

图8-67　川芎根茎横切面简图

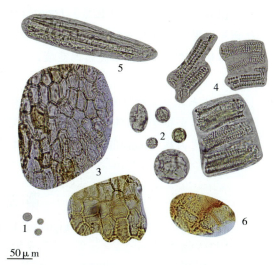

图8-68　川芎粉末特征图
1. 淀粉粒　2. 簇晶　3. 木栓细胞
4. 导管　5. 木纤维　6. 油室碎片

【化学成分】①挥发油类：约1%，油中含丁二苯酞内酯及有机酸酯类、苯乙酸甲酯等。②生物碱类：如川芎嗪（chuanxiongzine）等。③内酯类：如欧当归内酯A（levistilide A）、3-丁基苯酞、藁本内酯、川芎酞、新蛇床内酯等。④有机酸类：阿魏酸、咖啡酸、瑟丹酸、香草酸等。

阿魏酸　　　　川芎嗪

【理化鉴别】

（1）取本品粉末1g，加石油醚（30~60℃）5ml，放置10小时，时时振摇，静置，取上清液1ml，挥干后，残渣加甲醇1ml溶解，再加2%3，5-二硝基苯甲酸的甲醇溶液2~3滴与甲醇饱和的氢氧化钾溶液2滴，显紫红色。（检查不饱和内酯类）

（2）取本品粉末乙醚提取，制备供试品溶液。以川芎对照药材、欧当归内酯 A 对照品作对照，用硅胶 GF$_{254}$ 板，以正己烷 – 乙酸乙酯（3：1）为展开剂，紫外光灯（254nm）下检视。供试品色谱中，在与对照药材色谱和对照品色谱相应的位置上，显相同颜色的斑点。

【质量评价】

（1）经验鉴别 药材以个大、质坚实、断面色黄白、油性大、香气浓者为佳。

（2）水分不得过 12.0%；总灰分不得过 6.0%；酸不溶性灰分不得过 2.0%。

（3）浸出物 照醇溶性浸出物热浸法测定，乙醇浸出物不得少于 12.0%。

（4）含量测定 照高效液相色谱法测定，本品含阿魏酸（C$_{10}$H$_{10}$O$_4$）不得少于 0.10%。

【性味功效】性温，味辛。活血行气，祛风止痛。

🔗 知识拓展

（1）同属植物茶芎（抚芎）*Ligusticum chuanxiong* Hort. cv. Fuxiong，主要栽培于江西。江西民间用之和茶叶一起泡开水饮用，故名"茶芎"，可治疗感冒头痛。本品为扁圆形具结节团块，顶端有乳头状突起的茎痕，在根茎上略排列成一行。香气浓，味辛辣，微苦，麻舌。

（2）东北少数地方用吉林延边地区栽培的东川芎 *Cnidium officinale* Makino 作川芎入药。其根茎含挥发油 1%～2%，另含川芎内酯（cnidilide）、新川芎内酯（neocnidilide）及尖叶女贞内酯（ligustilide）。本品在日本作川芎入药，据报道功效同川芎。

藁 本 Gaoben

Ligustici Rhizoma et Radix

本品为伞形科（Umbelliferae）植物藁本 *Ligusticum sinense* Oliv. 或辽藁本 *L. jeholense* Nakai et Kitag. 的干燥根茎和根。藁本根茎呈不规则结节状圆柱形，稍扭曲，有分枝，长 3～10cm，直径 1～2cm。表面棕褐色或暗棕色，粗糙，有纵皱纹，上侧残留数个凹陷的圆形茎基，下侧有多数点状突起的根痕和残根。体轻，质较硬，易折断，断面黄色或黄白色，纤维状。气浓香，味辛、苦、微麻舌。辽藁本较小，根茎呈不规则的团块状或柱状，长 1～3cm，直径 0.6～2cm。有多数细长弯曲的根。性温，味辛。归膀胱经。祛风，散寒，除湿，止痛。

防 风 Fangfeng

Saposhnikoviae Radix

【来源】为伞形科（Umbelliferae）植物防风 *Saposhnikovia divaricata*（Turcz.）Schischk. 的干燥根。药材习称"关防风"。

【产地】主产于东北及内蒙古东部。现有栽培。

【采收加工】春、秋两季采挖未抽花茎植株的根，除去须根和泥沙，晒干。已抽花茎的植株，其根老、质硬，称为"公防风"，质次不能药用。

【性状鉴别】呈长圆锥形或长圆柱形，下部渐细，有的略弯曲，长 15～30cm，直径 0.5～

2cm。表面灰棕色或棕褐色，粗糙，有纵皱纹、多数横长皮孔样突起及点状的细根痕。根头部有明显密集的环纹，习称"蚯蚓头"，有的环纹上残存棕褐色毛状叶基。体轻、质松，易折断，断面不平坦，皮部棕黄色至棕色，有裂隙，木部黄色。气特异，味微甘。（图8-69）

饮片：呈圆形或椭圆形厚片。外表皮灰棕色或灰褐色，有纵皱纹，有的可见横长皮孔样突起、密集的环纹或残存的毛状叶基。切面皮部棕黄色至棕色，有裂隙，木部黄色，具放射状纹理。气特异，味微甘。

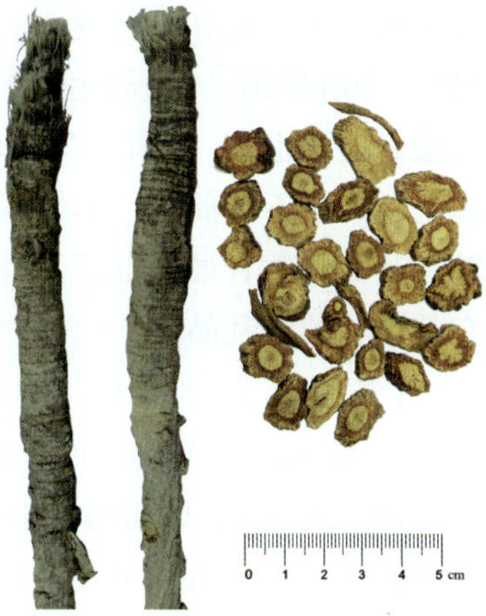

图8-69 防风药材与饮片图

【显微鉴别】

（1）根横切面 ①木栓层为5~30列细胞。②栓内层窄，有较大的椭圆形油管。③韧皮部较宽，有多数类圆形油管，周围分泌细胞4~8个，管内可见金黄色分泌物；射线多弯曲，外侧常成裂隙。④形成层明显。⑤木质部导管甚多，呈放射状排列。⑥根头处有髓，薄壁组织中偶见石细胞。

（2）粉末 淡棕色。①油管直径17~60μm，充满金黄色分泌物。②叶基纤维多成束，壁极厚。③导管多为网纹导管。④石细胞少见，黄绿色，长圆形或类方形，壁较厚。

【化学成分】①挥发油：油中主要成分有辛醛、壬醛、己醛、β-桉叶醇等。②色原酮类：如升麻素苷（prim-O-glucosylcimifugin）、5-O-甲基维斯阿米醇苷（4'-O-β-D-5-O-methyl visammioside）、亥茅酚苷、升麻素、5-O-甲基维斯阿米醇、亥茅酚等。③香豆素类：如补骨脂素、佛手柑内酯、欧前胡素、珊瑚菜素等。④其他：D-甘露醇、硬脂酸乙酯、木蜡酸等。

【理化鉴别】取本品粉末，丙酮提取，制备供试品溶液。以防风对照药材、升麻素苷对照品、5-O-甲基维斯阿米醇苷对照品作对照，用硅胶GF_{254}薄层板，以三氯甲烷-甲醇（4:1）为展开剂，置紫外光灯（254nm）下检视。供试品色谱中，在与对照药材和对照品色谱相应的位置上，显相同颜色的荧光斑点。

【质量评价】

（1）经验鉴别 药材以条粗壮、断面皮部浅棕、木部浅黄色、油点多者为佳。

（2）水分不得过10.0%；总灰分不得过6.5%；酸不溶性灰分不得过1.5%。

（3）浸出物 照醇溶性浸出物热浸法测定，乙醇浸出物不得少于13.0%。

（4）含量测定 照高效液相色谱法测定，本品含升麻素苷（$C_{22}H_{28}O_{11}$）和5-O-甲基维斯阿米醇苷（$C_{22}H_{28}O_{10}$）的总量不得少于0.24%。

【性味功效】性微温，味辛、甘。祛风解表，胜湿止痛，止痉。

柴 胡 Chaihu

Bupleuri Radix

【本草考证】原名茈胡，始载于《神农本草经》，列为上品。《图经本草》载："今关陕、江湖间近道皆有之，以银州者为胜。二月生苗甚香。茎青紫坚硬，微有细线。叶似竹

扫码"学一学"

叶而稍紧小，亦有似斜蒿者，亦有似麦门冬而短者。七月开黄花。根淡赤色，似前胡而强。"李时珍谓："茈胡生山中，嫩则可茹，老则采而为柴，故苗有芸蒿、山菜、茹草之名，而根名柴胡也。"又谓："北地所产者，亦如前胡而软，今人谓之北柴胡是也，入药亦良，南土所产者不似前胡，正如蒿根，强硬不堪使用。其苗有如韭叶者、竹叶者，以竹叶者为胜。其如斜蒿者最下也。"据考证，古本草所收柴胡有多种，多数为伞形科柴胡属植物，亦有其他科的混乱品种。

【来源】 为伞形科（Umbelliferae）植物柴胡 *Bupleurum chinense* DC. 或狭叶柴胡 *B. scorzonerifolium* Willd. 的干燥根。按性状不同，分别习称"北柴胡"和"南柴胡"。

【植物形态】 柴胡为多年生草本，根常有分枝。茎丛生或单生，实心，上部多分枝，略呈"之"字形弯曲。基生叶倒披针形或狭椭圆形，早枯；中部叶倒披针形或宽条状披针形，长 3～11cm，宽 0.6～1.6cm，有平行脉 7～9 条，下面具粉霜。复伞形花序，伞梗 4～10，不等长；小总苞片 5，披针形；小伞梗 5～10，花鲜黄色。双悬果宽椭圆形，棱狭翅状。花期 8～9 月，果期 9～10 月。

狭叶柴胡与上种的主要区别：主根较发达，常不分枝。基生叶有长柄。叶片线形至线状披针形，有平行脉 5～7 条。伞梗较多，小伞梗 10～20。

【产地】 北柴胡主产于河北、河南、东北等地。南柴胡主产于江苏、安徽、东北等地。

【采收加工】 春、秋二季采挖，除去茎叶和泥沙，干燥。

【性状鉴别】

（1）北柴胡 呈圆柱形或长圆锥形，长 6～15cm，直径 0.3～0.8cm，根头膨大，顶端有 3～15 个残留的茎基或短纤维状的叶基，下部分枝。表面黑褐色或浅棕色，具纵皱纹、支根痕及皮孔。质硬而韧，不易折断，断面呈片状纤维性，皮部浅棕色，木部黄白色。气微香，味微苦。（图 8 - 70）

（2）南柴胡 根较细，圆锥形，顶端有多数细毛状枯叶纤维，下部多不分枝或稍分枝。表面红棕色或黑棕色，靠近根头处多具细密环纹。质稍软，易折断，断面略平坦，不显纤维性。具败油气。

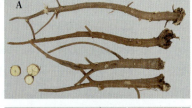
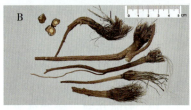

图 8 - 70 柴胡药材
A. 北柴胡 B. 南柴胡

（3）饮片 ①北柴胡片：呈不规则厚片。外表面黑褐色或浅棕色，具纵皱纹和支根痕。切面淡黄白色，纤维性。质硬。气微香，味微苦。②南柴胡片：呈类圆形或不规则片。外表面红棕色或黑棕色，有时可见根头处具细密环纹或有细毛状枯叶纤维。切面黄白色，平坦。具败油气。

【显微鉴别】

（1）北柴胡根横切面 ①木栓层为数列细胞。②皮层散有油室裂隙。③韧皮部散有油管，射线宽，筛管不明显。④形成层成环。⑤木质部导管稀疏而分散，在其中部木纤维束排列成断续的环状，纤维多角形，壁厚，木化。（图 8 - 71）

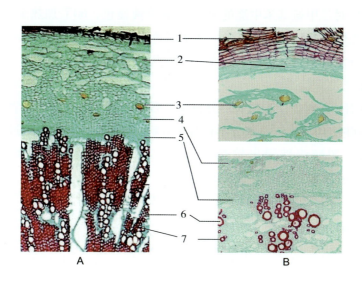

图 8 - 71　柴胡根横切面组织详图

（A. 北柴胡　B. 南柴胡）

1. 木栓层　2. 皮层　3. 油管　4. 韧皮部　5. 形成层　6. 木质部　7. 木纤维

（2）南柴胡根横切面　与北柴胡的主要区别：①木栓层由 6 ~ 10 层左右的木栓细胞排列成整齐的帽顶状。②皮层油管较多而大。③木质部导管多径向排列，木纤维少而散列，多位于木质部外侧。

（3）北柴胡粉末　①木纤维成束或散在，无色或淡黄色，呈长梭形，直径 8 ~ 17μm，初生壁碎裂成短须状，纹孔稀疏，孔沟隐约可见。②油管多碎断，管道中含黄棕色或绿黄色条状分泌物。③导管多为网纹、双螺纹导管。④木栓细胞黄棕色，表面观类多角形，壁稍厚，有的微弯曲。

（4）南柴胡粉末　①木纤维直径 8 ~ 26μm，有的初生壁碎裂，并有稀疏螺纹裂缝。②油管含淡黄色条状分泌物。③双螺纹导管较多见。④叶基部纤维直径约至 51μm，有紧密螺状交错裂缝。

【化学成分】①皂苷类：柴胡和狭叶柴胡均含三萜皂苷类成分，主要有柴胡皂苷 a（saikosaponin a）、柴胡皂苷 b（saikosaponin b）、柴胡皂苷 c（saikosaponin c）、柴胡皂苷 d（saikosaponin d）等。②挥发油：北柴胡挥发油中含 α - 甲基环戊酮、柠檬烯、月桂烯和牻牛儿醇等，狭叶柴胡挥发油中含柠檬烯、樟烯、胡薄荷酮、β - 松油烯等。③其他：如香豆素、多元醇、植物甾醇等。

柴胡皂苷 a：R = β - OH

柴胡皂苷 d：R = α - OH

【理化鉴别】取北柴胡粉末，甲醇提取，制备供试品溶液。以北柴胡对照药材和柴胡皂苷 a 对照品、柴胡皂苷 d 对照品作对照，用硅胶 G 薄层板，以乙酸乙酯 - 乙醇 - 水（8∶2∶

1）为展开剂，2%对二甲氨基苯甲醛的40%硫酸溶液显色，60℃加热至斑点显色清晰，分别置日光及紫外光灯（365nm）下检视。供试品色谱中，在与对照药材色谱和对照品色谱相应的位置上，分别显相同颜色的斑点或荧光斑点。

【质量评价】

（1）经验鉴别　药材以主根粗长、分枝少、残留茎较少、质地柔软者为佳。

（2）水分不得过10.0%；总灰分不得过8.0%；酸不溶性灰分不得过3.0%。

（3）浸出物　照醇溶性浸出物热浸法测定，北柴胡及饮片乙醇浸出物不得少于11.0%，醋北柴胡乙醇浸出物不得少于12.0%。

（4）含量测定　照高效液相色谱法测定，北柴胡药材及饮片含柴胡皂苷a（$C_{42}H_{68}O_{13}$）和柴胡皂苷d（$C_{42}H_{68}O_{13}$）的总量不得少于0.30%。

【性味功效】　性微寒，味辛、苦。疏散退热，疏肝解郁，升举阳气。

知识拓展

（1）柴胡的地上部分或带根的全草，商品称"竹叶柴胡"，茎叶中含芸香苷、皂苷和挥发油等。

（2）同属植物大叶柴胡 *B. longiradiatum* Turcz. 的根茎，表面密生环节，有毒，不可当柴胡使用。

北 沙 参 Beishashen

Glehniae Radix

本品为伞形科（Umbelliferae）植物珊瑚菜 *Glehnia littoralis* Fr. Schmidt ex Miq. 的干燥根。药材呈细长圆柱形，偶有分枝，长15～45cm，直径0.4～1.2cm。表面淡黄白色，略粗糙，偶有残存外皮。不去外皮的表面黄棕色，全体有细纵皱纹及纵沟，并有棕黄色点状细根痕。顶端常留有黄棕色根茎残基。上端稍细，中部略粗，下部渐细。质脆，易折断，断面皮部浅黄白色，木部黄色。气特异，味微甘。性微寒，味甘、微苦。养阴清肺，益胃生津。

龙 胆 Longdan

Gentianae Radix et Rhizoma

【本草考证】 始载于《神农本草经》，列为中品。陶弘景曰："状似牛膝，味甚苦，故以胆为名。"马志谓："叶如龙葵，味苦如胆，因以为名。"苏颂谓："宿根黄白色，下抽根十余条，类牛膝而短。直上生苗，高尺余。四月生叶如嫩蒜，细茎如小竹枝。七月开花，如牵牛花，作铃铎状，青碧色。冬后结子，苗便枯。俗呼草龙胆。"以上所述草龙胆与条叶龙胆甚相符。《滇南本草》所载之"龙胆草"即《植物名实图考》之滇龙胆草，所述植物形态与坚龙胆相符。

【来源】 为龙胆科（Gentianaceae）植物条叶龙胆 *Gentiana. manshurica* Kitag.、龙胆 *G. scabra* Bge.、三花龙胆 *G. triflora* Pall. 或坚龙胆 *G. rigescens* Franch. 的干燥根及根茎。前三种习称"龙胆"，后一种习称"坚龙胆"。

扫码"学一学"

【植物形态】

（1）龙胆　为多年生草本，全株绿色稍带紫色，高30～60cm。根茎短，簇生多数黄白色具横纹的细长根。茎直立，单一粗糙。叶对生，基部叶甚小，中部及上部的叶卵形或卵状披针形，长2.5～8cm，宽0.4～3.5cm，叶缘及叶背主脉粗糙，基部抱茎，主脉3～5条，花常2～5朵簇生于茎顶及上部叶腋；苞片披针形，萼钟形，先端5裂；花冠深蓝色至蓝色，钟形，5裂，裂片之间有褶状三角形副冠片；雄蕊5；雌蕊1。蒴果长圆形，种子多数，有翅，表面具细网纹。花期9～10月，果期10月。

（2）条叶龙胆　叶片条形或线状披针形，宽0.4～1.2cm，叶缘反卷；花1～2朵生于茎顶，花冠裂片三角形，先端急尖，褶斜三角形。

（3）三花龙胆　全株绿色，叶线状披针形或披针形，宽0.5～1.2cm，叶缘及脉光滑；花冠裂片先端钝，褶极小。

（4）坚龙胆　根近棕黄色，无横纹；茎常带紫棕色；叶片倒卵形至倒卵状披针形，全缘光滑；花紫红色；种子不具翅。

【产地】龙胆主产于东北各地。三花龙胆主产于东北及内蒙古各地。条叶龙胆主产于东北地区。坚龙胆主产于云南。

【采收加工】春、秋二季采挖，除去地上部分，洗净泥土，晒干。以秋季采者质量较好。

【性状鉴别】

（1）龙胆　根茎呈不规则块状，长1～3cm，直径0.3～1cm。表面暗灰棕色或深棕色，上端有茎痕或残留茎基，周围和下端着生多数细长的根。根细长圆柱形，略扭曲，长10～20cm，直径0.2～0.5cm。表面淡黄色或黄棕色，上部多有显著的横皱纹，下部较细，有纵皱纹及支根痕。质脆，易折断，断面略平坦，皮部黄白色或淡黄棕色，木部色较浅，有5～8个黄白色点状木质部束环列，习称"筋脉点"。气微，味甚苦。（图8－72）

（2）坚龙胆　根茎呈不规则结节状，上有残茎，1至数个。根表面黄棕色或红棕色，略呈角质状，无横皱纹，外皮膜质，易脱落。质硬脆，易折断，断面棕色，中央木质部黄白色，易与皮部分离。（图8－72）

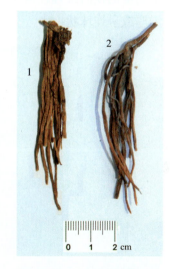

图8－72　龙胆药材图
1. 龙胆　2. 坚龙胆

（3）饮片　①龙胆呈不规则形的段。根茎呈不规则块片，表面暗灰棕色或深棕色。根圆柱形，表面淡黄色至黄棕色，有的有横皱纹，具纵皱纹。切面皮部黄白色至棕黄色，木部色较浅。气微，味甚苦。②坚龙胆呈不规则形的段。根表面无横皱纹，膜质外皮已脱落，表面黄棕色至深棕色。切面皮部黄棕色，木部色较浅。

【显微鉴别】

1. 根横切面

（1）龙胆　①表皮细胞有时残存。②皮层窄，外皮层为1列类方形或扁圆形细胞，壁稍增厚，木栓化。③内皮层明显，细胞切向延长，每一细胞由纵向壁分隔成数个扁方形的小细胞。④韧皮部宽广，外侧多具裂隙。⑤木质部束3～10个，导管楔形或呈"V"字形排列。⑥髓部明显。有时可见髓周韧皮部束2～4个。⑦薄壁细胞含细小草酸钙针晶。（图8－

73，图 8 - 74）

（2）条叶龙胆　木质部束多为 6 个，楔形，草酸钙结晶较多。

（3）三花龙胆　木质部束多为 6～8 个，楔形，髓部有时可见 2～6 个髓周韧皮部束。韧皮部内侧薄壁细胞中有众多草酸钙结晶，内皮层每个细胞的子细胞数偶可达 30 个。

（4）坚龙胆　内皮层以外组织多已脱落；韧皮部宽广，筛管群稀疏散在。木质部发达，均匀密布。无髓部。

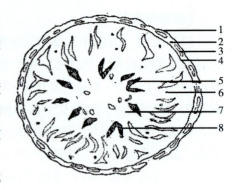

图 8 - 73　龙胆根横切面简图

1. 外皮层　2. 皮层　3. 裂隙　4. 内皮层
5. 韧皮部　6. 筛管群　7. 髓　8. 木质部

2. 粉末

（1）龙胆　淡黄棕色。①外皮层细胞表面观类纺锤形，每一细胞由横隔壁分隔成数个扁方形的小细胞。②内皮层细胞表面观类长方形，甚大，每个细胞由纵隔壁分隔成数个栅状小细胞，纵隔壁大多成连珠状增厚。③薄壁细胞含细小草酸钙针晶。④可见石细胞、网纹及梯纹导管。（图 8 - 75）

（2）坚龙胆　与龙胆粉末的区别是：无外皮层细胞；内皮层细胞类方形或类长方形，平周壁的横向纹理较粗而密，有的粗达 3μm，每 1 个细胞分隔成多数栅状小细胞，隔壁稍增厚或呈连珠状。

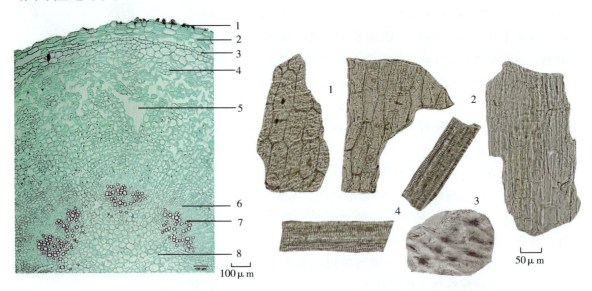

图 8 - 74　龙胆根（龙胆）横切面图

1. 外皮层　2. 皮层　3. 内皮层　4. 筛管群
5. 裂隙　6. 形成层　7. 木质部　8. 髓

图 8 - 75　龙胆粉末特征图

1. 外皮层碎片　2. 内皮层碎片
3. 草酸钙针晶　4. 导管

【化学成分】龙胆、三花龙胆、条叶龙胆及坚龙胆均含有龙胆苦苷（gentiopicrin）、当药苦苷（swertiamarin）及当药苷（sweroside）。龙胆中还含有苦龙胆酯苷（amarogentin）、四乙酰龙胆苦苷（gentiopicroside tetraacetate）、三叶龙胆苷（trifloroside）、龙胆屾酮（gentisin）和龙胆三糖（gentianose），此外尚含龙胆黄碱（gentioflavine）和龙胆碱（gentianine）。从坚龙

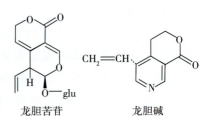

龙胆苦苷　　　龙胆碱

胆中还分离到秦艽乙素（gentianidine）、秦艽丙素（gentianol）及龙胆碱。四种龙胆中龙胆所含环烯醚萜及裂环烯醚萜苷类含量最高（4.30%～7.33%），其中龙胆苦苷的含量也最高（4.02%～6.34%）。

【理化鉴别】取本品粉末的甲醇回流提取液作为供试品溶液。以龙胆苦苷对照品作对照，用硅胶 GF_{254} 薄层板，以乙酸乙酯-甲醇-水（10∶2∶1）为展开剂，置紫外光灯（254nm）下检视。供试品色谱中，在与对照品色谱相应的位置上，显相同颜色的斑点。

【质量评价】

（1）经验鉴别　以条粗长、色黄或黄棕者为佳。

（2）水分不得过9.0%；总灰分不得过7.0%；酸不溶性灰分不得过3.0%。

（3）浸出物　照水溶性浸出物热浸法测定，水浸出物不得少于36.0%。

（4）含量测定　照高效液相色谱法测定。龙胆药材含龙胆苦苷（$C_{16}H_{20}O_9$）不得少于3.0%，饮片不得少于2.0%；坚龙胆药材含龙胆苦苷（$C_{16}H_{20}O_9$）不得少于1.5%，饮片不得少于1.0%。

【性味功效】性寒，味苦。清热燥湿，泻肝胆火。

> 🔗 **知识拓展**
>
> 　　商品龙胆按产地不同可分为五类：①关龙胆（东北、内蒙古）为主流商品，原植物主为条叶龙胆，龙胆次之，三花龙胆仅零星分布。②滇龙胆（云南、贵州）原植物为滇龙胆和亚木龙胆 *Gentiana suffrutescens* J. P. Luo et Z. C. Lou）。③川龙胆（四川）原植物为头花龙胆 *G. cephalantha* Franch. ex Hemsl.、亚木龙胆和红花龙胆 *G. rhodantha* Franch.，此外德钦龙胆 *G. atuntsiensis* W. W. Sm 也曾大量收购，德钦龙胆所含成分与东北产龙胆相似，龙胆苦苷含量达4.2%，可以作为龙胆的新资源加以开发利用。④严龙胆（浙江、安徽、江苏南部）原植物包括条叶龙胆、建德龙胆和龙胆。⑤苏龙胆（江苏）原植物为条叶龙胆。头花龙胆、亚木龙胆、德钦龙胆和红花龙胆根中央无髓，皮层多脱落。
>
> 　　红花龙胆　2015版、2020版药典收载单列为一个品种。

秦艽 Qinjiao

Gentianae Macrophyllae Radix

【来源】为龙胆科（Gentianaceae）植物秦艽 *Gentiana macrophylla* Pall.、麻花秦艽 *G. straminea* Maxim.、粗茎秦艽 *G. crassicaulis* Duthie ex Burk. 或小秦艽 *G. dahurica* Fisch. 的干燥根。前三种按性状不同分别习称"秦艽"和"麻花艽"，后一种习称"小秦艽"。

【产地】秦艽主产于甘肃、山西、陕西。以甘肃产量最大，质量最好。粗茎秦艽主产于西南地区。麻花秦艽主产于四川、甘肃、青海、西藏等地。小秦艽主产于河北、内蒙古及陕西等省区。

【采收加工】春、秋两季采挖，除去茎叶及泥沙，秦艽及麻花艽晒软时堆放"发汗"，表面为红黄色或灰黄色时，再晒干；或不经"发汗"直接晒干。小秦艽趁鲜搓去黑皮，晒干。

【性状鉴别】

（1）秦艽　呈类圆柱形，上粗下细，扭曲不直，长10～30cm，直径1～3cm。表面灰黄色或黄棕色，有纵向或扭曲的纵皱纹。根头部常膨大，顶端有残存的茎基及纤维状叶鞘。质硬脆，易折断，断面不整齐，略显油性，皮部黄色或棕黄色，木部黄色。根茎中央有髓，髓部有时呈枯朽状。气特异，味苦、微涩。（图8-76）

（2）麻花艽　呈类圆锥形，下部多由数个小根互相交错纠聚，呈麻花状，长8～30cm，直径可达7cm。表面棕褐色，粗糙，有多数旋转扭曲的纹理及网眼状裂隙。质松脆，易折断，断面多呈枯朽状。（图8-76）

（3）小秦艽　略呈长纺锤形或类圆柱形，长8～15cm，直径0.2～1cm。表面棕黄色，有纵向扭曲的沟纹。主根通常一个，下部多分枝。残存茎基有纤维状叶鞘，断面黄白色。气弱，味微苦。（图8-76）

（4）饮片　呈类圆形的厚片。外表皮黄棕色、灰黄色或棕褐色，粗糙，有扭曲纵纹或网状孔纹。切面皮部黄色或棕黄色，木部黄色，有的中心呈枯朽状。气特异，味苦、微涩。

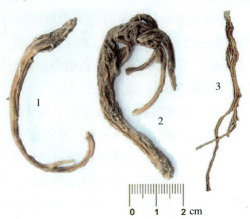

图8-76　秦艽药材图

1. 秦艽　2. 麻花艽　3. 小秦艽

【显微鉴别】

1. 横切面

（1）秦艽根上部横切面　①最外层为特殊周皮（或称皮层），由外周皮与内周皮组成。木栓细胞常被径向分隔成2～3个子细胞。②维管束4～5个。韧皮部宽广，有筛管群散在，薄壁细胞内含草酸钙小棒晶。木质部呈半月形或扁圆形，有木间韧皮部。③根中心多呈裂隙状。

（2）秦艽下部细根横切面　木质部位于中央；根茎横切面中央为髓，内有韧皮部束散在，髓细胞含小针晶或小棒晶。

（3）小秦艽根的横切面　与秦艽不同点为特殊周皮中有厚壁网纹细胞散在。

2. 粉末

（1）秦艽粉末　黄棕色。①栓化细胞成片，淡黄棕色或无色，表面观呈类多角形、类长方形或不规则形，平周壁有横向微细纹理，每个细胞被不规则分隔成3～12个子细胞。②细小草酸钙针晶较多，散在于薄壁细胞中；另有少数结晶呈细梭状、颗粒状、杆状或片状。③导管主为网纹及螺纹。④内皮层细胞偶见（须根），巨大，多破碎，每个大细胞被纵隔壁分隔成2～10个栅状子细胞，每个子细胞又被横膈壁分隔成2～5个小细胞。

（2）小秦艽粉末　有厚壁网纹细胞，呈类棱形、类纺锤形、类长方形或类圆形，壁螺状或网状增厚，木化，有的螺状增厚壁斜向交错扭结，网孔形状大小不一。

（3）麻花艽粉末　亦有厚壁网纹细胞。

【化学成分】含生物碱，为秦艽甲素（龙胆碱）、秦艽乙素（龙胆次碱）和秦艽丙素等。其中秦艽甲素的含量最高，亦为主要活性成分。还含有龙胆苦苷，龙胆苦苷为秦艽的苦味成分。另含糖类、挥发油等。此外尚含有马钱苷酸（loganic acid）、栎瘿酸（roburic acid）等。

【理化鉴别】

（1）取本品横切面，置紫外光灯（365nm）下观察，显黄白色或金黄色荧光。

（2）取本品粉末的甲醇超声提取液作为供试品溶液。以龙胆苦苷对照品作对照，用硅胶 GF$_{254}$ 薄层板，以乙酸乙酯 - 甲醇 - 水（10∶2∶1）为展开剂，置紫外光灯（254nm）下检视。供试品色谱中，在与对照品色谱相应的位置上，显相同颜色的斑点。

（3）取本品粉末的甲醇超声提取液作为供试品溶液。以栎瘿酸对照品作对照，用硅胶 G 板，以三氯甲烷 - 甲醇 - 甲酸（50∶1∶0.5）为展开剂，喷以 10% 硫酸乙醇溶液，在 105℃加热至斑点显色清晰。供试品色谱中，在与对照品色谱相应的位置上，显相同颜色的斑点。

【质量评价】

（1）经验鉴别　以条粗、质实、色棕黄、气味浓厚者为佳。

（2）水分不得过 9.0%；总灰分不得过 8.0%；酸不溶性灰分不得过 3.0%。

（3）浸出物　照醇溶性浸出物热浸法测定，药材乙醇浸出物不得少于 24.0%，饮片不得少于 20.0%。

（4）含量测定　照高效液相色谱法测定，本品含龙胆苦苷（C$_{16}$H$_{20}$O$_9$）和马钱苷酸（C$_{16}$H$_{24}$O$_{10}$）的总量不得少于 2.5%。

【性味功效】　性平，味辛、苦。祛风湿，清湿热，止痹痛，退虚热。

🔗 **知识拓展**

　　龙胆属还有数种植物的根在少数地区亦作秦艽入药：①西藏秦艽 *Gentiana tibetica* King ex Hook. f.，西藏、云南、四川等省区作秦艽入药，称为藏秦艽。根呈扁圆柱形，多数主根短，分枝为 2~4 个支根，或主根内部枯朽而分裂为数个扁圆柱形的支根。②毛茛科乌头属植物西伯利亚乌头（展毛牛扁）*Aconitum barbatum* Pers. var. *hispidum* DC.、两色乌头 *A. alboviolaceum* Kom.、草地乌头 *A. umbrosum*（Korsh.）Kom.、高帽乌头 *A. longe cassidatum* Nakai、牛扁 *A. barbatum* Pers. var. *puberulum* Ledeb. 等植物的根在内蒙古、东北等地伪充秦艽用，称黑秦艽、黑大艽、辫子艽等。

白前 Baiqian

Cynanchi Stauntonii Rhizoma et Radix

　　本品为萝藦科（Asclepiadaceae）植物柳叶白前 *Cynanchum stauntonii*（Decne.）Schltr. ex Lévl. 或芫花叶白前 *C. glaucescens*（Decne.）Hand. - Mazz. 的干燥根茎和根。柳叶白前根茎呈细长圆柱形，有分枝，稍弯曲，长 4~15cm，直径 1.5~4mm。表面黄白色或黄棕色，节明显，节间长 1.5~4.5cm，顶端有残茎。质脆，断面中空，习称"鹅管白前"。根茎节处簇生纤细弯曲的根，呈毛须状，常盘曲成团。气微，味微甜。芫花叶白前根茎短小或略呈块状；表面灰绿色或灰黄色，节间长 1~2cm。质较硬。根稍弯曲，直径约 1mm，分枝少。以根茎粗者为佳。饮片：柳叶白前，根基呈细圆柱形的段，直径 1.5~4mm。表面黄白色或黄棕色，节明显。质脆，断面中空。有时节处簇生纤细的根或根痕，根直径不及 1mm。芫花叶白前，根茎呈细圆柱形的段，表面灰绿色或灰黄色。质较硬。性微温，味辛、苦。降气，消痰，止咳。

白薇 Baiwei

Cynanchi Atrati Radix et Rhizoma

本品为萝藦科（Asclepiadaceae）植物白薇 *Cynanchum atratum* Bge. 或蔓生白薇 *C. versicolor* Bge. 的干燥根和根茎。略呈马尾状，多弯曲。根茎粗短，有结节，上面有圆形的茎痕，下面及两侧簇生多数细长的根。根长 10～25cm，直径 0.1～0.2cm。表面棕黄色。质脆，易折断，断面皮部黄白色，木部黄色。气微，味微苦。饮片呈不规则的段。根茎不规则形，可见圆形凹陷的茎痕，结节处残存多数簇生的根。根细，直径小于 0.2cm，表面棕黄色。切面皮部类白色或黄白色，木部较皮部窄小，黄色。质脆。根横切面：①表皮细胞 1 列，下皮细胞 1 列，径向稍延长。分泌细胞内含黄色分泌物。②皮层宽广，约为中柱半径的 5 倍，内皮层明显。③韧皮部狭窄，形成层成环。④木质部导管、纤维、木薄壁细胞均木化。导管大多位于两侧，木纤维位于中央。⑤薄壁细胞含草酸钙簇晶和大量淀粉粒。性寒，味苦、咸。清热凉血，利尿通淋，解毒疗疮。

🔗 知识拓展

白前与白薇比较

		白前	白薇
来源		萝藦科植物柳叶白前或芫花叶白前的干燥根茎和根	萝藦科植物白薇或蔓生白薇的干燥根和根茎
性状	形状	柳叶白前根茎圆柱形，有分枝，根须状盘曲成团 芫花叶白前根茎短小，分枝少	略呈马尾状，根茎粗短，有结节，上面有圆形茎痕，下面及两侧簇生细长根
	表面	柳叶白前表面黄白色或黄棕色，节明显 芫花叶白前表面灰绿色或灰黄色	表面棕黄色
	质地、断面	柳叶白前质脆，断面中空 芫花叶白前质较硬	质脆，断面皮部黄白色，木部黄色
	气味	气微、味微甜	气微，味微苦

紫草 Zicao

Arnebiae Radix

【来源】为紫草科（Boraginaceae）植物新疆紫草 *Arnebia euchroma*（Royle）Johnst. 或内蒙紫草 *A. guttata* Bunge 的干燥根。前者称为"软紫草"，后者称为"内蒙紫草"。

【产地】新疆紫草主产于新疆、西藏等自治区。内蒙紫草主产于内蒙古、甘肃。

【采收加工】春、秋两季采挖根部，除去泥土，晒干。

【性状鉴别】

（1）软紫草　呈不规则的长圆柱形，多扭曲，长 7～20cm，直径 1～2.5cm。顶端有时可见分歧的茎残基。表面紫红色或紫褐色，皮部疏松，呈条形片状，常 10 余层重叠，易剥落。

体轻，质松软，易折断，断面不整齐，木部较小，黄白色或黄色。气特异，味微苦、涩。（图8－77）

（2）内蒙紫草 呈圆锥形或圆柱形，扭曲，长6～20cm，直径0.5～4cm。根头部略粗大，顶端有残茎1个或多个，被短硬毛。表面紫红色或暗紫色，皮部略薄，常数层相叠，易剥离。质硬而脆，易折断，断面较整齐，皮部紫红色，木部较小，黄白色。气特异，味涩。（图8－77）

（3）饮片 ①软紫草为不规则的圆柱形切片或条形片状，直径1～2.5cm。紫红色或紫褐色。皮部深紫色。圆柱形切片，木部较小，黄白色或黄色。②内蒙紫草为不规则的圆柱形切片或条形片状，有的可见短硬毛，直径0.5～4cm，质硬而脆。紫红色或紫褐色。皮部深紫色。圆柱形切片，木部较小，黄白色或黄色。

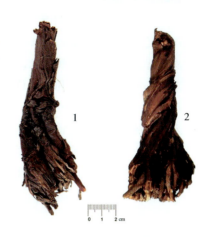

图8－77 紫草药材图
1. 软紫草 2. 内蒙紫草

【显微鉴别】

（1）软紫草横切面 ①木栓层将韧皮部、木质部层层分隔。②残留的韧皮部较薄。③木质部导管2～4列放射状排列。④木栓细胞及薄壁细胞均含紫色素。

（2）粉末 深紫红色。①非腺毛单细胞，直径13～56μm，基部膨大呈喇叭状，壁具纵细条纹，有的胞腔内含紫红色色素。②栓化细胞红棕色，表面观呈多角形或圆多角形，含紫红色色素。③薄壁细胞较多，淡棕色或无色，大多数充满紫红色色素。④导管主为网纹导管，少有具缘纹孔导管，直径7～110μm。

【化学成分】 紫草的主要化学成分为萘醌类色素、多糖和脂肪酸。新疆紫草含有的色素：紫草素（shikonin）、去氧紫草素（deoxyshikonin）、β, β'－二甲基丙烯酰阿卡宁（β, β'-dimethylacrylalkannin）、左旋紫草素、消旋紫草素、乙酰紫草素（acetyl shikonin）、异丁酰紫草素（isobutyryl shikonin）、异戊酰紫草素（isovaleryl shikonin）等。内蒙紫草主含乙酰紫草素，除未检出去氢阿卡宁、去氧紫草素、二甲基丙烯酯紫草素外与新疆紫草成分相同，且分离出两个紫草素衍生物，命名为紫草定A（Lithospermidin A）、紫草定B（Lithospermidin B）。

【理化鉴别】

（1）取粉末0.5g，置试管中，将试管底部加热，生成红色气体，并于试管壁凝结成红褐色油滴。

（2）取本品粉末的石油醚（60～90℃）超声提取液作为供试品溶液。以紫草对照药材作对照，用硅胶G板，以环己烷－甲苯－乙酸乙酯－甲酸（5∶5∶0.5∶0.1）为展开剂，置日光下观察。供试品色谱中，在与对照药材色谱相应的位置上，显相同的紫红色斑点；再喷以10%氢氧化钾甲醇溶液，斑点变为蓝色。

【质量评价】

（1）经验鉴别 以条粗大、色紫、皮厚者为佳。

（2）水分不得过15.0%。

（3）含量测定 照紫外－可见分光光度法测定，本品含羟基萘醌总色素以左旋紫草素（$C_{16}H_{16}O_5$）计，不得少于0.80%。照高效液相色谱法测定，本品含β, β'－二甲基丙烯酰阿卡宁（$C_{21}H_{22}O_6$）不得少于0.30%。

【性味功效】性寒，味甘、咸。清热凉血，活血解毒，透疹消斑。

知识拓展

硬紫草为同科植物紫草 *Lithospermum erythrorhizon* Sieb. et Zucc. 的干燥根。主产于黑龙江、辽宁、吉林等省。根呈圆锥形，扭曲，时有分枝，表面紫红色或紫黑色，粗糙有纵纹，皮部薄，易剥离。质硬而脆，断面皮部深紫色，木部较大，灰黄色。滇紫草为同科植物滇紫草 *Onosma paniculata* Bur. et Fr. 的根。主产于四川、云南、贵州等省。根呈圆柱形，外皮暗红紫色，质坚硬，不易折断，断面木部黄白色；气微，味微酸。粉末中紫褐色块状物颇多；木栓细胞呈片状，表面观多角形或长多角形；导管较少，网纹，节短；木薄壁细胞较少，类圆形或长方形。西藏紫草为同科植物长花滇紫草 *O. hookeri* C. B. Clarke var. *longiflorum* Duthie 的根，主产于西藏。根可长达 30cm，外皮紫褐色，易剥落。以上均非正品。

丹参 Danshen

Salviae Miltiorrhizae Radix et Rhizoma

【本草考证】始载于《神农本草经》，列为上品。陶弘景谓："今近道处处有之。茎方有毛，紫花。"苏颂谓："今陕西、河东州郡及随州皆有之。二月生苗，高一尺许。茎方有棱，青色。叶相对，如薄荷而有毛。三月至九月开花成穗，红紫色，似苏花。根赤色，大者如指，长丈余，一苗数根。"李时珍谓："处处山中有之。一枝五叶，叶如野苏而尖，青色，皱毛。小花成穗如蛾形，中有细子。其根皮丹而肉紫。"以上所述与现今所用丹参相符。

【来源】为唇形科（Labiatae）植物丹参 *Salvia miltiorrhiza* Bge. 的干燥根及根茎。

【植物形态】多年生草本，高 30～80cm，全株密被柔毛。根呈圆柱形，砖红色。茎方形。奇数羽状复叶，小叶 3～7 对，顶端小叶较大，小叶呈卵形，边缘具锯齿。轮伞花序集成总状。花紫色，苞片披针形；花萼钟形；花冠紫蓝色，二唇形。小坚果 4，黑色。花期 5～8 月，果期 8～9 月。

【产地】主产于安徽、江苏、山东、四川等省。多为栽培。

【采收加工】秋季采挖，除去茎叶、泥沙、须根，晒干。

【性状鉴别】根茎短粗，顶端有时残留茎基。根数条，长圆柱形，略弯曲，有的分枝并具须状细根，长 10～20cm，直径 0.3～1cm。表面棕红色或暗棕红色，粗糙，具纵皱纹。老根外皮疏松，多显紫棕色，常呈鳞片状剥落。质硬而脆，断面疏松，有裂隙或略平整而致密，皮部棕红色，木部灰黄色或紫褐色，导管束黄白色，呈放射状排列。气微，味微苦涩。（图 8－78）

栽培品：粗大肥实，直径 0.5～1.5cm。表面红棕色，具纵皱纹，外皮紧贴不易剥落。质坚实，断面较平整，略呈角质样。

饮片：呈类圆形或椭圆形的厚片。外表皮棕红色或暗棕红色，粗糙，具纵皱纹。切面有裂隙或略平整而致密，有的呈角质样，皮部棕红色，木部灰黄色或紫褐色，有黄白色放射状纹理。气微，味微苦涩。（图 8－79）

扫码"学一学"

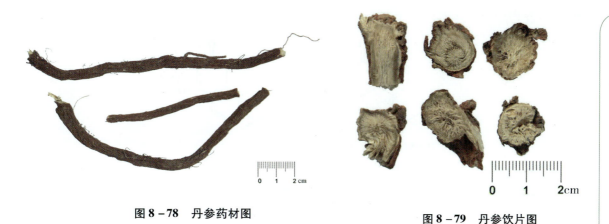

图8-78　丹参药材图

图8-79　丹参饮片图

【显微鉴别】

（1）根横切面　①木栓层为4～6列细胞，含紫棕色物。②皮层宽广。③韧皮部较狭，呈半月形。④形成层成环。⑤木质部8～10余束，呈放射状，导管在近形成层处较多，呈切向排列，渐至中央导管呈单列。木纤维常成束存在于初生木质部。（图8-80）

（2）粉末　红棕色。①石细胞类圆形、类三角形、类长方形或不规则形，也有延长呈纤维状，边缘不平整，直径14～70μm，长可达257μm，孔沟明显，有的胞腔内含黄棕色物。②木纤维多为纤维管胞，长梭形，末端斜尖或钝圆，直径12～27μm，具缘纹孔点状，纹孔斜裂缝状或十字形，孔沟稀疏。③导管网纹或具缘纹孔，直径10～60μm，网纹导管分子长梭形，网孔狭细，穿孔多位于侧壁。④木栓细胞类多角形，黄棕色，壁稍厚。

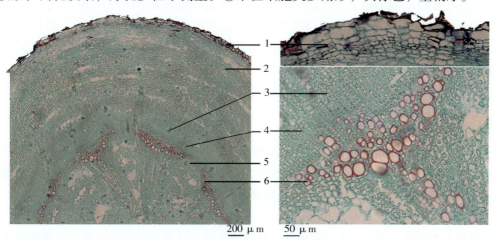

200μm　　50μm

图8-80　丹参根横切面组织详图
1. 木栓层　2. 皮层　3. 韧皮部
4. 形成层　5. 木射线　6. 木质部

【化学成分】 含二萜醌类化合物：丹参酮Ⅰ（tanshinone Ⅰ）、丹参酮ⅡA、丹参酮ⅡB，隐丹参酮（cryptotanshinone）、羟基丹参酮（hydroxytanshinone）、丹参酸甲酯（methyltanshinonate）、二氢丹参酮Ⅰ（dihydrotanshinone Ⅰ）等及其异构体，其中隐丹参酮是抗菌的主要有效成分。酚酸类化合物：丹酚酸A～G（salvianolic acid A～G），丹参酸A（salvianic acid A），原儿茶醛（protocatechuic aldehyde），原儿茶酸（protocatechuic acid）等。从丹参中还分离得到2-异丙基-8-甲基菲-3，4-双酮（2-isopropyl-8-methylphenanthrene-3，4-dione）和丹参螺旋缩酮内酯（danshenspiroketallactone），前者抗凝集作用比隐丹参

酮强。

丹参酮ⅡA：R₁=CH₃　R₂=H
丹参酮ⅡB：R₁=CH₂OH　R₂=H

隐丹参酮

【理化鉴别】 取本品粉末，乙醇超声提取，制备供试品溶液。以丹参对照药材及丹参酮ⅡA和丹酚酸B对照品作对照，硅胶G板，首先以三氯甲烷－甲苯－乙酸乙酯－甲醇－甲酸（6：4：8：1：4）为展开剂，展至约4cm，取出，晾干；再以石油醚（60~90℃）－乙酸乙酯（4：1）为展开剂，展至约8cm，取出，晾干。分别在日光和紫外灯（365nm）下检识。供试品色谱中，在与对照药材色谱和对照品色谱相应的位置上，显相同颜色的斑点或荧光斑点。

【质量评价】

（1）经验鉴别　以条粗壮、紫红色者为佳。

（2）水分不得过13.0%；总灰分不得过10.0%；酸不溶性灰分：药材不得过3.0%，饮片不得过2.0%。

（3）浸出物　照水溶性浸出物冷浸法测定，不得少于35.0%；照醇溶性浸出物热浸法测定，药材乙醇浸出物不得少于15.0%，饮片乙醇浸出物不得少于11.0%。

（4）含量测定　照高效液相色谱法测定，本品含丹参酮ⅡA（$C_{19}H_{18}O_3$）、隐丹参酮（$C_{19}H_{20}O_3$）和丹参酮Ⅰ（$C_{18}H_{12}O_3$）的总量不得少于0.25%；含丹酚酸B（$C_{36}H_{30}O_{16}$）不得少于3.0%。

【性味功效】 性微寒，味苦。活血祛瘀，通经止痛，清心除烦，凉血消痈。

> **知识拓展**
>
> （1）同属植物在不同地区作丹参使用的还有：①南丹参 *Salvia bowleyana* Dunn，产于湖南、江苏、浙江、福建等省。根呈圆柱形，直径0.5cm。表面灰红色或橘红色。质较坚硬。根横切面可见木质部束约7~9个。②甘西鼠尾 *S. przewalskii* Maxim.，分布于甘肃、青海、四川、云南等省。药材名为甘肃丹参。根呈圆锥形，直径1~4cm。表面暗紫红色，根头部常见1至数个茎基丛生。根扭曲呈辫子状，外皮脱落部分显红褐色。根横切面维管束稍偏于一侧。木质部导管3~4行切向排列，木纤维位于导管周围。含丹参酮1.99%，隐丹参酮1.60%，为优良资源。③褐毛甘西鼠尾 *S. przewalskii* Maxim. var. *mandarinorum* (Diels) Stib.，分布于四川、云南等地。从云南产的褐毛甘西鼠尾根中，分离出新的二萜醌类化合物：紫丹参甲、乙、丙、丁、戊、己素（przewaquinone A、B、C、D、E、F）等，抗动物肿瘤活性和抑菌作用比隐丹参酮强。其性状同丹参，易混用。④三叶鼠尾 *S. trijuga* Diels，分布于云南、四川、西藏。根茎短，下部着生数条圆形的根，砖红色。⑤白花丹参 *S. miltiorrhiza* Bunge f. alba C. Y. Wu，为丹参的白花变型，分布于山东。根茎短，下部着生数条圆形的根，直径0.1~0.7cm，有分枝，须根多。其外表、颜色、断面、气味同丹参。有效成分含量较高，也是优良资源。以上均非正品。
>
> （2）近年来研究丹参用于治疗心绞痛、心肌梗死有一定的疗效。

黄芩 Huangqin

Scutellariae Radix

【本草考证】始载于《神农本草经》，列为中品。苏颂谓："今川蜀、河东、陕西近郡皆有之。苗长尺余，茎干粗如箸，叶从地四面作丛生，类紫草，高一尺许，亦有独茎者，叶细长青色，两两相对，六月开紫花，根如知母粗细，长四五寸，二月、八月采根暴干。"李时珍谓："宿芩乃旧根，多中空，外黄内黑，即今所谓片芩，……子芩乃新根，多内实，即今所谓条芩。"以上所述与现今所用黄芩基本一致。

【来源】为唇形科（Labiatae）植物黄芩 *Scutellaria baicalensis* Georgi 的干燥根。

【植物形态】多年生草本。主根粗壮。茎高 30～120cm，自基部多分枝。叶对生，叶片披针形，长 1.5～4cm，宽 0.3～1.2cm，下面密被下陷的腺点，具短柄。总状花序顶生，于茎顶再聚成圆锥花序，具叶状苞片。花偏向一侧，萼二唇形；花冠蓝紫色或紫红色，二唇形，花冠管近基部向上弯曲。雄蕊 4，稍露出。小坚果 4，黑色，球形。花期 7～8 月，果期 8～9 月。

【产地】主产于河北、山西、内蒙古、辽宁等地。山西产量较大，河北承德质量较好。有栽培。

【采收加工】春、秋二季采挖，除去地上部分、须根及泥沙，晒至半干，撞去粗皮，晒干。

【性状鉴别】呈圆锥形，扭曲，长 8～25cm，直径 1～3cm。表面棕黄色或深黄色。有稀疏的疣状细根痕，上部较粗糙，有扭曲的纵皱纹或不规则的网纹，下部有顺纹和细皱纹。质硬而脆，易折断，断面黄色，中心红棕色；老根中央呈枯朽状或中空，暗棕色或棕黑色。气微，味苦。（图 8-81）

栽培品：较细长，多分枝。表面浅黄棕色，外皮紧贴，纵皱纹较细腻。断面黄色或浅黄色，略呈角质样。味微苦。

饮片：呈类圆形或不规则薄片。外表皮黄棕色或棕褐色。切面黄棕色或黄绿色，具放射状纹理。（图 8-81）

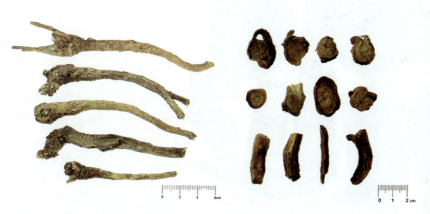

图 8-81　黄芩药材与饮片
1. 药材　2. 饮片

【显微鉴别】

（1）横切面　①木栓层外缘多破裂，木栓细胞中有少数石细胞散在。②皮层与韧皮部界限不明显，有多数石细胞与韧皮纤维，单个或成群散在，石细胞多分布于外侧，韧皮纤维多分布于内侧。③形成层成环。④老根中央的木质部有栓化细胞环形成，有单环或成数

个同心环。⑤薄壁细胞中含有淀粉粒。（图8－82）

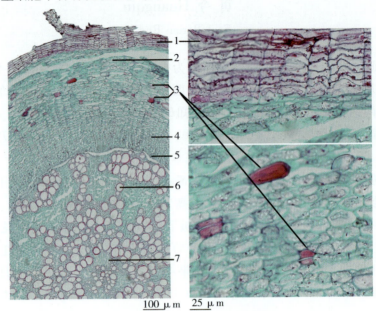

图8－82　黄芩根横切面组织详图

1. 木栓层　2. 皮层　3. 石细胞及纤维　4. 韧皮部

5. 形成层　6. 导管　7. 木质部

（2）粉末　黄色。①韧皮纤维单个散在或数个成束，梭形，长60～250μm，直径9～33μm，壁厚，孔沟细。②石细胞呈类圆形、类方形或长方形，壁较厚或甚厚，可至24μm，孔沟有时有分枝。③木栓细胞棕黄色、多角形。④网纹导管多见，直径24～72μm。⑤木纤维多碎断，直径约12μm，壁不甚厚，有稀疏斜纹孔。⑥淀粉粒甚多，单粒类球形，直径2～10μm，脐点明显，复粒由2～3分粒组成。（图8－83）

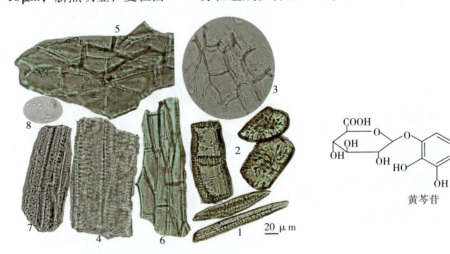

黄芩苷

图8－83　黄芩粉末特征图

1. 韧皮纤维　2. 石细胞　3. 木栓细胞

4. 导管　5. 韧皮薄壁细胞　6. 木薄壁细胞

7. 木纤维　8. 淀粉粒

【化学成分】含黄酮类化合物，其中主要有黄芩苷（baicalin，4.0%～5.2%）、汉黄芩苷（wogonoside）、千层纸素A葡萄糖醛酸苷（oroxylin A glucuronide）、黄芩素（baicalein）、汉黄芩素（wogonin）、黄芩新素（neobaicalein）等30余个黄酮类化合物。并含有二氢黄酮、二氢黄酮醇、查尔酮和黄酮醇类化合物。另含糖类、氨基酸、β–谷甾醇、油菜甾醇、豆甾醇等。

【理化鉴别】取本品适量，采用乙酸乙酯–甲醇（3∶1）混合溶液回流提取，滤过，蒸干，残渣加甲醇溶解作为供试品溶液。以黄芩对照药材及黄芩苷、黄芩素、汉黄芩素对照品作对照，聚酰胺薄膜，以甲苯–乙酸乙酯–甲醇–甲酸（10∶3∶1∶2）为展开剂，紫外光灯（365nm）下检识。供试品色谱中，在与对照药材色谱和对照品色谱相应的位置上，显相同颜色的斑点。

【质量评价】

（1）经验鉴别　以条粗长、质坚实、色黄、除净外皮者为佳。

（2）水分不得过 12.0%；总灰分不得过 6.0%。

（3）浸出物　照醇溶性浸出物热浸法测定，稀乙醇浸出物不得少于 40.0%。

（4）含量测定　照高效液相色谱法测定，药材含黄芩苷（$C_{21}H_{18}O_{11}$）不得少于 9.0%，饮片含黄芩苷不得少于 8.0%；药材含黄芩苷（$C_{21}H_{18}O_{11}$）、汉黄芩苷（$C_{22}H_{20}O_{11}$）、黄芩素（$C_{15}H_{10}O_5$）和汉黄芩素（$C_{16}H_{12}O_5$）的总量不得少于 15.0%，饮片含上述四种成分的含量不得少于 13.0%。

【性味功效】性寒，味苦。清热燥湿，泻火解毒，止血，安胎。

知识拓展

（1）还有同属其他植物的根在少数地区作黄芩用：①西南黄芩 *Scutellaria amoena* H. Wright 的根，云南、四川、贵州等省使用，药材为"滇黄芩"。性状与黄芩相似，但老根木质部不枯朽。木栓层无石细胞，韧皮部有纤维及石细胞分布，中央无木栓环。②粘毛黄芩 *S. viscidula* Bge. 的根，主产于河北、山西、内蒙古、山东等省。老根中央红棕色。木栓层无石细胞，韧皮部无石细胞，有纤维束分布，中央木栓环外侧有石细胞散在。③甘肃黄芩 *S. rehderiana* Diels 的根，分布于山西、甘肃、陕西等省。根细长，老根中央暗褐色，枯朽，木栓层无石细胞，皮层有纤维及石细胞，韧皮部无石细胞和纤维束，中央无木栓环。以上均非正品，主要含与黄芩类似的黄酮类化合物。

（2）栽培黄芩总黄酮含量因栽培年限不同而不同，如：栽培 3 年的含量 7.92%，栽培 2 年的 5.24%，野生黄芩 8.95%。黄芩栽培 3 年以上采收为宜。

玄参 Xuanshen

Scrophulariae Radix

【来源】为玄参科（Scrophulariaceae）植物玄参 *Scrophularia ningpoensis* Hemsl. 的干燥根。

【产地】主产于浙江、湖北、江苏、江西等省。主为栽培品。

【采收加工】冬季茎叶枯萎时采挖，除去根茎、幼芽、须根及泥沙，晒或烘至半干，堆放 3~6 天，反复数次至干燥。

【性状鉴别】呈类圆柱形，中间略粗或上粗下细，有的微弯曲，长 6~20cm，直径 1~3cm。表面灰黄色或灰褐色，有不规则的纵沟、横长皮孔样突起及稀疏的横裂纹和须根痕。质坚实，不易折断。断面黑色，微有光泽。气特异似焦糖，味甘、微苦。（图 8–84）

饮片：呈类圆形或椭圆形的薄片。外表皮灰黄色或灰褐色。切面黑色，微有光泽，有的具裂隙。气特异似焦糖，味甘、微苦。（图 8–85）

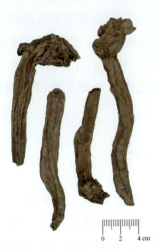

图 8 – 84　玄参药材图

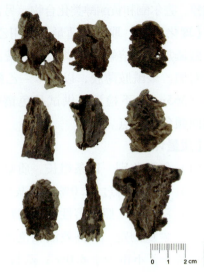

图 8 – 85　玄参饮片图

【显微鉴别】

（1）横切面　①后生皮层细胞棕黄色，微木栓化。②皮层较宽，石细胞单个散在或 2 ~ 5 个成群，多角形、类圆形或类方形，壁较厚，层纹明显。③韧皮射线多裂隙。④形成层成环。⑤木质部射线宽广，亦多裂隙；导管少数，类多角形，直径约至 113μm，伴有木纤维。⑥薄壁细胞含核状物。

（2）粉末　灰棕色。①石细胞多角形、类圆形或类方形，壁较厚，6 ~ 26μm，胞腔较大，层纹明显。②薄壁细胞含棕色核状物。③木纤堆细长，壁微木化。④网纹及孔纹导管均可见。

【化学成分】主含环烯醚萜苷类成分哈巴苷（harpagide）、哈巴俄苷（harpagoside）等。环烯醚萜苷类成分是使玄参药材加工后内部变乌黑色的主要成分。还含有微量挥发油、氨基酸、生物碱、糖类、脂肪油等。

【理化鉴别】取本品适量，甲醇超声提取，滤过，蒸干，残渣以水混悬、正丁醇萃取，合并正丁醇萃取部分，蒸干，残渣加甲醇溶解作为供试品溶液。以玄参对照药材及哈巴俄苷对照品作对照，硅胶 G 板，以三氯甲烷 – 甲醇 – 水（12∶4∶1）的下层溶液为展开剂（需预饱和 15 分钟），以 5% 香草醛硫酸溶液加热显色。供试品色谱中，在与对照药材色谱和对照品色谱相应的位置上，显相同颜色的斑点。

【质量评价】

（1）经验鉴别　以条粗壮、坚实、断面乌黑色者为佳。

（2）水分不得过 16.0%；总灰分不得过 5.0%；酸不溶性灰分不得过 2.0%。

（3）浸出物　照水溶性浸出物热浸法测定，不得少于 60.0%。

（4）照高效液相色谱法测定，本品含哈巴苷（$C_{15}H_{24}O_{10}$）和哈巴俄苷（$C_{24}H_{30}O_{11}$）的总量不得少于 0.45%。

【性味功效】性微寒，味甘、苦、咸。清热凉血，滋阴降火，解毒散结。

地黄 Dihuang

Rehmanniae Radix

扫码"学一学"

【本草考证】始载于《神农本草经》，列为上品。苏颂谓："二月生叶，布地便出似车前，叶上有皱纹而不光。高者及尺余，低者三四寸。其花似油麻花而红紫色，亦有黄花者。……根如人手指，通黄色，粗细长短不常。种之甚易，根入土即生。"李时珍谓："今人惟以怀庆地黄为上，亦各处随时兴废不同尔。其苗初生塌地，叶如山白菜而毛涩，叶面深青色，又似小芥叶而颇厚，不叉丫，叶中撺茎，上有细毛。茎梢开小筒子花，红黄色。结实如小麦粒。根长四五寸，细如手指，皮赤黄色，如羊蹄根及胡萝卜根，曝干乃黑。"以上所述与现今所用地黄基本一致。

【来源】 为玄参科（Scrophulariaceae）植物地黄 *Rehmannia glutinosa* Libosch. 的新鲜或干燥块根。

【植物形态】 多年生草本，高 10～40cm，全株密被灰白色长柔毛及腺毛。根肉质，叶多基生，莲座状，向上逐渐缩小而在茎上互生；叶片倒卵状披针形至椭圆形，长 3～10cm，宽 1.5～6cm，先端钝，基部渐狭下延成叶柄，边缘有不整齐钝锯齿，叶面多皱。总状花序。花萼钟状，5 裂；花冠筒状，稍弯曲，顶部 5 裂，二唇形，外紫红色，内面黄色有紫斑。雄蕊 4，二强；雌蕊 1，子房上位，2 室。蒴果。花期 4～5 月，果期 5～7 月。

【产地】 主产于河南温县、博爱、武陟、孟县等地，产量大，质量好。多为栽培。

【采收加工】 秋季采挖，除去芦头及须根，洗净，鲜用为"鲜地黄"。将鲜地黄缓缓烘焙至内部变黑，约八成干，捏成团块，为"生地黄"。

【性状鉴别】

（1）鲜地黄 纺锤形或条形，长 8～24cm，直径 2～9cm。外皮薄，表面浅红黄色。具弯曲的纵皱纹、芽痕、横长皮孔样突起及不规则疤痕。肉质，易断。断面皮部淡黄白色，可见橘红色油点，木部黄白色，导管呈放射状排列。气微，味微甜、微苦。

（2）生地黄 不规则的团块或长圆形，中间膨大，两端稍细，有的细小，长条状，稍扁而扭曲，长 6～12cm，直径 2～6cm。表面棕黑色或棕灰色，极皱缩，具不规则的横曲纹。体重，质较软而韧，不易折断。断面棕黑色至黑色或乌黑色，有光泽，具黏性。气微，味微甜。（图 8－86）

（3）饮片 呈类圆形或不规则的厚片。外表皮棕黑色或棕灰色，极皱缩，具不规则的横曲纹。切面棕黄色至黑色或乌黑色，有光泽，具黏性。气微，味微甜。（图 8－87）

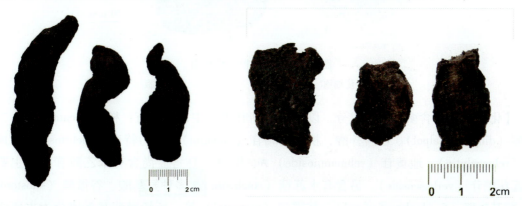

图 8－86　生地黄药材图　　　　　图 8－87　生地黄饮片图

【显微鉴别】

（1）横切面 ①木栓层数列。②栓内层薄壁细胞排列疏松，散有多数分泌细胞，含橙黄色油滴；偶有石细胞。③韧皮部较宽，分泌细胞较少。④形成层成环。⑤木质部射线宽广；导管稀疏，排列成放射状。（图 8－88）

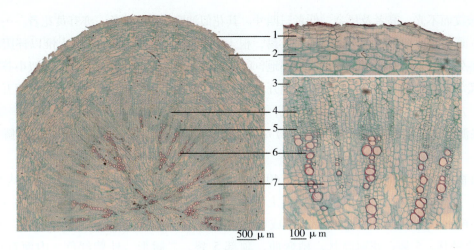

图8-88 地黄根横切面组织详图
1. 木栓层 2. 栓内层 3. 分泌细胞 4. 韧皮部 5. 形成层 6. 木质部 7. 木射线

（2）粉末 生地黄粉末深棕色。①薄壁细胞类圆形，内含类圆形核状物。②分泌细胞形状与一般薄壁细胞相似，内含橙黄色和橙红色油滴状物。③具缘纹孔导管和网纹导管直径约至92μm。④木栓细胞淡棕色。（图8-89）

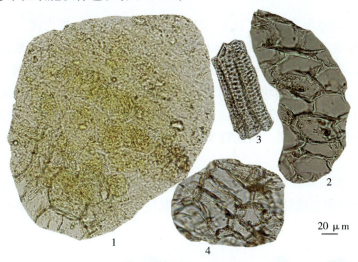

图8-89 地黄粉末特征图
1. 分泌细胞 2. 薄壁细胞 3. 导管 4. 木栓细胞

【化学成分】含多种苷类成分，以环烯醚萜苷类为主，主要有：梓醇（catalpol）、二氢梓醇（dihydrocatalpol）、乙酰梓醇，桃叶珊瑚苷（aucubin）、密力特苷（melittoside）、地黄素（rehmaglutin）、地黄苷（rehmannioside）A、B、C、D等。尚含有苯乙醇苷类，主要为毛蕊花糖苷（verbascoside）。另含有水苏糖（stachyose）、多种氨基酸、谷甾醇（sitosterol）、5-羟基糠醛（5-hydroxyfurfural）、甘露醇（mannitol）等。环烯醚萜苷类成分为主要活性成分，也是使地黄变黑的成分；毛蕊花糖苷有免疫抑制活性。

【理化鉴别】

（1）取本品粉末，甲醇回流提取液作为供试品溶液，以梓醇对照品作对照，硅胶G板，以三氯甲烷-甲醇-水（14:6:1）为展开剂，以茴香醛试液加热显色。供试品色谱中，在与对照品色谱相应的位置上，显相同颜色的斑点。

（2）取本品粉末，80%甲醇超声提取，滤过，蒸干，残渣以水混悬、正丁醇萃取，合并正丁醇萃取部分，蒸干，残渣加甲醇溶解作为供试品溶液。以毛蕊花糖苷对照品作对照，硅胶 G 板，以乙酸乙酯 – 甲醇 – 甲酸（16：0.5：2）为展开剂，以 0.1% 的2，2 – 二苯基 – 1 – 苦肼基无水乙醇溶液浸板，晾干显色。供试品色谱中，在与对照品色谱相应的位置上，显相同颜色的斑点。

【质量评价】

（1）经验鉴别　鲜地黄以粗壮、色红黄者为佳。生地黄以块大、体重、断面乌黑色者为佳。

（2）水分：生地黄不得过 15.0%；总灰分不得过 8.0%；酸不溶性灰分不得过 3.0%。

（3）浸出物　照水溶性浸出物冷浸法测定，不得少于 65.0%。

（4）含量测定　照高效液相色谱法测定，生地黄含梓醇（$C_{15}H_{22}O_{10}$）不得少于 0.20%，含地黄苷 D（$C_{27}H_{42}O_{20}$）不得少于 0.10%。

【性味功效】鲜地黄性寒，味甘、苦；清热生津，凉血，止血。生地黄性寒，味甘；清热凉血，养阴生津。

🔗 知识拓展

熟地黄（Rehmanniae Radix Praeparata）为生地黄的炮制加工品。呈不规则的块片、碎块，大小厚薄不一。表面乌黑色，有光泽，黏性大。质柔软而带韧性，不易折断，断面乌黑色，有光泽。气微，味甜。按《中国药典》采用高效液相色谱法测定，本品含地黄苷 D（$C_{27}H_{42}O_{20}$）不得少于 0.050%。本品性微温，味甘。补血滋阴，益精填髓。

胡 黄 连 Huhuanglian

Picrorhizae Rhizoma

本品为玄参科（Scrophulariaceae）植物胡黄连 *Picrorhiza scrophulariiflora* Pennell 的干燥根茎。药材圆柱形，略弯曲，偶有分枝，长 3～12cm，直径 0.3～1.4cm。表面灰棕色至暗棕色，粗糙，有较密的环节，具稍隆起的芽痕或根痕，上端密被暗棕色鳞片状的叶柄残基。体轻，质硬而脆，易折断，断面略平坦，淡棕色至暗棕色，木部有 4～10 个类白色点状维管束排列成环。气微，味极苦。以条粗、折断时有粉尘、断面灰黑色、苦味浓者为佳。显微镜下观察本品微量升华产物为针状、针簇状、棒状、板状结晶或黄色球状物。性寒，味苦。退虚热，除疳热，清湿热。

巴 戟 天 Bajitian

Morindae Officinalis Radix

【本草考证】始载于《神农本草经》，列为上品。陶弘景谓："根状如牡丹而细，外赤内黑，用之打去心"。苏恭谓："巴戟天苗，俗方名三蔓草。叶似茗，经冬不枯。根如连珠，宿根青色，嫩根白紫，用之亦同，以连珠多肉厚者为胜。"上述三蔓草难以考证其品种。本草所用巴戟天与现代所用品种不符。

【来源】为茜草科（Rubiaceae）植物巴戟天 *Morinda officinalis* How 的干燥根。

【植物形态】藤状灌木，根肉质肥厚，圆柱形，呈结节状，茎有纵棱。叶对生，叶片长椭圆形，长 3～13cm，宽 2.5～5cm，全缘，叶缘常有稀疏的短睫毛，下面中脉被短粗毛；托叶鞘状。头状花序有花 2～10 朵，排列于枝端。花冠白色，肉质，裂片 4（3）。雄蕊 4；

扫码"学一学"

花柱2深裂。核果球形，种子4粒。花期4~7月，果期6~11月。

【产地】主产于广东、广西、福建等地。有栽培。

【采收加工】全年可挖，洗净，除去须根，晒至六七成干，轻轻捶扁，晒干。

【性状鉴别】呈扁圆柱形，略弯曲，长短不等，直径0.5~2cm。表面灰黄色至暗灰色。具纵纹和横裂纹，有的皮部横向断离露出木部。质韧，断面皮部厚，紫色或淡紫色，易与木部剥离；木部坚硬，黄棕色或黄白色，直径1~5mm。气微，味甘而微涩。（图8-90）

饮片：巴戟肉呈扁圆柱形短段或不规则块。表面灰黄色或暗灰色，具纵纹和横裂纹。切面皮部厚，紫色或淡紫色，中空。气微，味甘而微涩。

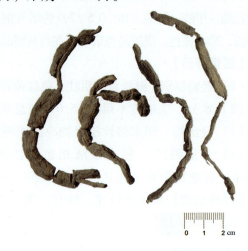

图8-90 巴戟天药材图

【显微鉴别】

（1）横切面 ①木栓细胞数列。②皮层外侧石细胞单个或数个成群，断续排列成环；薄壁细胞含草酸钙针晶束，切向排列。③韧皮部宽广，内侧薄壁细胞含草酸钙针晶束，轴向排列。④形成层环明显。⑤木质部导管单个散在或2~3个相聚，呈放射状排列，直径至105μm；木纤维发达；木射线宽1~3列细胞；偶见非木化的木薄壁细胞群。（图8-91）

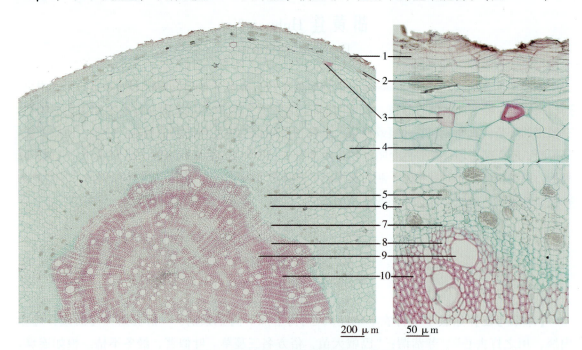

图8-91 巴戟天根横切面组织详图

1. 木栓层　2. 草酸钙针晶束（切向排列）　3. 石细胞
4. 皮层　5. 草酸钙针晶束（轴向排列）　6. 韧皮部
7. 形成层　8. 木质部　9. 导管　10. 木纤维

（2）粉末 淡紫色或紫褐色。①石细胞淡黄色，类圆形、类方形、类长方形、长条形或不规则形，有的一端尖，直径21~96μm，壁厚至39μm，有的层纹明显，纹孔和孔沟明显；有的石细胞形大，壁稍厚。②草酸钙针晶多成束存在于薄壁细胞中，针晶长至184μm。③具缘纹孔导管淡黄色，直径至105μm，具缘纹孔细密。④纤维管胞长梭形，具缘纹孔较大，纹孔口斜缝状或相交成人字形、十字形。⑤木栓细胞淡棕色，壁较薄。（图8-92）

【化学成分】含蒽醌类化合物甲基异茜草素（rubiadin）、甲基异茜草素-1-甲醚、大黄素甲醚、2-羟基-3-羟甲基蒽醌、2-甲基蒽醌等。另有植物甾醇、耐斯糖（nystose）等糖类、树脂和多种氨基酸等。尚含有2种环烯醚萜苷，即水晶蓝苷和四乙酰车叶草苷。

【理化鉴别】取本品粉末，乙醇回流提取液作为供试品溶液，以巴戟天对照药材作对照，硅胶GF$_{254}$板，以甲苯-乙酸乙酯-甲酸（8∶2∶0.1）为展开剂，紫外光灯（254nm）下检识。供试品色谱中，在与对照药材色谱相应的位置上，显相同颜色的斑点。

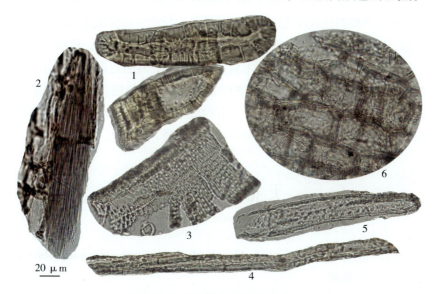

图8-92　巴戟天粉末特征图

1. 石细胞　2. 草酸钙针晶束　3. 导管
4. 木纤维　5. 纤维管胞　6. 木栓细胞

【质量评价】

（1）经验鉴别　以条大、粗壮、肉厚色紫、木心细者为佳。

（2）水分不得过15.0%；总灰分不得过6.0%。

（3）浸出物　照水溶性浸出物冷浸法测定，不得少于50.0%。

（4）含量测定　照高效液相色谱法测定，本品含耐斯糖（$C_{24}H_{42}O_{21}$）不得少于2.0%。

【性味功效】性微温，味甘、辛。补肾阳，强筋骨，祛风湿。

茜草 Qiancao

Rubiae Radix et Rhizoma

为茜草科（Rubiaceae）植物茜草 *Rubia cordifolia* L. 的干燥根及根茎。根茎呈结节状，丛生粗细不等的根。根呈圆柱形，略弯曲，长10~25cm，直径0.2~1cm；表面红棕色或暗棕色，具细纵皱纹和少数细根痕；皮部脱落处呈黄红色。质脆，易折断，断面平坦，皮部狭窄，紫红色，木部宽广，浅黄红色，导管孔多数。气微，味微苦，久嚼刺舌。以条粗、表面红棕色、断面红黄色，无茎基及泥土者为佳。根横切面木栓细胞6~12列，含棕色物；栓内层薄壁细胞含红棕色颗粒；韧皮部细胞较小；形成层不甚明显；木质部占根的主要部分，全部木化；射线不明显。薄壁细胞含草酸钙针晶。性寒，味苦。凉血，祛瘀，止血，通经。

续 断 Xuduan

Dipsaci Radix

为川续断科（Dipsacaceae）植物川续断 *Dipsacus asper* Wall. ex Henry 的干燥根。药材呈圆柱形，略扁，有的微弯曲，长5～15cm，直径0.5～2cm。灰褐色或棕褐色，有稍扭曲或明显扭曲的纵皱及沟纹，可见横列的皮孔样斑痕和少数须根痕。质软，久置后变硬，易折断，断面不平坦，皮部黑绿色或棕色，外缘褐色或淡褐色；木部黄褐色，导管呈放射状排列。气微香，味苦、微甜而后涩。以条粗、质软、皮部绿褐色者为佳。根横切面木栓细胞数列；栓内层较窄；韧皮部筛管群稀疏散在；形成层环明显或不甚明显；木质部射线宽广，导管近形成层处分布较密，向内较稀少，常单个散在或2～4个相聚；髓部小，细根多无髓。薄壁细胞含草酸钙簇晶。粉末显微特征可见草酸钙簇晶，散在或存在于薄壁细胞中，有时数个排列成紧密的条状；纺锤形薄壁细胞，有斜向交错的细纹理。性微温，味苦、辛。补肝肾，强筋骨，续折伤，止崩漏。

天 花 粉 Tianhuafen

Trichosanthis Radix

【来源】 为葫芦科（Cucurbitaceae）植物栝楼 *Trichosanthes kirilowii* Maxim. 或双边栝楼 *T. rosthornii* Harms 的干燥根。

【产地】 栝楼主产于河南、山东、江苏、安徽等省。双边栝楼主产于四川省。栽培。

【采收加工】 秋、冬二季采挖，洗去泥土，刮去粗皮，切成段、块片或纵剖成瓣，晒干或烘干。

【性状鉴别】 呈不规则圆柱形，纺锤形或瓣块状，长8～16cm，直径1.5～5.5cm。表面黄白色或淡棕黄色，有纵皱纹、细根痕及略凹陷的横长皮孔，有的有黄棕色外皮残留。质坚实。断面白色或淡黄色，富粉性，横切面可见黄色木质部，略呈放射状排列；纵切可见黄色条纹状木质部。气微，味微苦。（图8－93）

饮片：呈类圆形、半圆形或不规则形的厚片。外表皮黄白色或淡棕黄色。切面可见黄色木质部小孔，略呈放射状排列。气微，味微苦。（图8－94）

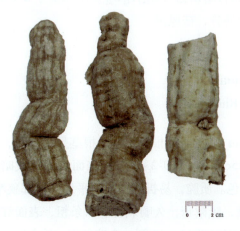

图8－93 天花粉药材图

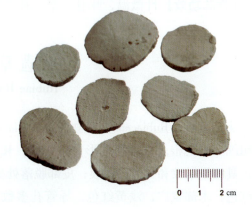

图8－94 天花粉饮片图

【显微鉴别】粉末：类白色。①淀粉粒甚多，单粒类球形、半圆形或盔帽形，直径6~48μm，脐点点状、短缝状或人字形，层纹隐约可见；复粒由2~14分粒组成，常由一个大的分粒和几个小分粒复合。②石细胞黄绿色，长方形、椭圆形、类方形、多角形或纺锤形，直径27~72μm，壁较厚，纹孔细密。③具缘纹孔导管大，多破碎，有的具缘纹孔呈六角形或方形，排列紧密。

【化学成分】含皂苷（约1%）、天花粉蛋白（trichosanthin）及西瓜氨酸、精氨酸、谷氨酸、丙氨酸、γ-氨基丁酸等10多种氨基酸。另有栝楼酸、胆碱（choline）等。天花粉中的蛋白质制成针剂，用于中期妊娠引产，对于恶性葡萄胎和绒癌有效。

【理化鉴别】取本品粉末稀乙醇超声提取液作为供试品溶液，以天花粉对照药材及瓜氨酸对照品作对照，硅胶G板，以正丁醇-无水乙醇-冰醋酸-水（8:2:2:3）为展开剂，以茚三酮试液加热显色。供试品色谱中，在与对照药材色谱和对照品色谱相应的位置上，显相同颜色的斑点。

【质量评价】

（1）经验鉴别　以色白、质坚硬、粉性足者为佳。

（2）水分不得过15.0%；总灰分：药材不得过5.0%，饮片不得过4.0%；二氧化硫残留量不得过400mg/kg。

（3）浸出物　照水溶性浸出物冷浸法测定，药材不得少于15.0%，饮片不得少于12.0%。

【性味功效】性微寒，味甘、微苦。清热泻火，生津止渴，消肿排脓。

🔗 知识拓展

下列同属植物的根在少数地区作天花粉用：①同属植物日本栝楼 *Trichosanthes japonica* Regel 的根，主产于江西、湖北。其根性状及组织构造与栝楼根相似。原植物与栝楼可以根据叶和果实进行区分。②同属植物长萼栝楼 *T. laceribractea* Hayata 的根，称"广花粉"，在广东、广西等地曾使用。块根长纺锤形或圆柱形，常切成段或纵瓣；表面灰黄色，断面黄白色，粉性，可见稀疏的棕黄色小孔；中心部位异型维管束明显；稍有土腥气，味微苦涩。③同属植物湖北栝楼 *T. hupehensis* C. Y. Cheng et C. H. Yueh 的根，称"苦花粉"。块根圆柱形，常纵切或斜切成片；带皮者表面浅棕色，有密集的突起皮孔，去皮者表面灰黄色，断面黄白色，粉性差，纤维较多，有多数棕黄色小孔呈放射状排列；味极苦。粉末可见石细胞、分隔纤维，复粒淀粉由2~15个分粒构成。含有毒成分葫芦素B（cucurbitacin B），服后有恶心、呕吐等不良反应，应注意鉴别。

桔 梗 Jiegeng

Platycodonis Radix

【本草考证】始载于《神农本草经》，列为下品。苏颂谓："今在处有之。根如小指大，黄白色。春生苗，茎高尺余。叶似杏叶而长椭，四叶相对而生，嫩时亦可煮食。夏开小花紫碧色，颇似牵牛花，秋后结子。八月采根，其根有心，若无心者为荠苨。"李时珍谓："此草之根结实而梗直，故名。……桔梗、荠苨乃一类，有甜苦二种，故本经桔梗一名荠苨，而今俗呼荠苨为甜桔梗也。"上述本草记载的苦桔梗应为现今所用桔梗，甜桔梗与同科沙参属植物荠苨基本相符。

【来源】 为桔梗科（Campanulaceae）植物桔梗 *Platycodon grandiflorum*（Jacq.）A. DC. 的干燥根。

【植物形态】 多年生草本，有白色乳液，主根粗长，长纺锤形，茎直立，高 40 ~ 120cm，不分枝或有时分枝，叶三枚轮生、对生或互生，叶片卵形至披针形，长 2 ~ 7cm，宽 0.5 ~ 3cm，边缘有尖锯齿，下面被白粉。花单生枝顶或集成疏总状花序，花萼钟状，裂片 5；花冠宽钟状，蓝紫色，5 浅裂，雄蕊 5；子房下位，花柱 5 裂。蒴果倒卵形。花期 7 ~ 9 月，果期 9 ~ 10 月。

【产地】 全国大部分地区均产，以东北、华北产量大，华东地区产量较好。多为栽培。

【采收加工】 春、秋两季采挖，去净泥土、须根，趁鲜刮去外皮或不去外皮，干燥。

【性状鉴别】 圆柱形或纺锤形，下部渐细，有的有分枝，略扭曲，长 7 ~ 20cm，直径 0.7 ~ 2cm。表面白色或淡黄白色，不去外皮者黄棕色至灰棕色。具纵扭皱沟，并有横向皮孔样斑痕及支根痕，上部有横纹。有的顶端有较短的根茎"芦头"，其上有数个半月形的茎痕。质脆，易折断。断面不平坦，形成层环棕色，皮部类白色，有裂隙，木部淡黄白色。气微，味微甜后苦。（图 8 – 95）

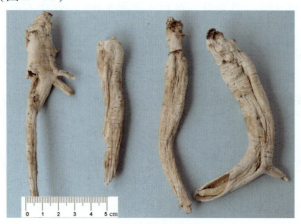

图 8 – 95　桔梗药材图

【显微鉴别】

（1）根横切面　①木栓多已除去。②皮层狭窄有裂隙。③韧皮部宽广，乳管群散在，内含黄棕色微细颗粒状物。④形成层成环。⑤木质部导管单个散在或数个相聚，呈放射状排列。⑥薄壁细胞含菊糖，呈扇形或类圆形的结晶。（图 8 – 96）

（2）粉末　黄白色：①菊糖众多（稀甘油装片），呈扇形或类圆形的结晶。②乳管互相连接，直径 14 ~ 25μm，管中含棕色油滴样颗粒状物。③具梯纹、网纹导管。（图8 – 97）

【化学成分】 根主要含多种皂苷，桔梗皂苷（platycodin）D、桔梗皂苷（platycodin）A、C。混合皂苷完全水解产生桔梗皂苷元（platycodigenin）、远志酸（polygalacic acid）及少量桔梗酸（platycogenic acid）A、B、C。桔梗还含黄酮、聚炔、甾体、酚酸、脂肪酸。此外含有菊糖、多糖、14 种氨基酸和 22 种微量元素，其中一些氨基酸与微量元素为人体必需的营养成分，总氨基酸含量约为 4.966%。

【理化鉴别】 取本品粉末加硫酸乙醇 – 水溶液加热回流，用三氯甲烷振摇提取，作为供试品溶液。取桔梗对照药材为对照。硅胶 G 薄层板，以三氯甲烷 – 乙醚（2：1）为展开剂，以 10% 硫酸乙醇溶液显色。供试品色谱中，在与对照药材色谱相应的位置上，显相同颜色的斑点。

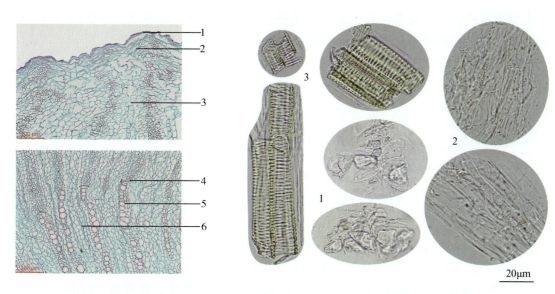

图 8-96　桔梗根横切面组织详图

1. 木栓层　2. 皮层　3. 韧皮部

4. 形成层　5. 木质部　6. 木射线

图 8-97　桔梗粉末特征图

1. 菊糖　2. 乳管　3. 导管

【质量评价】

（1）经验鉴别　以粗长、坚实、色白、味苦者为佳。

（2）水分不得过 15.0%；总灰分不得过 6.0%。

（3）浸出物　照醇溶性浸出物测定法项下的热浸法测定，用乙醇作溶剂，不得少于 17.0%。

（4）含量测定　照高效液相色谱法测定，本品按干燥品计算，含桔梗皂苷 D（$C_{57}H_{92}O_{28}$）不得少于 0.10%。

【性味功效】性平，味苦、辛。宣肺，利咽，祛痰，排脓。

> **知识拓展**
>
> （1）桔梗的变种白花桔梗 *Platycodon grandiflorum*（Jacq.）A. DC. var. *album* Hort. 的根在有的地区作桔梗用，味淡，两者总皂苷的薄层色谱相同，从白花桔梗中得到桔梗苷元、远志酸，但皂苷含量较桔梗低；两者均含有多种氨基酸，但桔梗总氨基酸含量高于白花桔梗。
>
> （2）石竹科植物霞草 *Gypsophylla oldhamiana* Miq. 的根曾伪充桔梗药用。霞草又名丝石竹，药材为圆锥形，较桔梗粗，顶端有茎基，无半月形的芦碗痕，味苦涩，断面有棕白相间的同心性异型构造，薄壁细胞含草酸钙簇晶和砂晶。

党参 Dangshen

Codonopsis Radix

【本草考证】党参之名始见于《本草从新》，据载："参须上党者佳，今真党参久已难得，肆中所市党参，种类甚多，皆不堪用，唯防党性味和平足贵，根有狮子盘头者真，硬纹者伪也"。《植物名实图考》记载："山西多产。长根至二三尺，蔓生，叶不对，节大如手指，野生者根有白汁，秋开花如沙参，花色青色，土人种之为利，气极浊。"古代上党除生长上党人参外，尚产党参，后上党人参绝迹，到清代时党参逐渐独立为新的药材品种。上述本草所载"根有狮子盘头者"及"花如沙参者"与现用党参相符。

【来源】 为桔梗科（Campanulaceae）植物党参 Codonopsis Pilosula（Franch.）Nannf.、素花党参 C. Pilosula Nannf. var. modesta（Nannf.）L. T. Shen 或川党参 C. tangshen Oliv. 的干燥根。

【植物形态】

（1）党参 多年生缠绕草本，有白色乳汁。根肥大肉质，呈长圆柱形，顶端有膨大的根头，具多数瘤状茎痕。茎长而多分枝，叶在主茎及侧枝上互生，叶片卵形至倒卵形，长1～7cm，宽1～5cm，先端钝或尖，基部楔形或近于心形，全缘或微波状，上面绿色，被糙伏毛，下面粉绿色，密被柔毛。花单生于分枝顶端；花萼5裂；花冠钟状，淡黄绿色，内面有紫斑，先端5裂，裂片正三角形；雄蕊5，柱头3裂，子房半下位，3室。蒴果圆锥形，种子细小，多数。花期8～9月，果期9～10月。

（2）素花党参 与党参的主要区别为叶长成时近于光滑无毛，花萼裂片较小。

（3）川党参 与党参的主要区别为茎光滑无毛。叶卵形至长圆状卵形，基部楔形，上面几无毛，下面生粗糙的茸毛。

【产地】 主产于山西、陕西、甘肃、四川等地及东北各地。潞党参（栽培品）产于山西。素花党参（又称西党参）主产于甘肃文县，四川南坪、松潘等地。川党参主产于四川、湖北及陕西等接壤地区。多为栽培。

【采收加工】 秋季采挖，除去地上部分及须根，洗净泥土，晒至半干，反复搓揉3～4次，晒至七八成干时，捆成小把，晒干。

【性状鉴别】

（1）党参 根药材呈长圆柱形，稍弯曲，长10～35cm，直径0.4～2cm。表面黄棕色至灰棕色，根头部有多数疣状突起的茎痕及芽，每个茎痕的顶端呈凹下的圆点状（狮子盘头）。野生品的根头下有致密的横环纹，几达全长的一半；栽培品横纹少或无。全体有纵皱纹及散在的横长皮孔，支根断落处常有黑褐色胶状物。质稍硬或略带韧性。断面稍平坦，有裂隙或放射状纹理，皮部淡棕黄色至淡棕色，木部淡黄色至黄色。气微，有特殊香气，味微甜。（图8－98）。

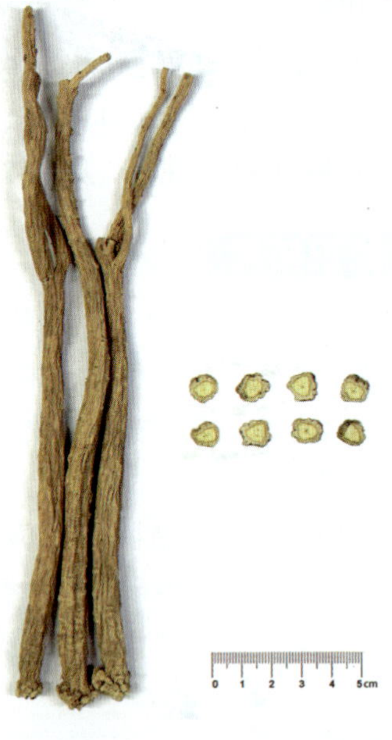

（2）素花党参（西党参） 长10～35cm，直径0.5～2.5cm。表面黄白色至灰黄色，根头下有致密的横环纹达全长的一半以上。断面裂隙较多，皮部灰白色至淡棕色，木部淡黄色。

（3）川党参 长10～45cm，直径0.5～2cm。表面灰黄色至黄棕色，有明显不规则的纵沟。质较软而结实；断面裂隙较少，皮部黄白色，木部淡黄色。

图8－98 党参（党参）药材图

【显微鉴别】

（1）党参根横切面 ①木栓层为数列至10数列细胞，外侧有石细胞；②韧皮部宽广，外侧有裂隙，散有淡黄色乳汁管群，与筛管群交互排列；③形成层成环；④木质

部导管单个散在或数个相聚，呈放射状排列；⑤薄壁细胞内含菊糖及淀粉粒。（图8-99）

（2）粉末 淡黄色。①石细胞呈方形、长方形或多角形，壁不甚厚。②菊糖（水合氯醛冷装片），团块呈扇形有放射状纹理。③乳汁管碎片甚多，含淡黄色颗粒状物。另有网纹导管、木栓细胞。（图8-100）

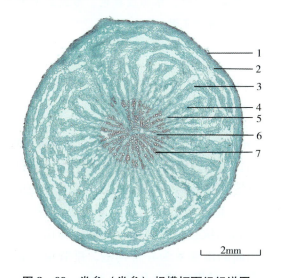

图8-99 党参（党参）根横切面组织详图
1. 木栓层 2. 皮层 3. 韧皮射线 4. 韧皮部
5. 形成层 6. 木射线 7. 木质部

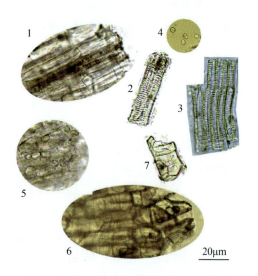

图8-100 党参（党参）粉末特征图
1. 乳汁管 2. 导管 3. 网纹导管 4. 淀粉粒
5. 菊糖 6. 木栓细胞和石细胞 7. 石细胞

【化学成分】党参根除含多糖类成分外，主要含党参炔苷、党参苷（tangshenoside）；又含三萜类化合物如蒲公英萜醇（taraxerol）、蒲公英萜醇乙酸酯、木栓酮（friedelin）、齐墩果酸等；还含植物甾醇类 α-菠菜甾醇（α-spinasterol）、Δ^7-豆甾稀醇（Δ^7-stigmasterol）、豆甾醇（$\Delta^{5,22}$-stigmasterol）、苍术内酯（atractylnolide）Ⅱ、苍术内酯Ⅲ；党参内酯（codonolactone）、丁香醛等。另含17种氨基酸和14种无机元素等。另外，根、茎、叶中均含挥发油。

【理化鉴别】取本品粉末，甲醇超声提取，D101大孔吸附树脂处理，作为供试品溶液。另取党参炔苷对照品为对照。硅胶G薄层板，以正丁醇-冰醋酸-水（7：1：0.5）为展开剂，以10%硫酸乙醇溶液显色，日光和紫外光灯下检视。供试品色谱中，在与对照药材色谱相应的位置上，显相同颜色的斑点或荧光斑点。

【质量评价】

（1）经验鉴别 以条粗长、皮松肉紧、狮子盘头较大、横纹多、味香甜、嚼之无渣者为佳。

（2）水分不得过16.0%；总灰分不得过5.0%；二氧化硫残留量不得过400mg/kg。

（3）浸出物 照醇溶性浸出物测定法项下的热浸法测定，用45%乙醇作溶剂，不得少于55.0%。

【性味功效】性平，味甘。健脾益肺，养血生津。

🔗 知识拓展

管花党参 *Codonopsis tubulosa* Kom. 产于云南、贵州、四川等省。商品名为白党或叙党，性状与党参较为类似。根呈长圆柱形，少有分枝，长15~30cm，直径0.8~1.5（3）cm。根头部有密集的小疣瘤，呈"狮子盘头"状，颈部较狭缩。全体有多数不规则的纵沟或纵棱及横长或点状显著突起的皮孔。质较硬，皮部类白色，木部浅黄色，形成层不呈明显的深色环。气微，味微甜，嚼之有渣，质较次。此种非正品。

南沙参 Nanshashen

Adenophorae Radix

为桔梗科（Campanulaceae）植物轮叶沙参 *Adenophora tetraphylla*（Thunb.）Fisch. 或沙参 *A. stricta* Miq. 的干燥根。主产于安徽、江苏、浙江、贵州等省。药材呈圆锥形，略弯曲，长7~27cm，直径0.8~3cm。顶端具1个或2个根茎（芦头）。除去栓皮后表面黄白色或淡棕黄色，凹陷处常有残留粗皮，上部多有深陷横纹，呈断续的环状，下部有纵纹及纵沟。体轻，质松泡，易折断，断面不平坦，具黄白色交错的纹理，多裂隙。气微，味微甘。以色白、根粗细均匀、肥壮、味甜淡者为佳。根横切面的维管束为异常构造，维管束交错排列。薄壁细胞含菊糖。本品性微寒，味甘。养阴清肺，益胃生津，化痰，益气。

🔗 知识拓展

桔梗与南沙参比较

		桔梗	南沙参
来源		桔梗科（Campanulaceae）植物桔梗 *Platycodon grandiflorum*（Jacq.）A. DC. 的干燥根	桔梗科（Campanulaceae）植物轮叶沙参 *Adenophora tetraphylla*（Thunb.）Fisch. 或沙参 *Adenophora stricta* Miq. 的干燥根
性状鉴别	形状	圆柱形或纺锤形，下部渐细，略扭曲	圆锥形，略弯曲，顶端具1个或2个根茎（芦头）
	大小	长7~20cm，直径0.7~2cm	长7~27cm，直径0.8~3cm
	表面	表面白色或淡黄白色，具纵扭皱沟	表面黄白色或淡棕黄色，上部多有深陷横纹，呈断续的环状，下部有纵纹及纵沟
性状鉴别	质地	质脆，易折断	体轻，质松泡，易折断
	断面	断面不平坦，形成层环棕色，皮部类白色，有裂隙，木部宽广淡黄白色	断面不平坦，具黄白色交错的纹理，多裂隙
	气味	气微，味微甜后苦	无臭，味微甘
显微鉴别	组织	①韧皮部宽广，乳管群散在，内含黄棕色微细颗粒状物；形成层成环；木质部导管单个散在或数个相聚，呈放射状排列 ②薄壁细胞含菊糖	①根横切面的维管束为异常构造，维管束交错排列 ②薄壁细胞含菊糖

木香 Muxiang

Aucklandiae Radix

【本草考证】始载于《神农本草经》，列为上品。《名医别录》称蜜香、青木香。《唐本草》载："此有二种，当以昆仑来者为佳，西湖来者不善。"苏颂谓："今惟广州舶上来，

扫码"学一学"

他无所出，根窠大类茄子，叶似羊蹄而长大，亦有叶如山药而根大开紫花者……以其形如枯骨，味苦粘牙者为良。"李时珍谓："昔人谓之青木香。后人因呼马兜铃根为青木香，乃呼此为南木香、广木香以别之。"从昆仑及广州舶上来者为广木香，与现今所用木香基本相符。

【来源】 本品为菊科（Asteraceae）植物木香 *Aucklandia lappa* Decne. 的干燥根。

【植物形态】 多年生草本，高 1～2m。主根粗大，圆柱形，有特异香气。基生叶大型，具长柄；叶片三角状卵形或长三角形，长 30～100cm，基部心形，边缘具不规则的浅裂或呈波状，疏生短刺；基部下延成不规则分裂的翼，叶面被短柔毛；茎生叶较小，呈广椭圆形。头状花序 2～3 个丛生于茎顶，腋生者单一。花全为管状花，暗紫色。瘦果线形，有棱，先端着生一轮黄色直立的羽状冠毛，熟时脱落。花期 5～8 月，果期 9～10 月。

【产地】 主产于云南省，又称云木香；四川、西藏亦产。为栽培品。

【采收加工】 秋、冬二季采挖 2～3 年生的根，除去须根及泥土，切段或纵剖为块，晒干或风干，撞去粗皮。

【性状鉴别】 呈圆柱形或半圆柱形，长 5～10cm，直径 0.5～5cm。表面黄棕色至灰褐色，有明显的皱纹、纵沟及侧根痕。质坚实，不易折断。断面灰褐色至暗褐色，周边灰黄色或浅棕黄色，形成层环棕色，有放射状纹理及散在的褐色点状油室。气香特异，味微苦。（图 8-101）

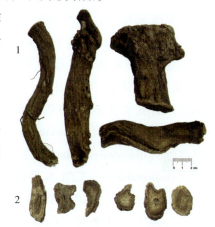

饮片：呈类圆形或不规则厚片。外表皮黄棕色至灰褐色，有纵皱纹。切面棕黄色至棕褐色，中部有明显菊花心状的放射状纹理，形成层环棕色，褐色油点（油室）散在。气香特异，味微苦。（图 8-101）

图 8-101　木香药材与饮片图

1. 药材　2. 饮片

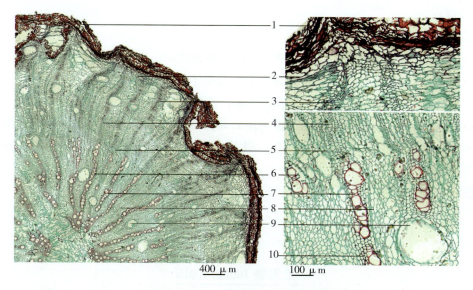

400μm　　100μm

图 8-102　木香根横切面组织详图

1. 木栓层　2. 皮层　3. 筛管群　4. 韧皮部　5. 形成层　6. 木质部　7. 导管　8. 木射线　9. 油室　10. 木纤维

【显微鉴别】

（1）横切面 ①木栓层由多列细胞组成。②皮层狭窄。③韧皮部宽广，射线明显，纤维束散在。④形成层成环。⑤木质部由导管、木纤维及木薄壁细胞组成，导管单行径向排列；初生木质部四原型位于根的中心。⑥薄壁组织中有大型油室散在，油室常含有黄色分泌物。⑦薄壁细胞中含有菊糖。（图8-102）

（2）粉末 黄绿色。①菊糖多见，表面现放射状纹理。②木纤维多成束，长梭形，直径16~24μm，纹孔口横裂缝状、十字状或人字状。③网纹导管较多，也有具缘纹孔导管，直径30~90μm。④油室破碎可见，内含有黄色或棕色分泌物。⑤木栓细胞淡黄棕色，表面观呈类多角形，排列不甚整齐，垂周壁有的波状弯曲。⑥薄壁细胞含小型草酸钙方晶。（图8-103）

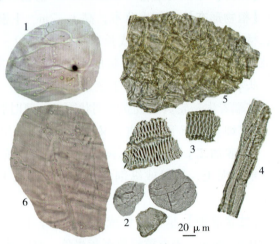

图8-103 木香粉末特征图

1. 油室碎片 2. 菊糖 3. 导管
4. 木纤维 5. 木栓细胞 6. 草酸钙方晶

【化学成分】 含挥发油（0.3%~3.0%），油中主要成分为倍半萜类化合物，包括木香内酯（costuslactone）、去氢木香内酯（dehydrocostuslactone）、木香烃内酯（costunolide）、二氢木香内酯（dihydrocostuslactone）、风毛菊内酯（saussurealactone）、α-木香酸（α-costic acid）、α-木香醇（α-costol）、木香烯（Costene）等。另含木香碱（saussurine）、菊糖（18%）。

【理化鉴别】 取本品粉末甲醇超声提取液作为供试品溶液，以去氢木香内酯、木香烃内酯对照品作对照，硅胶G板，以环己烷-甲酸乙酯-甲酸（15：5：1）的上层溶液为展开剂，以1%香草醛硫酸溶液加热显色。供试品色谱中，在与对照品色谱相应的位置上，显相同颜色的斑点。

【质量评价】

（1）经验鉴别 以质坚实，香气浓，油性大者为佳。

（2）水分：饮片不得过14.0%；总灰分：药材不得过4.0%。

（3）浸出物 照醇溶性浸出物热浸法测定，乙醇浸出物不得少于12.0%。

（4）含量测定 照高效液相色谱法测定，药材含去氢木香内酯（$C_{15}H_{18}O_2$）和木香烃内酯（$C_{15}H_{20}O_2$）的总量不得少于1.8%，饮片含去氢木香内酯和木香烃内酯的总量不得少于1.5%。

【性味功效】 性温，味辛、苦。行气止痛，健脾消食。

附：

土木香 Inulae Radix

为菊科植物土木香 *Inula helenium* L. 的干燥根。主产于河北、新疆、甘肃、四川等省区，商品又称"祁木香"。药材呈圆锥形，略弯曲，长5~20cm。表面黄棕色或暗棕色，有纵皱纹及须根痕。根头粗大，顶端有凹陷的茎痕及叶鞘残基，周围有圆柱形支根。质坚硬，断面黄白色至浅灰黄色，有凹点状油室。气微香，味苦、辛。根横切面韧皮部宽广；形成层环不甚明显；木质部导管少、径向排列，木纤维少数，成束存在于木质部中心的导管周围；薄壁细胞含菊糖，油室分布于韧皮部与木质部。主要含有挥发油（1%～2%），油中主成分为土木香内酯、异土木香内酯、土木香醇、土木香酸、二氢土木香内酯、二氢异土木香内酯、达玛二烯醇乙酸酯等。此外含菊糖（40%）、豆甾醇、及 β（和 γ）- 谷甾醇葡萄糖苷等。性温，味辛、苦。健脾和胃，行气止痛，安胎。

川木香 Chuanmuxiang

Vladimiriae Radix

为菊科（Compositae）植物川木香 *Vladimiria souliei*（Franch.）Ling 或灰毛川木香 *V. souliei*（Franch.）Ling var. *cinerea* Ling 的干燥根。药材呈圆柱形（习称铁杆木香）或有纵槽的半圆柱形（习称槽子木香），稍弯曲，长 10～30cm，直径 1～3cm。表面黄褐色或棕褐色，具纵皱纹，外皮脱落处可见丝瓜络状细筋脉；根头偶有黑色发黏的胶状物，习称"油头"。体较轻，质硬脆，易折断。断面黄白色或黄色，有深黄色稀疏油点及裂隙，木部宽广，有放射状纹理；有的中心呈枯朽状。气微香，味苦，嚼之黏牙。以条粗、质硬、香气浓者为佳。饮片呈类圆形切片，直径 1.5～3cm。外皮黄褐色至棕褐色。切面黄白色至黄棕色，有深棕色稀疏油点，木部显菊花心状的放射纹理，有的中心呈枯朽状，周边有一明显的环纹，体较轻，质硬脆。根横切面木栓层为数列棕色细胞；韧皮部筛管群与纤维束以及木质部导管群与纤维束均呈交互径向排列，呈整齐的放射状；纤维束黄色，木化，并伴有石细胞；髓完好或破裂；油室散在于射线和髓薄壁组织中；薄壁细胞含菊糖。性温，味辛、苦。行气止痛。

木香与川木香比较

	木香（云木香）	川木香（铁杆木香、槽子木香）
来源	木香	川木香或灰毛川木香
性状	形如枯骨，质坚体重，气浓味微苦	外皮脱落呈丝瓜络状，体轻，气微香味苦
成分	木香内酯、去氢木香内酯、木香烃内酯	川木香内酯、土木香内酯
功效	行气止痛，健脾消食	行气止痛

白术 Baizhu

Atractylodis Macrocephalae Rhizoma

【本草考证】术始载于《神农本草经》，列为上品，未分苍术、白术。张仲景《伤寒论》方中皆用白术。陶弘景谓："术有两种，白术叶大有毛而作桠，根甜而少膏，可作丸散用；赤术叶细无桠，根小苦而多膏，可作煎用。"李时珍谓："白术，桴蓟也，吴越有之。人多取根栽莳，一年即稠。嫩苗可茹，叶稍大而有毛，根如指大，状如鼓槌，亦有大如拳者。"可见术的赤白之分始于《伤寒论》，至陶弘景则明确指出白术、赤术为二种。所述植物形态特征，与现今所用白术、苍术基本相同。

【来源】为菊科（Compositae）植物白术 *Atractylodes macrocephala* Koidz. 的干燥根茎。

扫码"学一学"

【植物形态】多年生草本，高30～80cm；根茎肥厚，略呈拳状。茎直立。叶互生，3深裂或羽状5深裂，顶端裂片最大，裂片椭圆形至卵状披针形，长5～8cm，宽1.5～3cm，边缘有刺齿，有长柄；茎上部叶狭披针形，不分裂。头状花序单生枝顶，总苞钟状，总苞片7～8层，基部被一轮羽状深裂的叶状苞片包围。全为管状花，花冠紫色，先端5裂。雄蕊5；子房下位，表面密被绒毛。瘦果密生柔毛，冠毛羽状分裂。花期9～10月，果期10～11月。

【产地】主产于浙江、安徽、湖北、湖南等省。多为栽培。

【采收加工】霜降前后，挖取2～3年生的根茎，除去泥沙，烘干或晒干，再除去须根。烘干者称烘术，晒干者称生晒术。

【性状鉴别】呈不规则的肥厚团块，长3～13cm，直径1.5～7cm。表面灰黄色或灰棕色，有瘤状突起及断续的纵皱和沟纹，并有须根痕，顶端有残留茎基和芽痕。质坚硬，不易折断。断面不平坦，黄白色至淡棕色，有棕黄色的点状油室散在。烘干者断面角质样，色较深或有裂隙。气清香，味甘、微辛，嚼之略带黏性。（图8－104）

饮片：呈不规则的厚片。外表皮灰黄色或灰棕色。切面黄白色至淡棕色，散生棕黄色的点状油室，木部具放射状纹理；烘干者切面角质样，色较深或有裂隙。气清香，味甘、微辛，嚼之略带黏性。

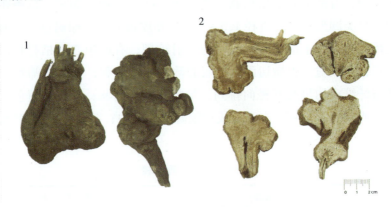

图8－104　白术（生晒术）药材与饮片图
1. 药材　2. 饮片

【显微鉴别】

（1）横切面　①木栓层为数列扁平细胞，其内侧有断续的石细胞环带。②皮层、韧皮部及木射线中有大型的油室散在，油室圆形至长圆形，长径180～340μm，短径135～180μm。根茎顶端的韧皮部外侧有纤维束。③形成层环明显。④木质部呈放射状排列，中部和内侧木质部束的附近有较多纤维束，初生木质部附近的纤维束最发达。⑤中央有髓部。⑥薄壁细胞中含菊糖及草酸钙针晶。（图8－105）

（2）粉末　淡黄棕色。①草酸钙针晶细小，长10～32μm，不规则的聚集于薄壁细胞中，少数针晶直径至4μm。②纤维黄色，多成束，长棱形，直径约至40μm，壁甚厚，木化，孔沟明显。③石细胞淡黄色，类圆形、多角形、长方形或少数纺锤形，直径37～64μm，胞腔明显，有不规则的孔沟。④另有导管分子较短小，为网纹及具缘纹孔，直径至48μm。⑤薄壁细胞含菊糖，表面呈放射状纹理。（图8－106）

【化学成分】含挥发油1.4%左右，油中主要成分为苍术酮（atractylon），苍术醇（atractylol），白术内酯（butenolide）A、B，3－β－乙酰氧基苍术酮（3－β－acetoxyatractylon）

等多种成分。白术中尚分离得到甘露聚糖 Am－3。

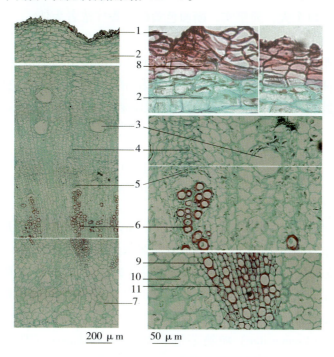

图 8－105　白术根横切面组织详图

1. 木栓层　2. 皮层　3. 油室　4. 韧皮部　5. 形成层　6. 木质部　7. 髓　8. 石细胞
9. 导管　10. 草酸钙针晶　11. 木纤维

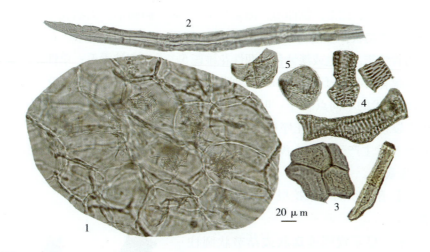

图 8－106　白术粉末特征图

1. 草酸钙针晶　2. 纤维　3. 石细胞
4. 导管　5. 菊糖

【理化鉴别】

（1）取本品粉末正己烷超声提取液作为供试品溶液，以白术对照药材作对照，硅胶 G 板，以石油醚（60～90℃）－乙酸乙酯（50∶1）为展开剂，以 5% 香草醛硫酸溶液加热显色。供试品色谱中，在与对照药材色谱相应的位置上，显相同颜色的斑点，并应显一桃红色主斑点（苍术酮）。

（2）取本品适量，加乙醚振摇提取，滤过，滤液点于滤纸上，喷以 1% 香草醛硫酸溶液显桃红色；取适量滤液挥干，加 10% 香草醛硫酸溶液显紫色。

【质量评价】

（1）经验鉴别　以个大，质坚实，断面色黄白，香气浓者为佳。

（2）水分不得过15.0%；总灰分不得过5.0%；二氧化硫残留量不得过400mg/kg。

（3）浸出物　照醇溶性浸出物热浸法测定，60%乙醇浸出物不得少于35.0%。

（4）色度　在pH2～3的条件下，55%乙醇冷浸液的颜色不应深于黄色9号标准比色液。

【性味功效】性温，味苦、甘。健脾益气，燥湿利水，止汗，安胎。

苍 术 Cangzhu

Atractylodis Rhizoma

【本草考证】术始载于《神农本草经》，列为上品，未分苍、白术。张仲景《伤寒论》方中皆用白术，《金匮》方中又用赤术。至陶弘景《名医别录》则分为二。寇宗奭谓："苍术长如大拇指。肥实，皮褐色，其气味辛烈，须米泔浸洗去皮用。"李时珍谓："苍术，山蓟也，处处山中有之。苗高二三尺，其叶抱茎而生，梢间叶似棠梨叶，其脚下叶有三五叉。皆有锯齿小刺。根如老姜之状，苍黑色，肉白有油膏。"上述苍术特征与现今药用苍术相符。

【来源】为菊科（Compositae）植物茅苍术 *Atractylodes lancea*（Thunb.）DC. 或北苍术 *A. chinensis*（DC.）Koidz. 的干燥根茎。

【植物形态】茅苍术为多年生草本，高80cm。具结节状圆柱形横生根茎。茎直立，下部木质化。叶互生，革质，上部叶一般不分裂，无柄，卵状披针形至椭圆形，下部叶多为3～5深裂或半裂，顶端裂片较大，圆形，倒卵形，侧裂片1～2对，椭圆形。头状花序顶生。叶状苞片1列，羽状深裂，裂片刺状；总苞圆柱形。总苞片6～8层，卵形至披针形。花多数，两性，或单性多异株，全为管状花，白色或淡紫色。两性花雄蕊5，子房密被柔毛；单性花一般为雌花，退化雄蕊5枚。瘦果有柔毛，冠毛长约8mm，羽状。花期8～10月，果期9～10月。

北苍术与茅苍术的不同点在于：叶片较宽，卵形或狭卵形，一般羽状5深裂，茎上部叶3～5羽状浅裂或不裂。头状花序稍宽。

【产地】茅苍术主产于江苏、湖北、河南等省。北苍术主产于河北、山西、陕西、内蒙古等省区。多为栽培。

【采收加工】春、秋两季采挖根茎，除泥沙，晒干，撞去须根。

【性状鉴别】

（1）茅苍术　呈不规则连珠状或结节状圆柱形，略弯曲，偶有分枝，长3～10cm，直径1～2cm。表面灰棕色，有皱纹，横曲纹及残留的须根，顶端有茎痕及残留茎基。质坚实，断面黄白色或灰白色，散有多数橙黄色或棕红色油点，习称"朱砂点"；暴露稍久，可析出白色细针状结晶，习称"起霜"。气香特异，味微甘、辛、苦。

（2）北苍术　呈疙瘩状或结节状圆柱形，长4～9cm，直径1～4cm。表面黑棕色，除去外皮者黄棕色。质较疏松，断面散有黄棕色油点，无白色细针状结晶析出。香气较淡，味辛、苦。（图8－

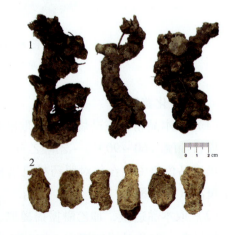

图8－107　苍术（北苍术）药材与饮片图
1. 药材　2. 饮片

196

107）

（3）饮片　呈不规则类圆形或条形厚片。外表皮灰棕色至黄棕色，有皱纹，有时可见根痕。切面黄白色或灰白色，散有多数橙黄色或棕红色油室，有的可析出白色细针状结晶。气香特异，味微甘、辛、苦。

【显微鉴别】

（1）茅苍术横切面　①木栓层夹有石细胞带3～8条不等，每一石细胞带由2～3层类长方形的石细胞组成。②皮层宽广，其间散有大型油室，长径225～810μm，短径135～450μm。③韧皮部狭小。④形成层成环。⑤木质部内侧有纤维束，和导管群相间排列。⑥中央为髓部，射线较宽，射线和髓部均散有油室。⑦薄壁细胞含有菊糖和细小的草酸钙针晶。（图8－108）

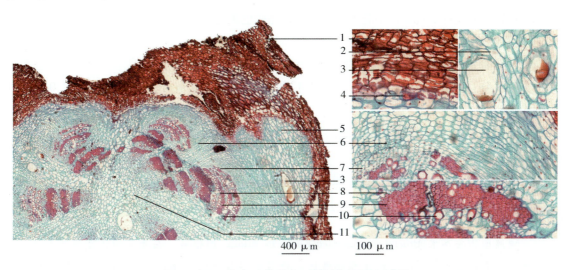

图8－108　苍术（茅苍术）根横切面组织详图

1. 木栓层　2. 草酸钙针晶束　3. 油室　4. 石细胞　5. 皮层　6. 韧皮部　7. 形成层　8. 木质部　9. 木纤维　10. 导管　11. 髓

（2）北苍术横切面　与茅苍术的不同点：皮层有纤维束。木质部纤维束较大，和导管群相间排列。

（3）茅苍术粉末　棕黄色。①草酸钙针晶细小，长5～30μm，不规则地充塞于薄壁细胞中。②纤维大多成束，长梭形，直径约至40μm，壁甚厚，木化。③石细胞甚多，有时与木栓细胞连结，多角形、类圆形或类长方形，直径20～80μm，壁极厚。④菊糖多见，表面显放射状纹理。⑤油室碎片多见。⑥导管短，主为网纹，也有具缘纹孔。（图8－109）

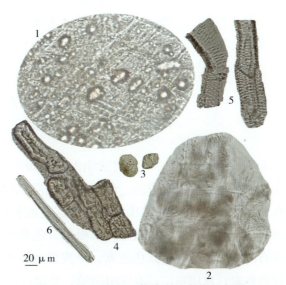

图8－109　苍术（茅苍术）粉末特征图

1. 油室碎片　2. 含草酸钙针晶的薄壁细胞
3. 菊糖　4. 石细胞　5. 导管　6. 纤维

【化学成分】茅苍术含挥发油5％～9％，油中主要成分为苍术素（atractylodin）、茅术醇（hinesol）、β－桉油醇（β－eudesmol）、榄香醇（elemol）、苍术醇（atractylol）、苍

术酮。另含 β – 芹子烯（β – selinene）、$3 - \beta$ – 羟基苍术酮（$3 - \beta$ – hydroxyatractylon）、$3 - \beta$ – 乙酰氧基苍术酮、苍术素醇（苍术定醇，atractylodinol）、乙酰苍术素醇、$3 - \beta$ – 羟基苍术醇（$3 - \beta$ – hydroxyatractylol）、$3 - \beta$ – 醋酸基苍术醇等。含有 Fe、Cu、Mn、Cr、Mo、Ba、Co、Li、P、Pb、Sb、Sn、Zn、Al、Ca、Mg 等多种微量元素。

北苍术含挥发油 3% ~5%，油中主要成分为苍术素、茅术醇、β – 桉油醇、苍术醇。另含苍术酮、α – 没药醇（α – bisabolol）、苍术素醇、乙酰苍术素醇等。

【理化鉴别】

（1）取本品粉末，甲醇超声提取液作为供试品溶液，以苍术对照药材及苍术素对照品作对照，硅胶 G 板，以石油醚（60 ~90℃）– 丙酮（9∶2）为展开剂，以 10% 硫酸乙醇溶液加热显色。供试品色谱中，在与对照药材色谱和对照品色谱相应的位置上，显相同颜色的斑点。

（2）置紫外光灯下观察，茅苍术横断面不显亮蓝色荧光，北苍术整个横断面显亮蓝色荧光。

【质量评价】

（1）经验鉴别　以个大、质坚实，断面朱砂点多，香气浓者为佳。

（2）水分：药材不得过 13.0%，饮片不得过 11.0%；总灰分：药材不得过 7.0%，饮片不得过 5.0%。

（3）含量测定　照高效液相色谱法测定，药材含苍术素（$C_{13}H_{10}O$）不得少于 0.30%，饮片含苍术素不得少于 0.20%。

【性味功效】性温，味辛、苦。燥湿健脾，祛风散寒，明目。

> ### 知识拓展
>
> 同属植物关苍术 Atractylodes japonica Koidz. ex Kitam. 的根茎，在东北地区作苍术入药，日本药局方作白术使用。主产于东北地区。药材呈结节状圆柱形，长 4 ~12cm，直径 1 ~2.5cm。表面深棕色。质较轻，折断面不平坦，纤维性强。气特异，味辛、微苦。横切面皮部有大型纤维束；木质部导管疏松排列，最内侧纤维束发达，纤维束中夹杂少量石细胞；针晶较长，达 40μm。本品挥发油含苍术酮、芹烷二烯酮、二乙酰苍术二醇、糠醛、苍术酮、苍术醇、苍术烯内酯 I 及少量苍术素。此种非正品苍术。

紫 菀 Ziwan

Asteris Radix et Rhizoma

为菊科（Asteraceae）植物紫菀 Aster tataricus L. f. 的干燥根及根茎。药材根茎呈不规则块状，大小不一，顶端有茎、叶的残基；质稍硬。根茎上簇生多数细根，长 3 ~15cm，直径 0.1 ~0.3cm，多编成辫状；表面紫红色或灰红色，有纵皱纹；质较柔韧，断面灰白色，有紫边。气微香，味甜、微苦。以根长、色紫红、质柔韧者为佳。根横切面表皮细胞多萎缩或有时脱落，内含紫红色色素；下皮细胞一列，略切向延长，侧壁及内壁增厚，有的含紫红色色素；皮层宽广，有细胞间隙，分泌道 4 ~6 个，位于皮层内侧，与韧皮部相对；内皮层明显；中柱小，木质部略呈多角形；韧皮部束位于木质部弧角间；中央通常有髓。根茎表皮有腺毛，皮层散有石细胞及厚壁细胞。根和根茎薄壁细胞含菊糖，有的含草酸钙簇晶。性温，味辛、苦。润肺下气，消痰止咳。

三棱 Sanleng

Sparganii Rhizoma

【来源】　为黑三棱科（Sparganiaceae）植物黑三棱 *Sparganiuum stoloniferum* Buch. – Ham. 的干燥块茎。

【产地】　主产于江苏、河南、山东等省。

【采收加工】　秋、冬两季采挖，除去残茎及须根，洗净泥土，削去外皮，晒干。

【性状鉴别】　呈圆锥形，略扁，长 2~6cm，直径 2~4cm。表面黄白色或灰黄色，有刀削痕，须根痕小点状，略呈横向环状排列。体重，质坚实。气微，味淡，嚼之微有麻辣感。

饮片：呈类圆形的薄片。外表皮灰棕色。切面灰白色或黄白色，粗糙，有多数明显的细筋脉点。气微，味淡，嚼之微有麻辣感。

【显微鉴别】

（1）横切面　①皮层为通气组织，薄壁细胞不规则形，细胞间有大的腔隙；内皮层细胞排列紧密。②中柱薄壁细胞类圆形，壁略厚，内含淀粉粒；维管束外韧型及周木型，散在，导管非木化。③皮层及中柱均散有分泌细胞，内含棕红色分泌物。

（2）粉末　黄白色。①分泌细胞内含红棕色分泌物。②纤维多成束，壁较厚，微木化或木化，有稀疏单斜纹孔。③木化薄壁细胞呈类长方形、长椭圆形或不规则形，壁呈连珠状，微木化。④淀粉粒甚多，单粒类圆形、类多角形或椭圆形，直径 2~10μm，较大粒隐约可见点状或裂缝状脐点。

【化学成分】　主含挥发油。

【理化鉴别】　取本品粉末乙醇回流提取，制备供试品溶液。三棱对照药材作对照。硅胶 G 薄层板，以石油醚（60~90℃）–乙酸乙酯（4：1）为展开剂，紫外光灯（365nm）下检视。在与对照药材色谱相应的位置上，显相同颜色的荧光斑点。

【质量评价】

（1）经验鉴别　以体重、质坚、去净外皮、表面黄白色者为佳。

（2）水分：药材不得过 15.0%，饮片不得过 13.0%；总灰分：药材不得过 6.0%，饮片不得过 5.0%。

（3）浸出物　照醇溶性浸出物测定法项下的热浸法测定，用稀乙醇作溶剂，不得少于 7.5%。

【性味功效】　性平，味辛、苦。破血行气，消积止痛。

> 📖 **知识拓展**
>
> 同属植物混作三棱用的尚有：小黑三棱 *Sparganium simplex* Hudson 和细叶黑三棱 *S. stenophyllum* Maxim. 的块茎。此外，莎草科植物荆三棱 *Scirpus yagara* Ohwi 的块茎，商品称为"黑三棱"。药材近圆形，长 2~3cm，多带有黑色外皮，体轻而坚硬，入水中漂浮水面。

泽泻 Zexie

Alismatis Rhizoma

【来源】　为泽泻科（Alismataceae）植物东方泽泻 *Alisma orientale*（Sam.）Juzep. 或泽泻

Alisma plantago – aquatica Linn. 的干燥块茎。

【产地】主产于福建浦城、建阳及四川、江西等地，多系栽培。

【采收加工】冬季茎叶开始枯萎时采挖，洗净，干燥，除去茎叶、须根及粗皮。

【性状鉴别】呈类球形、椭圆形或卵圆形，长 2~7cm，直径 2~6cm。表面黄白色或淡黄棕色，有不规则的横向环状浅沟纹和多数细小突起的须根痕，底部有的有瘤状芽痕。质坚实，断面黄白色，粉性，有多数细孔。气微，味微苦。（图 8–110）

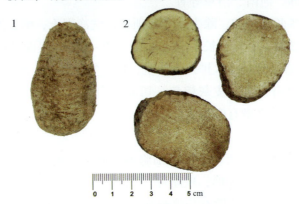

图 8–110 泽泻药材与饮片图
1. 药材 2. 饮片

饮片：呈圆形或椭圆形厚片。外表皮淡黄色或淡黄棕色，可见细小突起的须根痕。切面黄白色至淡黄色，粉性，有多数细孔。气微，味微苦。

【显微鉴别】粉末淡黄棕色。①油室大多破碎，完整者类圆形，直径 54~110μm，分泌细胞中有时可见油滴。②内皮层细胞垂周壁波状弯曲，较厚，木化，有稀疏细孔沟。③薄壁细胞类圆形，具多数椭圆形纹孔，集成纹孔群。④淀粉粒甚多，单粒长卵形、类球形或椭圆形，直径 3~14μm，脐点人字状、短缝状或三叉状；复粒由 2~3 分粒组成。

【化学成分】块茎中含有数种四环三萜酮醇类衍生物，如泽泻醇 A、B、C（alisol A，B，C）及泽泻醇 A、B、C 单乙酸酯（alisol A，B，C monoacetate），表泽泻醇 A（*epi* – alisol A）、23 – 乙酰泽泻醇 B（23 – acetyl alisol B）、23 – 乙酰泽泻醇 C（23 – acetyl alisol C）等。此外，尚含胆碱、糖和钾、钙、镁等元素。

【理化鉴别】取本品粉末乙酸乙酯超声提取，过氧化铝柱制备供试品溶液。23 – 乙酰泽泻醇 B 对照品作对照。硅胶 H 薄层板，以环己烷 – 乙酸乙酯（1∶1）为展开剂，喷 5% 硅钨酸乙醇溶液，105℃加热显色。供试品色谱中，在与对照品色谱相应的位置上，显相同颜色的斑点。

【质量评价】

（1）经验鉴别 以个大、色黄白、光滑、粉性足者为佳。

（2）水分：药材不得过 14.0%，饮片不得过 12.0%；总灰分不得过 5.0%。

（3）浸出物 照醇溶性浸出物测定法项下的热浸法测定，用乙醇作溶剂，不得少于 10.0%。

（4）含量测定 照高效液相色谱法测定，含 23 – 乙酰泽泻醇 B（$C_{32}H_{50}O_5$）和 23 – 乙酰泽泻醇 C（$C_{32}H_{48}O_6$）的总量不得少于 0.10%。

【性味功效】性寒，味甘、淡。利水渗湿，泄热，化浊降脂。

香 附 Xiangfu

Cyperi Rhizoma

本品为莎草科（Cyperaceae）植物莎草 *Cyperus rotundus* L. 的干燥根茎。多呈纺锤形，有的略弯曲，长 2~3.5cm，直径 0.5~1cm。表面棕褐色或黑褐色，有纵皱纹，并有 6~10 个略隆起的环节，节上有未除净的棕色毛须和须根断痕；去净毛须者较光滑，环节不明显。质硬，经蒸煮者断面黄棕色或红棕色，角质样；生晒者断面色白而显粉性，内皮层环纹明显，中柱色较深，点状维管束散在。气香，味微苦。粉末特征为：①分泌细胞类圆形，直径 35~72μm，内含淡黄棕色至红棕色分泌物，其周围 5~8 个细胞作放射状环列。②表皮细胞多角形，常带有下皮纤维和厚壁细胞。③下皮纤维成束，深棕色或红棕色，直径 7~22μm，壁厚。④厚壁细胞类方形、类圆形或形状不规则，壁稍厚，纹孔明显。⑤石细胞少数，类方形、类圆形或类多角形，壁较厚。性平，味辛、微苦、微甘。疏肝解郁，理气宽中，调经止痛。

天 南 星 Tiannanxing

Arisaematis Rhizoma

【来源】为天南星科（Araceae）植物天南星 *Arisaema erubescens*（Wall.）Schott、异叶天南星 *A. heterophyllum* Bl. 或东北天南星 *A. amurense* Maxim. 的干燥块茎。

【产地】天南星和异叶天南星产于全国大部分地区；东北天南星主产于东北、内蒙古、河北等省区。

【采收加工】秋、冬二季茎叶枯萎时采挖，洗净泥土，除去须根及外皮，干燥。

【性状鉴别】呈扁球形，高 1~2cm，直径 1.5~6.5cm。表面类白色或淡棕色，较光滑，顶端有凹陷的茎痕，周围有麻点状根痕，有的块茎周边有小扁球状侧芽。质坚硬，不易破碎，断面不平坦，白色，粉性。气微辛，味麻辣。

【显微鉴别】粉末：类白色。①淀粉粒以单粒为主，圆球形或长圆形，直径 2~17μm，脐点点状、裂缝状，大粒层纹隐约可见；复粒少数，由 2~12 分粒组成。②草酸钙针晶散在或成束存在于黏液细胞中，长 63~131μm。③草酸钙方晶多见于导管旁的薄壁细胞中，直径 3~20μm。

【化学成分】含芹菜素（apigenin）、掌叶半夏碱（pedatisectine）和多种氨基酸等。

【理化鉴别】取本品粉末 60% 乙醇超声提取，大孔吸附树脂制备供试品溶液。天南星对照药材作对照。硅胶 G 薄层板，以乙醇-吡啶-浓氨试液-水（8∶3∶3∶2）为展开剂，喷 5% 氢氧化钾甲醇溶液，分别置日光和紫外光灯（365nm）下检视。供试品色谱中，在与对照药材色谱相应的位置上，显相同颜色的斑点。

【质量评价】

（1）经验鉴别　以个大、色白、粉性足者为佳。

（2）水分不得过 15.0%；总灰分不得过 5.0%。

（3）浸出物　照醇溶性浸出物测定法项下的热浸法测定，用稀乙醇作溶剂，不得少于 9.0%。

（4）含量测定　照紫外-可见分光光度法测定，含总黄酮以芹菜素（$C_{15}H_{10}O_5$）计，不得少于 0.050%。

【性味功效】性温，味苦、辛；有毒。散结消肿。

半夏 Banxia

Pinelliae Rhizoma

【本草考证】 始载于《神农本草经》，列为下品。苏恭谓："生平泽中者，名羊眼半夏，圆白为胜。然江南者大乃径寸，南人特重之。顷来互用，功状殊异。其苗似是由跋，误以为半夏也"。苏颂谓："二月生苗一茎，茎端三叶，浅绿色，颇似竹叶，而生江南者似芍药叶。"《植物明实图考》记载："有长叶、圆叶二种，同生一处，夏亦开花，如南星而小，其梢上翘如蝎尾。"《本草纲目》载有半夏附图，从古代本草的描述及附图分析与现今所用半夏一致。《植物明实图考》所云长叶、圆叶应是半夏不同年龄的植株。本草中的由跋应是掌叶半夏。

【来源】 为天南星科（Araceae）植物半夏 *Pinellia ternata*（Thunb.）Breit. 的干燥块茎。

【植物形态】 多年生草本，高达30cm。块茎球形。叶基生，幼时单叶，卵状心形；2～3年者为3小叶的复叶，叶柄长达20cm，近基部内侧和复叶基部生有珠芽。叶片卵状椭圆形，稀披针形，顶端一片较大，长3～10cm，宽2～4cm，全缘。花单性同株，肉穗花序，花序下部为雌花，贴生于佛焰苞，中部不育，上部为雄花，花序先端延伸呈鼠尾状附属物，伸出佛焰苞外，佛焰苞下部筒状，绿色不张开。浆果卵圆形，成熟时红色。花期5～7月，果期8～9月。

【产地】 主产于四川、湖北、河南等省。

【采收加工】 夏、秋两季均可采挖，洗净泥土，除去外皮和须根，晒干。

【性状鉴别】 呈类球形，有的稍偏斜，直径0.7～1.6cm。表面白色或浅黄色，顶端有凹陷的茎痕，周围密布麻点状根痕；下面钝圆，较光滑。质坚实，断面洁白，富粉性。气微，味辛辣、麻舌而刺喉。（图8－111）

【显微鉴别】 粉末：类白色。①草酸钙针晶众多，成束存在于椭圆形黏液细胞中，或随处散在，针晶长20～144μm。②淀粉粒甚多，单粒类圆形、半圆形或圆多角形，直径2～20μm，脐点裂缝状、人字状或星状；复粒由2～6分粒组成。③螺纹导管，直径10～24μm，非木化或木化。（图8－112）

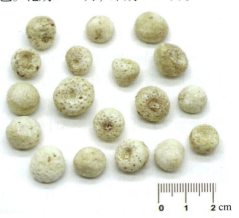

图8－111 半夏药材图

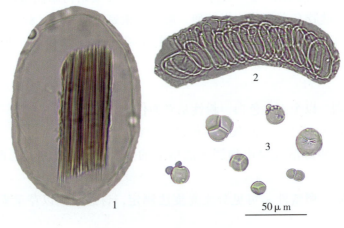

图8－112 半夏粉末特征图

1. 草酸钙针晶 2. 导管 3. 淀粉粒

【化学成分】含丁基乙烯基醚、黑尿酸（homogentisic acid）、β－谷甾醇－D－葡萄糖苷及天门冬氨酸、谷氨酸、精氨酸、β－氨基丁酸等多种氨基酸；另含胆酸、微量挥发油。原儿茶醛为半夏辛辣刺激性物质。还含左旋麻黄碱（0.002%）、半夏蛋白Ⅰ等成分。

黑尿酸　　　　　　　　　　原儿茶素

【理化鉴别】

（1）取本品粉末甲醇回流提取，制备供试品溶液。精氨酸、丙氨酸、缬氨酸、亮氨酸对照品作对照。硅胶 G 薄层板，以正丁醇－冰醋酸－水（8：3：1）为展开剂，以茚三酮试液显色。供试品色谱中，在与对照品色谱相应的位置上，显相同颜色的斑点。

（2）取本品粉末乙醇回流提取，制备供试品溶液。半夏对照药材作对照。硅胶 G 薄层板，以石油醚（60～90℃）－乙酸乙酯－丙酮－甲酸（30：6：4：0.5）为展开剂，以 10%硫酸乙醇溶液显色。供试品色谱中，在与对照药材色谱相应的位置上，显相同颜色的斑点。

【质量评价】

（1）经验鉴别　以色白、质坚实、粉性足者为佳。

（2）水分不得过 13.0%；总灰分不得过 4.0%。

（3）浸出物　照水溶性浸出物测定法项下的冷浸法测定，不得少于 7.5%。

（4）含量测定　照电位滴定法测定，含总酸以琥珀酸（$C_4H_6O_4$）计，不得少于 0.25%。

【性味功效】性温，味辛；有毒。燥湿化痰，降逆止呕，消痞散结。

知识拓展

　　水半夏为同科植物鞭檐犁头尖 *Typhonium lagelliforme*（Lodd.）Blume 的块茎。药材呈椭圆形、圆锥形或半圆形，高 0.8～3cm，直径 0.5～1.5cm；表面类白色或淡黄色，不平滑，有多数隐约可见的点状根痕，上端类圆形，有凸起的芽痕，下端略尖；质坚实，断面白色，粉性；气微，味辛辣，麻舌而刺喉。

石菖蒲 Shichangpu

Acori Tatarinowii Rhizoma

【本草考证】菖蒲载于《神农本草经》，列为上品。苏颂谓："其叶中心有脊，状如剑"。李时珍谓："菖蒲凡五种：生于池泽，蒲叶肥，根高二三尺，泥菖蒲，白菖也；生于溪涧，蒲叶瘦，根高二三尺者，水菖蒲，溪荪也；生于水石之间，叶有剑脊，瘦根密节，高尺余者，石菖蒲也；人家以砂栽之一年，至春剪洗，愈剪愈细，高四五寸，叶如韭，根如匙柄粗者，亦石菖蒲也；甚则根长二三分，叶长寸许，谓之钱蒲是矣。服食入药须用二种石菖蒲，余皆不堪。"古代的泥菖蒲、白菖和水菖蒲者，即现在的水菖蒲。上述石菖蒲亦与现在的石菖蒲相符。

扫码"学一学"

【来源】 为天南星科（Araceae）植物石菖蒲 *Acorus tatarinowii* Schott 的干燥根茎。

【植物形态】 多年生草本。根茎横生，具分枝，有香气。叶基生，剑状线性，长20～30cm，宽3～6cm，无中脉，平行脉多数。花茎扁三角形，肉穗花序圆柱形，长3.5～10cm，直径3～5cm，佛焰苞片叶状，较短，为肉穗花序长的1～2倍；花黄绿色，花被片6，2列；雄蕊6，稍长于花被。浆果倒卵形。花期5～6月，果期7～8月。

【产地】 主产于四川、浙江、江西等省。

【采收加工】 夏、秋两季均可采挖，洗净泥土，除去外皮和须根，晒干。

【性状鉴别】 呈扁圆柱形，多弯曲，常有分枝，长3～20cm，直径0.3～1cm。表面棕褐色或灰棕色，粗糙，有疏密不匀的环节，节间长0.2～0.8cm，具细纵纹，一面残留须根或圆点状根痕；叶痕呈三角形，左右交互排列，有的其上有毛鳞状的叶基残余。质硬，断面纤维性，类白色或微红色，内皮层环明显，可见多数维管束小点及棕色油细胞。气芳香，味苦、微辛。（图8－113）

饮片：呈扁圆形或长条形的厚片。外表皮棕褐色或灰棕色，有的可见环节及根痕。切面纤维性，类白色或微红色，有明显环纹及油点。气芳香，味苦、微辛。

【显微鉴别】 横切面：①表皮细胞外壁增厚，棕色，有的含红棕色物质。②皮层宽广，散有纤维束及叶迹维管束；叶迹维管束外韧性，维管束鞘纤维成环，木化；内皮层明显。③中柱维管束周木型及外韧型，维管束鞘纤维较少。④纤维束及维管束鞘周围的薄壁细胞中含有草酸钙方晶，形成晶纤维。⑤薄壁组织中散有类圆形油细胞；并含淀粉粒。（图8－114）

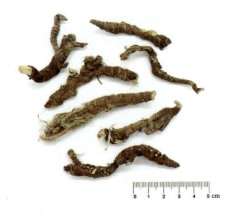

图8－113 石菖蒲药材图

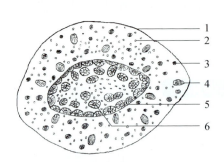

图8－114 石菖蒲横切面组织简图

1. 表皮 2. 油细胞 3. 纤维束
4. 叶迹维管束 5. 内皮层 6. 维管束

【化学成分】 根茎含挥发油1%～3%，油中主要成分为α、β、γ－细辛醚（asarone）、欧细辛醚（euasarone）、顺－甲基异丁香酚（cis－methylisoeugenol）、反－甲基异丁香酚（trans－methylisoeugenol）、甲基丁香酚（methylisoeugenol）、丁香油酚、聚细辛醚（bisasanin），此外，尚含有榄香脂素（elemicin）、细辛醛（asaronaldehyde）等成分。

【理化鉴别】 取本品粉末石油醚（60～90℃）回流提取，制备供试品溶液。石菖蒲对照药材作对照。硅胶G薄层板，以石油醚（60～90℃）－乙酸乙酯（4:1）为展开剂，紫外光灯（365nm）下检视，供试品色谱中，在与对照药材色谱相应的位置上，显相同颜色的荧光斑点；再以碘蒸气显色，供试品色谱中，在与对照药材色谱相应的位置上，显相同颜色的斑点。

【质量评价】

（1）经验鉴别　以条粗、断面色类白、香气浓者为佳。

（2）水分不得过 13.0%；总灰分不得过 10.0%。

（3）浸出物　照醇溶性浸出物测定法项下的冷浸法测定，用稀乙醇作溶剂，不得少于 12.0%。饮片不得少于 10.0%。

（4）含量测定　照挥发油测定法测定，含挥发油不得少于 1.0%（ml/g）。饮片不得少于 0.7%（ml/g）。

【性味功效】性温，味辛、苦。开窍豁痰，醒神益智，化湿开胃。

知识拓展

（1）天南星科植物菖蒲 *Acorus calamus* L. 的干燥根茎，药材名为水菖蒲。主产于湖北、湖南、辽宁、四川等省。药材呈扁圆柱形，少有分枝，长 5～15cm，直径 1～1.5cm，表面黄棕色，具环节，节间距 1～3cm，上方有大形三角形的叶痕，左右交互排列，下方具有多数凹陷的圆点状根痕。质硬，断面海绵样，类白色或淡棕色，内皮层环明显，有多数小空洞及维管束小点。气较浓而特异，味辛。主要含挥发油。性温，味辛，芳香开窍，和中辟浊。

（2）毛茛科植物阿尔泰银莲花 *Anemone altaica* Fisch. ex C. A. Mey. 的干燥根茎，习称九节菖蒲或节菖蒲。根茎呈细长纺锤形，表面棕黄色，具多数半环状突起的节，断面白色，气微，味微酸而稍麻舌。其成分与石菖蒲不同，不能代石菖蒲用。

（3）石菖蒲新鲜叶含挥发油约 0.5%，油中主要成分胡椒酚甲醚可达 93.6%。

百部 Baibu

Stemonae Radix

扫码"学一学"

【本草考证】载于《名医别录》。陶弘景谓："其根数十相连，似天门冬而苦强，但苗异尔。"苏颂谓："春生苗，作藤蔓，叶大而尖长，颇似竹叶面青色而光，根下一撮十五六枚，黄白色。"李时珍谓："百部亦有细叶如茴香者，其茎青，肥嫩时亦可煮食，其根长者近尺，新时亦肥实，但干则虚瘦无脂润尔。"吴其濬认为"李时珍以为有茴香叶者，恐误以天门冬当之"。《证类本草》有衡州百部与峡州百部图。从以上本草记载可知古代所用百部主为百部科百部属植物，苏颂所述与现今所用蔓生百部基本相符。《证类本草》的滁州百部与直立百部相似，衡州百部与对叶百部相似。

【来源】为百部科（Stemonaceae）植物直立百部 *Stemona sessilifolia*（Miq.）Miq.、蔓生百部 *S. japonica*（BL.）Miq. 或对叶百部 *S. tuberosa* Lour. 的干燥块根。

【植物形态】

（1）直立百部　为多年生草本，高 30～60cm。块茎簇生，纺锤形，茎直立，不分枝。叶子多 3～4 片轮生，椭圆形或卵状，长 4～6cm，宽 2～4cm，全缘，叶脉 3～5 条。花多数生于茎下部鳞状叶腋间，花梗细长，花被 4 片，卵状披针形；雄蕊 4 枚，紫色，药隔膨大成披针形附属物；子房扁三角形，柱头短，蒴果。花期 4～5 月，果期 7 月。

（2）蔓生百部　与直立百部的区别：为攀援状多年生草本，叶常 2～4（5）片轮生，花梗着生于叶片中脉上。

（3）对叶百部　不同于上述两种的主要特征为：茎缠绕，高达 4～5m。叶对生，较大，叶片宽卵形，长 10～20cm，叶脉 7～13 条。花梗腋生，顶端着生 1～3 朵较大的花。

【产地】直立百部和蔓生百部均产于安徽、江苏、浙江等省。对叶百部主产于湖北、广东、福建等省。

【采收加工】春、秋二季采挖，除去须根，洗净，置沸水中略烫或蒸至无白心，取出，晒干。

【性状鉴别】

（1）直立百部　呈纺锤形，上端较细长，皱缩弯曲，长 5～12cm，直径 0.5～1cm。表面黄白色或淡棕黄色，有不规则深纵沟，间或有横皱纹。质脆，易折断，断面平坦，角质样，淡黄棕色或黄白色，皮部较宽，中柱扁缩。气微，味甘、苦。（图 8-115）

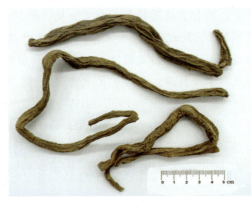

图 8-115　百部药材图

（2）蔓生百部　两端稍狭细，表面多不规则皱褶和横皱纹。

（3）对叶百部　呈长纺锤形或长条形，长 8～24cm，直径 0.8～2cm。表面浅黄棕色至灰棕色，具浅纵皱纹或不规则纵槽。质坚实，断面黄白色至暗棕色，中柱较大，髓部类白色。

（4）饮片　呈不规则厚片或不规则条形斜片；表面灰白色、棕黄色，有深纵皱纹；切面灰白色、淡黄棕色或黄白色，角质样；皮部较厚，中柱扁缩。质韧软。气微、味甘、苦。

【显微鉴别】

（1）直立百部根横切面　①根被为 3～4 列细胞，壁木栓化及木化，具致密的细条纹。②外皮层排列整齐；皮层宽广；内皮层细胞环明显，隐约可见凯氏点。③中柱韧皮部束与木质部束各 19～27 个，间隔排列；韧皮部束内侧有少数非木化纤维；木质部束导管 2～5 个，并有木纤维及管胞，导管类多角形，径向直径约至 48μm。偶有导管伸入至髓部。④髓部散有单个或少数细小纤维。（图 8-116，图 8-117）

（2）蔓生百部根横切面　①根被为 3～6 列细胞。②韧皮部纤维木化。③导管较大，径向直径约至 184μm，常深入至髓部，与外侧导管作 2～3 轮状排列。

（3）对叶百部根横切面　①根被为 3 列细胞，细胞壁无细条纹，其最内层细胞的内壁特厚。②皮层外侧散有纤维，类方形，壁微木化。③中柱韧皮部束与木质部束各 32～40 个。木质部束导管圆多角形，直径至 107μm，其内侧与木纤维和微木化的薄壁细胞连接成环层。④髓部纤维少，常单个散在。薄壁细胞中含糊化的淀粉粒。

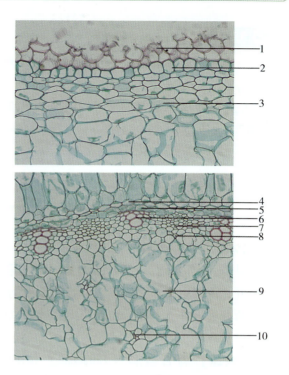

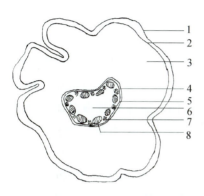

图 8 – 116 直立百部横切面组织简图
1. 根被 2. 外皮层 3. 皮层
4. 内皮层 5. 中柱鞘 6. 髓
7. 韧皮部 8. 木质部

图 8 – 117 直立百部横切面组织详图
1. 根被 2. 外皮层 3. 皮层 4. 内皮层
5. 中柱鞘 6. 木质部 7. 韧皮部
8. 韧皮纤维 9. 髓 10. 髓部纤维

【化学成分】主要为生物碱类化学成分。

（1）直立百部 含直立百部碱（sessilistemonine）、对叶百部碱（tuberostemonine）、霍多林碱（hordonine）、原百部碱（protostemonine）等。

（2）蔓生百部 含百部碱（stemonine）、次百部碱（stemonidine）、异次百部碱（isostemonidine）、蔓生百部碱（stemonamine）、异蔓生百部碱（isostemonamine）及原百部碱等。

（3）对叶百部 含对叶百部碱、异对叶百部碱、次对叶百部碱（hypotuberostemonine）、氧化对叶百部碱（oxytuberostemonine）及百部次碱等成分。

【理化鉴别】取本品粉末 5g，加 70% 乙醇 50ml，加热回流 1 小时，滤过，滤液蒸去乙醇，残渣加浓氨试液调节 pH 至 10～11，再加三氯甲烷 5ml 振摇提取，分取三氯甲烷层，蒸干，残渣加 1% 盐酸溶液 5ml 使溶解，滤过。滤液分为两份：一份中滴加碘化铋钾试液，生成橙红色沉淀；另一份中滴加硅钨酸试液，生成乳白色沉淀。

【质量评价】

（1）经验鉴别 以根粗壮、质坚实、色黄白者为佳。

（2）水分 饮片不得过 12.0%。

（3）浸出物 照水溶性浸出物测定法项下的热浸法测定，不得少于 50.0%。

【性味功效】性微温，味甘、苦。润肺下气止咳，杀虫灭虱。

> **知识拓展**
>
> 百部的混淆品很多，大约有14科14种植物的根混作百部用。如百合科植物石刁柏（*Asparagus Officinalis* L. var. *altilis* L.）的块根称湖北大百部。同科植物羊齿天门冬（*A. filicinus* Buch. – Ham. ex D. Don）的块根在云南、四川个别地方作百部用，别名"滇百部""小百部"。

川贝母 Chuanbeimu

Fritillariae Cirrhosae Bulbus

【本草考证】 贝母之名，始载于《神农本草经》，列为中品。陶弘景谓："形似聚贝子，故名贝母。"苏恭谓："其叶似大蒜，四月蒜熟时，采之良。"《本草纲目拾遗》将川贝与浙贝分开，谓川贝味甘而补肺，不若用象贝治风火痰咳为佳。治虚寒咳嗽以川贝为宜。历代本草所载贝母并非一种，初期药用贝母的原植物无法考证，《证类本草》之峡州贝母应为百合科贝母。

【来源】 为百合科（Liliaceae）植物川贝母 *Fritillaria cirrhosa* D. Don、暗紫贝母 *F. unibracteata* Hsiao et K. C. Hsia、甘肃贝母 *F. przewalskii* Maxim.、梭砂贝母 *F. delavayi* Franch.、太白贝母 *F. taipaiensis* P. Y. Li 或瓦布贝母 *F. unibracteata* Hsiao et K. C. Hsia var. *wabuensis*（S. Y. Tang et S. C. Yue）Z. D. Liu, S. Wang et S. C. Chen 的干燥鳞茎。按性状不同分别习称"松贝""青贝""炉贝"和"栽培品"。

【植物形态】

（1）川贝母 为多年生草本，鳞茎圆锥形，茎直立，高15~40cm。叶2~3对，常对生，少数在中部间有散生或轮生，披针形或线形，长5~12cm，宽2~10mm，上部叶先端常卷曲，无柄。花单生茎顶，钟状，下垂，具狭长形叶状苞片3枚，宽2~4cm，先端多少弯曲成钩状。花被片6，常紫色；雄蕊6，柱头3裂。蒴果具6纵。花期5~7月，果期8~10月。

（2）暗紫贝母 叶除下面的1~2对为对生外，均为互生或近于对生，先端不卷曲，叶状苞片1。花被深紫色，略有黄色小方格，蜜腺窝不明显，果棱上的翅很狭，宽约1mm。花期6月，果期8月。

（3）甘肃贝母 似暗紫贝母，叶通常最下面2枚对生，向上2~3枚散生，先端通常不卷曲。花1~2朵，浅黄色，有黑紫色斑点，叶状苞片1。果棱宽约1mm。花期6~7月，果期8月。

（4）梭砂贝母 鳞茎粗大。叶互生，3~5枚，较紧密地生于植株中部或上部，叶片狭卵状至卵状椭圆形，先端不卷曲。单花顶生，浅黄色，具红褐色斑点。蒴果成熟时，宿存的花被常多少包住蒴果。花期6~7月，果期8~9月。

（5）太白贝母 为多年生草本，高30~50cm。花黄绿色，无方格斑，花被片先端边缘有紫色斑带，叶关苞片不卷曲。鳞茎扁圆形或圆锥形，直径0.6~1.2cm，高4~8cm。表面白色，较光滑。外层两枚鳞叶近等大，顶端开裂，底部平整。味苦。

（6）瓦布贝母 茎高50~80（~115）cm，粗可达1.3cm。叶最下面常2枚对生，上面的轮生兼互生，略似镰或狭披针形，长7~13cm，宽9~20mm，花1~2（~3）朵，初开时黄色或绿黄色，内面常具紫色斑点，偶见紫色或橙色晕；苞片叶状，1~4枚；花被片倒卵形至矩圆形，长 3.5 ~ 5.5cm；蜜腺长 5 ~ 8mm；雄蕊花丝长于花药；花柱裂片长约 3mm。蒴果长 3 ~ 5cm，棱上翅宽约 2mm。

【产地】川贝母主产于四川、西藏、云南等地。暗紫贝母主产于四川阿坝藏族自治区。甘肃贝母主产于甘肃、青海、四川等地。梭砂贝母主产于四川、云南、青海等地。

【采收加工】夏、秋二季或积雪融化后采挖，除去须根、粗皮及泥沙，晒干或低温干燥。

【性状鉴别】

（1）松贝　呈类圆锥形或近球形，高 0.3 ~ 0.8cm，直径 0.3 ~ 0.9cm。表面类白色。外层鳞叶 2 瓣，大小悬殊，大瓣紧抱小瓣，未抱部分呈新月形，习称"怀中抱月"；顶部闭合，内有类圆柱形、顶端稍尖的心芽和小鳞叶 1 ~ 2 枚；先端钝圆或稍尖，底部平，微凹入，中心有 1 灰褐色的鳞茎盘，偶有残存须根。质硬而脆，断面白色，富粉性。气微，味微苦。

（2）青贝　呈类扁球形，高 0.4 ~ 1.4cm，直径 0.4 ~ 1.6cm。外层鳞叶 2 瓣，大小相近，相对抱合，顶端开裂，内有心芽和小鳞叶 2 ~ 3 枚及细圆柱形的残茎。

（3）炉贝　呈长圆锥形，高 0.7 ~ 2.5cm，直径 0.5 ~ 2.5cm。表面类白色或浅棕黄色，有的具棕色斑点，习称"虎皮斑"。外层鳞叶 2 瓣，大小相近，顶部开裂而略尖，基部稍尖或较钝，开口称"马牙嘴"，露出内部细小的鳞叶及心芽。（图 8 - 118）

（4）栽培品　呈类扁球形或短圆柱形，高 0.5 ~ 2cm，直径 1 ~ 2.5cm。表面类白色或浅棕黄色，稍粗糙，有的具浅黄色斑点。外层鳞叶 2 瓣，大小相近，顶部多开裂而较平。

【显微鉴别】粉末类白色或浅黄色。

（1）松贝、青贝及栽培品　①淀粉粒甚多，广卵形、长圆形或不规则圆形，有的边缘不整齐或略作分枝状，直径 5 ~ 64μm，脐点短缝状、点状、人字状或马蹄状，层纹隐约可见。②表皮细胞类长方形，垂周壁微波状弯曲，偶见不定式气孔，圆形或扁圆形。③螺纹导管直径 5 ~ 26μm。（图 8 - 119）

（2）炉贝　①淀粉粒广卵形、贝壳形、肾形或椭圆形，直径约至 60μm，脐点人字形、星状或点状，层纹明显。②螺纹导管和网纹导管直径可达 64μm。

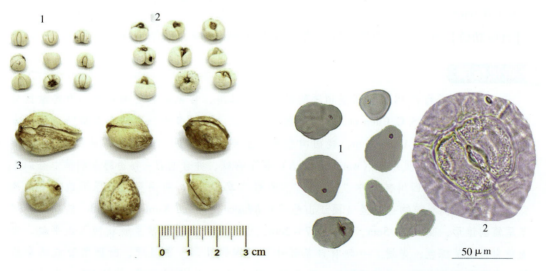

图 8 - 118　川贝母药材图

1. 松贝　2. 青贝　3. 炉贝

图 8 - 119　川贝粉末特征图

1. 淀粉粒　2. 气孔与表皮细胞

【化学成分】川贝母药材含多种甾体生物碱：均含有西贝母碱（imperialine，sipeimine）、川贝母碱（fritimine）。

暗紫贝母尚含松贝辛（songbeisine）、松贝甲素（songbeinine）、蔗糖（sucrose）、硬脂酸（stearic acid）、棕榈酸（palmitic acid）、β-谷甾醇（β-sitosterol）。

甘肃贝母还含有岷贝母碱甲（minpeimine）、岷贝母碱乙（minpeiminine）等。

梭砂贝母还含有梭砂贝母素甲（delavine）、贝母辛碱（peimisine）、川贝母酮碱（chuanbeinone）等。

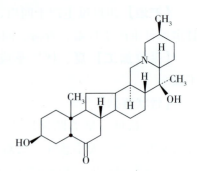

西贝母碱

【理化鉴别】

（1）取本品粉末，加浓氨试液、二氯甲烷超声提取，制备供试品溶液。贝母辛、贝母素乙对照品作对照。硅胶 G 薄层板，以乙酸乙酯-甲醇-浓氨试液-水（18∶2∶1∶0.1）为展开剂，以稀碘化铋钾试液和亚硝酸钠乙醇试液为显色剂。供试品色谱中，在与对照品色谱相应的位置上，显相同颜色的斑点。

（2）聚合酶链式反应-限制性内切酶长度多态性方法：取本品，用新型广谱植物基因组 DNA 快速提取试剂盒提取 DNA，制备供试品溶液。川贝母对照药材作对照。鉴别引物：5′CGTAACAAGGTTTCCGTAGGTGAA3′ 和 5′GCTACGTTCTTCATCGAT3′，进行PCR-RFLP 反应操作，同法空白对照。进行琼脂糖凝胶电泳，在凝胶成像仪上或紫外透射仪上检视。供试品凝胶电泳图谱中，在与对照药材凝胶电泳图谱相应的位置上，在 100~250bp 应有两条 DNA 条带，空白对照无条带。

【质量评价】

（1）经验鉴别　以质坚实、粉性足、色白者为佳。

（2）水分不得过 15.0%；总灰分不得过 5.0%。

（3）浸出物　照醇溶性浸出物测定法项下的热浸法测定，用稀乙醇作溶剂，不得少于 9.0%。

（4）含量测定　照紫外-可见分光光度法测定，含总生物碱以西贝母碱（$C_{27}H_{43}NO_3$）计，不得少于 0.050%。

【性味功效】性微寒，味苦、甘。清热润肺，化痰止咳，散结消痈。

📖 知识拓展

（1）据报道约有 38 种贝母属植物的鳞茎作贝母用，常见的有安徽贝母，为安徽贝母 *Fritillaria anhuiensis* S. C. Chen et S. F. Yin 的干燥鳞茎。药材多为分离的单瓣鳞叶，呈类方形，一端略宽厚，长 1.5~2cm，表面类白色，主要含有浙贝乙素、异浙贝甲素（isoverticine）、贝母辛及皖贝甲素（wanpeinine A）等生物碱，并含有 β-谷甾醇及胡萝卜苷。

（2）在云南和四川有一种"土贝母"，又称"草贝母"，有误当贝母服用造成中毒死亡的报道。为同科植物益辟坚（丽江山慈菇）*Iphigenia indica* Kunth. et Benth. 的球茎。球茎呈短圆锥形，高 1~1.5cm，直径 0.7~2cm，顶端渐尖，基部常呈脐状凹入或平截。表面黄白色或黄棕色，光滑。一侧有自基部伸至顶端的纵沟。质坚硬，断面角质或略带粉质，类白色或黄白色。味苦而微麻，球茎中含秋水仙碱（colchicine）约 0.1%。本品目前用作提取秋水仙碱的原料。

附：

湖北贝母 Fritillariae Hupehensis Bulbus

为百合科（Liliaceae）植物湖北贝母 *Fritillaria Hupehensis* Hsiao et K. C. Hsiao. 的干燥鳞茎。《中国药典》（2015 年版）收载。药材呈扁圆球形，高 0.8～2.2cm，直径 0.8～3.5cm。表面类白色至淡棕色。外层鳞叶 2 瓣，肥厚，略呈肾形，或大小悬殊，大瓣紧抱小瓣，顶端闭合或开裂。内有鳞叶 2～6 枚及干缩的残茎。内表面淡黄色至类白色，基部凹陷呈窝状，残留有淡棕色表皮及少数须根。单瓣鳞叶呈元宝状，长 2.5～3.2cm，直径 1.8～2cm。质脆，断面类白色，富粉性。气微，味苦。粉末淡棕黄色。淀粉粒甚多，广卵形、长椭圆形或类圆形，直径 7～54μm，脐点点状、人字状、裂缝状，层纹明显，细密；偶见复粒，由 2～3 分粒组成，形小。表皮细胞方形或多角形，垂周壁呈不整齐的连珠状增厚；有时可见气孔，扁圆形，直径 54～62μm，副卫细胞 4～5 个。草酸钙结晶棱形、方形、颗粒状或簇状，直径可达 50μm。导管螺纹或环纹，直径 6～20μm。主要含有浙贝甲素、浙贝乙素、湖北贝母甲素（hupehenine）、湖北贝母甲素苷（hupeheninoside）、湖贝辛（hupehenisine）、湖贝啶（hupehenidine）等成分。本品性凉，味微苦。清热化痰，止咳，散结。

平贝母 Fritillariae Ussuriensis Bulbus

为百合科（Liliaceae）植物平贝母 *Fritillariae Ussuriensis* Maxim. 的干燥鳞茎。《中国药典》（2015 年版）收载。主产于东北。药材呈扁球形，高 0.5～1cm，直径 0.6～2cm。表面乳白色或淡黄白色，外层鳞叶 2 瓣，肥厚，大小相近或一片稍大抱合，顶端略平或微凹入，常稍开裂；中央鳞片小。质坚实而脆，断面粉性。气微，味苦。粉末类白色。淀粉粒单粒多为圆三角形、卵形、圆贝壳形、三角状卵形、长茧形，直径 6～58（74）μm，长约至67μm，脐点裂缝状、点状或人字状，多位于较小端，层纹细密；半复粒稀少，脐点 2 个；多脐点单粒可见，脐点 2～4 个。气孔类圆形或扁圆形，直径 40～48（50）μm，副卫细胞 4～6 个。主要含有生物碱。本品性微寒，味苦、甘。清热润肺，化痰止咳。

伊贝母 Fritillariae Pallidiflorae Bulbus

为百合科（Liliaceae）植物新疆贝母 *Fritillaria walujewii* Regel 或伊犁贝母 *F. pallidiflora* Schrenk 的干燥鳞茎。《中国药典》（2015 年版）收载。主产于新疆。药材新疆贝母呈扁球形，高 0.5～1.5cm。表面类白色，光滑。外层鳞叶 2 瓣，月牙形，肥厚，大小相近而紧靠顶端平展而开裂，基部圆钝，内有较大的鳞片和残茎、心芽各 1 枚。质硬而脆，断面白色，富粉性。气微，味微苦。伊犁贝母呈圆锥形，较大。表面稍粗糙，淡黄白色。外层鳞叶两瓣，心脏形，肥大，一片较大或近等大，抱合。顶端稍尖，少有开裂，基部微凹陷。粉末类白色。新疆贝母淀粉粒单粒广卵形、卵形或贝壳形，直径 5～54μm，脐点点状、人字状或短缝状，层纹明显；复粒少，由 2 分粒组成。表皮细胞类长方形，垂周壁微波状弯曲，细胞内含细小草酸钙方晶。气孔不定式，副卫细胞 4～6。螺纹导管和环纹导管直径 9～56μm。伊犁贝母淀粉粒单粒广卵形、三角状卵形、贝壳形或不规则圆形，直径约 60μm，脐点点状、人字状或十字状。导管直径约 50μm。主含生物碱。本品性微寒，味苦、甘。清热润肺，化痰止咳。

扫码"学一学"

浙贝母 Zhebeimu

Fritillariae Thunbergii Bulbus

【本草考证】始载于《本草纲目拾遗》，赵学敏引《百花镜》谓："浙贝出象山，俗呼象贝母。"又引叶暗斋谓："宁波象山所出贝母，亦分两瓣，味苦而不甜，其顶平而不尖，不能如川贝之象荷花蕊也。"但张璐的《本经逢原》就提到了象贝，曰："贝母川者味甘最佳，西产味薄次之，象山者味苦又次之。"以上所述与现今所用浙贝基本一致。

【来源】为百合科（Liliaceae）植物浙贝母 *Fritillaria thunbergii* Miq. 的干燥鳞茎。

【植物形态】多年生草本，茎单一，高 30～70cm。鳞茎扁球形，直径 1.5～4cm。叶无柄，最下面的对生或散生，渐向上常兼有散生、对生或轮生；叶片近条形至披针形，长 6～17cm，宽 0.5～1.5cm，先端稍弯曲。花 1 至数朵，生于茎顶或上部叶的叶腋，钟状，下垂，花被 6 片，淡黄色或黄绿色，内有紫色方格斑；雄蕊 6；雌蕊 1，子房 3 室，柱头 3 裂。蒴果卵圆形，具 6 棱，棱翅宽 6～8mm。种子多数。花期 3～4 月，果期 4～5 月。

【产地】主产于浙江省。江苏、安徽、湖南亦产。多系栽培。

【采收加工】初夏植株枯萎时采挖，洗净，大小分开，大者除去芯芽，习称"大贝"；小者不去芯芽，习称"珠贝"。分别撞擦，除去外皮，拌以煅过的贝壳粉，吸去擦出的浆汁，干燥；或取鳞茎，大小分开，洗净，除去芯芽，趁鲜切成厚片，洗净，干燥，习称"浙贝片"。

【性状鉴别】

（1）大贝　为鳞茎外层的单瓣鳞叶，略呈新月形，高 1～2cm，直径 2～3.5cm。外表面类白色至淡黄色，内表面白色或淡棕色，被有白色粉末。质硬而脆，易折断，断面白色至黄白色，富粉性。气微，味微苦。（图 8-120）

（2）珠贝　为完整的鳞茎，呈扁圆形，高 1～1.5cm，直径 1～2.5cm。表面黄棕色至黄褐色，有不规则的皱纹；或表面类白色至淡黄色，较光滑或被有白色粉末。质硬，不易折断，断面淡黄色或类白色，略带角质状或粉性；外层鳞叶 2 瓣，肥厚，略似肾形，互相抱合，内有小鳞叶 2～3 枚和干缩的残茎。

（3）浙贝片　为椭圆形或类圆形片，大小不一，长 1.5～3.5cm，宽 1～2cm，厚 0.2～0.4cm。外皮黄褐色或灰褐色，略皱缩；或淡黄色，较光滑。切面微鼓起，灰白色；或平坦，粉白色。质脆，易折断，断面粉白色，富粉性。

饮片：为类圆形的厚片或碎块，有的具心芽。外皮黄褐色或灰褐色，略皱缩；或淡黄白色，较光滑或被有白色粉末。切面微鼓起或平坦，灰白色或粉白色，略角质状或富粉性。多质坚硬，易折断；或质硬，断面灰白色或白色，有的浅黄棕色。气微，味苦。

【显微鉴别】粉末淡黄白色。①淀粉粒甚多，单粒卵形、广卵形或椭圆形，边缘较平整，直径 6～56μm，长约至 60μm；脐点隐约可见，呈点状、裂缝状、人字状或马蹄形，位于较小端；层纹不明显。复粒少，半复粒稀少，脐点 2 个。②表皮细胞类多角形或长方形，垂周壁连珠状增厚；气孔少见，类圆形或扁圆形，副卫细胞 4 ~ 5 个。③草酸钙结晶少见，细小，多呈颗粒状，有的呈梭形、方形或细杆状。存于表皮细胞及导管旁的薄壁细胞中，直径约 20μm。④导管多为螺纹，直径至 18μm。（图 8 - 121）

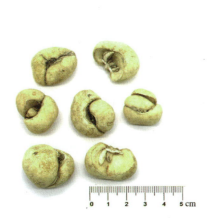

图 8 - 120　浙贝母药材图

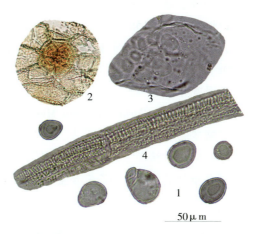

图 8 - 121　浙贝母粉末特征图

1. 淀粉粒　2. 表皮细胞与气孔　3. 草酸钙结晶　4. 导管

【化学成分】含甾醇类生物碱，主要有贝母素甲（verticine）、贝母素乙（verticinone）、浙贝宁（zhebeinine）、浙贝丙素（zhebeirine）、浙贝酮（zhebeinone）、贝母辛碱（peimisine）、异浙贝母素甲（isoverticine）及胆碱（choline）等多种生物碱。还含浙贝母素甲苷（perminoside），水解后产生贝母素甲和一分子葡萄糖。

贝母素甲

贝母素乙

【理化鉴别】取本品粉末，加浓氨试液、三氯甲烷提取，制备供试品溶液。贝母素甲、贝母素乙对照品作对照。硅胶 G 薄层板，以乙酸乙酯 - 甲醇 - 浓氨试液（17：2：1）为展开剂，以稀碘化铋钾试液为显色剂。供试品色谱中，在与对照品色谱相应的位置上，显相同颜色的斑点。

【质量评价】

（1）经验鉴别　以鳞叶肥厚、质坚实、粉性足、断面色白者为佳。

（2）水分不得过 18.0%；总灰分不得过 6.0%。

（3）浸出物　照醇溶性浸出物测定法项下的热浸法测定，用稀乙醇作溶剂，不得少于 8.0%。

（4）含量测定　照高效液相色谱法测定，含贝母素甲（$C_{27}H_{45}NO_3$）和贝母素乙（$C_{27}H_{43}NO_3$）的总量，不得少于 0.080%。

【性味功效】性寒，味苦。清热化痰止咳，解毒散结消痈。

（1）浙贝母全株都含有生物碱；花蕾0.60%；开放的花0.35%；花茎梢0.35%；鳞叶外皮0.81%；幼芽0.39%；鳞茎盘0.49%；去皮鳞叶0.23%；不去皮鳞叶0.41%；根0.30%；地上茎叶0.15%；商品大贝0.12%；商品贝芯0.43%。其中以鳞茎外皮、花蕾为最高，其次为鳞茎盘、幼芽，最低为商品大贝。

（2）浙贝母花，3~4月当浙贝植物开花时采摘，亦有止咳化痰作用。制剂有贝母花流浸膏及浸膏片。

（3）东贝母 *Fritillaria thunbergii* Miq. var. *chekiangensis* Hsiao et K. C. Hisa，浙江东阳一带栽培。鳞茎在浙江亦作浙贝母用。东贝母植株较小，高15~30cm，叶以对生为主。鳞茎亦较小，略呈"梯形"或"倒卵圆形"，顶端钝圆，微裂。质坚实，气微，味苦。其主要镇咳成分浙贝甲素、浙贝乙素含量高于浙贝。

黄 精 Huangjing

Polygonati Rhizoma

【来源】为百合科（Liliaceae）植物滇黄精 *Polygonatum kingianum* Coll. et Hemsl.、黄精 *P. sibiricum* Red. 或多花黄精 *P. cyrtonema* Hua 的干燥根茎。按药材形状不同，习称"大黄精""鸡头黄精""姜形黄精"。

【产地】黄精主产于河北、内蒙古、陕西等省区；多花黄精主产于贵州、湖南、云南等省；滇黄精主产于贵州、广西、云南等省区。

【采收加工】春、秋二季采挖，除去须根，洗净，置沸水中略烫或蒸至透心，干燥。

【性状鉴别】

（1）大黄精　呈肥厚肉质的结节块状，结节长可达10cm以上，宽3~6cm，厚2~3cm。表面淡黄色至黄棕色，具环节，有皱纹及须根痕，结节上侧茎痕呈圆盘状，圆周凹入，中部突出。质硬而韧，不易折断，断面角质，淡黄色至黄棕色。气微，味甜，嚼之有黏性。

（2）鸡头黄精　呈结节状弯柱形，长3~10cm，直径0.5~1.5cm。结节长2~4cm，略呈圆锥形，常有分枝。表面黄白色或灰黄色，半透明，有纵皱纹，茎痕圆形，直径5~8mm。

（3）姜形黄精　呈长条结节块状，长短不等，常数个块状结节相连。表面灰黄色或黄褐色，粗糙，结节上侧有突出的圆盘状茎痕，直径0.8~1.5cm。

（4）饮片　呈不规则的厚片，外表皮淡黄色至黄棕色。切面略呈角质样，淡黄色至黄棕色，可见多数淡黄色筋脉小点。质稍硬而韧。气微，味甜，嚼之有黏性。

【显微鉴别】

（1）大黄精横切面　①表皮细胞外壁较厚。②薄壁组织间散有多数大的黏液细胞，内含草酸钙针晶束。③维管束散列，大多为周木型。

（2）鸡头黄精、姜形黄精横切面　维管束多为外韧型。

【化学成分】主要含甾体皂苷。尚含黄精多糖甲、乙、丙，均由葡萄糖、甘露糖、半乳糖醛酸结合而成，低聚糖甲、乙、丙均由葡萄糖和果糖结合而成。

【理化鉴别】取本品粉末70%乙醇回流提取，正丁醇制备供试品溶液。黄精对照药材作对照。硅胶G薄层板，以石油醚（60~90℃）-乙酸乙酯-甲酸（5:2:0.1）为展开剂，以5%香草醛硫酸溶液显色。供试品色谱中，在与对照药材色谱相应的位置上，显相同颜色的斑点。

【质量评价】

（1）经验鉴别　以块大、肥润、色黄白、断面透明、甜味浓者为佳；味苦者不可药用。

（2）水分不得过 18.0%；总灰分不得过 4.0%。

（3）浸出物　照醇溶性浸出物测定法项下的热浸法测定，用稀乙醇作溶剂，不得少于 45.0%。

（4）含量测定　照紫外-可见分光光度法测定，含黄精多糖以无水葡萄糖（$C_6H_{12}O_6$）计，不得少于 7.0%。

【性味功效】　性平，味甘。补气养阴，健脾，润肺，益肾。

知识拓展

熟地黄与酒黄精

		熟地黄	酒黄精
来源		玄参科地黄干燥块根的炮制品	百合科滇黄精、黄精或多花黄精的干燥根茎的炮制品
性状	形状	不规则块片、碎块	不规则厚片
	颜色	乌黑发亮	棕褐色至黑色有光泽，中心棕色至浅褐色
	切面特征	中间隐现菊花心纹理	隐现散在的维管束小点

玉 竹 Yuzhu

Polygonati Odorati Rhizoma

本品为百合科（Liliaceae）植物玉竹 *Polygonatum odoratum*（Mill.）Druce 的干燥根茎。呈长圆柱形，略扁，少有分枝，长 4～18cm，直径 0.3～1.6cm。表面黄白色或淡黄棕色，半透明，具纵皱纹及微隆起的环节，有白色圆点状的须根痕和圆盘状茎痕。质硬而脆或稍软，易折断，断面角质样或显颗粒性。气微，味甘，嚼之发黏。横切面为：①表皮细胞扁圆形或扁长方形，外壁稍厚，角质化；②薄壁组织中散有多数黏液细胞，直径 80～140μm，内含草酸钙针晶束；③维管束外韧型，稀有周木型，散列。性微寒，味甘。养阴润燥，生津止渴。

重 楼 Chonglou

Paridis Rhizoma

【来源】　为百合科（Liliaceae）植物云南重楼 *Paris polyphylla* Smith var. *yunnanensis*（Franch.）Hand.－Mazz. 或七叶一枝花 *P. polyphylla* Smith var. *chinensis*（Franch.）Hara 的干燥根茎。

【产地】　主产于云南、四川、广西等省区。

【采收加工】　秋季采挖，除去须根，洗净，晒干。

【性状鉴别】　呈结节状扁圆柱形，略弯曲，长 5～12cm，直径 1.0～4.5cm。表面黄棕色或灰棕色，外皮脱落处呈白色；密具层状突起的粗环纹，一面结节明显，结节上具椭圆形凹陷茎痕，另一面有疏生的须根或疣状须根痕。顶端具鳞叶和茎的残基。质坚实，断面平坦，白色至浅棕色，粉性或角质。气微，味微苦、麻。

　　饮片为近圆形、椭圆形或不规则片状。表面白色、黄白色或浅棕色，周边表皮黄棕色或棕褐色，粉性或角质。气微，味微苦、麻。

　　【显微鉴别】粉末白色。①淀粉粒甚多，类圆形、长椭圆形或肾形，直径 3～18μm。②草酸钙针晶成束或散在，长 80～250μm。③梯纹导管及网纹导管直径 10～25μm。

　　【化学成分】主要含有皂苷，其皂苷元为薯蓣皂苷元（diosgenin）。

　　【理化鉴别】取本品粉末乙醇回流提取，制备供试品溶液。重楼皂苷Ⅰ、重楼皂苷Ⅱ、重楼皂苷Ⅵ、重楼皂苷Ⅶ对照品和重楼对照药材作对照。硅胶 G 薄层板，以三氯甲烷－甲醇－水（15：5：1）的下层溶液为展开剂，以 10% 硫酸乙醇溶液显色，分别置日光和紫外光灯（365nm）下检视。供试品色谱中，在与对照品色谱和对照药材色谱相应的位置上，显相同颜色的斑点或荧光斑点。

　　【质量评价】

　　（1）经验鉴别　以粗大、质坚、断面色白者为佳。

　　（2）水分不得过 12.0%；总灰分不得过 6.0%；酸不溶性灰分不得过 3.0%。

　　（3）含量测定　照高效液相色谱法测定，含重楼皂苷Ⅰ（$C_{44}H_{70}O_{16}$）、重楼皂苷Ⅱ（$C_{51}H_{82}O_{20}$）、重楼皂苷Ⅵ（$C_{39}H_{62}O_{13}$）和重楼皂苷Ⅶ（$C_{51}H_{82}O_{21}$）的总量不得少于 0.60%。

　　【性味功效】性微寒，味苦；有小毒。清热解毒，消肿止痛，凉肝定惊。

天冬 Tiandong

Asparagi Radix

　　本品为百合科（Liliaceae）植物天冬 *Asparagus cochinchinensis*（Lour.）Merr. 的干燥块根。呈长纺锤形，略弯曲，长 5～18cm，直径 0.5～2cm。表面黄白色至淡黄棕色，半透明，光滑或具深浅不等的纵皱纹，偶有残存的灰棕色外皮。质硬或柔润，有黏性，断面角质样，中柱黄白色。气微，味甜、微苦。饮片呈类圆形或不规则形的片。外表面黄白色至淡黄棕色，半透明，光滑或具深浅不等的纵皱纹，偶有残存的灰棕色外皮。质硬或柔润，有黏性。切面角质样，中柱黄白色。气微，味甜、微苦。横切面为：①根被有时残存；②皮层宽广，外侧有石细胞散在或断续排列成环，石细胞浅黄棕色，长条形、长椭圆形或类圆形，直径 32～110μm，壁厚，纹孔和孔沟极细密；黏液细胞散在，草酸钙针晶束存在于椭圆形黏液细胞中，针晶长 40～99μm；③内皮层明显；④中柱韧皮部束和木质部束各 31～135 个，相互间隔排列，少数导管深入至髓部；⑤髓部细胞亦含草酸钙针晶束。性寒，味甘、苦。养阴润燥，清肺生津。

麦冬 Maidong

Ophiopogonis Radix

　　【本草考证】原名麦门冬。始载于《神农本草经》，列为上品。陈藏器谓："出江宁者小润，出新安（现浙江淳安西）者大白。其苗大者如鹿葱，小者如韭叶，大小有三四种，功效相似，其子圆碧。"苏颂谓："叶青似莎草，长及丈余，四季不凋。根黄白色有须，根如连珠形。四月开淡红花，如红蓼花。实碧而圆如珠。江南出者叶大，或云吴地者优胜。"

扫码"学一学"

《本草纲目》亦有麦冬的记载。综上所述，可见古代药用麦冬不止一种，叶似韭，产浙江，栽种者与现今所用麦冬极相符。

【来源】　为百合科（Liliaceae）植物麦冬 *Ophiopogon japonicus*（L. f）Ker – Gawl. 的干燥块根。

【植物形态】　多年生草本，高 12 ~ 40cm，匍匐茎细长。须根前端或中部常膨大为肉质小块根。叶丛生，长线性，长 10 ~ 50cm，宽 1.5 ~ 4mm，具 3 ~ 7 条平行脉。花葶较叶为短，长 7 ~ 15cm，总状花序穗状，顶生，长 2 ~ 5cm，花 1 ~ 2 朵，生于苞片叶腋内，花梗长 3 ~ 4mm，关节位于近中部或中部以上；花微下垂，花被片 6 枚，披针形，白色或淡紫色；雄蕊 6 枚，花丝很短；子房半下位，3 室，柱头长约 4mm，略呈圆锥形。浆果球形，早期绿色，成熟后暗紫色。花期 5 ~ 7 月，果期 7 ~ 10 月。

【产地】　主产于浙江、四川、江苏等地，多为栽培。

【采收加工】　浙江于栽培后第三年小满至夏至采挖。四川于栽培第二年清明至谷雨采挖，洗净，反复曝晒，堆放，至七八成干，除去须根，干燥。

【性状鉴别】　呈纺锤形，两端略尖，长 1.5 ~ 3cm，直径 0.3 ~ 0.6cm。表面淡黄色或灰黄色，有细纵纹。质柔韧，断面黄白色，半透明，中柱细小。气微香，味甘、微苦。（图8 – 122）

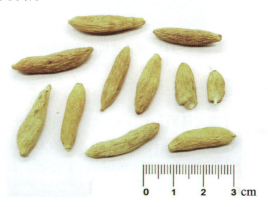

图 8 – 122　麦冬药材图

【显微鉴别】

（1）横切面　①表皮细胞 1 列或脱落，根被为 3 ~ 5 列木化细胞。②皮层宽广，散有含草酸钙针晶束的黏液细胞，有的针晶直径至 10μm；内皮层细胞壁均匀增厚，木化，有通道细胞，外侧为 1 列石细胞，其内壁及侧壁增厚，纹孔细密。③中柱较小，韧皮部束 16 ~ 22 个，木质部由导管、管胞、木纤维以及内侧的木化细胞连结成环层。④髓小，薄壁细胞类圆形。（图8 – 123）

（2）粉末　白色或黄白色。①石细胞常与内皮层细胞上下相叠。表面观类方形或类多角形，直径 22 ~ 96μm，长至 170μm，壁厚至 16μm，有的一边甚厚薄，纹孔密，孔沟明显。②草酸钙针晶散在或成束存在于黏液细胞中，针晶长 25 ~ 50μm；柱状针晶长至 88μm，直径约 8 ~ 13μm。③内皮层细胞呈长方形或长条形，壁厚至 7μm，木化，纹孔点状，较稀疏，孔沟明显。④木纤维细长，末端倾斜，细胞壁木化，壁孔呈稀疏点状，纹孔斜裂缝状，多相交成十字形或人字形。⑤管胞为孔纹及网纹管胞，直径 14 ~ 24μm。另有少数具缘纹孔导管。（图 8 – 124）

【化学成分】　多种甾体皂苷：麦冬皂苷（ophiopogonin）A、B、B′、C、C′、D、D′。其中以皂苷 A 的含量最高，约占 0.05%，皂苷 B 约占 0.01%，皂苷 C 及皂苷 D 的含量均很低。麦冬皂苷 A、B、C、D 的苷元均为鲁斯可皂苷元（ruscogenin）；皂苷 B′、C′、D′ 的苷元为薯蓣皂苷元（diosgenin）。多种黄酮类化合物：麦冬黄烷酮（ophiopogonone）A、B，甲基麦冬黄烷酮（methylophiopogonone）A、B 等。含挥发油：长叶烯（longifolene），α –、β – 广藿香烯（patchoulene），香附子烯（cyperene），愈创奥醇（guaiol）等成分。另含钾、钠、钙、镁、铁、铜、钴、锰、铬、矾、锌等 28 种无机元素。

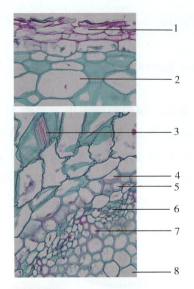

图 8-123　麦冬横切面组织详图

1. 根被　2. 皮层　3. 草酸钙针晶束　4. 石细胞
5. 内皮层　6. 韧皮部　7. 木质部　8. 髓

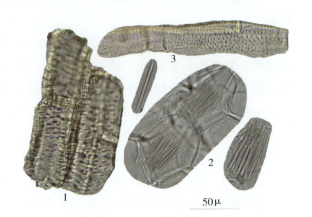

图 8-124　麦冬粉末特征图

1. 石细胞　2. 草酸钙针晶束、细柱状结晶
3. 内皮层细胞

【理化鉴别】取本品粉末，加三氯甲烷－甲醇（7∶3）混合溶液超声提取，制备供试品溶液。麦冬对照药材作对照。硅胶 GF_{254} 薄层板，以甲苯－甲醇－冰醋酸（80∶5∶0.1）为展开剂，紫外光灯（254nm）下检视。供试品色谱中，在与对照药材色谱相应的位置上，显相同颜色的斑点。

【质量评价】

（1）经验鉴别　以块根肥大、色黄白、半透明、木心小、香气浓、嚼之发黏者为佳。

（2）水分不得过 18.0%；总灰分不得过 5.0%。

（3）浸出物　照水溶性浸出物测定法项下的冷浸法测定，不得少于 60.0%。

（4）含量测定　照紫外－可见分光光度法测定，含麦冬总皂苷以鲁斯可皂苷元（$C_{27}H_{42}O_4$）计，不得少于 0.12%。

【性味功效】性微寒，味甘、微苦。养阴生津，润肺清心。

　知识拓展

商品中有以下百合科山麦冬属植物的块根在一些地区作麦冬用。

（1）山麦冬 Liriope spicata（Thunb.）Lour. 的块根，在商品中有较大的数量，在浙江、四川、广西等地区广为栽培。其原植物的花直立，花葶稍长于叶或等长于叶，子房上位。药材形似麦冬，但外表粗糙。横切面镜检可见内皮层外侧石细胞少数，韧皮部束与木质部束各约 19 个，木质部束间或为薄壁组织。药材切片在紫外光灯下，不显荧光。

（2）阔叶山麦冬 L. platyphylla Wang et Tang 的块根，称大麦冬，原植物叶革质，宽 0.8～2.2cm，具脉 9～11 条，易与其他种区别，块根较其他种麦冬大，两端钝圆，长 2～5cm，直径 0.5～1.5cm。干后坚硬。横切面镜检，根被为 2～3 列细胞，最外 1 列细胞呈类方形，外壁及侧壁增厚，有层纹。韧皮部束 19～22 个。药材薄片在紫外光灯（365nm）下显蓝色荧光。

知 母 Zhimu

Anemarrhenae Rhizoma

【来源】　为百合科（Liliaceae）植物知母 *Anemarrhena asphodeloides* Bge. 的干燥根茎。

【产地】　主产于河北省。山西、内蒙古、陕西等地亦产。

【采收加工】　春、秋采挖，除去残基及须根，去掉泥沙，晒干者，习称"毛知母"；鲜时剥取外皮，晒干者，习称"知母肉"（光知母）。

【性状鉴别】

（1）毛知母　呈长条状，微弯曲，略扁，偶有分枝，长3～15cm，直径0.8～1.5cm。顶端有浅黄色的茎叶残痕，习称"金包头"；表面黄棕色至棕色，上面有一凹沟，具紧密排列的环状节，节上密生黄棕色的残存叶基，由两侧向根茎上方生长；下面隆起而略皱缩，并有凹陷或突起的点状根痕。质硬，易折断，断面黄白色。气微，味微甜、略苦，嚼之带黏性。

（2）知母肉　表面白色，有扭曲的沟纹，有的可见叶痕及茎痕。

（3）饮片　呈不规则类圆形的厚片。外表皮黄棕色或棕色，可见少量残存的黄棕色叶基纤维和凹陷或突起的点状根痕。切面黄白色至黄色。气微，味微甜、略苦，嚼之带黏性。（图8－125）

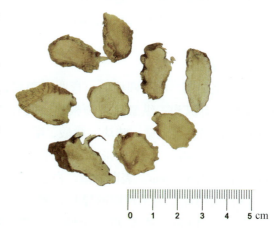

图8－125　知母饮片图

【显微鉴别】　粉末黄白色。①木化厚壁细胞（鳞叶）呈类长方形、长多角形或延长作短纤维状。壁厚5～8μm，木化，孔沟较密。②黏液细胞含有草酸钙针晶束。用无水乙醇装片观察，完整的黏液细胞呈类圆形、椭圆形或梭形，直径53～247μm，长约340μm，壁不明显或较明显，黏液质一般无溶化现象，或稍溶化呈稀颗粒状。③草酸钙针晶成束或散在，针晶长26～110μm。④木栓细胞壁薄，常多层上下重叠。⑤纤维细长，直径8～14μm，壁稍厚，木化，纹孔稀疏。⑥导管为具缘纹孔、网纹及螺纹。

【化学成分】　含知母皂苷（timosapinin）AⅠ、AⅡ、AⅢ、AⅣ、BⅠ、BⅡ，其皂苷元有菝葜皂苷元（sarsasapongenin）、马尔可皂苷元（markogenin）和新吉托皂苷元（neogitogenin）。并含有黄酮成分芒果苷（mangiferin）、异芒果苷，4种知母多糖，烟酸，胆碱等。

【理化鉴别】

1. 取本品粉末稀乙醇超声提取，制备供试品溶液。芒果苷对照品作对照。聚酰胺薄膜，以乙醇－水（1:1）为展开剂，紫外光灯（365nm）下检视。供试品色谱中，在与对照品色谱相应的位置上，显相同颜色的荧光斑点。

2. 取本品粉末30%丙酮超声提取，制备供试品溶液。知母皂苷 BⅡ对照品作对照。硅胶G薄层板，以正丁醇－冰醋酸－水（4:1:5）的上层溶液为展开剂，以香草醛硫酸试液显色。供试品色谱中，在与对照品色谱相应的位置上，显相同颜色的斑点。

【质量评价】

（1）经验鉴别　以条肥大，质坚实柔润，断面黄白色者为佳。

（2）水分不得过 12.0%；总灰分不得过 9.0%；酸不溶性灰分：药材不得过 4.0%，饮片不得少于 2.0%。

（3）含量测定　照高效液相色谱法测定，含芒果苷（$C_{19}H_{18}O_{11}$）药材不得少于 0.70%，饮片不得少于 0.50%；含知母皂苷 B Ⅱ（$C_{45}H_{76}O_{19}$）不得少于 3.0%。

【性味功效】性寒，味苦、甘。清热泻火，滋阴润燥。

山 药 Shanyao

Dioscoreae Rhizoma

【来源】为薯蓣科（Dioscoreaceae）植物薯蓣 *Dioscorea opposita* Thunb. 的干燥根茎。

【产地】主产于河南。湖南、江西、广东等地亦产。均为栽培。

【采收加工】冬季茎叶枯萎后采挖，切去根头，洗净，除去外皮和须根，干燥，即为"毛山药"。或除去外皮，趁鲜切厚片，干燥，称为"山药片"。也有选择肥大顺直的干燥山药，置清水中，浸至无干心，闷透，切齐两端，用木板搓成圆柱状，晒干，打光，习称"光山药"。

【性状鉴别】

（1）毛山药　略呈圆柱形，弯曲而稍扁，长 15 ~ 30cm，直径 1.5 ~ 6cm。表面黄白色或淡黄色，有纵沟、纵皱纹及须根痕，偶有浅棕色外皮残留。体重，质坚实，不易折断，断面白色，粉性。气微，味淡、微酸，嚼之发黏。（图 8 - 126）

（2）光山药　呈圆柱形，两端平齐，长 9 ~ 18cm，直径 1.5 ~ 3cm。表面光滑，白色或黄白色。

（3）山药片　为不规则的厚片，皱缩不平，切面白色或黄白色，质坚脆，粉性。气微，味淡、微酸。

（4）饮片　为类圆形、椭圆形或不规则形的厚片。表面类白色或淡黄白色，质脆，易折断，切面类白色，富粉性。气微，味淡、微酸、嚼之发黏。

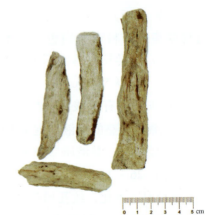

图 8 - 126　山药药材图

【显微鉴别】粉末类白色。①淀粉粒单粒扁卵形、三角状卵形、类圆形或矩圆形，直径 8 ~ 35μm，脐点点状、人字状、十字状或短缝状，可见层纹；复粒稀少，由 2 ~ 3 分粒组成。②草酸钙针晶束存在于黏液细胞中，长约至 240μm，针晶粗 2 ~ 5μm。③具缘纹孔导管、网纹导管、螺纹导管及环纹导管直径 12 ~ 48μm。

【化学成分】含山药素 Ⅰ、Ⅱ、Ⅲ、Ⅳ、Ⅴ（batatasin Ⅰ、Ⅱ、Ⅲ、Ⅳ、Ⅴ），胆碱，糖蛋白，多酚氧化酶，维生素 C，黏液质。黏液质中含甘露聚糖（mannan）、3,4 - 二羟基苯乙胺和植酸（phytic acid）、16 种氨基酸和尿囊素（allantoin）。此外，还含淀粉（16%）。

【理化鉴别】取本品粉末乙醇超声提取，制备供试品溶液。山药对照药材作对照。硅胶 G 薄层板，以乙酸乙酯 - 甲醇 - 浓氨试液（9∶1∶0.5）为展开剂，以 10% 硫酸乙醇溶液显色。供试品色谱中，在与对照药材色谱相应的位置上，显相同颜色的荧光斑点。

【质量评价】

（1）经验鉴别　以质坚实、粉性足、色白者为佳。

（2）水分：毛山药和光山药不得过 16.0%，山药片不得过 12.0%。总灰分：毛山药和光山药不得过 4.0%，山药片不得过 5.0%。二氧化硫残留量：毛山药和光山药不得过 400mg/kg，山药片不得过 10mg/kg。

（3）浸出物　照水溶性浸出物测定法项下的冷浸法测定，毛山药和光山药不得少于 7.0%，山药片不得少于 10.0%；饮片不得少于 4.0%。

【性味功效】　性平，味甘。补脾养胃，生津益肺，补肾涩精。

知识拓展

粉葛、天花粉、山药鉴别比较

		粉葛	天花粉	山药
来源		豆科甘葛藤的根	葫芦科栝楼或双边栝楼的根	薯蓣科薯蓣的根茎
性状	形状	圆柱形、类纺锤形或半圆形	不规则圆柱形、纺锤形或瓣块状	圆柱形或略呈圆柱形
	表面	黄白或淡棕，未去外皮者灰棕	黄白或淡黄棕，有凹陷的横长皮孔，有的残存黄棕色外皮	光滑，白色或黄白色，或偶有残存的棕色栓皮
	断面	横切面可见有纤维形成的浅棕色同心环纹，富粉性	横切面可见黄色小孔略呈放射状排列，富粉性	断面白色，强粉性
	味	微甜	微苦	味淡而微酸

射干 Shegan

Belamcandae Rhizoma

本品为鸢尾科（Iridaceae）植物射干 *Belamcanda chinensis*（L.）DC. 的干燥根茎。呈不规则结节状，长 3～10cm，直径 1～2cm。表面黄褐色、棕褐色或黑褐色，皱缩，有较密的环纹。上面有数个圆盘状凹陷的茎痕，偶有茎基残存；下面有残留细根及根痕。质硬，断面黄色，颗粒性。气微，味苦、微辛。横切面为：①表皮有时残存；②木栓细胞多列；③皮层稀有叶迹维管束；内皮层不明显；④中柱维管束为周木型和外韧型，靠外侧排列较紧密；⑤薄壁组织中含有草酸钙柱晶、淀粉粒及油滴。粉末橙黄色，特征为：①草酸钙柱晶较多，棱柱形，多已破碎，完整者长 49～240（315）μm，直径约至 49μm；②淀粉粒单粒圆形或椭圆形，直径 2～17μm，脐点点状；复粒极少，由 2～5 分粒组成；③薄壁细胞类圆形或椭圆形，壁稍厚或连珠状增厚，有单纹孔；④木栓细胞棕色，垂周壁微波状弯曲，有的含棕色物。性寒，味苦。清热解毒，消痰，利咽。

干姜 Ganjiang

Zingiberis Rhizoma

【来源】　为姜科（Zingiberaceae）植物姜 *Zingiber officinale* Rosc. 的干燥根茎。

【产地】　主产于四川、贵州等地，为栽培品。

【采收加工】冬季采挖，除去须根和泥沙，晒干或低温干燥。趁鲜切片晒干或低温干燥者称为"干姜片"。

【性状鉴别】

（1）干姜　呈扁平块状，具指状分枝，长3～7cm，厚1～2cm。表面灰黄色或浅灰棕色，粗糙，具纵皱纹和明显的环节。分枝处常有鳞叶残存，分枝顶端有茎痕或芽。质坚实，断面黄白色或灰白色，粉性或颗粒性，内皮层环纹明显，维管束及黄色油点散在。气香、特异，味辛辣。

（2）干姜片　呈不规则纵切片或斜切片，具指状分枝，长1～6cm，宽1～2cm，厚0.2～0.4cm。外皮灰黄色或浅黄棕色，粗糙，具纵皱纹及明显的环节。切面灰黄色或灰白色，略显粉性，可见较多的纵向纤维，有的呈毛状。质坚实，断面纤维性。气香、特异，味辛辣。

【显微鉴别】粉末淡黄棕色。①淀粉粒众多，长卵圆形、三角状卵形、椭圆形、类圆形或不规则形，直径5～40μm，脐点点状，位于较小端，也有呈裂缝状者，层纹有的明显。②油细胞及树脂细胞散于薄壁组织中，内含淡黄色油滴或暗红棕色物质。③纤维成束或散离，先端钝尖，少数分叉，有的一边呈波状或锯齿状，直径15～40μm，壁稍厚，非木化，具斜细纹孔，常可见菲薄的横隔。④梯纹导管、螺纹导管及网纹导管多见，少数为环纹导管，直径15～70μm。导管或纤维旁有时可见内含暗红棕色物的管状细胞，直径12～20μm。

【化学成分】含挥发油1.2%～2.8%，主要为α-姜烯（α-zingiberene）、桉油精（cineole）、芳樟醇（linalool）、α-姜黄烯（α-curcumene）等；还含辛辣成分姜辣素（即姜酚，gingerol，包括4-姜辣素、6-姜辣素、8-姜辣素、10-姜辣素、12-姜辣素等）、6-姜辣二酮（6-gingerdione）、6-姜烯酚（即6-姜辣烯酮，6-shogaol）等。此外，尚含多种氨基酸。

【理化鉴别】取本品粉末乙酸乙酯超声提取，制备供试品溶液。干姜对照药材、6-姜辣素对照品作对照。硅胶G薄层板，以石油醚（60～90℃）-三氯甲烷-乙酸乙酯（2∶1∶1）为展开剂，以香草醛硫酸试液显色。供试品色谱中，在与对照药材色谱和对照品色谱相应的位置上，显相同颜色的斑点。

【质量评价】

（1）经验鉴别　以质坚实，断面黄白色，粉性足和气味浓者为佳。

（2）水分不得过19.0%；总灰分不得过6.0%。

（3）浸出物　照水溶性浸出物测定法项下的热浸法测定，不得少于22.0%。

（4）含量测定　照挥发油测定法测定，含挥发油不得少于0.8%（ml/g）。

照高效液相色谱法测定，含6-姜辣素（$C_{17}H_{26}O_4$）不得少于0.60%。

【性味功效】性热，味辛。温中散寒，回阳通脉，温肺化饮。

莪术 Ezhu

Curcumae Rhizoma

【来源】为姜科（Zingiberaceae）植物蓬莪术 *Curcuma phaeocaulis* Val.、广西莪术 *C. kwangsiensis* S. G. Lee et C. F. Liang 或温郁金 *C. wenyujin* Y. H. Chen et C. Ling 的干燥根茎。后者习称"温莪术"。

【产地】 蓬莪术主产于四川、福建、广东等地；广西莪术主产于广西；温郁金主产于浙江、四川、江西等地。

【采收加工】 冬季茎叶枯萎后挖取主根茎，除去地上部分、须根、鳞叶等，洗净，蒸或煮至透心，晒干或低温干燥。

【性状鉴别】

（1）蓬莪术 呈卵圆形、长卵形、圆锥形或长纺锤形，顶端多钝尖，基部钝圆，长2~8cm，直径1.5~4cm。表面灰黄色至灰棕色，上部环节突起，有圆形微凹的须根痕或残留的须根，有的两侧各有1列下陷的芽痕和类圆形的侧生根茎痕，有的可见刀削痕。体重，质坚实，断面灰褐色至蓝褐色，蜡样，常附有灰棕色粉末，皮层与中柱易分离，内皮层环纹棕褐色。气微香，味微苦而辛。

（2）广西莪术 环节稍突起，断面黄棕色至棕色，常附有淡黄色粉末，内皮层环纹黄白色。

（3）温郁金 断面黄棕色至棕褐色，常附有淡黄色至黄棕色粉末。气香或微香。

（4）饮片 呈类圆形或椭圆形的厚片。外表皮灰黄色或灰棕色，有时可见环节或须根痕。切面黄绿色、黄棕色或棕褐色，内皮层环纹明显，散在"筋脉"小点。气微香，味微苦而辛。

【显微鉴别】

（1）横切面 ①木栓细胞数列，有时已除去。②皮层散有叶迹维管束；内皮层明显。③中柱较宽，维管束外韧型，散在，沿中柱鞘部位的维管束较小，排列较密。④薄壁细胞充满糊化的淀粉粒团块，薄壁组织中有含金黄色油状物的细胞散在。

（2）粉末 黄色或棕黄色。①油细胞多破碎，完整者直径62~110μm，内含黄色油状分泌物。②导管多为螺纹导管、梯纹导管，直径20~65μm。③纤维孔沟明显，直径15~35μm。④淀粉粒大多糊化。

【化学成分】 主含挥发油，为多种倍半萜衍生物和桉油精组成，莪术醇（curcumol）、莪术二酮（curdione）为抗癌有效成分，吉马酮（germacrone）能镇咳、平喘等。

蓬莪术尚含α-和β-蒎烯（α-，β-pinene）、柠檬烯（limonene）、莪术酮（curzer-enone）、龙脑（borneol）等。

广西莪术尚含龙脑、莪术酮、莪术醇（curcumol）、α-和β-蒎烯、β-榄烯（β-el-emene）等。

温莪术尚含樟烯（camphene）、龙脑、异龙脑、α-蒎烯、β-蒎烯以及四甲基吡嗪等。

【理化鉴别】 取本品粉末石油醚（30~60℃）超声提取，制备供试品溶液。吉马酮对照品作对照。硅胶G薄层板，以石油醚（30~60℃）-丙酮-乙酸乙酯（94：5：1）为展开剂，以1%香草醛硫酸溶液显色。供试品色谱中，在与对照品色谱相应的位置上，显相同颜色的斑点。

【质量评价】

（1）经验鉴别 以个均匀、质坚实、香气浓者为佳。

（2）水分不得过14.0%。总灰分不得过7.0%；酸不溶性灰分不得过2.0%。

（3）吸光度 取本品中粉30mg，精密称定，置具塞锥形瓶中，加三氯甲烷10ml，超声处理40分钟或浸泡24小时，滤过，滤液转移至10ml量瓶中，加三氯甲烷至刻度，摇匀，照紫外-可见分光光度法测定，在242nm波长处有最大吸收，吸光度不得低于0.45。

（4）浸出物　照醇溶性浸出物测定法项下的热浸法测定，用稀乙醇作溶剂，不得少于7.0%。

（5）含量测定　照挥发油测定法测定，含挥发油不得少于1.5%（ml/g）；饮片不得少于1.0%（ml/g）。

【性味功效】性温，味辛、苦。行气破血，消积止痛。

知识拓展

莪术与三棱鉴别比较

		莪术	三棱
来源		姜科蓬莪术、广西莪术或温郁金的干燥根茎	黑三棱科黑三棱的干燥块茎
性状	形状	卵圆形、长卵形、圆锥形或长纺锤形，顶端多钝尖，基部钝圆	圆锥形，略扁
	表面	表面灰黄色至灰棕色，上部环节突起，有圆形微凹的须根痕或残留的须根，有的两侧各有1列下陷的芽痕和类圆形的侧生根茎痕，有的可见刀削痕	表面黄白色或灰黄色，有刀削痕，须根痕小点状，略呈横向环状排列
	气味	气微香，味微苦而辛	气微，味淡，嚼之微有麻辣感

姜黄 Jianghuang

Curcumae Longae Rhizoma

【本草考证】始载于《唐本草》。苏恭曰："叶、根都似郁金，花春生于根，与苗并出，夏花烂，无子。根有黄、青、白三色，其作之方法与郁金同尔。西戎人谓之蒁药。"《本草纲目拾遗》载："姜黄真者，是经种三年以上老姜。能生花，花在根际，一如襄荷。根节坚硬，气味辛辣，种姜处有之。"《植物名实图考》载："其形状全似美人蕉而根似姜，色极黄，气亦微辛。"

【来源】为姜科（Zingiberaceae）植物姜黄 Curcuma longa L. 的干燥根茎。

【植物形态】多年生草本，高达120cm。主根茎卵形，侧根茎指状，断面黄色；须根粗壮，膨大成纺锤形的块根。叶2列；叶片长卵圆形，长30~50cm，宽15~18cm，两面均无毛。穗状花序自叶鞘内抽出，花稠密；苞片卵形，长3~5cm，绿白色，边缘染淡红晕；花冠漏斗状，黄色，管比花萼长两倍多，上部3裂，能育雄蕊1枚，花丝短而扁平，与侧生退化雄蕊连生，基部具2角状的距。蒴果膜质，球形，花期8月。

【产地】主产于四川、福建等省。广东、广西、云南等省区也产。

【采收加工】冬季茎叶枯萎时，挖取根茎，去净泥土和茎叶，洗净，煮或蒸至透心，晒干，撞去须根。

【性状鉴别】

（1）圆形姜黄　为主根茎，药材呈不规则卵圆形、圆柱形或纺锤形，长2~5cm，直径1~3cm，表面深黄色，多抽皱，有明显的环节及点状下陷的须根或少数圆形侧生根茎痕，称为"蝉肚

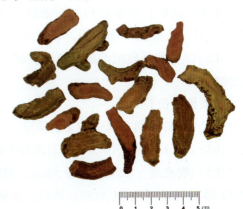

图8-127　姜黄饮片图

姜黄"。质坚硬，不易折断。断面棕黄色至金黄色，角质样，有蜡样光泽，内皮层环纹明显，维管束呈点状散在。气香特异，味苦、辛。

（2）长形姜黄　为侧生根茎，呈圆柱形或稍扁，长2.5～6cm，直径0.8～1.5cm，略弯曲，常有短的分枝，一端钝圆，另一端为断面，表面有纵皱纹和明显的环节。（图8－127）

（3）饮片　为不规则或类圆形的厚片。外表皮深黄色，有时可见环节。切面棕黄色至金黄色，角质样，内皮层环纹明显，维管束呈点状散在。气香特异，味苦、辛。

【显微鉴别】横切面：①表皮细胞扁平，壁薄。②皮层宽广，有叶迹维管束；外侧近表皮处有6～8列木栓细胞，扁平；内皮层细胞凯氏点明显。③中柱鞘为1～2列薄壁细胞；维管束外韧型，散列，近中柱鞘处较多，向内渐减少。④薄壁细胞含油滴、淀粉粒及红棕色色素。

【化学成分】主要含挥发油4%～6%，油中主要成分有龙脑、姜黄烯（curcumene）、莪术酮、莪术醇、莪术二酮等。黄色物质有姜黄素（curcumin）等。

【理化鉴别】取本品粉末，加无水乙醇提取，制备供试品溶液。姜黄对照药材、姜黄素对照品作对照。硅胶G薄层板，以三氯甲烷－甲醇－甲酸（96∶4∶0.7）为展开剂，分别置日光和紫外光灯（365nm）下检视。供试品色谱中，在与对照药材色谱和对照品色谱相应的位置上，分别显相同颜色的斑点或荧光斑点。

【质量评价】

（1）经验鉴别　以质坚实、断面金黄、香气浓厚者为佳。

（2）水分不得过16.0%；总灰分不得过7.0%。

（3）浸出物　照醇溶性浸出物测定法项下的热浸法测定，用稀乙醇作溶剂，不得少于12.0%

（4）含量测定　照挥发油测定法测定，含挥发油不得少于7.0%（ml/g）；饮片不得少于5.0%（ml/g）。

照高效液相色谱法测定，含姜黄素（$C_{21}H_{20}O_6$）不得少于1.0%；饮片不得少于0.9%。

【性味功效】性温，味辛、苦。破血行气，通经止痛。

郁 金 Yujin

Curcumae Radix

【本草考证】始载于《药性论》。关于原植物，《唐本草》载："苗似姜黄，花白质红，末秋出茎心，无实。根黄赤，取四畔子根，去皮，火干之。"《本草衍义》谓："郁金不香，今人将染妇人衣最鲜明，而不耐日炙。"《本草纲目》云："其苗似姜，其根大小如指头，长者寸许，体圆有横纹如蝉腹状，外黄内赤。"，《植物名实图考》载："以根如螳螂肚者为真。其用以染黄者则姜黄根也。"认为至少在明末以前，郁金的来源以植物姜黄的侧根茎为主。

【来源】为姜科（Zingiberaceae）植物温郁金 *Curcuma wenyujin* Y. H. Chen et C. Ling、姜黄 *C. longa* L.、广西莪术 *C. kwangsiensis* S. G. Lee et C. F. Liang 或蓬莪术 *C. phaeocaulis* Val. 的干燥块根。前两者分别习称"温郁金"和"黄丝郁金"，其余按性状不同习称"桂郁金"或"绿丝郁金"。

【植物形态】

（1）温郁金　多年生草本，高80～160cm。块根纺锤状，断面白色。主根茎陀螺状，侧根茎指状，肉质，断面柠檬黄色，或皮层有时白色。有叶片 4～7，二列，叶柄长不及叶片之半；叶片宽椭圆形，无毛，长 35～75cm，宽 14～22cm，先端渐尖或短尾状渐尖，基部楔形，下延至叶柄。穗状花序圆柱状，先叶于根茎处抽出，长 20～30cm，径 4～6cm；缨部苞片长椭圆形，长 5～7cm，宽 1.5～2.5cm，蔷薇红色，腋内无花；中下部苞片宽卵形，长 3～5cm，宽 2～4cm，绿白色，先端钝或微尖，腋内有花数朵，但通常只有 1～2 朵花开放；花外侧有小苞片数枚，白膜质；花萼筒白色，先端具不等的三齿；花冠白色，裂片 3，膜质，长椭圆形，上方 1 枚稍大，先端略成兜状，近顶端处具粗糙毛；侧生退化雄蕊花瓣状，黄色；唇瓣倒卵形，外折，黄色，先端微凹；能育雄蕊 1，花丝短而扁、花药基部有距。子房下位，密被长柔毛，花柱细长。花期 4～6 月。

（2）姜黄　多年生草本，高达 120cm。主根茎卵形，侧根茎指状，断面黄色；须根粗壮，膨大成纺锤形的块根。叶 2 列；叶片长卵圆形，长 30～50cm，宽 15～18cm，两面均无毛。穗状花序自叶鞘内抽出，花稠密；苞片卵形，长 3～5cm，绿白色，边缘染淡红晕；花冠漏斗状，黄色，管比花萼长两倍多，上部 3 裂，能育雄蕊 1 枚，花丝短而扁平，与侧生退化雄蕊连生，基部具 2 角状的距。蒴果膜质，球形，花期 8 月。

（3）广西莪术　多年生草本。主根茎卵圆形，肉质，侧根茎指状。须根细长，末端常膨大成肉质纺锤状的块根，断面白色。叶片长椭圆形，两面密被粗柔毛，叶柄短，叶片基部下延至叶柄。穗状花序，上部苞片长椭圆形，先端粉红色至淡紫色，中下部苞片卵圆形，淡绿色，腋内有花 2 至数朵；萼筒白色，先端具 3 齿；花冠近漏斗形，花瓣 3，粉红色；侧生退化雄蕊形状与花瓣相似，淡黄色，唇瓣近圆形，淡黄色，先端微凹；子房下位，花柱细长，基部有棒状附属体。花期 4～9 月。

（4）蓬莪术　多年生草本。主根茎陀螺状至锥状陀螺形，侧根茎指状，须根末端常膨大成肉质纺锤状。叶鞘下端常为褐紫色。叶片长圆状椭圆形，叶柄短，叶片基部下延成叶柄，两面无毛，叶脉中部两侧有 1～2cm 宽的紫色晕。穗状花序圆柱状，从根茎中抽出，有苞片 20 多枚，上部苞片长椭圆形，粉红色至紫红色，中下部苞片近圆形，淡绿色至白色；花萼白色，顶端 3 裂；花冠管裂片长圆形，黄色，不相等，后方的 1 片较大，顶端具小尖头；侧生退化雄蕊比唇瓣小；唇瓣黄色，近倒卵形，顶端微缺；花药长约 4mm，药隔基部具叉开的距；子房无毛。花期 4～6 月。

【产地】温郁金主产浙江瑞安。姜黄主产于四川温江、乐山，广东亦产。广西莪术主产广西，广东亦产。蓬莪术主产四川。

【采收加工】冬季茎叶枯萎后采挖，除去泥沙和细根，蒸或煮至透心，干燥。

【性状鉴别】

（1）温郁金　呈长圆形或卵圆形，稍扁，有的微弯曲，两端渐尖，长 3.5～7cm，直径 1.2～2.5cm。表面灰褐色或灰棕色，具不规则的纵皱纹，纵纹隆起处色较浅。质坚实，断面灰棕色，角质样；内皮层环明显。气微香，味微苦。

（2）黄丝郁金　呈纺锤形，有的一端细长，长 2.5～4.5cm，直径 1～1.5cm。表面棕灰色或灰黄色，具细皱纹。断面橙黄色，外周棕黄色至棕红色。气芳香，味辛辣。

（3）桂郁金　呈长圆锥形或长圆形，长 2～6.5cm，直径 1～1.8cm。表面具疏浅纵纹或较粗糙网状皱纹。气微，味微辛苦。

（4）绿丝郁金　呈长椭圆形，较粗壮，长 1.5～3.5cm，直径 1～1.2cm。气微，味淡。

（5）饮片　呈椭圆形或长条形薄片。外表皮灰黄色、灰褐色至灰棕色，具不规则的纵皱纹。切面灰棕色、橙黄色至灰黑色。角质样，内皮层环明显。

【显微鉴别】 横切面。

（1）温郁金　①表皮细胞有时残存，外壁稍厚。②根被狭窄，为 4~8 列细胞，壁薄，略呈波状，排列整齐。③皮层宽约为根直径的 1/2，油细胞难察见，内皮层明显。④中柱韧皮部束与木质部束各 40~55 个，间隔排列；木质部束导管 2~4 个，并有微木化的纤维，导管多角形，壁薄，直径 20~90μm。⑤薄壁细胞中可见糊化淀粉粒。

（2）黄丝郁金　①根被最内层细胞壁增厚。②中柱韧皮部束与木质部束各 22~29 个，间隔排列；有的木质部导管与纤维连接成环。③油细胞众多。④薄壁组织中随处散有色素细胞。

（3）桂郁金　①根被细胞偶有增厚，根被内方有 1~2 列厚壁细胞，成环，层纹明显。②中柱韧皮部束与木质部束各 42~48 个，间隔排列；导管类圆形，直径可达 160μm。

（4）绿丝郁金　①根被细胞无增厚。②中柱外侧的皮层处常有色素细胞。③韧皮部皱缩，木质部束 64~72 个，导管扁圆形。

【化学成分】 主要含挥发油约 6%，油的主要成分为姜黄烯 65.5%、倍半萜烯醇 22%、樟脑 2.5%、莰烯 0.8%。此外，还有姜黄素、香豆素、阿魏酸、二-对香豆酰甲烷等。其他成分与莪术类同。

【理化鉴别】 取本品粉末，加无水乙醇超声提取，制备供试品溶液。郁金对照药材作对照。硅胶 G 薄层板，以正己烷-乙酸乙酯（17∶3）为展开剂，以 10% 硫酸乙醇溶液显色，置日光和紫外光灯（365nm）下检视。供试品色谱中，在与对照药材色谱相应的位置上，显相同颜色的主斑点或荧光斑点。

【质量评价】

（1）经验鉴别　以质坚实、外皮皱纹细、断面色黄者为佳。一般认为黄丝郁金质量最佳。

（2）水分不得过 15.0%；总灰分不得过 9.0%。

【性味功效】 性寒，味辛、苦。活血止痛，行气解郁，清心凉血，利胆退黄。

高良姜 Gaoliangjiang

Alpiniae officinarum Rhizoma

本品为姜科（Zingiberaceae）植物高良姜 *Alpinia officinarum* Hance 的干燥根茎。呈圆柱形，多弯曲，有分枝，长 5~9cm，直径 1~1.5cm。表面棕红色至暗褐色，有细密的纵皱纹和灰棕色的波状环节，节间长 0.2~1cm，一面有圆形的根痕。质坚韧，不易折断，断面灰棕色或红棕色，纤维性，中柱约占 1/3。气香，味辛辣。横切面为：①表皮细胞外壁增厚，有的含红棕色物；②皮层中叶迹维管束较多，外韧型；③内皮层明显；④中柱外韧型维管束甚多，束鞘纤维成环，木化；⑤皮层及中柱薄壁组织中散有多数分泌细胞，内含黄色或红棕色树脂状物；薄壁细胞充满淀粉粒。性热，味辛。温胃止呕，散寒止痛。

天麻 Tianma

Gastrodiae Rhizoma

【本草考证】 原名赤剑。载于《神农本草经》，列为上品。《开宝本草》载有天麻。寇宗奭谓："赤剑天麻苗也"。苏颂谓："赤剑是芝类。茎是箭杆，赤色、上端有花，叶赤色，

扫码"学一学"

远看如箭有羽……其根皮肉质，大类天门冬，惟无心脉尔。去根五六寸，有十余子卫之，似芋，可生啖之。"历代本草记载与现代所用天麻相符。

【来源】 为兰科（Orchidaceae）植物天麻 *Gastrodia elata* Bl. 的干燥块茎。

【植物形态】 为多年生寄生植物，寄主为密环菌 *Armillaria mellea*（Vahl. ex Fr.）Quel，以密环菌的菌丝或菌丝的分泌物为营养来源。块茎肉质肥厚，长圆形，茎直立，黄红色。叶退化成膜质鳞叶，互生，下部短鞘状抱茎。总状花序顶生，苞片呈披针形或狭披针形，膜质，具细脉；花黄绿色，花被片下部合生成歪壶状；顶端5裂，唇瓣高于花被管2/3；能育冠状雄蕊1枚，着生于雌蕊上端；子房柄扭转。蒴果长圆形。种子多数，细小，呈粉状。花期6~7月，果期7~8月。

【产地】 主产于四川、云南、贵州等省。东北及华北各地亦产。

【采收加工】 立冬后至次年清明前采挖，立即洗净，除去粗皮，蒸透，敞开，低温（60℃以下）干燥。

【性状鉴别】 呈椭圆形或长条形，略扁，皱缩而稍弯曲，长3~15cm，宽1.5~6cm，厚0.5~2cm。表面黄白色至黄棕色，有纵皱纹及由潜伏芽排列而成的横环纹多轮，有时可见棕褐色菌索。顶端有红棕色至深棕色干枯芽苞，习称"鹦哥嘴"或"红小辫"；或为残留茎基。另端有自母麻脱落后的圆脐形瘢痕。质坚硬，不易折断。断面较平坦，黄白色至淡棕色，角质样。气微，味甘。（图8-128）

饮片：呈不规则的薄片。外表皮淡黄色至淡黄棕色，有时可见点状排成的横环纹。切面黄白色至淡棕色。角质样，半透明。气微，味甘。

【显微鉴别】

（1）横切面　①表皮有残留，下皮由2~3列切向延长的栓化细胞组成。②皮层为10数列多角形细胞，有的含草酸钙针晶束。较老块茎皮层与下皮相接处有2~3列椭圆形厚壁细胞，木化，纹孔明显。③中柱占绝大部分，有小型周韧维管束散在。④薄壁细胞中含有多糖类团块状物，遇碘液显暗棕色，有的薄壁细胞内含草酸钙针晶束。（图8-129，图8-130）

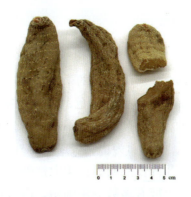

图8-128　天麻药材图

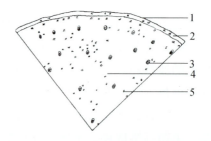

图8-129　天麻块茎横切面组织简图

1. 表皮　2. 皮层　3. 维管束　4 中柱　5. 草酸钙针晶

（2）粉末　黄白色至黄棕色。①厚壁细胞椭圆形或类多角形，直径70~180μm，壁厚3~8μm，木化，纹孔明显。②草酸钙针晶成束或散在，长25~75（93）μm。③用醋酸甘油水装片观察含糊化多糖类物的薄壁细胞无色，有的细胞可见长卵形、长椭圆形或类圆形颗粒，遇碘液显棕色或淡棕紫色。④螺纹导管、网纹导管及环纹导管直径8~30μm。（图8-131）

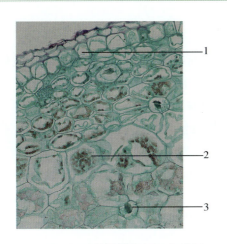

图 8 - 130　天麻块茎横切面组织详图

1. 皮层　2. 多糖类团块　3. 草酸钙针晶

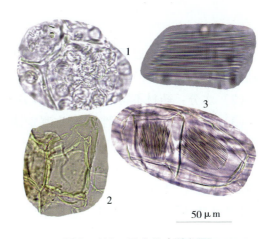

图 8 - 131　天麻粉末特征图

1. 多糖类团块　2. 厚壁细胞　3. 草酸钙针晶

【化学成分】 含对羟基苯甲醇 -β- D - 葡萄吡喃糖苷，即天麻素（天麻苷）（gastrodin）。尚含赤剑苷（gastrodioside）、对羟苄基甲醚、4 -（4′-羟苄氧基）苄基甲醚、双（4 - 羟苄基）醚，以及对羟基苯甲醛、对羟基苯甲醇（天麻苷元）、派立辛（parishin）、β-谷甾醇、柠檬酸及其单甲酯、棕榈醇、琥珀酸、胡萝卜苷等。

glu—O—⟨⟩—CH₂OH

天麻素

【理化鉴别】

（1）取本品粉末甲醇超声提取，制备供试品溶液。天麻对照药材、天麻素对照品作对照。硅胶 G 薄层板，以二氯甲烷 - 乙酸乙酯 - 甲醇 - 水（2∶4∶2.5∶1）为展开剂，以对羟基苯甲醛溶液显色。供试品色谱中，在与对照药材色谱和对照品色谱相应的位置上，显相同颜色的斑点。

（2）特征图谱　取本品粉末 50% 甲醇超声提取，制备供试品溶液。天麻对照药材、天麻素对照品、对羟基苯甲醇对照品为参照。高效液相色谱法测定。供试品色谱中应呈现 6 个特征峰，并应与对照药材色谱中的 6 个特征峰相对应。其中峰 1、峰 2 应与天麻素对照品和对羟基苯甲醇对照品参照物峰保留时间一致。

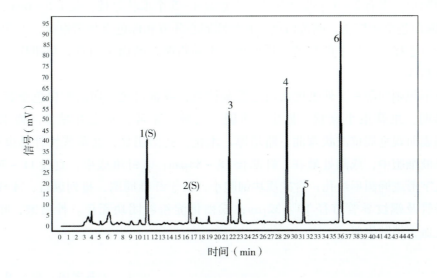

对照特征图谱

峰 1（S1）：天麻素；峰 2（S2）：对羟基苯甲醇；峰 3：巴利森苷 E；

峰 4：巴利森苷 B；峰 5：巴利森苷 C；峰 6：巴利森苷

【质量评价】

（1）经验鉴别　以质地坚实沉重、有鹦哥嘴、断面明亮、无空心者（冬麻）质佳；质地轻泡、有残留茎基、断面色晦暗、空心者（春麻）质次。

（2）水分：药材不得过15.0%，饮片不得过12.0%；总灰分不得过4.5%。

（3）浸出物　照醇溶性浸出物测定法项下的热浸法测定，用稀乙醇作溶剂，不得少于15.0%。

（4）含量测定　照高效液相色谱法测定，含天麻素（$C_{13}H_{18}O_7$）和对羟基苯甲醇（$C_7H_8O_2$）的总量不得少于0.25%。

【性味功效】　性平，味甘。息风止痉，平抑肝阳，祛风通络。

知识拓展

（1）天麻过去全为野生，现野生变家种开始大面积栽培供药用。用密环菌的培养液做成制剂，经药理和临床证明具有与天麻类似的功效。

（2）天麻较常见的伪品过去有茄科植物马铃薯 *Solanum tuberosum* L. 的干燥块茎、菊科植物大丽菊 *Dahlia pinnata* Cav. 的干燥块根、紫茉莉科植物紫茉莉 *Mirabilis jalapa* L. 的干燥根及菊科植物双舌蟹甲草 *Cacalia davidii*（F.）Hand - Mazz 的干燥根茎（"羊角天麻"），均不能作天麻用。近年来尚发现有美人蕉科芭蕉芋 *Canna edulis* Ker. 的根茎。圆锥形，顶端有残留的茎基，其外包有叶鞘。表面黄白色有粉霜，未去皮的可见轮状环节。质坚。断面半角质状，带粉性。有焦糖气，味甘。粉末可见草酸钙簇晶和糊化的淀粉粒及分泌腔。天麻伪品较多，应注意鉴别。

白及 Baiji

Bletillae Rhizoma

本品为兰科（Orchidaceae）植物白及 *Bletilla striata*（Thunb.）Reichb. f. 的干燥块茎。呈不规则扁圆形，多有2~3个瓜状分枝，少数具4~5个瓜状分枝，长1.5~6cm，厚0.5~3cm。表面灰白色至灰棕色，或黄白色，有数圈同心环节和棕色点状须根痕，上面有突起的茎痕，下面有连接另一块茎的痕迹。质坚硬，不易折断，断面类白色，角质样。气微，味苦，嚼之有黏性。

饮片呈不规则的薄片。外表皮灰白色至灰棕色，或黄白色。切面类白色至黄白色，角质样，半透明，维管束小点状，散生。质脆。气微，味苦，嚼之有黏性。粉末特征为：①表皮细胞表面观垂周壁波状弯曲，略增厚，木化，孔沟明显；②草酸钙针晶束存在于大的类圆形黏液细胞中，或随处散在，针晶长18~88μm；③纤维成束，直径11~30μm，壁木化，具人字形或椭圆形纹孔；含硅质块细胞小，位于纤维周围，排列纵行；④梯纹导管、具缘纹孔导管及螺纹导管直径10~32μm；⑤糊化淀粉粒团块无色。性微寒，味苦、甘、涩。收敛止血，消肿生肌。

（李宝国　张　慧　王添敏
罗　容　图　雅　袁久志
高建平）

扫码"练一练"

230

第九章　茎木类中药

📖 **学习目标**

1. **掌握**　木类药材三切面组织鉴别要点；药材木通、大血藤、鸡血藤、沉香、钩藤和石斛及其饮片的来源、产地、采收加工、化学成分、性状鉴别、显微鉴别和理化鉴别等。

2. **熟悉**　药材通草及其饮片的来源、化学成分、性状鉴别和显微鉴别等。

3. **了解**　药材川木通、苏木和降香及其饮片的来源、性状鉴别和经验鉴别等。

扫码"学一学"

第一节　概　述

茎木类中药是茎（Caulis）类中药和木（Lignum）类中药的总称。

茎类中药主要指药用植物地上茎或茎的一部分，多数为木本植物的茎，少数是草本植物的茎藤。木本植物药用部位是茎藤的如海风藤、大血藤、鸡血藤等；药用茎枝（Ramulus）的如桂枝、桑枝等；药用茎刺（Spina）的如皂角刺；药用茎翅状附属物的如鬼箭羽；药用茎髓（Medulla）的如通草、灯心草、小通草等；草本植物药用部位是茎的如苏梗，药用茎藤的如天仙藤等。

木类中药指木本植物的树干剥去树皮后的木材部分，包括形成层以内木质部的部分。木材可分为边材和心材两部分。边材形成较晚，含水分较多，颜色较浅，亦称液材；心材形成较早，位于木质部内方，蓄积了较多的物质，如树脂、树胶、丹宁、油类等，颜色较深，质地较致密。因此，木类中药大多采用心材，如降香、苏木等。

一、性状鉴别

应注意其形状、大小、粗细、表面、颜色、皱纹、质地、折断面及气、味等特征。

茎类中药多呈圆柱形，也有扁圆柱形、方柱形的。多有明显的节和节间。表面大多为棕黄色，少数具特殊颜色。外表粗糙，可见深浅不一的裂纹及皮孔，节膨大，具叶痕及枝痕。质地坚实。断面纤维性或裂片状，木部占大部分，呈放射状排列；有的导管孔明显可见，如木通、青风藤；有的可见特殊的环纹，如鸡血藤。气味常可以帮助鉴别，如海风藤味苦，有辛辣感，青风藤味苦而无辛辣感。

木类中药多呈不规则的块状、厚片状或长条状。表面颜色不一。较坚硬，可通过形状、色泽、表面纹理与斑块、质地、气味及水试（如苏木投于热水中，水染成桃红色；降香入水下沉）或火试（如沉香燃烧时有浓烟及强烈香气，并有黑色油状物渗出；降香火烧有黑烟及油冒出，残留白色灰烬）予以鉴别。

二、显微鉴别

（一）茎类中药的组织构造

一般应制成横切片、纵切片、解离组织片、粉末制片等，观察其组织结构特征时应注意以下几部分的特征。

1. 周皮或表皮 木栓细胞的形状、层数、增厚情况，落皮层有无等；幼嫩茎的周皮尚不发达，常可见到表皮组织；草质茎大多最外方为表皮，角质层的厚度、毛茸有无是鉴别特征。

2. 皮层 注意其存在与否及在横切面中所占比例，木栓形成层如发生在皮层以内，则初生皮层就不存在，而由栓内层（次生皮层）所代替；木栓形成层如发生在皮层，则初生皮层部分存在，其外方常分化为厚角组织或厚壁组织。注意观察细胞的形态及内含物等。

3. 韧皮部 筛管群、韧皮薄壁组织、韧皮射线所占比例；有无分泌组织及厚壁组织的存在等；细胞中是否有内含物，如结晶体等；各种组织、细胞的形态及排列情况。

4. 形成层 是否明显，一般都成环状。

5. 木质部 导管、管胞、木纤维、木薄壁细胞及木射线细胞的形态和排列情况。

6. 髓部 大多由薄壁细胞构成，多具明显的细胞间隙，有的细胞可见圆形单纹孔。有的髓周围具厚壁细胞，散在或形成环髓纤维或环髓石细胞。草质茎髓部较发达，木质茎髓部较小。

除注意以上各类组织的排列，各种细胞的分布，细胞内含物如各类结晶体、淀粉粒等特征的有无及形状外，有的需通过解离组织制片法，仔细观察各类厚壁组织的细胞形态、细胞壁的厚度和木化程度，有无壁孔、层纹和分隔。

双子叶植物木质茎藤，有的具有异常构造，其韧皮部和木质部层状排列成数轮，如鸡血藤。有的髓部具数个维管束，如海风藤。有的具有内生韧皮部，如络石藤。

（二）木类中药的组织构造

一般分别制作三个方向的切片：即横切片、径向纵切片和切向纵切片，其中径向纵切面是通过圆心半径方向的纵切面；切向纵切面是不通过圆心且与半径方向垂直的纵切面。另外还可配合制作解离组织片和粉末片。观察时应注意下列组织的特征。

1. 导管 注意导管分子的形状、宽度及长度，导管壁的类型。通常木类中药的导管大多为具缘纹孔及网纹导管；导管分子的末梢壁上的穿孔呈圆形或斜梯形，在解离组织及纵切面上易察见。此外应注意导管中有无侵填体及侵填体的形状和颜色。

松柏科植物的木材没有导管，而为管胞。管胞不像导管由许多细胞形成长管状，而是两端较狭细无明显末梢壁（纤维状管胞），即使有斜形末梢壁，也无穿孔而只有纹孔，且纹孔的膜是完整的。管胞侧壁上的纹孔通常是具缘纹孔。

2. 木纤维 占木材的大部分，纵切面观为狭长的厚壁细胞，长度为宽度的 30～50 倍，细胞腔狭小，壁厚，有斜裂隙状的单纹孔（大多向左倾斜）；少数细胞腔较宽。有些纤维胞腔中具有中隔，称为分隔纤维。横切面观多呈类三角形，具胞腔。

3. 木薄壁细胞 是贮藏养料的生活细胞，有时内含淀粉粒或草酸钙结晶。细胞壁有时增厚或有单纹孔，大多木质化。

4. 木射线 细胞形状与木薄壁细胞相似，但切面上的位置和排列形式则不同，射线细

232

胞的长轴通常是半径向的，和导管及纤维的长轴相垂直。不同的切面，射线表现形式不一，横切面所见射线是从中心向四周发射的辐射状线条，显示射线的宽度。切向纵切面所见射线的轮廓略呈纺锤形，显示射线的宽度和高度，是射线的横切（其他组成细胞均系纵切）。径向纵切面所见各组成细胞均是纵切，所见射线是多列长形细胞，从中部向外周横叠着，显示射线的高度。射线细胞由薄壁细胞组成，细胞壁木化，有的可见壁孔，胞腔内常见淀粉粒或草酸钙结晶。（图9-1）

此外，注意木类中药有时可见到内涵韧皮部，如沉香。

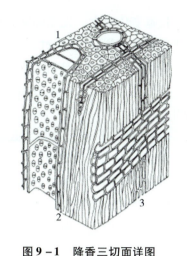

图9-1 降香三切面详图

1. 横切面 2. 切向纵切面 3. 径向纵切面

第二节 常用茎木类中药鉴定

川木通 Chuanmutong

Clematidis Armandii Caulis

本品为毛茛科植物小木通 *Clematis armandii* Franch. 或绣球藤 *C. montana* Buch. – Ham. 的干燥藤茎。呈长圆柱形，略扭曲，长50~100cm，直径2~3.5cm。表面黄棕色或黄褐色，有纵向凹沟及棱线；节处多膨大，有叶痕及侧枝痕；残余皮部易撕裂。质坚硬，不易折断。切片厚0.2~0.4cm，边缘不整齐，残存皮部黄棕色，木部浅黄棕色或浅黄色，有黄白色放射状纹理及裂隙，其间布满导管孔，髓部较小，类白色或黄棕色，偶有空腔。气微，味淡。一般以切面色黄白、无黑心者为佳。本品性寒，味苦。用于利尿通淋，清心除烦，通经下乳。

木通 Mutong

Akebiae Caulis

【来源】 为木通科（Lardizabalaceae）植物木通 *Akebia quinata* (Thunb.) Decne.、三叶木通 *A. trifoliata* (Thunb.) Koidz. 或白木通 *A. trifoliata* (Thunb.) Koidz. var. *australis* (Diels) Rehd. 的干燥藤茎。

【植物形态】

（1）木通 为落叶木质缠绕灌本，全株无毛。幼枝灰绿色，有纵纹。掌状复叶，小叶片5，倒卵形或椭圆形，长3~6cm，先端圆常微凹至具一细短尖，基部圆形或楔形，全缘。短总状花序腋生，花单性，雌雄同株；花序基部着生1~2朵雌花，上部着生密而较细的雄花；花被3；雄花具雄蕊6个；雌花较大，有离生雌蕊2~13。果肉质，浆果状，长椭圆形，或略呈肾形，两端圆，长约8cm，直径2~3cm，熟后紫色，柔软，沿腹缝线开裂。种子多数，长卵而稍扁，黑色或黑褐色。花期4~5月，果熟期8月。

（2）三叶木通 与木通的主要区别点：叶为三出复叶；小叶卵圆形、宽卵圆形或长卵

扫码"学一学"

形，长宽变化很大，先端钝圆、微凹或具短尖，基部圆形或楔形，有时微呈心形，边缘浅裂或呈波状，侧脉 5~6 对。

（3）白木通　本变种形态与三叶木通相近，但小叶全缘，质地较厚。

【产地】木通主产于江苏、浙江、安徽等省；三叶木通主产于浙江；白木通主产于四川。

【采收加工】秋季采收，截取茎部，除去细枝，阴干。

【性状鉴别】呈圆柱形，常稍扭曲，长 30~70cm，直径 0.5~2cm。表面灰棕色至灰褐色，外皮粗糙而有许多不规则的裂纹或纵沟纹，具突起的皮孔。节部膨大或不明显，具侧枝断痕。体轻，质坚实，不易折断，断面不整齐，皮部较厚，黄棕色，可见淡黄色颗粒状小点，木部黄白色，射线呈放射状排列，髓小或有时中空，黄白色或黄棕色。气微，味微苦而涩。

饮片：呈圆形、椭圆形或不规则形片。外表面灰棕色或灰褐色。切面射线呈放射状排列，髓小或有时中空。气微，味微苦而涩。

【显微鉴别】

1. 茎横切面

（1）木通　①木栓细胞数列，常含有褐色内含物；②栓内层细胞含草酸钙小棱晶，含晶细胞壁不规则加厚，微木化；③皮层细胞 6~10 列，有的也含数个小棱晶；④中柱鞘部位含晶纤维束与含晶石细胞群交替排列成连续的浅波浪形环带；⑤维管束 16~26 个；⑥髓部细胞明显。

（2）三叶木通　与木通极相似，主要区别为木栓细胞无褐色内含物。

（3）白木通　主要区别为含晶石细胞群仅存在于射线外侧；维管束 13 个。

2. 粉末　浅棕色或棕色。①含晶石细胞方形或长方形，胞腔内含 1 至数个棱晶；②中柱鞘纤维细长梭形，直径 10~40μm，胞腔内含密集的小棱晶，周围常可见含晶石细胞；③木纤维长梭形，直径 8~28μm，壁增厚，具裂隙状单纹孔或小的具缘纹孔；④具缘纹孔导管直径 20~110（220）μm，纹孔椭圆形、卵圆形或六边形。

【化学成分】含苷类化合物，如木通苯乙醇苷 B（calceolarioside B）、木通皂苷（akeboside）Sta、Stb、Stc、Std、Ste、Stf、Stg$_1$、Stg$_2$、Sth、Stj、Stk 等。另含齐墩果酸（oleanolic acid）、常春藤皂苷元（hederagenin）、白桦脂醇（betulin）等。

【理化鉴别】以木通苯乙醇苷 B 对照品作对照，用硅胶 G 薄层板，以三氯甲烷 - 甲醇 - 水（30∶10∶1）为展开剂，展开，以 2% 香草醛硫酸溶液显色。供试品色谱中，在与对照品色谱相应的位置上，显相同颜色的斑点。

【质量评价】

（1）经验鉴别　以条匀、断面色黄者为佳。

（2）水分不得过 10.0%；总灰分不得过 6.5%。

（3）含量测定　照高效液相色谱法测定。本品按干燥品计算，含木通苯乙醇苷 B（C$_{23}$H$_{26}$O$_{11}$）不得少于 0.15%。

【性味功效】苦，寒，归心、小肠、膀胱经。利尿通淋，清心除烦，通经下乳。

【附注】

1. 关木通　为马兜铃科植物东北马兜铃 Aristolochia manshuriensis Kom. 的干燥藤茎。主产东北地区。性状：呈长圆柱形，稍扭曲，表面灰黄色或棕黄色，节部稍膨大。体轻，质硬，不易折断，断面黄色或淡黄色，显微：皮部薄，木部宽广，有多层整齐环状排列的导管，射线放射状，髓部不明显。摩擦残余粗皮，有樟脑样臭味。气微，味苦。主要含马兜铃酸（aristolochic acid）、齐墩果酸、常春藤皂苷元等。马兜铃酸具有肾毒性。曾收入《中药药典》，但从 2005 年版起已取消了关木通的药品标准。

2. 木通与川木通鉴别特征对比

		木通	川木通
来源		木通科植物木通 Akebia quinata（Thunb.） Decne. 三叶木通 A. trifoliata（Thunb.） Koidz. 或白木通 A. trifoliata（Thunb.） Koidz. var. australis（Diels） Rehd. 的干燥藤茎	毛茛科植物绣球藤 Clematis montana Buch. – Ham. 或小木通 C. armandii Franch. 的干燥藤茎
性状	表面	灰棕色或灰褐色，外皮粗糙，而有许多不规则的裂纹或纵沟纹，具突起的皮孔；节膨大或不明显，具侧枝断痕	黄棕色或黄褐色，有纵向凹沟及棱线；节处多膨大，有叶痕及侧枝痕；残存皮部易撕裂
	质地	体轻，质坚实	质坚硬，不易折断
	断面	断面不整齐，皮部较厚，黄棕色，可见淡黄色颗粒小点，木部黄白色，射线成放射状排列，髓小或有时中空，黄白色或黄棕色	边缘不整齐，残存皮部黄棕色，木部浅黄棕色或浅黄色，有白色放射状纹理及裂隙，其间布满导管孔，髓部较小，类白色或黄棕色，偶有空腔
	气味	味微苦而涩	味淡
经验鉴别		以条匀、断面色黄者为佳	以切面色黄白、无黑心者为佳

大血藤 Daxueteng

Sargentodoxae Caulis

扫码"学一学"

【本草考证】 原名红藤。《图经本草》称血藤。谓："血藤，生信州，叶如婆可叶，根大如拇指，其色黄，五月采，行血、治气块。"并附有信州血藤图，与本种近似。吴其濬谓："罗思举《简易本草》大血藤即千年健，汁浆即见血飞，……雌雄二本。治筋骨疼痛，追风健腰膝。今江西庐山多有之，土名大活血。蔓生紫茎，一枝三叶，宛如一叶擘分。或半边圆，或有角而方，无定形，光滑厚韧。根长数尺，外紫内白。有菊花心，掘出曝之，紫液津润。浸酒一宿红艳如血。"该书认为大血藤即是《图经本草》的血藤，与现今使用的品种一致。

【来源】 为木通科（Lardizabalaceae）植物大血藤 Sargentodoxa cuneata（Oliv.） Rehd. et Wils. 的干燥藤茎。

【植物形态】 落叶木质藤本，长达 10m。叶互生；三出复叶，中央小叶有柄，叶片菱状倒卵圆形至卵圆形，两侧小叶几无柄，比中央小叶大，斜卵形。总状花序腋生，下垂；花单性，雌雄异株；萼片与花瓣均为 6 片，绿黄色；雄花有雄蕊 6 个，与花瓣对生；雌花有退化雄蕊 6 个，心皮多数，离生，螺旋状排列于球形的花托上。浆果，熟时黑蓝色。花期 3 ~ 4 月，果期 7 ~ 8 月。

【产地】 主产于湖北、四川、江西等省。

【采收加工】 秋、冬二季采收，除去侧枝，截段，干燥。

【性状鉴别】 呈圆柱形，略弯曲，长 30 ~ 60cm，直径 1 ~ 3cm。表面灰棕色，粗糙，外皮常呈鳞片状剥落，剥落处显暗红棕色，有的可见膨大的节和略凹陷的枝痕或叶痕。质硬，断面皮部红棕色，有数处向内嵌入木部，木部黄白色，有多数细孔状导管，射线呈放射状排列。气微，味微涩。

饮片：呈类椭圆形的厚片。外表面灰棕色、粗糙。切面皮部红棕色，有数处向内嵌入木部，木部黄白色，有多数导管孔，射线呈放射状排列。气微，味微涩。（图9-2）

【显微鉴别】茎横切面：①木栓层由多列细胞组成，内含红棕色物质；②皮层石细胞常数个成群，有的含草酸钙方晶；③维管束外韧型；④韧皮部含黄棕色物质的分泌细胞较多，常切向排列，与筛管群相间隔，有少数石细胞散在；⑤束内形成层明显；⑥木质部导管多单个散在，类圆形，直径约至400μm，周围有木纤维，壁厚木化；⑦射线宽广，外侧石细胞较多，有的含数个草酸钙方晶。⑧髓部较小，可见石细胞群；⑨薄壁细胞均含棕色或红棕色物质。（图9-3）

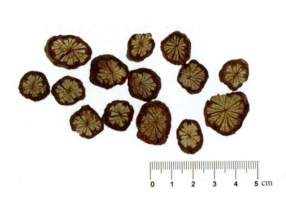

图9-2 大血藤饮片图

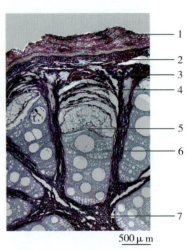

500μm

图9-3 大血藤横切面组织详图
1. 木栓层 2. 皮层 3. 石细胞群
4. 韧皮部 5. 形成层 6. 木质部 7. 髓

【化学成分】含鞣质约7.7%。另含大黄素、大黄素甲醚、胡萝卜苷、无梗五加苷（ac-anthoside）、β-谷甾醇及硬脂酸、毛柳苷（salidroside）、鹅掌楸苷等。

【理化鉴别】以大血藤对照药材作对照，用硅胶G薄层板，以三氯甲烷-丙酮-甲酸（8:1:0.8）为展开剂，展开，以2%三氯化铁乙醇溶液显色。供试品色谱中，在与对照药材色谱相应的位置上，日光下显相同颜色的斑点，紫外光灯下显相同颜色的荧光斑点。

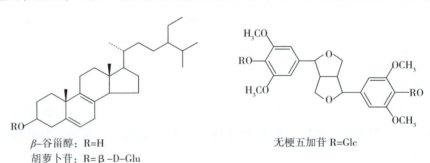

β-谷甾醇：R=H
胡萝卜苷：R=β-D-Glu

无梗五加苷 R=Glc

【质量评价】

（1）经验鉴别 以条匀、粗如指者为佳。

（2）水分不得过12.0%；总灰分不得过4.0%。

（3）浸出物　照醇溶性浸出物测定法项下的热浸法测定，用乙醇作溶剂，不得少于 8.0%。

【性味功效】苦，平。归大肠、肝经。清热解毒，活血，祛风止痛。

苏 木 Sumu

Sappan Lignum

本品为豆科（Leguminosae）植物苏木 *Caesalpinia sappan* L. 的干燥心材。药材呈长圆柱形或对剖半圆柱形，长 10～100cm，直径 3～12cm。表面黄红色至棕红色，具刀削痕，常见纵向裂纹。质坚硬，断面略具光泽，年轮明显，有的可见暗棕色、质松、带亮星的髓部。气微，味微涩。以粗大、质坚实、色红黄者为佳。饮片：呈细条状、不规则片状，或为粗粉。片、条表面黄红色至棕红色，常见纵向纹理，质坚硬，有的可见暗棕色、质松、带亮星的髓部。本品性平，味甘、咸。用于活血祛瘀，消肿止痛。

鸡 血 藤 Jixueteng

Spatholobi Caulis

扫码"学一学"

【本草考证】鸡血藤名始见于《本草备要》，《本草纲目拾遗》载有鸡血藤胶，但其植物描述和附图，均与现今商品鸡血藤不同。

【来源】为豆科（Leguminosae）植物密花豆 *Spatholobus suberectus* Dunn 的干燥藤茎。

【植物形态】木质大藤本，长达数十米，老茎扁圆柱形，稍扭转。三出复叶互生，有长柄，小叶宽卵形，长 10～20cm，宽 7～15cm，先端短渐尖，基部圆形或浅心形，背脉腋间常有黄色柔毛，小托叶针状。大型圆锥花序生枝顶叶腋，花近无柄；花萼肉质筒状，被白毛；蝶形花冠白色，肉质。荚果扁平，刀状，长 8～10.5cm，宽 2.5～3cm，被绒毛，种子一粒，生荚果顶端。花期 6～7 月，果期 8～12 月。

【产地】主产于广东、广西、云南等省区。

【采收加工】秋冬两季采收，除去枝叶，切片或切段晒干。

【性状鉴别】呈椭圆形、长矩圆形或不规则的斜切片，厚 0.3～1cm。栓皮灰棕色，有的可见灰白色的斑，栓皮脱落处显红棕色。质坚硬。切面木部红棕色或棕色，导管孔多数；韧皮部有树脂状分泌物呈红棕色至黑棕色，与木部相间排列呈数个同心性椭圆形环或偏心性半圆形环；髓部偏向一侧。气微，味涩。（图 9-4）

【显微鉴别】

（1）茎横切面　①木栓细胞数列，含棕红色物；②皮层狭窄，散有石细胞群，胞腔内充满棕红色物，薄壁细胞含草酸钙方晶；③维管束异型，由韧皮部与木质部相间排列成数轮；④韧皮部最外侧为石细胞与纤维组成的厚壁细胞层；射线多被挤压；分泌细胞甚多，充满红棕色物，常数个至 10 多个切向排列成带状；纤维束较多，非木化至微木化，周围细胞含草酸钙方晶，形成晶纤维，含晶细胞壁木化增厚；石细胞群散在；⑤木质部射线有的含棕红色物；导管多单个散在，类圆形，直径约至 400μm；木纤维束亦均形成晶纤维；木薄壁细胞少数含棕红色物。（图 9-5）

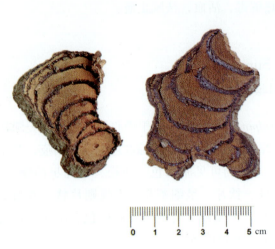

图 9-4　鸡血藤饮片图

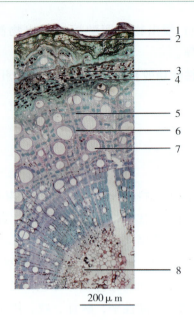

200μm

图 9-5　鸡血藤横切组织详图

1. 木栓层　2. 皮层　3. 韧皮部
4. 分泌细胞 5. 纤维束　6. 射线
7. 导管　8. 髓

（2）粉末　棕黄色。①棕红色块散在，形状、大小及颜色深浅不一；②具缘纹孔导管为主，直径 20～400μm，有的含黄棕色物；③石细胞单个散在或 2～3 个成群，淡黄色，呈长方形、类圆形、类三角形或类方形，直径 14～75μm，层纹明显；④纤维束周围的细胞含草酸钙方晶，形成晶纤维；⑤草酸钙方晶呈类双锥形或不规则形。

【化学成分】含多种异黄酮、二氢黄酮、查耳酮，如芒柄花素（formononetin）。另含拟雌内酯类、三萜类、甾醇类、鞣质类成分等。

【理化鉴别】取本品粉末加乙醇超声处理，滤过，滤液蒸干，加水溶解，用乙酸乙酯振摇提取，挥干，加甲醇使溶解，作为供试品。另取鸡血藤对照药材同法制成对照药材溶液。点于硅胶 GF$_{254}$薄层板上，以二氯甲烷－丙酮－甲醇－甲酸（8：1.2：0.3：0.5）为展开剂展开，置紫外光灯（254nm）下检视。供试品色谱中，在与对照药材色谱相应的位置上，显相同颜色的荧光斑点。

【质量评价】

（1）经验鉴别　以条匀、切面有赤褐色层圈、树脂状分泌物多者为佳。

（2）水分不得过 13.0%；总灰分不得过 4.0%。

（3）浸出物　照醇溶性浸出物测定法项下的热浸法测定，用乙醇作溶剂，不得少于 8.0%。

【性味功效】苦、甘，温。归肝、肾经。活血补血，调经止痛，舒筋活络。

降香 Jiangxiang

Dalbergiae Odoriferae Lignum

本品为豆科（Leguminosae）植物降香檀 *Dalbergia odorifera* T. Chen 树干和根的干燥心材。药材呈类圆柱形或不规则块状。表面紫红色或红褐色，切面有致密的纹理。质硬，有油性。气微香，味微苦。入水下沉。火烧有黑烟及油冒出，残留白色灰烬。以色紫红、质坚实、富油性、香气浓者为佳。本品性温，味辛。用于化瘀止血，理气止痛。

沉 香 Chenxiang

Aquilariae Lignum Resinatum

扫码"学一学"

扫码"看一看"

【本草考证】始载于《名医别录》，列为上品。苏恭谓："沉香、青桂、鸡骨、马蹄、煎香，同是一树，出天竺诸国，木似榉柳，树皮青色。叶似橘叶，经冬不凋。夏生花，白而圆。秋结实似槟榔，大如桑椹，紫而味辛。"沈怀远《南越志》谓："交趾蜜香树，彼人取之，先断其积年老木根，经年其外皮干俱朽烂，木心与枝节不坏，坚黑沉水者，即沉香也。半浮半沉与水面平者，为鸡骨香。细枝坚实未烂者，为清桂香。其干为栈香，其根为黄熟香。其根节轻而大者，为马蹄香。此六物同出一树，有精粗之异尔。"白木香始载于唐《本草拾遗》，云："密香生交州，大树节如沉香。"《本草纲目拾遗》云："产琼者名土伽南，状如油迷，剖之香特酷烈。"所述乃此种。

【来源】为瑞香科（Thymelaeaceae）植物白木香 *Aquilaria sinensis*（Lour.）Gilg 含有树脂的木材。

【植物形态】为常绿乔木，小枝被柔毛，芽密被长柔毛。单叶互生，革质，叶片卵形或倒卵形至长圆形，先端渐尖，基部楔形，全缘。伞形花序，被灰色柔毛，小花梗长 0.5 ～ 1.2cm；花被钟状，5 裂，黄绿色，被柔毛，喉部具密被柔毛的鳞片 10 枚。蒴果木质，倒卵形，扁平，长 2.5 ～ 3cm，密被灰色柔毛，基部有宿存略为木质的花被。种子卵形，基部有尾状附属体，长为种子的 2 倍。花期 3 ～ 5 月，果期 6 ～ 7 月。

【产地】主产于广东、海南、广西等省区。我国台湾亦有栽培。

【采收加工】全年均可采收，割取含树脂的木材，除去不含树脂的部分，阴干。

【性状鉴别】呈不规则块状、片状或盔帽状，有的为小碎块。表面凹凸不平，有刀痕，偶有孔洞，可见黑褐色树脂与黄白色木部相间的斑纹、孔洞及凹窝。表面多呈朽木状。质较坚实，断面刺状。气芳香，味苦。（图 9 - 6）

饮片：呈不规则的片状、长条形或类方形小碎块状。表面凹凸不平；有刀痕，孔洞，可见黑色树脂与黄白色木部交错的纹理。质较坚实，刀切面平整，折断面刺状。有特殊香气，味苦。粉末呈淡棕色。

【显微鉴别】

（1）横切面　①木射线宽 1 ～ 2 列细胞，充满含棕色树脂状物质；②导管呈圆形、多角形，直径 42 ～ 128μm，有的含棕色树脂；③木纤维多角形，直径 20 ～ 45μm，壁稍厚，木化；④内涵韧皮部（木间韧皮部）扁长椭圆状或条带状，常与射线相交，细胞壁薄，非木化，内含棕色树脂；其间散有少数纤维；⑤有的薄壁细胞含草酸钙柱晶。

（2）切向纵切面　①木射线条状排列，宽 1 ～ 2 列细胞，高 4 ～ 20 个细胞；②导管为具缘纹孔，长短不一，多为短

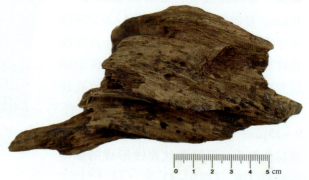

图 9 - 6　沉香药材图

节导管，两端平截，具缘纹孔排列紧密，互列，导管直径 42～128μm，内含黄棕色树脂团块；③纤维细长，直径约 20～45μm，壁较薄，有单纹孔；④内涵韧皮部（木间韧皮部）细胞长方形；⑤管胞壁较薄，有具缘纹孔。

（3）径向纵切面　①木射线排列成横向带状，高 4～20 个细胞，细胞为方型或略长方形；②纤维径向壁上有单纹孔，余同切向纵切面。（图 9－7）

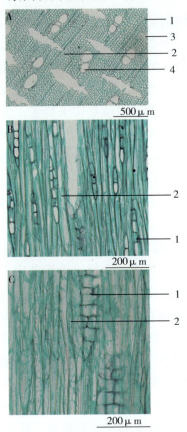

图 9－7　沉香三切面组织详图

A. 横切面　B. 切向纵切面　C. 径向纵切面

1. 射线细胞　2. 纤维　3. 内涵韧皮部　4. 导管

（4）粉末　淡棕色。①纤维状管胞长梭形，多成束，直径 20～30μm，壁较薄，有具缘纹孔；②纤维直径 20～45μm，径向壁上有单斜纹孔；③具缘纹孔导管多见，直径约至 128μm，具缘纹孔排列紧密，互列，导管内棕色树脂团块常破碎脱出；④木射线细胞单纹孔较密；⑤草酸钙柱晶，长 68μm，直径 9～15μm；⑥内涵韧皮薄壁细胞，内含黄棕色物质，可见菌丝腐蚀形成的纵横交错的纹理。（图 9－8）

【化学成分】白木香含挥发油及树脂，油中含有白木香酸（baimuxianic

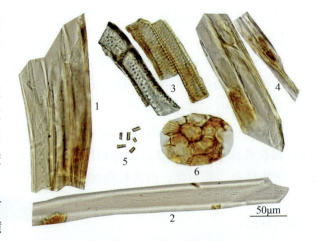

图 9－8　沉香粉末特征图

1. 纤维状管胞　2. 纤维　3. 导管　4. 木射线细胞

5. 草酸钙柱晶　6. 内涵韧皮薄壁细胞

acid）、白木香醇（baimuxianol）、异白木香醇（isobaimuxianol）、白木香醛（baimuxinal）、沉香螺萜醇（agarospirol）及沉香呋喃醇（sinenofuranol）等。受霉菌感染的沉香挥发油中尚含沉香螺醇，α-及β-沉香呋喃，4-羟基二氢沉香呋喃等成分。

沉香螺萜醇、白木香酸及白木香醛具有镇静作用。沉香提取物具有解痉作用。

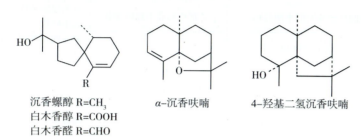

沉香螺醇 R=CH₃
白木香醇 R=COOH
白木香醛 R=CHO

α-沉香呋喃　　4-羟基二氢沉香呋喃

【理化鉴别】

（1）本品燃烧时有油渗出，并有浓烟。

（2）取热浸法乙醇浸出物，进行微量升华，得黄褐色油状物，香气浓郁，于油状物上加盐酸1滴与香草醛少量，再滴加乙醇1～2滴，渐显樱红色，放置后颜色加深。

（3）以沉香对照药材作对照，用硅胶G薄层板，以三氯甲烷-乙醚（10∶1）为展开剂，展开。供试品色谱中，在与对照药材色谱相应的位置上，显相同颜色的荧光斑点。

【质量评价】

（1）经验鉴别　以油润、体重、香气浓、能沉水者为佳。

（2）浸出物　照醇溶性浸出物测定法项下的热浸法测定，用乙醇作溶剂，不得少于10.0%。

（3）特征图谱　高效液相色谱法特征图谱如图9-9所示。

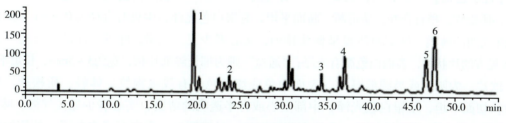

图9-9　对照特征图谱

6个特征峰中：峰1为沉香四醇　峰3为8-氯-2-（2-苯乙基）-5，6，7-三羟基-5，6，7，8-四氢色酮；
峰5为6，4'-二羟基-3'-甲氧基-2-（2-苯乙基）色酮

（4）含量测定　照高效液相色谱法测定，本品按干燥品计算，含沉香四醇（$C_{17}H_{18}O_6$）不得少于0.10%。

【性味功效】辛、苦，微温。归脾、胃、肾经。行气止痛，温中止呕，纳气平喘。

【附注】

1. 伪品　用它种木材加工的伪制品或混充品，呈不规则片状或块状，表面黄白色，可见刀劈痕、伪造的网状纹理及细小的孔洞，无树脂状物。气弱，味淡。

2. 进口沉香　为瑞香科植物沉香 *A. agallocha* Roxb. 含有树脂的心材。主产印度尼西亚、马来西亚、柬埔寨及越南等国。药材呈不规则棒状、片状。表面黄棕色或灰黑色，密布断续棕黑色的细纵纹（系含树脂的部分）；有时可见黑棕色树脂斑痕。质坚硬而重，能沉水或半沉水。气较浓，味苦。燃之发浓烟，香气强烈。醇浸出物35%～50%。

3. 苏木、降香与沉香鉴别特征比较

		苏木	降香	沉香
来源		豆科植物苏木 *Caesalpinia sappan* L. 的干燥心材	豆科植物降香檀 *Dalbergia odorifera* T. Chen 树干和根的干燥心材	瑞香科植物白木香 *Aquilaria sinensis* (Lour.) Gilg 含有树脂的木材
性状	形状	呈长圆柱形或对剖半圆柱形	呈类圆柱形或不规则块状	呈不规则块状、片状或盔帽状，有的为小碎块
	表面	表面黄红色至棕红色，具刀削痕，常见纵向纹理	表面紫红色或红褐色	表面凹凸不平，有刀痕，偶有孔洞，可见黑褐色树脂与黄白色木部相间的斑纹、孔洞及凹窝。表面多呈朽木状
	质地	质坚硬	质硬，有油性	质较坚实
	断面	断面略具光泽，年轮明显，有的可见暗棕色、质松、带亮星的髓部	切面有致密的纹理	断面刺状
	气味	气微，味微涩	气微香，味微苦	气芳香，味苦
经验鉴别		以粗大、质坚实、色红黄者为佳	以色紫红、质坚实、富油性、香气浓者为佳	以油润、体重、香气浓、能沉水者为佳

通草 Tongcao

Tetrapanacis Medulla

【来源】为五加科（Araliaceae）植物通脱木 *Tetrapanax papyrifer* （Hook.） K. Koch 的干燥茎髓。

【产地】主产于贵州、云南、四川等省。

【采收加工】秋季割取茎，截成段，趁鲜取出髓部，理直，晒干。

【性状鉴别】呈圆柱形，长 20 ~ 40cm，直径 1 ~ 2.5cm。表面白色或淡黄色，有浅纵沟纹。体轻，质松软，稍有弹性，易折断，断面平坦，有银白色光泽，中央有直径为 0.3 ~ 1.5cm 的空洞或半透明的薄膜。纵剖面薄膜呈梯状排列，实心者少见。气微，味淡。商品"方通"为约 10cm 见方的片状物，表面白色微有光泽；"通丝"则为细长碎纸片状，宽约 3 ~ 5mm，长短不等。

饮片：为圆形或类圆形厚片。表面白色或淡黄色，有浅纵沟纹，体轻，质松软，稍有弹性，切面平坦，呈银白色光泽，中部空心或有半透明的薄膜，实心者少见。气微，味淡。

【显微鉴别】茎髓横切面：全部为薄壁细胞，呈椭圆形、类圆形或多角形，外侧的细胞较小，纹孔明显，有的细胞含草酸钙簇晶，直径 15 ~ 64μm。

【化学成分】含肌醇（inositol）；并含多聚戊糖约 14.3%、多聚甲基戊糖约 3% 以及阿拉伯糖、果糖、乳糖、果胶、半乳糖醛酸等。

【质量评价】

（1）经验鉴别 以条粗、色白洁、有弹性者为佳。

（2）水分不得过 16.0%；总灰分不得过 8.0%。

【性味功效】甘、淡，微寒。归肺、胃经。清热利尿，通气下乳。

附：

小通草 Stachyuri Medulla；Helwingiae Medulla

为旌节花科植物喜马山旌节花 *Stachyurus himalaicus* Hook. f. et Thoms. 及中国旌节花

S. chinensis Franch. 或山茱萸科植物青荚叶 *Helwingia japonica*（Thunb.）Dietr. 的干燥茎髓。喜马山旌节花主产于西南地区及陕西、甘肃、湖南、福建、广西等省区。青荚叶主产于湖北、湖南、云南等省。药材旌节花的茎髓呈细圆柱形，长 30～50cm，直径 0.5～1cm。表面白色或淡黄色，平滑，附有胶样发亮物质。体轻，质松软，捏之能变形，稍有弹性，易折断。断面平坦、实心，显银白色光泽。水浸后有黏滑感。气微，味淡。青荚叶的茎髓亦呈细圆柱形，直径 5～7mm。表面淡黄色，有浅纵条纹。质较硬，捏之不易变形。水浸后无黏滑感。本品性寒，味甘、淡。清热，利尿，下乳。

钩 藤 Gouteng

Uncariae Ramulus Cum Uncis

扫码"学一学"

【本草考证】原名钩藤，载于《名医别录》。苏恭谓："钩藤出梁州，叶细长，其茎间有刺，若钓钩。"李时珍谓："其刺曲如钓钩，故名。"又谓："状如葡萄藤而有钩，紫色，古方多用皮，后世多用钩，取其力锐尔。"

【来源】为茜草科（Rubiaceae）植物钩藤 *Uncaria rhynchophylla*（Miq.）Miq. ex Havil.、大叶钩藤 *U. macrophylla* Wall.、毛钩藤 *U. hirsuta* Havil.、华钩藤 *U. sinensis*（Oliv.）Havil. 或无柄果钩藤 *U. sessilifructus* Roxb. 的干燥带钩茎枝。

【植物形态】

（1）钩藤　为常绿攀援状灌木，长 10m，小枝圆柱形或四棱形，光滑无毛。叶腋处着生钩状向下弯曲的不育花序梗，钩对生或单生，淡褐色至褐色，光滑。单叶对生，叶片卵状披针形或椭圆形，长 6～11cm，宽 3～6.5cm，先端渐尖，基部楔形，全缘，上面光滑无毛，下面脉腋处有短毛；托叶一对，2 深裂，裂片线形。头状花序，直径 2～2.5cm；花序梗纤细，长 2～5cm；花冠黄色。蒴果倒卵状椭圆形，被疏柔毛，具宿萼。花期 5～7 月，果期 10～11 月。

（2）大叶钩藤　长 12～15m，小枝和叶片均被褐色毛茸。叶片长 10～16cm，宽 6～12cm；托叶 2 裂，裂片较宽。总花梗被褐色毛茸，头状花序球形，蒴果纺锤形。

（3）毛钩藤　长 3～5m，叶下面被疏长粗毛。花萼与花冠外侧密被粗毛，花冠淡黄色或淡红色，密被粗毛。蒴果纺锤形。

（4）华钩藤　长 3m 左右，托叶膜质，近圆形，全缘，外翻。叶片及花冠均较大，花绿白色。蒴果无柄，棒状。

（5）无柄果钩藤　长 4～7m，小枝节有毛，叶薄革质。花白色或淡黄色，仅裂片外被绢毛。蒴果纺锤形。

【产地】主产于广西、广东、浙江、福建等省区。

【采收加工】秋、冬二季采收，去叶，切段，晒干。

【性状鉴别】为带单钩、双钩的茎枝小段。茎枝呈圆柱形或类方柱形，长 2～3cm，直径 0.2～0.5cm；表面红棕色至紫红色者具细纵纹，光滑无毛；黄绿色至灰褐色者有的可见白色点状皮孔，被黄褐色柔毛。多数枝节上对生两个向下弯曲的钩（不育花序梗），或仅一侧有钩，另一侧为突起的瘢痕；钩略扁或稍圆，先端细尖，基部较阔；钩基部的枝上可见叶柄脱落后的窝点状痕迹和环状托叶痕。质坚韧，断面黄棕色，皮部纤维性，髓部黄白色，疏松似海绵，或萎缩成空洞。气微，味淡。（图 9 - 10）

【显微鉴别】

（1）钩藤茎枝横切面　①表皮细胞外侧角质增厚；②皮层细胞内含棕色物质及少量淀粉粒；③皮层内方纤维连成间断的环层；④韧皮部韧皮纤维有厚壁性细胞及薄壁性细胞，常单个或 2～3 个成束；薄壁细胞含草酸钙砂晶；韧皮射线细胞宽 1 列；⑤形成层明显；⑥木质部导管类圆形，多单个散在，偶有 2～4 个并列；⑦髓宽阔，约占切面直径的一半，四周有 1～2 列环髓厚壁细胞，具明显的单纹孔，内含棕色物质。钩的横切面与茎枝基本相同。只是组织排列致密，钩尖端部木质部较宽，髓部狭窄。（图9－11）

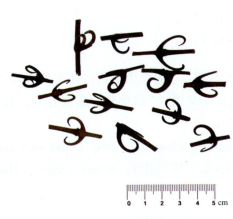

图9－10　钩藤药材图

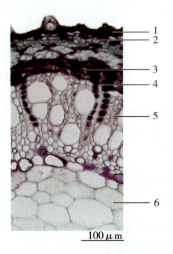

图9－11　钩藤横切面组织详图

1. 表皮　2. 皮层　3. 韧皮部
4. 形成层　5. 木质部　6. 髓

（2）钩藤粉末　淡黄棕色至红棕色。①韧皮薄壁细胞成片，细胞延长，界限不明显，次生壁常与初生壁脱离，呈螺旋状或不规则扭曲状；②纤维成束或单个散在，多断裂，直径10～26μm，壁厚 3～11μm；③具缘纹孔导管多破碎，直径可达 56μm，纹孔排列较密；④表皮细胞棕黄色，表面观呈多角形或稍延长，直径 11～34μm；⑤草酸钙砂晶存在于长圆形的薄壁细胞中，密集，有的含砂晶细胞连接成行。（图9－12）

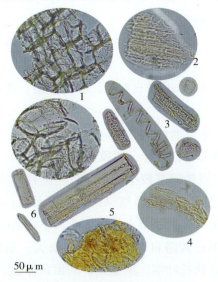

图9－12　钩藤粉末特征图

1. 木化薄壁细胞　2. 韧皮薄壁细胞　3. 导管　4. 草酸钙砂晶　5. 表皮细胞　6. 纤维

华钩藤与钩藤相似。

大叶钩藤单细胞非腺毛多见，多细胞非腺毛 2~15 细胞。

毛钩藤非腺毛 1~5 细胞。

无柄果钩藤少见非腺毛 1~7 细胞。可见厚壁细胞，类长方形，长 41~121μm，直径 17~32μm。

【化学成分】均含生物碱类成分，如钩藤碱（rhynchopylline）、异钩藤碱（isorhyncho-phylline）、去氢钩藤碱（corynoxeine）、去氢异钩藤碱（isocorynoxeine）、柯南因碱（corynantheine）等。

钩藤碱、异钩藤碱为降血压的有效成分。

钩藤碱：$R = CH_2CH_3$
去氢钩藤碱：$R = CH = CH_2$

异钩藤碱：$R = CH_2CH_3$
异去氢钩藤碱：$R = CH = CH_2$

【理化鉴别】

（1）取横切片置紫外光灯下观察，外皮呈浓紫褐色，切面呈蓝色。

（2）取粉末 1g，加浓氨试液湿润，加三氯甲烷 30ml 振摇提取，滤过，滤液蒸干。残渣加盐酸（1→100）5ml 使溶解，滤过，分 3 支试管，一管加碘化铋钾试液 1~2 滴，即生成黄色沉淀，一管加碘化汞钾试液 1~2 滴，即生成白色沉淀，一管加硅钨酸试液 1~2 滴，即生成白色沉淀。（检查生物碱）

（3）以异钩藤碱对照品作对照，用硅胶 G 薄层板，以石油醚（60~90℃）–丙酮（6:4）为展开剂，展开，以改良碘化铋钾试液显色。供试品色谱中，在与对照品色谱相应的位置上，显相同颜色的斑点。

【质量评价】

（1）经验鉴别　以双钩、茎细、钩结实、光滑、色紫红，无枯枝钩者为佳。

（2）水分不得过 10.0%；总灰分不得过 3.0%。

（3）浸出物　照醇溶性浸出物测定法项下的热浸法测定，用乙醇作溶剂，不得少于 6.0%。

【性味功效】甘，凉。归肝、心包经。息风定惊，清热平肝。

石 斛 Shihu

Dendrobii Caulis

【本草考证】始载于《神农本草经》，列为上品。陶弘景谓："今用石斛出始兴。生石上，细实，以桑灰汤沃之，色如金，形如蚱蜢髀者佳。"苏颂谓："一种似大麦，累累相连，头生一叶，而性冷名麦斛；一种茎大如雀髀，叶在茎头，名雀髀石斛。其他斛如竹，而节间生叶也。"李时珍谓："其根纠结甚繁，干则白软。其茎叶生皆青色，干则黄色。开红花。

扫码"学一学"

245

节上自生须根。人亦折下以砂石栽之。"古代所用的石斛已有多种，主要为石斛属植物。本品附石而生，花大，唇瓣矩圆形，茎部有短爪。形似斛状，故名。

【来源】为兰科（Orchidaceae）植物金钗石斛 *Dendrobium nobile* Lindl.、霍山石斛 *Dendrobium huoshanense* C. Z. Tang et. S. J. Cheng、鼓槌石斛 *D. chrysotoxum* Lindl. 或流苏石斛 *D. fimbriatum* Hook. 的栽培品及其同属植物近似种的新鲜或干燥茎。

【植物形态】

（1）金钗石斛　为多年生附生草本。茎丛生，直立，上部多少回折状，稍扁，基部收窄而圆，高 30～50cm，粗达 1.3cm，具槽纹，多节。叶近革质，矩圆形，长 6～12cm，宽 1～3cm，先端偏斜状凹缺；叶鞘抱茎，总状花序生于上部节上，基部被鞘状总苞片 1 对，有花 1～4 朵，具卵状苞片；花大，花径 6～8cm，下垂，白色，先端带淡红色或淡紫色，唇瓣卵圆形，边缘微波状，基部有 1 深紫色斑块，两侧有紫色条纹。蒴果。花期 5～8 月。

（2）鼓槌石斛　茎纺锤形，具 2～5 节间，具多数圆钝的条棱，近顶端具 2～5 枚叶。叶革质，长圆形。总状花序近茎顶端发出，斜出或稍下垂，长达 20cm；花质地厚，金黄色，稍带香气；花瓣倒卵形，等长于中萼片，宽约为萼片的 2 倍，先端近圆形，具约 10 条脉；唇瓣的颜色比萼片和花瓣深，近肾状圆形。花期 3～5 月。

（3）流苏石斛　茎粗壮，斜立或下垂，质地硬，圆柱形或有时基部上方稍呈纺锤形，不分枝，具多数节。叶二列，革质，长圆形或长圆状披针形。总状花序长 5～15cm，疏生 6～12 朵花；花金黄色，质地薄，开展，稍具香气；花瓣长圆状椭圆形，长 1.2～1.9cm，宽 0.7～1.0cm，先端钝，边缘微啮齿状，具 5 条脉；唇瓣比萼片和花瓣的颜色深，近圆形，长 1.5～2.0cm，基部两侧具紫红色条纹并且收狭为长约 0.3cm 的爪，边缘具复流苏。花期 4～6 月。

【产地】主产于广西、贵州、广东、云南、四川等省区。

【采收加工】全年均可采收，霍山石斛 11 月至翌年 3 月采收，鲜用者除去根及泥沙；干用者采收后，除去杂质，用开水略烫或烘软，再边搓边烘晒，至叶鞘搓净，干燥。

【性状鉴别】

（1）鲜石斛　呈圆柱形或扁圆柱形，长约 30cm，直径 0.4～1.2cm。表面黄绿色，光滑或有纵纹，节明显，色较深，节上有膜质叶鞘。肉质多汁，易折断。气微，味微苦而回甜，嚼之有黏性。

（2）金钗石斛　呈扁圆柱形，长 20～40cm，直径 0.4～0.6cm，节间长 2.5～3cm。表面金黄色或黄中带绿色，有深纵沟。质硬而脆，断面较平坦而疏松。气微，味苦。

（3）霍山石斛　干条呈直条状或不规则弯曲形，长 2～8cm，直径 1～4mm。表面淡黄绿色至黄绿色，偶有黄褐色斑块，有细纵纹，节明显，节上有的可见残留的灰白色膜质叶鞘；一端可见茎基部残留的短须根或须根痕，另一端为茎尖，较细。质硬而脆，易折断，断面平坦，灰黄色至灰绿色，略角质状。气微，味淡，嚼之有黏性。鲜品稍肥大。肉质，易折断，断面淡黄绿色至深绿色。气微，味淡，嚼之有黏性且少有渣。枫斗呈螺旋形或弹簧状，通常为 2～5 个旋纹，茎拉直后性状同干条。（图 9－13）

（4）鼓槌石斛　呈粗纺锤形，中部直径 1～3cm，具 3～7 节。表面光滑，金黄色，有明显凸起的棱。质轻而松脆，断面海绵状。气微，味淡，嚼之有黏性。

（5）流苏石斛　等呈长圆柱形，长 20～150cm，直径 0.4～1.2cm，节明显，节间长 2～6cm。表面黄色至暗黄色，有深纵槽。质疏松，断面平坦或呈纤维性。味淡或微苦，嚼之有黏性。

（6）饮片　呈扁圆柱形或圆柱形的段。表面金黄色、绿黄色或棕黄色，有光泽，有深纵沟或纵棱，有的可见棕褐色的节。切面黄白色至黄褐色，有多数散在的筋脉点。气微，味淡或微苦，嚼之有黏性。

【显微鉴别】

1. 茎横切面

（1）金钗石斛　①表皮细胞1列，扁平，外被鲜黄色角质层；②基本薄壁组织细胞大小悬殊，有壁孔，散在多数外韧型维管束，排成7~8圈；③维管束外侧纤维束新月形或半圆形，其外缘薄壁细胞有的含类圆形硅质块，木质部有1~3个导管直径较大；④含草酸钙针晶细胞多见于维管束旁。（图9-14）

（2）鼓槌石斛　①表皮细胞扁平，外壁及侧壁增厚，胞腔狭长形；角质层淡黄色；②基本组织细胞大小差异较显著；③多数外韧型维管束略排成10~12圈；木质部导管大小近似；④有的可见含草酸钙针晶束细胞。

（3）霍山石斛　①表皮细胞1列，扁平，外壁及侧壁稍增厚，微木化，外被黄色或橘黄色角质层，有的外层可见无色的薄壁细胞组成的叶鞘层。②基本薄壁组织细胞多角形。③散在9~47个有限外韧型维管束，维管束鞘纤维群呈单帽状，偶成双帽状，纤维1~2列，外侧纤维直径通常小于内侧纤维。④有的细胞中含有硅质块。草酸钙针晶束多见于近表皮处薄壁细胞或近表皮处维管束旁的薄壁细胞中。

（4）流苏石斛　①表皮细胞扁圆形或类方形，壁增厚或不增厚；②基本组织细胞大小相近或有差异，散列多数外韧型维管束，略排成数圈。③维管束外侧纤维束新月形或呈帽状，其外缘小细胞有的含硅质块；内侧纤维束无或有，有的内外侧纤维束连接成鞘；④有的薄壁细胞中含草酸钙针晶束和淀粉粒。

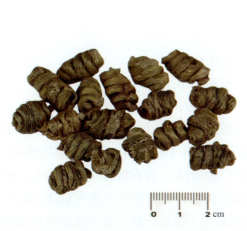

图9-13　石斛药材图

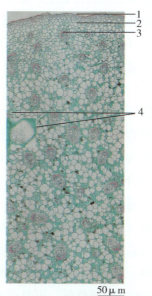

50μm

图9-14　石斛横切面组织详图

1. 表皮　2. 基本薄壁组织

3. 维管束　4. 针晶束

2. 粉末　灰绿色或灰黄色。①角质层碎片黄色；②表皮细胞表面观呈长多角形或类多角形，垂周壁连珠状增厚；③维管束鞘纤维成束或离散，长棱形或细长，壁较厚，纹孔稀少，周围具排成纵行的含硅质块的小细胞；④木纤维细长，末端尖或钝圆，壁稍厚；⑤网纹导管、梯纹导管或具缘纹孔导管直径 12～50μm；⑥草酸钙针晶成束或散在。

【化学成分】含生物碱，主要为石斛碱（dendrobine）、石斛次碱（nobilonine）、6-羟基石斛碱（6-hydroxydendrobine）、石斛醚碱（dendroxine）、6-羟基石斛醚碱、4-羟基石斛醚碱、石斛酯碱（dendrine）及次甲基石斛碱（nobilmethylene）等。此外，尚含毛兰素（erianin）、石斛酚（dendrophnol）、N-甲基石斛季铵碱碘化物（N-methyldendrobiniumiodide）、N-异戊烯基石斛季铵碱溴化物（N-isopentenyldrobinium bromide）、N-氧石斛碱（dendrobine-N-oxide）、N-异戊烯基石斛季铵醚碱氧化物、N-异戊烯基-6-羟基石斛季铵醚碱氯化物、石斛醌（denbinobin）、β-谷甾醇、β-谷甾醇葡萄糖苷、黏液质等。

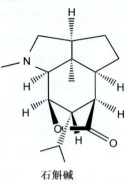

石斛碱

【理化鉴别】

（1）以石斛碱对照品作对照，用硅胶 G 薄层板，以石油醚（60～90℃）-丙酮（7∶3）为展开剂，展开，以碘化铋钾试液显色。金钗石斛的供试品色谱中，在与对照品色谱相应的位置上，显相同颜色的斑点。

（2）以毛兰素对照品作对照，用高效硅胶 G 薄层板，以石油醚（60～90℃）-乙酸乙酯（3∶2）为展开剂，展开，以 10% 硫酸乙醇溶液显色。鼓槌石斛的供试品色谱中，在与对照品色谱相应的位置上，显相同颜色的斑点。

（3）以石斛酚对照品作对照，用高效硅胶 G 薄层板，以石油醚（60～90℃）-乙酸乙酯（3∶2）为展开剂，展开，以 10% 硫酸乙醇溶液显色。流苏石斛等的供试品色谱中，在与对照品色谱相应的位置上，显相同颜色的斑点。

（4）以霍山石斛对照药材、夏佛塔苷为对照品，在聚酰胺薄膜上，用乙醇-丁酮-乙酰丙酮-水（4∶4∶1∶17）为展开剂，以 5% 三氯化铝乙醇溶液显色，在紫外光（365nm）下检视，供试品色谱中，在与对照药材色谱和对照品色谱相应位置上，显相同颜色的荧光斑点。

【质量评价】

（1）经验鉴别　以茎饱满、纤维少、嚼之黏性大者为佳。

（2）水分：干石斛不得过 12.0%；总灰分：干石斛不得过 5.0%。

（3）聚合酶链式反应，霍山石斛供试品凝胶电泳图谱中，在与对照药材相应位置上，在 100～200bp 间应有单一 DNA 条带，且 PCR 产物与酶切产物条带位置一致。空白对照无条带。

（4）特征图谱高效液相色谱法，应出现 5 个特征峰，其中峰 1 与对照品夏佛塔苷相对应。

（5）含量测定　照气相色谱法测定。金钗石斛按干燥品计算，含石斛碱（$C_{16}H_{25}NO_2$）不得少于 0.40%。照高效液相色谱法测定。鼓槌石斛按干燥品计算，含毛兰素（$C_{18}H_{22}O_5$）不得少于 0.030%。照紫外-可见分光光度法，霍山石斛按干燥品计算，含多糖以无水葡萄糖（$C_6H_{12}O_6$）计，不得少于 17%。

【性味功效】甘，微寒。归胃、肾经。益胃生津，滋阴清热。

【附注】市场常见的石斛伪品主要有以下几种。①有瓜石斛：兰科植物流苏金石斛的干燥全草。多分枝，每一分枝顶端具膨大成扁纺锤形的假鳞茎。②石仙桃：兰科植物石仙桃的干燥全草。根茎粗壮，被鳞叶，节上生假鳞茎，纺锤形，表面具纵横纹，顶端具叶 2 枚。③石枣子：兰科植物云南石仙桃的干燥全草。假鳞茎细长，表面棕褐色，有细纵纹，顶端具 2 枚叶片，叶片披针形。④细叶石仙桃：兰科植物细叶石仙桃的干燥全草。假鳞茎呈卵形，有的被鳞片包裹，外表浅灰褐色，具明显纵皱纹，顶端具叶 2 枚，叶片条形，多已脱落。

附：

铁皮石斛 Dendrobii Officinalis Caulis

本品为兰科植物铁皮石斛 *D. officinale* Kimura et Migo 的干燥茎。11 月至翌年 3 月采收，除去杂质，剪去部分须根，边加热边扭成螺旋形或弹簧状，烘干；或切成段，干燥或低温烘干，前者习称"铁皮枫斗"（耳环石斛）；后者习称"铁皮石斛"。铁皮枫斗呈螺旋形或弹簧状，通常为 2~6 个旋纹，茎拉直后长 3.5~8cm，直径 0.2~0.4cm。表面黄绿色或略带金黄色，有细纵皱纹，节明显，节上有时可见残留的灰白色叶鞘；一端可见茎基部留下的短须根。质坚实，易折断，断面平坦，灰白色至灰绿色，略角质状。气微，味淡，嚼之有黏性。铁皮石斛呈圆柱形的段，长短不等。照紫外－可见分光光度法测定，药材按干燥品计算，含铁皮石斛多糖以无水葡萄糖（$C_6H_{12}O_6$）计，不得少于 25.0%。照高效液相色谱法测定，本品按干燥品计算，含甘露糖（$C_6H_{12}O_6$）应为 13.0%~38.0%。

（闫永红）

扫码"练一练"

第十章 皮类中药

📖 **学习目标**

　　1. **掌握**　皮类药材组织鉴别要点；药材牡丹皮、厚朴、肉桂、杜仲和黄柏及其饮片的来源、产地、采收加工、化学成分、性状鉴别、显微鉴别和理化鉴别等。

　　2. **熟悉**　药材桑白皮、秦皮、香加皮和地骨皮及其饮片的来源、化学成分、性状鉴别和显微鉴别等。

　　3. **了解**　药材合欢皮、白鲜皮和五加皮及其饮片的来源、性状鉴别和经验鉴别等。

扫码"学一学"

第一节　概　述

　　药用部位为裸子植物或被子植物（其中主要是双子叶植物）的茎干、枝和根的形成层以外部位，这类中药称皮类中药。它由外向内包括周皮、皮层、初生和次生韧皮部等部分。其中大多为木本植物茎干的皮，如黄柏、杜仲等；少数为根皮，如牡丹皮、桑白皮等；或为枝皮，如秦皮等。

一、性状鉴定

　　皮类中药因植物来源、取皮部位、采集和加工干燥的方法不同，形成了外表形态上的变化特征。

　　在鉴定时，要仔细观察，正确运用术语是十分重要的。现分述如下。

（一）形状

　　由粗大老树上剥的皮，大多粗大而厚，呈长条状或板片状；枝皮则呈细条状或卷筒状；根皮多数呈短片状或筒状。一般描述术语如下。

　　1. **平坦状**　皮片呈板片状，较平整。如杜仲、黄柏。

　　2. **弯曲状**　皮片多向内表面弯曲，通常取自枝干或较小茎干的皮，易收缩而成弯曲状，由于弯曲的程度不同，又分以下几种。

　　（1）槽状或半管状　皮片向内弯曲呈半圆形。如企边桂。

　　（2）管状或筒状　皮片向内弯曲至两侧相接近成管状，这类形状常见于加工时用抽心法抽去木心的皮类中药。如牡丹皮。

　　（3）单卷状　皮片向一面卷曲，以至两侧重叠。如肉桂。

　　（4）双卷筒状　皮片两侧各自向内卷成筒状。如厚朴。

　　（5）复卷筒状　几个单卷或双卷的皮重叠在一起呈筒状。如锡兰桂皮。

　　（6）反曲状　皮片向外表面略弯曲，皮的外层呈凹陷状。如石榴树皮。

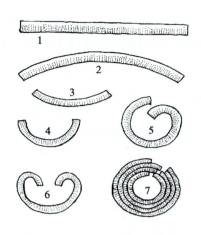

图 10 – 1　皮类中药的各种形状

1. 平坦　2. 弯曲　3. 反曲　4. 槽状　5. 单卷状　6. 双卷状　7. 复卷状

（二）表面

1. 外表面　指皮的外面。外表颜色多为灰黑色、灰褐色、棕褐色或棕黄色等，有的树干皮外表面常有斑片状的地衣、苔藓等物附生，呈现不同颜色等。有的外表面常有片状剥离的落皮层和纵横深浅不同的裂纹，有时亦有各种形状的突起物而使树皮表面显示不同程度的粗糙。多数树皮尚可见到皮孔，通常是横向的，也有纵向延长的，皮孔的边缘略突起，中央略向下凹，皮孔的形状、颜色、分布的密度，常是鉴别皮类中药的特征之一；如合欢皮的皮孔呈红棕色，椭圆形；牡丹皮的皮孔呈灰褐色，横长略凹陷状；杜仲的皮孔呈斜方形。少数皮类中药的外表面有刺，如红毛五加皮；或有钉状物，如海桐皮等。部分皮类中药，木栓层已除去或部分除去而较光滑，如桑白皮、黄柏等。

2. 内表面　颜色各不相同，如肉桂呈红棕色，杜仲呈紫褐色，黄柏呈黄色，苦楝皮呈黄白色。有些含油的皮类中药，内表面经刻划，出现油痕，可根据油痕的情况结合气味等，判断该药材的质量，如肉桂、厚朴等。一般较平滑或具粗细不同的纵向皱纹，有的显网状纹理，如椿白皮。

（三）折断面

皮类中药横向折断面的特征和各组织的组成及排列方式有密切关系，因此是皮类中药的重要鉴别特征，折断面的性状特征主要如下。

1. 平坦状　组织中富有薄壁细胞而无石细胞群或纤维束的皮，折断面较平坦，无显著突起物，如牡丹皮。

2. 颗粒状　组织中富有石细胞群的皮，折断面常呈颗粒状突起，如肉桂。

3. 纤维状　组织中富含纤维的皮，折断面多显细的纤维状物或刺状物突出，如合欢皮。

4. 层状　组织构造中的纤维束和薄壁组织成环带状间隔排列，折断时形成明显的层片状，如苦楝皮、黄柏等。

有些皮的断面外层较平坦或颗粒状，内层显纤维状，说明纤维主要存在于韧皮部，如厚朴。有的皮类中药在折断时有胶质丝状物相连，如杜仲。亦有些皮在折断时有粉尘出现，这些皮的组织较疏松，含有较多的淀粉，如白鲜皮。

（四）气、味

气味也是鉴别中药的重要方法，它和皮中所含成分有密切关系，各种皮的外形有时很相似，但其气味却完全不同。如香加皮和地骨皮，前者有特殊香气，味苦，后者气味均较微弱；肉桂与桂皮外形亦较相似，但肉桂味甜而微辛，桂皮则味辛辣而凉。

二、显微鉴定

皮类中药的构造一般可分为周皮、皮层、韧皮部进行观察。首先观察横切面各部分组织的界限和宽度，然后再进行各组织的详细观察和描述，各部位在观察时应注意的特征分述如下。

（一）周皮

包括木栓层、木栓形成层与栓内层三部分。木栓层细胞多整齐地排列成行，细胞呈扁平形，切向延长，壁薄，栓化或木化，黄棕色或含红棕色物质。有的木栓细胞壁均匀地或不均匀地增厚并木化，如杜仲木栓细胞内壁特厚，肉桂的最内一列木栓细胞的外壁特别增厚。木栓层发达的程度随植物的种类不同有较大的区别。木栓形成层细胞常为扁平而薄壁的细胞，在一般的皮类药材中不易区别。栓内层存在于木栓形成层的内侧，径向排列成行，细胞壁不栓化，亦不含红棕色物质，少数含叶绿体而显绿色，又称绿皮层。栓内层较发达时，其内方的细胞形态，多为不规则形，此时常不易与皮层细胞区别。

（二）皮层

细胞大多是薄壁性的，略切向延长，常可见细胞间隙，靠近周皮部分常分化成厚角组织。皮层中常可见到纤维、石细胞和各种分泌组织，如油细胞、乳管、黏液细胞等，常见的细胞内含物有淀粉粒和草酸钙结晶。

（三）韧皮部

包括韧皮部束和射线两部分。韧皮部束外方，有的为初生韧皮部，其筛管群常呈颓废状而皱缩，最外方常有厚壁组织如纤维束、石细胞群形成环带或断续的环带（也称为中柱鞘纤维）。次生韧皮部占大部分，除筛管和伴胞外，常有厚壁组织、分泌组织等，应注意其分布位置、分布特点和细胞特征，有些薄壁细胞内常可见到各种结晶体或淀粉粒。

射线可分为髓射线和韧皮射线两种。髓射线较长，常弯曲状，外侧渐宽成喇叭口状；韧皮射线较短，两者都由薄壁细胞构成，不木化，细胞中常含有淀粉粒和草酸钙结晶。射线的宽度和形状在鉴别时较为重要。

粉末的显微观察，在鉴定皮类中药时经常应用，如各种细胞的形状、长度、宽度，细胞壁的性质、厚度、壁孔和壁沟的情况及层纹清楚与否，都是鉴定的重要依据，且较观察横切面更为清晰。

皮类中药中，不应观察到木质部的组织和细胞。

第二节　常用皮类中药鉴定

桑白皮 Sangbaipi

Mori Cortex

【来源】为桑科（Moraceae）植物桑 *Morus alba* L. 的干燥根皮。

【产地】全国各地大都有野生或栽培。

【采收加工】秋末叶落时至次春发芽前采挖根部，刮去黄棕色粗皮，纵向剖开，剥取根皮，晒干。

【性状鉴别】呈扭曲的卷筒状、槽状或板片状，长短宽狭不一，厚 0.1～0.4cm。外表面白色或淡黄白色，较平坦，有的残留橙黄色或棕黄色鳞片状粗皮；内表面黄白色或灰黄色，有细纵纹。体轻，质韧，纤维性强，难折断，易纵向撕裂，撕裂时有白色粉尘飞扬。气微，味微甘。（图 10-2）

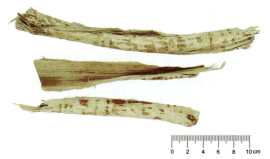

图 10-2　桑白皮药材图

饮片：呈丝条状，外表面白色或淡黄白色，有的残留橙黄色或棕黄色鳞片状粗皮；内表面黄白色或灰黄色，有细纵纹。体轻，质韧，纤维性强。

【显微鉴别】

（1）根皮横切面　①韧皮部射线宽 2～6 列细胞；②散有乳管；③纤维单个或成束；④薄壁细胞含淀粉粒，有的细胞含草酸钙方晶；⑤较老的根皮中，散在夹有石细胞的厚壁细胞群，胞腔大多含方晶。

（2）粉末　淡灰黄色。①纤维甚多，多断碎，直径 13～26μm，壁厚，非木化至微木化；②草酸钙方晶直径 11～32μm；③石细胞类圆形、类方形或不规则形，直径 22～52μm，壁厚，纹孔及孔沟明显，胞腔内有的含方晶；④另有含晶厚壁细胞；⑤淀粉粒甚多，单粒类圆形，直径 4～16μm；复粒由 2～8 分粒组成。

【化学成分】含黄酮类衍生物：桑皮素（mulberrin）、桑皮色烯素（mulberrochromene）、环桑皮素（cyclomulberrin）、环桑皮色烯素（cyclomulberrochromene）。另含香豆精类化合物东莨菪素及伞形花内酯。尚含 α-及 β-香树精（amyrin）、挥发油、谷甾醇、桑酮 A、B 及桑根酮 C、D（sanggenon C、D）及桦皮酸等。

【理化鉴别】以桑白皮对照药材作对照，用聚酰胺薄膜，以醋酸为展开剂，展开。供试品色谱中，在与对照药材色谱相应的位置上，显相同的两个荧光主斑点。

【质量评价】经验鉴别：以色白、皮厚、粉性足者为佳。

饮片水分：不得过 10%。

【性味功效】味甘，性寒。归肺经。泻肺平喘，利水消肿。

附：

1. 桑枝 Mori Ramulus

桑枝为桑科植物桑的干燥嫩枝。药材呈长圆柱形，少有分枝，长短不一，直径 0.5～1.5cm。表面灰黄色或黄褐色，有多数黄褐色点状皮孔及细纵纹，并有灰白色略呈半月形的叶痕和黄棕色的腋芽。质坚韧，不易折断。断面纤维性。切片厚 0.2～0.5cm，皮部较薄，木部黄白色，射线放射状，髓部白色或黄白色。气微，味淡。主要含桑木素、二氢桑木素、桑橙素及二氢山柰素等。本品性平，味微苦。祛风湿，利关节。

2. 桑叶 Mori Folium

桑叶为桑科植物桑的干燥叶。药材多皱缩、破碎。完整者有柄，展平后呈卵形或宽卵形，长 8～15cm，宽 7～13cm；先端渐尖，基部截形、圆形或心脏形，边缘有锯齿或钝锯齿，有的不规则分裂。上表面黄绿色或浅黄棕色，有时有小疣状突起；下表面颜色稍浅，叶脉突出，小脉网状，脉上被疏毛，叶脉具簇毛。质脆。气微，味淡，微苦涩。主要含黄酮类成分，如芦丁、桑苷、异槲皮苷等。本品性寒，味甘、苦。疏散风热，清肺润燥，清肝明目。

3. 桑椹 Mori Fructus

桑椹为桑科植物桑的干燥果穗。药材为聚花果，由多数小瘦果集合而成，呈长圆形，长1~2cm，直径0.5~0.8cm。黄棕色、棕红色至暗紫色，有短果序梗。小瘦果卵圆形，稍扁，长约0.2cm，宽约0.1cm，外被肉质花被片4枚。气微，味微酸而甜。主要含芦丁、花青素、胡萝卜素、糖类等，另含脂肪油。本品性寒，味甘、酸。滋阴补血，生津润燥。

牡丹皮 Mudanpi

Moutan Cortex

【本草考证】牡丹始载于《神农本草经》，列为中品。《唐本草》谓："牡丹生汉中，剑南所出者，苗似羊桃，夏生白花，秋实圆绿，冬实赤色，凌冬不凋，根似芍药，肉白皮丹。"《本草纲目》谓："牡丹以色丹者为上，虽结子而根上生苗，故谓之牡丹。"综上所述，古今所用之牡丹皮来源一致。

【来源】为毛茛科（Ranunculaceae）植物牡丹 *Paeonia suffruticosa* Andr. 的干燥根皮。

【植物形态】落叶小灌木，高1~2m。主根粗而长，外皮灰褐色或棕色，有香气。茎短而粗壮，有分枝。叶互生，通常为二回三出复叶，叶柄长6~10cm，小叶卵形或广卵形，顶生小叶长4.5~6cm，宽2.5~4cm，通常3裂，侧生小叶较小，斜卵形，亦有呈掌状3裂或不等2浅裂，上面绿色无毛，下面多被白粉。花单生于枝顶，直径12~20cm；萼片5，绿色，宿存；花瓣5或重瓣，白色、红紫色或黄红色，倒卵形，先端常二浅裂。蓇葖果卵形，绿色，表面密被黄褐色短毛。花期5~7月，果期7~8月。

【产地】主产于安徽、河南、四川等省。全国各地都有栽培，主为栽培品。

【采收加工】栽培3~5年后采收。秋季采挖根部，除去须根和泥沙，剥取根皮，晒干，习称"原丹皮"或"连丹皮"。或趁鲜刮去粗皮，除去木心，晒干，习称"刮丹皮"或"粉丹皮"。

【性状鉴别】

（1）原丹皮　呈筒状或半筒状，有纵剖开的裂缝，略向内卷曲或张开，长5~20cm，直径0.5~1.2cm，皮厚0.1~0.4cm。外表面灰褐色或黄褐色，有多数横长皮孔样突起和细根痕；内表面淡灰黄色或浅棕色，有明显的细纵纹，常见发亮的结晶（丹皮酚）。质硬而脆，易折断，折断面较平坦，粉性，淡粉红色。气芳香，味微苦而涩。

（2）刮丹皮　外表面有刮刀削痕，外表面红棕色或淡灰黄色，有时可见灰褐色斑点状残存外皮。（图10-3）

【显微鉴别】

（1）根皮横切面　①木栓层由多列细胞组成，壁浅红色；②皮层菲薄，为数列切向延长的薄壁细胞；③韧皮部占大部分；④射线宽1~3列细胞；⑤韧皮部、皮层薄壁细胞以及细胞间隙中含草酸钙簇晶；薄壁细胞和射线细胞中含色素或淀粉粒。

（2）粉末　淡红棕色。①淀粉粒甚多，单粒类球形或多角形，直径3~16μm，脐点点状、裂缝状；复粒由2~6分粒组成；②草酸钙簇晶直径9~45μm，有时含晶细胞连接，簇晶排列成行，或一个细胞中含有数个簇晶；③原丹皮可见木栓细胞长方形，壁稍厚，浅红色。（图10-4）

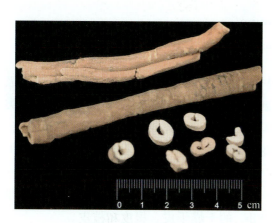

图 10-3 牡丹皮药材图

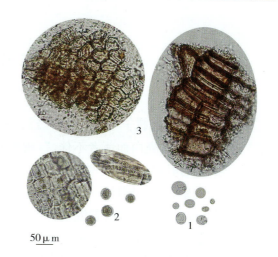
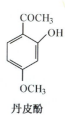

图 10-4 牡丹皮粉末特征图
1. 淀粉粒 2. 簇晶 3. 木栓细胞

【化学成分】鲜皮中含丹皮酚原苷（paeonolide）约 5%~6%，但易受本身存在的酶水解成丹皮酚苷（paeonoside）及一分子 L-阿拉伯糖；干燥根皮含丹皮酚（paeonol）、芍药苷（paeoniflorin）、挥发油（0.15%~0.4%）以及苯甲酸、植物甾醇、苯甲酰芍药苷和苯甲酰氧化芍药苷。

COCH₃
OH
OCH₃
丹皮酚

丹皮酚具有镇痛、解痉作用，也有一定的抑菌作用。

【理化鉴别】

（1）取粉末进行微量升华，升华物在显微镜下呈长柱形、针状、羽状结晶，于结晶上滴加三氯化铁醇溶液，则结晶溶解而成暗紫色。（检查丹皮酚）

（2）取粉末 2g，加乙醚 20ml，振摇 2 分钟，滤过。取滤液 5ml，置水浴上蒸干，放冷，残渣中加硝酸数滴，先显棕黄色，后变鲜绿色。（丹皮酚的反应，芍药根皮粉末显黄色）

（3）以丹皮酚对照品作对照，用硅胶 G 薄层板，以环己烷-乙酸乙酯-冰醋酸（4:1:0.1）为展开剂，展开，以 2% 香草醛硫酸乙醇溶液（1→10）显色。供试品色谱中，在与对照品色谱相应的位置上，显相同颜色的斑点。

【质量评价】

（1）经验鉴别 以条粗长、皮厚、无木心、断面白色，粉性足、结晶多、香气浓者为佳。

（2）水分不得过 13.0%；总灰分不得过 5.0%。

（3）浸出物 照醇溶性浸出物测定法项下的热浸法测定，用乙醇作溶剂，不得少于 15.0%。

（4）含量测定 照高效液相色谱法测定。本品按干燥品计算，含丹皮酚（$C_9H_{10}O_3$）不得少于 1.2%。

【性味功效】苦、辛，微寒。归心、肝、肾经。清热凉血，活血化瘀。

【附注】商品中曾有四川牡丹 *P. szechuanica* Tang 的根皮，称川丹皮；黄牡丹 *P. delavayir* var. *lutea* 的根皮，称西昌丹皮。川丹皮细而薄，直径 0.3~1.2cm，厚 0.1~0.2cm，断面浅黄色。薄壁细胞中草酸钙簇晶较密集，大小相差悬殊，直径 10~30μm。西昌丹皮较粗，直径 0.8~1.6cm，厚 0.1~0.3cm，栓皮脱落处呈红棕色，内表面浅灰色或浅黄色，气微香。韧皮部外侧可见纤维状石细胞，单个或数个相聚。

厚朴 Houpo

Magnoliae Officinalis Cortex

【本草考证】始载于《神农本草经》，列为中品。陶弘景谓："厚朴出建平、益都。极厚，肉紫色为好，壳白而薄者不佳。"现湖北、四川产者，皮厚肉紫，为正品厚朴。《证类本草》绘有商州厚朴和归州厚朴之图，前者为厚朴，后者属木莲属植物。《本草纲目》载"朴树肤白肉紫，叶如槲叶……，5 到 6 月开细花，结实如冬青子。"不是木兰属植物，由此可见厚朴自古代使用品种就混乱。

【来源】为木兰科（Magnoliaceae）植物厚朴 *Magnolia officinalis* Rehd. et Wils. 或凹叶厚朴 *M. officinalis* Rehd. et Wils. var. *biloba* Rehd. et Wils. 的干燥干皮、根皮和枝皮。

【植物形态】厚朴为落叶乔木，高 7～15m；冬芽由托叶包被，开放后托叶脱落。单叶互生，密集小枝顶端，叶片椭圆状倒卵形，长 20～45cm，宽 10～25cm，革质，先端钝圆或具短尖，基部楔形或圆形，全缘或微波状，背面幼时被灰白色短绒毛，老时呈白粉状。花与叶同时开放，单生枝顶，白色，有香气，直径约 15cm，花梗粗壮被棕色毛，花被 9～12 片，雄蕊多数，雌蕊心皮多数，排列于延长的花托上。聚合果卵状椭圆形，木质。每室具种子常 1 枚。花期 4～5 月，果期 9～10 月。

凹叶厚朴与上种极相似，唯叶片先端凹缺成 2 钝圆浅裂片（但幼树叶先端圆形），裂深 2～3.5cm。

【产地】主产于四川、湖北、浙江、江西等省。陕西、甘肃、贵州、云南等省亦产，多为栽培。

【采收加工】4～6 月剥取生长 15～20 年的树干皮，沸水中微煮堆置阴湿处使之"发汗"，待水分自内部渗出后，内表面变紫褐色或棕褐色时，蒸软，取出，卷成筒状，干燥。根皮及枝皮可直接阴干。

【性状鉴别】干皮呈卷筒状或双卷筒状，长 30～35cm，厚 0.2～0.7cm，习称"筒朴"；近根部干皮一端展开如喇叭口，长 13～25cm，厚 0.3～0.8cm，习称"靴筒朴"。外表面灰棕色或灰褐色，粗糙，有时呈鳞片状，较易剥落，有明显的椭圆形皮孔和纵皱纹；刮去粗皮者显黄棕色。内表面紫棕色或深紫褐色，较平滑，具细密纵纹，划之显油痕。质坚硬，不易折断。断面外层灰棕色，颗粒性；内层紫褐色或棕色，纤维性，富油性，有时可见多数发亮的细小结晶（厚朴酚、和厚朴酚）。气香，味辛辣、微苦。（图 10-5）

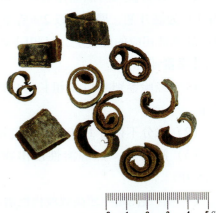

图 10-5 厚朴饮片图

根皮（根朴）呈单筒状或不规则块片；有的弯曲似"鸡肠"，习称"鸡肠朴"，长 8～32cm，厚 0.1～0.3cm。表面灰棕色，有横纹及纵皱纹，断面纤维性。质硬，易折断。

枝皮（枝朴）皮薄呈单筒状，长 10～20cm，厚 0.1～0.2cm。表面灰棕色，具皱纹。质脆，易折断，断面纤维性。

【显微鉴别】

（1）干皮横切面　①木栓层为10余列细胞；有的可见落皮层；②皮层较宽厚，外侧有石细胞环带，内侧散有石细胞群，石细胞多呈分枝状，靠内层有切向延长的椭圆形油细胞存在；③韧皮部射线宽1~3列细胞；韧皮纤维束众多，壁极厚；油细胞单个散在或2~5个相连。（图10-6）

（2）粉末　棕色。①纤维甚多，直径15~32μm，壁甚厚，有的呈波浪形或一边呈锯齿状，孔沟不明显，木化；②石细胞类方形、椭圆形、卵圆形或不规则分枝状，直径10~65μm，有时可见层纹；③油细胞椭圆形或类圆形，直径50~85μm，含黄棕色油状物；④木栓细胞呈多角形，壁薄微弯曲。（图10-7）

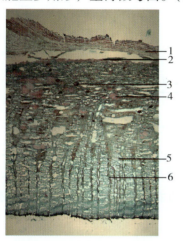

图10-6　厚朴（干皮）横切面组织详图

1. 木栓层　2. 石细胞环带　3. 油细胞
4. 皮层石细胞　5. 韧皮纤维　6. 韧皮射线

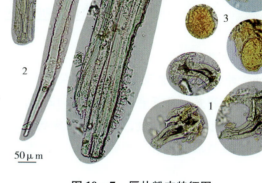

图10-7　厚朴粉末特征图

1. 石细胞　2. 纤维　3. 油细胞

凹叶厚朴粉末与厚朴区别点为：纤维一边呈齿状凹凸，油细胞直径27~75μm，木栓细胞壁菲薄而平直，常多层重叠。

【化学成分】含挥发油约0.3%，油中主要含α，β-桉油醇，占挥发油94%~98%。另含新木脂素类化合物，厚朴酚（magnolol）及其异构体和厚朴酚（honokiol）、三羟基厚朴酚、去氢三羟基厚朴酚、三羟基厚朴醛等；生物碱类化合物木兰箭毒碱、氧化黄心树宁碱；鞣质。

α，β-桉油醇有镇静作用；厚朴酚有抗菌作用。

厚朴酚　　　　　　　　　　　　和厚朴酚

【理化鉴别】以厚朴酚对照品作对照，用硅胶G薄层板，以甲苯-甲醇（17：1）为展开剂，展开，以1%香草醛硫酸溶液显色。供试品色谱中，在与对照品色谱相应的位置上，显相同颜色的斑点。

【质量评价】

（1）经验鉴别　以皮厚、肉细、油性足、内表面紫棕色且有发亮结晶物、香气浓者为佳。

（2）水分不得过 15.0%；总灰分不得过 7.0%；酸不溶性灰分不得过 3.0%。

（3）含量测定　照高效液相色谱法测定。本品按干燥品计算，含厚朴酚（$C_{18}H_{18}O_2$）及和厚朴酚（$C_{18}H_{18}O_2$）的总量不得少于 2.0%。

【性味功效】苦、辛，温。归脾、胃、肺、大肠经。燥湿消痰，下气除满。

【附注】目前滇缅厚朴 M. rostrata W. W. Sm. 的树皮已收入部颁标准。药材表面灰白或灰棕色。断面颗粒状，阳光下可见点状闪光结晶，气微香，味微苦。栓内层为排列整齐的非木化细胞，其内方有石细胞环，皮层散有强木化的石细胞和油细胞，纤维束和筛管群相间排列；四川产威氏木兰 M. wilsonii Rehd.、武当玉兰 M. sprengeri Pamp. 和凹叶木兰 M. sargentiana Rehd. et Wils. 的树皮，已确定为地方品种，称"川姜朴"。

附：

厚朴花 Magnoliae Officinalis Flos

本品为厚朴或凹叶厚朴的干燥花蕾。药材呈长圆锥形，长 4~7cm，基部直径 1.5~2.5cm。外表面红棕色至棕褐色，顶尖或钝圆，底部带有花柄，花柄具棕色短细茸毛；花瓣未开者层层覆盖；已开者，花瓣多为 12 片，花瓣肉质肥厚，内层呈匙形；花蕊外露，棕黄色；花药条形；心皮多数，分离，螺旋状排列于圆锥形的花托上。质脆，易碎。气香，味淡。本品性微温，味苦。芳香化湿，理气宽中。

扫码"学一学"

肉 桂 Rougui

Cinnamomi Cortex

【本草考证】原名箘桂、牡桂，始载于《神农本草经》，列为上品。肉桂一名始见于《唐本草》："箘桂，叶似柿叶，中有纵纹三道，表里无毛而光泽。"与现用肉桂相符。而《本草纲目》载"牡桂叶长如枇杷叶，坚硬有毛及锯齿……桂即牡桂之厚而辛烈者，牡桂即桂之薄而味淡者。"并附有图，其叶为羽状叶脉，与现今使用之肉桂不相符。

【来源】为樟科（Lauraceae）植物肉桂 Cinnamomum cassia Presl 的干燥树皮。

【植物形态】常绿乔木，高 12~17m。树皮灰褐色，幼枝略呈四棱，被褐色短茸毛，全株有芳香气。叶互生或近对生，革质，长椭圆形或近广披针形，长 8~16cm，宽 3~6cm，全缘，上面绿色，平滑而有光泽，下面粉绿色，微被柔毛，三出脉于下面隆起，细脉横向平行。圆锥花序被短柔毛，花小，两性，黄绿色，花托肉质。浆果椭圆形，直径 0.9cm，熟时黑紫色，基部有浅杯状宿存花被。花期 6~7 月，果期至次年 2~3 月。

【产地】主产于广东、广西等省区，云南、福建等省亦产。多为栽培。

【采收加工】每年分两期采收，第一期于 4~5 月间，第二期于 9~10 月间，以第二期产量大，香气浓，质量佳。采收时选取适龄肉桂树，按一定的长度、阔度剥下树皮，放于阴凉处，按各种规格修整，或置于木质的"桂夹"内压制成型，阴干或先放置阴凉处 2~3 天后，于弱光下晒干。根据采收加工方法不同，有如下加工品。

（1）桂通（官桂）　为剥取栽培 5~6 年生幼树的干皮和粗枝皮、老树枝皮，不经压制，自然卷曲成筒状，长约 30cm，直径 2~3cm。

（2）企边桂　为剥取10年以上生的干皮，将两端削成斜面，突出桂心，夹在木制的凹凸板中间，压成两侧向内卷曲的浅槽状。长约40cm，宽6～10cm。

（3）板桂　剥取老年树最下部近地面的干皮，夹在木制的桂夹内，晒至九成干，经纵横堆叠，加压，约1个月完全干燥，成为扁平板状。

（4）桂碎　在桂皮加工过程中的碎块。

【性状鉴别】呈槽状或卷筒状，长30～40cm，宽或直径为3～10cm，厚约0.2～0.8cm。外表面灰棕色，有不规则的细皱纹及横向突起的皮孔，有时可见灰白色的地衣斑；内表面红棕色，略平坦，有细纵纹，划之显油痕。质硬而脆，易折断。断面不平坦，外层棕色而较粗糙，内层红棕色而油润，两层中有一条黄棕色的线纹。气香浓烈，味甜、辣。（图10－8）

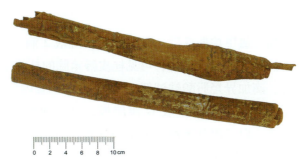

图10－8　肉桂药材图

【显微鉴别】

（1）树皮横切面　①木栓细胞数列，最内层细胞外壁增厚，木化；②皮层散有石细胞和分泌细胞；③中柱鞘部位有石细胞群，断续排列成环，外侧伴有纤维束，石细胞通常外壁较薄；④韧皮部约占皮的二分之一厚度，射线细胞1～2列，含细小草酸钙针晶；纤维常2～3个成束；油细胞随处可见；⑤薄壁细胞含淀粉粒。（图10－9）

（2）粉末　红棕色。①纤维大多单个散在，长梭形，长195～920μm，直径25～50μm，壁厚，木化，纹孔不明显；②石细胞类方形或类圆形，直径32～88μm，壁厚，有的一面菲薄；③油细胞类圆形或长圆形，直径45～108μm；④草酸钙针晶细小，散在于射线细胞中；⑤木栓细胞多角形，含红棕色物质。（图10－10）

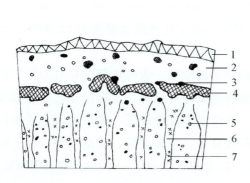

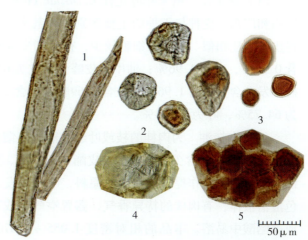

图10－9　肉桂横切面组织构造简图
1. 木栓细胞　2. 皮层　3. 纤维束　4. 石细胞群
5. 油细胞　6. 射线　7. 草酸钙针晶

图10－10　肉桂粉末特征图
1. 纤维　2. 石细胞　3. 油细胞　4. 草酸钙针晶　5. 木栓细胞

【化学成分】 含挥发油 1%～2%，油中主成分为桂皮醛（cinnamic aldehyde，约 85%）及醋酸桂皮酯（cinnamyl acetate）。并含鞣质、黏液、碳水化合物等。另含少量的苯甲醛、桂皮酸、水杨酸、苯甲酸、香兰素、乙酸苯内酯等。

桂皮醛是肉桂镇静、镇痛、解热作用的有效成分。

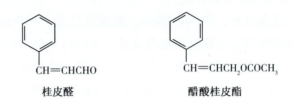

CH=CHCHO　　　　　　　CH=CHCH$_2$OCOCH$_3$

桂皮醛　　　　　　　　　醋酸桂皮酯

【理化鉴别】

（1）取粉末少许，加三氯甲烷振摇后，吸取三氯甲烷液 2 滴于载玻片上，待干，再滴加 10% 的盐酸苯肼液 1 滴，加盖玻片镜检，可见桂皮醛苯腙的杆状结晶。

（2）取挥发油少许，滴加异羟肟酸铁试剂，显橙色。（检查内酯类）

（3）以桂皮醛对照品作对照，用硅胶 G 薄层板，以石油醚（60～90℃）－乙酸乙酯（17：3）为展开剂，展开，以二硝基苯肼乙醇溶液显色。供试品色谱中，在与对照品色谱相应的位置上，显相同颜色的斑点。

【质量评价】

（1）经验鉴别　以不破碎、体重、外皮细、肉厚、断面色紫、油性大、香气浓厚、味甜辣，嚼之渣少者为佳。

（2）水分不得过 15.0%；总灰分不得过 5.0%。

（3）含量测定　①挥发油：照挥发油测定法测定。本品含挥发油不得少于 1.2%（ml/g）。②桂皮醛：照高效液相色谱法测定。本品按干燥品计算，含桂皮醛（C$_9$H$_8$O）不得少于 1.5%。

【性味功效】 甘、辛，大热。归肾、脾、心、肝经。补火助阳，引火归元，散寒止痛，温通经脉。

【附注】

（1）南玉桂　系大叶清化桂 *C. cassiae* Presl. var. *macrophyllum* Chu 的树皮。主要栽培于广西和广东。变种与正种的主要区别是叶甚大，长 25～35（48）cm，宽 8～11（13）cm。树皮与肉桂相似。皮层石细胞较少，初生韧皮部石细胞带较窄。皮含挥发油为 2.06%，枝含 0.36%，叶含 1.96%；油中桂皮醛含量皮为 61.20%，枝为 77.34%，叶为 28.56%。肉桂挥发油含量皮为 1.96%，枝含 0.69%，叶含 0.37%；油中桂皮醛含量皮为 52.92%，枝为 64.75%，叶为 50.04%。

（2）肉桂油　为肉桂的枝或叶经水蒸气蒸馏得到的挥发油。含桂皮醛（C$_9$H$_8$O）不得少于 75.0%，尚含少量的醋酸桂皮酯、芳香醛、芳香酸及香豆精等。大叶清化桂叶含挥发油较多，可考虑作提取肉桂油的原料，唯叶挥发油中桂皮醛含量较低。本品为黄色或黄棕色澄清液体，有肉桂的特异香气，露置空气中或存放日久，色渐变深，质渐浓稠。在乙醇或冰醋酸中易溶。本品的相对密度 1.055～1.070，折光率为 1.602～1.614，冷却至 0℃，加等容的硝酸振摇后，即析出结晶性沉淀。

（3）市场上有将调味用的桂皮作肉桂使用，也有误用大叶钩樟树和三钻风的树皮。桂皮为同属植物天竺桂 *C. japonicum* Sieb.、阴香 *C. burmanni*（C. G. et Th. Nees）Bl.、细叶香

桂 *C. chingii* M. et Calf 等数种樟属植物的树皮。皮薄，质硬，干燥不油润，折断面淡棕色，石细胞环带不明显，香气淡，味微甜辛涩，一般作香料或调味品使用，不供药用。大叶钩樟 *Lindera umbellata* Thunb. 和三钻风 *L. obtusiloba* Bl. 的树皮。卷筒状或槽状，外表面灰褐色，内表面红棕色，质坚而脆，断面不平坦，外层浅黄棕色，内层红棕色而略带油质。气微香，味淡。

附：

桂枝 Cinnamomi Ramulus

　　本品为肉桂的干燥嫩枝。药材呈长圆柱形，有分枝，最细的略呈四棱形，直径0.2～0.9cm。表面红棕色或棕色，有纵皱纹，并可见断枝残迹、叶痕、芽痕及细点状皮孔，较粗枝条皮部作环状横裂，细枝皮部易剥落而露出红棕色木部。质硬而脆，易折断。切片厚0.2～0.4cm，切面皮部薄，红棕色，木部黄白色或灰黄色，髓部略呈方形。有清香气，味甜微辛，皮部味较浓。主含挥发油0.2%～0.9%，油中主含桂皮醛70%～80%，以5～6年生的植株含油量高，油中不含芳樟醇（linalool），故亦可作提取桂皮油的原料。本品性温，味辛、甘。发汗解肌，温经通脉。

杜 仲 Duzhong
Eucommiae Cortex

扫码"学一学"

　　【本草考证】　始载于《神农本草经》，列为上品。陶弘景曰："状如厚朴，折之多白丝者为佳。"苏颂曰："今出商州、成州、峡州近处大山中。叶亦类柘，其皮折之白丝相连；江南谓之棉。"李时珍曰："昔有杜仲服此得道，因以名之。"据其描述和附图，与现今杜仲一致。

　　【来源】　为杜仲科（Eucommiaceae）植物杜仲 *Eucommia ulmoides* Oliv. 的干燥树皮。

　　【植物形态】　落叶乔木，高达20m。树皮和叶折断后均有银白色细丝。叶椭圆形或椭圆状卵形，长6～18cm，宽3～7cm，先端长渐尖，基部圆形或宽楔形，边缘有锯齿。花单性，雌雄异株，无花被，先叶或与叶同时开放，单生于小枝基部，雄花雄蕊6～10枚，雌花柱头2裂。翅果长椭圆形而扁。长约3.5cm，先端凹陷，种子1粒。花期4～5月，果期9～10月。

　　【产地】　主产于湖北、四川、贵州等省。多为栽培。

　　【采收加工】　4～6月剥取树皮，刮去粗皮，堆置"发汗"至内皮呈紫褐色，晒干。

　　【性状鉴别】　呈板片状或两边稍向内卷的块片，大小不一，厚0.3～0.7cm。外表面淡棕色或灰褐色，有明显的皱纹或纵裂槽纹，有的树皮较薄，未去粗皮，可见明显的皮孔。内表面暗紫色，光滑。质脆，易折断。断面有细密、银白色、富弹性的橡胶丝相连。气微，味稍苦。饮片呈小方块或丝状。（图10－11）

　　【显微鉴别】

　　（1）树皮横切面　①落皮层残存，内侧有数个木栓组织层

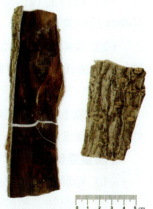

图10－11　杜仲药材图

261

带，每层为排列整齐、内壁特别增厚且木化的木栓细胞，两层带间为颓废的皮层组织，细胞壁木化；②韧皮部有5~7条石细胞环带，每环有3~5列石细胞并伴有少数纤维。射线2~3列细胞，近栓内层时向一方偏斜；③白色橡胶质（丝状或团块状）随处可见，以韧皮部为多，此橡胶丝存在于乳汁细胞内。（图10-12）

（2）粉末　呈棕色。①橡胶丝成条或扭曲成团，表面显颗粒性；②石细胞众多，大多成群，类长方形、类圆形、长条形或不规则形，壁厚，有的胞腔内含橡胶团块；③木栓细胞表面观呈多角形，壁不均匀增厚，木化，有细小纹孔；侧面观长方形，一面壁薄，三面壁增厚。（图10-13）

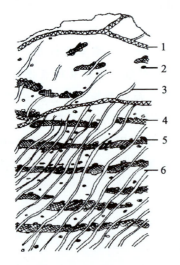

图10-12　杜仲横切面组织构造简图

1. 木栓层　2. 橡胶质　3. 射线

4. 石细胞层　5. 纤维束　6. 韧皮部

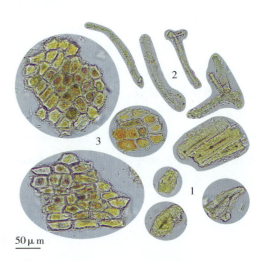

图10-13　杜仲粉末特征图

1. 石细胞　2. 橡胶丝　3. 木栓细胞

【化学成分】含木脂素类成分，如松酯醇二-β-D-葡萄糖苷（pinoresinol-di-β-D-glucoside）。另含环烯醚萜苷类，如京尼平苷（geniposide）、桃叶珊瑚苷（aucubin）等。还含三萜类成分，β-谷甾醇、白桦脂醇等。杜仲皮折断后有银白色的杜仲胶（gutta-percha），为一种硬质橡胶。

松酯醇二-β-D-葡萄糖苷为降压的有效成分。

【理化鉴别】

（1）取粉末1g，加三氯甲烷10ml，浸渍2小时，滤过，滤液蒸干，加乙醇1ml，产生具弹性的胶膜。

（2）取粗粉10g，加乙醇100ml回流提取，回收乙醇至膏状，加蒸馏水搅拌后过滤，滤液加数滴爱氏（对二甲氨基苯甲醛）试液，加热煮沸10分钟，溶液呈蓝色。（检查桃叶珊瑚苷）

（3）取上项乙醇提取液滴于滤纸上，喷洒20%氢氧化钠水液，显浅黄色斑点。（红杜仲显紫色斑点，丝棉木不显色）

【质量评价】

（1）经验鉴别　以皮厚、块大、去净粗皮、内表面暗紫色、断面丝多者为佳。

（2）浸出物　照醇溶性浸出物测定法项下的热浸法测定，用75%乙醇作溶剂，不得少于11.0%。

（3）含量测定　照高效液相色谱法测定。本品含松酯醇二-β-D-葡萄糖苷

（$C_{32}H_{42}O_{16}$）不得少于 0.10%。

【性味功效】　甘，温。归肝、肾经。补肝肾，强筋骨，安胎。

【附注】

（1）杜仲叶与杜仲皮所含成分近似，药理、临床方面有近似的作用，有的地区用 2 倍量的杜仲叶代替杜仲皮用于临床。

（2）广东、广西、四川部分地区使用夹竹桃科植物藤杜仲 *Parabarium micranthum*（Wall.）、毛杜仲 *P. huaitingii* Chun et Tsiang、红杜仲 *P. chunianum* Tsiang 的树皮作杜仲用，认为有祛风活络、强筋壮骨的功效。其药材粗细不一，外皮黄褐色，皮薄，内表面黄棕或红褐色，折断面有少数银白色富弹性的橡胶丝，胶丝稀少。薄壁细胞中可见草酸钙方晶。均不能代杜仲药用。

（3）浙江、贵州、湖北、云南、四川部分地区以卫矛科丝棉木 *Euonymus bungeanus* Maxim.、云南卫矛 *E. yunnanensis* Franch.（又称黄皮杜仲）、游藤卫矛 *E. vagars* Wall.（又称银丝杜仲）的干皮作"土杜仲"入药。外表面灰色、灰褐色或橙黄色，内表面淡黄色，折断面有白色胶丝，易拉断。丝棉木组织中无石细胞而有纤维层数条，薄壁细胞中草酸钙簇晶较多，胶质团较少。不能作杜仲使用。

合 欢 皮 Hehuanpi

Albiziae Cortex

本品为豆科（Leguminosae）植物合欢 *Albizia julibrissin* Durazz. 的干燥树皮。主产于湖北、江苏、安徽等省。药材呈卷曲筒状或半筒状，长 40～80cm，厚 0.1～0.3cm。外表面灰棕色至灰褐色，稍有纵皱纹，有的成浅裂纹，密生明显的椭圆形横向皮孔，棕色或棕红色，偶有突起的横棱或较大的圆形枝痕，常附有地衣斑；内表面淡黄棕色或黄白色，平滑，有细密纵纹。质硬而脆，易折断，断面呈纤维性片状，淡黄棕色或黄白色。气微香，味淡、微涩、稍刺舌，而后喉头有不适感。以皮细嫩，皮孔明显者为佳。本品性平，味甘。用于安神解郁，活血消肿。

黄 柏 Huangbo

Phellodendri Chinensis Cortex

【本草考证】　原名檗木，始载于《神农本草经》，列为中品。《名医别录》释名黄檗。《嘉祐本草》载："按蜀本图经云：黄檗树高数丈。叶似吴茱萸，亦如紫椿，经冬不凋。皮外白，里深黄色。……皮紧，厚二三分，鲜黄者上。二月、五月采皮，日干。"苏颂谓："处处有之，以蜀中出者肉厚色深为佳。"从上述本草记述的产地、植物形态及《证类本草》所附黄檗和商州黄檗图看，均是黄皮树。

【来源】　为芸香科（Rutaceae）植物黄皮树 *Phellodendron chinense* Schneid. 的干燥树皮。习称"川黄柏"。

【植物形态】　黄皮树为落叶乔木，高 10～12m。树皮开裂，外层木栓较薄，内层黄色。单数羽状复叶对生，小叶 7～15，矩圆状披针形至矩圆状卵形，长 9～15cm，宽 3～5cm，顶端长渐尖，基部宽楔形或圆形，不对称，上面仅中脉密被短毛，下面密被长柔毛。花单性，

扫码"学一学"

雌雄异株，排成顶生圆锥花序，花序轴密被短毛，萼片5，花瓣5~8，雄花有雄蕊5~6，退化雌蕊钻形，雌花有退化雄蕊5~6。果轴及果枝粗大，常密被短毛，浆果状核果球形，熟时黑色，有种子5~6颗，花期5~6月，果期10月。

【产地】主产于四川、贵州等省，陕西、湖北、云南、湖南等省亦产。

【采收加工】剥取树皮后，除去粗皮，晒干。

【性状鉴别】呈板片状或浅槽状，长宽不等，厚0.1~0.6cm。外表面黄褐色或黄棕色，平坦或具纵沟纹，有的可见皮孔痕及残存的灰褐色粗皮；内表面暗黄色或淡棕色，具细密的纵纹。体轻，质硬。断面深黄色，裂片状分层，纤维性。气微，味极苦，嚼之有黏性。（图10-14）

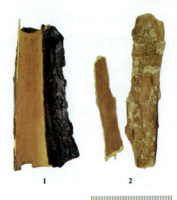

图10-14　黄柏药材图
1. 川黄柏　2. 关黄柏

【显微鉴别】

（1）树皮横切面　①未去净外皮者，木栓层由多列长方形细胞组成，内含棕色物质，栓内层细胞中含草酸钙方晶；②皮层比较狭窄，散有纤维群及石细胞群，石细胞大多分枝状，壁极厚，层纹明显；③韧皮部占树皮的极大部分，外侧有少数石细胞，纤维束切向排列呈断续的层带（又称硬韧部），纤维束周围薄壁细胞中常含草酸钙方晶；④射线宽2~4列细胞，常弯曲而细长；⑤薄壁细胞中含有细小的淀粉粒和草酸钙方晶，黏液细胞随处可见。（图10-15）

（2）粉末　鲜黄色。①纤维及晶纤维较多，鲜黄色，多成束，壁极厚，胞腔线形；晶纤维的含晶细胞壁不均匀增厚，木化，方晶密集；②石细胞鲜黄色，类圆形或纺锤形，直径35~128μm，有的呈分枝状，枝端锐尖，壁厚，层纹细密；有的可见大型纤维状的石细胞，长可达900μm；③草酸钙方晶众多。（图10-16）

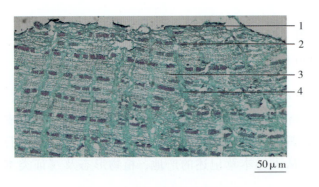

图10-15　黄柏横切面组织详图
1. 残留木栓层　2. 纤维束
3. 韧皮部　4. 射线

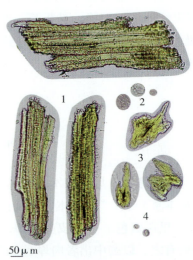

图10-16　黄柏粉末特征图
1. 晶鞘纤维　2. 草酸钙方晶　3. 石细胞

【化学成分】 含多种生物碱，主要为小檗碱（berberine）、黄柏碱（phellodendrine）、木兰碱（magnoflorine）、掌叶防己碱（即棕榈碱，palmatine）等。另含三萜苦味质成分，黄柏酮（obacunone）、黄柏内酯（即柠檬苦素，limonin）、γ - 及 β - 谷甾醇、豆甾醇和黏液质等。

【理化鉴别】

（1）取黄柏断面，置紫外光灯下观察，显亮黄色荧光。

（2）取粉末 1g，加乙醚 10ml，振摇后，滤过，滤液挥干后，残渣加冰醋酸 1ml 使溶解，再加浓硫酸 1 滴，放置，溶液呈紫棕色。（检查黄柏酮及植物甾醇）

（3）取粉末 0.1g，加乙醇 10ml，振摇数分钟，滤过，滤液加硫酸 1ml，沿管壁滴加氯试液 1ml，在两液接界处显红色环。（检查小檗碱）

（4）以黄柏对照药材与盐酸黄柏碱对照品作对照，用硅胶 G 薄层板，以三氯甲烷 - 甲醇 - 水（30∶15∶4）的下层溶液为展开剂，置氨蒸气饱和的展开缸内展开，以碘化铋钾溶液显色。供试品色谱中，在与对照药材色谱和对照品色谱相应的位置上，显相同颜色的斑点。

【质量评价】

（1）经验鉴别 以皮厚、断面色黄者为佳。

（2）水分不得过 12.0%；总灰分不得过 8.0%。

（3）浸出物 照醇溶性浸出物测定法项下的冷浸法测定，用稀乙醇作溶剂，不得少于 14.0%。

（4）含量测定 照高效液相色谱法测定。本品按干燥品计算，含小檗碱以盐酸小檗碱（$C_{20}H_{17}NO_4 \cdot HCl$）计，不得少于 3.0%；含黄柏碱以盐酸黄柏碱（$C_{20}H_{23}NO_4 \cdot HCl$）计，不得少于 0.34%。

【性味功效】 苦，寒。归肾、膀胱经。清热燥湿，泻火除蒸，解毒疗疮。

【附注】 黄皮树的变种秃叶黄皮树 *Phellodendron chinense* Schneid. var. *glabriusculum* Schneid.（分布于湖北、四川、贵州、陕西）、峨眉黄皮树 *P. chinense* Schneid. var. *omeiense* Huang（分布于四川）、云南黄皮树 *P. chinense* Schneid. var. *yunnanense* Huang（分布于云南）、镰刀黄皮树 *P. chinense* Schneid. var. *falcatum* Huang（分布于云南）等的树皮在产地亦入药。秃叶黄皮树树皮含四氢小檗碱（tetrahydroberberine）、四氢掌叶防己碱、四氢药根碱（tetrahydrojatrorrhizine）、黄柏碱、木兰碱及 β - 谷甾醇。

附：

关黄柏 Phellodendri Amurensis Cortex

　　为芸香科植物黄檗 *Phellodendron amurense* Rupr. 的干燥树皮。习称"关黄柏"。主产于吉林、辽宁等省，内蒙古、河北、黑龙江等省区亦产。以辽宁产量最大。药材呈板片状或浅槽状，长宽不等，厚约 0.2～0.4cm。外表面黄绿色或淡黄棕色，较平坦，具不规则的纵裂纹，时有暗灰色的栓皮残留，栓皮厚，有弹性，皮孔小而少见；内表面黄绿色或黄棕色。体轻，质硬，断面纤维性，有的呈裂片状分层，鲜黄色或黄绿色。气微，味极苦，嚼之有黏性。药材横切面与川黄柏相似，不同点是关黄柏木栓细胞呈方形，皮层比较宽广，石细胞较川黄柏略少，韧皮部外侧几无石细胞。射线较平直，硬韧部不甚发达。主要含小檗碱及少量药根碱、木兰碱、黄柏碱、掌叶防己碱、蝙蝠葛碱、白栝楼碱等生物碱。另含黄柏内酯、黄柏酮、黄柏酮酸、白鲜交酯、青荧光酸及菜油甾醇、β-谷甾醇、黏液质等。含量测定采用高效液相色谱法，本品按干燥品计算，含盐酸小檗碱不得少于 0.60%，盐酸巴马汀不得少于 0.30%。本品性寒，味苦。用于清热燥湿，泻火除蒸，解毒疗疮。

白鲜皮 Baixianpi
Dictamni Cortex

　　本品为芸香科（Rutaceae）植物白鲜 *Dictamnus dasycarpus* Turcz. 的干燥根皮。主产于辽宁、河北、山东等省。药材呈卷筒状，长 5～15cm，直径 1～2cm，厚 0.2～0.5cm。外表面灰白色或淡灰黄色，具细皱纹及细根痕，常有突起的颗粒状小点；内表面类白色，有细纵纹。质脆，折断时有白色粉尘飞扬，断面不平坦，略带层片状，剥去外层，迎光可见闪烁的小亮点。有羊膻气，味微苦。以条大、皮厚、色灰白色者为佳。本品性寒，味苦。用于清热燥湿，祛风解毒。

五加皮 Wujiapi
Acanthopanacis Cortex

　　本品为五加科（Araliaceae）植物细柱五加 *Acanthopanax gracilistylus* W. W. Smith 的干燥根皮。主产于湖北、河南、四川等省。药材呈不规则卷筒状，长 5～15cm，直径 0.4～1.4cm，厚约 0.2cm。外表面灰褐色，有稍扭曲的纵皱纹和横长皮孔；内表面淡黄色或灰黄色，有细纵纹。体轻，质脆，易折断，断面不整齐，灰白色。气微香，味微辣而苦。以皮厚、粗大、断面灰白色、气香，无木心者为佳。本品性温，味辛、苦。用于祛风除湿，补益肝肾，强筋壮骨，利水消肿。

秦 皮 Qinpi
Fraxini Cortex

扫码"看一看"

　　【本草考证】　始载于《神农本草经》，列为中品。苏恭谓："此树似檀，叶细，皮有白点而不粗错，取皮渍水便碧色，书纸看之皆青色者是真。"此为历史上最早观察荧光现象应用于鉴别药材的记载。根据历代本草图文记载，唐以前主要使用小叶梣的树皮，以后渐有白蜡树的树皮。

　　【来源】　为木犀科（Oleacea）植物苦枥白蜡树 *Fraxinus rhynchophylla* Hance、白蜡树 *F. chinensis* Roxb.、尖叶白蜡树 *F. szaboana* Lingelsh. 或宿柱白蜡树 *F. stylosa* Lingelsh. 的干燥枝皮或干皮。

　　【植物形态】

　　（1）苦枥白蜡树　为乔木，高 10m 左右。叶对生，单数羽状复叶，小叶通常 5 片，宽卵形或倒卵形，顶端一片最大，长 4～11cm，宽 4～6cm，尾状渐尖或少有钝圆，边缘具钝锯齿，叶背沿叶脉有褐色柔毛，小叶柄对生处膨大。圆锥花序，花小，雄性花与两性花异株，通常无花瓣，花轴节上常有淡褐色短柔毛，花柱短，柱头浅裂 2 叉状。翅果扁平，倒披针形，翅长于果。花期 5 ~ 6 月，果期 8 ~ 9 月。

（2）白蜡树　与上种相似，但小叶 5 ~ 9，以 7 枚为多数，椭圆或椭圆状卵形，顶端渐尖或钝。花轴无毛，雌雄异株。

（3）尖叶白蜡树　幼枝具毛茸。小叶通常 5，叶片卵形，先端尾尖，基部广楔形，稍不对称。雄性花与两性花异株，柱头 2 深裂，钳形内弯。

（4）宿柱白蜡树　幼枝无毛。小叶 3 ~ 5，披针形，边缘具细锯齿。雄性花与两性花异株，花柱细长，柱头 2 浅裂。

【产地】苦枥白蜡树主产东北三省。白蜡树主产四川。尖叶白蜡树、宿柱白蜡树主产陕西。

【采收加工】春、秋二季剥取，晒干。

【性状鉴别】枝皮卷筒状或槽状，长 10 ~ 60cm，皮厚 0.15 ~ 0.3cm。外表面灰白色、灰棕色至黑棕色或相间呈斑状，平坦或稍粗糙，并有灰白色圆点状皮孔及细斜皱纹，有的具分枝痕。内表面黄白色或棕色，平滑。质硬而脆，断面纤维性，黄白色。气微，味苦。

干皮为长条状块片，厚 0.3 ~ 0.6cm。外表面灰棕色，具龟裂状沟纹及红棕色圆形或横长的皮孔。质坚硬，断面纤维性较强。（图 10 - 17）

【显微鉴别】苦枥白蜡树树皮横切面：①木栓细胞为 5 ~ 10 余列细胞；②栓内层为数列多角形厚角细胞；③皮层较宽，有纤维及石细胞单个散在或成群；④中柱鞘部位有石细胞及纤维束组成的环带，偶有间断；⑤韧皮部射线宽 1 ~ 3 列细胞；纤维束及少数石细胞成层状排列，中间贯穿射线，形成"井"字形。⑥薄壁细胞中含草酸钙砂晶。（图 10 - 18）

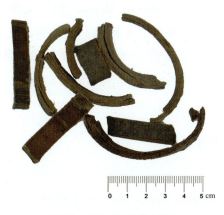

图 10 - 17　秦皮药材图

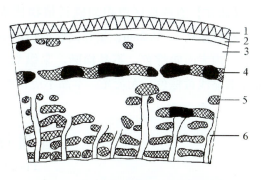

图 10 - 18　秦皮横切面组织构造简图

1. 木栓细胞　2. 厚角细胞　3. 皮层
4. 石细胞群　5. 纤维束　6. 射线

【化学成分】苦枥白蜡树树皮中含有秦皮乙素（七叶树素 aesculetin，在碱液中显蓝色荧光）及秦皮甲素（七叶树苷 aesculin，在 pH 大于 5.8 的水液中呈蓝色荧光）等香豆精类成分，尚含鞣质、甘露醇及生物碱。宿柱白蜡树尚含丁香苷、宿柱白蜡苷。

	R₁	R₂	R₃
秦皮乙素：	—OH	—OH	—H
秦皮甲素：	—O—葡萄糖	—OH	—H

【理化鉴别】

（1）本品热水浸出液呈黄绿色，日光下显碧蓝色荧光。

（2）取粉末1g，加乙醇10ml，置水浴上回流10分钟，滤过，取滤液1ml，加石灰水5ml呈黄色；振摇，静置，滤过，滤液滴加1%三氯化铁溶液2~3滴，呈红色，再加稀盐酸3滴，溶液转绿色。（检查秦皮乙素）

（3）以秦皮甲素、秦皮乙素对照品作对照，用硅胶G薄层板或GF$_{254}$薄层板，以三氯甲烷-甲醇-甲酸（6：1：0.5）为展开剂，展开，硅胶GF$_{254}$板置紫外光灯（254nm）下检视，硅胶G板置紫外光灯（365nm）下检视。供试品色谱中，在与对照品色谱相应的位置上，显相同颜色的斑点或荧光斑点；硅胶GF$_{254}$板喷以三氯化铁溶液-铁氰化钾试液（1：1）的混合溶液，斑点变为蓝色。

【质量评价】

（1）经验鉴别 以条长、外皮薄且光滑者为佳。

（2）水分不得过7.0%；总灰分不得过8.0%。

（3）浸出物 照醇溶性浸出物测定法项下的热浸法测定，用乙醇作溶剂，不得少于8.0%。

（4）含量测定 照高效液相色谱法测定。本品按干燥品计算，含秦皮甲素（C$_{15}$H$_{16}$O$_9$）和秦皮乙素（C$_9$H$_6$O$_4$）的总量，不得少于1.0%。

【性味功效】 苦、涩，寒。归肝、胆、大肠经。清热燥湿，收涩止痢，止带，明目。

【附注】 有些地区曾用胡桃科植物核桃楸 *Junglans mandshurica* Maxim. 的树皮作秦皮用。药材厚0.1~0.2cm，呈卷筒状或扭曲成绳状。外表面平滑，灰棕色，皮孔少，有大形叶痕。内表面暗棕色。不易横断，易纵裂。味微苦略涩。镜检，薄壁细胞含草酸钙簇晶。水浸液显浅黄棕色，无荧光。本品不应作秦皮用。

香 加 皮 Xiangjiapi

Periplocae Cortex

【来源】 为萝摩科（Asclepiadaceae）植物杠柳 *Periploca sepium* Bge. 的干燥根皮。

【产地】 主产于山西、河南、河北等省。山东、甘肃、湖南、辽宁、吉林、内蒙古等省区亦产。此外，江苏、四川等地有栽培。

【采收加工】 春、秋二季采挖，剥取根皮，晒干。

【性状鉴别】 呈卷筒状或槽状，少数呈不规则片状，长3~10cm，直径1~2cm，厚0.2~0.4cm。外表面灰棕色或黄棕色，栓皮松软常呈鳞片状，易剥落。内表面淡黄色或淡黄棕色，较平滑，有细纵纹。体轻，质脆，易折断。断面黄白色，不整齐。有特异香气，味苦。

【显微鉴别】

（1）根皮横切面 ①木栓层为10~30列细胞；②栓内层较宽，细胞多切向延长，薄壁细胞中含少量草酸钙方（棱）晶；有石细胞及乳汁管分布；③韧皮部乳汁管较多，切向延长椭圆形，长至80μm，直径35μm，射线宽1~5列细胞；④薄壁细胞中含草酸钙方晶，并有细小淀粉粒。

（2）粉末 为淡棕色。①草酸钙方晶直径9~20μm；②石细胞长方形或类多角形，直径24~70μm；③乳汁管碎片含无色油滴状物质；④木栓细胞棕黄色，多角形；⑤淀粉粒甚多，单粒类圆形或长圆形，直径3~11μm；复粒由2~6分粒组成。

【化学成分】含4-甲氧基水杨醛、α、β-香树精及其乙酸酯，为其香气成分。另含北五加苷A~K，其中苷G为强心苷杠柳毒苷（periplocin）和杠柳皂苷K、H_1、E（glycoside K、H_1、E）为C_{21}甾苷，是孕甾烯醇酮的还原衍生物。尚含β-谷甾醇及其葡萄糖苷等。

【理化鉴别】

（1）本品的水或乙醇浸出液，在紫外光灯下显紫色荧光，加稀盐酸，荧光不变，加氢氧化钠试液，产生黄绿色荧光。

（2）取本品粉末10g，加水150ml蒸馏，馏出液具特异香气，收集馏出液10ml，分置二支试管中，一管中加1%三氯化铁溶液1滴，即显红棕色；另一管中加硫酸肼饱和溶液5ml与醋酸钠结晶少量，稍加热，放冷，生成淡黄绿色沉淀，置紫外光灯（365nm）下观察，显强烈的黄色荧光。

（3）以4-甲氧基水杨醛对照品作对照，用硅胶G薄层板，以石油醚（60~90℃）-乙酸乙酯-冰醋酸（20：3：0.5）为展开剂，展开，以二硝基苯肼试剂显色。供试品色谱中，在与对照品色谱相应的位置上，显相同颜色的斑点。

【质量评价】

（1）经验鉴别 以块大、皮厚、香气浓，无木心者为佳。

（2）水分不得过13.0%；总灰分不得过10.0%；酸不溶性灰分不得过4.0%。

（3）浸出物 照醇溶性浸出物测定法项下的热浸法测定，用稀乙醇作溶剂，不得少于20.0%。

（4）含量测定 照高效液相色谱法测定。本品于60℃干燥4小时，含4-甲氧基水杨醛（$C_8H_8O_3$）不得少于0.20%。

【性味功效】辛、苦，温；有毒。归肝、肾、心经。利水消肿，祛风湿，强筋骨。

地 骨 皮 Digupi

Lycii Cortex

【来源】为茄科（Solanaceae）植物枸杞 *Lycium chinense* Mill. 或宁夏枸杞 *L. barbarum* L. 的干燥根皮。

【产地】枸杞主产于河北、河南、山西等省，多为野生，以河南、山西产量较大，江苏、浙江品质较好。宁夏枸杞主产于宁夏、甘肃等省区，多为栽培。

【采收加工】春初或秋后采挖根部，洗净，剥取根皮，晒干。

【性状鉴别】呈筒状或槽状，长3~10cm，直径0.5~1.5cm，厚0.1~0.3cm。外表面灰黄色至棕黄色，粗糙，有不规则纵裂纹，易成鳞片状剥落。内表面黄白色至灰黄色，较平坦，有细纵纹。体轻，质脆，易折断，断面不平坦，外层黄棕色，内层灰白色。气微，味微甘而后苦。（图10-19）

【显微鉴别】

（1）枸杞根皮横切面 ①木栓层为4~10余列细胞，其外有较厚的落皮层；②韧皮射线大多宽1列细胞；纤维单个散在或2至数个成束；③薄壁细胞含草酸钙砂晶，并含多数淀粉粒。

（2）枸杞根皮粉末　米黄色。①草酸钙砂晶随处可见，结晶极细微，略呈箭头形，有的薄壁细胞充满砂晶；②纤维多散在，长 110～230μm，木化或微木化，可见稀疏斜纹孔，腔内有时含黄棕色物；③石细胞稀少，呈类圆形、纺锤形或类长方形，直径 45～72μm，长至 110μm；④淀粉粒众多，单粒呈圆形、类圆形及椭圆形，长度至 14μm，复粒由 2～4 分粒复合而成；⑤木栓细胞表面观呈多角形，垂周壁平直或微波状，有的微木化，胞腔中含黄色物。（图 10－20）

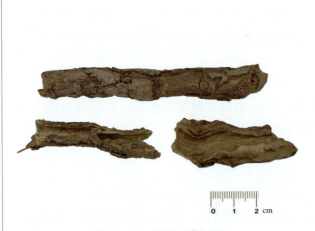

图 10－19　地骨皮药材图

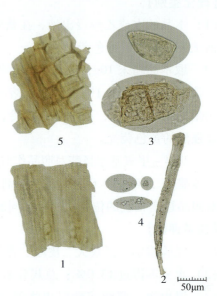

图 10－20　地骨皮（枸杞）粉末特征图

1. 草酸钙砂晶　2. 纤维　3. 石细胞
4. 淀粉粒　5. 木栓细胞

宁夏枸杞根皮构造与枸杞根皮相似，唯组织中无石细胞和纤维。

【化学成分】含桂皮酸和多量酚性物质。此外尚含 β－谷甾醇、亚油酸、亚麻酸、卅一酸、蜂花酸、枸杞酰胺（lyciumamide）、苦柯胺 A、东莨菪内酯、甜菜碱、维生素 B 等。

【理化鉴别】

（1）药材断面置紫外光灯下观察，外面木栓层呈棕色，韧皮部呈淡蓝色荧光（陈旧的药材呈淡黄色荧光）；粉末的 5% 水浸液或碱性水浸液均显深污绿色荧光；粉末的 70% 乙醇提取液在紫外光灯下观察显淡蓝色荧光。

（2）以地骨皮对照药材作对照，用硅胶 G 薄层板，以甲苯－丙酮－甲酸（10∶1∶0.1）为展开剂，展开。供试品色谱中，在与对照药材色谱相应的位置上，显相同颜色的荧光斑点。

【质量评价】

（1）经验鉴别　以块大、肉厚、无木心者为佳。

（2）水分不得过 11.0%；总灰分不得过 11.0%；酸不溶性灰分不得过 3.0%。

【性味功效】甘，寒。凉血除蒸，清肺降火。

知识拓展

香加皮与地骨皮鉴别特征比较

		香加皮	地骨皮	五加皮
来源		萝藦科植物杠柳 *Periploca sepium* Bge. 的干燥根皮	茄科植物枸杞 *Lycium chinense* Mill. 或宁夏枸杞 *L. barbarum* L. 的干燥根皮	五加科植物细柱五加 *Acanthopanax gracilistylus* W. W. Smith 的干燥根皮
性状	形状	呈卷筒状或槽状，少数呈不规则片状	呈筒状或槽状	呈不规则卷筒状
	外表面	灰棕色或黄棕色，栓皮松软常呈鳞片状，易剥落	灰黄色至棕黄色，粗糙，有不规则纵裂纹，易成鳞片状剥落	灰褐色，有稍扭曲的纵皱纹和横长皮孔样斑痕
	内表面	淡黄色或淡红棕色，较平滑，有细纵纹	黄白色至灰黄色，较平坦，有细纵纹	淡黄色或灰黄色，有细纵纹
	质地	体轻，质脆，易折断	体轻，质脆，易折断	体轻，质脆，易折断
	断面	断面黄白色，不整齐	断面不平坦，外层黄棕色，内层灰白色	断面不整齐，灰白色
	气味	有特异香气，味苦	气微，味微甘而后苦	气微香，味微辣而苦
经验鉴别		以块大、皮厚、香气浓，无木心者为佳	以块大、肉厚、无木心者为佳	以皮厚、粗大、断面灰白色、气香，无木心者为佳

扫码"练一练"

（闫永红）

第十一章 叶类中药

📖 **学习目标**

　　1. **掌握** 药材大青叶和番泻叶及其饮片的来源、产地、采收加工、化学成分、真实性鉴定（包括性状鉴别、显微鉴别、理化鉴别）、质量评价（包括经验鉴别、纯度检查、浸出物、含量测定）等。

　　2. **熟悉** 药材石韦、侧柏叶和紫苏叶的来源、化学成分、真实性鉴定（包括性状鉴别、显微鉴别要点）、质量评价（包括经验鉴别、纯度检查）等。

　　3. **了解** 药材蓼大青叶、枇杷叶、罗布麻叶和艾叶的来源、真实性鉴定（性状鉴别）和质量评价（经验鉴别）等。

扫码"学一学"

第一节　概　述

　　叶类（folium）中药是以药用植物的叶入药的药材总称。大多采自双子叶植物的叶，其入药部位多数为完整而成熟的叶，如枇杷叶、大青叶、罗布麻叶、桉叶等；少数为嫩叶，如苦竹叶；也有带嫩枝（cacumen）的，如侧柏叶；有的为带叶的枝梢，如颠茄叶。多数以单叶入药；少数为复叶的小叶，如番泻叶。

一、性状鉴别

　　叶类中药的性状鉴定，首先应观察大多数叶子的色泽及形态，如是完整的，还是破碎的；是单叶，还是复叶的小叶；是平展的，还是皱缩的；以及有无茎枝或叶轴等。由于叶类药材大多是干燥品，且叶片较薄，容易皱缩、破碎，故鉴定时应该选择完整的、有代表性的样品来观察。观察时常需将样品浸泡在水中，使其湿润、展开。必要时借助解剖镜或放大镜仔细观察。一般叶类药材的性状鉴别应注意以下几个方面：①组成，单叶还是复叶；②形状，包括叶片外形、叶缘、叶尖、叶基、叶脉、叶柄的有无、长短及叶鞘的情况等；③大小，选择大、中、小叶片分别测量其长度及宽度；④表面特征，包括叶片上下表面的颜色、光泽、质地、光滑程度、毛茸情况、腺点或其他色点。有时需对光观察，看有无油点（透明点）或灰色斑点（草酸钙结晶）等；⑤气味，可揉搓或热水浸泡进行鉴别。

二、显微鉴别

　　叶类中药的显微鉴别主要通过制作叶片横切片、粉末片及表皮片来进行。

（一）横切面特征

　　叶片的横切面特征包括表皮（epidermis）、叶肉（mesophyll）和叶脉（vein）三个部分。通常在距叶柄 1/3 ~ 1/2 处，去掉叶片的边缘，留约 5mm 的小条，通过主脉制成横切片。

1. **表皮** 表皮分为上表皮和下表皮。在横切面中，表皮细胞多排列紧密，呈扁平的长方形或方形，多为1层细胞。有的叶表皮为多层细胞，称为复表皮（multiple epidermis），如夹竹桃叶。表皮细胞的外壁常较厚，其外通常有角质层，角质层常呈波状、放射状、点状及条状等不同的纹理。有时可见到毛茸及气孔点。单子叶禾本科植物的叶上表皮细胞中有较大的"运动细胞"，如淡竹叶。特别要注意表皮细胞中是否含有后含物（ergastic substance）及后含物的种类，如桑叶中的葡萄状钟乳体、穿心莲叶中的螺旋状钟乳体、薄荷叶中的簇状橙皮苷结晶、番泻叶中的黏液质等。表皮细胞中一般不含叶绿体（chloroplast）。

2. **叶肉** 是含叶绿体的薄壁组织，位于上、下表皮之间。通常分为栅栏组织（palisade tissue）和海绵组织（spongy tissue）两部分。在叶片的结构中，只有上表皮下方分布栅栏组织的叶，称为异面叶（dorsi-ventral leaf）或两面叶（bifalial leaf），如枇杷叶、薄荷叶等。而有的叶的上下表皮细胞内方均有栅栏组织，这种叶称为等面叶（isobilateral leaf），如罗布麻叶、桉叶、番泻叶等。

（1）**栅栏组织** 通常由1列至数列长圆柱形的细胞组成，细胞的长轴与表皮垂直。如洋地黄叶的栅栏组织多为1列；大青叶、枇杷叶的栅栏组织为3~4列；罗布麻叶上表皮细胞下方的栅栏组织多为2列，下表皮细胞上方的栅栏组织为1列。故观察时应注意栅栏组织的细胞列数、与海绵组织是否易区分、是否通过主脉、是否含有后含物等，一般栅栏组织是不通过主脉的，但有一些药材较特殊，栅栏组织通过主脉，如番泻叶、穿心莲叶等。

（2）**海绵组织** 占叶肉组织的大部分，有时有侧脉维管束分布。观察时注意是等面叶还是异面叶（两面叶）；细胞内是否含有钟乳体、草酸钙结晶、橙皮苷结晶、色素；有无分泌细胞，如油细胞、黏液细胞、油室、间隙腺毛、乳汁管；有无异型细胞、厚壁细胞（石细胞）存在。它们的颜色、形状、分布都是非常重要的鉴别特征。

3. **叶脉** 叶脉是叶片中的维管束（vascularbundle）。维管束在叶片横切面中的排列方式常因植物的种类而异。除注意其排列方式外，还应注意观察维管束的类型；中柱鞘厚壁组织的有无及其分布、形状；中脉上、下表皮内方有无厚角组织分布；栅栏组织是否通过主脉等。一般中脉维管束为1个外韧型维管束（番泻叶），木质部位于上方（向茎面），排列成槽状或新月形至半月形；韧皮部位于木质部的下方（背茎面），为外韧型维管束，与茎中维管束类型相似。

（二）粉末特征

在显微镜下，叶类药材的粉末中常常可以观察到碎断的毛茸、表皮碎片、气孔、纤维、分泌组织、异型细胞、厚角组织、晶体及导管等。一般应注意以下几点。①表皮细胞：注意观察其形状、大小、垂周壁的弯曲情况、增厚程度、突起等。②气孔：注意其形状、大小、类型、保卫细胞形状、副卫细胞数量等。③毛茸：重点注意区分腺毛、腺鳞、非腺毛，观察细胞数、形状、壁的加厚情况等。④厚壁组织：看有无晶纤维、石细胞等特征。⑤分泌组织：观察其有无及类型。此外，通过叶肉碎片可观察栅栏细胞的列数、有无晶细胞层、特异细胞等。

（三）表皮特征

通过撕取叶的上表皮或下表皮制作表皮片观察其特征。表皮细胞一般为1层扁平的长方形、多边形或波状不规则细胞，彼此嵌合，排列紧密。注意观察平周壁有无角质层皱纹或突起，垂周壁的弯曲及增厚情况（波状、平直或念珠状）；毛茸的种类（腺毛、腺鳞或非腺毛）、长度、组成毛茸的细胞数、形状、分布及毛茸表面的光滑度、木化程度等；气孔的类型、分布等特征。

（四）显微常数

值得注意的是，在叶类中药的显微鉴别中，常用到显微常数。常见的显微常数有栅表比（palisade ratio）、气孔数（stomatal number）、气孔指数（stomatal index）、脉岛数（vein – islet number）、脉端数等，这些显微常数常因中药原植物种类不同而异，特别是一些同属不同来源的药材的鉴别，因而在叶类药材中具有较重要的鉴别意义。

1. 栅表比　栅表比是指叶片的 1 个表皮细胞下的栅栏细胞的平均数目。一般"栅表比"在同种植物中是比较恒定的，用来区分同属不同种的药材。

2. 气孔数及气孔指数　气孔数是指每平方毫米叶表皮面积上气孔的数目。气孔指数是指叶单位面积上气孔数占表皮细胞数与气孔数之和的百分比。气孔指数有一定的范围且比较固定，可用来区分不同种的植物和中药。

$$气孔指数 = \frac{单位面积上的气孔数 \times 100}{单位面积上的气孔数 + 表皮细胞数}$$

3. 脉岛数　脉岛数是指叶片每平方毫米中脉岛的数目。脉岛是指细小的叶脉把叶肉组织分成的许多小块。脉岛数在同种植物中也是固定的，不会因植物生长的年龄和叶片的大小变化。

4. 脉端数　脉端数是指叶的完全游离小脉或小脉的分枝末端数。

第二节　常用叶类中药鉴定

石韦 Shiwei

Pyrrosiae Folium

【来源】　为水龙骨科（Polypodiaceae）植物庐山石韦 *Pyrrosia sheareri*（Bak.）Ching、石韦 *P. lingua*（Thunb.）Farwell 或有柄石韦 *P. petiolosa*（Christ）Ching 的干燥叶。

【产地】　庐山石韦产于西南及安徽、浙江、江西等；石韦产于华东、中南、西南地区；有柄石韦产于西南等。华北、西北、东北各地也有分布。

【采收加工】　全年均可采收，除去根茎及根，晒干或阴干。

【性状鉴别】

（1）庐山石韦　叶片略皱缩，展平后呈披针形，长 10～25cm，宽 3～5cm。先端渐尖，基部耳状偏斜，全缘，边缘常内卷；上表面黄绿色或灰绿色，散有黑色圆形小凹点；下表面密生红棕色星状毛，有的侧脉间布满棕色圆点状的孢子囊群。叶柄具四棱，长 10～20cm，直径 1.5～3mm，略扭曲，有纵槽。叶片革质。气微，味微涩苦。（图11–1）

（2）石韦　叶片披针形或长圆披针形，长 8～12cm，宽 1～3cm。基部楔形，对称。孢子囊群在侧脉间，排列紧密而整齐。叶柄长 5～10cm，直径约 1.5mm。

（3）有柄石韦　叶片多卷曲呈筒状，展平后呈长圆形或卵状长圆形或卵状长圆形，长 3～8cm，宽 1～2.5cm。基部楔形，对称。下表面侧脉不明显，布满孢子囊群。叶柄长 3～12cm，直径约 1mm。

【显微鉴别】　粉末黄棕色。①星状毛体部 7～12 细胞，辐射状排列成上、下两轮，每个细胞呈披针形，顶端急尖，有的有纵向或不规则网状纹理；柄部 1～9 细胞。②孢子极面观椭圆形，赤道面观肾形，外壁具疣状突起。③孢子囊环带细胞表面观扁长方形。④叶下表皮细胞多角形，垂周壁连珠状增厚；气孔类圆形。⑤纤维长梭形，胞腔内充满红棕色或棕色块状物。（图 11－2）

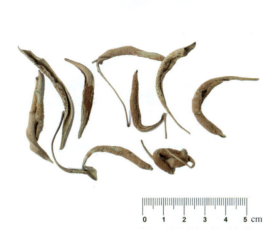

图 11－1　庐山石韦药材图

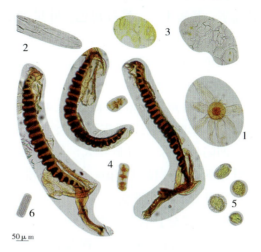

图 11－2　石韦粉末特征图

1. 星状毛　2. 纤维　3. 气孔

4. 孢子囊环带　5. 孢子　6. 管胞

【化学成分】　均含芒果苷（mangiferin）、里白烯（diploptene）、绿原酸等成分。

【质量评价】

（1）经验鉴别　均以叶大、完整、质厚，表面淡绿色，背面有棕色毛者为佳。

（2）水分不得过 13.0%；总灰分不得过 7.0%。

（3）浸出物　照醇溶性浸出物测定法项下的热浸法测定，用稀乙醇作溶剂，不得少于 18.0%。

（4）含量测定　照高效液相色谱法测定。本品按干燥品计算，含绿原酸（$C_{16}H_{18}O_9$）不得少于 0.20%。

【性味功效】　甘、苦，微寒。归肺、膀胱经。利尿通淋，清肺止咳，凉血止血。

知识拓展

　　市场上石韦来源较多，在华北及山东、陕西、四川等地尚用毡毛石韦 *Pyrrosia drakeana*（Franch.）Ching、北京石韦 *Pyrrosia davidii*（Gies.）Ching。还有西南石韦 *Pyrrosia gralla*（Gies.）Ching、光叶石韦 *Pyrrosia calvata*（Baker）Ching 等的叶。毡毛石韦、庐山石韦、石韦统称为"大叶石韦"；北京石韦、有柄石韦、西南石韦统称为"小叶石韦"。

侧 柏 叶 Cebaiye

Platycladi Cacumen

【来源】　为柏科（Cupressaceae）植物侧柏 *Platycladus orientalis*（L.）Franco 的干燥枝梢及叶。

【产地】主产于江苏、广东、山东、河北等地，除新疆、青海外，全国各地均有栽培，为我国特产。

【采收加工】四季均可割取嫩枝叶，阴干，以夏、秋两季为佳。

【性状鉴别】药材多为带叶枝梢，多分枝，小枝扁平，长短不一，淡红褐色。叶呈细小鳞片状，尖短钝，交互对生，紧密贴生于扁平的枝上，深绿色或黄绿色。质脆，易折断，气清香，味苦涩、微辛。（图11-3）

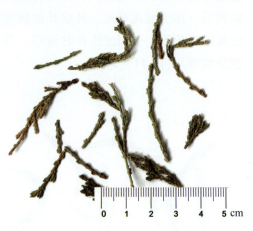

图11-3 侧柏叶药材图

【显微鉴别】粉末黄绿色。①叶上表皮细胞呈长方形，壁略厚；下表皮细胞类方形。②气孔甚多，凹陷型，保卫细胞较大，侧面观呈哑铃形。③纤维细长，直径约18μm。此外，可见含油滴薄壁细胞及具缘纹孔管胞。

【化学成分】含黄酮类成分，如扁柏双黄酮（hinokiflavone）、槲皮苷（quercitrin）、槲皮素（quercetin）等。尚含挥发油及脂类成分等。

【质量评价】

（1）经验鉴别 以枝嫩、色深绿、无碎末者为佳。

（2）水分不得过11.0%；总灰分不得过10.0%；酸不溶性灰分不得过3.0%。

（3）浸出物 照醇溶性浸出物测定法项下的热浸法测定，用乙醇作溶剂，不得少于15.0%。

（4）含量测定 照高效液相色谱法测定。本品按干燥品计算，含槲皮苷（$C_{21}H_{20}O_{11}$）不得少于0.10%。

【性味功效】性寒，味苦、涩。归肺、肝、脾经。凉血止血，化痰止咳，生发乌发。

附：

柏子仁

为柏科植物侧柏干燥的成熟种仁。主产于山东、河南、河北等地。秋、冬二季采收成熟种子，晒干，去种皮，即得，种仁呈长卵圆形，外被膜质内种皮，顶端略尖，具深褐色小点，基部钝圆，色较浅；断面乳白色至黄白色，胚乳较发达，子叶2枚或更多。质软，富油性。气微香，味淡而有油腻感。以仁粒饱满、色黄白、不泛油者为佳。含柏木醇、谷甾醇及二萜类成分；也含脂肪油、皂苷、维生素A、蛋白质、木质素等成分。本品性平，味甘；能养心安神，止汗润肠。

蓼大青叶 Liaodaqingye
Polygoni Tinctorii Folium

本品为蓼科（Polygonaceae）植物蓼蓝 *polygonum tinctorium* Ait. 的干燥叶。叶蓝绿色或

黑蓝色。多皱缩、破碎，完整者展平后呈椭圆形，长3～8cm，宽2～5cm，先端钝，基部渐狭，全缘。叶脉浅黄棕色，于下表面略突起。叶柄扁平，偶带膜质托叶鞘。质脆。气微，味微涩而稍苦。性寒味苦。归心、胃经。清热解毒，凉血消斑。全草含靛苷（indican）、靛玉红（indirubin）、靛蓝（indigo）、色胺酮（tryptanthrin）等成分。《中国药典》（2015年版）一部规定，用高效液相色谱法测定，本品按干燥品计算，含靛蓝（$C_{16}H_{10}N_2O_2$）不得少于0.55%。

大青叶 Daqingye

Isatidis Folium

扫码"学一学"

【本草考证】 始载于《神农本草经》列为上品，原名为"蓝实"。《名医别录》中始用大青叶之名。陶弘景谓："此即今染襟碧所用者，以尖叶者为胜。"菘蓝一名最早见于《新修本草》。苏恭谓："蓝有数种，陶氏所说乃是菘蓝，其汁为淀甚青者。"其根为药材板蓝根。《本草纲目》谓："大青，其茎叶皆深青，故名。"

【来源】 为十字花科（Cruciferae）植物菘蓝 *Isatis indigotica* Fort. 的干燥叶。

【植物形态】 二年生草本。主根深长，圆柱形，稍弯曲，外皮灰黄色。茎直立，高40～100cm，上部多分枝，稍带粉霜，光滑无毛。单叶互生，基生叶较大，有柄叶片长圆状椭圆形，长15～30cm，宽3～7cm，全缘或波状，有时呈不规则齿裂；茎生叶长圆形或长圆状披针形，下部叶较大，向上渐小，长3.5～11cm，宽0.5～3cm，先端钝或尖，基部箭形，抱茎，全缘。复总状花序生于枝端，花梗细长，约5～10mm；花黄色；萼片4，绿色；花瓣4，倒卵形；雄蕊6，四强；雌蕊1。角果矩圆形，扁平，先端楔形或微凹，基部渐窄，长约1.5mm，宽约4mm，边缘翅状，紫色。种子1枚。花期4～5月，果期6月。

【产地】 各地均有栽培。主产于河北、江苏、安徽、河南等地。

【采收加工】 夏、秋季分2～3次采收，除去杂质，晒干。

【性状鉴别】 药材多卷缩，有的破碎。完整叶片展平后呈长椭圆形至长圆状倒披针形，长5～20cm，宽2～6cm；上表面暗灰绿色，有时可见色较深、微突起的小点；先端钝圆，全缘或微波状，基部渐狭下延成翼状；叶脉于叶背较明显；叶柄长4～10cm，淡棕黄色。质脆。气微、味微酸、苦、涩。

饮片除去杂质，抢水洗，切碎，干燥。

本品为不规则碎段。叶片暗灰绿色，其上表面有时可见深色稍突起的小点；叶柄碎片淡棕黄色。质脆。气微，味酸、苦、涩。（图11-4）

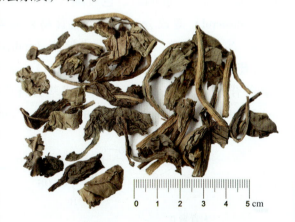

图11-4 大青叶药材图

【显微鉴别】

（1）叶横切面 ①上下表皮均为1列切向延长的细胞，外被角质层；②叶肉中栅栏细胞3～4列，近长方形，与海绵组织无明显区分；③主脉维管束4～9个，中间1个较大，均为外韧型；且每个维管束的上、下侧均有厚壁组织；④薄壁组织中分布含芥子酶（my-rosin）的类圆形分泌细胞，直径 10～40μm，略小于周围的薄壁细胞，内含棕黑色颗粒状物质。（图 11－5）

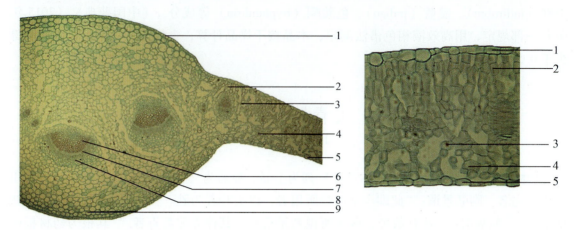

图 11－5 大青叶横切面组织详图

1. 上表皮　2. 栅栏组织　3. 靛蓝结晶　4. 海绵组织　5. 下表皮

6. 木质部　7. 韧皮部　8. 厚壁组织　9. 厚角组织

（2）粉末　绿褐色。①上表皮细胞垂周壁近平直，外被角质层；下表皮细胞垂周壁略弯曲，略呈连珠状增厚；②气孔下表皮较多，不等式，可见 2～3 个气孔聚集，具共同的副卫细胞，副卫细胞 3～4 个；③蓝色的靛蓝结晶，呈细小颗粒状或片状常聚集成堆，存在于叶肉细胞中。有时存在于表皮细胞中。此外，可见橙皮苷样结晶、厚角细胞及螺纹、网纹导管等。（图 11－6）

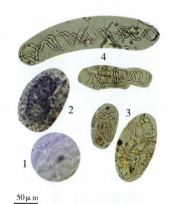

50μm

图 11－6 大青叶粉末特征图

1. 气孔　2. 蓝色靛蓝结晶

3. 薄壁细胞　4. 导管

【化学成分】鲜叶含菘蓝苷（大青素 B，isatan B）约 1%、靛玉红（indirubin）、色胺酮（tryptanthrin）、β-谷甾醇（β-sitosterol）等成分。其中菘蓝苷易被弱碱或酶（isatase）水解，生成吲哚醇，继而氧化成靛蓝（indigo）。全植物中含芸苔葡萄糖硫苷（芥苷，glucobrassicin）、新芸苔葡萄糖硫苷（新芥苷，neoglucobrassicin）、1-磺基芸苔葡萄糖硫苷（1-磺基芥苷，1-supho-3-indolylmethyl glucosinolate）、游离的吲哚醇（indoxyl）及多种氨基酸等。

大青素 B　　　　　　H_2O　　　　　　＋　　　吲哚醇

[O]

靛蓝

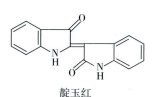

靛玉红　　　　　　　　　　　　色胺酮

【理化鉴别】

（1）微量升华法　取本品粉末进行微量升华，镜检可见蓝色或紫红色细小针状、片状或簇状结晶。

（2）荧光法　取本品粉末水浸液，在紫外光灯（365nm）下观察，呈现蓝色荧光。

（3）薄层色谱法　取本品粉末的三氯甲烷回流提取液，作为供试品溶液。另取靛蓝、靛玉红对照品，制成三氯甲烷混合溶液，作为对照品溶液。硅胶 G 板，以环己烷－三氯甲烷－丙酮（5：4：2）为展开剂。供试品色谱中，在与对照品色谱相应的位置上，分别显相同的蓝色和浅紫红色斑点。

【质量评价】

（1）经验鉴别　以叶大，色暗灰绿色者为佳。

（2）水分不得过 13.0%。

（3）浸出物　照醇溶性浸出物测定法项下的热浸法测定，用乙醇作溶剂，不得少于 16.0%。

（4）含量测定　照高效液相色谱法测定，本品按干燥品计算，含靛玉红（$C_{16}H_{10}N_2O_2$）不得少于 0.020%。

【性味功效】　性寒，味苦。归心、经。清热解毒，凉血消斑。

🔗 知识拓展

1. 商品"大青叶"还来源于以下 3 种，功效与菘蓝叶类同。

（1）蓼大青叶　蓼科植物蓼蓝 *polygonum tinctorium* Ait. 的干燥叶《中国药典》（2015 年版）一部作为蓼大青叶收载。主产于河北安国、山东、辽宁、山西等地。叶多皱缩、破碎，蓝绿色或黑蓝色。完整者展平后呈椭圆形或卵圆形，长 3～8cm，宽 2～5cm，先端钝，基部渐狭，全缘。叶柄扁平，偶带膜质托叶鞘。叶肉组织为异面叶型，栅栏组织不通过主脉，由 2～3 列细胞组成，细胞短柱状；叶肉细胞中含大型草酸钙簇晶和多数蓝色至蓝黑色色素。粉末中表皮细胞垂周壁平直或微波状弯曲；气孔多为平轴式，少数为不等式；腺毛头部为 4～8 个细胞，柄 2 个细胞并列或多细胞并成多列；非腺毛多列性，壁厚、木化，有纹孔；草酸钙簇晶多，直径约 12～80μm，叶肉组织中含许多蓝色至蓝黑色色素颗粒。全草也含靛苷（indican）、靛玉红（indirubin）、靛蓝（indigo）、色胺酮（tryptanthrin）等成分。《中国药典》（2015 年版）一部规定，用高效液相色谱法测定，本品含靛蓝（$C_{16}H_{10}N_2O_2$）不得少于 0.55%。

（2）马蓝叶　爵床科植物马蓝 *Baphicacanthus cusia*（*Nees.*）Bremek. 的叶。福建、广西、四川等地使用，商品为马蓝叶。叶绿黑色至黑色，卵形至椭圆状矩圆形，长 7～20cm，宽 3～5cm，边缘浅锯齿，稀近全缘。气孔直轴式或不等式；异型细胞长椭圆形，存于上表皮细胞下方，内含钟乳体；腺毛头部 4～8 个细胞，柄为单细胞；非腺毛 4～8 个细胞，具壁疣。叶含靛苷（indican）。《中国药典》（2015 年版）一部只收载其根茎及根入药，为"南板蓝根"。

（3）马大青叶　马鞭草科植物路边青 *Clerodendrom cyrtophyllum* Turcz. 的叶。商品为马大青。江西、湖南、湖北、广西等省使用。叶棕黄色，卵形或椭圆形，长 5～12cm，宽 3～6cm，全缘或微有锯齿；气孔不定式；腺鳞头部 8 个细胞，柄为单细胞；非腺毛由 1～2～4 个细胞组成，壁较厚，壁疣明显；叶脉处有晶纤维。含山大青苷（cyrtophyllin，5－羟基－3，6，3′－三甲氧基黄酮－4′－*O*－半乳糖苷）、正十三醇、*β*－谷甾醇。但药典未收载。

2. 青黛（Indigo Naturalis）　本品为马蓝、菘蓝、蓼蓝三种植物的茎、叶经水泡、石灰处理等加工而成的干燥粉末或多孔性团块。《中国药典》（2015 年版）一部有收载。呈深蓝色粉末，体轻易飞扬，撒于水中能浮于水面；团块手捻即碎成细末，火烧时产生紫红色烟雾；微有草腥气，味淡。本品含靛玉红（indirubin）、靛蓝（indigo）、色氨酮（yrgptanthrine）、靛棕、靛黄等。《中国药典》（2020 年版）一部规定，用高效液相色谱法测定，本品含靛玉红（$C_{16}H_{10}N_2O_2$）不得少于 0.13%；用薄层扫描色谱法测定，按干燥品计算，含靛玉红（$C_{16}H_{10}N_2O_2$）不得少于 0.13%。

枇杷叶 Pipaye
Eriobotryae Folium

本品为蔷薇科（Rosaceae）植物枇杷 *Eriobotrya japonica*（Thunb.）Lindl. 的干燥叶。药材叶片较厚，呈倒卵圆形或长椭圆形，长 12～30cm，宽 4～9cm；先端尖，基部楔形，边缘具疏锯齿，近基部全缘；上表面灰绿色、黄棕色或红棕色，较光滑，有光泽；下表面密被黄色绒毛，羽状网状脉，主脉于下表面明显突出。叶柄极短，被棕黄色绒毛。叶片革质而脆，易折断。气微，味微苦。一般以叶完整、色灰绿者为佳。本品性微寒，味苦；能清肺止咳，降逆止呕。

番泻叶 Fanxieye
Sennae Folium

【本草考证】本草未见收载，为进口中药，译名为旃那叶、泻叶。番泻叶之名见于《饮片新参》（1935）。该名称主要是依据产地和功能而来。据资料引述分析，该药在我国使用已有百年之久。

【来源】为豆科（Legumincsae）植物狭叶番泻 *Cassia angustifolia* Vahl. 或尖叶番泻 *C. acutifolia* Delile. 的干燥小叶。

【植物形态】

（1）狭叶番泻　矮小灌木，约 1m 高。叶互生，偶数羽状复叶，小叶 4～8 对，小叶片卵状披针形至线状披针形，先端急尖，且有锐刺，基部稍不对称，无毛或几无毛；具托叶，卵状披针形，长 2～4mm。总状花序腋生，约 6～14 朵；花梗基部有 1 卵形易脱落的苞片；花略不整齐，萼片 5，长卵形，稍不等长；花瓣 5，倒卵形，黄色，下面两瓣较大；雄蕊 10 枚，不等长，上部 3 枚形小，不育，中央 4 枚等长，最下面 3 枚向下弯曲，花药基部箭形，4 室；雌蕊弯曲如镰，子房具柄，被疏毛。荚果呈扁平长方形，长 4～6cm，宽 1～1.7cm，

扫码"学一学"

扫码"看一看"

背缝线顶端具清楚的尖突；果皮厚膜质，栗棕色，边缘带绿，幼时被白毛。含种子 8 枚，棕绿色，呈长方形而扁，顶端平截微凹，具疣点状皱纹。花期 9 ~ 12 月，果期次年 3 月。

（2）尖叶番泻　与狭叶番泻相似，但小叶多为长卵形，长 2 ~ 4cm，宽 7 ~ 12cm，先端急尖或有棘尖，叶基不对称，叶背面灰绿色。花较小。荚果较宽，约 2 ~ 2.5cm，先端的尖突微小而不明显，含种子 6 ~ 7 枚。

【产地】狭叶番泻叶主产于红海以东至印度一带，现以印度南端的丁内未利（Tinnevelly）产量最大，故商品名又称"印度番泻叶"或"丁内未利番泻叶"。埃及、苏丹亦产。

尖叶番泻叶主产于埃及尼罗河上游，由埃及的亚历山大港输出，故又称"埃及番泻叶"或"亚历山大番泻叶"。现我国广东、海南及云南西双版纳等地也有栽培。

【采收加工】狭叶番泻叶在开花前摘取叶片，阴干，分级，用水压机打包。尖叶番泻叶在 9 月果实将成熟时，剪取枝条，摘下叶片、果实（多药用）晒干，按全叶与碎叶分别包装。据报道 90 天左右的尖叶番泻嫩叶，有效成分含量最高，为最佳采收期。

【性状鉴别】

（1）狭叶番泻叶　小叶片多完整平坦，长卵形或卵状披针形，长 1.5 ~ 5cm，宽 0.4 ~ 2cm，叶端急尖并有锐刺，全缘，基部稍不对称。上表面黄绿色，下表面浅黄绿色，陈叶呈浅棕色。无毛或近无毛，有叶脉及叶片迭压线纹，下表面主脉稍隆起。革质。气微弱而特异，味微苦，稍有黏性。（图 11 - 7）

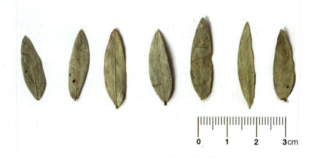

图 11 - 7 番泻叶药材图

（2）尖叶番泻叶　与狭叶番泻叶相似，主要区别为：小叶片边缘略卷，有破碎，呈披针形或长卵形，叶端短尖或微凸，叶基不对称。上表面绿色，下表面灰绿色，两面均有细短毛茸。无迭压线纹。质地较薄、脆。

【显微鉴别】两种番泻叶的显微特征相似。

（1）叶片横切面　①表皮细胞 1 列，类长方形，常含黏液质，外被角质层；上下表皮均有气孔和单细胞非毛腺。②叶肉组织为等面叶型。均有 1 列栅栏细胞，上表面的栅栏细胞长柱形约 150μm，通过主脉；下表面的栅栏细胞较短，靠主脉下方具厚角组织；海绵组织细胞中常含有草酸钙簇晶。③主脉维管束外韧型，上下两侧均有微木化的中柱鞘纤维束，且纤维外侧的薄壁细胞中含草酸钙方晶，形成晶鞘纤维。（图 11 - 8）

（2）粉末　淡绿色或黄绿色。①晶鞘纤维多，草酸钙方晶的直径为 12 ~ 15μm。②非腺毛单细胞，壁厚，具疣状突起，基部稍弯曲，长 100 ~ 350μm，直径 12 ~ 25μm。③表皮细胞表面观呈多角形，垂周壁平直；气孔平轴式，副卫细胞多为 2 个，少有 3 个。④草酸钙簇晶较多，直径 9 ~ 20μm，存于海绵组织中。（图 11 - 9）

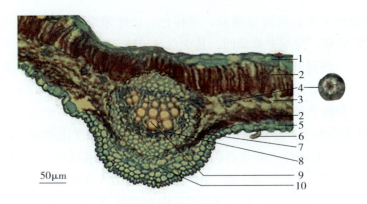

图 11-8 番泻叶横切面组织详图

1. 上表皮 2. 栅栏组织 3. 海绵组织 4. 草酸钙簇晶 5. 下表皮

6. 非腺毛 7. 韧皮部 8. 形成层 9. 木质部 10. 厚角组织

（3）显微常数 ①栅表细胞比：狭叶番泻叶上表面为 4.0~7.5~12.1，下表面为 2.5~5.1~10.5；尖叶番泻叶上表面为 4.5~9.5~18.0，下表面为 3.5~7.0~14.5。②气孔指数：尖叶番泻叶下表面为 10.8~11.8~12.6；狭叶番泻叶下表面为 17.0~18.3~19.3。③脉岛数：尖叶番泻叶下表面为 195~257，狭而番泻叶下表面为 130~260。

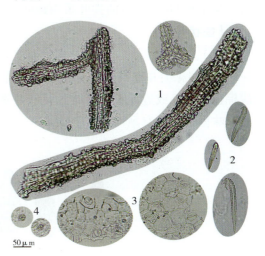

图 11-9 番泻叶粉末特征图

1. 晶鞘纤维 2. 非腺毛

3. 表皮细胞及气孔 4. 草酸钙簇晶

【化学成分】①二种番泻叶均含有二蒽酮苷类化合物，主要为番泻苷 A、B、C、D（sennoside A、B、C、D；A 与 B、C 与 D 分别互为立体异构体）、芦荟大黄素双蒽酮苷（aloe - emodin dianthrone glucoside），其中以番泻苷 A、B 为主，含量以番泻苷 B 计为 2.5%。②游离蒽醌及其苷：大黄酸葡萄糖苷（rhein monoglucoside）、芦荟大黄素葡萄糖苷（aloe - emodin monoglucoside）及少量的大黄酸（rhein）、芦荟大黄素（aloe - emodin）、大黄酚（chrysophanol）等。③其他，尚含番泻叶山奈苷（kaempferin）、蜂花醇（myricyl alcohol）、水杨酸（salicy acid）、硬脂酸（stearic acid）、棕榈酸（palmitic acid）、异鼠李素（isorhamnetin）及植物甾醇等。

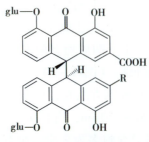

番泻苷A：R=COOH
番泻苷C：R=CH₂OH

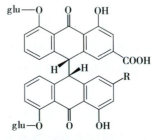

番泻苷D：R=COOH
番泻苷B：R=CH₂OH

【理化鉴别】

（1）荧光法 吸取本品粉末的稀醇浸出液，滴于滤纸上，晾干，置紫外光灯（365nm）下观察，可见棕红色荧光。（检查蒽醌类）

（2）化学定性法 取本品粉末 25mg，加水 50ml、盐酸 2ml，置水浴中加热 15 分钟，放冷，加乙醚 40ml，振摇提取，分取醚层，过无水硫酸钠层脱水，滤过，取滤液 5ml，蒸干，放冷，加氨试液 5ml，溶液呈黄色或橙色，置水浴加热 2 分钟后，现紫红色（检查蒽苷类）

（3）薄层色谱法 取本品粉末，加稀乙醇，超声，离心，上清液蒸干，残渣加水溶解，石油醚（60～90℃）萃取，取水液蒸干，加稀乙醇，作为供试品溶液。另取番泻叶对照药材对照，硅胶 G 板，以乙酸乙酯 – 正丙醇 – 水（4：4：3）展开，置紫外光灯（365nm）下观察。供试品色谱中，在与对照药材色谱相应的位置上，呈现相同颜色的荧光斑点；喷 20% 硝酸溶液，于 120℃ 加热约 10 分钟，放冷，再喷以 5% 氢氧化钾的稀乙醇溶液，于日光下检视，供试品色谱中，在与对照药材色谱相应的位置上，显相同颜色的斑点。

【质量评价】

（1）经验鉴别 以干燥、叶片大而完整、色绿、梗少，无黄叶、碎叶、杂质者为佳。

（2）水分不得过 10.0%；杂质不得过 6%。

（3）含量测定 照高效液相色谱法测定。本品按干燥品计算，含番泻苷 A（$C_{42}H_{38}O_{20}$）和番泻苷 B（$C_{42}H_{38}O_{20}$）的总量，不得少于 1.1%。注意：操作避光等。

【性味功效】 性寒，味甘，苦。归大肠经。能泻热行滞，通便，利水。

> 🔗 **知识拓展**
>
> 1. **番泻实** 狭叶番泻和尖叶番泻的未成熟果实，称"番泻实"，也供药用。含蒽醌衍生物 1.3%～1.4%。
>
> 2. **卵叶番泻叶** 为同属植物卵叶番泻 *C. obovate* Colladon. 的干燥小叶。主产于埃及、意大利，习称"意大利番泻叶"。小叶片呈倒卵形，先端具棘刺，被短毛。显微特征为：下表皮细胞呈乳头状凸起。可供药用。含蒽醌总量约 3.8%。
>
> 3. **耳叶番泻叶** 为同属植物耳叶番泻 *C. auriculate* L. 的干燥小叶。为进口番泻叶中常混有的伪品。小叶片呈卵圆形或倒卵圆形，长 1～2.5cm，宽 0.5～1.5cm，先端钝圆或略凹下且具短刺，基部对称或不对称；表面灰黄绿色或红棕色，密被灰白色长茸毛，稍薄，多不平展，易碎，无迭压线。显微特征为：叶肉组织为异面叶型，上表面具栅栏细胞 2 列，细胞长 50～60μm；非腺毛细长，表面较光滑，基部多平直，长 240～650μm；草酸钙簇晶少而小或无，直径 10～15μm。本品含蒽苷极少，不具泻下作用，不可供药用。

罗布麻叶 Luobumaye

Apocyni Veneti Folium

本品为夹竹桃科（Apocyneceae）植物罗布麻 *Apocynum venetum* L. 的干燥叶。叶淡绿色或灰绿色；多皱缩卷曲，有的破碎，完整叶片展平后呈椭圆状披针形或卵圆状披针形，长 2～5cm，宽 0.5～2cm；先端圆钝，有小芒尖，基部钝圆或呈楔形；边缘具细齿；常反卷；

两面均无毛；叶脉于下表面突起；叶柄细，约4mm长；质脆。气微，味淡。本品性凉，味甘、苦；归肝经。能清热利水、平肝安神、降压、强心。

紫苏叶 Zisuye

Perillae Folium

【来源】 为唇形科（Labiatae）植物紫苏 *Perilla frutescens*（L.）Britt. 的干燥叶或带嫩枝。

【产地】 主产于江苏、浙江、河北等省，多栽培。

【采收加工】 夏季枝叶茂盛时采收，除去杂质，晒干。

【性状鉴别】 叶片多皱缩卷曲、破碎，完整者展平呈卵圆性；长4～11cm，宽2.5～9cm，先端渐尖或急尾尖，基部圆形或宽楔形，边缘具圆锯齿；两面呈紫红色，或上表面绿色，下表面紫色；疏生灰白色毛，下表面有多数凹点状的腺鳞。叶柄长2～7cm，紫色或紫绿色。质脆。有嫩枝者，嫩枝直径2～5mm，紫绿色，断面中部有髓。气清香，味微辛。（图11－10）

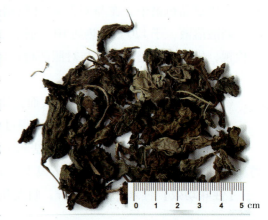

图 11－10　紫苏叶药材图

【显微鉴别】 粉末紫绿色。①非腺毛较粗大，1～7个细胞组成，常呈镰刀状弯曲，具角质线纹或细小疣状突起。②腺鳞头部4～8个细胞，常含黄色分泌物；柄极短，单细胞。③小腺毛头部类圆形或扁球形，1～2个细胞；柄为单细胞。④表皮细胞表面观呈不规则形，上表皮细胞表面有角质纹理，气孔直轴式。⑤草酸钙簇晶多，分布于叶肉组织。此外，纤维单个散在或成束，有的胞腔内有小草酸钙结晶；厚角组织细胞长方形，内有小结晶，且常聚于细胞一端。

【化学成分】 主含挥发油，主要成分为 *l*－紫苏醛（*l*－perillaldehyde，占40%～50%），还有左旋柠檬烯、薄荷醇等；尚含非挥发性成分，如精氨酸、红色素等。

【质量评价】

（1）经验鉴别　以叶完整、色紫、香气浓者为佳。

（2）水分不得过12.0%。

（3）含量测定　照挥发油测定法测定。本品含挥发油不得少于0.40%（ml/g）。

【性味功效】 性温，味辛。归肺、脾经。解表散寒，行气和胃。

附：

紫苏梗 Perillae Caulis

为同种植物紫苏的干燥茎。本品呈方柱形，四棱钝圆，长短不一，直径0.5～1.5cm。表面紫棕色或暗紫色，四面有纵沟及细纵纹，节部稍膨大，具对生的枝痕和叶痕。体轻，质硬，断面裂片状。切片厚2～5mm，常呈斜长方形，木部黄白色，射线细密，放射状，髓部白色，疏松或脱落。气微香，味淡。用于理气宽中，止痛安胎。

紫苏子 Perillae Fructus

为同种植物紫苏的干燥成熟果实。本品呈卵圆形或类球形，直径约 1.5mm。表面灰棕色或灰褐色，具微隆起的暗紫色网纹，基部稍尖，有灰白色点状果梗痕。果皮薄而脆，易压碎。种子黄白色，种皮膜质，子叶 2，类白色，有油性。压碎有香气，味微辛。性温，味辛。归肺经。降气化痰，止咳平喘，润肠通便。

艾叶 Aiye

Artemisiae Argyi Folium

本品为菊科（Compositae）植物艾 *Artemisia argyi* Levl. et Vant. 的干燥叶。叶多皱缩、破碎，完整叶展平后，叶片呈卵状椭圆形；羽状深裂，裂片呈椭圆状披针形，边缘有不规则粗锯齿。叶上表面呈灰绿色或深黄绿色，有稀疏柔毛和白色腺点，下表面密被灰白色丝状绒毛。质地柔软。气清香，味苦。一般以色青、背面灰白色、绒毛多、叶厚、质柔软、香气浓郁者为佳。艾绒多呈棉絮状，绿白色。性温，味辛、苦；有小毒。归肝、脾、肾经。能温经止血、散寒止痛。外用祛湿止痒。照气相色谱法测定，本品按干燥品计算，含桉油精（$C_{10}H_8O$）不得少于 0.050%，含龙脑（$C_{10}H_8O$）不得少于 0.020%。

扫码"练一练"

（白云娥）

第十二章 花类中药

学习目标

1. **掌握** 药材丁香、金银花、红花、西红花及其饮片的来源、产地、采收加工、化学成分、真实性鉴定（包括性状鉴别、显微鉴别、理化鉴别）、质量评价（包括经验鉴别、纯度检查、浸出物、含量测定）等。

2. **熟悉** 药材辛夷、槐花、洋金花、菊花、蒲黄及其饮片的来源、化学成分、真实性鉴定（包括性状鉴别、显微鉴别要点）、质量评价（包括经验鉴别、纯度检查）等。

3. **了解** 药材松花粉、款冬花及其饮片的来源、真实性鉴定（性状鉴别）和质量评价（经验鉴别）等。

第一节 概 述

花（Flos）类中药包括干燥的花、花序或花的某一部分。完整的花，有的是已开放的花如洋金花、红花，有的是花蕾如辛夷、丁香、金银花、槐米；花序，有用已开放的花序如菊花、旋覆花，或是花蕾如款冬花（头状花序），亦或是带花的果穗；花的一部分，有番红花系柱头，松花粉、蒲黄则为花粉粒等。

一、性状鉴别

花类中药在性状鉴别时首先应注意观察药材样品的全形、颜色、大小、气味。常见的形状有圆锥状、棒状、团簇状、丝状、粉末状等；颜色、气味较新鲜时淡。以完整花入药者，应注意观察花萼（calyx）、花冠（corolla）、雄蕊群（androecium）和雌蕊群（gynoecium）的数目及其着生位置、形状、颜色、被毛与否、气味等；如以花序入药，还需注意花序类别、总苞（involucre）或苞片（bract）的数目、形状、大小、颜色等。菊科植物还需观察花序托（receptacle）的形状、有无被毛等。另外花类中药经过采制、干燥常干缩、破碎而改变了形状，在鉴别时，常将药材放在温水中软化，以便观察它们的构造，必要时需借助放大镜、解剖镜进行观察。

二、显微鉴别

花类中药的显微鉴别除花梗和膨大花托需制作横切片外，一般只制作表面制片和粉末片观察。

（一）组织鉴别

1. **花萼和苞片** 花萼和苞片在构造上与叶相类似，通常叶肉组织分化不明显，故鉴定时以观察表面结构特征为主。上表皮（内表皮）和下表皮（外表皮）细胞的形态，有无气孔和毛茸的分布以及气孔和毛茸的类型、形状及分布情况等在鉴定中有较重要的意义。叶肉组织常不分化，大多呈海绵组织状，可能有含结晶的细胞、分泌组织和异细胞，如洋金花中有草酸钙砂晶。

2. 花冠（花瓣）　花瓣构造与花萼近似，但气孔小而常退化。上表皮细胞常呈乳头状或毛茸状突起，无气孔，如密蒙花花冠裂片顶端的表皮细胞呈乳突状、红花则呈短绒毛状；下表皮细胞的垂周壁常呈波状弯曲、具内脊或向胞腔内弯曲而形成小囊状胞间隙，有时有少数毛茸及气孔存在。叶肉组织几乎不分化，由数层排列疏松的薄壁组织构成，有时可见分泌组织及贮藏物质，如丁香花瓣中有油室，红花的花冠中有管状分泌组织且内贮红色物质。维管束细小，仅见少数螺纹导管。

3. 雄蕊群　雄蕊（stamen）分为花丝（filament）和花药（anther）两部分。花丝结构简单，其表皮有时被表皮毛，如闹羊花花丝下部被两种非腺毛。花药有两个药瓣组成，每瓣有两个药室（anther cell）即花粉囊（pollen sac），其中有花粉粒（pollen grains）。花粉囊的表皮层内侧是纤维层（fibrous layer，endothecium），纤维层细胞除平周壁外，其他各面有网状、条状、螺旋状、环状或点状增厚，且大多木化。花粉粒的形态特征是花类中药的专属性重要鉴别依据。花粉粒形状多样，如金银花、洋金花、红花花粉粒为圆球形、丁香为三角形、闹羊花为四分体等；表面有的光滑如番红花、槐米，有的有刺状突如菊花、旋覆花、红花、金银花，有的有辐射状纹理如洋金花或有网状纹理如蒲黄等。花粉粒的形状和萌发孔数常因观察面（极面观或赤道面观）的不同而改变，应加以辨别。

4. 雌蕊群　雌蕊群（gynoecium）是一朵花中所有雌蕊（pistil）的总称。雌蕊包括子房（ovary）、花柱（style）和柱头（stigma）。子房的表皮多为薄壁细胞，表皮细胞层常有毛茸和各种形状的突起，有的表皮细胞分化成多细胞束状毛，如闹羊花；有的表皮细胞含有草酸钙柱晶，如旋覆花。子房内壁着生胚珠（ovule），胚珠着生的位置称胎座（placenta），胎座类型也有鉴别意义。花柱表皮细胞一般无特异处，有些表皮细胞分化成毛状物，如红花；在有管道的花柱中，围绕着花柱管道的传递组织可能是乳头状的。雌蕊柱头的表皮细胞，特别是顶端表皮细胞常呈乳头状突起，如红花；或者分化成绒毛状，如番红花；但也有不突起的，如洋金花。

5. 花梗和花托　有些花类中药常带有部分花梗（pedicel）和花托（receptacle）。横切面构造与茎相似，注意表皮、皮层、内皮层、维管束及髓部是否明显，有无厚壁组织、分泌组织存在，有无草酸钙结晶、淀粉粒等。

（二）粉末鉴定

花类药材的粉末显微鉴定，以花粉粒、花粉囊内壁纤维细胞增厚特征、非腺毛、腺毛为要点，并注意草酸钙结晶、分泌组织及色素细胞等。

此外，雄蕊及雌蕊柱头的显微鉴定，一般可做整体装片，透化后进行观察。

第二节　常用花类中药鉴定

松花粉 Songhuafen
Pini Pollen

本品为松科（Pinaceae）植物马尾松 *Pinus massoniana* Lamb. 及油松 *Pinus tabulaeformis* Carr. 或同属数种植物的干燥花粉。主产于浙江、江苏、辽宁、吉林、湖北等地。春季花刚开时采摘雄花球，晒干，搓取花粉，过细筛除去杂质。药材性状特征为淡黄色细粉。体轻，易飞扬，手捻之有滑润感，入水不沉。气微，味淡。以体轻、色淡黄者为佳。显微镜下，松花粉的花粉粒椭圆形，一侧稍压扁，长45~55μm，直径29~40μm，表面光滑，两侧各有一个膨大的气囊，气囊壁具明显的网状纹理，网眼多角形。性温，味甘。收敛止血，燥湿敛疮。

辛夷 Xinyi
Magnoliae Flos

【来源】本品为木兰科（Magnoliaceae）植物望春花 *Magnolia biondii* Pamp.、玉兰 *M. denudata* Desr. 或武当玉兰 *M. sprengeri* Pamp. 的干燥花蕾。

【产地】主产于河南、安徽、湖北、四川、陕西等省。

【采收加工】玉兰多为庭院栽培。冬末春初花未开放时采收，除去枝梗及杂质，阴干。

【性状鉴别】

（1）望春花　药材呈长卵形，似毛笔头，长1.2~2.5cm，直径0.8~1.5cm。基部常具短梗，长约5mm，梗上有类白色点状皮孔。苞片2~3层，每层2片，两层苞片之间有小鳞芽；苞片外表面密被灰白色或淡黄色有光泽的长茸毛，内表面类棕色、无毛。花被片9，类棕色，外轮花被片3，条形，约为内两轮的1/4，呈萼片状，内两轮花被片6，每轮3，轮状排列。雄蕊和雌蕊多数，螺旋状排列。体轻、质脆。气芳香，味辛凉而苦。

（2）玉兰　药材长1.5~3cm，直径1~1.5cm。基部枝梗粗壮，皮孔浅棕色。苞片外表密被灰白色或灰绿色茸毛。花被片9，内外轮同形。

（3）武当玉兰　药材长2~4cm，直径1~2cm。基部枝梗粗壮，皮孔红棕色。苞片外表密被淡黄色或黄绿色茸毛，有的最外层苞片茸毛已脱落而呈黑褐色。花被片10~12（15），内外轮无显著差异。（图12-1）

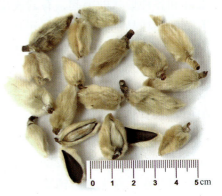

图12-1　辛夷药材图

【显微鉴别】玉兰粉末灰绿色或淡黄绿色。①非腺毛有单细胞毛和多细胞毛两种，多破碎，壁厚4~13μm，单细胞毛基部表皮细胞圆形；多细胞毛由2~4个细胞组成，基部细胞短粗膨大，细胞壁极度增厚似石细胞，其周围有时可见十数个表皮细胞集成的球状体。②石细胞多成群，呈椭圆形、不规则形或分枝状，壁厚4~20μm，孔沟不甚明显，胞腔中可见棕黄色分泌物。③油细胞众多，类圆形，有的可见微小油滴。④苞片表皮细胞扁方形，垂周壁连珠状。

【化学成分】望春花含挥发油1%~5%，油中主要成分为桉油精（cineole）、丁香酚（eugenol）、胡椒酚甲醚（chavicol methylether）、β-蒎烯（β-pinene）、α-油松醇（α-terpineol）等。木脂素类成分，为木兰脂素（magonlin）、松脂素二甲醚（pinoresinol dimethylether）、里立脂素二甲醚（lirioresinol dimethyl ether）和辛夷脂素（fargesin）。也含生物碱。

【理化鉴别】取本品粉末三氯甲烷超声提取液为供试品溶液。以木兰脂素对照品为对照，用硅胶H薄层板，以三氯甲烷-乙醚（5∶1）为展开剂，以硫酸乙醇溶液显色。供试品色谱中，在与对照品色谱相应的位置上，显相同的紫红色斑点。

【质量评价】

（1）经验鉴别 以完整、内瓣紧密、无枝梗、香气浓者为佳。

（2）水分不得过 18.0%。

（3）挥发油 照挥发油测定法测定。本品含挥发油不得少于 1.0%（ml/g）。

（4）含量测定 照高效液相色谱法测定。本品按干燥品计算，含木兰脂素（$C_{23}H_{28}O_7$）不得少于 0.40%。

【性味功效】性温，味辛。具散风寒，通鼻窍之功效。

槐 花 Huaihua

Sophorae Flos

【来源】本品为豆科（Leguminosae）植物槐 *Sophora japonica* L. 的干燥花及花蕾。前者习称"槐花"，后者习称"槐米"。

【产地】主产于河北、天津、北京、山东、广西、辽宁等地。

【采收加工】夏季花开放或花蕾形成时采收，及时干燥，除去枝、梗及杂质。

【性状鉴别】

（1）槐花 皱缩而卷曲，花瓣多散落。完整者花萼钟状，黄绿色，先端 5 浅裂，花瓣 5，黄色或黄白色，1 片较大，近圆形，先端微凹，其余 4 片长圆形。雄蕊 10 枚，其中 9 枚基部连合，花丝细长；雄蕊圆柱形，弯曲。体轻。无臭，味微苦。

（2）槐米 呈卵形或椭圆形，长 2～6mm，直径约 2mm。花萼下部有数条纵纹。萼的上方为黄白色未开放的花瓣。花梗细小。体轻，手捻即碎。气微，味微苦涩（图 12-2）。

【显微鉴别】粉末黄绿色。花粉粒类球形或钝三角形，直径 14～19μm，具 3 个萌发孔。非腺毛 1～3 个细胞，长 86～660μm。气孔不定式，副卫细胞 4～8 个。草酸钙方晶少见。

【化学成分】主要含有黄酮类成分芸香苷（芦丁，rutin），异鼠李素（isorhamnetin），槲皮素（quercetin），赤豆皂苷（azukisaponic）Ⅰ、Ⅱ、Ⅲ、Ⅳ、Ⅴ，大豆皂苷（soyasaponin）Ⅰ、Ⅱ，白桦脂醇（betulin），槐二醇（sophoradiol），槐花皂苷（kaikasaponin），鞣质等。

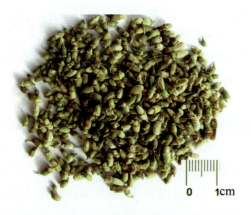

图 12-2 槐米药材图

芸香苷（芦丁，rutin）

【理化鉴别】 取本品粉末甲醇提取液为供试品溶液。以芦丁对照品为对照，用硅胶 G 薄层板，以乙酸乙酯 – 甲醇 – 水（8∶1∶1）为展开剂，以三氯化铝溶液显色，紫外光灯（365nm）下观察。供试品色谱中，在与对照品色谱相应的位置上，显相同颜色的荧光斑点。

【质量评价】

（1）经验鉴别　一般以个大、紧缩、色绿者为佳。

（2）水分不得过 11.0%；总灰分：槐花不得过 14.0%，槐米不得过 9.0%；酸不溶灰分：槐花不得过 8.0%，槐米不得过 3.0%。

（3）浸出物　照醇溶性浸出物测定法项下的热浸法测定，用 30% 的甲醇作溶剂，槐花不得少于 37.0%；槐米不得少于 43.0%。

（4）含量测定　照高效液相色谱法测定。本品按干燥品计算，①含总黄酮按芦丁（$C_{27}H_{30}O_{16}$）计，槐花不得少于 8.0%；槐米不得少于 20.0%。②本品按干燥品计算，含芦丁（$C_{27}H_{30}O_{16}$），槐花不得少于 6.0%；槐米不得少于 15.0%。

【性味功效】 性微寒，味苦。凉血止血，清肝泻火。

【附注】

槐角　本品为豆科植物槐 *Sophora jahonica* L. 的干燥成熟果实。冬季采收，除去杂质，干燥。本品成连珠状，长 1~6cm，直径 0.6~1cm。表面黄绿色或黄褐色，褶皱而粗糙，背缝线一侧呈黄色。质柔润，干燥皱缩，易在收缩处折断，断面黄绿色，有黏性。种子 1~6 粒，肾形，长约 8mm，表面光滑，棕黑色，一侧有灰白色圆形种脐；质坚硬，子叶 2，黄绿色。果肉气微，味苦，种子嚼之有豆腥气。性寒，味苦。清热泻火，凉血止血。

丁香 Dingxiang

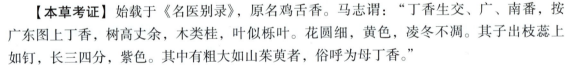

Caryophylli Flos

扫码"学一学"

【本草考证】 始载于《名医别录》，原名鸡舌香。马志谓："丁香生交、广、南番，按广东图上丁香，树高丈余，木类桂，叶似栎叶。花圆细，黄色，凌冬不凋。其子出枝蕊上如钉，长三四分，紫色。其中有粗大如山茱萸者，俗呼为母丁香。"

【来源】 为桃金娘科（myrtaceae）植物丁香 *Eugenia caryophyllata* Thunb. 的干燥花蕾。

【植物形态】 常绿乔木，高达 12m。单叶对生，革质，卵状长椭圆形至披针形，长 5~12cm，宽 2.5~5cm，先端渐尖或急尖，全缘，基部渐窄，下延至柄，侧脉多数，平行状，具多数透明小油点。花顶生，复聚伞花序；萼筒长 1~1.5cm，先端四裂，齿状，肥厚，绿色，后转紫色，有油腺；花瓣白色稍带紫色，短管状，具四裂片，花蕾作覆瓦状排列；雄蕊多数，成四束与萼片互生；雌蕊 1 枚，子房下位，2 室，具多数胚珠。浆果椭圆形，红棕色，顶端有宿存萼片，香气强烈。花期 8~9 月。

【产地】 产于坦桑尼亚、印度尼西亚、马来西亚及东非沿岸国家。以桑给巴尔岛产量大，质量佳。现我国海南、广东等省有栽培。

【采收加工】 8~9 月当花蕾由绿转红时采摘，晒干或 50℃ 以下干燥。

【性状鉴别】 呈研棒状，长 1~2cm。花冠圆球形，直径 0.3~0.5cm，花瓣 4 片，膜质，覆瓦状抱合，呈棕褐色至黄褐色，花瓣内有多数向内弯曲的雄蕊和花柱，搓碎后可见众多黄色细粒状的花药。萼筒圆柱形，略扁，有的稍弯曲，长 0.7~1.4cm，直径 0.3~0.6cm，红棕色或棕褐色，上部有三角状的萼片，十字状分开。质坚实，富油性。气芳香浓烈，味辛辣，有麻舌感。入水则萼筒部垂直下沉（与已去油的丁香区别）。（图12－3）。

饮片 除去杂质，筛去灰屑用时捣碎。

【显微鉴别】

（1）萼筒中部横切面 表皮细胞1列，具较厚的角质层和气孔。皮层外侧散有众多径向延长的椭圆形的油室，2～3列排成环状，长150～200μm；其下有20～50个小型双韧维管束，断续排列成环，维管束外围有少数中柱鞘纤维，厚壁，木化。维管束内侧为数列薄壁细胞构成的通气组织，有大型腔隙。中央轴部薄壁组织间散有多数细小维管束，约15～17个，环列，薄壁细胞较小，含众多细小的草酸钙簇晶（图12－4）。

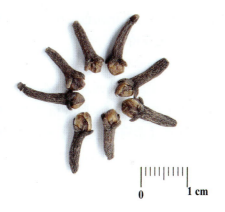

图12－3 丁香药材图

（2）粉末 暗红棕色，香气浓郁。①油室众多，大至200μm，多破碎，分泌细胞界限不清，含黄色油状物；②纤维随处可见，大多单个散在，呈梭形，顶端钝圆，长650μm，直径40μm，壁较厚，微木化；③花粉粒众多，极面观呈三角形，赤道面观呈双凸镜形，具3副合沟，角端各有1个萌发孔，直径15～20μm，无色或淡黄色；④草酸钙簇晶极多，直径4～26μm，往往成行排列，存在于较小的薄壁细胞中。（图12－5）

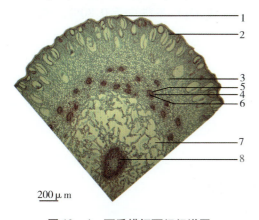

图12－4 丁香横切面组织详图

1. 表皮 2. 油室 3. 草酸钙结晶
4. 韧皮纤维 5. 韧皮部 6. 木质部
7. 气室 8. 中柱的周韧维管束

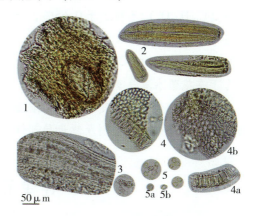

图12－5 丁香粉末特征图

1. 油室 2. 纤维 3. 草酸钙簇晶
4. 花粉囊内壁细胞
5. 花粉粒（a. 极面观 b. 赤道面观）

【化学成分】含挥发油14%～21%，油中主要成分为丁香酚（eugenol）80%～87%、β－丁香烯（β－caryophyllene）9%～12%、乙酰基丁香酚（acetyl eugenol）约7.33%、α－丁香烯（α－caryophylene）、甲基正戊基甲酮（methyl－n－amylketone），丁香酮（eugenone）香草醛、糠醛等。并含鞣质，齐墩果酸，苯并吡酮、豆甾醇、谷甾醇等。

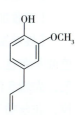

丁香酚（eugenol）

【理化鉴定】

（1）定性鉴别 本品粉末三氯甲烷浸液，加3%氢氧化钠的氯化钠饱和液，镜检，有簇状细针形丁香酚钠结晶产生。

（2）薄层色谱法鉴别 取本品粉末乙醚提取液为供试品溶液。以丁香酚对照品为对照，用硅胶G薄层板，以石油醚（60～90℃）－乙酸乙酯（9:1）为展开剂，以香草醛硫酸溶液为显色剂。供试品色谱中，在与对照品色谱相应的位置上，显相同颜色的斑点。

【质量评价】

（1）经验鉴别　以完整、个大、油性足、颜色深红、香气浓郁、入水下沉者为佳。

（2）杂质不得过4%；水分不得过12.0%。

（3）含量测定　照气相色谱法测定。本品含丁香酚（$C_{10}H_{12}O_2$）不得少于11.0%。

饮片【鉴定】【检查】【含量测定】同药材。

【性味功效】性温，味辛。温中降逆，补肾助阳。

附：

1. 母丁香 Caryophylli Fructus

为丁香的成熟干燥果实，又名"鸡舌香"。《中国药典》收载。果实呈长卵形至长圆形；长1.5～3cm，直径0.5～1cm。顶端有齿状萼片4枚，向中央弯曲，基部具果柄残痕。表面棕褐色或微带有土红色粉末，粗糙，多细皱纹。果皮与种皮薄壳状。质脆，易破碎脱落，有的已无果皮或种皮，仅为种仁。种仁倒卵形，暗棕色，两片肥厚的子叶抱合，子叶形如鸡舌，故名"鸡舌香"；中央有一条细杆状的胚根，由子叶的中央伸至较宽的顶端。质坚硬，难破碎。气微香，味麻辣。含淀粉及少量挥发油。用高效液相色谱法测定，本品含丁香酚（$C_{10}H_{12}O_2$）不得少于0.65%，母丁香酚（$C_{11}H_{14}O_4$）不得少于0.80%。性温、味辛。温中降逆，补肾助阳。

2. 丁香油 Oleum Caryophylli

为丁香花蕾水蒸气蒸馏出的挥发油。无色或淡黄色的液体，具丁香的特异香气。露置空气中或贮存日久，即渐变棕色，亦渐变稠。药用丁香油含丁香酚85%～90%，用作香料和兴奋剂、芳香剂、防腐剂及龋齿局部镇痛剂。

洋金花 Yangjinhua

Daturae Flos

【来源】为茄科（Solanaceae）植物白花曼陀罗 *Datura metel* L. 的干燥花。习称南洋金花。

【产地】主产于江苏，广东、浙江、安徽等地亦产，多为栽培。

【采收加工】4～11月分批采收初开放的花，晒干或低温迅速烘干。通常扎成小把。

【性状鉴别】通常皱缩成条状，完整者长9～15cm。花萼筒状，长为花冠的2/5，灰绿色或灰黄色，先端5裂，基部具纵脉纹5条，表面微具茸毛；花冠喇叭状，淡黄色或黄棕色，先端5浅裂，裂片先端有短尖，短尖下有明显的纵脉纹3条，两裂片之间微凹，雄蕊5枚，花丝贴于花冠筒内，长为花冠的3/4；雌蕊1枚，柱头棒状。烘干品质柔韧，气特异；晒干品质脆，气微，味微苦。（图12－6）

【显微鉴别】粉末淡黄色。①花粉粒类球形或长圆形，直径42～65μm，表面有条纹状雕纹，自两极向四周呈放射状排列。②腺毛有两种，一种头部为1～5个细胞，柄1～5个细胞；一种头部为单细胞，柄2～5个细胞。③不同部位的非腺毛不完全相同，花萼非腺毛由1～3个细胞组成，壁具疣突；花冠非腺毛1～10个细胞，壁微具疣突；花丝基部非腺毛粗大，由 1~5 个较短的细胞组成，基部直径约至 128μm，顶端钝圆。④花萼、花冠薄壁细胞中有草酸钙砂晶、方晶及簇晶。

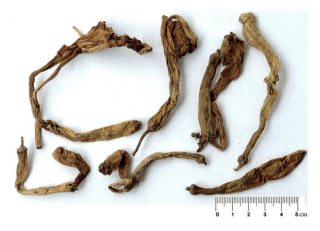

图 12-6 洋金花药材图

【化学成分】含多种莨菪烷类生物碱。主含东莨菪碱（scopolamine），约占总碱的 85%，另含少量 l-莨菪碱（l-hyoscyamine）及干燥过程中部分莨菪碱消旋化而成为的阿托品（atropine）。

【理化鉴别】

（1）Vitali 反应 本品粉末乙醇提取物加 1% 硫酸溶解后滤过，取滤液加氨试液用三氯甲烷提取，加发烟硝酸，蒸干得黄色残留物，冷后加氢氧化钾乙醇溶液，显深紫色，渐变为暗红色，再加固体氢氧化钾，则紫色复现。（检测莨菪烷类生物碱）

（2）薄层色谱法鉴别 本品粉末加浓氨试液少量，用三氯甲烷提取作为供试品溶液。以硫酸阿托品、氢溴酸东莨菪碱对照品为对照，照薄层色谱法，硅胶 G 薄层，以乙酸乙酯-甲醇-浓氨试液（17:2:1）为展开剂，稀碘化铋钾试液显色，日光下检视。供试品色谱中，在与对照品色谱相应的位置上，显相同颜色的斑点。

【质量评价】

（1）经验鉴别 以朵大、不破碎，花冠肥厚者佳。

（2）水分不得过 11.0%；总灰分不得过 11.0%；酸不溶性灰分不得过 2.0%。

（3）浸出物 照醇溶性浸出物测定法项下的热浸法测定，用乙醇作溶剂，不得少于 9.0%。

（4）含量测定 照高效液相色谱法测定。本品按干燥品计算，含东莨菪碱（$C_{17}H_{21}NO_4$）不得少于 0.15%。

【性味功效】性温，味辛。有毒。平喘止咳，解痉定痛。

【附注】

（1）同属植物毛曼陀罗 Datura innoxia Mill. 的花，习称北洋金花。北洋金花花萼为花冠长 1/2，常宿存，密被毛茸；花冠与南洋金花相似而较短，长 9~10.5cm，淡棕色，边缘 5 裂片，先端丝状，两裂片间稍突起呈三角形；花丝与花冠近等长，柱头戟形。含总生物碱 0.19%~0.53%，主要含东莨菪碱，含量为 0.17%~0.51%，莨菪碱含量为 0.01%~0.14%。北洋金花花粉粒表面有放射状雕纹。长腺毛较多，有分枝状非腺毛。簇晶直径 8~26μm。

（2）同属植物曼陀罗 D. stramonium L. 的花，习称野洋金花。野洋金花花较小，长 5~8cm，花冠上常有紫色脉纹，花冠裂片间微凹陷，柱头头状。

金 银 花 Jinyinhua
Lonicerae Japonicae Flos

【本草考证】忍冬始载于《名医别录》。陶弘景谓："藤生，凌冬不凋，故名忍冬。"李时珍谓："忍冬在处有之，附树延蔓，茎微紫色，对节生叶。叶似薜荔而青，有涩毛。三四

扫码"看一看"

扫码"学一学"

月开花，长寸许，一蒂两花二瓣，一大一小，如半边状。长蕊。花初开者，蕊瓣俱色白；经二三日，则色变黄。新旧相参，黄白相映，故呼金银花，气甚芳香，四月采花阴干；藤叶不拘时采。阴干。"

【来源】为忍冬科（Caprifoliaceae）植物忍冬 *Lonicera japonica* Thunb. 的干燥花蕾或带初开的花。

【植物形态】多年生半常绿木质藤本。茎中空，多分枝，老枝外表棕褐色，栓皮常呈条状剥离；幼枝绿色，密生短柔毛。叶对生，卵圆形至长卵圆形，长 3~8cm，宽 1.5~4cm，全缘，嫩叶两面有柔毛，老叶上面无毛。花成对腋生，苞片叶状，卵形，2 枚，长达 2cm；萼筒短小，先端 5 齿裂；花冠长 3~4cm，初开时白色，有时稍带紫色，后渐变黄色，外被柔毛和腺毛，花冠筒细长，上唇 4 浅裂，下唇不裂，稍反转；雄蕊 5；雌蕊 1，花柱棒状，与雄蕊同伸出花冠外；子房下位。浆果球形，黑色。花期 5~7 月，果期 7~10 月。

【产地】主产于河南、山东，多为栽培。全国大部地区均产，以河南密县产者为最佳，称"密银花"，山东产的"东银花""济银花"产量大，质量好，销全国各地。

【采收加工】夏初 5~6 月采收未开放的花蕾，置通风处阴干或排成薄层晒干。

【性状鉴别】花蕾呈棒状，上粗下细，稍弯曲，长 2~3cm；上部约 3mm，下部直径约 1.5mm。表面黄白色或绿白色（久贮色渐深），密被短柔毛。偶见叶状苞片。花萼细小，绿色，先端 5 裂，裂片有毛，长约 2mm。偶有开放者，花冠筒状，先端二唇形；雄蕊 5 个，附于筒壁，黄色；雌蕊 1 个，子房无毛。气清香，味淡、微苦。（图 12-7）

【显微鉴别】粉末浅黄色。①腺毛有二种，一种头部呈倒圆锥形，顶部略平坦，侧面观由 10~30 个细胞排成 2~4 层，直径 40~108μm，柄部 2~6 个细胞，长 80~700μm；另一种头部类圆形或略扁圆形，由 4~20 个细胞组成，直径 24~80μm，柄部 2~4 个细胞。腺毛头部细胞含黄棕色分泌物。②非腺毛为单细胞，有两种，一种长而弯曲，壁薄，壁疣明显；另一种较短，壁较厚，具壁疣，少数具单或双螺纹。③花粉粒众多，黄色，类圆形，直径 60~90μm，外壁表面有细密短刺及圆形细颗粒状雕纹，具 3 孔沟。④薄壁细胞中含细小草酸钙簇晶，直径 6~45μm。（图 12-8）

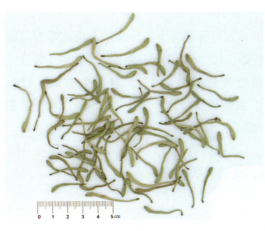

图 12-7　金银花药材图

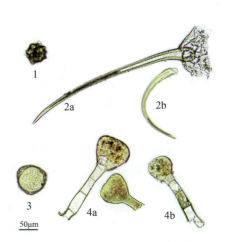

图 12-8　金银花粉末特征图
1. 草酸钙簇晶　2. 非腺毛（a. 厚壁非腺毛
b. 薄壁非腺毛）　3. 花粉粒　4. 腺毛
（a. 头部平坦的腺毛　b. 头部圆的腺毛）

【化学成分】有机酸类约8%，如绿原酸（chlorogenic acid）、异绿原酸（isochlorogenic acid）；黄酮类，为木犀草素－7－O－葡萄糖苷（luteolin－7－O－glucoside，木犀草苷）、木犀草素（luteolin）、可刘伯辛（corymbosin）；挥发油类有芳樟醇、双花醇、香叶醇等；三萜皂苷类有马钱素。

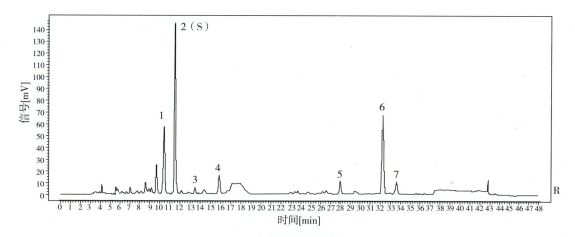

绿原酸（chlorogenic acid）

【理化鉴别】薄层色谱法鉴别：本品粉末甲醇滤液作为供试品溶液。以绿原酸对照品为对照。硅胶H薄层板，以乙酸丁酯－甲酸－水（7∶2.5∶2.5）的上层溶液为展开剂，紫外灯（365nm）下检视。供试品色谱中，在与对照品色谱相应的位置上，显相同颜色的荧光斑点。

【质量评价】

（1）经验鉴别　以花蕾多、色淡、质柔软、气清香者为佳。

（2）水分不得过12.0%；总灰分不得过10.0%；酸不溶性灰分不得过3.0%。

（3）重金属及有害元素　照原子吸收分光光度法或电感耦合等离子体质谱法测定，铅不得过5mg/kg；镉不得过1mg/kg；砷不得过2mg/kg；汞不得过0.2mg/kg；铜不得过20mg/kg。

（4）特征图谱：高效液相色谱法测定。供试品特征图谱中应呈现7个特征峰。

对照特征图谱

7个特征峰　峰2（S）：绿原酸；峰3：当药苷；峰4：断氧化马钱子苷；峰5：（Z）－二聚断马钱苷烯醛；峰6：3，5－双咖啡酰奎宁酸；峰7：4，5－二－O－咖啡酰奎宁酸

（5）含量测定　照高效液相色谱法测定。本品按干燥品计算，含绿原酸（$C_{16}H_{18}O_9$）不得少于1.5%；含木犀草苷（$C_{21}H_{20}O_{11}$）不得少于0.050%，含酚酸类以绿原酸（$C_{16}H_{18}O_9$）、3，5－二－O－咖啡酰奎宁酸（$C_{25}H_{24}O_{12}$）和4，5－二－O－咖啡酰奎宁酸（$C_{25}H_{24}O_{12}$）的总量计，不得少于3.8%。

【性味功效】性寒，味甘。清热解毒，疏散风热。

【附注】

（1）山银花　本品为忍冬科植物灰毡毛忍冬 Lonicera macranthoides Hand.－Mazz.、红腺忍冬 L. hypoglauca Miq、华南忍冬 L. confusa DC. 或黄褐毛忍冬 L. fulvotomentosa Hsu et S. C. Cheng 的干燥花蕾或带初开的花。①灰毡毛忍冬呈棒状而稍弯曲，长3～4.5cm，上部直径约2mm，下部直径约1mm。表面黄色或黄绿色。总花梗集结成簇，开放者花冠裂片不

及全长之半。质稍硬，手捏之稍有弹性。气清香，味微苦甘。②红腺忍冬长 2.5~4.5cm，直径 0.8~2mm。表面黄白至黄棕色，无毛或疏被毛，萼筒无毛，先端 5 裂，裂片长三角形，被毛，开放者花冠下唇反转，花柱无毛。③华南忍冬长 1.6~3.5cm，直径 0.5~2mm。萼筒和花冠密被灰白色毛。④黄褐毛忍冬长 1~3.4cm，直径 1.5~2mm。花冠表面淡黄棕色或黄棕色，密被黄色茸毛。

（2）忍冬藤　为忍冬科植物忍冬 *Lonicera japonica* Thunb. 的干燥藤茎。秋冬两季采收带叶茎藤，捆扎成把，晒干。茎藤呈细圆柱形，多分支，常缠绕呈束，直径 1.5~6mm。表面棕红色至暗棕色，有时灰绿色，光滑或被茸毛；外皮易剥落，可撕裂成纤维状。枝上多节，节明显，节间长 6~9cm，有残叶及叶痕。质脆，易折断，折断面纤维性，黄白色，中空。气微，老枝味微苦，嫩枝味淡。鲜叶及茎多种黄酮类衍生物，含忍冬苷（lonicerin）、忍冬黄酮（loniceraflavone）。性寒，味甘。清热解毒，疏风通络。

款冬花 Kuandonghua

Farfarae Flos

本品为菊科（Compositae）植物款冬 *Tussilago farfara* L. 的干燥花蕾。药材呈长圆棒状，单生，常 2~3 个花序基部连生在一起，习称"连三朵"，长 1~2.5cm，直径 0.5~1cm。上端较粗，下端渐细或带有短梗，外面被有多数鱼鳞状苞片。苞片外表面呈紫红色或淡红色，内表面密被白色絮状茸毛。舌状花及管状花细小，长约 2mm，子房下位。体轻，撕开后可见白色茸毛。气香，味微苦而辛，嚼之呈棉絮状。以蕾大、肥壮、色紫红鲜艳、花梗短者为佳。木质老梗及已开花者不可供药用。花蕾含倍半萜类成分款冬花酮（tussilagonone）、新款冬花内酯（neotussilagolactone）；萜类成分山金车二醇（arnidiol）、款冬二醇（faradiol）（以上二者为异构体）及黄酮类成分、皂苷、胆碱、鞣质、挥发油等。本品性温，味辛、微苦。润肺下气、止渴化痰。

菊 花 Juhua

Chrysanthemi Flos

【来源】为菊科（Compositae）植物菊 *Chrysanthemum morifolium* Ramat. 的干燥头状花序。

【产地】主产于安徽、浙江、河南等地。四川、河北、山东等地亦产。安徽亳州、涡阳产者，习称亳菊；安徽滁州产者，习称滁菊；安徽歙县、浙江德清（清菊）产者，习称贡菊；浙江嘉兴、桐乡等产者，习称杭菊花；河南产者，习称怀菊。多栽培。

【采收加工】秋、冬两季花初开放时，分批采收已开放的花。不同产地和不同商品规格采收加工方法不同。亳菊花先将花枝摘下，阴干后再剪取花头；滁菊剪下花头后，晒至半干，筛成球形，再晒干；贡菊直接由新鲜花头烘干；杭菊摘取花头后，上笼蒸 3~5 分钟后再取出晒干。怀菊、川菊也为生晒品。

【性状鉴别】

（1）亳菊　呈倒圆锥形或圆筒形，有时稍压扁呈扇形，直径 1.5~3cm，离散。总苞片 3~4 层，卵形或椭圆形，草质，黄绿色或褐绿色，外面被柔毛，边缘膜质。花托半球形。

舌状花数层，雌性，位于外围，类白色，劲直，上举，纵向折缩，散生金黄色腺点；管状花多数，两性，位于中央，为舌状花所隐藏，黄色，顶端5齿裂。瘦果不发育，无冠毛。体轻，质柔润，干时松脆。气清香，味甘、微苦（图12-9）。

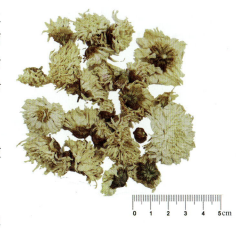

图12-9 菊花（亳菊）药材图

（2）滁菊 呈不规则球形或扁球形，直径1.5~2.5cm。舌状花类白色，不规则扭曲，内卷，边缘皱缩，有时可见淡褐色腺点；管状花大多隐藏。

（3）贡菊 呈不规则球形或扁球形，直径1.5~2.5cm。舌状花白色或类白色，斜升，上部反折，边缘稍内卷且皱缩，通常无腺点；管状花少，外露。

（4）杭菊 呈碟形或扁球形，直径2.5~4cm，常数个连成片。舌状花类白色或黄色，平展或微折叠，彼此粘连，通常无腺点；管状花多数，外露。

（5）怀菊 呈不规则球形或扁球形，直径1.5~2.5cm。舌状花类白色或黄色，不规则扭曲，内卷，边缘皱缩，有时可见腺点；管状花大多隐藏。

【显微鉴别】粉末：①花粉粒黄色，类球形，直径22~38μm，具3孔沟，外壁具粗齿；②纤维淡黄棕色，细长，末端斜钝，直径8~20μm，壁微波状，纹孔细点状，孔沟隐约可见；③花冠表皮细胞表面有微细致密的角质纹理，辐射状，垂周壁波状弯曲；④厚壁细胞绿黄色，呈类长方形或多角形，直径10~28μm，长24~48μm，壁厚3.5~7μm，纹孔明显；⑤花柱及柱头碎片边缘细胞呈绒毛状突起；⑥腺毛头部呈鞋底形，由4、6或8个细胞构成，直径52~130μm；⑦T型毛多碎断，顶端细胞直径55μm，基部2~5个细胞；⑧苞片表皮细胞呈不规则形，表面有较粗的角质纹理，垂周壁稍厚、波状弯曲；⑨气孔不定式，副卫细胞3~6个。草酸钙簇晶较多，细小。偶见分泌道碎片，分泌物棕色条状，直径10~43μm。

【化学成分】含有机酸类，如绿原酸（chlorogenic acid）、3，5-O-咖啡酰基奎宁酸。含挥发油约0.2%，油中主为菊花酮（chrysanthenone）、龙脑（borneol）、龙脑乙酸酯、樟脑（camphor）等。另含菊油环酮（chrysanthemon）、菊苷A、B（chrysanthemin A，B）、菊花萜二醇（chrysandiol）、木犀草素-7-O-葡萄糖苷（luteolin-7-O-glucoside，木犀草苷）、刺槐苷（acaciin）、腺嘌呤（adenine）、胆碱、水苏碱（stachydrine）、密蒙花苷（linarine）、大波斯菊苷（cosmosiin）等。

【理化鉴别】本品稀盐酸与乙酸乙酯超声提取，残渣加甲醇溶解为供试品溶液。以绿原酸对照品为对照，聚酰胺薄膜，以甲苯-乙酸乙酯-甲酸-冰醋酸-水（1:15:1:1:2）为展开剂，紫外光灯（365nm）下检视。供试品色谱中，在与对照品色谱相应的位置上，显相同颜色的斑点。

【质量评价】

（1）经验鉴别 均以花朵完整、颜色新鲜、气清香、少梗叶者为佳。

（2）水分不得过15%。

（3）含量测定 照高效液相色谱法测定。绿原酸、木犀草苷、3，5-O-咖啡酰基奎宁酸对照品为对照，本品按干燥品计算，含绿原酸（$C_{16}H_{18}O_9$）不得少于0.20%，含木犀草苷（$C_{21}H_{20}O_{11}$）不得少于0.080%，含3，5-O-咖啡酰基奎宁酸（$C_{25}H_{24}O_{12}$）不得少于 0.70%。

【性味功效】性微寒，味甘、苦。散风清热，平肝明目，清热解毒。

附：

野菊花 Chrysanthemi Indici Flos

为菊科植物野菊 *Chrysanthemum indicum* L. 的干燥头状花序。全国各地均有分布，野生。秋季花盛开时采摘，置沸水中泡 5~10 分钟，取出晒干。呈类球形，直径约 0.3~1cm，棕黄色。总苞由 4~5 层苞片组成，外层苞片卵形或条形，外表面中部灰绿色或浅棕色，通常被白毛，边缘膜质；内层苞片长椭圆形，膜质，外表面无毛。基部有时有残留总花梗。舌状花 1 轮，雌性，黄色至棕黄色，皱缩卷曲，中央有多数管状花，深黄色，基部无鳞片。体轻，气芳香，味苦。花含黄酮类成分，如蒙花苷（buddleoside）。含挥发油，油中含白菊醇（chrysol）、白菊酮（chrysantone）、*dl*-樟脑、$\beta-3-$皆烯（$\beta-3-$carene）、桧烯（sabinene）。此外还有野菊花内酯等。高效液相色谱法测定，本品按干燥品计算，含蒙花苷（$C_{28}H_{32}O_{14}$）不得少于 0.80%。性微寒，味苦、辛。清热解毒，泻火平肝。

红 花 Honghua
Carthami Flos

【本草考证】原名红蓝花，始载于《开宝本草》。马志谓："红篮花即红花也，生梁汉及西域。博物志云：张骞得种于西域。今魏地亦种之。"苏颂谓："其花红色，叶颇似蓝，故有蓝名。"又谓："今处处有之。人家场圃所种，冬所布子于熟地，至春生苗，夏乃有花。花下作梂猬多刺，花出梂上。圃人乘露采之，采已复出，至尽而罢。梂中结实，白棵如小豆大。其花暴干，以染真红，又作胭脂。"李时珍谓："其叶如小蓟叶。至五月开花，如大蓟花而红色。"

【来源】为菊科（Compositae）植物红花 *Carthamus tinctorius* L. 的干燥花。

【植物形态】一年生草本。株高 30~100cm。茎直立，上部多分枝。叶互生，卵形或卵状披针形，长 4~9cm，宽 1~3.5cm，先端渐尖，边缘具不规则锯齿，齿端有锐刺，几无柄，微抱茎。头状花序顶生，直径 3~4cm，总苞片多层，外层苞片绿色，卵状披针形，边缘具尖刺，内层苞片卵形，白色，膜质，上部边缘稍有短刺，中部以下全缘，最内侧数列为条形，鳞片状透明薄膜质；全为管状花，两性，长 2~25cm，先端 5 裂，裂片条形，花冠初时黄色，渐变为橘红色，成熟时成深红色；雄蕊 5；雌蕊 1，柱头 2 裂。瘦果白色，倒卵形，长约 5mm，无冠毛或冠毛鳞片状。花期 5~7 月，果期 7~9 月。

【产地】主产于河南、四川、云南、浙江、新疆、河北等省区。均为栽培。

【采收加工】夏季，5~6 月间花冠由黄变红时择晴天早晨露水未干时采摘，晾干、晒干或微火烘干。

【性状鉴别】为不带子房的管状花，长约 1~2cm。花冠红黄色或红色，花冠筒细长，先端 5 裂，裂片狭条形，长 5~8mm。雄蕊 5，花药聚合成筒状，黄白色；柱头长圆柱形，顶端微分叉。质柔软，气微香，味微苦。花浸水中，水染成金黄色。（图 12-10）

饮片去杂质，即得。

【**显微鉴别**】粉末橙黄色。①花冠、花丝、柱头碎片多见，各部均有长管状分泌细胞，常位于导管旁，直径约至66μm，含黄棕色至红棕色分泌物。②花冠顶端表皮细胞外壁突起呈短绒毛状。③柱头及花柱上部表皮细胞分化成圆锥形单细胞毛，先端较尖或稍钝。④花粉粒类圆形、椭圆形或橄榄形，直径约至60μm，外壁有齿状突起，萌发孔3个。草酸钙方晶存在于薄壁细胞中，直径2~6μm。（图12－11）

【**化学成分**】含黄酮类成分，水溶性黄色素成分中羟基红花黄色素A（hydroxysafflor yellow A）为主要成分，另含红花黄色素A、B、C（safflor yellowA，B，C）；红色素（红花苷 carthamin）由黄色素类成分氧化而产生；黄酮类成分还包括山奈素（山奈酚 kaempferol）、槲皮素（quercetin）等。此外还含有多糖、含氮化合物、腺苷和有机酸。

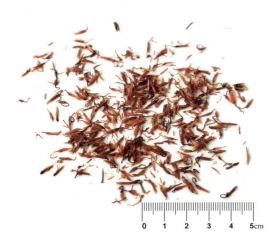

图12－10　红花药材图

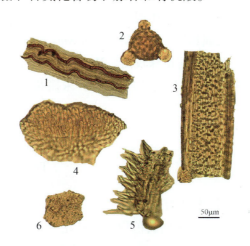

图12－11　红花粉末特征图

1. 分泌细胞　2. 花粉粒　3. 花粉囊内壁细胞
4. 花冠顶端表皮细胞　5. 柱头及花柱碎片
6. 草酸钙方晶

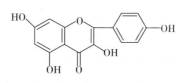

羟基红花黄色素A(hydroxysafflor yellow A)　　　　山奈素（kaempferol）

【**理化鉴别**】

（1）定性实验　取本品稀乙醇浸出液，于浸出液内悬挂一滤纸条，5分钟后把滤纸条放入水中，随即取出，滤纸条上部显淡黄色，下部显淡红色。（检查红花苷）

（2）薄层色谱法鉴别　本品粉末丙酮提取液为供试品溶液。红花对照药材为对照。硅胶H薄层板，以乙酸乙酯－甲酸－水－甲醇（7：2：3：0.4）为展开剂。供试品色谱中，在与对照药材色谱相应的位置上，显相同颜色的斑点。

【**质量评价**】

（1）经验鉴别　以花细、色红而鲜艳、无枝刺、质柔润、手握软如茸毛者为佳。

（2）杂质不得过2%；水分不得过13%；总灰分不得过15.0%；酸不溶性灰分不得过5.0%；吸光度照紫外－可见分光光度法，在518nm的波长处测定红色素吸光度，不得低于0.20。

（3）浸出物　照水溶性浸出物测定法项下的冷浸法测定，不得少于30.0%。

（4）含量测定　照高效液相色谱法测定。本品按干燥品计算，含羟基红花黄色素 A（$C_{27}H_{30}O_{15}$）不得少于1.0%；含山柰素（$C_{15}H_{10}O_6$）不得少于0.050%。

饮片【性状】【鉴别】【检查】【浸出物】【含量测定】同药材。

【性味功效】　性温，味辛。活血通经，散瘀止痛。

【附注】

（1）白平子　为红花的成熟果实。含脂肪酸15%～20%。种子含油量可达50%，即为"红花子油"。油脂中不饱和脂肪酸含量可达15%，尚含人体必需的脂肪酸及磷脂、维生素、甾醇等。红花子油具有降低人体胆固醇和血脂、软化和扩张血管、增加血液循环、抗衰老及调节内分泌等作用。

（2）同属植物无刺红花 Carthamus tinctorius L. var. glabrus Hort.，在华北和新疆地区栽培药用。无刺红花植株较高，达1.3m左右，叶缘及总苞片边缘均无刺，花深红色。花含红花苷0.48%～0.83%。因其无刺，采摘花朵方便，但其茎秆较软，易倒伏，抗病力弱。

蒲 黄 Puhuang

Typhae Pollen

【来源】　本品为香蒲科（Typhaceae）植物水烛香蒲 Typha angustifolia L.、东方香蒲 T. orientalis Presl 或同属植物的干燥花粉。

【产地】　主产于江苏、浙江、山东、安徽、湖北等省。

【采收加工】　夏季6～7月花刚开时，采收蒲棒上部的黄色雄花序，晒干，碾轧，筛取花粉。剪取雄花后，晒干，成为带有雄花的花粉，即为草蒲黄。

【性状鉴别】　为黄色粉末，体轻，放入水中则漂浮水面。手捻有滑腻感，易附着手指上。气微，味淡。（图12-12）

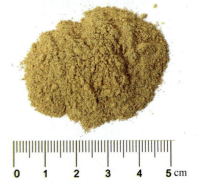

图12-12　蒲黄药材图

【显微鉴别】　本品粉末黄色。花粉粒，类圆形或椭圆形，直径17～29μm，表面有网状雕纹，周边轮廓线光滑，呈凸波状或轮齿状，具单萌发孔，不甚明显。

【化学成分】　主要含黄酮类化合物，异鼠李素-3-O-新橙皮糖苷（isorhamnetin-3-O-neohesperidoside）、香蒲新苷（trphanoside）、芸香苷（rutin）、槲皮素（quercetin）、异鼠李素（isorhamnetin）等。还含有机酸、氨基酸等成分。

异鼠李素-3-O-新橙皮糖苷　　　　　　异鼠李素（isorhamnetin）

【理化鉴别】取本品粉末乙醇提取物，经正丁醇萃取后的乙醇溶液为供试品溶液。异鼠李素－3－O－新橙皮糖苷和香蒲新苷对照品为对照。硅胶 H 薄层板，以丙酮－水（1：2）为展开剂。供试品色谱中，在与对照品色谱相应的位置上，显相同颜色的斑点。

【质量评价】

（1）经验鉴别　以粉细、质轻、色鲜黄、滑腻感强者为佳。草蒲黄品质较次。

（2）杂质：取不能通过七号筛的杂质，称定重量，计算，不得过 10.0%；水分不得过 13.0%；总灰分不得过 10.0%；酸不溶性灰分不得过 4.0%。

（3）浸出物　照醇溶性浸出物测定法项下的热浸法测定，用稀乙醇作溶剂，不得少于 15.0%。

（4）含量测定　照高效液相色谱法测定。本品按干燥品计算，含异鼠李素－3－O－新橙皮糖苷（$C_{28}H_{32}O_{16}$）和香蒲新苷（$C_{34}H_{42}O_{20}$）的总量不得少于 0.50%。

【性味功效】性平，味甘。止血，化痰，通淋。

西 红 花 Xihonghua

Croci Stigma

【来源】本品为鸢尾科（Iridaceae）植物番红花 *Crocus sativus* L. 的干燥柱头。

【产地】原产地中海沿岸，主产于西班牙，我国西藏、浙江、江苏、上海等地有栽培。

【采收加工】开花期早晨采集花朵，然后摘下柱头，在 55～60℃烘干，习称"干红花"（生晒西红花）；若再进行加工使油润光亮，习称"湿红花"。

【性状鉴别】药材呈线形，三分枝，长约 3cm。暗红色，上部较宽而略扁平，顶端边缘显不整齐的齿状，内侧有一短裂隙，下端有时残留一小段黄色花柱。体轻，质松软，无油润光泽，干燥后质脆易断。气特异，微有刺激性，味微苦。湿红花全体有油湿光泽，手摸有油腻感，易黏结成团；柱头常单一或 2～3 个与一短花柱相连。干红花无光泽及油润感，柱头不粘连。（图 12－13）

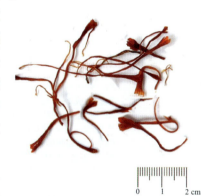

图 12－13　西红花药材图

【显微鉴别】粉末橙红色。表皮细胞表面观长条形，壁薄，微弯曲，有的外壁凸出呈乳头状或绒毛状，表面隐约可见纤细纹理。柱头顶端表皮细胞绒毛状，直径 26～56μm；表面有稀疏纹理。草酸钙结晶聚集于薄壁细胞中，呈颗粒状、圆簇状、梭形或类方形，直径 2～14μm。

【化学成分】含苷类如西红花苷（crocin Ⅰ～Ⅳ）、西红花苦苷（picrocrocin）。含酯类如西红花单甲酯、西红花二甲酯。另外还含 α－胡萝卜素、西红花酸、挥发油等。挥发油中主要成分为西红花醛（safranal），其次为蒎烯等。

【理化鉴别】

（1）物理定性　取本品浸水中，可见橙黄色成直线下降，并逐渐扩散，水被染成黄色，无沉淀物。柱头呈喇叭状，有短逢；在短时间内，用针拨之不破碎。

（2）化学定性　取本品置白瓷板上，加硫酸 1 滴，酸液显蓝色，经紫色，缓缓变为红褐色或棕色。（检查西红花苷）

（3）薄层色谱法鉴别　本品粉末甲醇超声提取液为供试品溶液。西红花对照药材为对照。硅胶 G 薄层板，以乙酸乙酯 – 甲醇 – 水（100∶16.5∶13.5）为展开剂。供试品色谱中，在与对照药材色谱相应的位置上，显相同颜色的斑点。

【质量评价】

（1）经验鉴别　一般以身长、色紫红、滋润而有光泽、黄色花柱少、味辛凉者为佳。

（2）水分不得过 12.0%；总灰分不得过 7.5%；酸不溶性灰分不得过 1.5%。吸光度照紫外 – 可见分光光度法，在 432nm 的波长处测定红色素吸光度，不得低于 0.50。

（3）浸出物　照醇溶性浸出物测定法项下的热浸法测定，用 30% 乙醇作溶剂，不得少于 55.0%。

（4）含量测定　照高效液相色谱法测定。本品按干燥品计算，含西红花苷 – Ⅰ（$C_{44}H_{64}O_{24}$）和西红花苷 – Ⅱ（$C_{38}H_{54}O_{19}$）的总量不得少于 10.0%，含苦番红花素（$C_{16}H_{26}O_7$）不得少于 5.0%。

【性味功效】性平，味甘。活血化瘀，凉血解毒，解郁安神。

🔗 知识拓展

花类中药的粉末显微鉴别比较

药材	颜色	分泌结构	表皮毛/表皮细胞	花粉粒	草酸钙结晶	其他
丁香	暗红棕色，香气浓郁	油室众多，大至 200μm，多破碎，分泌细胞界限不清，含黄色油状物	无	花粉粒众多，极面观呈三角形，赤道面观呈双凸镜形，具 3 副合沟，角端各有 1 个萌发孔	草酸钙簇晶极多，直径 4~26μm，往往成行排列，存在于较小的薄壁细胞中	纤维随处可见，大多单个散在，呈纤维梭形，顶端钝圆，长 650μm，直径 40μm，壁较厚，微木化
金银花	浅黄色	腺毛有二种，一种头部呈倒圆锥形，顶部略平坦，侧面观由 10~30 个细胞排成 2~4 层，直径 40~108μm，腺柄 2~6 个细胞；另一种头部类圆形或略扁圆形，由 4~20 个细胞组成，直径 24~80μm，腺柄 2~4 个细胞。腺毛头部细胞含黄棕色分泌物	非腺毛为单细胞，有两种，一种长而弯曲，壁薄，壁疣明显；另一种较短，壁较厚，具壁疣，少数具单或双螺纹	花粉粒众多，黄色，类圆形，直径 60~90μm，外壁表面有细密短刺及圆形细颗粒状雕纹，具 3 孔沟	薄壁细胞中含细小草酸钙簇晶	无
红花	橙黄色	花冠、花丝、柱头碎片多见，各部均有长管状分泌细胞，含黄棕色至棕红色分泌物	花冠顶端表皮细胞外壁突起呈短绒毛状。柱头及花柱上部表皮细胞分化成圆锥形单细胞毛，先端较尖或稍钝	类圆形、椭圆形或橄榄形，外壁有齿状突起，萌发孔 3 个	无	无
西红花	橙红色	无	表皮细胞表面观长条形，壁薄，微弯曲，有的外壁凸出呈乳头状或绒毛状。柱头顶端表皮细胞绒毛状，表面有稀疏纹理	无	草酸钙结晶聚集于薄壁细胞中，呈颗粒状、圆簇状、梭形或类方形	无

扫码"练一练"

（高建平）

第十三章　果实及种子类中药

📖 **学习目标**

1. **掌握**　五味子、木瓜、苦杏仁、补骨脂、枳壳、吴茱萸、巴豆、小茴香、山茱萸、马钱子、槟榔和砂仁及其饮片的来源、产地、采收加工、化学成分、真实性鉴定特征、质量评价指标等。

2. **熟悉**　葶苈子、山楂、金樱子、决明子、补骨脂、陈皮、酸枣仁、连翘、女贞子、菟丝子、牵牛子、枸杞子、栀子、瓜蒌、车前子、薏苡仁、豆蔻和桃仁及其饮片的来源、化学成分、性状鉴别特征、显微鉴别特征、质量评价指标等。

3. **了解**　地肤子、王不留行、肉豆蔻、郁李仁、沙苑子、化橘红、佛手、川楝子、胖大海、蛇床子、夏枯草、牛蒡子、草果、红豆蔻、草豆蔻和益智及其饮片的来源、真实性鉴定特征等。

第一节　概　述

扫码"学一学"

果实（fructus）及种子（semen）在植物体中是两种不同的器官，但在中药材中常未严格区分，大多数是果实、种子一起入药，如枸杞、马兜铃等；还有少数种子类中药，由于多种原因以果实销售、运输、贮存，临用时再剥去果皮以种子入药，如砂仁、巴豆等。因此，这两类中药关系密切，但外形和组织构造又不相同，应注意区别。

果实类中药是以植物的果实或其一部分入药的药材总称，包括果穗、完整果实和果实的一部分。完整果实有成熟果实、近成熟果实、幼果之分。果实的一部分包括果皮、果核、带部分果皮的果柄、果实上的宿萼等，有的甚至仅采用中果皮部分的维管束入药，如橘络、丝瓜络。

种子类中药多为成熟种子，包括完整的种子及假种皮、种皮、种仁、去掉子叶的胚等种子的一部分；有的采用发了芽后的种子，如大豆黄卷；或使种子经发酵加工后入药，如淡豆豉。

一、性状鉴别

完整果实包括果皮和种子，依参加果实形成的器官不同分为真果和假果，根据其来源、结构和果皮性质的不同又可分为单果、聚合果和聚花果三类。完整的果实一般顶端可见宿存花被、花柱或瘢痕，基部可见宿萼、果柄或果柄痕，内含成熟或未成熟的种子，少数种子不发育。果实的性状鉴别还应注意其形状、大小、颜色、表面、质地、断面及气味等。如果实类中药的表面大多干缩而有皱纹，肉质果实尤为明显；果皮表面常稍有光泽，也有具毛茸的；芸香科植物的果实的表面常可见凹下的油点，如陈皮、枳壳、吴茱萸；一些伞形科植物的果实表面具有隆起的肋线，如小茴香、蛇床子。

完整的种子包括种皮和种仁。种子的表面要注意种脐、种脊、合点、种阜、假种皮等特征。种仁部分包括胚乳（分外胚乳和内胚乳，包被于胚之外）和胚（分为胚根、胚茎、胚芽和子叶四部分）。有的种子可进行水试，如车前子、葶苈子遇水表面显黏性；牵牛子水浸后种皮呈龟裂状，有明显黏液；菟丝子水煮会出现"吐丝"等。

有些果实种子类中药的气味也是很重要的鉴别特征。芸香科、伞形科植物的果实常有浓烈的香气，如陈皮、枳壳、吴茱萸、小茴香、蛇床子，可作为鉴别真伪及品质优劣的依据。宁夏枸杞子味甜，鸦胆子味极苦，白芥子味辛辣，五味子有酸、甜、辛、苦、咸等味。剧毒中药，如巴豆、马钱子等，尝时应特别注意安全。

二、显微鉴别

（一）组织特征

1. **果实**　果实的构造包括外果皮、中果皮、内果皮 3 部分。

（1）外果皮　相当于叶的下表皮，通常为 1 列表皮细胞，外被角质层，偶有气孔。表皮细胞有时具毛茸，多数为非腺毛，少数为腺毛或腺鳞。表皮细胞中有的含有草酸钙结晶或橙皮苷结晶，有的含有色素或其他有色物质，有时细胞中又嵌有油细胞。有的外果皮由表皮及下皮层组成。下皮层有的为厚角组织，薄壁组织间夹杂石细胞、厚壁细胞，有的下皮细胞内含棕色、紫棕色物。

（2）中果皮　相当于叶肉组织，通常较厚，大多由薄壁细胞组成。薄壁细胞中有时含淀粉粒。中部有细小的维管束散在，有时可能有石细胞、油细胞、油室或油管等存在。

（3）内果皮　相当于叶的上表皮，大多由 1 列薄壁细胞组成；也有为 1 列或多层石细胞组成；伞形科植物果实的内果皮由 5～8 个狭长的薄壁细胞相互并列为一群，各群以斜角联合呈镶嵌状，称为"镶嵌细胞"。

2. **种子**

（1）种皮　种皮的构造因植物的种类而异，最富变化，常可找出在鉴定上具重要意义的特征。种皮通常仅有 1 层，但有的种子有内、外种皮 2 层。种皮通常由下列一种或数种组织组成。①表皮层：多数种子的种皮表皮细胞由 1 列薄壁细胞组成。有的表皮细胞充满黏液质；有的表皮细胞部分或全部分化成非腺毛；有的表皮细胞中单独或成群地散列着石细胞；有的表皮层由石细胞组成；有的表皮细胞为狭长的栅状细胞，细胞壁常不同程度地木化增厚；也有的表皮细胞中含有色素等。②栅状细胞层：某些种子的表皮下方，有 1 列或 2～3 列狭长细胞排列而成的栅状细胞，壁多木化增厚，有的仅内壁和侧壁增厚，有时在栅状细胞的外缘处可见一条折光率较强的光辉带。③油细胞层：某些种子的表皮层下有 1 层含挥发油的较大细胞。④色素层：有颜色的种子，除表皮层外，内层细胞或内表皮细胞中也可含有色素物质。⑤石细胞层：有的种子表皮的内层几乎全由石细胞组成，或内种皮为石细胞层。⑥营养层：多数种子的种皮中，常有数列贮存淀粉粒的薄壁细胞，称为"营养层"。成熟种子的营养层往往因种子发育过程中淀粉的消耗而成为扁缩颓废的薄层，紧附在种皮其他各层的内侧，在横切面上不易观察。

种子的表面在扫描电镜下常具有明显的鉴别特征，近年来应用扫描电镜技术对种子类中药的鉴别研究取得了较大进展，对于区别不同来源的种子及某些混乱的种子类中药都有重要意义。

（2）胚乳　分为外胚乳和内胚乳。由薄壁细胞组成，内贮大量脂肪油和糊粉粒，注意糊粉粒的形状、大小及有无拟球体、拟晶体，有的糊粉粒中也可有小簇晶存在；有时尚含淀粉粒或草酸钙结晶。胚乳细胞的细胞壁大多为纤维素，少数为半纤维素的增厚壁，其上具明显的微细纹孔，新鲜时可见胞间连丝。外胚乳组织大多颓废，少数种子有发达的外胚乳。大多数种子具内胚乳，无胚乳种子中，也残存1～2列内胚乳细胞。个别种子外胚乳或外胚乳和种皮的折合层不规则地伸入内胚乳中，形成"错入组织"。

（3）胚　　子叶通常占胚的较大部分，其构造与叶大致相似，表皮下方常可见明显的栅栏组织。胚的其他部分一般全由薄壁细胞组成。

（二）粉末特征

1. 果实类中药　主要观察果皮表皮碎片、中果皮薄壁细胞及纤维、石细胞、结晶、种皮、胚乳及胚的组织碎片。无木栓组织、叶片碎片、花粉粒及大型导管。注意外果皮细胞的形状、大小。有时外果皮表皮细胞的垂周壁增厚，呈念珠状。外果皮上可能有非腺毛、腺毛或腺鳞。注意内果皮表皮碎片、有无镶嵌状细胞等。果皮表皮碎片的表面观及断面观可见。石细胞常成群或单个散在，纤维常成束或上下层交错排列。结晶以簇晶及方晶为多见，砂晶极少见。含有种子的果实类药材，在粉末中还含有种皮、胚乳细胞及胚的组织碎片。

2. 种子类中药　糊粉粒是种仁中储存蛋白质的特殊形式，在植物器官中为种子所特有，是种子类中药粉末的主要标志。糊粉粒存在于胚及胚乳薄壁组织中，一般均较细小，其形状、大小及构造通常依植物的种类而异，注意其储存形态。种皮表皮碎片的表面观及断面观均可见，注意其细胞的形态特征。淀粉粒较少见，一般细小，偶见较大的。不同的种子粉末中还可能出现栅状细胞、杯状细胞、支持细胞、色素细胞、网状细胞、硅质块、纤维及分泌组织等。

三、理化鉴别

果实种子类中药和其他种类中药一样，可根据所含化学成分的不同进行理化鉴别，如：白芥子中含有白芥子苷，苦杏仁中含有苦杏仁苷，马钱子中含有士的宁、马钱子碱，牵牛子中含有牵牛子苷，槟榔中含有槟榔碱等。特别是果实种子类药材常富含蛋白质，而含不同蛋白质的药材能产生不同的蛋白质电泳谱带。因此，聚丙烯酰胺凝胶电泳技术用于果实种子类中药材的鉴别近年来取得了较大进展，成为中药材鉴别的手段之一。

第二节　常用果实及种子类中药鉴定

地肤子 Difuzi

Kochiae Fructus

本品为藜科（Chenopodiaceae）植物地肤 *Kochia scoparia*（L.）Schrad. 的干燥成熟果实。呈扁球状五角星形，直径1～3mm。外被宿存花被，表面灰绿色或浅棕色，周围具膜质小翅5枚，背面中心有微突起的点状果梗痕及放射状脉纹5～10条；剥离花被，可见膜质果皮，半透明。种子扁卵形，长约1mm，黑色。气微，味微苦。功能清热利湿、祛风止痒，用于小便涩痛、阴痒带下、风疹、湿疹、皮肤瘙痒。本品含地肤子皂苷Ⅰc（$C_{41}H_{64}O_{13}$）不得少于1.8%。

王不留行 Wangbuliuxing

Vaccariae Semen

本品为石竹科（Caryophyllaceae）植物麦蓝菜 *Vaccaria segetalis*（Neck.）Garcke 的干燥成熟种子。呈球形，直径约2mm。表面黑色，少数红棕色，略有光泽，有细密颗粒状突起，一侧有1凹陷的纵沟。质硬。胚乳白色，胚弯曲成环，子叶2。气微，味微涩、苦。功能活血通经、下乳消肿、利尿通淋，用于经闭、痛经、乳汁不下、乳痈肿痛、淋证涩痛。本品含王不留行黄酮苷（$C_{32}H_{38}O_{19}$）不得少于0.15%。

扫码"学一学"

五味子 Wuweizi

Schisandrae Chinensis Fructus

【本草考证】五味子始载于《神农本草经》列为上品。历史上已发现五味子药材来源不只一种，且品种药效均有差异。如陶弘景谓："今第一出高丽，多肉而酸甜，次出青州、冀州，味过酸，其核并似猪肾，又有建平者少肉，核形不相似，味苦亦良。"李时珍谓："五味今有南北之分，南产者色红，北产者色黑，入滋补药，必用北产者乃良。"《本草蒙筌》则记载"风寒咳嗽，南五味为奇，虚损劳伤，北五味最妙。"《中国药典》自2000年版起，将其明确分列为"五味子"和"南五味子"两种药。

【来源】为木兰科（Magnoliaceae）植物五味子 *Schisandra chinensis*（Turcz.）Baill. 的干燥成熟果实，习称"北五味子"。

【植物形态】多年生落叶木质藤本。茎皮灰褐色，皮孔明显；幼枝红褐色，稍具棱角。单叶互生，膜质，卵形、宽倒卵形至宽椭圆形，先端急尖或渐尖，基部楔形或宽楔形，边缘疏生有腺体的细齿，上面有光泽，无毛，下面脉上嫩时有短柔毛。花黄白色而带粉红色，芳香。雌雄异株；单生或簇生于叶腋，花被片6～9，外轮较小；雄蕊5，花丝合生成短柱，花药具较宽药隔，花粉囊两侧着生；雌花心皮17～40，螺旋状排列。花后花托逐渐伸长，至果实成熟时呈长穗状，其上疏生小球形不开裂的肉质果，熟时深红色，内含种子1～2粒。花期5～7月，果期7～10月。

【产地】主产于吉林、辽宁、黑龙江、河北、内蒙古等地。

【采收加工】秋季果实成熟时采摘，晒干或蒸后晒干，除去果梗和杂质。

【性状鉴别】呈不规则的球形或扁球形，直径5～8mm。表面红色、紫红色或暗红色，皱缩，显油润；有的表面呈黑红色或出现"白霜"。果肉柔软，种子1～2，肾形，表面棕黄色，有光泽，种皮薄而脆。果肉气微，味酸；种子破碎后，有香气，味辛、微苦。（图13－1）

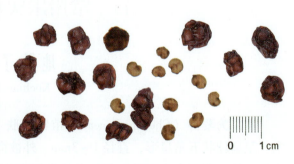

图13－1　五味子药材图

【显微鉴别】

（1）横切面　外果皮为1列方形或长方形细胞，壁稍厚，外被角质层，散有油细胞；中果皮薄壁细胞10余列，含淀粉粒，散有小型外韧型维管束；内果皮为1列小方形薄壁细胞。种皮最外层为 1 列径向延长的石细胞，壁厚，纹孔和孔沟细密；其下为数列类圆形、三角形或多角形石细胞，纹孔较大。石细胞层下为数列薄壁细胞，种脊部位有维管束；油细胞层为 1 列长方形细胞，含棕黄色油滴；再下为 3 ~ 5 列小形细胞；种皮内表皮为 1 列小细胞，壁稍厚，胚乳细胞含脂肪油滴及糊粉粒。

（2）粉末　暗紫色。种皮表皮石细胞表面观呈多角形或长多角形，直径 18 ~ 50μm，壁厚，孔沟极细密，胞腔内含深棕色物。种皮内层石细胞呈多角形、类圆形或不规则形，直径约至 83μm，壁稍厚，纹孔较大。果皮表皮细胞表面观类多角形，垂周壁略呈连珠状增厚，表面有角质线纹；表皮中散有油细胞。中果皮细胞皱缩，含暗棕色物，并含淀粉粒。（图 13 - 2）

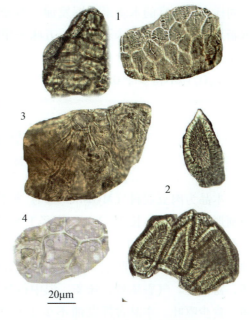

【化学成分】 主要活性成分为木脂素类化合物，包括五味子醇甲（五味子素，schisandrin）、五味子醇乙（戈米辛 A，gomisin A）、五味子甲素（去氧五味子素，deoxyschisandrin）、五味子乙素（schisandrin B）、五味子酚（schisanhenol）等联苯环辛烯类（dibenzocyclooctadiene）木脂素，以及前戈米辛（pregomisin）、消旋二氢愈创木脂酸（meso - dihydroguaiaretic acid）等 2，3 - 二甲基 - 1，4 - 二芳基丁烷类木脂素。

图 13 - 2　五味子粉末特征图
1. 种皮表皮石细胞　2. 种皮内层石细胞
3. 果皮表皮细胞　4. 胚乳细胞及脂肪油滴

另含有丰富的挥发油、有机酸类及多糖类成分。

五味子甲素：$R_1 = R_2 = R_3 = R_4 = R_5 = CH_3$　$R_6 = H$

五味子乙素：$R_1 + R_2 = CH_2$　$R_3 = R_4 = R_5 = CH_3$　$R_6 = H$

五味子酚：$R_1 = R_2 = CH_3$　$R_3 = H$　$R_4 = R_5 = CH_3$　$R_6 = H$

五味子醇甲：$R_1 = R_2 = R_3 = R_4 = R_5 = CH_3$　$R_6 = OH$

五味子醇乙：$R_1 = R_2 = R_3 = CH_3$　$R_4 + R_5 = CH_2$　$R_6 = OH$

【理化鉴别】 取本品粉末三氯甲烷提取液作为供试品溶液。以五味子对照药材及五味子甲素对照品对照。硅胶 GF_{254} 薄层板，以石油醚（30 ~ 60℃）- 甲酸乙酯 - 甲酸（15：5：1）的上层溶液为展开剂。紫外光灯（254nm）下检视。在与对照药材和对照品色谱相应的位置上，显相同颜色的斑点。

【质量评价】

（1）杂质不得过 1%；水分不得过 16.0%；总灰分不得过 7.0%。

（2）含量测定　照高效液相色谱法测定，以十八烷基硅烷键合硅胶为填充剂，以甲醇 - 水（65：35）为流动相，250nm 处检测，本品含五味子醇甲（$C_{24}H_{32}O_7$）不得少于 0.40%。

【性味功效】 酸、甘，温。归肺、心、肾经。收敛固涩，益气生津，补肾宁心。

【附注】 南五味子　为同属植物华中五味子 *S. sphenanthera* Rehd. et Wils. 的干燥成熟果实。历史上也作为五味子药用，《中国药典》一部自 2000 年版起将其作为"南五味子

（Schisandrae Sphenantherae Fructus）"单列，但性味功效和五味子未明确区分。因此市场上仍见以南五味子冒充五味子的现象。南五味子主产于湖北、河南、陕西、山西、甘肃等地。药材呈球形或扁球形，直径4～6mm。表面棕红色至暗棕色，干瘪，皱缩，果肉常紧贴于种子上。种子稍小，肾形，表面棕黄色，有光泽，种皮薄而脆。果肉气微，味微酸。南五味子同样含有丰富的木脂素、挥发油、多糖等类成分，但具体成分与五味子差异明显，主要木脂素类化合物为五味子酯甲、五味子甲素、安五脂素等，其中安五脂素可作为鉴别南北五味子的专属性成分。《中国药典》（2020年版）一部规定南五味子干燥品含五味子酯甲（$C_{30}H_{32}O_9$）不得少于0.20%。

肉豆蔻 Roudoukou

Myristicae Semen

本品为肉豆蔻科（Myristicaceae）植物肉豆蔻 *Myristica fragrans* Houtt. 的干燥种仁。呈卵圆形或椭圆形，长2～3cm，直径1.5～2.5cm。表面灰棕色或灰黄色，有时外被白粉，全体有浅色纵行沟纹和不规则网状沟纹。种脐位于宽端，呈浅色圆形突起，合点呈暗凹陷。种脊呈纵沟状，连接两端。质坚，断面显棕黄色相杂的大理石花纹，宽端可见干燥皱缩的胚，富油性。气香浓烈，味辛。温中行气、涩肠止泻，用于脾胃虚寒，久泻不止，脘腹胀痛，食少呕吐。本品含挥发油不少于6.0%（ml/g）；按干燥品计算，含去氢二异丁香酚（$C_{20}H_{22}O_4$）不少于0.10%。

【附注】肉豆蔻衣为肉豆蔻的干燥假种皮，系维吾尔族习用药材，功能燥湿祛寒，补脑、心、肝，增强消化，祛寒止泻，燥湿愈伤，增强摄力，热身填精等。其干燥品含甘密酯素B（$C_{20}H_{24}O_5$）不得少于0.80%。

葶苈子 Tinglizi

Descurainiae Semen Lepidii Semen

【来源】为十字花科（Cruciferae）植物播娘蒿 *Descurainia sophia*（L.）Webb. ex Prantl. 或独行菜 *Lepidium apetalum* Willd. 的干燥成熟种子。分别习称"南葶苈子"和"北葶苈子"。

【产地】北葶苈子主产于河北、辽宁、内蒙古，此外，黑龙江、吉林、山西、山东、甘肃、青海等地区也产；南葶苈子主产于江苏、安徽、山东，此外，浙江、河北、河南、山西、甘肃等地区亦产。

【采收加工】夏季果实成熟时采割植株，晒干，搓出种子，除去杂质。

【性状鉴别】

（1）南葶苈子　呈长圆形略扁，长0.8～1.2mm，宽约0.5mm。表面棕色或红棕色，微有光泽，具纵沟2条，其中1条明显。一端钝圆，另一端微凹或较平截，种脐类白色，位于凹入端或平截处。气微，味微辛、苦，略带黏性。（图13-3）

（2）北葶苈子　呈扁卵形，长1～1.5mm，宽0.5～1mm。一端钝圆，另一端尖而微凹，种脐位于凹入端。味微辛辣，黏性较强。

【显微鉴别】

（1）南葶苈子粉末　黄棕色。种皮外表皮细胞为黏液细胞，断面观类方形，内壁增厚向外延伸成纤维素柱，纤维素柱长 8 ~ 18μm，顶端钝圆、偏斜或平截，周围可见黏液质纹理。种皮内表皮细胞为黄色，表面观呈长方多角形，直径 15 ~ 42μm，壁厚 5 ~ 8μm。

（2）北葶苈子粉末 种皮外表皮细胞断面观略呈长方形，纤维素柱长 24 ~ 34μm，种皮内表皮细胞表面观长方多角形或类方形。

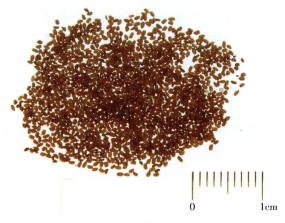

图 13 - 3 葶苈子药材图

【化学成分】南葶苈子含强心苷：毒毛旋花子苷元（strophanthidin）、伊夫单苷（evomonoside）、葶苈苷（helveticoside）、伊夫双苷（evobioside）、糖芥苷（erysimoside）等，异硫氰酸和硫苷：异硫氰酸苄酯（benzyl isothiocyanate）等多种葡萄糖异硫氰酸酯（glucosinolates）的降解产物、3 - 丁烯基硫苷（gluconapin）、3 - 甲硫丙基硫苷（glucoiberverin）等，脂肪油，生物碱：4 - 戊烯酰胺（4 - pentenamide）等，黄酮：槲皮素 - 3 - O - β - D - 葡萄糖 - 7 - O - β - D - 龙胆双糖苷、山柰酚、异鼠李素等；以及酚酸类、香豆素类等多类成分。

北葶苈子的成分研究较少，从中分离到芥子苷（sinigrin）、白芥子苷（sinalbin）、伊夫单苷、异硫氰酸苄酯、脂肪油、蛋白质、糖类、生物碱等成分。

【理化鉴别】

（1）取本品少量，加水浸泡后用放大镜观察，南葶苈子透明状黏液层薄，约为种子宽度的 1/5 以下；北葶苈子透明状黏液层较厚，超过种子宽度的 1/2 以上。

（2）取本品粉末 70% 甲醇回流提取液作为供试品溶液。以槲皮素 - 3 - O - β - D - 葡萄糖 - 7 - O - β - D - 龙胆双糖苷对照品为对照，聚酰胺薄膜，以乙酸乙酯 - 甲醇 - 水（7：2：1）为展开剂。以 2% 三氯化铝乙醇溶液加热显色，紫外光灯（365nm）下检视。供试品色谱中，在与对照品色谱相应的位置上，显相同的黄色荧光斑点。

【质量评价】

（1）水分不得过 9.0%；总灰分不得过 8.0%；酸不溶性灰分不得过 3.0%。

（2）膨胀度 照膨胀度测定法测定，南葶苈子不得低于 3，北葶苈子不得低于 12。

（3）含量测定 照高效液相色谱法测定。以十八烷基硅烷键合硅胶为填充剂，以乙腈 - 0.1% 醋酸溶液（11：89）为流动相，254nm 处检测。本品按干燥品计算，含槲皮素 - 3 - O - β - D - 葡萄糖 - 7 - O - β - D - 龙胆双糖苷（$C_{33}H_{40}O_{22}$）不得少于 0.075%。

【性味功效】辛、苦，大寒。归肺、膀胱经。泻肺平喘，行水消肿。用于痰涎壅肺，喘咳痰多，胸胁胀满，不得平卧，胸腹水肿，小便不利。

木瓜 Mugua

Chaenomelis Fructus

【本草考证】木瓜始收载于《名医别录》，列为中品。《神农本草经》所附"吴氏本草十二条"中记载"木瓜，生夷陵。"《图经本草》则记载"山阴兰亭尤多，今处处有之，而宣城者为佳。"又载"其木状若柰，花生于春末，而深红色，其实大者如瓜，小者如拳。……又有一种榠楂，木、叶、花、实，酷类木瓜，欲辨之，看蒂间别有重蒂如乳者，为木瓜，无此者为榠楂。"历史上已记载有"榠楂"的果实与木瓜混用。

【来源】为蔷薇科（Rosaceae）植物贴梗海棠 *Chaenomeles speciosa*（Sweet）Nakai 的干燥近成熟果实，习称"皱皮木瓜"。

【植物形态】落叶灌木。枝有刺，无毛。单叶互生，叶片卵形至长椭圆形，先端尖，基部楔形，边缘有尖锐重锯齿，无毛；托叶大，肾形或半圆形，边缘有重锯齿，无毛。花先叶开放，簇生；花梗短粗；萼筒钟状；花瓣5，基部有短爪，绯红色、稀淡红色或白色；雄蕊多数；花柱5，基部合生，子房下位，5室。梨果球形或卵形，黄色或黄绿色，味芳香；种子多数，长三角形，扁平。花期3～5月，果期9～10月。

【产地】主产于四川、湖北、安徽、浙江。此外，湖南、福建、陕西、山东、云南等省亦产。以安徽宣城木瓜、湖北资丘木瓜和浙江淳安木瓜质量最好。以四川产量最大，质量亦尤。

【采收加工】夏、秋二季果实绿黄时采收，置沸水中烫至外皮灰白色，对半纵剖，晒干。

【性状鉴别】呈长圆形，多纵剖成两半，长4～9cm，宽2～5cm，厚1～2.5cm。外表面紫红色或红棕色，有不规则的深皱纹；剖面边缘向内卷曲，果肉红棕色，中心部分凹陷，棕黄色；种子扁长三角形，多脱落。质坚硬。气微清香，味酸。（图13－4）

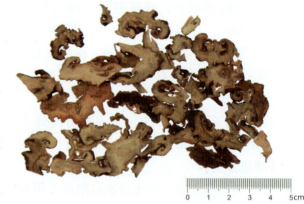

图13－4　木瓜饮片图

【显微鉴别】粉末黄棕色至棕红色。石细胞较多，成群或散在，无色、淡黄色或橙黄色，圆形、长圆形或类多角形，直径20～82μm，层纹明显，孔沟细，胞腔内含棕色或橙红色物。外果皮细胞多角形或类多角形，直径10～35μm，胞腔内含棕色或红棕色物。中果皮薄壁细胞淡黄色或浅棕色，类圆形，皱缩，偶含细小草酸钙方晶。

【化学成分】含苹果酸、酒石酸、枸橼酸、绿原酸、齐墩果酸、熊果酸、黄酮类等。

【理化鉴别】取本品三氯甲烷超声提取液作为供试品溶液。以木瓜对照药材和熊果酸对照品为对照，硅胶G薄层板，以环己烷－乙酸乙酯－丙酮－甲酸（6∶0.5∶1∶0.1）为展开剂。10%硫酸乙醇溶液加热显色，分别置日光和紫外光灯（365nm）下检视。供试品色谱中，在与对照药材色谱相应的位置上，显相同颜色的斑点和荧光斑点；在与对照品色谱相应的位置上，显相同的紫红色斑点和橙黄色荧光斑点。

【质量评价】

（1）水分不得过15.0%；总灰分不得过5.0%。

（2）浸出物　照醇溶性浸出物热浸法测定，乙醇浸出物不得少于15.0%。

（3）含量测定　照高效液相色谱法测定，以十八烷基硅烷键合硅胶为填充剂，以甲醇－水－冰醋酸－三乙胺（265∶35∶0.1∶0.05）为流动相，210nm波长处，16～18℃检测，本品按干燥品计算，含齐墩果酸（$C_{30}H_{48}O_3$）和熊果酸（$C_{30}H_{48}O_3$）的总量不得少于0.50%。

【性味功效】酸、温，归肝、脾经。舒筋活络，和胃化湿。

【附注】同属植物木瓜（榠楂）*C. sinensis*（Thouin）Koehne 的果实习称"光皮木瓜"，果皮干燥后仍光滑，不皱缩。产于山东、陕西、湖北、江西、安徽、江苏、浙江、广东、广西等地。功用与木瓜相近。

水果木瓜为番木瓜科植物番木瓜 *Carica papaya* Linn. 的果实，原产热带美洲，我国福建南部、台湾、广东、广西、云南南部等省区已广泛栽培。不能当中药"木瓜"用。

野木瓜（Stauntoniae Caulis et Folium）为木通科植物野木瓜 *Stauntonia chinensis* DC. 的干燥带叶茎枝，产于广东、广西、香港、湖南、贵州、云南、安徽、浙江、江西、福建等地。祛风止痛，舒筋活络，含荷苞花苷 B（$C_{23}H_{26}O_{11}$）不得少于 0.040%。

山 楂 Shanzha

Crataegi Fructus

【来源】为蔷薇科（Rosaceae）植物山里红 *Crataegus pinnatifida* Bge. var. *major* N. E. Br. 或山楂 *C. pinnatifida* Bge. 的干燥成熟果实。

【产地】主产于河北、山东、辽宁、河南等省，江苏、陕西、山西等省亦产。

【采收加工】秋季果实成熟时采收，切片，干燥。

【性状鉴别】呈圆形片，皱缩不平，直径 1 ~ 2.5cm，厚 0.2 ~ 0.4cm。外皮红色，具皱纹，有灰白色小斑点。果肉深黄色至浅棕色。中部横切片具 5 粒浅黄色果核，但核多脱落而中空。有的片上可见短而细的果梗或花萼残迹。气微清香，味酸、微甜。（图 13 – 5）

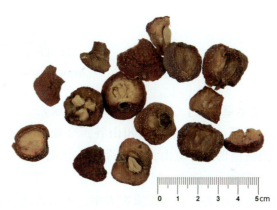

图 13 – 5 山楂饮片图

【显微鉴别】粉末暗红棕色至棕色。石细胞单个散在或成群，无色或淡黄色，类多角形、长圆形或不规则形，直径 19 ~ 125μm，孔沟及层纹明显，有的胞腔内含深棕色物。果皮表皮细胞表面观呈类圆形或类多角形，壁稍厚，胞腔内常含红棕色或黄棕色物。草酸钙方晶或簇晶存于果肉薄壁细胞中。

【化学成分】含三萜类：山楂酸（crataegic acid）、熊果酸、齐墩果酸等；黄酮类：牡荆素（vitexin）、荭草素（orientin）、槲皮素等；黄烷聚合物：以儿茶素［（＋）- catechin］、表儿茶素［（－）- epicatechin］和白矢车菊素（leucocyanidin）为基本单元的聚合物，如前花醌 A_2（proanthocyanidin A_2）、前花青素 C_1（procyanidin C_1）等；有机酸类：安息香酸（benzoic acid）、没食子酸（gallic acid）、原儿茶酸（protocatechuic acid）、绿原酸、苹果酸、枸橼酸等；以及氨基酸、甾体类等。

【理化鉴别】取本品乙酸乙酯超声提取液作为供试品溶液。以熊果酸对照品为对照，硅胶 G 薄层板，以甲苯 – 乙酸乙脂 – 甲酸（20：4：0.5）为展开剂。硫酸乙醇溶液（3→10）80℃加热显色。供试品色谱中，在与对照品色谱相应的位置上，显相同的紫红色斑点，紫外光灯（365nm）下显相同的橙黄色荧光斑点。

【质量评价】

（1）水分不得过 12.0%；总灰分不得过 3.0%。

（2）重金属及有害元素　铅不得过 5mg/kg，镉不得过 1mg/kg，砷不得过2mg/kg，汞不得过 0.2mg/kg，铜不得过 20mg/kg。

（3）浸出物　照醇溶性浸出物热浸法测定，乙醇浸出物不得少于 21.0%。

（4）含量测定　照酸碱滴定法测定，本品按干燥品计算，含有机酸以枸橼酸（$C_6H_8O_7$）计，不得少于 5.0%。

【性味功效】酸、甘，微温。归脾、胃、肝经。消食健胃，行气散瘀，化浊降脂。

【附注】

（1）野山楂　为蔷薇科植物野山楂 *C. cuneata* Sieb. et Zucc. 的果实。果实较小，类球形，直径 0.8～1.4cm，有的压成饼状。表面棕色至棕红色，并有细密皱纹，顶端凹陷，有花萼残迹，基部有果梗或已脱落。质硬，果肉薄，味微酸涩。性味功效同山楂。

（2）山楂叶　为山里红或山楂的干燥叶，主含黄酮类成分。味酸，性平，归肝经，功能活血化瘀、理气通脉、化浊降脂。按干燥品计算，含金丝桃苷（$C_{21}H_{20}O_{12}$）不得少于 0.050%。

苦杏仁 Kuxingren

Armeniacae Semen Amarum

【本草考证】杏始载于《名医别录》，列为下品："杏生晋山川谷。五月采之。"《图经本草》谓："杏核仁生晋川山谷，今处处有之，其实亦数种，黄而圆者名金杏"，"相传云种出济南郡之分流山，……今以东来者为胜，仍用家园种者，山杏不堪入药。"《本草纲目》记载："诸杏，叶皆圆而有尖，二月开红花，亦有千叶者，不结实……。"从上所述，可知古时的杏仁，多以家杏为主，无甜苦之分，且山杏不堪入药，今药用则以苦杏仁为主。

【来源】为蔷薇科（Rosaceae）植物山杏 *Prunus armeniaca* L. var. *ansu* Maxim.、西伯利亚杏 *P. sibirica* L.、东北杏 *P. mandshurica*（Maxim.）Koehne 或杏 *P. armeniaca* L. 的干燥成熟种子。

【植物形态】

（1）山杏　乔木，高可达 10m。叶互生。宽椭圆形或宽卵形，长 4～5cm，宽 3～4cm，先端渐尖，基部阔楔形或截形，叶缘具细锯齿。叶柄光滑或上侧有毛，近叶基部有 2 腺体；先花后叶，花单生于短枝顶，无柄；萼筒钟形，带暗红色，5 裂，花后反折；花瓣 5，白色或淡粉红色。雄蕊多数，略短于花瓣；子房 1 室，密被短柔毛。核果近球形，肉薄，种子味苦。花期 3～4 月，果期 4～6 月。

（2）西伯利亚杏　小乔木或灌木。叶卵形或近圆形。花较小。果肉薄，质较干，种子味苦。

（3）东北杏　乔木。叶宽卵形至宽椭圆形，先端渐尖至尾尖，基部圆形，有时心形，边缘具不整齐的细长尖锐重锯齿。花梗长于萼筒，花萼带红褐色，常无毛。核边缘圆钝，种子味苦。

（4）杏　与山杏基本相似，但叶较大，长 5～10cm，宽 4～8cm，基部近心形或圆形。核果较大，肉厚，种子味甜或苦。

【产地】山杏主产于辽宁、河北、内蒙古、山东、江苏等地，多野生；西伯利亚杏主产于黑龙江、辽宁、吉林、河北等地，野生；东北杏主产于东北各地，野生；杏主产于内蒙古、吉林、辽宁、河北、陕西、山西等地，栽培。

【采收加工】夏季采收成熟果实，除去果肉和核壳，取出种子，晒干。

【性状鉴别】呈扁心形，长 1~1.9cm，宽 0.8~1.5cm，厚 0.5~0.8cm。表面黄棕色至深棕色，一端尖，另端钝圆，肥厚，左右不对称，尖端一侧有短线形种脐，圆端合点处向上具多数深棕色的脉纹。种皮薄，子叶 2，乳白色，富油性。气微，味苦。（图 13-6）

【显微鉴别】种皮表面观：种皮石细胞单个散在或数个相连，黄棕色至棕色，表面观类多角形、类长圆形或贝壳形，直径 25~150μm。种皮外表皮细胞浅橙黄色至棕黄色，常与种皮石细胞相连，类圆形或多边形，壁常皱缩。（图 13-7）

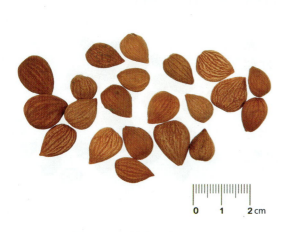

图 13-6 苦杏仁药材图

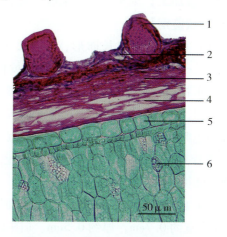

图 13-7 苦杏仁种皮显微特征图

1. 石细胞 2. 表皮 3. 薄壁细胞 4. 外胚乳

5. 内胚乳 6. 子叶细胞

【化学成分】苦杏仁苷（amygdalin）、苦杏仁酶（emulsin，包括苦杏仁苷酶及樱苷酶）、Δ^{24}-胆甾醇、雌性酮、α-雌二醇、脂肪油、蛋白质、氨基酸、β-紫罗兰酮等。苦杏仁苷水解后产生氢氰酸（约 0.2%）、苯甲醛及葡萄糖。特殊的杏仁香味与苯甲醛、芳樟醇、4-松油烯醇、α-松油醇等成分有关。

【理化鉴别】取本品粉末以二氯甲烷索氏提取，再用药渣的甲醇回流提取液作为供试品溶液。以苦杏仁苷对照品为对照，硅胶 G 薄层板，以三氯甲烷-乙酸乙酯-甲醇-水（15：40：22：10）5~10℃放置 12 小时的下层溶液为展开剂。展开后立即用 0.8% 磷钼酸的15% 硫酸乙醇溶液浸板、加热显色。供试品色谱中，在与对照品色谱相应的位置上，显相同颜色的斑点。

【质量评价】

（1）水分不得过 7.0%；饮片水分不得过 6.0%。

（2）过氧化值不得过 0.11。

（3）含量测定　照高效液相色谱法测定，以十八烷基硅烷键合硅胶为填充剂，以乙腈-0.1% 磷酸溶液（8：92）为流动相，207nm 波长处检测，本品按干燥品计算，含苦杏仁苷（$C_{20}H_{27}NO_{11}$）不得少于 3.0%；饮片不得少于 2.4%。

【性味功效】味苦，性微温；有小毒。归肺、大肠经。降气止咳平喘，润肠通便。

桃仁 Taoren

Persicae Semen

【来源】 为蔷薇科（Rosaceae）植物桃 *Prunus persica*（L.）Batsch 或山桃 *Prunus davidiana*（Carr.）Franch. 的干燥成熟种子。

【产地】 桃仁全国大部分省区有产，主产于四川的三台、叙永、宜宾，云南的昭通、文山，陕西的延安、渭南，山东的安丘、泰安，北京的密云、怀柔，河北的承德，山西的黎城、壶关，河南的洛阳、开封、新乡等地。山桃仁产于河北、河南、山东、山西、陕西、四川等省，产量少，多与桃仁混装售用。

【采收加工】 果实成熟后采收，除去果肉和核壳，取出种子，晒干。

【性状鉴别】

（1）桃仁　呈扁长卵形，长 1.2～1.8cm，宽 0.8～1.2cm，厚 0.2～0.4cm。表面黄棕色至红棕色，密布颗粒状突起。一端尖，中部膨大，另端钝圆稍偏斜，边缘较薄。尖端一侧有短线形种脐，圆端有颜色略深不甚明显的合点，自合点处散出多数纵向维管束。种皮薄，子叶 2，类白色，富油性。气微，味微苦。

（2）山桃仁　呈类卵圆形，较小而肥厚，长约 0.9cm，宽约 0.7cm，厚约 0.5cm。（图 13-8）

苦杏仁与桃仁的形状与大小均相似，但苦杏仁较桃仁略为肥厚；苦杏仁表面有微细纵皱纹，而桃仁表面密布颗粒状突起；苦杏仁还有特殊杏仁味。

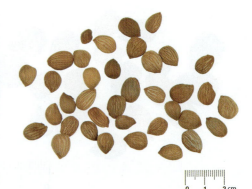

图 13-8　桃仁药材（山桃仁）图

【显微鉴别】

（1）桃仁种皮粉末　石细胞黄色或黄棕色，侧面观贝壳形、盔帽形、弓形或椭圆形，高 54～153μm，底部宽约 180μm，壁一边较厚，层纹细密；表面观类圆形、圆多角形或类方形，底部壁上纹孔大而较密。

（2）山桃仁种皮粉末　石细胞淡黄色、橙黄色或橙红色，侧面观贝壳形、矩圆形、椭圆形或长条形，高 81～198（279）μm，宽约至 128（198）μm；表面观类圆形、类六角形或类方形，底部壁厚薄不匀，纹孔较小。

【化学成分】 含苦杏仁苷、微量的野樱苷等氰苷、脂肪油、甾醇、黄酮、蛋白质、氨基酸等多类成分。

【理化鉴别】 取本品粉末先以石油醚回流提取，再用药渣的甲醇回流提取液作为供试品溶液。以苦杏仁苷对照品为对照，硅胶 G 薄层板，以三氯甲烷-乙酸乙酯-甲醇-水（15：40：22：10）5～10℃放置 12 小时的下层溶液为展开剂。展开后立即用磷钼酸硫酸溶液加热显色。供试品色谱中，在与对照品色谱相应的位置上，显相同颜色的斑点。

【质量评价】

（1）水分　不得过 7.0%。

（2）酸败度　酸度不得过 10.0，羰基值不得过 11.0。

（3）黄曲霉毒素　照黄曲霉毒素的高效液相色谱法测定，本品每 1000g 含黄曲霉毒素

B_1 不得过 5μg，含黄曲霉毒素 G_2、G_1、B_2 和 B_1 的总量不得过 10μg。

（4）含量测定　照高效液相色谱法测定。以十八烷基硅烷键合硅胶为填充剂，以甲醇－水（20∶80）为流动相，210nm 波长处检测。本品按干燥品计算，含苦杏仁苷（$C_{20}H_{27}NO_{11}$）不得少于 2.0%。

【性味功效】苦、甘，平。归心、肝、大肠经。活血祛瘀，润肠通便，止咳平喘。

【附注】

（1）桃枝为蔷薇科桃 *P. persica*（L.）Batsch 的干燥枝条。含橙皮苷、山柰酚等黄酮类成分。苦，平，归心、肝经，活血通络、解毒杀虫。

（2）实际工作中杏仁与桃仁容易混淆，应注意鉴别，鉴别特征如下。

苦杏仁与桃仁药材鉴别特征比较

	苦杏仁	桃仁
形状	扁卵状心形	扁长卵形
大小	长 1.0～1.9cm，宽 0.8～1.5cm，厚 0.5～0.8cm	长 1.2～1.8cm，宽 0.8～1.2cm，厚 0.2～0.4cm
颜色	黄棕色至深棕色	黄棕色至红棕色
外形特征	顶端尖，基部圆钝，左右不对称，肥厚	顶端尖，基部圆钝稍扁，边沿较薄

郁 李 仁 Yuliren

Pruni Semen

本品为蔷薇科（Rosaceae）植物欧李 *Prunus humilis* Bge.、郁李 *Prunus japonica* Thunb. 或长柄扁桃 *P. pedunculata* Maxim. 的干燥成熟种子。前两种习称"小李仁"，后一种习称"大李仁"。小李仁呈卵形，长 5～8mm，直径 3～5mm，表面黄白色或浅棕色；大李仁长 6～10mm，直径 5～7mm，表面黄棕色。一端尖，另端钝圆，尖端一侧有线性种脐，圆端中央有深色合点，自合点处向上具多条纵向维管束脉纹。种皮薄，子叶 2，乳白色，富油性。气微，味微苦。功能润肠通便，下气利水，用于津枯肠燥、食积气滞、腹胀便秘、水肿、脚气、小便不利。本品按干燥品计算，含苦杏仁苷（$C_{20}H_{27}NO_{11}$）不得少于 2.0%。

金 樱 子 Jinyingzi

Rosae Laevigatae Fructus

【来源】为蔷薇科（Rosaceae）植物金樱子 *Rosa laevigata* Michx. 的干燥成熟果实。

【产地】主产于广东、江西、浙江、广西、江苏等地。

【采收加工】10～11 月果实成熟变红时采收，干燥，除去毛刺。

【性状鉴别】为花托发育而成的假果，呈倒卵形，长 2～3.5cm，直径 1～2cm。表面红黄色或红棕色，有突起的棕色小点。顶端有盘状花萼残基，中央有黄色柱基，下部渐尖。质硬。切开后，花托壁厚 1～2mm，

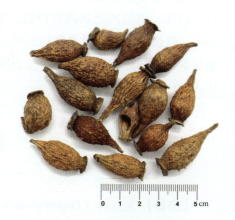

图 13-9　金樱子药材图

内有多数坚硬的小瘦果，内壁及瘦果均有淡黄色绒毛。气微，味甘、微涩。（图13-9）

【显微鉴别】

（1）横切面　外表皮细胞类方形或略径向延长，外壁及侧壁增厚，角质化；表皮上的刺痕纵切面细胞径向延长。皮层薄壁细胞壁稍厚，纹孔明显，含有油滴，并含橙黄色物，有的含草酸钙方晶和簇晶；纤维束散生于近皮层外侧；维管束多存在于皮层中部和内侧，外韧型，韧皮部外侧有纤维束，导管散在或呈放射状排列。内表皮细胞长方形，内壁增厚，角质化；有木化的非腺毛或具残基。

（2）粉末　淡肉红色。非腺毛单细胞或多细胞，长505~1836μm，直径16~31μm，壁木化或微木化，表面常有螺旋状条纹，胞腔内含黄棕色物。表皮细胞多角形，壁厚，内含黄棕色物。草酸钙方晶多见，长方形或不规则形，直径16~39μm；簇晶少见，直径27~66μm。螺纹导管、网纹导管、环纹导管及具缘纹孔导管直径8~20μm，薄壁细胞多角形，木化，具纹孔，含黄棕色物。纤维梭形或条形，黄色，长至1071μm，直径16~20μm，壁木化。树脂块不规则形，黄棕色，半透明。

【化学成分】含多糖、黄酮、三萜、胡萝卜素、维生素、氨基酸等。

【理化鉴别】取本品乙醇提取物的乙酸乙酯萃取部位，以甲醇溶解作为供试品溶液。以金樱子对照药材为对照，硅胶G薄层板，以三氯甲烷-乙酸乙酯-甲醇-甲酸（5:5:1:0.1）为展开剂，10%硫酸乙醇溶液加热显色。供试品色谱中，在与对照药材色谱相应的位置上，显相同颜色的斑点。

【质量评价】

（1）水分不得过18.0%；总灰分不得过5.0%。

（2）含量测定　照比色法测定。4%苯酚溶液显色。本品金樱子肉按干燥品计算，含金樱子多糖以无水葡萄糖（$C_6H_{12}O_6$）计，不得少于25.0%。

【性味功效】酸、甘、涩，平。归肾、膀胱、大肠经。固精缩尿，固崩止带，涩肠止泻。

沙苑子 Shayuanzi

Astragali Complanati Semen

本品为豆科（Leguminosae）植物扁茎黄芪 *Astragalus complanatus* R. Br. 的干燥成熟种子。略呈肾形而稍扁，长2~2.5mm，宽1.5~2mm，厚约1mm。表面光滑，褐绿色或灰褐色，边缘一侧微凹处具圆形种脐。质坚硬，不易破碎。子叶2，淡黄色，胚根弯曲，长约1mm。气微，味淡，嚼之有豆腥味。补肾助阳，固精缩尿，养肝明目，用于肾虚腰痛、遗精早泄、遗尿尿频、白浊带下、眩晕、目暗昏花。本品按干燥品计算，含沙苑子苷（$C_{28}H_{32}O_{16}$）不得少于0.060%。

决明子 Juemingzi

Cassiae Semen

【来源】为豆科（Leguminosae）植物钝叶决明 *Cassia. obtusifolia* L. 或决明（小决明）*C. tora* L. 的干燥成熟种子。

【产地】主产于安徽、江苏、广东、广西、四川等地。

【采收加工】秋季采收成熟果实，晒干，打下种子，除去杂质。

【性状鉴别】

（1）决明 略呈菱方形或短圆柱形，两端平行倾斜，长 3～7mm，宽 2～4mm。表面绿棕色或暗棕色，平滑有光泽。一端较平坦，另端斜尖，背腹面各有 1 条突起的棱线，棱线两侧各有 1 条斜向对称而色较浅的线性凹纹。质坚硬，不易破碎。种皮薄，子叶 2，黄色，呈"S"形折曲并重叠。气微，味微苦。（图 13－10）

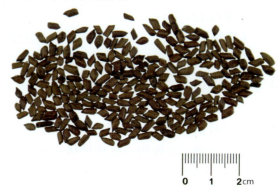

图 13－10 决明子药材图

（2）小决明 呈短圆柱形，较小，长 3～5mm，宽 2～3mm。表面棱线两侧各有一片宽广的浅黄棕色带。

【显微鉴别】粉末黄棕色。①种皮栅状细胞无色或淡黄色，侧面观细胞 1 列，长方形，排列稍不平整，长 42～53μm，壁较厚，光辉带 2 条；表面观呈类多角形，壁稍皱缩。②种皮支持细胞表面观类圆形，直径10～35（55）μm，可见两个同心圆圈；侧面观哑铃状或葫芦状。③角质层碎片厚 11～19μm。草酸钙簇晶众多，多存在于薄壁细胞中，直径 8～21μm。

【化学成分】含蒽醌类：大黄酚（chrysophanol）、大黄素甲醚（physcion）、美决明子素（obtusifolin）、黄决明素（chryso－obtusin）、橙黄决明素（aurantio－obtusin）等；萘骈吡咯酮类：红镰霉素（rubrofusarin）、决明子苷（cassiaside）、决明内酯（toralactone）、决明蒽酮（torosachrysone）等；以及脂肪酸、氨基酸等。

【理化鉴别】取本品粉末甲醇浸渍提取，提取液蒸干后以水溶解，加盐酸，水浴加热 30 分钟，立即冷却，乙醚萃取后蒸干，以三氯甲烷溶解作为供试品溶液。以橙黄决明素对照品及大黄酚对照品为对照，硅胶 H 薄层板，以石油醚（30～60℃）－丙酮（2：1）为展开剂。供试品色谱中，在与对照品色谱相应的位置上显相同颜色的斑点；氨蒸气熏后，斑点变为亮黄色（橙黄决明素）和粉红色（大黄酚）。

【质量评价】

（1）水分不得过 15.0%；总灰分不得过 5.0%。

（2）含量测定 照高效液相色谱法测定。以十八烷基硅烷键合硅胶为填充剂，以乙腈－0.1%磷酸溶液梯度洗脱，284nm 波长处检测。本品按干燥品计算，含大黄酚（$C_{15}H_{10}O_4$）不得少于 0.20%，含橙黄决明素（$C_{17}H_{14}O_7$）不得少于 0.080%。

【性味功效】甘、苦、咸，微寒。归肝、大肠经。清热明目，润肠通便。

补骨脂 Buguzhi

Psoraleae Fructus

【本草考证】始载于《开宝本草》。苏颂谓："补骨脂生广南诸州及波斯国，今岭外山坂间多有之，不及番舶者佳。茎高三四尺，叶小似薄荷，花微紫色，实如麻子，圆扁而黑，九月采。"《本草纲目》李时珍曰"补骨脂言其功也……"，"补骨脂可治肾泄，通命门，暖丹田，敛精神，……久则延年益气，悦心明目，补添筋骨。……此物自外番海舶而来，非中华所有。番人呼为补骨脂，语讹为破故纸也。"从植物形态与功用来看，与我国广为栽培的补骨脂相符。

【来源】为豆科（Leguminosae）植物补骨脂 *Psoralea corylifolia* L. 的干燥成熟果实。

【植物形态】一年生草本，全体被黄白色或黑褐色腺点。茎直立，枝坚硬，高0.5～1.5m。单叶互生，有时枝端叶有1枚长约1cm的侧生小叶，叶片阔卵形或三角状卵形，长6～9cm，宽5～7cm，先端稍尖，基部截形或微心形，边缘具粗锯齿，近无毛，两面均有显著黑色腺点；叶柄长2～4cm，侧生小叶柄甚短。叶腋抽出总状花序，总梗甚长，小花多数，密集上部而呈头状，花梗短，花萼钟状，上面2枚萼齿连合，具黄棕色腺点；蝶形花冠淡紫色，长约4mm，旗瓣宽倒卵形，雄蕊10枚，连成一束。荚果椭圆形，长约5mm，黑色，熟后不开裂。种子1枚，扁圆形，棕黑色，粘贴果皮，有香气。花期7～8月，果期9～10月。

【产地】除东北、西北地区外，全国其他地区均产。

【采收加工】秋季果实成熟时采收果序，晒干，搓出果实，除去杂质。

【性状鉴别】呈肾形，略扁，长3～5mm，宽2～4mm，厚约1.5mm。表面黑色、黑褐色或灰褐色，具细微网状皱纹。顶端圆钝，有一小突起，凹侧有果梗痕。质硬。果皮薄，与种子不易分离；种子1枚，子叶2，黄白色，有油性。气香，味辛、微苦。（图13－11）

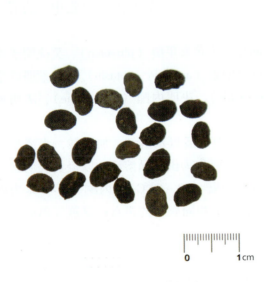

图 13－11　补骨脂药材图

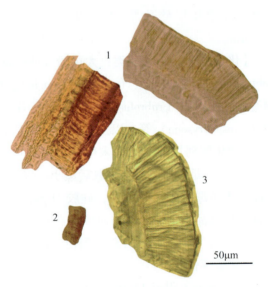

图 13－12　补骨脂粉末特征图

1. 种皮栅状细胞、支持细胞　2. 支持细胞
3. 种皮栅状细胞（侧面观，有光辉带）

【显微鉴别】粉末灰黄色。种皮栅状细胞侧面观有纵沟纹，光辉带1条，位于上侧近边缘处，顶面观多角形，胞腔极小，孔沟细，底面观呈圆多角形，胞腔含红棕色物。种皮支持细胞侧面观哑铃形，表面观类圆形。壁内腺（内生腺体）多破碎，完整者类圆形，由十数个至数十个纵向延长呈放射状排列的细胞构成。草酸钙柱晶细小，成片存在于中果皮细胞中。（图13－12）

【化学成分】含挥发油：柠檬烯、萜品醇－4、芳樟醇等；香豆素类：补骨脂素（psoralen）、异补骨脂素（isopsoralen）、补骨脂定（psoralidin）、异补骨脂定（isopsralidin）、双羟异补骨脂定（corylidin）、8－甲氧基补骨脂素（8－methoxypsoralen）等；黄酮类：补骨脂甲素（coryfolin）、补骨脂乙素（coryfolinin）、补骨脂甲素甲醚（bavachinin）、异补骨脂

甲素（isobavachin）、新补骨脂异黄酮（neobavaisoflavone）等；单帖酚类：补骨脂酚（bakuchiol）等；脂类：三酰甘油、二酰甘油、单酯等；以及非酯化脂肪酸、豆甾醇、胡萝卜苷等。

【理化鉴别】取本品粉末乙酸乙酯超声提取液作为供试品溶液。以补骨脂素对照品、异补骨脂素对照品为对照，硅胶 G 薄层板，以正己烷 – 乙酸乙酯（4：1）为展开剂，10%氢氧化钾甲醇溶液显色，紫外光灯（365nm）下检视。供试品色谱中，在与对照品色谱相应的位置上，显相同的两个荧光斑点。

【质量评价】

（1）杂质不得过 5%；水分不得过 9.0%；总灰分不得过 8.0%；酸不溶性灰分不得过 2.0%。

（2）含量测定　照高效液相色谱法测定，以甲醇 – 水（55：45）为流动相，246nm 波长处检测。本品按干燥品计算，含补骨脂素（$C_{11}H_6O_3$）和异补骨脂素（$C_{11}H_6O_3$）的总量不得少于 0.70%。

【性味功效】辛、苦，温。归肾、脾经。温肾助阳，纳气平喘，温脾止泻；外用消风祛斑。

枳 壳 Zhiqiao

Aurantii Fructus

【本草考证】始载于《开宝本草》。苏颂谓："……今医家以皮厚而小者为枳实，完大者为枳壳，皆以翻肚似盆口状，陈久者为胜。"李时珍谓："枳乃木名，壳为果皮，故名枳壳。"

【来源】为芸香科（Rutaceae）植物酸橙 *Citrus aurantium* L. 及其栽培变种的干燥未成熟果实。

【植物形态】常绿小乔木。茎枝三棱形，光滑，有长刺。单身复叶，互生；叶柄有狭长形或倒心形的叶片状翅，长 8～15mm，宽 3～6mm；叶片革质，卵形或倒卵形，长 5～10cm，宽 2.5～5cm，全缘或有不明显的锯齿，两面无毛，下面具半透明腺点。花白色，芳香，单生或簇生于当年枝顶端或叶腋；花萼 5 裂，浅钟状，花瓣 5 枚，长椭圆形；雄蕊约 25 枚，花丝基部部分愈合；子房上位，约 12 室，每室内含胚珠多数，柱头头状。果圆形而稍扁，橙黄色，果皮粗糙。

【产地】主产于江西、四川、湖北、贵州等地，多系栽培。以江西清江、新干产者质优，商品习称"江枳壳"。

【采收加工】7 月果皮尚绿时采收，自中部横切为两半，晒干或低温干燥。

【性状鉴别】呈半球形，直径 3～5cm。外果皮棕褐色至褐色，有颗粒状突起，突起的顶端有凹点状油室；有明显的花柱残迹或果梗痕。切面中果皮黄白色，光滑而稍隆起，厚 0.4～1.3cm，边缘散有 1～2 列油室，瓤囊 7～12 瓣，少数至 15 瓣，汁囊干缩呈棕色至棕褐色，内藏种子。质坚硬，不易折断。气清香，味苦、微酸。（图13－13）

【显微鉴别】粉末黄白色或棕黄色。中果皮细胞类圆形或形状不规则，壁大多呈不均匀增厚。果皮表皮细胞表面观多角形、类方形或长方形，气孔环式，直径 16～34μm，副卫细胞 5～9 个；侧面观外被角质层。汁囊组织淡黄色或无色，细胞多皱缩，并与下层细胞交错排列。草酸钙方晶存在于果皮和汁囊细胞中，呈斜方形、多面体形或双锥形，直径 3 ~ 30μm。螺纹导管、网纹导管及管胞细小。（图 13 - 14）

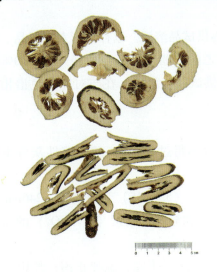

图 13 - 13　枳壳饮片图

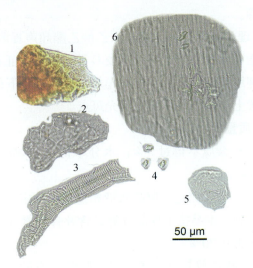

图 13 - 14　枳壳粉末特征图
1. 表皮细胞示角质层　2. 中果皮细胞　3. 导管
4. 草酸钙结晶　5. 气孔　6. 瓤囊细胞

【化学成分】酸橙枳壳含挥发油：d - 柠檬烯、柠檬醛、d - 芳樟醇、邻氨基苯甲酸甲酯等；黄酮类：橙皮苷（hesperidin）、新橙皮苷（neohesperidin）、柚皮苷（异橙皮苷，naringin）、川陈皮素（neobiletin）、喹诺啉（quinoline）、酪胺（tyramine）、苦橙苷（aurantiamarin）等；以及辛弗林（synephrine）、N - 甲基酪胺（N - methyltyramine）等。

【理化鉴别】取本品粉末甲醇超声提取液作为供试品溶液。以柚皮苷对照品、新橙皮苷对照品为对照，硅胶 G 薄层板，以三氯甲烷 - 甲醇 - 水（13∶6∶2）为展开剂。3% 三氯化铝乙醇溶液加热显色，紫外光灯（365nm）下检视。供试品色谱中，在与对照品色谱相应的位置上，显相同颜色的荧光斑点。

【质量评价】

（1）水分不得过 12.0%；总灰分不得过 7.0%。

（2）含量测定　照高效液相色谱法测定，以十八烷基硅烷键合硅胶为填充剂，以乙腈 - 水（20∶80）（磷酸调 pH 至 3）为流动相，283nm 波长处检测。本品按干燥品计算，含柚皮苷（$C_{27}H_{32}O_{14}$）不得少于 4.0%，含新橙皮苷（$C_{28}H_{34}O_{15}$）不得少于 3.0%。

【性味功效】苦、辛、酸，微寒。归脾、胃经。理气宽中，行滞消胀。

【附注】

（1）酸橙的栽培变种主要有黄皮酸橙 Citrus aurantium 'Huangpi'、代代花 Citrus aurantium 'Daidai'、朱栾 Citrus aurantium 'Zhuluan'、塘橙 Citrus aurantium 'Tangcheng'。

（2）枳实（Aurantii Fructus Immaturus）为芸香科植物酸橙 C. aurantium L. 及其栽培变种或甜橙 C. sinensis Osbeck 的干燥幼果。5 ~ 6 月收集自落的果实，除去杂质，自中部横切为两半，晒干或低温干燥，较小者直接晒干或低温干燥。呈半球形，少数为球形，直径 5 ~ 25mm。外果皮黑绿色或暗棕绿色，具颗粒状突起或皱纹，有明显的花柱残基或果梗痕。切面中果皮略隆起，黄白色或黄褐色，厚 3 ~ 12mm，边缘有 1 ~ 2 列油室，瓤囊棕褐色。质坚硬。气清香，味苦、微酸。苦、辛、酸，微寒。归脾、胃经。破气消积，化痰散痞。按干燥品计算，含辛弗林（$C_9H_{13}NO_2$）不得少于0.30%。

陈 皮 Chenpi

Citri Reticulatae Pericarpium

【来源】为芸香科（Rutaceae）植物橘 *Citrus reticulata* Blanco 及其栽培变种的干燥成熟果皮。药材分为"陈皮"和"广陈皮"。

【产地】主产于广东、福建、四川、江苏、浙江、江西、湖南、云南、贵州等省。

【采收加工】采摘成熟果实，剥取果皮，晒干或低温干燥。

【性状鉴别】

（1）陈皮　常剥成数瓣，基部相连，有的呈不规则的片状，厚1～4mm。外表面橙红色或红棕色，有细皱纹和凹下的点状油室；内表面浅黄白色，粗糙，附黄白色或黄棕色筋络状维管束。质稍硬而脆。气香，味辛、苦。（图13－15）

（2）广陈皮　常3瓣相连，形状整齐，厚度均匀，约1mm。外表面橙黄色至棕褐色，点状油室较大，对光照视，透明清晰。质较柔软。

【显微鉴别】粉末黄白色至黄棕色。中果皮薄壁组织众多，细胞形状不规则，壁不均匀增厚，有的成连珠状。果皮表皮细胞表面观多角形、类方形或长方形，垂周壁稍厚，气孔类圆形，直径18～26μm，副卫细胞不清晰；侧面观外被角质层，靠外方的径向壁增厚。草酸钙方晶成片存在于中果皮薄壁细胞中，呈多面体形、菱形或双锥形，直径

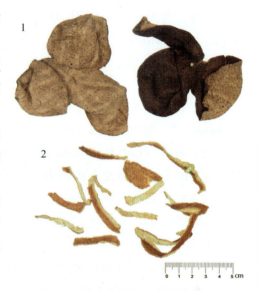

图13－15　陈皮药材与饮片图

1. 广陈皮　2. 陈皮饮片

3～34μm，长5～53μm，有的一个细胞内含有由两个多面体构成的平行双晶或3～5个方晶。橙皮苷结晶大多存在于薄壁细胞中，黄色或无色，呈圆形或无定形团块，有的可见放射状条纹。可见螺纹导管、孔纹导管和网纹导管及较小的管胞。

【化学成分】含挥发油：*d*－柠檬烯、柠檬醛、α－蒎烯、β－月桂烯、α－水芹烯、α－罗勒烯等；黄酮类：橙皮苷、橘皮素（tangeretin）、新橙皮苷、川陈皮素、二氢川陈皮素（citromitin）等；以及肌醇、β－谷甾醇、对羟福林（synephrine）等。

【理化鉴别】取本品粉末甲醇超声提取液作为供试品溶液。以橙皮苷对照品为对照，用0.5%氢氧化钠溶液制备的硅胶 G 薄层板，先以乙酸乙酯－甲醇－水（100∶17∶13）为展开剂，展至约3cm，再以甲苯－乙酸乙酯－甲酸－水（20∶10∶1∶1）的上层溶液为展开剂，展至约8cm。三氯化铝试液显色，紫外光灯（365nm）下检视。供试品色谱中，在与对照品色谱相应的位置上，显相同颜色的荧光斑点。

广陈皮　取本品甲醇提取液作为供试品溶液。以广陈皮对照提取物、2－甲氨基苯甲酸甲酯对照品为对照，用硅胶 G 薄层板，以甲苯－乙酸乙酯－甲醇－水（10∶4∶2∶0.5）10℃以下放置的上层溶液为展开剂展至约5cm，再以环己烷为展开剂展至约8cm。紫外光灯（365nm）下检视，供试品色谱中，在与对照提取物色谱和对照品色谱相应的位置上，

显相同颜色的荧光斑点。

【质量评价】

（1）水分不得过 13.0%。

（2）黄曲霉素　照黄曲霉毒素的高效液相色谱法测定。本品每 1000g 含黄曲霉毒素 B_1 不得过 5μg，含黄曲霉毒素 G_2、G_1、B_2 和 B_1 的总量不得过 10μg。

（3）含量测定　陈皮　照高效液相色谱法测定。以十八烷基硅烷键合硅胶为填充剂，以乙腈 - 水（22：78）为流动相，283nm 波长处检测。本品按干燥品计算，含橙皮苷（$C_{28}H_{34}O_{15}$）不得少于 3.5%；饮片不得少于 2.5%。

广陈皮　照高效液相色谱法测定。以十八烷基硅烷键合硅胶为填充剂，以乙腈 - 水为流动相梯度洗脱，283nm 波长处检测橙皮苷，330nm 处检测川陈皮素和桔红素。本品按干燥品计算，含橙皮苷（$C_{28}H_{34}O_{15}$）不得少于 2.0%，饮片不得少于 1.75%；含川陈皮素（$C_{21}H_{22}O_8$）和桔红素（$C_{20}H_{20}O_7$）的总量不得少于 0.42%，饮片不得少于 0.40%。

【性味功效】 苦、辛，温。归肺、脾经。理气健脾，燥湿化痰。

【附注】

（1）橘的栽培变种主要有茶枝柑 *C. reticulata* 'Chachi'（广陈皮）、大红袍 *C. reticulata* 'Dahongpao'、温州蜜柑 *C. reticulata* 'Unshiu'、福橘 *C. reticuLata* 'Tangerina'。

（2）青皮（Citri Reticulatae Pericarpium Viride）为芸香科植物橘 *C. reticulata* Blanco 及其栽培变种的干燥幼果或未成熟果实的果皮。5 ~ 6 月收集自落的幼果，晒干，习称"个青皮"；7 ~ 8 月采收未成熟的果实，在果皮上纵剖成四瓣至基部，除尽瓤瓣，晒干，习称"四花青皮"。苦、辛，温。归肝、胆、胃经。疏肝破气，消积化滞。含橙皮苷（$C_{28}H_{34}O_{15}$）不少于 5.0%。

（3）橘核（Citri Reticulatae semen）为芸香科植物橘 *C. reticulata* Blanco 及其栽培变种大红袍 *C. reticulata* 'Dahongpao'、福橘 *C. reticulata* 'Tangerina' 的干燥种子。果实成熟后收集，洗净，晒干。苦，平。归肝、肾经。理气，散结，止痛。

（4）橘红（Citri Exocarpium Rubrum）为芸香科植物橘 *C. reticulata* Blanco 及其栽培变种的干燥外层果皮。秋末冬初果实成熟后采收，用刀削下外果皮，晒干或阴干。辛、苦，温。归肺、脾经。理气宽中，燥湿化痰。本品按干燥品计算，含橙皮苷（$C_{28}H_{34}O_{15}$）不少于 1.7%。

化橘红 Huajuhong

Citri Grandis Exocarpium

本品为芸香科（Rutaceae）植物化州柚 *Citrus grandis* 'Tomentosa' 或柚 *Citrus grandis* (L.) Osbeck 的未成熟或近成熟的干燥外层果皮。前者习称"毛橘红"，后者习称"光七爪""光五爪"。呈对折的七角或展平的五角星状，单片呈柳叶形。完整者展平后直径 15 ~ 28cm，厚 0.2 ~ 0.5cm。外表面黄绿色，密布茸毛，有皱纹及小油室；内表面黄白色或淡黄棕色，有脉络纹。质脆，易折断，断面不整齐，外缘有 1 列不整齐的下凹的油室，内侧稍柔而有弹性。气芳香，味苦、微辛。理气宽中，燥湿化痰。用于咳嗽痰多，食积伤酒，呕恶痞闷。本品按干燥品计算，含柚皮苷（$C_{27}H_{32}O_{14}$）不得少于 3.5%。

佛手 Foshou

Citri Sarcodactylis Fructus

本品为为芸香科（Rutaceae）植物佛手 *Citrus medica* L. var. *sarcodactylis* Swingle 的干燥果实。呈类椭圆形或卵圆形的薄片，常皱缩或卷曲，长 6～10cm，宽 3～7cm，厚0.2～0.4cm。顶端稍宽，常有 3～5 个手指状的裂瓣，基部略窄，有的可见果梗痕。外皮黄绿色或橙黄色，有皱纹和油点。果肉浅黄白色或浅黄色，散有凹凸不平的线状或点状维管束。质硬而脆，受潮后柔韧。气香，味微甜后苦。饮片：为类椭圆形、卵圆形的薄片或不规则的丝条，常皱缩或卷曲。薄片长 6～10cm，宽 3～7cm，厚 0.2～0.4cm；顶端稍宽，常有 3～5 个手指状的裂瓣，基部略窄，有的可见果梗痕。丝长 0.4～10cm，宽 0.2～1cm，厚 0.2～0.4cm。外皮黄绿色或橙黄色，有皱纹和油点。果肉浅黄白色或浅黄色，散有凹凸不平的线状或点状维管束。质硬而脆，受潮后柔韧。气香，味微甜后苦。功能疏肝理气，和胃止痛，燥湿化痰，用于肝胃气滞，胸胁胀痛，胃脘痞满，食少呕吐，咳嗽痰多。本品按干燥品计算，含橙皮苷（$C_{28}H_{34}O_{15}$）不得少于 0.030%。

吴茱萸 Wuzhuyu

Euodiae Fructus

【本草考证】始载于《神农本草经》，列为中品。苏颂谓："今处处有之，江浙、蜀汉尤多。木高丈余，皮青绿色。叶似椿而阔厚，紫色。三月开红紫细花，七月、八月结实似椒子，嫩时微黄，至熟则深紫。"李时珍谓："茱萸枝柔而肥，叶长而皱，其实结于梢头，累累成簇而无核，与椒不同。一种粒大，一种粒小，小者入药为胜。"

【来源】为芸香科（Rutaceae）植物吴茱萸 *Euodia rutaecarpa* （Juss.）Benth. 、石虎 *E. rutaecarpa* （Juss.）Benth. var. *officinalis* （Dode）Huang 或疏毛吴茱萸 *E. rutaecarpa* （Juss.）Benth. var. *bodinieri* （Dode）Huang 的干燥近成熟果实。

【植物形态】

（1）吴茱萸　为灌木或小乔木，高2.5～10m；小枝紫褐色，幼枝、叶轴及花序轴均被锈色长柔毛，裸芽密被紫褐色长茸毛。叶对生，单数羽状复叶；小叶5～9，椭圆形至卵形，全缘或有不明显的钝锯齿，两面均密被长柔毛，有粗大腺点。花单性，雌雄异株；聚伞状圆锥花序顶生，花白色，5 数；雄花退化子房略呈三棱形，被毛；雌花的花瓣较雄花的大，内面被长柔毛，退化雄蕊鳞片状，子房上位。蓇葖果，成熟时紫红色，表面有粗大的腺点；每心皮具种子1 枚，黑色有光泽。花期6～8 月，果期9～10 月。

（2）石虎　具有特殊的刺激性气味。小叶3～11，叶片较狭，长圆形至狭披针形，先端渐尖或长渐尖，各小叶片相距较疏，侧脉较明显，全缘，两面密被长柔毛，脉上最密，油腺点粗大。花序轴常被淡黄色或无色的长柔毛。成熟果序不及吴茱萸密集。

（3）疏毛吴茱萸　小枝被黄锈色或丝光质的疏长毛，小叶5～11，叶形变化较大，长圆形、披针形至倒卵状披针形，表面中脉略被疏短毛，侧脉清晰，油腺点小。

【产地】主产于长江流域以南各省区，多系栽培。

【采收加工】8～11月果实尚未开裂时，剪下果枝，晒干或低温干燥，除去枝、叶、果梗等杂质。

【性状鉴别】呈球形或略呈五角状扁球形，直径 2～5mm。表面暗黄绿色至褐色，粗糙，有多数点状突起或凹下的油点。顶端有五角星状的裂隙，基部残留被有黄色茸毛的果梗。质硬而脆，横切面可见子房 5 室，每室有淡黄色种子 1 粒。气芳香浓郁，味辛辣而苦。（图 13－16）

【显微鉴别】粉末褐色。非腺毛 2～6 细胞，长 140～350μm，壁疣明显，有的胞腔内含棕黄色至棕红色物。腺毛头部 7～14 细胞，椭圆形，常含黄棕色内含物；柄 2～5 细胞。草酸钙簇晶较多，直径 10～25μm；偶有方晶。石细胞类圆形或长方形，直径 35～70μm，胞腔大。油室碎片有时可见，淡黄色。（图 13－17）

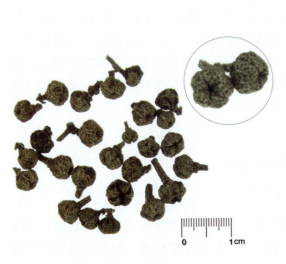

图 13－16　吴茱萸药材图

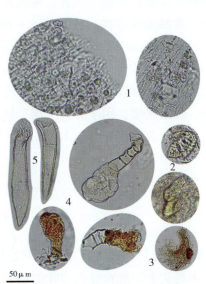

图 13－17　吴茱萸粉末特征图
1. 草酸钙簇晶　2. 石细胞　3. 油室
4. 腺毛　5. 非腺毛

【化学成分】吴茱萸含挥发油：吴萸烯（evodene）、罗勒烯、吴萸内酯（evodin）等；生物碱：吴茱萸碱（evodiamine）、吴茱萸次碱（rutaecarpine）、羟基吴茱萸碱（hydroxyevodiamine）、吴茱萸喹酮碱（evocarpine）、吴茱萸素吴茱因碱（wuchuyine）、N,N-二甲基-5-甲氧基色胺（N,N-dimethyl-5-methoxytryptamine）等；以及柠檬苦素（limonin）、吴茱萸苦素（rutaevine）、花色苷（arachidoside）、吴茱萸啶酮（evodinone）、吴茱萸精（evogin）等。

石虎果实也含挥发油、吴茱萸内酯、吴茱萸碱、吴茱萸次碱及羟基吴茱萸碱，另含石虎甲素、dl-去甲基衡州乌药碱（dl-demethylcoclaurine）等。

【理化鉴别】取本品粉末乙醇超声提取液作为供试品溶液。以吴茱萸次碱对照品、吴茱萸碱对照品为对照，硅胶 G 薄层板，以石油醚（60～90℃）-乙酸乙酯-三乙胺（7：3：0.1）为展开剂。紫外光灯（365nm）下检视，在供试品色谱中，在与对照品色谱相应的位置上，显相同颜色的荧光斑点。

【质量评价】

（1）杂质不得过 7%；水分不得过 15.0%；总灰分不得过 10.0%。

（2）浸出物　照醇溶性浸出物热浸法测定，稀乙醇浸出物不得少于 30.0%。

（3）含量测定　照高效液相色谱法测定，以十八烷基硅烷键合硅胶为填充剂，以［乙腈-四氢呋喃（25：15）］-0.02% 磷酸溶液（35：65）为流动相，215nm 波长处检测，含吴茱萸碱（$C_{19}H_{17}N_3O$）和吴茱萸次碱（$C_{18}H_{13}N_3O$）的总量不得少于 0.15%，柠檬苦素（$C_{26}H_{30}O_8$）不得少于 0.20%。

【性味功效】辛、苦，热；有小毒。归肝、脾、胃、肾经。散寒止痛，降逆止呕，助阳止泻。

川 楝 子 Chuanlianzi

Toosendan Fructus

本品为楝科（Meliaceae）植物川楝 *Melia toosendan* Sieb. et Zucc. 的干燥成熟果实。呈类球形，直径 2 ~ 3.2cm，表面金黄色至棕黄色，微有光泽，少数凹陷或皱缩，具深棕色小点。顶端有花柱残痕，基部凹陷，有果梗痕。外果皮革质，与果肉间常成空隙，果肉松软，淡黄色，遇水润湿显黏性。果核球形或卵圆形，质坚硬，两端平截，有 6 ~ 8 条纵棱，内分 6 ~ 8 室，每室含黑棕色长圆形的种子 1 粒。气特异，味酸、苦。性味苦，寒；有小毒。功能疏肝泄热，行气止痛，杀虫。用于肝郁化火，胸胁、脘腹胀痛，疝气疼痛，虫积腹痛。本品按干燥品计算，含川楝素（$C_{30}H_{38}O_{11}$）应为 0.060% ~ 0.20%。

巴 豆 Badou

Crotonis Fructus

【本草考证】始载于《神农本草经》，列为下品。《名医别录》载："巴豆生巴郡山谷"。李时珍谓"此物出巴蜀，而形如菽豆，故以名之。"

【来源】为大戟科（Euphorbiaceae）植物巴豆 *Croton tiglium* L. 的干燥成熟果实。

【植物形态】常绿灌木或小乔木，高 2 ~ 7m。树皮深灰色，平滑，稍呈细线纵裂；新枝绿色，被稀疏的星状毛。单叶互生，叶片卵形或椭圆状卵形，长 7 ~ 17cm，宽 3 ~ 7cm，先端长渐尖，基部圆形或阔楔形，近叶柄两侧各有 1 无柄腺体，叶缘有疏浅细锯齿，基部具 3 出脉。总状花序顶生，花绿色，单性，雌雄同株，雌花在下，雄花在上；雄花花萼 5 深裂，花瓣 5 枚，反卷，雄蕊 15 ~ 20 枚；雌花花萼 5 裂，花瓣 5 枚，有无花瓣者，花柱 3 枚，柱头深 2 裂。蒴果倒卵形或卵形，有 3 个钝棱，密被星状毛，3 室，每室含种子 1 粒。种子略呈椭圆形或卵形，稍扁，黄棕色至暗棕色，平滑而少光泽。花期 3 ~ 5 月，果期 7 ~ 9 月。

【产地】主产于四川、云南、广西、广东、福建等地。习惯认为产于四川者质优，称为"川巴豆"。多系栽培。

【采收加工】秋季果实成熟时采收，堆置 2 ~ 3 天，摊开，干燥。

【性状鉴别】呈卵圆形，一般具三棱，长 1.8 ~ 2.2cm，直径 1.4 ~ 2cm。表面灰黄色或稍深，粗糙，有纵线 6 条，顶端平截，基部有果梗痕。破开果壳，可见 3 室，每室含种子 1 粒。种子呈略扁的椭圆形，长 1.2 ~ 1.5cm，直径 0.7 ~ 0.9cm，表面棕色或灰棕色，一端有小点状的种脐和种阜的疤痕，另端有微凹的合点，其间有隆起的种脊；外种皮薄而脆，内种皮呈白色薄膜；种仁黄白色，油质。气微，味辛辣。（图 13 - 18）

饮片：本品呈扁椭圆形，长 9 ~ 14mm，直径 5 ~ 8mm。表面黄白色或黄棕色，平滑有光泽，常附有白色薄膜；一端有微凹的合点，另一端有小点状的种脐。内胚乳肥厚，淡黄色，油质；子叶 2，菲薄。气微，味辛辣。

【显微鉴别】横切面：外果皮为表皮细胞1列，外被多细胞星状毛。中果皮外侧为10余列薄壁细胞，散有石细胞、草酸钙方晶或簇晶；中部有约4列纤维状石细胞组成的环带；内侧为数列薄壁细胞。内果皮为3～5列纤维状厚壁细胞。种皮表皮细胞由1列径向延长的长方形细胞组成，其下为1列厚壁性栅状细胞，胞腔线性，外端略膨大。（图13-19）

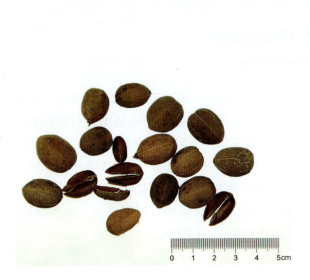

图13-18 巴豆药材图

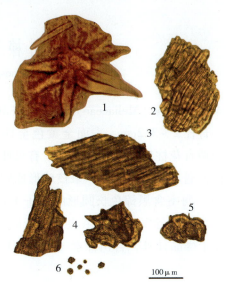

图13-19 巴豆粉末特征图
1. 星状毛　2. 薄壁栅状细胞　3. 厚壁栅状细胞
4. 石细胞　5. 石细胞环带（碎片）　6. 草酸钙簇晶

【化学成分】种子含巴豆油（约40%～60%）：巴豆油酸（crotonic acid）及巴豆酸（tiglic acid）、油酸、亚油酸、肉豆蔻酸、花生酸、棕榈酸、硬脂酸、月桂酸等的甘油酯，以及10余种亲水性的巴豆醇（phorbol）双酯化合物（有强刺激性和促致癌作用）；蛋白质：巴豆毒素（crotin）、2种外源凝集素（lectins）；以及巴豆苷（crotonoside）、β-谷甾醇、氨基酸等。

【理化鉴别】取本品种仁的石油醚（30～60℃）超声提取液作为供试品溶液。以巴豆对照药材为对照，硅胶G薄层板，以石油醚（60～90℃）-乙酸乙酯-甲酸（10:1:0.5）为展开剂。10%硫酸乙醇溶液加热显色，在供试品色谱中，在与对照药材色谱相应的位置上，显相同颜色的斑点。

【质量评价】

（1）水分不得过12.0%；总灰分不得过5.0%。

（2）脂肪油　乙醚索氏提取。本品按干燥品计算，含脂肪油不得少于22.0%。

（3）含量测定　照高效液相色谱法测定，以十八烷基硅烷键合硅胶为填充剂，以乙腈-甲醇-水（1:4:95）为流动相，292nm波长处检测，本品按干燥品计算，含巴豆苷（$C_{10}H_{13}N_5O_5$）不得少于0.80%。

【性味功效】辛，热；有大毒。归胃、大肠经。外用蚀疮。不宜与牵牛子同用。

【附注】巴豆霜（Crotonis Semen Pulveratum）为巴豆的炮制加工品。取巴豆仁，照制霜法制霜，或取仁碾细后，加适量淀粉，使脂肪油含量达到18.0%～20.0%，混匀，即得。性味与归经同巴豆，但毒性降低。除外用蚀疮，尚可内服峻下冷积、逐水退肿、豁痰利咽。本品按干燥品计算，含巴豆苷（$C_{10}H_{13}N_5O_5$）不得少于0.80%。

酸 枣 仁 Suanzaoren

Ziziphi Spinosae Semen

【来源】 为鼠李科（Rhamnaceae）植物酸枣 *Ziziphus jujuba* Mill. var. *spinosa*（Bunge）Hu ex H. F. Chou 的干燥成熟种子。

【产地】 主产于河北、陕西、辽宁、河南等省。山东、内蒙古、甘肃、山西、安徽等地亦产。

【采收加工】 秋末冬初果实成熟时采收，除去果肉及果核壳，取出种子，晒干。

【性状鉴别】 呈扁圆形或扁椭圆形，长 5～9mm，宽 5～7mm，厚约 3mm。表面紫红色或紫褐色，平滑有光泽，有时显裂纹。一面较平坦，中央有一条隆起的纵线纹；另一面微隆起，边缘略薄。质坚硬，破开后内有种仁，淡黄色，带油腻性。气微，味淡。

【显微鉴别】 横切面：①种皮外为 1 列黄色或棕黄色的栅状细胞，木化、壁厚，外侧有 1 条明显的光辉带，角质层较厚，约 5μm；营养层细胞颓废，棕色；最内 1 列细胞长方形，垂周壁增厚。种脊维管束明显。②胚乳细胞类多角形，具较多的糊粉粒及脂肪油。黏液层厚 20～30μm。③子叶表皮细胞及其部分薄壁细胞含有草酸钙小簇晶；糊粉粒，脂肪油较多。

【化学成分】 含酸枣仁皂苷 A（jujuboside A）和酸枣仁皂苷 B（jujuboside B）；皂苷 B 水解得酸枣仁皂苷元（jujubogenin），皂苷元经硫酸水解得红子木内酯（edelin lactone）。另含白桦脂酸（betulic acid）、白脂醇（betulin）。还含黄酮类成分当药素（swertisin）、$2'' - O - \beta - D -$ 葡萄糖吡喃当药素（$2'' - O - \beta - D - gluco - pyranosylswertisin$，斯皮诺素）。此外，还含胡萝卜苷、阿魏酸、植物甾醇、脂肪油和大量维生素 C 等。

【质量评价】

（1）经验鉴别　以粒大、饱满、完整、有光泽、外皮红棕色、无核壳者为佳。

（2）检查　杂质（壳核等）不得过 5.0%；水分不得过 9.0%；总灰分不得过 7.0%。

（3）黄曲霉毒素检查　本品每 1000g 含黄曲霉毒素 B_1 不得过 5μg，含黄曲霉毒素 G_2、黄曲霉毒素 G_1、黄曲霉毒素 B_2 和黄曲霉毒素 B_1 的总量不得过 10μg。

（4）含量测定　照高效液相色谱法测定，药材按干燥品计算，含酸枣仁皂苷 A（$C_{58}H_{94}O_{26}$）不得少于 0.030%；含斯皮诺素（$C_{28}H_{32}O_{15}$）不得少于 0.080%。

【性味功效】 性平，味甘、酸。养心补肝，宁心安神，敛汗生津。

胖 大 海 Pangdahai

Sterculiae Lychnophorae Semen

本品为梧桐科（Sterculiaceae）植物胖大海 *Sterculia lychnophora* Hance 的干燥成熟种子。产于越南、泰国、印度尼西亚和马来西亚等国。以越南产的品质最佳。4～6 月果实开裂时，采下成熟的种子，晒干。呈椭圆形，先端钝圆，基部略尖，长 2～3cm，宽约 1.2～1.7cm。外表暗棕色或棕色，微有光泽，有不规则的细皱纹，基部具浅色的圆形种脐，有时残留种柄。外层种皮质轻松，易剥落，遇水膨大成海绵状。内层种皮红棕色至棕黑色，先端有一黄白色圆斑。剥取内层种皮后，可见胚乳肥厚，成 2 片，暗棕色或灰棕色。子叶 2 片，紧贴于胚乳，菲薄而大。气微，味淡，嚼之有黏性，种仁麻辣。种皮含聚戊糖及黏液质，黏液质属于果胶酸类，主由半乳糖醛酸、阿拉伯糖、半乳糖组成。又谓含活性成分胖大海素（苹婆素 sterculin）、挥发油约 1%、西黄蓍胶黏素（bassorin）约 59%、收敛性物质约 1.6%。胖大海种仁含脂肪油 9.1%，脂肪油初步分析结果，有亚麻酸、亚麻油、油酸、棕榈酸等。本品性寒，味甘。能清热润肺，利咽开音，润肠通便。

小茴香 Xiaohuixiang

Foeniculi Fructus

【本草考证】始载于《唐本草》，"调食味用之"所述均指本品。因其物香气扑鼻，有辟恶瘴气，人们念之，故名蘹香，后人称为茴香，声相近也。又有，陶弘景曰："煮臭肉下少些（茴香），即无臭气。臭酱入（茴香）末易香，故曰茴香。"

【来源】为伞形科（Umbelliferae）植物茴香 *Foeniculum vulgare* Mill. 的干燥成熟果实。

【植物形态】多年生草本。全株有粉霜，有强烈香气。茎直立，高 0.6~2m，有沟纹。叶互生，三至四回羽状分裂，最终裂片线形至丝状，长 4~40mm，宽约 1mm；下部叶具长柄，基部鞘状，上部的叶柄一部分或全部成鞘状。复伞形花序顶生，伞幅 8~30 个，无总苞和小总苞；花梗 5~30 枚，长 4~10mm；花小，金黄色，无花萼，花瓣 5 枚，中部以上向内卷曲；雄蕊 5 枚；雌蕊 1 枚，子房下位，2 室。双悬果卵状长圆形，黄绿色，长 3.5~6mm，宽 1.5~2.5mm，有 5 条隆起的纵棱。花期 7~9 月，果期 8~10 月。

【产地】我国各地均有栽培。

【采收加工】秋季果实成熟时割下全株，晒干后打下果实。

【性状鉴别】药材呈圆柱形，有的稍弯曲，长 4~8mm，直径 1.5~2.5mm。表面黄绿色或淡黄色，两端略尖，顶端残留有黄棕色突起的柱基，基部有时有细小的果梗。分果呈长椭圆形，背面有纵棱 5 条，接合面平坦而较宽。横切面略呈五边形，背面的四边约等长。有特异香气，味微甜、辛。（图 13-20）

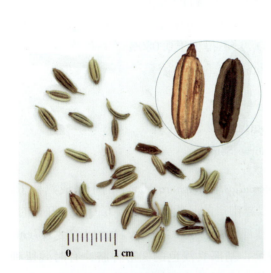

图 13-20 小茴香药材图

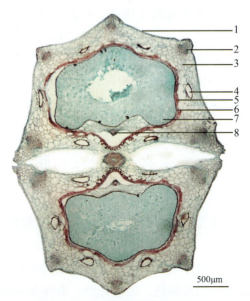

图 13-21 小茴香果实横切面图

1. 外果皮 2. 维管束 3. 中果皮 4. 油管
5. 内果皮 6. 种皮 7. 内胚乳 8. 种脊维管束

【显微鉴别】

（1）分果横切面　略呈五边形。①外果皮为1列呈切向延长的扁平细胞，外被角质层。②中果皮背面纵棱间各有大的椭圆形油管1个，接合面有油管2个，共6个，油管略呈椭圆形，切向径150~250μm，四周为多数红棕色的扁小分泌细胞。纵棱处有维管束柱，由2个外韧型维管束及纤维束连接而成，木质部为少数细小导管，韧皮部细胞位于束的两侧，维管束柱的内外两侧有多数大形而特异的木化网纹细胞。③内果皮为1列扁平薄壁细胞，细胞长短不一（由于细胞群呈镶嵌状排列）。④种皮细胞扁长，含棕色物质。⑤内胚乳细胞多角形，含众多细小糊粉粒，其中含有细小草酸钙簇晶。⑥种脊维管束位于接合面的内果皮和种皮之间，由若干细小导管等组成。（图13－21，图13－22）

（2）粉末　绿黄色或黄棕色。①网纹细胞棕色，类长方形或类圆形，壁颇厚，木化，具卵圆形网状壁孔。②油管碎片呈黄棕色至深红棕色，分泌细胞呈扁平多角形，内含深色分泌物。③镶嵌状细胞为内果皮细胞，狭长形，由5~8个细胞为1组，以其长轴相互作不规则方向嵌列。④内胚乳细胞呈类多角形，无色，壁颇厚，含多数直径约10μm的糊粉粒，每一糊粉粒中含有细小簇晶，直径3.5~7μm。（图13－23）

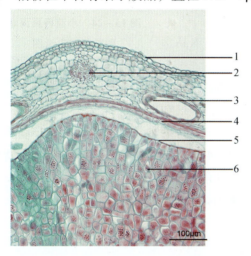

图13－22　小茴香果实分果横切面组织详图
1. 表皮细胞　2. 维管束　3. 油管
4. 内果皮　5. 种皮　6. 内胚乳

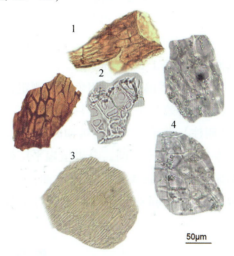

图13－23　小茴香粉末特征图
1. 油管碎片　2. 网纹细胞
3. 镶嵌状细胞　4. 内胚乳细胞

【化学成分】果实中含挥发油约3%~8%，称为茴香油。油中主要成分为反式茴香脑（trans-anethole）50%~78%、α-茴香酮（α-fenchone）18%~20%、甲基胡椒酚（methylchavicol）约10%及α-蒎烯（α-pinene）、茴香醛（anisaldehyde）、双戊烯、柠檬烯、莰烯等。尚含脂肪油12%~18%，其中有多种天然抗氧化剂；并含黄酮类化合物槲皮素（quercetin）、7-羟基香豆素、6,7-二羟基香豆素，齐墩果酸和甾类化合物等。胚乳中含脂肪油约15%，蛋白质约20%。

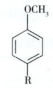

茴香脑：R=CH=CH—CH
甲基胡椒酚：R=CH₂—CH=CH₂
茴香醛：R=CHO

茴香酮

【理化鉴别】

（1）取本品粉末乙醚超声提取过滤，残渣加三氯甲烷溶解，为供试品溶液。以茴香醛对照品为对照，硅胶 G 薄层板，以石油醚（60～90℃）－乙酸乙酯（17：2.5）为展开剂，喷二硝基苯肼试液显色。供试品色谱中，在与对照品色谱相应的位置上，显相同的橙红色斑点。

（2）取本品粉末约 1.0g，加入 25% 浓缩胶缓冲液 1ml，超声提取 30 分钟，离心 20 分钟（3500r/min），吸取上清液，加入 40% 蔗糖溶液（1：1），混匀，作为供试品溶液。同法制备易混药材（莳萝子）溶液。吸取上述 2 种溶液各 20μl，分别点样于同一聚丙烯酰胺凝胶胶片上，用溴酚蓝示踪，电泳（初始电流 15mA，稳流 25mA），取出胶片，用考马斯亮蓝 R₂₅₀ 溶液染色，脱色至谱带清晰。供试品与易混品比较，具有 4 个特征性谱带。（图 13－24）

【质量评价】

（1）经验鉴别　以颗粒均匀、色黄绿、气味浓者为佳。

（2）检查　杂质不得过 4%；总灰分不得过 10.0%。

（3）含量测定　①挥发油：照挥发油测定法测定，本品含挥发油不得少于 1.5%（ml/g）。

②反式茴香脑：照气相色谱法测定，含反式茴香脑（$C_{10}H_{12}O$）不得少于 1.4%。

【性味功效】辛，温。性寒，味甘、淡。散寒止痛，理气和胃。

【附注】莳萝子为同科植物莳萝 *Anethum graveolens* L. 的果实，部分地区误作小茴香药用。本品果实较小而圆，分果呈扁平广椭圆形，长 3～4mm，宽 2～3mm，厚约 1mm，背棱不明显，侧棱延展成翅。含挥发油，主要成分为香芹酮（carvone）、柠檬烯（limonene）、莳萝油脑（dillapiole）等。莳萝子与小茴香也可用聚丙烯酰胺凝胶电泳鉴别。

图 13－24　小茴香聚丙烯酰胺凝胶电泳图

1. 莳萝子　2. 小茴香

蛇床子 Shechuangzi

Cnidii Fructus

本品为伞形科（Umbelliferae）植物蛇床 *Cnidium monnieri*（L.）Cuss. 的干燥成熟果实。夏、秋二季果实成熟时采收，除去杂质，晒干。本品为双悬果，呈椭圆形，长 2～4mm，直径约 2mm。表面灰黄色或灰褐色，顶端有 2 枚向外弯曲的柱基，基部偶有细梗。分果的背面有薄而突起的纵棱 5 条，接合面平坦，有 2 条棕色略突起的纵棱线。果皮松脆，揉搓易脱落。种子细小，灰棕色，显油性。气香，味辛凉，有麻舌感。浸出物：照醇溶性浸出物冷浸法测定，用乙醇作溶剂，不得少于 7.0%。高效液相色谱法测定：含蛇床子素（$C_{15}H_{16}O_3$）不得少于 1.0%。味辛、苦，性温；有小毒。归肾经。燥湿祛风，杀虫止痒，温肾壮阳。

【附注】实际工作中小茴香与蛇床子容易混淆，应注意鉴别，鉴别特征如下。

小茴香与蛇床子药材鉴别特征比较

	小茴香	蛇床子
形状	长圆柱形，分果长扁椭圆形	扁椭圆形，由 2 个分果抱合而成
大小	长 4～8mm，宽 1.5～2.5mm	长 2～4mm，宽约 2mm

续表

	小茴香	蛇床子
颜色	黄绿色或淡黄色	灰黄色或灰褐色
外形特征	分果背面有 5 条微隆起的纵棱线	分果背面有 5 条明显隆起的纵棱线及 4 条纵沟

山茱萸 Shanzhuyu

Corni Fructus

扫码"学一学"

【本草考证】本品始载于《神农本草经》，列为中品。《名医别录》载："生汉中山谷及琅琊冤句、东海承县，九月十月采实，阴干。"李时珍谓："本经一名蜀酸枣，今人呼为肉枣，皆象形也。"从地理分布、采收季节及附图考证，古今所用山茱萸品种一致。

【来源】为山茱萸科（Cornaceae）植物山茱萸 *Cornus officinalis* Sieb. et Zucc. 的干燥成熟果肉。

【植物形态】木本，树皮淡褐色。叶对生，厚纸质，卵状披针形或卵状椭圆形，长 5～10cm，宽 2～5cm，顶端渐尖，基部宽楔形或近圆形，全缘，表面无毛，背面被贴生的短柔毛，侧脉 5～7 对，弧曲，脉腋密生淡褐色簇生毛。叶柄长 0.6～1.2cm。花 20～30 朵簇生于小枝顶端，呈伞形花序状；总苞片 4 枚，黄绿色；花萼 4 裂，裂片宽三角形，花瓣 4，黄色；雄蕊 4，花盘环状，

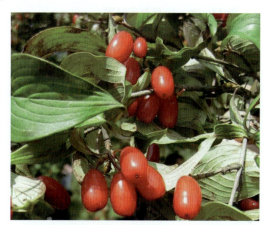

图 13－25　山茱萸 *Cornus officinalis* Sieb. et Zucc.

肉质；子房下位。核果长椭圆形，长 1.2～2cm，深红色，内果皮骨质，核内种子 1 枚。花期 3～4 月，果期 9～10 月。（图 13－25）

【产地】主产于河南、浙江、陕西、安徽等地，四川、山东等省亦产。

【采收加工】9 月下旬至 11 月初果实成熟变红时采摘，置沸水中略烫或文火焙烘后，除去果核，晒干或烘干。

【性状鉴别】药材呈不规则的片状或囊状，果皮常破裂或皱缩。新鲜时紫红色，贮久渐变紫黑色。质柔润不易碎，内面色较浅。气微，味酸涩而微苦。（图 13－26）

【显微鉴别】粉末：①果皮表皮细胞多角形或类长方形，直径 16～30μm，垂周壁连珠状增厚，外平周壁颗粒状角质增厚，胞腔含淡橙黄色物。②石细胞类方形、卵圆形或长方形，纹孔明显，胞腔大（存在于果柄附近的中果皮内）。③草酸钙簇晶较少，直径 12～32μm。④果皮细胞经水合氯醛或乙醇处理，可见菊糖结晶。（图 13－27）

【化学成分】山茱萸中含有多种成分，有机酸类、环烯醚萜苷类、皂苷、鞣质类、多糖、氨基酸、维生素及矿质元素等。如有机酸类：熊果酸（ursolic acid）、齐墩果酸（oleanolic acid）等；环烯醚萜苷类：马钱苷（loganin）、莫诺苷（morroniside）、7－O－甲基莫诺苷（7－O－methylmorroniside）、獐牙菜苷（sweroside）等；鞣质类：梾木鞣质 A、B、C、D、E、G（cornusiin A、B、C、D、E、G）、水杨梅素 D（gemin D）、异诃子素

（isoterchebin）、特里马素Ⅰ、Ⅱ（tellimagradinⅠ、Ⅱ），喜树鞣质A、B（camptothinA、B）等。另外尚含β-谷甾醇、胡萝卜苷、苹果酸甲酯、苹果酸丁酯等。

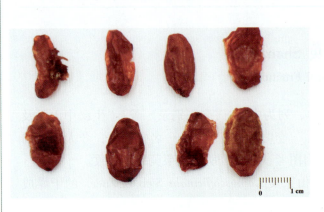

图13-26　山茱萸药材图

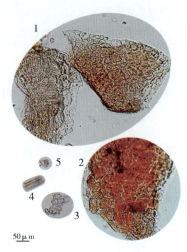

图13-27　山茱萸粉末特征图

1. 果皮表皮细胞　2. 中果皮细胞　3. 石细胞

4. 导管　5. 草酸钙簇晶

熊果酸

莫诺苷

獐牙菜苷

马钱苷

【理化鉴别】

（1）取本品粉末加乙酸乙酯超声提取，过滤蒸干，残渣加无水乙醇溶解，作为供试品溶液。以熊果酸对照品为对照，硅胶G薄层板，以甲苯-乙酸乙酯-甲酸（20∶4∶0.5）为展开剂，喷以10%硫酸乙醇溶液，在105℃加热至斑点显色清晰。供试品色谱中，在与对照品色谱相应的位置上，显相同的紫红色斑点；紫外光灯（365nm）下检视，显相同的橙黄色荧光斑点。

（2）取本品粉末加无水乙醇超声提取，过滤蒸干，残渣加无水乙醇2ml使溶解，作为供试品溶液。以马钱苷对照品为对照，硅胶G薄层板，以乙酸乙酯-乙醇-冰醋酸（50∶10∶1）为展开剂，喷以5%香草醛硫酸溶液，在105℃加热至斑点显色清晰。供试品色谱中，在与对照品色谱相应的位置上，显相同的紫红色斑点。

【质量评价】

（1）经验鉴别　一般以肉质肥厚、色红、油润者为佳。

（2）检查　杂质（果核、果梗）不得过3%；水分不得过16.0%；总灰分不得过6.0%。

（3）浸出物　照水溶性浸出物测定法冷浸法测定，不得少于50.0%。

（4）含量测定　照高效液相色谱法测定，本品含莫诺苷（$C_{17}H_{26}O_{11}$）和马钱苷（$C_{17}H_{26}O_{10}$）的总量不得少于1.2%。

【性味功效】性微温，味酸、涩。补益肝肾，涩精固脱。

连翘 Lianqiao

Forsythiae Fructus

【来源】为木犀科（Oleaceae）植物连翘 *Forsythia suspensa*（Thunb.）Vahl 的干燥果实。

【产地】主产于山西、陕西、河南等地，多为栽培。

【采收加工】秋季当果实初熟、颜色尚带绿色时采收。除去杂质，蒸熟，晒干，习称"青翘"；采收熟透的果实，晒干，除去杂质，习称"老翘"。

【性状鉴别】呈卵圆形，稍扁；顶端锐尖，表面有不规则的纵皱纹及多数凸起的小斑点，两面各有1条明显的纵沟；青翘多不开裂，绿褐色，表面突起的灰白色的小斑点较少；种子多数，细长，一侧有翅，黄绿色。老翘自尖端开裂或裂成两瓣。表面黄棕色或红棕色，内表面多为浅黄棕色；种子棕色，多已脱落。气微香，味苦。

【显微鉴别】

（1）果皮横切片　①外果皮为1列表皮细胞，外壁及侧壁增厚，被角质层。②中果皮外侧薄壁组织中散有维管束，内侧为多列石细胞，长条形、类圆形或长圆形，壁厚薄不一，多切向排列成镶嵌状，延伸至纵隔壁；并有成束的厚壁纤维存在。③内果皮为1列薄壁细胞。

（2）粉末　呈淡黄棕色。①纤维短梭状，稍弯曲或不规则状，多成束，上下层纵横排列，壁不均匀增厚，具壁沟。②石细胞甚多，长方形至多角形，直径35~50μm，有的三面壁较厚，一面壁较薄，层纹和孔沟明显。③果皮细胞表面呈多角形，有不规则或网状角质纹理，断面观类方形，外壁稍厚，有角质层，厚8~14μm。④中果皮细胞类圆形，壁略念珠状增厚。

【化学成分】连翘酚（forsythol）、齐墩果酸、6，7-二甲氧基香豆精、甾醇类化合物、白桦脂醇酸（betulinic acid）、连翘苷（phillyrin）、连翘苷元（phillygenin）、松脂素（pinoresinol）、牛蒡子苷、牛蒡子苷元、黄酮醇苷、皂苷、蒎烯、香叶醛等。

【理化鉴别】取本品粉末石油醚（30~60℃）超声，残渣挥干石油醚，残渣加乙醇5ml使溶解，作为供试品溶液。以连翘对照药材为对照，硅胶G薄层板，以环己烷-甲酸乙酯-甲酸（15：10：0.25）为展开剂，喷以10%硫酸乙醇溶液，在105℃加热至斑点显色清晰。日光下检视供试品色谱中，在与对照药材色谱和对照品色谱相应的位置上，显相同颜色的斑点；在紫外光灯（365nm）下检视，显相同颜色的荧光斑点。

【质量评价】

（1）经验鉴别　"青翘"以色较绿、不开裂者为佳；"老翘"以色较黄、瓣大、壳厚者为佳。

（2）检查　杂质：青翘不得过3%，老翘不得过9%；水分不得过10.0%；总灰分不得过4.0%。

（3）浸出物　照醇溶性浸出物测定法冷浸法测定，用65%乙醇作溶剂，青翘不得少于30.0%，老翘不得少于16.0%。

（4）含量测定　挥发油照挥发油测定法，本品青翘含挥发油不得少于2.0%（ml/g）。照高效液相色谱法测定。本品含连翘苷（$C_{27}H_{34}O_{11}$）不得少于0.15%；含连翘酯苷A（$C_{29}H_{36}O_{15}$）青翘不得少于3.5%，老翘不得少于0.25%。

【性味功效】　性微寒，味苦。清热解毒，消肿散结。

【附注】　连翘心，系连翘的种子，能清心热，治热病心烦、不寐。

女 贞 子 Nǚzhēnzi

Ligustri Lucidi Fructus

【来源】　本品为木犀科（Oleaceae）植物女贞 Ligustrum lucidum Ait. 的干燥成熟果实。

【产地】　主产于浙江、江苏、福建、湖南、四川、广西等地。多冬季果实成熟时采收，除去枝叶，稍蒸或置沸水中略烫后，干燥；或直接干燥。

【性状鉴别】　药材呈椭圆形或倒卵形，长6~8.5mm，直径3.5~5.5mm。表面灰黑或紫黑色，皱缩不平，外果皮薄，中果皮稍疏松，黄棕色，内果皮木质，内有种子1枚；种子略呈肾形，紫黑色，两端尖；破断面类白色，油性。气微，味甘而微苦涩。

【显微鉴别】　本品粉末灰棕色或黑灰色。果皮表皮细胞（外果皮）断面观略呈扁圆形，外壁及侧壁呈圆拱形增厚，腔内含黄棕色物。内果皮纤维无色或淡黄色，上下数层纵横交错排列，直径9~35μm。种皮细胞散有类圆形分泌细胞，淡棕色，直径40~88μm，内含黄棕色分泌物及油滴。

【化学成分】　女贞子药材含有三萜类化合物：齐墩果酸、乙酰齐墩果酸、熊果酸、乙酰熊果酸等。其他类化合物：女贞子素（ligustin）、女贞子酸（neuzhenidic acid）、女贞子苷（nuzhenide）、特女贞苷、槲皮素、芹菜素、芹菜素-7-葡萄糖苷等。另含由鼠李糖、阿拉伯糖、葡萄糖、岩藻糖组成的多糖、磷脂类化合物、多种氨基酸以及微量元素等成分。

【理化鉴别】　取本品粉末加稀乙醇，超声提取，滤过，滤液作为供试品溶液。以女贞子对照药材为对照，硅胶G薄层板，以乙酸乙酯-丙酮-水（5：4：1）为展开剂，置碘蒸气中熏至斑点清晰，在日光下检视。供试品色谱中，在于对照药材色谱及对照品色谱相应的位置上，显相同颜色的斑点。

【质量评价】

（1）经验鉴别　以粒大、饱满、色灰黑、质坚实者为佳。

（2）检查　杂质不得过3%；水分不得过8.0%；总灰分不得过5.5%。

（3）浸出物　照醇溶性浸出物测定法热浸法测定，用30%乙醇作溶剂，不得少于25.0%。

（4）含量测定　照高效液相色谱法测定，本品含特女贞苷（$C_{31}H_{42}O_{17}$）不得少于0.70%。

【性味功效】　本品味甘、苦，性凉。滋补肝肾，明目乌发。

马 钱 子 Maqianzi

Strychni Semen

【本草考证】本品原名番木鳖，始载于《本草纲目》，别名马钱子。李时珍谓："状如马之连钱，故名。"《本草原始》载："番木鳖，子如木鳖子大，形圆而扁，有白毛，味苦。"

【来源】为马钱科（Loganiaceae）植物马钱 *Strychnos nux - vomica* L. 的干燥成熟种子。

【植物形态】马钱为乔木，高 10～13m。叶对生，革质，广卵形或近于圆形，长6～15cm，宽3～8.5cm，全缘，主脉 5 条。聚伞花序顶生；花萼先端 5 裂；花冠筒状，白色，先端 5 裂；雄蕊 5，无花丝。浆果球形，直径 6～13cm，成熟时橙色，表面光滑；种子呈圆盘形（图 13 - 28）。

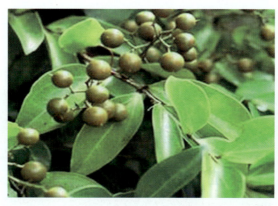

图 13 - 28 马钱子植物图

【产地】马钱主产于印度、越南、泰国等国。云南马钱产于我国云南。

【采收加工】冬季采收成熟果实，取出种子，洗净附着的果肉，晒干。

【性状鉴别】马钱种子扁圆纽扣状，通常一面微凹，另一面微隆起，直径 1.5～3cm，厚3～6mm，表面灰绿色或灰棕色，密生匍匐的丝状毛，自中央向四周射出，底面中心有圆点状突起的种脐，边缘有微尖凸的珠孔，有的种脐与珠孔间隐约可见 1 条隆起的线条。质坚硬，沿边缘剖开，胚乳肥厚，淡黄白色，近珠孔处小凹窝内有细小菲薄子叶 2 片，有叶脉 5～7 条及短小的胚根。气微，味极苦，有毒（图 13 - 29）。

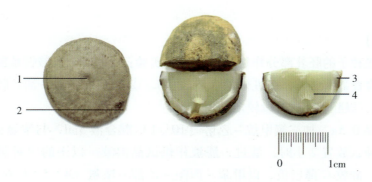

图 13 - 29 马钱子外形及剖面图

1. 种脐 2. 珠孔 3. 胚乳 4. 子叶

扫码"学一学"

扫码"看一看"

【显微鉴别】

（1）种子表皮毛茸特征　刮取种子表皮毛茸少许，封藏在间苯三酚及盐酸中，置显微镜下观察。被染成红色的表皮细胞所形成的单细胞毛茸，细胞壁厚，强烈木化，具纵条纹，毛茸基部膨大略似石细胞样，但多数已折断。（图13-30）。

（2）粉末　呈灰黄色。非腺毛单细胞，大多断裂，多纵裂成裂片，形如纤维，单个裂片直径39μm。内胚乳细胞壁较厚或甚厚，隐约可见极细密的孔沟，有的胞间层呈细波状弯曲，内含脂肪油滴，糊粉粒。此外有色素层（种皮内层细胞）碎片。

【化学成分】马钱种子含总生物碱2%～5%，主要为番木鳖碱（士的宁，strychnine，$C_{21}H_{22}O_2N_2$）约1.23%，马钱子碱（brucine，$C_{23}H_{26}O_4N_2$）约1.55%，另含微量的番木鳖次碱（vomicine）、伪番木鳖碱（pseudostrychnine）、伪马钱子碱（pseudobrucine）及α-及β-可鲁勃林（α-，β-colubrine）等。此外，尚含番木鳖苷（loganin，$C_{17}H_{26}O_{10}$）、绿原酸等。

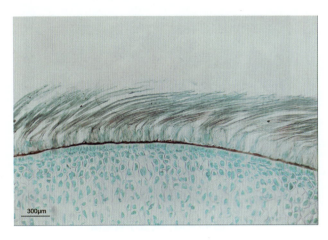

图13-30　马钱子表皮毛茸

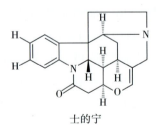

士的宁

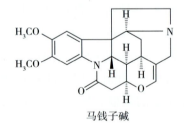

马钱子碱

【理化鉴别】

（1）取干燥种子的胚乳部分作切片，做下列实验：①加1%钒酸铵硫酸溶液1滴，胚乳即显紫色（检查番木鳖碱，胚乳内层含量较多）。②加发烟硝酸1滴，胚乳即显橙红色（检查马钱子碱，以胚乳外层含量较多）。

（2）取本品0.5g，加三氯甲烷-乙醇（10：1）混合液5ml，与浓氨试液0.5ml，密塞，振摇5分钟，放置2小时，滤过，滤液作供试品溶液。以士的宁对照品和马钱子碱对照品为对照。硅胶G薄层板，以甲苯-丙酮-乙醇-浓氨（4：5：0.6：0.4）为展开剂，喷稀碘化铋钾试液显色。供试品色谱中，在与对照品色谱相应的位置上，显相同颜色的斑点。

【质量评价】

（1）经验鉴别 以个大，肉厚饱满，表面灰棕色微带绿，有细密毛茸，质坚硬无破碎者为佳。

（2）检查 水分不得过 13.0%；总灰分不得过 2.0%。含黄曲霉毒素 B_1 不得过 5μg/kg，含黄曲霉毒素 G_2、黄曲霉毒素 G_1、黄曲霉毒素 B_2 和黄曲霉毒素 B_1 的总量不得过 10μg/kg。

（3）含量测定 照高效液相色谱法测定，本品含士的宁（$C_{21}H_{22}N_2O_2$）应为 1.20% ~ 2.20%，马钱子碱（$C_{23}H_{26}N_2O_4$）不得少于 0.80%。

【性味功效】 性温，味苦；有大毒。通络止痛，散结消肿。

【附注】 云南马钱子为同科植物云南马钱 Strychnos pierriana A. W. Hill 的干燥成熟种子。药材呈稍弯曲不规则的扁长圆形，边缘较中央微薄并向上翘起。外表生较疏松而粗糙的黄色或浅灰棕色的绒状毛茸。质坚硬，剖面为淡黄白色或灰白色的胚乳，角质状。子叶卵形，有微凸起的叶脉 3 条。无臭，味苦，有毒。马钱种子的表皮毛茸平直不扭曲，毛肋不分散；云南马钱的种子表皮毛茸，平直或多少扭曲，毛肋常分散。

菟 丝 子 Tusizi

Cuscutae Semen

【来源】 为旋花科（Convolvulaceae）植物南方菟丝子 Cuscuta australis R. Br. 或菟丝子 C. chinensis Lam. 的干燥成熟种子。

【产地】 主产于江苏、辽宁、吉林、河北、山东、河南等地。

【采收加工】 秋季果实成熟时采收植株，晒干，打下种子，除去杂质。

【性状鉴别】 药材呈类球形，直径 1 ~ 2mm，表面灰棕色至棕褐色，粗糙，放大镜观察表现有细密深色小点，一端有微凹的线形种脐。质坚硬，用开水浸泡，表面有黏性，加热煮至种皮破裂时露出白色卷旋状的胚，形如吐丝。无臭，味微苦、涩。

【显微鉴别】 粉末呈黄褐色或深褐色。①种皮表皮细胞断面观呈类方形或类长方形，侧壁增厚；表面观呈圆多角形，角隅处壁明显增厚。②种皮栅状细胞呈片，断面观 2 列，具光辉带，位于内侧细胞的上部；表面观呈多角形皱缩。③胚乳细胞呈多角形或类圆形，胞腔内含糊粉粒。④子叶细胞含糊粉粒及脂肪油滴。

【化学成分】 含有胆甾醇（cholesterol）、菜油甾醇（campesterol）、β - 谷甾醇（β - sitosterol）等甾类物质及槲皮素（quercetin）、紫云英苷（astrgalin）、金丝桃苷（hyperoside）、菟丝子苷（cuscutinoside）等黄酮类化合物。

【理化鉴别】

（1）取本品少量，加沸水浸泡后，表面有黏性；加热煮至种皮破裂时，可露出黄白色卷旋状的胚，形如吐丝。

（2）取本品粉末甲醇加热回流提取溶液。以菟丝子对照药材、金丝桃苷对照品为对照。聚酰胺薄膜，以甲醇 - 冰醋酸 - 水（4∶1∶5）为展开剂，喷以三氯化铝试液，置紫外光灯（365nm）下检视。供试品色谱中，在与对照药材色谱和对照品色谱相应的位置上，显相同颜色的荧光斑点。

【质量评价】

（1）经验鉴别 以颗粒饱满、色灰黄者为佳。

（2）检查　水分不得过10.0%；总灰分不得过10.0%；酸不溶性灰分不得过4.0%。

（3）含量测定　照高效液相色谱法测定，含金丝桃苷（$C_{21}H_{20}O_{12}$）不得少于0.10%。

【性味功效】　性温，味甘。滋补肝肾，固精缩尿，明目，安胎，止泻。

牵 牛 子 Qianniuzi

Pharbitidis Semen

【来源】　为旋花科（Convolvulaceae）植物裂叶牵牛 *Pharbitis nil*（L.）Choisy 或圆叶牵牛 *P. Purpurea*（L.）Voigt 的干燥成熟种子。

【产地】　主产于辽宁省。此外全国各省均有野生或栽培。

【采收加工】　5~7月果实成熟时，将藤割下，打下种子，除去杂质，晒干。

【性状鉴别】　呈三棱状卵形，似橘瓣，两侧稍平坦，背面弓状隆起，长约4~8mm；表面黑灰色（黑丑）或浅黄白色（白丑），背面正中有纵直凹沟，两侧凸起部分凹凸不平，腹面为1棱线，棱线下端有类圆形浅色种脐；质坚韧；横切面可见淡黄色或黄绿色皱缩折叠的子叶，微显油性；本品加水浸泡后种皮呈龟裂状，手捻有明显的黏滑感；气微，味辛、苦，有麻舌感。

【显微鉴别】　粉末呈淡黄棕色。①种皮表面细胞深棕色，形状不规则，壁微波状。②非腺毛单细胞，黄棕色，稍弯曲，长50~240μm。③子叶碎片有分泌腔，圆形或椭圆形，直径35~106μm。④草酸钙簇晶直径10~25μm。⑤栅状组织碎片及光辉带有时可见。

【化学成分】　含有牵牛树脂苷，又称牵牛脂素（pharbitin），约2%，为一种泻下树脂性苷，是其主要活性成分。该化合物皂化能生成一种次级苷，称为牵牛子酸（pharbitic acid），为一种混合物，包含多种成分，如牵牛子酸A、B、C、D等。

【理化鉴别】

（1）取本品，加水浸泡后种皮呈龟裂状，手捻有明显的黏滑感。

（2）取本品粉末用石油醚（60~90℃）适量脱脂，药渣挥干溶剂，加入二氯甲烷－甲醇（3∶1）混合溶液提取，作为供试品溶液。另取牵牛子对照药材、咖啡酸对照品为对照。高效硅胶 G 薄层板，以二氯甲烷－甲醇－甲酸（93∶9∶4）为展开剂，喷以磷钼酸试液，在110℃加热至斑点显色清晰。供试品色谱中，在与对照药材色谱和对照品色谱相应的位置上，显相同的蓝黑色斑点。

【质量评价】

（1）经验鉴别　以颗粒饱满、色黑灰（黑丑）或色浅黄白（白丑）者为佳。

（2）检查　水分不得过10.0%；总灰分不得过5.0%。

（3）浸出物　照醇溶性浸出物测定法冷浸法测定，用乙醇作溶剂，不得少于15.0%。

【性味功效】　性寒，味苦；有毒。泻水通便，消痰涤饮，杀虫攻积。

夏 枯 草 Xiakucao

Prunellae Spica

本品为唇形科（Labiatae）植物夏枯草 *Prunella vulgaris* L. 的干燥果穗。主产于江苏、安徽、河南等。夏季6~7月间，穗呈棕红色时摘取果穗，剪去果穗柄，晒干。呈圆柱形，略扁，长 1.5～8cm，直径 0.8～1.5cm，淡棕色至棕红色，少数基部带有短茎。全穗由数轮至 10 数轮宿存花萼和苞片组成，每轮有对生苞片 2 枚，呈扇形，先端尖尾状，脉纹明显，外表面有白毛。每一苞片内有花 3 朵，花冠多已脱落，宿萼二唇形，上唇 3 齿裂，下唇 2 裂，内有小坚果 4 枚，卵圆形，棕色，尖端有白色突起，坚果遇水后，表面能形成白色黏液层。体轻。气微，味淡。以穗大、色棕红、摇之作响者为佳。含夏枯草苷（prunellin）、齐墩果酸（oleanolic acid）、熊果酸（ursolic acid）、金丝桃苷（hyperoside）等。本品性寒，味辛、苦。清火，明目，散结，消肿。

枸杞子 Gouqizi

Lycii Fructus

【来源】　为茄科（Solanaceae）植物宁夏枸杞 *Lycium barbarum* L. 的干燥成熟果实。

【产地】　主产于宁夏、甘肃、青海、新疆、内蒙古、河北等地。以宁夏的中宁和中卫县的枸杞子量大质优。

【采收加工】　夏、秋两季果实呈红色时采收，晾至皮皱后，再曝晒至外皮干硬，果肉柔软，除去果梗。晾晒时，不要用手翻动，以免变黑。

【性状鉴别】　呈纺锤形或椭圆形，长 6～20mm，直径 3～10mm。表面鲜红色或暗红色，陈久者紫红色，具不规则皱纹，略有光泽。一端有白色的果柄痕，另一端有小凸块状花柱痕迹。质柔软而滋润，内藏种子多数，黄色，扁平似肾脏形。气微，味甜，微酸苦。嚼之唾液呈红黄色（图 13－31）。

【显微鉴别】　粉末：①外果皮细胞多角形或长多角形，表面具平行的微波状角质层纹理。②中果皮细胞类多角形，内含红棕色或橙红色球形颗粒，有的含砂晶。③种皮石细胞类方形，垂周壁深波状或微波状弯曲，层纹清晰，壁沟不明显。

【化学成分】　含有甜菜碱（betaine）约 0.091%，胡萝卜素，烟酸，维生素 B_1、B_2、C，玉蜀黍黄素（zeaxanthin）等。

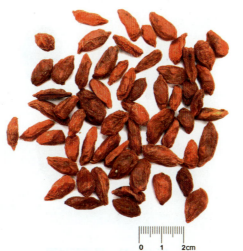

图 13－31　枸杞子药材图

【理化鉴别】　取本品水提取液用乙酸乙酯萃取，作为供试品溶液。以枸杞子对照药材为对照。硅胶 G 薄层板，以乙酸乙酯 - 三氯甲烷 - 甲酸（3∶2∶1）为展开剂，置紫外光灯（365mm）下检视。供试品色谱中，在与对照药材色谱相应的位置上，显相同颜色的荧光斑点。

【质量评价】

（1）经验鉴别　以粒大、肉厚、籽小、色红、质柔、味甜者为佳。

（2）检查　水分不得过 13.0%；总灰分不得过 5.0%。重金属及有害元素：铅不得过 5mg/kg；镉不得过 1mg/kg；砷不得过 2mg/kg；汞不得过 0.2mg/kg；铜不得过 20mg/kg。

（3）浸出物　照水溶性浸出物测定法热浸法测定，不得少于 55.0%。

（4）含量测定　①枸杞多糖：照紫外 - 可见分光光度法在 490nm 波长处测定，含枸杞多糖以葡萄糖（$C_6H_{12}O_6$）计，不得少于 1.8%。②甜菜碱：高效液相色谱法测定，本品按干燥品计算，含甜菜碱（$C_5H_{11}NO_2$）不得少于 0.50%。

【性味功效】味甘，性平。滋补肝肾，益精明目。

栀 子 Zhizi

Gardeniae Fructus

【来源】为茜草科（Rubiaceae）植物栀子 *Gardenia jasminoides* Ellis 的干燥成熟果实。

【产地】主产于湖南、江西、湖北、福建等地。

【采收加工】9～11 月间采摘呈红黄色的成熟果实，入沸水中烫，随即捞出，晒干；也可蒸熟后晒干。

【性状鉴别】呈长卵形或椭圆形，长 1.5～3.5cm，直径 1～1.5cm；表面深红色或红黄色，具有 6 条纵棱；顶端残留萼片，另一端稍尖，有果柄痕；果皮薄而脆，内表面色较浅，有光泽，具 2～3 条隆起的假隔膜，内有多数种子，集结成团；种子扁卵圆形，红棕色，密具细小疣状突起；浸入水中可使水染成鲜黄色；气微，味微酸而苦。（图 13-32）。

【显微鉴别】粉末呈红棕色。①果皮纤维直径约 14～34μm，长约至 75μm，斜向镶嵌状排列，石细胞群可见 1～2 个含簇晶薄壁细胞。②果皮石细胞及含晶石细胞类方形、类圆形或多角形，直径 17～31μm，壁厚，胞腔内含草酸钙方晶，直径约 8μm。③种皮石细胞黄色或淡棕色，长多角形、长方形或不规则形状，直径 60～112μm，长至 230μm，壁厚，纹孔甚大，胞腔棕红色。④草酸钙簇晶直径 19～34μm（图 13-33）。

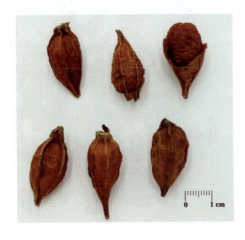

图 13-32 栀子药材图

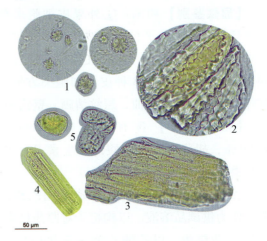

图 13-33 栀子粉末特征

1. 草酸钙簇晶　2. 果皮石细胞
3. 纤维　4. 导管　5. 种皮石细胞

【化学成分】含栀子苷（geniposide）、羟异栀子苷（gardenoside）、山栀苷（shanzhiside）、栀子新苷（gardoside）等多种环烯醚萜苷类，绿原酸等有机酸类，以及栀子素（gardenin）、藏红花素（crocin）、藏红花酸（crocetin）等色素类。

【理化鉴别】取本品 75% 乙醇提取液。以栀子对照药材、栀子苷对照品为对照。硅胶 G 薄层板，以乙酸乙酯-丙酮-甲酸-水（5:5:1:1）

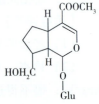

栀子苷（geniposide）

为展开剂，供试品色谱中，在与对照药材色谱相应的位置上，显相同颜色的黄色斑点；再喷以 10% 硫酸乙醇溶液，在 110℃ 烘约 10 分钟，供试品色谱中，在与对照品色谱相应的位置上，显相同颜色的斑点。

【质量评价】

（1）经验鉴别　以饱满、皮薄、色红黄者为佳。

（2）检查　水分不得过 8.5%；总灰分不得过 6.0%。

（3）含量测定　照高效液相色谱法测定，含栀子苷（$C_{17}H_{24}O_{10}$）不得少于 1.8%。

【性味功效】性寒，味苦。泻火除烦，清热利尿，凉血解毒。

【附注】商品中有时可见一种混淆品，水栀子，又称大栀子。系大花栀子 *G. jasminoides* Ellis var. *grandiflora* Nakai 的干燥果实。主要区别为果大，长圆形，长 3 ~ 7cm，棱高。不作内服，可外用作伤药。主为无毒染料，供工业用。

瓜 蒌 Gualou

Trichosanthis Fructus

【来源】本品为葫芦科（Cucurbitaceae）植物栝楼 *Trichosanthes kirilowii* Maxim. 或双边栝楼 *Trichosanthes rosthornii* Harms 的干燥成熟果实。

【产地】栝楼主产于山东、河北、山西、陕西等地。双边栝楼主产于江西、湖北、湖南、广东、云南、四川等地。

【采收加工】秋季果实成熟时，连果梗剪下，置通风处阴干。

【性状鉴别】药材呈类球形或宽椭圆形，长 7 ~ 15cm，直径 6 ~ 10cm。表面橙红色或浅棕色，皱缩或较光滑，顶端有圆形的花柱残基，基部略尖，具有残存的果柄。轻重不一。剖开后内表面黄白色，有红黄色丝络，果瓤橙黄色，黏稠，与多数种子黏结成团。具焦糖气，味微酸、甜。

【化学成分】栝楼果实含三萜皂苷、有机酸及其盐类、树脂、糖类及色素等。栝楼种子富含油脂、甾醇、三萜及其苷。脂肪油含量约 26%，其中饱和脂肪酸占 30%，不饱和脂肪酸占 66.5%，以栝楼酸（trichosanic acid）为主。

【质量评价】

（1）经验鉴别　以个完整、皮厚、糖性足者为佳。

（2）检查　水分不得过 16.0%；总灰分不得过 7.0%。

（3）浸出物　照水溶性浸出物测定法热浸法测定，不得少于 31.0%。

【性味功效】性寒，味甘、微苦。清热涤痰，宽胸散结，润肺滑肠。

附：

瓜蒌子 Trichosanthis Semen

本品为植物栝楼及双边栝楼的干燥成熟种子。秋季采摘成熟果实，剖开，取出种子，洗净，晒干。瓜蒌子呈椭圆形，长 1.2 ~ 1.5cm，宽 0.6 ~ 1.0cm，厚约 3.5mm；表面浅棕色至棕褐色，平滑，沿边缘有一圈沟纹；一端较尖，有种脐，另一端钝圆或较狭；种皮坚硬；

破开后可见子叶2片，黄白色，富油性，外被灰绿色薄膜，气微，味淡。双边栝楼子较大而扁，长1.5～1.9cm，宽0.8～1.0cm，厚约2.5cm，表面棕褐色，沟纹明显而靠内。照醇溶性浸出物测定法冷浸法测定，用石油醚（60～90℃）作溶剂，不得少于4.0%；含3，29－二苯甲酰基栝楼仁三醇（$C_{44}H_{58}O_5$）不得少于0.080%。本品性寒，味甘、苦；润肺化痰，滑肠通便。

瓜蒌皮 Trichosanthis Pericarpium

本品为植物栝楼或双边栝楼的干燥成熟果皮。秋季采摘成熟果实，剖开，除去果瓤及种子，阴干。药材常切成2至数瓣，边缘向内卷曲，长6～12cm。外表面橙红色或橙黄色，皱缩，有的有残存果梗；内表面黄白色。质较脆，易折断。具焦糖气，味淡、微酸。甘，寒。归肺、胃经。清热化痰，利气宽胸。

车前子 Cheqianzi
Plantaginis Semen

【来源】 本品为车前科（Plantaginaceae）植物车前 *Plantago asiatica* L. 或平车前 *Plantago depressa* Willd. 的干燥成熟种子。

【产地】 车前主产于江西、河南，其他东北、华北、西南及华东等地亦产；平车前主产于河北、辽宁、山西、四川，此外内蒙古、青海等地亦产。

【采收加工】 夏、秋二季种子成熟时采收果穗，晒干，搓出种子，除去杂质。

【性状鉴别】 本品呈椭圆形、不规则长圆形或三角状长圆形，略扁，长约2mm，宽约1mm。表面黄棕色至黑褐色，有细皱纹，一面有灰白色凹点状种脐。质硬。气微，味淡。

【显微鉴别】

（1）车前　粉末深黄棕色。种皮外表皮细胞断面观类方形或略切向延长，细胞壁黏液质化。种皮内表皮细胞表面观类长方形，直径5～19μm，长约至83μm，壁薄。微波状，常作镶嵌状排列。内胚乳细胞壁甚厚，充满细小糊粉粒。

（2）平车前　种皮内表皮细胞较小，直径5～15μm，长11～45μm。

【化学成分】 含有桃叶珊瑚苷（aucubin）、都桷子苷酸（geniposidic acid）、车前子苷（plantagoside）、车前黄酮苷（plantaginin）、车前子酸（plantenolic acid）、琥珀酸、腺嘌呤、胆碱等。另含有脂肪油，油中有棕榈酸、硬脂酸、花生酸、亚油酸、亚麻酸等。

【理化鉴别】 取本品粗粉甲醇超声提取溶液。以京尼平苷酸、毛蕊花糖苷对照品为对照。硅胶GF$_{254}$薄层板，以乙酸乙酯－甲醇－甲酸－水（18：2：1.5：1）为展开剂，置紫外光灯（254nm）下检视。供试品色谱中，在与对照品色谱相应的位置上，显相同颜色的斑点；再喷以0.5%香草醛硫酸溶液，在105℃加热至斑点显色清晰，供试品色谱中，在与对照品色谱相应的位置上，显相同颜色的斑点。

【质量评价】

（1）经验鉴别　以颗粒饱满、色黄黑者为佳。

（2）检查　水分不得过12.0%；总灰分不得过6.0%；酸不溶性灰分不得过2.0%；膨胀度应不低于4.0。

（3）含量测定　照高效液相色谱法测定，含京尼平苷酸（$C_{16}H_{22}O_{10}$）不得少于0.50%，毛蕊花糖苷（$C_{29}H_{36}O_{15}$）不得少于0.40%。

【性味功效】甘，寒。归肝、肾、肺、小肠经。清热利尿通淋，渗湿止泻，明目，祛痰。

附：

车前草 Plantaginis Herba

本品为植物车前或平车前的干燥全草。夏季采挖，除去泥沙，晒干。车前药材根丛生，须状。叶基生，具长柄；叶片皱缩，展平后呈卵状椭圆形或宽卵形，长6～13cm，宽2.5～8cm；表面灰绿色或污绿色，具明显弧形脉5～7条；先端钝或短尖，基部宽楔形，全缘或有不规则波状浅齿。穗状花序数条，花茎长。蒴果盖裂，萼宿存。气微香，味微苦。平车前主根直而长。叶片较狭，长椭圆形或椭圆状披针形，长5～14cm，宽2～3cm。照水溶性浸出物测定法热浸法测定，水溶性浸出物不得少于14.0%。照高效液相色谱法测定，含大车前苷（$C_{29}H_{36}O_{16}$）不得少于0.10%。甘，寒。归肝、肾、肺、小肠经。清热利尿通淋，祛痰，凉血，解毒。

牛蒡子 Niubangzi
Arctii Fructus

本品为菊科（Compositae）植物牛蒡 *Arctium lappa* L. 的干燥成熟果实。秋季果实成熟时采收果序，晒干，打下果实，除去杂质，再晒干。药材呈倒长卵形，稍弯曲，长5～7mm，直径2～3mm，表面灰褐色或灰棕色，散有不规则紫黑色斑点，具较明显的纵脊1～2条，中肋有时明显突出；两端平截，较粗大的一端圆盘状，有1凹窝，为果柄痕。果皮坚硬，种皮淡黄白色，中央的胚具肥厚的子叶3枚，胚根位于子叶基部的接合面之间，富油性；味苦微辛，久嚼稍麻舌。含牛蒡苷（arctiin），水解生成牛蒡子素（arctigenin）。本品含牛蒡苷（$C_{27}H_{34}O_{11}$）不得少于5.0%。味辛、苦，性寒。疏风散热，宣肺透疹，解毒利咽。

薏苡仁 Yiyiren
Coicis Semen

【来源】本品为禾本科（Gramineae）植物薏米 *Coix lacryma - jobi* L. var. *mayuen*（Roman.）Stapf 的干燥成熟种仁。

【产地】主产于河北、福建、江苏、辽宁等地，四川、江西、湖南、湖北、广东、广西、贵州、云南等地也有栽培。

【采收加工】秋季果实成熟时采割植株，晒干，打下果实，再晒干，除去外壳、黄褐色种皮和杂质，收集种仁。

【性状鉴别】呈宽卵形或长椭圆形，长4～8mm，宽3～6mm。基部较宽而略平。顶端钝圆，表面乳白色，光滑，有时残留有未除尽的浅棕色种皮。基部凹入，黑褐色，中央有淡棕色点状痕（种脐）。侧面有 1 条深而宽的腹沟。质坚硬，断面白色，有粉性；气微，味甘淡。

【显微鉴别】 粉末呈类白色。主为淀粉粒，单粒类圆形或多面形，直径 2~20μm，脐点星状；复粒少见，一般由 2~3 分粒组成，加碘试液淀粉粒显棕红色。

【化学成分】 含有薏苡仁酯（coixenolide）、薏苡素（coixol）。另含蛋白质 12.8%、脂肪 3.3%、膳食纤维 2.0%、碳水化合物 69.1%。

【理化鉴别】

（1）取本品粉末石油醚（60~90℃）超声提取溶液。以薏苡仁对照药材作对照。硅胶 G 薄层板，以石油醚（60~90℃）-乙酸乙酯-醋酸（10：3：0.1）为展开剂，置紫外光灯（365nm）下检视。供试品色谱中，在与对照药材色谱相应的位置上，显相同颜色的荧光斑点。

（2）取本品粉末的乙腈-二氯甲烷（65：35）超声提取溶液。以薏苡仁油对照提取物、甘油三油酸酯为对照品，注入液相色谱仪。色谱条件：以十八烷基硅烷键合硅胶为填充剂；以乙腈-二氯甲烷（65：35）为流动相；蒸发光散射检测器检测。供试品色谱中，应呈现与对照品色谱峰保留时间一致的色谱峰；并呈现与对照提取物色谱峰保留时间一致的 7 个主要色谱峰。

【质量评价】

（1）经验鉴别　以粒大、饱满、色白者为佳。

（2）检查　杂质不得过 2%；水分不得过 15.0%；总灰分不得过 3.0%；黄曲霉毒素：照黄曲霉毒素测定法测定，本品每 1000g 含黄曲霉毒素 B_1 不得过 5μg，含黄曲霉毒素 G_1、G_2、B_2 和 B_1 的总量不得过 10μg。

玉米赤霉烯酮：照真菌毒素测定法中玉米赤霉烯酮测定法第一法测定，本品每 1000g 含玉米赤霉烯酮不得过 500μg。

（3）浸出物　照醇溶性浸出物测定法热浸法测定，用无水乙醇作溶剂，不得少于 5.5%。

（4）含量测定　照高效液相色谱法测定，含甘油三油酸酯（$C_{57}H_{104}O_6$），不得少于 0.50%。

【性味功效】 性凉，味甘、淡。能健脾渗湿，清热排脓，除痹止泻。

槟榔 Binlang

Arecae Semen

扫码"学一学"

【来源】 为棕榈科（Palmae）植物槟榔 *Areca catechu* L. 的干燥成熟种子。

【植物形态】 乔木。羽状复生，丛生于茎顶，长达 2m，光滑无毛，小叶线形或线状披针形，先端渐尖，或不规则齿裂。肉穗花序生于叶鞘束下，多分枝，排成圆锥花序式，外有佛焰苞状大苞片，花后脱落；花单性；雌雄同株，雄花小，着生于小穗顶端，排成 2 列，花萼 3，花瓣 3；雄蕊 6；雌花大，着生于小穗的基部，无柄，具退化雄蕊 6，子房上位，1 室。坚果卵圆形或长椭圆形，有宿存花被片，熟时橙红色或深红色，中果皮厚，纤维质，内含大形种子 1 枚。每年开花 2 次，花期 3~8 月，冬花不结果，果期 11 月至次年 2 月。（图 13-34）

【产地】 主产于海南省。

【采收加工】 春末至秋初果实成熟时采收，用水煮后低温烘干，剥去果皮，取出种子，再干燥。

【性状鉴别】

（1）药材 近圆锥形或扁圆球形，高 1.5～3.5cm，基部直径 1.5～3cm。外表黄棕色至红棕色，粗糙，具稍凹下的网状浅沟纹。表面常附着少量灰白色内果皮碎片，基底中央有一凹窝（珠孔），近珠孔之侧，有一新月形或三角形瘢痕（种脐），常见清晰的维管束痕迹。质坚硬，间或有裂隙，不易破碎，断面呈棕白相间的大理石样花纹；气微，味涩，微苦。（图 13-35）

（2）饮片 为圆形、类圆形薄片，厚约 1mm，表面有乳白色与棕红色相互交错形成的大理石样纹理，气味同药材。

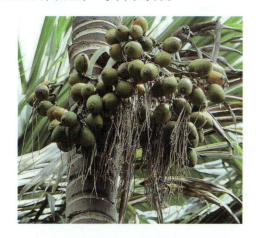

图 13-34 槟榔植物图

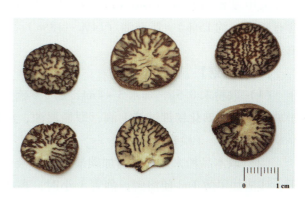

图 13-35 槟榔饮片图

【显微鉴别】

（1）横切面 ①种皮组织分内、外层，外层为数列细小石细胞，呈长圆形，切向延长，含有棕色物质；内层为数列薄壁细胞，含棕色物质（鞣质）。②错入组织系种皮内层不规则伸入胚乳中形成，其中有维管束组织，为薄壁性细胞，导管非木化。③胚乳为白色多角形细胞，壁厚，壁孔大，略作念珠状，细胞中含有油滴及糊粉粒（图13-36，13-37）。

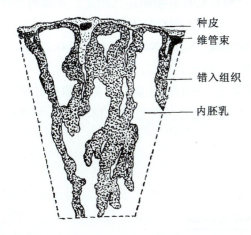

图 13-36 槟榔（种子）横切面简图

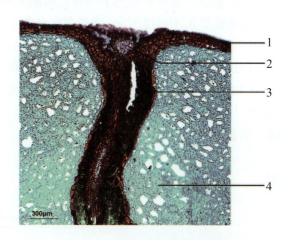

图 13-37 槟榔横切面组织详图
1. 种皮 2. 维管束 3. 外胚乳 4. 内胚乳

（2）粉末　红棕色至淡棕色。①种皮石细胞，形状不一，有为等径的，有呈长方形的，细胞壁不甚厚化。②内胚乳碎片众多，细胞形状不规则，壁颇厚，有大的类圆形壁孔。③糊粉粒直径 5～40μm，含拟晶体 1 粒。其他可见少数网纹导管，残留的中果皮纤维，并有具壁孔的薄壁细胞等。（图 13－38）

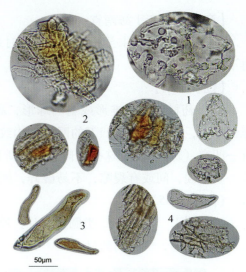

图 13－38　槟榔粉末特征图
1. 内胚乳碎片　2. 外胚乳碎片
3. 种皮石细胞　4. 内果皮细胞

【化学成分】含 6 种与鞣质结合而存在的生物碱，总生物碱量 0.3%～0.7%，以槟榔碱（arecoline，$C_8H_{13}NO_2$）含量最多，是槟榔的有效成分。其余为槟榔次碱（arecaidine）、去甲基槟榔碱（guvacoline）、去甲基槟榔次碱（guvacine）及异去甲基槟榔次碱（isoguvacine）等。此外尚含有鞣质（约 15%）、脂肪油（14%～18%）、槟榔红色素。

【理化鉴别】

（1）取粉末 0.5g，加水 3～4ml，加 5%硫酸液 1 滴，微热数分钟，滤过，取滤液 1 滴于玻片上，加碘化铋钾试液 1 滴，即显混浊，放置后，置显微镜下观察，有石榴红色的球晶或方晶产生。（检查槟榔碱）

（2）取本品粉末加乙醚与加碳酸盐缓冲液回流提取，分取乙醚液，挥干，残渣加甲醇 1ml 使溶解，静置 1 小时，离心，取上清液作为供试品溶液。以槟榔对照药材、氢溴酸槟榔碱对照品为对照。硅胶 G 薄层板，以环己烷－乙酸乙酯－浓氨试液（7.5：7.5：0.2）为展开剂，置氨蒸气预饱和的展开缸内，展开，取出，晾干，置碘蒸气中熏至斑点清晰。供试品色谱中，在与对照药材色谱和对照品色谱相应的位置上，显相同颜色的斑点。

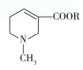

槟榔碱：R＝CH_3
槟榔次碱：R＝H

【质量评价】

（1）经验鉴别　以个大、坚实、体重、断面颜色鲜艳、无破裂者为佳。

（2）检查　水分不得过 10.0%；黄曲霉毒素：照黄曲霉毒素测定法测定，本品每 1000g 含黄曲霉毒素 B_1 不得过 5μg，含黄曲霉毒素 G_1、G_2、B_2 和 B_1 的总量不得过 10μg。

（3）含量测定　照高效液相色谱法测定，含槟榔碱（$C_8H_{13}NO_2$）不得少于 0.20%。

【性味功效】味苦、辛，性温。杀虫消积，降气，行水，截疟。

【附注】枣儿槟是未成熟或近成熟的槟榔干燥种子。药材呈压扁状，似干瘪的红枣。表面暗红棕色，具皱纹，种脐大而明显。气微，味微涩、微甘。药效较槟榔缓和，可消痰止咳，消食醒酒，宽胸止呕。

附：

大腹皮 Arecae Pericarpium

为植物槟榔的干燥果皮。冬季至翌年春季采收未成熟的槟榔果实，低温烘干，或用水煮后低温烘干，纵剖两瓣除去种子，即得"大腹皮"。较迟采收成熟的槟榔果实，低温烘干；或用水煮后低温烘干，剥取果皮，打松，置水中浸泡，晒干，再打松，除去外果皮及内果皮硬壳，即得"大腹毛"。大腹皮为瓢状椭圆形、长椭圆形或长卵形，外凸内凹，长4～7cm，少数为3cm，最宽处达2～3.5cm，厚0.2～0.5cm；外果皮为深棕色至近黑色，稍嫩的有不规则的纵皱纹及横纹隆起，其他为近光滑或微带纵皱纹，稍显光泽；顶端有柱基痕，另一端是果柄及残存萼片；中果皮为黄白色至灰黄色的疏松纤维，纤维略呈纵向排列；内壁（内果皮）凹陷，呈黄褐色或深褐色。表面略光滑呈硬壳状，体轻，质硬，可纵向撕裂。气微，味淡，微涩。大腹毛为疏松纤维，呈纵向排列或松散，长4～7cm，厚3～6mm；黄白色或淡棕色，间有粘附外果皮及硬壳状的内果皮碎片；体轻松，质柔韧，易纵向撕开，外层松散成缕，内层纤维较粗，呈棕毛状；无臭，味淡。味辛，性微温。下气宽中，行气利水。在广东、广西地区的大腹皮为未成熟或近成熟的干燥槟榔果皮；而在广东湛江和海南岛部分地区用大腹胎（为槟榔花序中脱落的佛焰苞状总苞片）作大腹皮使用。

砂仁 Sharen

Amomi Fructus

扫码"学一学"

【本草考证】本品原名缩砂蜜，始载于《本草拾遗》。李时珍谓："此物实在根下，仁藏壳内，亦或此意欤。"苏颂谓："五六月成实，五七十枚作一穗。状似益智而圆，皮紧厚而皱有粟纹，外有细刺。黄赤色。皮间细子一团，八隔，可四十余粒，如大黍米，外微黑色，内白而香，似白豆蔻仁。"考其本草记述，古代所用之缩砂蜜应为今之姜科砂仁属植物。

【来源】为姜科（Zingiberaceae）植物阳春砂 *Amomum villosum* Lour.、绿壳砂 *A. villosum* Lour. var. *xanthioides* T. L. Wu et Senjen 或海南砂 *A. longiligulare* T. L. Wu 的干燥成熟果实。

【植物形态】

（1）阳春砂　为多年生草本，高达1.5m或更高；茎直立。叶2列，叶片披针形，长20～35cm，宽2～5cm，上面无毛，下面被微毛；叶鞘开放，抱茎，叶舌短小。花茎由根茎上抽出；穗状花序呈球形，有一枚长椭圆形苞片，小苞片成管状，顶端2裂；萼管状，顶端3浅裂；花冠状细长，先端3裂，白色，裂片长圆形，先端兜状，唇瓣倒卵状，中部有淡黄色及红色斑点，先端2齿裂，外卷；发育雄蕊1，药隔顶端有宽阔的花瓣状附属物；雌蕊花柱细长，先端嵌生2药室之中，柱头漏斗状高于花药；子房下位，3室。蒴果近球形，不开裂，直径约1.5cm，具软刺，熟时棕红色。花期3～6月，果期6～9月。（图13-39）

（2）绿壳砂　与阳春砂相似，区别点为：叶线状披针形，两面无毛，叶舌长4mm，多绿色；花茎上被绢毛，花药顶端的附属物呈半月形，两侧为耳状。蒴果坚硬，绿色，长椭圆形或球状三角形，直径约2cm，具软刺。其果实入药称缩砂。

（3）海南砂　主要区别点为：叶片线状披针形，两面无毛；叶舌披针形，棕黄色，膜质，无毛；蒴果卵圆形，较长，被片状、分枝的短软刺。

【产地】阳春砂主产于我国广东省，以阳春、阳江出产最为有名；广西地区亦产，多为栽培。绿壳砂主产于云南南部临沧、文山，景洪等地。海南砂主产于我国海南省等地。

【采收加工】阳春砂、海南砂在8～9月果实成熟时采收，连壳低温焙干。绿壳砂（缩砂）在果实成熟时采收，晒干，即为"壳砂"；剥除果皮，将种子团晒干，并上白粉，即为"砂仁"。

【性状鉴别】

（1）阳春砂　呈卵圆形，具不明显的三钝棱，长1.5～2cm，直径1～1.5cm；外表棕褐色，有网状突起的纹理及密生短钝软刺，纵棱（维管束）隐约可见；顶端留有花被残基，基部具果柄断痕或带果柄，果皮薄，易纵向撕裂，内表面淡棕色，纵棱明显；种子团圆形或长圆形，分成3瓣，每瓣有种子5～26粒，紧密排成2～4行，互相黏结成团块；种子呈不规则多面体，长约2.5～4mm，宽约2～3mm，棕红色或暗褐色，外具膜质而粗糙的假种皮；背面平坦，在较小一端的侧面或斜面有明显凹陷（种脐），合点在较大的一端，种脊沿腹面而上，成一纵沟；种子质坚硬，种仁黄白色；气芳香浓烈，味辛凉、微苦。（图13-40）

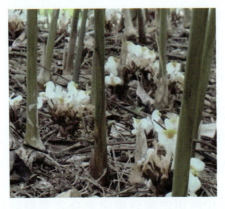

图13-39　阳春砂 *Amomum villosum* Lour. 图

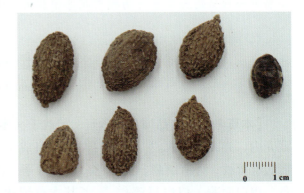

图13-40　砂仁药材图

（2）绿壳砂　呈椭圆形或长卵形，长1～1.5cm，直径0.8～1cm；外表面黄棕色至棕色，密具刺片状突起，种子团（砂仁）形状较圆，表面灰棕色至棕色；余与阳春砂相似；气味较阳春砂稍淡。

（3）海南砂　呈长椭圆形或卵圆形，有明显的三棱，长1.5～2cm，直径0.8～1.2cm；表面被片状、分枝状的软刺，基部具果梗痕；果皮厚而硬；种子团较小，每瓣有种子3～24粒；种子直径1.5～2mm；气味稍淡。

【显微鉴别】

（1）种子横切面　①假种皮为长形薄壁细胞，部分易脱落。②表皮为1列径向延长的细胞，壁厚，外被有角质层。表皮下有1列含深红紫色色素物质的细胞。③油细胞层为1列切向延长的薄壁细胞，内含油滴。④薄壁组织由数层细胞组成，细胞切向延长，有呈网纹细胞，在种脊处可见维管束。⑤内种皮为1列棕色石细胞，径向延长，内壁特厚，胞腔偏于上端。⑥外胚乳细胞较大，略呈圆柱形，辐射状排列，内含淀粉粒。⑦内胚细胞较小，呈多角形，排列不规则，内含糊粉粒。胚居内胚乳中央，细胞多角形而小，内含油状物。（图13-41）

（2）粉末　灰棕色。①内种皮厚壁细胞红棕色或黄棕色，表面多角形，壁厚，非木化，胞腔内含硅质块；断面观为1列栅状细胞，内壁及侧壁极厚，胞腔偏外侧，内含硅质块。②种皮表皮细胞淡黄色，表面观长条形，常与下皮细胞上下层垂直排列；下皮细胞含棕色或红棕色物。③色素层细胞皱缩，界限不清楚，含红棕色或深棕色物。④外胚乳细胞类长方形或不规则形，充满细小淀粉粒集结成的淀粉团，有的包埋有细小草酸钙结晶。⑤内胚乳细胞含细小糊粉及脂肪油滴。⑥油细胞无色，壁薄，偶见油滴散在。（图13-42）

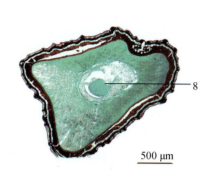
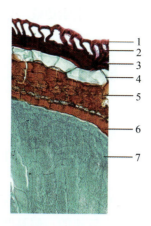
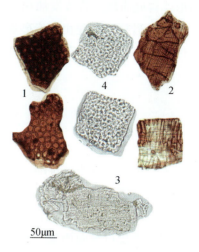

500 μm

50μm

图13－41　砂仁横切面组织详图

1. 假种皮　2. 表皮细胞　3. 下皮细胞　4. 油细胞层

5. 色素层　6. 内种皮　7. 外胚乳　8. 胚

图13－42　砂仁粉末特征图

1. 内种皮厚壁细胞　2. 种皮表皮细胞

3. 外胚乳细胞　4. 内胚乳细胞

【化学成分】阳春砂种子含挥发油3%以上。油的主要成分为龙脑、右旋樟脑、乙酸龙脑酯（bornyl acetate）、芳樟醇（linalool）、橙花叔醇（nerolidol）、棕檬烯，莰烯等。

绿壳砂（缩砂）种子含挥发油约1.7%～3%，油中成分与阳春砂种子大致相似。

海南砂种子亦含挥发油，其组分与阳春砂大致相似，但含量较低。

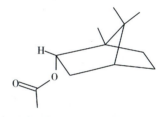

醋酸龙脑酯（bornyl acetate）

【理化鉴别】取药材挥发油，以乙酸龙脑酯对照品为对照。硅胶G薄层板，以环己烷－乙酸乙酯（22∶1）为展开剂，喷以5%香草醛硫酸溶液，热风吹数分钟后检视。供试品色谱中，在与对照品色谱相应的位置上，显相同的紫红色斑点。

【质量评价】

（1）经验鉴别　以个大、坚实、饱满、香气浓、搓之果皮不易脱落者为佳。

（2）检查　水分不得过15.0%。

（3）含量测定　①挥发油：照挥发油测定法测定，阳春砂、绿壳砂种子团含挥发油不得少于3.0%（ml/g）；海南砂种子团含挥发油不得少于1.0%（ml/g）。②乙酸龙脑酯：照气相色谱测定法测定，含乙酸龙脑酯（$C_{12}H_{20}O_2$）不得少于0.90%。

【性味功效】味辛，性温。化湿开胃，温脾止泻，理气安胎。

【附注】

（1）进口砂仁原植物与绿壳砂一致。产于越南、缅甸、印度尼西亚。药材称缩砂。

（2）除阳春砂等上述三种外，同属红壳砂仁 *Amomum aurantiacum* H. T. Tsai et S. W. Zhao 等数种植物的果实在我国云南等省区亦作砂仁入药。

（3）同科山姜属的山姜 *Alpinia japonica*（Thunb.）Miq. 及华山姜 *Alpinia chinensis*（Retz.）Rosc. 等植物的种子团，习称"土砂仁"，或"建砂仁"。主要在福建等地使用。主要区别有：果实球形至椭圆形，直径1～1.5cm，表面有短柔毛，橙红色，种子多数。显微特征为：油细胞与色素细胞间隔排列成1列，内种皮石细胞长方形，胞腔近三角形或类圆形，含硅质块。含挥发油约0.8%，但油中组成与砂仁正品不一致。不宜代砂仁使用。

（4）砂仁叶油是由阳春砂新鲜叶蒸馏得到的挥发油。为无色或淡黄色的澄清液体。有砂仁的香气，味辣，有行气、健胃、消胀、止呕功效。用量3~6g，入煎剂宜后下。

草果 Caoguo
Tsaoko Fructus

本品为姜科（Zingiberaceae）植物草果 *Amomum tsao-ko* Crevost et Lemaire 的干燥成熟果实。主产于云南、广西、贵州等地。多为栽培。呈长椭圆形，长2~4cm，直径1~2.5cm，具三钝棱；顶端有1花柱残基，基部附有果柄；表面灰棕色至红棕色，有显著纵沟及棱线；果皮可纵向撕裂；子房3室，中轴胎座，每室含种子8~11枚；种子多面形，长5~7mm，表面红棕色，具膜质假种皮，在较狭的一端具凹窝（种脐）；种子破碎后发出特异香气，味辛，微苦。本品种子团含挥发油不得少于1.4%（ml/g），油中主含1,8-桉油精（1,8-cinole）占33.94%，反-2-（+）-烯醛（trans-2-vudecenol）占11.78%等。本品性温，味辛。燥湿温中，除痰截疟。

豆蔻 Doukou
Amomi Fructus Rotundus

【来源】 为姜科（Zingiberaceae）植物白豆蔻 *Amomum kravanh* Pierre ex Gagnep. 或爪哇白豆蔻 *A. compactum* Soland ex Maton 的干燥成熟果实。按产地不同分为"原豆蔻"和"印尼白蔻"。

【产地】 白豆蔻多从柬埔寨、泰国、越南、缅甸等国进口。我国海南省和云南南部有少量栽培；爪哇白豆蔻多从印度尼西亚进口，我国海南省和云南省南部有栽培。

【采收加工】 于7~8月间采收未完全成熟果实，干燥后除去顶端的花萼及基部的果柄，晒干或用硫黄熏使果皮漂白。

【性状鉴别】

（1）白豆蔻 果实近球形，直径1.2~1.8cm，白色或淡黄棕色，略具钝三棱，有7~9条槽及许多纵线，顶端及基部有黄色毛茸；果皮薄、木质，易开裂，种子团3瓣，每瓣有种子7~10粒，纵向排成2~3行，附于中轴胎座上，易散碎。种子呈不规则多面体，背面略隆起，直径3~4mm，暗棕色，外被膜质假种皮，种脐圆形凹陷；质坚硬，断面白色，有油性；气芳香，味辛凉略似樟脑。（图13-43）

（2）爪哇白豆蔻 个略小，表面黄白色，有的微显紫棕色，果皮较薄，种子瘦瘪，气味较弱。

【显微鉴别】

（1）种子横切面 假种皮长形薄壁细胞，部分已剥落。①种皮表皮细胞径向延长，壁较厚；色素层在表皮之下，细胞壁厚，多为切向延长，常为两层；油细胞层由1列大形细胞组成，类方形，壁薄，径向长32~104μm，切向长16~96μm，内含油滴；在凹端有种脊维管束；色素层在油细胞层下，为数列压扁的细胞，内含红棕色物质；内种皮为1列石细胞，内壁较厚，胞腔偏靠外侧。②外胚乳细胞径向延长，内含淀粉及少数草酸钙结晶。

③内胚乳细胞排列不规则，内含糊粉粒。④胚位于内胚乳中央，细胞壁不明显。（图 13 -44，图 13 -45）

（2）种子纵切面　外胚乳肥厚，胚略作圆柱形，内胚乳包在胚的周围。

（3）粉末　呈灰棕色至棕色。①表皮细胞甚长，直径 20 ~ 32μm，壁较厚。②下皮细胞呈长方形，与表皮细胞垂直排列，内含深浅不一的红棕色色素。③油细胞较大，略呈类圆形或长圆形，常与表皮下皮细胞相重叠。④内种皮碎片红棕色，细胞细小，呈多角形（顶面观），壁厚。⑤外胚乳细胞呈长多角形，充满细小淀粉粒（2 ~ 5μm）；有细小菱形、方形或柱形结晶。⑥假种皮细胞狭长，壁薄，含有细小颗粒状，球形或方形草酸钙结晶。（图 13 -46）

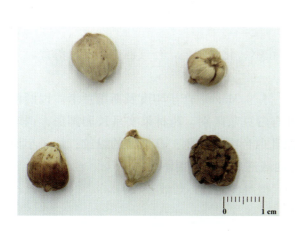

图 13 -43　豆蔻药材图

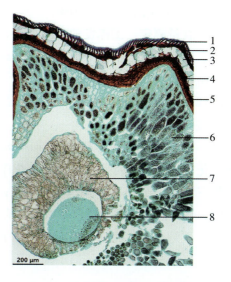

图 13 -44　白豆蔻（种子）横切面详图

1. 表皮　2. 下皮（色素层）　3. 油细胞

4. 色素细胞　5. 内种皮　6. 外胚乳

7. 内胚乳　8. 胚

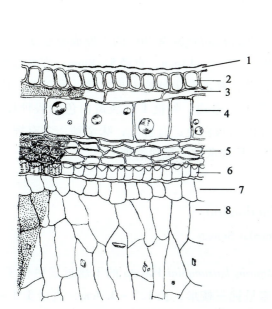

图 13 -45　白豆蔻（种子）横切面详图

1. 假种皮　2. 表皮　3. 下皮（色素层）　4. 油细胞

5. 色素细胞　6. 内种皮　7. 外胚乳　8. 内胚乳

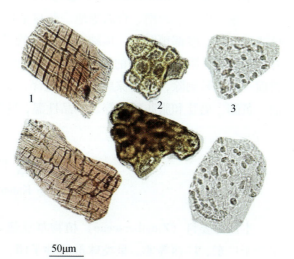

图 13 -46　豆蔻粉末特征图

1. 种皮表皮细胞　2. 内种皮厚壁细胞

3. 外胚乳细胞

【化学成分】白豆蔻和爪哇豆蔻含挥发油（约2.4%）、皂苷、色素及脂肪油、淀粉等。油中主要成分为桉油素伞花烃。

【理化鉴别】取本品的挥发油，以桉油精对照品为对照。硅胶 G 薄层板，以环己烷 – 二氯甲烷 – 乙酸乙酯（15∶5∶0.5）为展开剂，喷以5%香草醛硫酸溶液，在105℃加热至斑点显色清晰，立即检视。供试品色谱中，在与对照品色谱相应的位置上，显相同颜色的斑点。

【质量评价】

（1）经验鉴别　均以个大、饱满、果皮薄而完整、气味浓者为佳。

（2）检查　杂质：原豆蔻不得过1%；印尼白蔻不得过2%。水分：原豆蔻不得过11.0%；印尼白蔻不得过12.0%。

（3）含量测定　①挥发油：照挥发油测定法测定，原豆蔻仁含挥发油不得少于5.0%（ml/g）；印尼白蔻仁不得少于4.0%（ml/g）。②桉油精：照气相色谱法测定，豆蔻仁含桉油精（$C_{10}H_{18}O$）不得少于3.0%。

【性味功效】味辛，性温。芳香化湿，健胃止呕，化湿消痞，行气温中，开胃消食。

【附注】

（1）还有一种小豆蔻 Elettaria cardamomum（L.）Maton. 产于印度及斯里兰卡。以圆锥花序，花在分枝上排列呈蝎尾状聚伞花序，可与白豆蔻区别。药材果实呈长卵圆形，两端尖，具三钝棱，长1～1.5cm，宽约1cm；表面乳白色或淡黄色，有细密的纵纹；种子小而多干瘪，气香而浊，质量较白豆蔻差。有时经西藏进口，但药用不多。

（2）豆蔻壳亦入药，功用与豆蔻种子相同，但湿性略低，药效亦较弱。

红 豆 蔻 Hongdoukou

Galangae Fructus

本品为姜科（Zingiberaceae）植物大高良姜 Alpinia galanga Willd. 的干燥成熟果实。主产于广东、广西、云南、台湾等地。药材呈长球形，长7～12mm，直径5～8mm；表面红棕色或暗红色，腰部稍凹陷，顶端有黄白色管状宿萼，基部有果柄痕；果皮薄，易破碎，内有种子6枚，附着于纸质的隔膜上，种子呈三角形，微扁，外被1层淡黄白色的假种皮，背面一侧不易剥除，种皮棕黑色，有光泽，破开内为灰白色；有香气，味辛辣。含有挥发油、黄酮、皂苷和脂肪酸类等。本品性温，味辛。燥湿散寒，醒脾消食。

草 豆 蔻 Caodoukou

Alpiniae Katsumadai Semen

本品为姜科（Zingiberaceae）植物草豆蔻 Alpinia katsumadai Hayata 的干燥近成熟种子。主产于广东、广西等地。呈类球形的种子团，略呈钝三棱形，长1.5～3.0cm，直径1.5～2.7cm；表面灰褐色或灰黄色，内有黄白色隔膜分成3瓣，每瓣有种子22～100粒，密集成团，略光滑，不易散落。种子呈卵圆状多面体；长3～5mm，直径约3mm；表面灰褐色，被1层膜质透明的假种皮，背面稍隆起，合点约在中央，种脐为1凹点，在背侧面，种脊为1纵沟，经腹面而至合点；质坚硬，破开后可见灰白色种仁（胚乳）；气香，味辛、微苦。显微鉴别：粉末呈黄棕色。种皮表皮细胞表面观呈长条形，直径约至30μm，壁稍厚，常与下皮细胞上下层垂直排列；下皮细胞表面观长多角形或类长方形。油细胞散列于色素层细胞间，呈类圆形或长圆形，含黄绿色油状物。内种皮厚壁细胞黄棕色或红棕色，表面观多角形，壁厚，非木化，胞腔内含硅质块；断面观细胞1列，栅状，内壁及侧壁极厚，胞腔偏外侧，内含硅质块。外胚乳细胞充满淀粉粒集结成的淀粉团，有的包埋有细小草酸钙方晶。内胚乳细胞含糊粉粒及脂肪油滴。本品含挥发油不得少于1.0%（ml/g）。以及黄酮类和皂苷等，用高效液相色谱法测定，本品含山姜素、乔松素、小豆蔻明的总量不少于1.35%，含杨木酮不得少于0.50%。薄层色谱：取本品粉末加甲醇置水浴中加热振摇提取；以山姜素和小豆蔻明对照品为对照，硅胶G薄层板，以甲苯－乙酸乙酯－甲醇（15∶4∶1）为展开剂，于100℃加热至斑点显色清晰，置紫外光灯（365mm）下检视；供试品色谱中，在与山姜素对照品色谱相应的位置上，显相同的浅蓝色荧光斑点；再喷以5%三氯化铁乙醇溶液，日光下检视，供试品色谱中，在与小豆蔻明对照品色谱相应的位置上，显相同的褐色斑点。本品性温，味辛。燥湿行气，温中止呕。

益 智 Yizhi

Alpiniae Oxyphyllae Fructus

　　本品为姜科（Zingiberaceae）植物益智 *Alpinia oxyphylla* Miq. 干燥成熟果实。主产于海南省山区。药材呈纺锤形或椭圆形，两端稍尖，长1.2~2cm，直径约1~1.3cm；表面棕色或灰棕色，有维管束13~20条，形成纵向断续状棱线；花被残留痕短，果柄仅留痕迹；果皮薄而韧，与种子紧贴。种子团分3瓣，中有薄膜，每瓣有种子6~11粒，2~3行纵向排列；种子略呈扁圆形不规则块状，略有钝棱，长约3mm，厚约2mm，棕色，具淡黄色假种皮；腹面中央有凹陷的种脐，沟状的种脊经侧面而转向背面终于合点；破开面为白色，粉性；气芳香刺鼻，味辛微苦。饮片：为不规则扁圆形的种子或种子团残瓣。种子略有钝棱，直径约3mm；表面灰黄色至灰褐色，具细皱纹；外被淡棕色膜质的假种皮；质硬，胚乳白色。有特异香气，味辛、微苦。显微鉴别：粉末呈黄棕色。种皮表皮细胞表面观呈长条形，直径约至29μm，壁稍厚，常与下皮细胞上下层垂直排列。油细胞类方形、长方形，或散列于色素层细胞间。内种皮厚壁细胞黄棕色或棕色，表面观多角形，壁厚，非木化，胞腔内含硅质块；断面观细胞1列，栅状，内壁及侧壁极厚，胞腔偏外侧，内含硅质块，外胚乳细胞充满细小淀粉粒集结成的淀粉团。内胚乳细胞含糊粉粒及脂肪油滴。本品种子含挥发油不得少于1.0%（ml/g）。油中主要成分为桉油精（cineole）、姜烯（zingibe rene）、姜醇（zingiberol）等倍半萜类。薄层色谱：取本品粉末加无水乙醇，超声处理，滤液作为供试品溶液。取益智对照药材作为对照。硅胶G薄层板，以石油醚（60~90℃）－丙酮（5∶2）为展开剂，喷以5%香草醛硫酸溶液，在105℃加热至斑点显色清晰，分别置日光和紫外光灯（365nm）下检视。供试品色谱中，在与对照品药材色谱相应的位置上，显相同颜色的斑点或荧光斑点。本品味辛，性温。温脾止泻，摄唾涎，暖肾，固精缩尿。

扫码"练一练"

（陈随清　卢　燕）

第十四章　全草类中药

第一节　概　述

全草（Herba）类中药又称草类中药材，大多为干燥草本植物的地上部分，如广藿香、淫羊藿、益母草等；亦有少数带有根及根茎，如紫花地丁、蒲公英等；或小灌木的草质茎枝，如麻黄等，均列入全草类中药。

全草类中药的鉴定，应按所包括植物的器官，如根、茎、叶、花、果实和种子等分别处理，这些器官的性状与显微鉴别特征（草质茎除外）已在前面各章分别进行了详细的论述，本章不再重复。此类药材主要是由草本植物的全株或地上的某些器官直接干燥而成，因此，对其进行原植物的分类鉴定更为重要，因为原植物的形态特征一般反映了该药材的性状特征。此类中药的鉴别是一个综合性的鉴别。

第二节　常用全草类中药鉴定

麻　黄 Mahuang

Ephedrae Herba

【**本草考证**】始载于《神农本草经》，列为中品。《名医别录》载："麻黄生晋地及河东，立秋采茎，阴干令青。"苏颂谓："春生苗，至夏五月则长及一尺以来，梢上有黄花，结实如百合瓣而小，又似皂荚子，味甜，微有麻黄气，外皮红，里仁子黑。根紫赤色，俗说有雌雄二种，雌者于三月、四月内开花，六月结子。雄者无花不结子。至立秋后收茎阴干。"古代记述的产地和描述的形态与现代应用的麻黄属植物相符。

【**来源**】为麻黄科（Ephedraceae）植物草麻黄 *Ephedra sinica* Stapf.、木贼麻黄 *E. equi-*

扫码"学一学"

扫码"学一学"

扫码"看一看"

setina Bge. 或中麻黄 *E. intermedia* Schrenk et C. A. Mey. 的干燥草质茎。

【植物形态】

（1）草麻黄　小灌木，草本状，茎高20～40cm，分枝较少，下部木质茎短小，匍匐状；上部木质径直立，绿色。小枝圆，对生或轮生，节间长2.5～6cm，直径约2mm。叶膜质鞘状，上部二裂（稀3），裂片锐三角形，反曲。雌雄异株；雄球花有多数密集的雄花，苞片通常4对，雄花有7～8枚雄蕊。雌球花单生枝顶，有苞片4～5对，上面一对苞片内有雌花2朵，雌球花成熟时苞片红色肉质；种子通常2粒，花期5月；种子成熟期7月。

（2）木贼麻黄　为直立灌木，高达1m，茎分枝较多，黄绿色，节间短而纤细，长1.5～3cm。叶膜质鞘状，上部仅1/4分离，裂片2，呈三角形，不反曲。雌花序常着生于节上成对，苞片内有雌花1朵，种子通常1粒。

（3）中麻黄　直立灌木，高达1m以上。茎分枝多，节间长2～6cm。叶膜质鞘状，上部1/3分裂，裂片3（稀2），钝三角形或三角形。雄球花常数个密集于节上，呈团状；雌球花2～3朵生于茎节上，仅先端一轮苞片生有2～3雌花。种子通常3粒（稀2）。

【产地】 主产于内蒙古、吉林、辽宁、山西、河北、河南和陕西等省区。

【采收加工】 秋季采割绿色的草质茎，晒干。药材除去木质茎、残根及杂质，切段为麻黄段。取麻黄段，照蜜炙法每100kg麻黄，用炼蜜20kg，炒至不粘手为蜜麻黄。

【性状鉴别】

（1）草麻黄　呈细长圆柱形，少分枝，直径1～2mm。有的带少量棕色木质茎。表面淡绿色至黄绿色，有细纵脊线，触之微有粗糙感。节明显，节间长2～6cm。节上有膜质鳞叶，长3～4mm；裂片2（稀3），锐三角形，先端灰白色，反曲，基部联合成筒状，红棕色。体轻，质脆，易折断，断面近圆形，略呈纤维性，周边黄绿色，髓部红棕色。气微香，味涩、微苦。（图14－1）

（2）木贼麻黄　多分枝，直径1～1.5mm，无粗糙感。节间长1.5～3cm，膜质鳞叶长1～2mm，裂片2（稀3），上部为短三角形，灰白色，先端多不反曲，基部棕红色至棕黑色。

（3）中麻黄　多分枝，直径1.5～3mm，有粗糙感。节上膜质鳞叶长2～3mm，裂片3（稀2），先端锐尖，断面髓部呈三角状圆形。

（4）饮片　本品呈圆柱形的段。表面淡黄绿色至黄绿色，粗糙，有细纵脊线，节上有细小鳞叶。切面中心显红黄色。气微香，味涩、微苦。

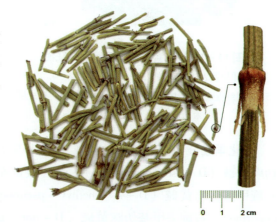

图14－1　草麻黄饮片图

（5）蜜麻黄　本品形如麻黄段。表面深黄色，微有光泽，略有黏性。有蜜香气，味甜。

【显微鉴别】

1. 茎横切面

（1）草麻黄茎横切面　为类圆形而稍扁，边缘有棱线呈波状。①表皮细胞外被较厚的角质层；两棱线间有下陷气孔。②棱线处有非木化的下皮纤维束，壁厚。③皮层较宽，似叶肉组织，含叶绿体，有纤维束散在。④维管束外韧型，8～10个。⑤韧皮部狭小，其外有新月形纤维束。⑥形成层环类圆形。⑦木质部呈三角形，连接成环，细胞全部木化。⑧髓部薄壁细胞常含棕色块，偶见环髓纤维。本品表皮细胞外壁、皮层薄壁细胞及纤维均有多数微小草酸钙方晶或砂晶。（图 14-2）

（2）木贼麻黄茎横切面　①维管束 8~10 个。②形成层类圆形。③无环髓纤维。其余同草麻黄茎横切面。

（3）中麻黄茎横切面　①维管束 12~15 个。②形成层环类三角形。③环髓纤维成束或单个散在。其余同草麻黄茎横切面。

2. 草麻黄粉末　棕色或绿色。①表皮组织碎片甚多，细胞呈长方形，含颗粒状晶体，气孔特异，内陷，保卫细胞侧面观呈哑铃形或电话听筒形。②角质层极厚，呈脊状突起，常呈不规则条块状。③纤维多而壁厚，木化或非木化，狭长，胞腔狭小不明显，附有细小众多的砂晶和方晶。④皮层薄壁细胞类圆形，木化或非木化。⑤导管分子端壁具麻黄式穿孔板。⑥棕色块散在，形状不规则，棕色或红棕色。（图 14-3）

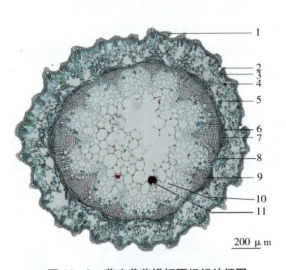

图 14-2　草麻黄茎横切面组织特征图

1. 角质层及表皮　2. 皮孔　3. 下皮纤维束　4. 皮层
5. 皮层纤维束　6. 中柱鞘纤维　7. 韧皮部　8. 形成层
9. 木质部　10. 髓　11. 棕色块

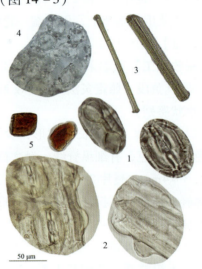

图 14-3　草麻黄粉末特征图

1. 表皮细胞及气孔　2. 角质层突起
3. 嵌晶纤维　4. 皮层薄壁细胞　5. 棕色块

【化学成分】 草麻黄含生物碱（1.315%），主要为左旋麻黄碱（L-ephedrine）、右旋伪麻黄碱（D-pseudoephedrine），尚含微量左旋甲基麻黄碱（L-n-methyl-ephedrine）、右旋甲基伪麻黄碱（D-n-methyl-pseudoephedrine）、左旋去甲基麻黄碱（L-nor-ephedrine）、右旋去甲基伪麻黄碱（D-nor-pseudoephedrine）等。此外含挥发性的苄甲胺（benzyl-methylamine）、儿茶酚、鞣质以及少量挥发油等。近来又分离出多种新成分，其中 2，3，5，6-四甲基吡嗪和 $l-\alpha$-萜品烯醇为平喘有效成分。3 种麻黄均含麻黄噁唑烷酮（ephedroxane）。

木贼麻黄含生物碱量最高，约 1.02%~3.33%，其中麻黄碱占 55%~75%，右旋伪麻黄碱占 25%~45% 及甲基麻黄碱等。

中麻黄含生物碱含生物碱量最低，为 0.25%~0.89%。

生物碱主要存在于麻黄茎的髓部。节部生物碱为节间的 1/3~1/2 左右，但伪麻黄碱的含量高。

R₁和R₂结构对照表：

	R₁	R₂
L-麻黄碱：	CH₃	H
L-N-甲基麻黄碱：	CH₃	CH₃
L-去甲基麻黄碱：	H	H

	R₁	R₂
D-伪麻黄碱：	CH₃	H
D-N-甲基伪麻黄碱：	CH₃	CH₃
D-去甲基伪麻黄碱：	H	H

【理化鉴别】

（1）荧光检查　取本品药材纵剖面，置紫外光灯（365nm）下观察，边缘显亮白色荧光，中心显亮棕色荧光。

（2）薄层色谱法鉴别　粉末用浓氨液碱化，三氯甲烷回流提取，取滤液蒸干，残渣加甲醇溶解作供试品。以盐酸麻黄碱对照品为对照。用硅胶 G 板，以三氯甲烷 - 甲醇 - 浓氨试液（20∶5∶0.5）为展开剂，展开。喷茚三酮试液显色，在 105℃ 加热至斑点显色清晰。供试品色谱中，在与对照品色谱相应的位置上，显相同的红色斑点。

【质量评价】

（1）经验鉴别　均以干燥、茎粗、淡绿色，内心充实、味苦涩者为佳。

（2）检查　杂质不得过 5.0%；水分不得过 9.0%；总灰分不得过 10.0%。

（3）含量测定　照高效液相色谱法测定盐酸麻黄碱和盐酸伪麻黄碱。本品按干燥品计算，含盐酸麻黄碱（$C_{10}H_{15}NO \cdot HCl$）和盐酸伪麻黄碱（$C_{10}H_{15}NO \cdot HCl$）的总量不得少于 0.80%。

【性味功效】性温，味辛，微苦。发汗散寒，宣肺平喘，利水消肿。

知识拓展

（1）我国麻黄属植物除上述 3 种麻黄药用外，还有以下几种麻黄在部分地区作麻黄入药。单子麻黄 *E. monosperma* Gmel. ex C. A. Mey. 产于四川、甘肃、新疆等地；西藏中麻黄 *E. intermedia* var. *tibetica* Stapf 主产于西藏；丽江麻黄 *E. likiangensis* Florin 产于云南、贵州、四川、西藏，药材性状为细长圆柱形，直径 1～3mm，表面绿色或黄绿色，具较粗的纵沟纹，节间长 1.5～6cm，膜质鞘状叶长 1.5～3mm，先端 2 裂，锐三角形。本品含麻黄碱量一般不低于 0.6%。膜果麻黄 *E. przewalskii* Stapf 分布较广，但麻黄碱含量低。

（2）麻黄根 Ephedrae Radix et Rhizoma 为麻黄科植物草麻黄 *Ephedra sinica* Stapf 与中麻黄 *E. intermedia* Schrenk et C. A. Mey. 的干燥根与根茎。味微苦。麻黄根不含麻黄碱类成分，含麻黄根素（ephedrannin）、麻黄根碱（ephedradine）A、B、C 以及双黄酮类麻黄宁（makuannin）A、B。麻黄根碱具有显著降压作用。本品性平，味甘、涩。固表止汗。

桑 寄 生 Sangjisheng

Taxilli Herba

【来源】为桑寄生科植物桑寄生 *Taxillus chinensis*（DC.）Danser 的干燥带叶茎枝。寄生于构、槐、榆、木棉、朴等树上。

【产地】 主产于福建、台湾、广东、广西、云南。

【采收加工】 冬季至次春采割，除去粗茎，切段，干燥，或蒸后干燥。饮片除去杂质，略洗，润透，切厚片或短段，干燥。

【性状鉴别】 茎枝呈圆柱形，长3~4cm，直径0.2~1cm；表面红褐色或灰褐色，具细纵纹，并有多数细小突起的棕色皮孔，嫩枝有的可见棕褐色茸毛；质坚硬，断面不整齐，皮部红棕色，木部色较浅。叶多卷曲，具短柄；叶片展平后呈卵形或椭圆形，长3~8cm，宽2~5cm；表面黄褐色，幼叶被细茸毛，先端钝圆，基部圆形或宽楔形，全缘；革质。气微，味涩。（图14-4）

饮片 为厚片或不规则短段。茎、叶性状及其他特征同药材。（图14-5）

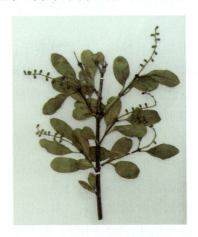

图14-4 桑寄生原植物

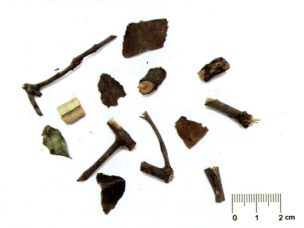

图14-5 桑寄生饮片

【显微鉴别】 茎横切面：表皮细胞有时残存。木栓层为10余列细胞，有的含棕色物。皮层窄，老茎有石细胞群，薄壁细胞含棕色物。中柱鞘部位有石细胞群和纤维束，断续环列。韧皮部甚窄，射线散有石细胞。束内形成层明显。木质部射线宽1~4列细胞，近髓部也可见石细胞；导管单个散列或2~3个相聚。髓部有石细胞群，薄壁细胞含棕色物。有的石细胞含草酸钙方晶或棕色物。

粉末 淡黄棕色。石细胞类方形、类圆形，偶有分枝，有的壁三面厚，一面薄，含草酸钙方晶。纤维成束，直径约17μm。具缘纹孔导管、网纹导管及螺纹导管多见。星状毛分枝碎片少见。

【检查】 强心苷 取本品粗粉10g，加80%乙醇50ml，加热回流30分钟，滤过，滤液蒸干，残渣加热水10ml使溶解，滤过，滤液加乙醚振摇提取4次，每次15ml，弃去乙醚层，取下层水溶液，加醋酸铅饱和溶液至沉淀完全，滤过，滤液加乙醇10ml，加硫酸钠饱和溶液脱铅，滤过，滤液加三氯甲烷振摇提取3次，每次15ml，合并三氯甲烷液，浓缩至1ml。取浓缩液点于滤纸上，干后，滴加碱性3,5-二硝基苯甲酸溶液（取二硝基苯甲酸试液与氢氧化钠试液各1ml，混合），不得显紫红色。

【性味功效】 性平，味苦、甘。祛风湿，补肝肾，强筋骨，安胎元。

附：

槲寄生 Visci Herba

　　为桑寄生科（Loranthaceae）植物槲寄生 *Viscum coloratum*（Komar.）Nakai 的干燥带叶茎枝，寄生于槲、桦、榆、梨、枫杨、枫香等树上。主产于东北、华北各省区。陕西、甘肃、湖北、湖南、山东亦产。茎枝呈圆柱形，2~5叉状分枝，长约30cm，直径0.3~1cm，节部膨大，表面黄绿色、金黄色或黄棕色；有不规则纵皱纹。叶对生于枝鞘，易脱落，无柄；叶片呈长椭圆状披针形，长2~7cm，宽0.5~1.5cm；先端钝圆，基部楔形、全缘；表面黄绿色，有细皱纹，主脉5出，中间3条明显，革质。浆果球形，皱缩。体轻，质脆，易折断，断面不平坦，皮部黄色，疏松，形成层环明显，木部有放射状纹理，髓小，髓部常偏向一边。气微，味微苦，嚼之有黏性。以枝嫩、色黄绿、叶多者为佳。祛风湿、补肝肾、强筋骨、安胎。

鱼 腥 草 Yuxingcao
Houttuyniae Herba

　　本品为三白草科（Saururaceae）植物蕺菜 *Houttuynia cordata* Thunb. 的新鲜全草或干燥地上部分。主产于长江以南各省。鲜品全年均可采割；干品夏季茎叶茂盛，花穗多时采割，除去杂质，晒干扎成小把。性状鉴别：干鱼腥草茎呈扁圆柱形，扭曲，长20~35cm，直径0.2~0.3cm；表面黄棕色，具纵棱数条，节明显，下部节上有残存须根；质脆，易折断。叶皱缩，互生，展平后呈心形，长3~5cm，宽3~4.5cm，先端渐尖，全缘；上表面暗黄绿色至暗棕色，下表面灰绿色或灰棕色，叶柄长1~3cm，基部与托叶合生成鞘状。穗状花序顶生，黄棕色。搓破有鱼腥气，味微涩。以叶多、色绿、有花穗、鱼腥气浓、无杂质者为佳。干鱼腥草饮片为不规则的段。性微寒，味辛。清热解毒，消肿排脓，利尿通淋。鲜品用量加倍，外用适量。

淫 羊 藿 Yinyanghuo
Epimedii Folium

　　【来源】为小檗科（Berberidaceae）植物淫羊藿 *Epimedium brevicornum* Maxim.、箭叶淫羊藿 *E. sagittatum*（Sieb. et Zucc.）Maxim.、柔毛淫羊藿 *E. pubescens* Maxim. 或朝鲜淫羊藿 *E. koreanum* Nakai 的干燥叶。

　　【产地】淫羊藿主产于陕西、山西、安徽等地；箭叶淫羊藿主产于湖北、四川、浙江；柔毛淫羊藿主产于四川；朝鲜淫羊藿主产于辽宁省。

　　【采收加工】夏、秋季节茎叶茂盛时采割，除去粗梗及杂质，晒干或阴干。药材除去杂质，摘取叶片，喷淋清水，稍润，切丝，干燥为淫羊藿丝。取羊脂油加热熔化，加入淫羊藿丝，用文火炒至均匀有光泽，取出，放凉。每100kg淫羊藿，用羊脂油（炼油）20kg，为炙淫羊藿。

　　【性状鉴别】
　　（1）淫羊藿　多年生草本，茎细圆柱形，长约20cm，表面黄绿色或淡黄色，有光泽。

359

茎生叶对生，二回三出复叶；小叶片卵圆形，长 3～8cm，宽 2～6cm；先端微尖，顶生小叶基部心形，两侧小叶较小，偏心形，外侧较大，呈耳状，边缘具黄色刺毛状细锯齿；上表面黄绿色，下表面灰绿色，主脉 7～9 条，基部有稀疏细长毛，细脉两面突起，网脉明显；小叶柄长 1～5cm；叶片近革质。气微，味微苦。（图 14-6）

（2）箭叶淫羊藿 一回三出复叶，小叶片长卵形至卵状披针形，长 4～12cm，宽 2.5～5cm；先端渐尖，两侧小叶基部明显偏斜，外侧呈箭形。下表面疏被粗短伏毛或近无毛。叶片革质。

（3）柔毛淫羊藿 一回三出复叶；叶下表面及叶柄密被绒毛状柔毛。

（4）朝鲜淫羊藿 二回三出复叶，茎生叶单生；小叶较大，长 4～10cm，宽 3.5～7cm，先端长尖。叶片较薄。

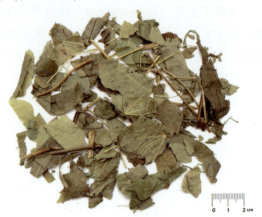

图 14-6 淫羊藿饮片图

（5）饮片 本品呈丝片状。上表面绿色、黄绿色或浅黄色，下表面灰绿色，网脉明显。中脉及细脉凸出，边缘具黄色次毛状细锯齿。近革质。气微，味微苦。

（6）炙淫羊藿 本品形如淫羊藿丝。表面浅黄色显油亮光泽。微有羊脂油气。

【显微鉴别】

1. 叶横切面

（1）淫羊藿 ①上下表皮细胞均为 1 列，细胞类方形，上表皮外侧具角质层，下表皮有气孔，有非腺毛残留。②栅栏组织细胞 2～3 列，细胞短小，排列不整齐；海绵组织细胞排列较疏松。③主脉部分的薄壁细胞木化，上、下表皮内侧数列细胞壁厚，维管束外韧型。④支脉维管束周围异细胞中含草酸钙柱晶或方晶，长 9～24μm。

（2）箭叶淫羊藿 上表皮外侧角质层厚，栅栏组织细胞 1 列。

2. 粉末

（1）淫羊藿 粉末灰绿色或棕绿色。①上、下表皮细胞垂周壁深波状弯曲。②下表皮有不定式气孔（副卫细胞 3～5 个）及非腺毛。③非腺毛 3～6 个细胞组成，长 170～180μm，最大达 1000μm，直径 15～20μm，基部 2～4 个细胞，平直或弯曲，细胞内常含黄棕色物，草酸钙柱晶或方晶多存在于异细胞中。偶见草酸钙簇晶，木纤维壁厚、木化，可见螺纹、环纹、具缘纹孔导管。

（2）箭叶淫羊藿 非腺毛细胞 2～10 个，稀 10 个以上，长 280～690μm，直径 10～19μm；顶端细胞与其下相接细胞常成直角状排列，除顶端细胞外，其余细胞内常含有棕色物。草酸钙柱晶或方晶直径 5～10μm；簇晶直径 10～30μm。

3. 叶表面观

（1）淫羊藿 上、下表皮细胞垂周壁深波状弯曲，沿叶脉均有异细胞纵向排列，内含 1 至多个草酸钙柱晶；下表皮气孔众多，不定式，有时可见非腺毛。

（2）箭叶淫羊藿 上、下表皮细胞较小；下表皮气孔较密，具有多数非腺毛脱落形成的疣状突起，有时可见非腺毛。

（3）柔毛淫羊藿 下表皮气孔较稀疏，具有多数长的非腺毛。

（4）朝鲜淫羊藿　下表皮气孔和非腺毛均易见。

【化学成分】

（1）淫羊藿　含淫羊藿苷（icariin），淫羊藿次苷Ⅰ、Ⅱ（icariside Ⅰ、Ⅱ）及淫羊藿新苷（epimedoside A）。根茎含去氧甲基淫羊藿苷（des－O－methylicariin）等。

（2）箭叶淫羊藿　含淫羊藿苷、淫羊藿次苷、淫羊藿3－O－α－鼠李糖苷（icaritin－3－O－α－rhamnoside）、异槲皮素、金丝桃苷（hyperin），箭叶淫羊藿苷A、B、C（sagitlatoside A、B、C）和箭叶淫羊藿素A、B（sagitlatinA、B）等。

（3）柔毛淫羊藿　含淫羊藿苷、淫羊藿次苷、淫羊藿苷c（epinedoside c）、宝藿苷Ⅰ、Ⅵ（baohuoside Ⅰ、Ⅵ）、柔藿苷（rouhuoside）和金丝桃苷等。

（4）朝鲜淫羊藿　含淫羊藿苷，淫羊藿新苷A、B、C（epimedin A、B、C）和槲皮素等。

【理化鉴别】取本品粉末乙醇提取液作为供试品。另取淫羊藿苷对照品，加甲醇制成每1ml含0.1mg的溶液，作为对照品溶液。硅胶H薄层板，以乙酸乙酯－丁酮－甲酸－水（10∶1∶1∶1）为展开剂，紫外光灯（365nm）下检视。供试品色谱中，在与对照品色谱相应的位置上，显相同的暗红色斑点；喷三氯化铝试液，再置紫外光灯（365nm）下检视，显相同的橙红色荧光斑点。

【质量评价】

（1）经验鉴别　以色青绿、无枝梗、叶整齐不碎者为佳。

（2）检查　杂质不得过3%；水分不得过12.0%；总灰分不得过8.0%。

（3）浸出物　照醇溶性浸出物测定法项下的冷浸法测定，用稀乙醇作溶剂，不得少于15.0%。

（4）含量测定　①总黄酮：照紫外－可见分光光度法，本品叶片按干燥品计算，含总黄酮以淫羊藿苷（$C_{33}H_{40}O_{15}$）计，不得少于5.0%。

②总黄酮醇苷：照高效液相色谱法测定，本品按干燥品计算，叶片含朝藿定A（$C_{39}H_{50}O_{20}$）、朝藿定B（$C_{38}H_{48}O_{19}$）、朝藿定C（$C_{39}H_{50}O_{20}$）和淫羊藿苷（$C_{33}H_{40}O_{15}$）的总量，朝鲜淫羊藿不得少于0.50%；淫羊藿、柔毛淫羊藿、箭叶淫羊藿均不得少于1.5%。

③饮片：含量测定方法同药材，本品按干燥品计算，含宝藿苷Ⅰ（$C_{27}H_{30}O_{10}$）不得少于0.030%；含朝藿定A（$C_{39}H_{50}O_{20}$）、朝藿定B（$C_{38}H_{48}O_{19}$）、朝藿定C（$C_{39}H_{50}O_{19}$）和淫羊藿苷（$C_{33}H_{40}O_{15}$）的总量，朝鲜淫羊藿不得少于0.40%，淫羊藿、柔毛淫羊藿，箭叶淫羊藿均不得少于1.2%。

④炙淫羊藿：照高效液相色谱法测定，本品按干燥品计算，含宝藿苷Ⅰ（$C_{27}H_{30}O_{10}$）不得少于0.030%；含朝藿定A（$C_{39}H_{50}O_{20}$）、朝藿定B（$C_{38}H_{48}O_{19}$）、朝藿定C（$C_{39}H_{50}O_{20}$）和淫羊藿苷（$C_{33}H_{40}O_{15}$）的总量，朝鲜淫羊藿不得少于0.40%，淫羊藿、柔毛淫羊藿、箭叶淫羊藿均不得少于1.2%。

【性味功效】性温，味辛、甘。补肾阳，强筋骨，祛风湿。

知识拓展

几种淫羊藿叶中的总黄酮及淫羊藿苷的含量均高于茎，有的可高达10倍以上。淫羊藿黄酮类化合物有增加冠脉流量、保护心肌缺血、降压、抗衰老、抗肿瘤等作用，且具有一定的免疫抑制作用。

附：

巫山淫羊藿　Epimedi Wushanensis Herba

　　本品为小檗科植物巫山淫羊藿 *Epimedium wushanense* T. S. Ying 的干燥叶。夏、秋茎叶茂盛时采收。去除杂质，晒干或阴干。本品为二回三出复叶，小叶片披针形或狭披针形，长 9 ~ 23cm，宽 1.8 ~ 4.5cm，先端渐尖或长渐尖，边缘具刺齿，侧生小叶基部的裂片偏斜，内边裂片小，圆形，外边裂片大，三角形，渐尖。下表面被绵毛或秃净。近草质。气微，味微苦。含量测定采用高效液相色谱法测定，本品含朝藿定 C（$C_{39}H_{50}O_{17}$）不得少于 1.0%。性温，味辛、甘。补肾阳，强筋骨，祛风湿。用量 3 ~ 9g。

仙 鹤 草　Xianhecao
Agrimoniae Herba

　　本品为蔷微科（Rosaceae）植物龙牙草 *Agrimonia pilosa* Ledeb. 的干燥地上部分。全国各地均产，主产于江苏、浙江、湖北。夏、秋二季，茎叶茂盛时割取全草，除去杂质，切段，晒干。本品全长 50 ~ 100cm，全体被白色柔毛。茎下部圆柱形，红棕色，木质化，直径 4 ~ 6mm，上部方柱形，四边略凹陷，绿褐色，有纵沟及棱线，节明显，体轻，质硬、易折断，断面中空。单数羽状复叶互生，暗绿色，皱缩而卷曲，质脆，易碎；大小相间生于叶轴上，完整小叶展平后呈卵形或长椭圆形，边缘有锯齿；总状花序细长，萼筒上部有钩刺，偶可见花及果。气微，味微苦。以梗紫红色、质嫩、叶多而完整者为佳。收敛止血，截疟止痢，解毒。

紫 花 地 丁　Zihuadiding
Violae Herba

　　【来源】本品为堇菜科（Violaceae）植物紫花地丁 *Viola yedoensis* Makino 的干燥全草。

　　【产地】主产浙江、江苏及东北地区。

　　【采收加工】春、秋二季采挖带花或果的全草，洗净泥土，除去杂质，晒干。饮片除去杂质，洗净，切碎，干燥。

　　【性状鉴别】常皱缩成团，无毛或被疏柔毛。主根长圆锥形，直径 1 ~ 3mm。叶基生，灰绿色，湿润展开后，叶片披针形或卵状披针形，长 1.5 ~ 6cm，宽 1 ~ 2cm，先端钝，基部截形或稍心形，边缘具钝锯齿；两面有毛；叶柄细，上部具明显狭翅。花茎纤细；花瓣5，紫堇色或淡棕色，花距细管状，蒴果椭圆形通常三角状裂开，内有种子多数，淡棕色。气微，味微苦而稍黏。（图 14 - 7）

　　【显微鉴别】叶横切面：①上表皮细胞较大，切向延长，外壁较厚，内壁黏液化，常膨胀而呈半圆形。②下表皮细胞较小，偶有黏液细胞；上、下表皮均有单细胞非腺毛，长 32 ~ 240μm，直径 25 ~ 32μm，具有角质短线纹。③栅栏细胞 2 ~ 3 列；④海绵细胞类圆形，含草酸钙簇晶，直径 11 ~ 40μm。⑤主脉维管束外韧型，上下表皮内有厚角细胞 1 ~ 2 列。

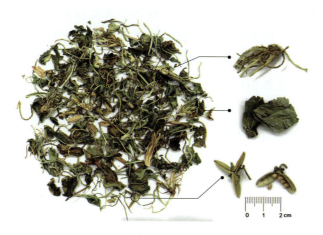

图 14 - 7　紫花地丁饮片图

【化学成分】全草含苷类、黄酮类、黏液质及对羟基苯甲酸、二十四酰对羟基苯乙胺等。

【理化鉴别】取本品粉末甲醇超声提取液作为供试品溶液。紫花地丁对照药材作对照。再取秦皮乙素对照品，加甲醇制成每 1ml 含 0.1mg 的溶液作对照品溶液。硅胶 G 薄层板，以甲苯 - 乙酸乙酯 - 甲酸（5∶3∶1）的上层溶液为展开剂。紫外光灯（365nm）下检视，供试品色谱中，在与对照药材色谱和对照品色谱相应的位置上，显相同颜色的荧光斑点。

【质量评价】

（1）以根、花、果、叶齐全，叶灰绿色，花紫色，根黄，味微苦为佳。

（2）水分　不得过 13.0%。总灰分不得过 18.0%，酸不溶性灰分不得过 4.0%。

（3）浸出物　照醇溶性浸出物测定法项下的冷浸法测定，用 95% 乙醇作溶剂不得少于 5.0%。

（4）含量测定　照高效液相色谱法测定，本品按干燥品计算，含秦皮乙素（$C_9H_6O_4$）不得少于 0.20%。

【性味功效】性寒，味苦、辛。清热解毒，凉血消肿。

附：

甜地丁 Gueldenstaedtiae Herba

甜地丁为豆科植物米口袋 *Gueldenstaedtia verna*（Georgi）A. bor. 的干燥全草。主产于内蒙古、东北、湖北等地。根呈长圆锥形，向一边扭转，长约 20cm，茎短，单数羽状复叶成丛，小叶多数脱落，完整者呈椭圆形，长 0.6~2.2cm，花紫色。荚果棕色，圆筒形，长 1.5cm。性寒，味甘、微苦。清热解毒，消肿止痛。

苦地丁 Corydalis Bungeanae Herba

苦地丁为罂粟科植物地丁草 *Corydalis bungeana* Turcz. 的干燥全草。夏季花果期采收，除去杂质，晒干。皱缩成团，长 10~30cm。主根圆锥形。表面棕黄色。茎细，多分枝，表面灰绿色或黄绿色，具 5 纵棱，质软，断面中空。叶多皱缩破碎，暗绿色或灰绿色，完整叶片二至三回羽状全裂。花少见，花冠唇形，有距，淡紫色。蒴果扁长椭圆形，呈荚果状。

种子扁心形，黑色，有光泽。气微，味苦。茎横切面表皮细胞 1 列，类圆形，外被厚的角质层，气孔下陷。皮层薄壁细胞形状不规则，棱脊处厚角细胞 7～10 列。中柱鞘为 1～2 列纤维，环状排列，棱脊处纤维排成半月状。外韧型维管束位于棱脊处，韧皮部狭窄，木质部由导管、管胞、纤维及薄壁细胞组成。髓部较宽广，中央具大空腔。全草含有多种生物碱，主要为消旋和右旋紫堇灵（corynoline）、乙酰紫堇碱、四氢黄连碱和普罗托品等。性寒，味苦。清热解毒，散结消肿。

知识拓展

紫花地丁与苦地丁比较

	来源	药用部位	主要性状	主要成分	性味功效
紫花地丁	堇菜科植物紫花地丁 *Viola yedoensis* Makino	带根全草	花茎细，花瓣 5，叶基生，灰绿色，披针形或卵状披针形。蒴果椭圆形，通常三角状裂开，内有种子多数，淡黄色	苷类、黄酮类、对羟基苯甲酸、二十四酰对羟基苯乙胺、阿福豆苷、山奈酚 - 3 - O - 鼠李糖苷	味辛、苦，性寒。清热解毒，凉血消肿
苦地丁	罂粟科植物地丁草 *Corydalis bungeana* Turcz.	干燥全草	花少见，花冠唇形，有距，淡紫色。茎细，多分枝，表面灰绿色或黄绿色，具 5 纵棱，质软，断面中空。叶片二至三回羽状全裂。蒴果扁长椭圆形，呈荚果状。种子扁心形，黑色	消旋和右旋紫堇灵（corynoline）、乙酰紫堇碱、四氢黄连碱和普罗托品	味苦，性寒。清热解毒，散结消肿

金钱草 Jinqiancao

Lysimachiae Herba

【本草考证】原名为神仙对座草，始载于《本草纲目拾遗》。赵学敏谓："一名蜈蚣草，山中道旁皆有之，蔓生，两叶相对，青圆似佛耳草，夏开小黄花，每节间有两朵，……。"《植物名实图考》名为过路黄，载："铺地拖蔓，叶似豆叶，对生附茎。叶间春开五尖瓣黄花、绿跗尖长，与叶并茁。"

【来源】为报春花科（Primulaceae）植物过路黄 *Lysimachia christinae* Hance 的干燥全草。

【植物形态】多年生草本，无毛或微被毛。茎细长，绿色或带紫红色，匍匐于地面生长。叶片、花萼、花冠及果实均具点状及条纹状的黑色腺体。单叶对生，叶片心脏形或宽卵形，长 1～4cm，宽 1～5cm，先端钝尖，基部浅心形，全缘，仅主脉 1 条明显；鲜时透光看，可见密布透明腺条，干时变为紫黑色；叶柄长 1～4cm，花单生于叶腋，每节上生花 2 朵，花梗长达叶端；萼片线状披针形，花冠长约萼片的两倍，黄色，5 深裂，裂片披针形；雄蕊 5 枚，不等长，均短于花冠，花丝基部连合成筒。蒴果球形，种子小而多，边缘稍具膜翅。花期4～5 月。（图 14 - 8）

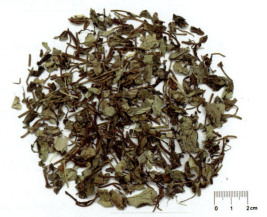

图 14 - 8 过路黄饮片图

【产地】主产于四川省，长江流域及陕西等地。

【采收加工】夏、秋二季采收，除去杂质，晒干。饮片除去杂质，略洗，切段，干燥。

【性状鉴别】皱缩成团。无毛或被疏柔毛。茎扭曲，棕色或暗棕红色，有纵皱纹，下部茎节上有时具有须根，断面实心。叶对生，多皱缩，展平后呈宽卵形或心形，长1~4cm，宽1~5cm，基部微凹，全缘；表面灰绿色或棕褐色，背面色较浅，主脉1条背面突起；叶片用水浸后，透光可见黑色或褐色条纹，叶柄长1~4cm；有的叶腋具长梗的花或果。蒴果球形。质脆易碎。气微，味淡。

饮片：本品为不规则的段。偶见黄色花，单生叶腋。茎、叶的其他性状和气味同原药材。

【显微鉴别】

（1）茎横切面　①表皮细胞1列，外被角质层，有时可见腺毛，柄为1~2个细胞，头部单细胞，细胞头内常含有淡黄色物质。②皮层宽广，外为厚角组织1~2列细胞，皮层内分布有离生性分泌道，由5~10个分泌细胞组成环，可见红棕色的球状或块状物质。内皮层明显。③纤维常1~2列成环，壁微木化，有时呈断续状。④韧皮部狭窄，形成层不明显。⑤木质部由导管和木薄壁细胞组成，导管2~5个径向排列，髓部长圆形。薄壁细胞中含淀粉粒。（图14-9）

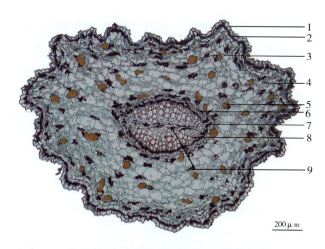

200μm

图14-9　金钱草茎横切面组织特征图
1. 表皮　2. 厚角组织　3. 皮层　4. 淀粉粒　5. 分泌道　6. 内皮层　7. 韧皮部　8. 木质部　9. 髓部

（2）叶横切面　①上下表皮为1列切向延长的细胞，有单细胞头和单细胞柄组成的腺毛，非腺毛少见，常由5~8个细胞组成。②上表皮无气孔，下表皮气孔较多。③叶肉栅栏细胞多为1列，海绵组织中分布有分泌道，含红棕色球状或块状物质。④中脉维管束上下散生有纤维束，木质部导管呈放射状排列，有明显的韧皮部筛管群，内皮层细胞排列成环，凯氏点明显。

（3）粉末　灰黄色。①淀粉粒众多，单粒类圆形、半圆形成盔帽状，直径4~13~22μm，脐点裂隙状，少数点状，复粒少数，多为2~3单粒组成。②腺毛常破碎，单细胞头，或带有腺柄细胞的断片，腺头中常充满红黄色分泌物，直径18~42μm，偶可见非腺毛碎片。③表皮细胞垂周壁弯曲，可见角质纹理和腺毛脱落后的圆形痕，含有红棕色物质。下表皮细胞垂周壁波状弯曲，气孔为不等式或不定式。④薄壁细胞碎片中有的含有红棕色块状或长条状物质。⑤纤维甚长腔大，木化。⑥导管多为螺纹、网纹或孔纹，直径15~

28μm。(图 14-10)

【化学成分】含酚性成分、甾醇、黄酮类、鞣质、挥发油。黄酮类成分主要含有槲皮素、山奈素（kaempferol）、槲皮素 - 3 - *O* - 葡萄糖苷（quercetin - 3 - *O* - glucoside）、山奈素 - 3 - *O* - 半乳糖苷（kaempferol - 3 - *O* - galactoside）等。

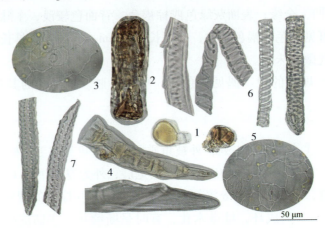

图 14 - 10　金钱草粉末特征图

1. 腺毛　2. 红棕色块状物　3. 上表皮细胞　4. 非腺毛　5. 下表皮细胞　6. 导管　7. 中柱鞘纤维

【理化鉴别】粉末用甲醇回流提取，滤过，残渣加水溶解，乙醚萃取，水液加稀盐酸，水浴加热，取出，迅速冷却，用乙酸乙酯振摇提取，用水洗涤，弃去水液，乙酸乙酯液蒸干，残渣加甲醇溶解，作为供试品溶液。以槲皮素对照品、山奈素对照品作对照，硅胶 G 板，甲苯 - 甲酸乙酯 - 甲酸（10：8：1）展开。喷以 3% 三氯化铝乙醇溶液。105℃ 加热，置紫外灯光（365nm）下检视。供试品色谱中，在与对照品色谱相应的位置上，显相同颜色的荧光斑点。

【质量评价】

（1）经验鉴别　以叶完整、色绿、气清香者为佳。

（2）检查　水分不得过 13.0%；总灰分不得过 13.0%；酸不溶性灰分不得过 5.0%；杂质不得过 8%。

（3）浸出物　照醇溶性浸出物测定法项下的热浸法测定，用 75% 乙醇作溶剂，不得少于 8.0%。

（4）含量测定　照高效液相色谱法测定，本品含槲皮素（$C_{15}H_{11}O_7$）和山奈素（$C_{15}H_{10}O_6$）的总量不得少于 0.10%。

【性味功效】性平，味微咸。清利湿热，通淋消肿。

> 🔗 知识拓展
>
> 全国各地以金钱草名入药的药材，种类繁多，主要有：①江苏金钱草又称"连钱草"，为唇形科植物活血丹 *Glechoma longituba*（Nakai）Kupr. 的全草。上海、江苏、浙江等省市应用。茎叶中含挥发油，油中主要成分为 *l* - 松莰酮（*l* - pinocamphone），尚含 *l* - 薄荷酮、α - 蒎烯、β - 蒎烯、柠檬烯、1，8 - 桉油精、对伞花烃等。②江西金钱草为伞形科植物白毛天胡荽 *Hydrocytle sibthorpioides* Lam. var. *batrachium*（Hance）Hand. Mazz. 的干燥全草。主产于江西。

金钱草与广金钱草、连钱草比较

	来源	药用部位	主要性状	主要成分	性味功效
金钱草	报春花科植物过路黄 *Lysima-chia christinae* Hance	全草	茎扭曲，棕色或暗棕红色，有纵皱纹，断面实心。单叶对生，卵形或心脏形；表面灰绿色或棕褐色，背面色较浅；叶片用水浸后，透光可见黑色或棕色条纹；蒴果球形	酚性成分、甾醇、黄酮类（槲皮素、槲皮素－3－O－葡萄糖苷、山奈素）	性平，味微咸。清利湿热，通淋消肿
广金钱草	豆科植物广金钱草 *Desmodium styracifolium*（Osb.）Merr.	地上部分	茎圆柱形，密被黄色伸展的短柔毛，断面中部有髓。小叶1或3，互生，圆形或距圆形；叶上表面无毛，黄绿色或灰绿色，下表面具灰白色紧贴绒毛	生物碱、黄酮苷、酚类、木犀草素	性凉、味甘、淡。清热除湿，利尿通淋
连钱草	唇形科植物活血丹 *Glechoma Longituba*（Nakai）Kupr.	地上部分	茎呈方柱形，细而扭曲；表面黄绿色或紫红色，节上有不定根；质脆，易折断，断面常中空。叶对生，叶片多皱缩，展平后呈肾形或近心形，长1~3cm，宽1.5~3cm，灰绿色或绿褐色，边缘具圆齿；叶柄纤细，长4~7cm。轮伞花序腋生，花冠二唇形，长达2cm。搓之气芳香，味微苦	左施松樟酮，左旋薄荷酮，胡薄荷酮，α－蒎烯等	性微寒，味辛、微苦。利湿通淋，清热解毒，散瘀消肿

附：

广金钱草　Desmodii Styracifolii Herba

　　为豆科植物广金钱草 *Desmodium styracifolium*（Osb.）Merr. 干燥地上部分。夏、秋二季采割，除去杂质，晒干。饮片除去杂质，切段，晒干。广东、广西、福建、湖南等省区应用，并销至北京等地。茎呈圆柱形，长可达1m；密被黄色伸展的短柔毛；质稍脆，断面中部有髓。叶互生，小叶1~3个，圆形或矩圆形，直径2~4cm；先端微凹，基部心形或钝圆，全缘；上表面黄绿色或灰绿色，无毛；下面有灰白色紧贴的绒毛，侧脉羽状；叶柄长1~2cm，托叶1对，披针形，长约0.8cm。气微香，味微甘。粉末淡绿色至黄绿色。非腺毛两种：一种呈线状，长可达1000μm以上，顶端渐尖；另一种呈钩状，相对较短，顶端弯曲成钩状。腺毛球棒状，头部细胞1~2个，基部膨大。纤维成束，薄壁细胞含草酸钙方晶，形成晶鞘纤维。叶下表皮细胞垂周壁波状弯曲，具非腺毛，气孔多平轴式。全草含生物碱、黄酮苷、酚类、鞣质；另根据报道含木犀草素（luteolin）。质量评价要求含夏佛塔苷（$C_{26}H_{28}O_{14}$）不得少于0.13%。性凉，味甘、淡。利湿退黄，利尿通淋。

连钱草 Glechomae Herba

　　为唇形科植物活血丹 *Glechoma Longituba*（Nakai）Kupr. 的干燥地上部分。春至秋季采收，除去杂质，晒干。本品长10~20cm，疏被短柔毛。茎呈方柱形，细而扭曲；表面黄绿色或紫红色，节上有不定根；质脆，易折断，断面常中空。叶对生，叶片多皱缩，展平后呈肾形或近心形，长1~3cm，宽1.5~3cm，灰绿色或绿褐色，边缘具圆齿；叶柄纤细，长4~7cm。轮伞花序腋生，花冠二唇形，长达2cm。搓之气芳香，味微苦。粉末灰绿色，非腺毛多细胞，常有一至几个细胞缢缩，另有单细胞锥状非腺毛。腺鳞头部8细胞。小腺毛头部单细胞；柄单细胞。叶下表皮细胞壁波状弯曲。气孔直轴式。上表皮细胞垂周壁波状弯曲，有较细密的角质纹理。螺纹导管、网纹导管直径 20～30μm。饮片：本品呈不规则的段。茎四方形，表面黄绿色或紫红色。切面常中空。叶对生，叶片多皱缩，灰绿色或绿褐色。轮伞花序腋生，花冠唇形。搓之气芳香，味微苦。本品性微寒，味辛，微苦。利湿通淋，清热解毒，散瘀消肿。

广藿香 Guanghuoxiang

Pogostemonis Herba

【本草考证】始载于《异物志》，云："藿香交趾有之"。苏颂谓："藿香岭南多有之"。李时珍谓："藿香方茎有节中虚，叶微似苏叶……，唐史云顿逊国（Tenasserim 指马来半岛）出藿香，插枝便生，叶如都梁者，是也。"以上史志收载的藿香，与现今使用品种广藿香相符。

【来源】为唇形科（Labiatae）植物广藿香 *Pogostemon cablin*（Blanco）Benth. 的干燥地上部分。按产地不同分为石牌广藿香及海南广藿香。

【植物形态】多年生草本，高达 lm，茎直立，上部多分枝，老枝粗壮，近圆形；幼枝方形，密被灰黄色柔毛。叶对生，有柄，揉之有特异香气。叶片阔卵形或卵状椭圆形，长 5～10cm，宽 2～5cm，先端短尖或钝，基部近心形或阔楔形，边缘具不整齐钝锯齿，两面均被柔毛，沿叶脉处及背面尤甚，叶柄长 1～6cm，轮伞花序密集成穗状，密被短柔毛，顶生或腋生，花萼筒状，5 齿裂；花冠唇形，淡紫红色；雄蕊 4，突出冠外，花丝中部有髯毛；子房上位，柱头两裂；小坚果 4，近球形或椭圆形，稍压扁。我国栽培的稀见开花。

【产地】历史上主产于广州市的石牌，现主产于广州，广东湛江、肇庆、越西，海南等地。

【采收加工】夏秋季枝叶繁茂时采收，将全株拔起，去根，晒 2～3 天，堆起，用草席覆盖，闷两天再晒，再闷，反复至干，扎把或半干时扎把，再晒至全干。饮片除去残根及杂质，先抖下叶，筛净另放；茎洗净，润透，切段，晒干，再与叶混匀。

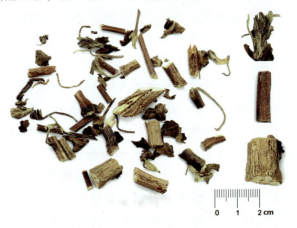

图 14－11　广藿香饮片图

【性状鉴别】全长 30～60cm，多分枝；嫩茎略呈方柱形，枝条稍曲折，直径 0.2～0.7cm，表面被柔毛，质脆易折断，断面中部有髓；老茎类圆柱形，直径 1～1.2cm，被灰褐色栓皮，质地坚实，不易折断。叶对生，下部常脱落，叶片皱缩成团，展平后呈卵形或椭圆形，长 4～9cm，宽 3～7cm，先端短尖或钝圆，基部楔形或钝圆，边缘具不整齐钝锯齿，两面均被茸毛。叶柄细，长 2～5cm。香气特异，味微苦。（图 14－11）

石牌广藿香枝条较瘦小，表面较皱缩，灰黄色或灰褐色；节间长 3～7cm，叶痕较大而突出，中部以下被栓皮，纵皱较深；断面渐成类圆形，髓部较小。叶片较小而厚，暗绿褐色或灰棕色。

海南广藿香枝条较粗壮，表面较平坦，灰棕色至浅紫棕色，节间长 5～13cm，叶痕较小，不明显凸出，枝条近下部始有栓皮，皱缩较浅，断面呈钝方形。叶片较大而薄，浅棕褐色或浅黄棕色。

饮片：本品呈不规则的段。茎呈略方柱形，表面灰褐色、灰黄色或带红棕色，被柔毛。切面有白色髓。叶性状及其他同原药材。

【显微鉴别】

（1）广藿香茎横切面　①表皮为1列细胞，排列不齐，具非腺毛，由1～5个细胞组成，表皮下由3～5列木栓化细胞组成。②皮层的外层为4～10列厚角细胞，内层为薄壁细胞，有大型细胞间隙，内有间隙腺毛，腺毛常纵向排列，腺头单细胞，长圆形或类圆形，长25～195μm，内含黄色至黄绿色挥发油，薄壁细胞含草酸钙针晶。③纤维成束，断续环列。④韧皮部狭窄。⑤木质部四角处较发达，由导管、木薄壁细胞及木纤维组成，均木化。⑥髓部细胞微木化，含草酸钙针晶束及片状结晶，稀有淀粉粒。（图14－12）

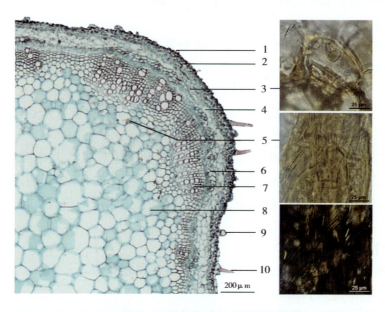

图14－12　广藿香茎横切面组织特征图

1. 表皮　2. 厚角组织　3. 间隙腺毛　4. 皮层　5. 草酸钙针晶　6. 韧皮部　7. 木质部　8. 髓　9. 腺毛　10. 非腺毛

（2）叶片粉末　淡棕色。①表皮细胞不规则形，壁薄弯曲，轮廓常模糊，毛茸基部表皮细胞清晰；气孔直轴式。②非腺毛由1～6个细胞组成，平直或弯曲，长90～590μm，壁上有疣状突起，有的细胞内含棕黄色物质。③腺鳞头部扁球形，由8个细胞组成，直径37～70μm，柄单细胞，极短。④间隙腺毛呈不规则囊状，存在于栅栏组织或薄壁组织的间隙中，头部单细胞直径13～55μm，长23～120μm，柄短，单细胞。⑤草酸钙针晶细小，散在于叶肉细胞中，长约27μm。⑥腺毛为单细胞头、单细胞柄。（图14－13）

【化学成分】全草含挥发油2%～2.8%，油中的主要成分为百秋李醇（patchouli alcohol），占挥

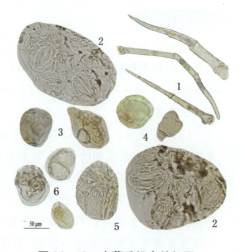

图14－13　广藿香粉末特征图

1. 非腺毛　2. 上表皮及气孔　3. 腺鳞
4. 小腺毛　5. 草酸钙针晶　6. 腺毛

发油的52%～57%，主要抗真菌成分为广藿香酮（pogostone）。另据报道从广藿香中分离出2种生物碱：广藿香吡啶碱（patchouli－pyridin）及表瓜亚吡啶碱（epiguaipyridine）。此外还含有苯甲醛、丁香酚、桂皮醛、α－及β－广藿香萜烯、丁香烯、β－榄香烯、α－桉树烯、β－龙脑胶萜烯、γ－杜松烯、菖蒲烯等。

百秋李醇

广藿香酮

海南产广藿香叶含挥发油含量比石牌产的含量高，其叶含挥发油3%～6%，茎0.5%～0.7%；石牌产广藿香叶含挥发油0.3%～0.4%，茎0.1%～0.15%；广藿香酮为石牌广藿香所产油中的主成分，但海南产品中含量甚微。

【理化鉴别】

（1）取本品粉末适量，照挥发油测定法分取所得挥发油，进行如下实验：取挥发油1滴，加苯0.5ml，再加5%醋酸铜溶液少量，充分混合，放置分层，吸取上层苯液点于载玻片上，待苯挥发后，于残留物上加乙醇1～2滴，放置后，置显微镜下观察，石牌广藿香可见众多灰蓝色的针状结晶；海南广藿香可见少量灰蓝色结晶及绿色无定形物。

（2）提取广藿香挥发油作为供试品溶液。以百秋李醇对照品为对照。用硅胶G薄层板，以石油醚（30～60℃）－乙酸乙酯－冰醋酸（95：5：0.2）为展开剂，展开。喷以5%三氯化铁乙醇溶液显色。供试品色谱中，在与对照品色谱相应的位置上，显相同颜色的紫蓝色斑点。

【质量评价】

（1）经验鉴别　以茎叶粗壮、不带须根、香气浓厚者为佳。

（2）检查　叶不得少于20%。

（3）含量测定　照气相色谱法测定，本品含百秋李醇（$C_{15}H_{26}O$）不得少于0.10%。

【性味功效】 性微温，味辛。芳香化浊，开胃止呕，发表解暑。

> **知识拓展**
>
> （1）全草含挥发油约0.35%，挥发油的含量及组成可因产地和季节而有差异。主要成分为甲基胡椒酚（methyl chavicol）约占80%，其次含茴香醚（acethole）、茴香醛（anisaldehyde）、对－甲氧基桂皮醛（p－methoxycinnamal－dehyde）等，尚含黄酮苷类异藿香苷、藿香素。
>
> （2）据报道，应用GC/MS联用技术分析比较不同采收期广藿香的产量（平均单株干重）、含油率以及茎和叶中14个主要成分含量的影响。结果为随生长期的增长（从移栽当年7月翌年4月）产量逐渐增加，以11月份采收其全株含油率较高，叶油中广藿香酮以7月和9月最高，以后逐渐降低，广藿香醇含量则以9月、10月和11月较高，其他月份相对较低；茎油中，广藿香酮含量在7月、10月和1月为高峰期，以11月最低，广藿香醇含量全年变化不显著，以11月份之后含量较高。其他成分未显示其变化规律性。结论为以挥发油含量作为质量评价指标，则以11月采收较为合适，与传统采收期相符。

半枝莲 Banzhilian

Scutellariae Barbatae Herba

【来源】　为唇形科植物半枝莲 *Scutellaria barbata* D. Don 的干燥全草。

【产地】　主产于河北、河南、山西、陕西等地。

【采收加工】　夏、秋二季茎叶茂盛时采挖，洗净，晒干。饮片除去杂质，洗净，切段。

【性状鉴别】　药材长 15～35cm，无毛或花轴上被疏毛。根纤细。茎丛生，较细，方柱形，表面暗紫色或棕绿色。叶对生，有短柄，叶片多皱缩，展平后呈三角状卵形或披针形，长 1.5～3cm，宽 0.5～1cm，先端钝，基部宽楔形，全缘或有少数不明显的钝齿，上表面暗绿色，下表面灰绿色。花单生于茎枝上部叶腋，花萼裂片钝或较圆，花冠二唇形，棕黄色或浅蓝紫色，长约 1.2cm，被毛。果实扁球形，浅棕色。气微，味微苦。

饮片　本品呈不规则的段。茎方柱形，中空，表面暗紫色或棕绿色。叶对生，多破碎，上表面暗绿色，下表面灰绿色。花冠唇形，棕黄色或浅蓝紫色，被毛。花萼下唇裂片钝或较圆。果实扁球形，浅棕色。气微，味微苦。

【显微鉴别】　（1）本品茎横切面　茎类方形。表皮细胞 1 列，类长方形，外被角质层，可见气孔、腺鳞。四棱脊处具 2～4 列皮下纤维，木化。皮层细胞类圆形。内皮层细胞 1 列。中柱鞘纤维单个或成群，断续成环，四角较密集。维管束外韧型，四棱脊处较为发达。韧皮部狭窄。形成层成环。木质部由导管、木纤维和木薄壁细胞组成。髓部宽广，薄壁细胞类圆形，可见壁孔，中部常空洞状。

（2）叶片粉末　灰绿色。叶表皮细胞不规则形，垂周壁波状弯曲，气孔直轴式或不定式。腺鳞头部 4～8 个细胞，柄单细胞。非腺毛 1～3～（5）个细胞，先端弯曲，具壁疣，基部具放射状纹理。腺毛少见，头部 1～4 个细胞，柄 1～4 细胞。

【化学成分】　含黄酮类成分，主要为野黄芩苷、黄芩素等成分，尚含生物碱、β - 谷甾醇和硬脂酸等。

【理化鉴别】　取半枝莲对照药材 1g，制成对照药材溶液。再取木犀草素对照品、芹菜素对照品，分别加甲醇制成每 1ml 含 1mg 的溶液，作为对照品溶液。照薄层色谱法分别点于同一硅胶 G 薄层板上，以甲苯 – 甲酸乙酯 – 甲酸（3∶3∶1）为展开剂，以 1% 三氯化铝乙醇溶液置紫外光（365nm）下检视。供试品色谱中，在与对照品药材色谱和对照品色谱相应的位置上，显相同颜色的荧光斑点。

【质量评价】

（1）经验鉴别　以色绿、味苦者为佳。

（2）杂质不得过 2.0%。

（3）水分不得过 12.0%，总灰分不得过 10.0%，酸不溶性灰分不得过 3.0%。

（4）浸出物　照水溶性浸出物测定法项下的热浸法测定，不得少于 18.0%。

（5）含量测定　照高效液相色谱法测定，本品含野黄芩苷（$C_{21}H_{18}O_{12}$）不得少于 0.20%，总黄酮以野黄芩苷（$C_{21}H_{18}O_{12}$）计，不得少于 1.50%。

【性味功效】　辛、苦，寒。清热解毒，化瘀利尿。

荆 芥 Jingjie

Schizonepetae Herba

【来源】 为唇形科（Labiatae）植物荆芥 *Schizonepeta tenuifolia* Briq. 的干燥地上部分。

【产地】 主产于江苏、河南、河北、山东和浙江等地。多为栽培。

【采收加工】 8～9月当花开到顶端，穗绿时割取地上部分，除去杂质晒干为荆芥。北方将穗与梗分开，称为荆芥穗与荆芥梗。

饮片：除去杂质，喷淋清水，洗净，润透，于50℃烘1小时，切段，晒干。

【性状鉴别】 茎呈方柱形，上部有分枝，长50～80cm，直径0.2～0.4cm。表面淡紫红或淡黄绿色，被短柔毛。体轻，质脆，断面类白色。叶对生，多已脱落，叶片3～5羽状分裂，裂片细长。枝顶端着生穗状轮伞花序，长2～9cm，花冠多已脱落；宿萼钟形，顶端5齿裂；淡棕色或黄绿色，被短柔毛，内藏棕黑色小坚果。气芳香，味微涩而辛凉。（图14－14）

饮片：本品呈不规则的段。茎呈方柱形，切面类白色。叶多已脱落。其他鉴别特征同原药材。

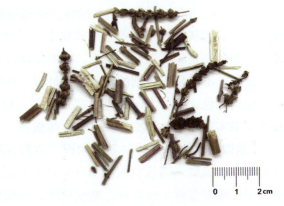

图14－14　荆芥饮片图

【显微鉴别】 本品粉末黄棕色。①宿萼表皮细胞垂周壁深波状弯曲。②腺鳞头部8个细胞，直径96～112μm，柄单细胞，棕黄色。③小腺毛头部1～2细胞，柄单细胞。④非腺毛1～6个细胞，大多具壁疣。⑤外果皮细胞表面观多角形，壁黏液化，胞腔含棕色物；断面观细胞类方形或类长方形，胞腔小。⑥内果皮石细胞淡棕色，表面观垂周壁深波状弯曲，密具纹孔。⑦纤维直径14～43μm，壁平直或微波状。

【化学成分】 全草含挥发油1%～2%，穗含挥发油4.11%，油中主要成分为右旋薄荷酮（*d*－menthone）约42.9%、消旋薄荷酮、左旋胡薄荷酮（*l*－pulegone，约33.9%），另含少量右旋柠檬烯（*d*－limonene）、α－蒎烯（α－pinene）等。从荆芥穗中分离出新的单萜苷、荆芥苷（schizonepetoside A，B，C，D，E）、荆芥醇（schizonol）等。

【理化鉴别】 本品石油醚（60～90℃）冷浸液作为供试品溶液，荆芥对照药材同法制成对照药材溶液。用硅胶H薄层板，以正己烷－乙酸乙酯（17：3）为展开剂。喷以5%香草醛的5%硫酸乙醇溶液，105℃下加热显色。供试品色谱中，在与对照药材色谱相应的位置上，显相同颜色的斑点。

【质量评价】

（1）经验鉴别　以色淡黄绿、穗长而密、香气浓者为佳。

（2）检查　水分不得过12.0%；总灰分不得过10.0%；酸不溶性灰分不得过3.0%；挥发油不得少于0.60%（ml/g）。

（3）含量测定　照高效液相色谱法测定，含胡薄荷酮（$C_{10}H_{16}O$），不得少于0.020%。

【性味功效】 性温，味辛。解表祛风透疹，炒炭止血。

知识拓展

荆芥与香薷的比较

	来源	药用部位	主要性状	主要成分	性味功效
荆芥	唇形科植物荆芥 *Schizonepeta tenuifolia* Briq.	地上部分	茎表面淡紫红或淡黄绿色，被短柔毛。叶对生，3～5羽状分裂。顶生穗状轮伞花序，花冠多已脱落	右旋薄荷酮、消旋薄荷酮、左旋胡薄荷酮、右旋柠檬烯、对聚伞花烯、荆芥苷、香叶木素、荆芥内酯	性温，味辛。解表祛风透疹，炒炭止血
香薷	唇形科植物石香薷 *Mosla chinensis* Maxim. 或江香薷 *Mosla chinensis* 'Jiangxiangru' 前者习称"青香薷"，后者习称"江香薷"	地上部分	青香薷：上部黄绿色或淡黄色、全体密被白色茸毛。穗状花序顶生及腋生。节明显。叶呈披针形，边缘有3～5浅锯齿，表面可见凹下的腺点，暗绿色或黄绿色。青香薷叶黄绿色，边缘有5～9浅锯齿，表面具疏网纹	香荆芥酚、百里香酚、对伞花烃、γ-松油烯、香柠檬烯、α-丁香烯、麝香草酚、α-侧柏酮、α-芳樟醇	性微温，味辛。发汗解表，和中利湿

益母草 Yimucao

Leonuri Herba

【来源】 为唇形科（Labiatae）植物益母草 *Leonurus japonicus* Houtt. 的新鲜或干燥地上部分。

【产地】 全国各地均有野生或栽培。

【采收加工】 鲜品春季幼苗期至初夏花前期采割，除去杂质，迅速洗净；干品夏季当茎叶生长茂盛，花未开或刚开放，割取茎的上部，阴干或晒干。

饮片：除去杂质，迅速洗净，略润，切段，干燥。

【性状鉴别】

（1）鲜益母草 幼苗期无茎，茎生叶圆心形，边缘5～9浅裂，每裂片有2～3钝齿。花前期茎呈方柱形，上部多分枝，四面凹下成纵沟，长30～60cm，直径0.2～0.5cm；表面青绿色；折断面中部有髓。叶交互对生，有柄；叶片青绿色，质鲜嫩，揉之有汁；下部茎生叶掌状3裂，上部叶羽状深裂或浅裂成3片，裂片全缘或具有少数锯齿。气微，味微苦。（图14-15）

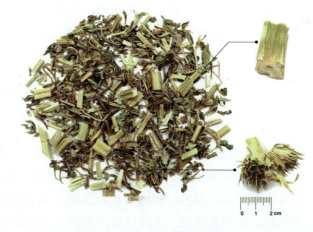

图14-15 益母草饮片图

（2）饮片：茎方形，四面凹下成纵沟，灰绿色或黄绿色。切面中部有白髓。叶片灰绿色，多皱缩、破碎。轮伞花序腋生，花黄棕色，花萼筒状，花冠二唇形。气微，味微苦。

【显微鉴别】

（1）茎横切面 ①表皮细胞外被角质层，表面着生非腺毛和腺毛，非腺毛由1～4个细胞组成，上部尖而弯曲；腺毛头部由1～4个细胞组成；表皮下有厚角组织，集中在4个棱角处。②皮层为数列薄壁细胞，细胞中含叶绿体、淀粉粒、草酸钙小棱晶及针晶。③韧皮部较狭小，其外侧散生有少数纤维束，形成层不明显。④木质部在四棱处较发达。⑤髓部较大，为具单纹孔的大形薄壁细胞组成，含小针晶与小方晶。鲜品近表皮部分皮层薄壁细胞含叶绿体。

（2）叶表面制片　①叶表面上、下表皮均具与茎相同的腺毛和非腺毛。②下表皮可见小型气孔，多为直轴式，少为不定式。③叶肉组织中亦含有小棱晶和小针晶。

【化学成分】全草含益母草碱（leonurine）约0.05%（开花初期仅含微量，中期逐渐增高），水苏碱（stachydrine）、芸香碱、延胡索酸、亚麻酸、苯甲酸、p-亚油酸、月桂酸及二萜化合物（prehiopanolone）等。

【理化鉴别】以益母草粉末回流提取液做为供试品。以盐酸水苏碱对照品为对照。硅胶G薄层板，以丙酮-无水乙醇-盐酸（10：6：1）为展开剂。喷以稀碘化铋钾试液-三氯化铁试液（10：1）显色。供试品色谱中，在与对照品色谱相应的位置上，显相同颜色的斑点。

【质量评价】

（1）经验鉴别　以质嫩、叶多、色灰绿为佳；质老、枯黄、无叶者不可供药用。

（2）含量测定　照高效液相色谱法测定。本品按干燥品计算，含盐酸益母草碱不得少于0.050%，含盐酸水苏碱不得少于0.50%。

【性味功效】性微寒，味辛、苦。活血调经、利尿消肿。

附：

茺蔚子 Leonuri Fructus

为唇形科植物益母草 *Leonurus japonicus* Houtt. 的干燥成熟果实。呈三棱形，长2~3mm，宽约1.5mm。表面灰棕色至灰褐色，有深色斑点，一端稍宽，平截状，另一端减窄而钝尖。果皮薄，子叶类白色，富油性。味辛、苦，微寒。具有活血调经，清肝明目的作用。

薄荷 Bohe
Menthae Haplocalycis Herba

【本草考证】始载于《唐本草》。苏颂谓："薄荷处处有之。茎叶似荏而尖长，经冬根不死，夏秋采茎叶曝干。"李时珍谓："薄荷，人多栽莳。二月宿根生苗，清明前后分之。方茎赤色、其叶对生、初时形长而头圆，及长则尖。……苏州所莳者，茎小而气芳，江西者稍粗，川蜀者更粗，入药以苏产为胜。"可知明代苏、赣、蜀已栽培了薄荷，迄今该三省仍为我国主要薄荷主产地，说明古今薄荷品种一致。

【来源】为唇形科（Labiatae）植物薄荷 *Mentha haplocalyx* Briq. 的干燥地上部分。

【植物形态】多年生芳香草本。茎方形，直立，高20~80cm，被逆生的长柔毛及腺点。单叶对生，叶片短圆状披针形或披针形，长3~7cm，宽1~3cm，两面有疏柔毛及黄色腺点；叶柄长2~15mm。轮伞花序腋生；萼钟形，10脉，5齿，外被白色柔毛及腺点；花冠淡紫色，4裂，上裂片顶端微2裂；雄蕊4，前对较长，均伸出花冠外，小坚果4，卵圆形，黄褐色。花期7~9月，果期10月。

【产地】主产于江苏的太仓、浙江、湖南等省地。江苏省为薄荷的主产区。

【采收加工】7～8月割取地上部分（称头刀），供提取挥发油用；10～11月割取（称"二刀"）供药用。夏秋二季茎叶茂盛或花开至三轮时，选晴天，分次采割，晒干或阴干。

饮片：除去老茎及杂质，略喷清水，稍润，切短段，及时低温干燥。

【性状鉴别】茎方柱形，有对生分枝，长15～40cm，直径0.2～0.4cm，表面紫棕色或淡绿色，棱角处具茸毛，有节和棱。质脆，易折断。断面白色，中空。叶对生，多卷缩或破碎，展平后呈宽披针形、长椭圆形或卵形，表面深绿色，下面灰绿色，有时可见腋生的花序上残留花萼。轮伞花序腋生，花萼钟状，先端5齿裂，花冠淡紫色。揉之有特殊的清凉芳香气，味辛、凉。

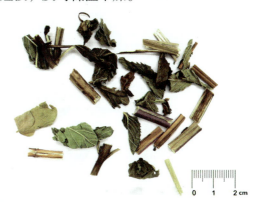

图 14 – 16 薄荷饮片图

饮片：呈不规则的段。茎方柱型，表面紫棕色或淡绿色，具纵棱线，棱角处具茸毛。切面白色，髓部中空。叶多破碎，上表面深绿色，下表面灰绿色，稀被茸毛。轮伞花序腋生，花萼钟状，先端5齿裂，花冠淡紫色。揉搓后有特殊清凉香气，味辛凉。（图14 – 16）

【显微鉴别】

（1）茎横切面 呈四方形。①表皮为1列长方形细胞，外被角质层，有扁球形腺鳞、单细胞头的腺毛和非腺毛。②皮层为数列薄壁细胞，排列疏松。③四角有明显的棱脊，向内有10余列厚角细胞。④内皮层1列，凯氏点清晰可见。⑤维管束于四角处发达，与相邻两角间具数个小维管束；韧皮部细胞较小，呈狭环状；形成层成环；木质部在四棱处发达，射线宽窄不一。⑥髓部由大型薄壁细胞组成，中心常有空隙，薄壁细胞中含橙皮苷结晶。

（2）叶横切面 ①上表皮细胞呈方形，下表皮细胞较小，均扁平；具平轴式气孔；有腺鳞，头部为多细胞，柄为单细胞；并有多细胞非腺毛。②栅栏组织为1列薄壁细胞。③海绵组织为4～5列不规则的薄壁细胞组成，主脉上下表皮内方有厚角组织及薄壁组织。④主脉维管束外韧形，木质部导管常2～6个排列成行，韧皮部较小。⑤薄壁细胞和少数导管内有针簇状橙皮苷结晶。（图14 – 17）

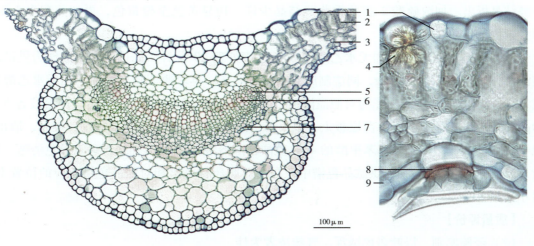

图 14 – 17 薄荷叶横切面组织特征图

1. 上表皮 2. 栅栏组织 3. 海绵组织 4. 橙皮苷结晶 5. 主脉维管束 6. 木质部 7. 韧皮部 8. 腺鳞 9. 下表皮

（3）粉末 黄绿色。①表皮细胞表面观壁薄，呈波状弯曲，下表皮有众多直轴式气孔。②腺鳞的腺头呈扁圆球形，由 8 个分泌细胞排列成辐射状，腺头外围有角质层，与分泌细胞的间隙处有浅黄色油质，腺柄单细胞，极短，四周表皮细胞作辐射状排列。③腺毛为单细胞头、单细胞柄。④非腺毛由 2~8 个细胞组成，常弯曲，壁厚，有疣状突起。（图 14 - 18）

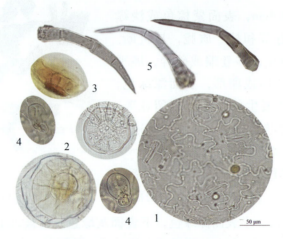

图 14 - 18　薄荷粉末显微特征图
1. 表皮及气孔　2. 腺鳞顶面观　3. 腺鳞侧面观　4. 小腺毛　5. 非腺毛

【化学成分】全草含薄荷油 1.3% ~2.0%，穗含挥发油 4.11%，油中主含 l-薄荷脑（l-menthol）62.3% ~87%，其次为 l-薄荷酮（l-menthone）约 10% 及薄荷酯 3% ~6% 等。温度稍低时即析出大量无色薄荷脑晶体。叶尚含苏氨酸（threonine）、谷氨酸、丙氨酸、天冬酰胺等多种游离氨基酸。叶中含油量以盛蕾期最高，而原油含脑量则盛花期最高。

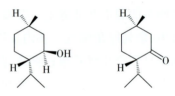

薄荷脑（menthol）　l-薄荷酮（l-menthone）

【理化鉴别】

（1）取粉末少量，经微量升华得油状物，略放置，置显微镜下观察，渐见有针簇状薄荷醇结晶析出。加浓硫酸 2 滴及香草醛结晶少许，初显黄色至橙黄色，再加蒸馏水 1 滴，即变紫红色。

（2）取本品粗粉 1g，加无水乙醇 10ml，超声处理 20 分钟，滤过，取滤液作为供试品溶液。另取薄荷对照药材 1g，同法制成对照药材溶液。再取薄荷脑对照品，加无水乙醇制成每 1ml 含 2mg 的溶液，作为对照品溶液。照薄层色谱法试验，吸取上述三种溶液各 5~10μl，分别点于同一硅胶 G 薄层板上，以甲苯-乙酸乙酯（9:1）为展开剂，展开，取出，晾干，喷以 2% 对二甲氨基苯甲醛的 40% 硫酸乙醇溶液，在 80℃加热至斑点显色清晰，置紫外光（365nm）下检视。供试品色谱中，在与对照药材色谱和对照品色谱相应的位置上，显相同颜色的荧光斑点。

【质量评价】

（1）经验鉴别　以叶多色绿深、气味浓者为佳。

（2）检查　叶不得少于 30%。

（3）水分　不得过 15.0%；饮片水分不得过 13.0%。总灰分不得过 11.0%，酸不溶性灰分不得过 3.0%。

（4）含量测定　照挥发油测定法测定，本品含挥发油不得少于 0.80%（ml/g）；饮片不得少于 0.40%（ml/g）。照气相色谱法测定，本品接干燥品计算，含薄荷脑（$C_{10}H_{20}O$）不得少于 0.20%；饮片不得少于 0.13%。

【性味功效】性凉、味辛。宣散风热，清利头目，透疹。

> ## 知识拓展
>
> （1）我国薄荷脑产量占世界首位，在国际市场上颇有声誉。薄荷素油又称薄荷油，《中国药典》（2020 年版）规定，含薄荷脑（$C_{10}H_{20}O$）应为 28.0%~40.0%，它与薄荷脑一样，作为芳香药、调味药及驱风药使用。
>
> （2）根据报道薄荷 *Mentha haplocalyx* Briq. 和辣薄荷 *Mentha piperita* L. 为国内薄荷的主流药材。近年来还引种了水薄荷 *Mentha aquatica* L. 和伏地薄荷 *Mentha pulegium* L. 这 4 种薄荷以薄荷含油量最高。其次为辣薄荷。水薄荷和伏地薄荷不含薄荷脑和薄荷酮，但胡薄荷酮（pulegone）含量最高，为其主要成分。

泽 兰 Zelan

Lycopi Herba

本品为唇形科（Labiatae）植物毛叶地瓜儿苗 *Lycopus lucidus* Turcz. var. *hirtus* Regel 的干燥地上部分。药材茎呈方柱形，少分枝，四面均有浅纵沟，长 50~100cm，直径 0.2~0.6cm；表面黄绿色或带紫色。节处紫色明显，有白色茸毛；质脆，断面黄白色，髓部中空。叶对生，有短柄或近无柄；叶片多皱缩，展平后呈披针形或长圆形，长 5~10cm；上表面黑绿色或暗绿色，下表面灰绿色，密具腺点，两面均具有短毛；先端尖，边缘有锯齿。花簇生，叶腋成轮状，花冠多脱落，苞片及花萼宿存，黄褐色。气微，味淡。以质嫩、叶多、色绿者为佳。饮片：呈不规则的段。茎方柱形，表面和切面性状同原药材。叶多破碎，展平后呈披针形或长圆形，边缘有锯齿。有时可见轮伞花序。性温，味苦、辛。活血化瘀，通经利水。

香 薷 Xiangru

Moslae Herba

本品为唇形科（Labiatae）植物石香薷 *Mosla chinensis* Maxim. 或江香薷 *M. chinensis* 'Jiangxiangru' 的干燥地上部分。前者习称"青香薷"，后者习称"江香薷"。江香薷多扎成大把，长 30~50cm，基部紫红色，上部黄绿色或淡黄色，全体密被白色柔毛。茎方柱形，直径 1~2mm，节明显，节间长 4~7cm。质较柔软。叶多皱缩或脱落，叶展平后呈披针形，长 3~6cm，宽 0.6~1cm，边缘具 5~9 个疏浅锯齿。表面可见凹下的腺点，暗绿色或黄绿色。茎顶有果穗，宿萼钟状，淡紫红色或灰绿色，先端 5 裂，密被茸毛。小坚果置放大镜下，可见凹下小点。揉搓有浓清香味，味凉而微辛。青香薷较短小，长 20~40cm，节间长 4~7cm。叶暗绿色或黄绿色，边缘具 3~5 疏浅锯齿，花序较短。气香而微浊，味辛凉。均以枝嫩、穗多、香气浓者为佳。性微温，味辛。发汗解表，和中利湿。

肉苁蓉 Roucongrong

Cistanches Herba

【本草考证】始载于《神农本草经》，列为上品。陶弘景谓："第一出陇西，形扁广，柔润多花而味甘。次出北地者，形短而少花。"李时珍谓："此物补而不峻，古有从容之号。"以上的产地和形态特征的记载，与今的肉苁蓉基本一致。

【来源】为列当科（Orobanchaceae）植物肉苁蓉 *Cistanche deserticola* Y. C. Ma 或管花肉苁蓉 *C. tubulosa*（Schrenk）Wight 的干燥带鳞叶的肉质茎。

【植物形态】肉苁蓉高大草本，寄生，高 40 ~ 160cm，大部分地下生。茎不分枝或自基部分 2 ~ 4 枝。叶宽卵形或三角状卵形，生于茎下部的较密，上部的较稀疏并变狭，披针形或狭披针形，两面无毛。花序穗状；花序下半部或全部苞片较长，与花冠等长或稍长。花萼钟状，顶端 5 浅裂。花冠筒状钟形，顶端 5 裂，淡黄白色或淡紫色，干后常变棕褐色。雄蕊 4 枚。雌蕊子房椭圆形，花柱比雄蕊稍长，无毛，柱头近球形。蒴果卵球形，顶端常具宿存的花柱，2 瓣开裂。种子椭圆形或近卵形，外面网状，有光泽。花期 5 ~ 6 月，果期 6 ~ 8 月。

【产地】主产于内蒙古、新疆、青海、甘肃、陕西等省区，以内蒙古产量最大。

【采收加工】药材多于春季苗刚出土时或冬季冻土之前采挖，除去茎尖，切段，晒干。通常将鲜品置沙土中半埋半露，较全部曝晒干得快，干后即为甜大芸（淡大芸），质佳；秋季采收者因水分大，不易干燥，故将肥大者投入盐湖中腌 1 ~ 3 年（盐大芸），质量较次，药用时须洗去盐分。饮片：除去杂质，洗净，润透，切厚片，干燥。

【性状鉴别】

（1）肉苁蓉　呈扁圆柱形，稍弯曲，长 3 ~ 15cm，直径 2 ~ 8cm；表面棕褐色或黑棕色，密被覆瓦状排列的肉质鳞片，通常鳞片先端已断，各叶基间有纵槽纹；体重，质硬，微有柔性，不易折断，断面棕褐色，淡棕色点状维管束排列成波状环纹，有时中空；表面和断面在亮处可见结晶样小亮点；气微，味甜、微苦。

（2）管花肉苁蓉　呈类纺锤形、扁纺锤形或扁柱形，稍弯曲，长 5 ~ 25cm，直径 2.5 ~ 9cm；表面棕褐色或黑棕色，断面颗粒状，灰棕色至灰褐色，散生点状维管束。

（3）饮片　肉苁蓉片呈不规则形的厚片。表面棕褐色或灰棕色。有可见的肉质鳞叶。切面有淡棕色或棕黄色的点状维管束，排列成波状环纹。气微，微甜、微苦。（图 14 - 19）

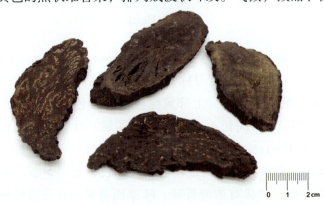

图 14 - 19　肉苁蓉饮片图

管花肉苁蓉片切面散生点状维管束。

【显微鉴别】横切面：①表皮为一列扁平细胞，外被有角质层。②外侧细胞含黄色或淡黄棕色色素。③皮层由数十层薄壁细胞组成。④中柱维管束排列成波状弯曲的环。⑤木质部导管多数成群。⑥髓射线明显，髓部呈星状。⑦薄壁细胞中充满淀粉粒。（图 14 – 20）

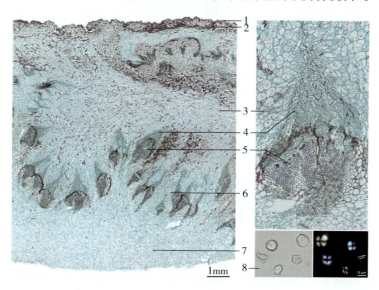

图 14 – 20　肉苁蓉横切面组织特征图

1. 表皮　2. 含色素细胞　3. 皮层　4. 韧皮部　5. 木质部　6. 射线　7. 髓　8. 淀粉粒

【化学成分】主含苯乙醇苷类化合物，如松果菊苷（echinacoside）、毛蕊花糖苷（麦角甾苷或类叶升麻苷，acteoside）、肉苁蓉苷 A ~ H（cistanoside A ~ H）等。

【理化鉴别】取本品粉末超声提取液作为供试品溶液。以松果菊苷对照品和毛蕊花糖苷对照品作为对照，聚酰胺板，以甲醇 – 醋酸 – 水（2∶1∶7）溶液为展开剂。置紫外光灯（365nm）下检视。供试品色谱中，在对照品色谱相应的位置上，显相同颜色的斑点。

松果菊苷　　　　　　　　　　　　　　　毛蕊花糖苷

【质量评价】

（1）经验鉴别　肉苁蓉以肉质茎粗壮肥大、密被鳞叶、表面棕褐色者为佳。

（2）浸出物　照醇溶性浸出物测定法下的冷浸法测定，肉苁蓉不得少于 35.0%，管花肉苁蓉不得少于 25.0%。

（3）含量测定　照高效液相色谱法测定，肉苁蓉含松果菊苷（$C_{35}H_{46}O_{20}$）和毛蕊花糖苷（$C_{29}H_{36}O_{15}$）总量不得少于 0.30%。管花肉苁蓉含松果菊苷（$C_{35}H_{46}O_{20}$）和毛蕊花糖苷

（$C_{29}H_{36}O_{15}$）总量不得少于1.5%。

【性味功效】性温，味甘、咸。补肾阳，益精血，润肠通便。

锁 阳 Suoyang

Cynomorii Herba

本品为锁阳科（Cynomoriaceae）植物锁阳 *Cynomorium songaricum* Rupr. 的干燥肉质茎。药材呈扁圆柱形，微弯曲，长5～15cm，直径1.5～5cm。表面棕色或棕褐色，粗糙，具明显纵沟及不规则凹陷，有的残存三角形的黑棕色鳞片。体重，质硬，难折断，断面浅棕色或棕褐色，有黄色三角状维管束。气微，味甘而涩。本品味甘，性温，补肾阳，益精血，润肠通便。

穿 心 莲 Chuanxinlian

Andrographis Herba

【本草考证】始载于《印度药典》。我国20世纪50年代在广东、福建民间有引种栽培。70年代开始大量使用，多为中成药原料。

【来源】为爵床科（Acanthaceae）植物穿心莲 *Andrographis paniculata*（Burm. f.）Nees 的干燥地上部分。

【植物形态】一年生草本。茎四方形，多分枝且对生，节稍膨大。叶对生，卵状披针形至披针形，纸质，叶面光亮，深绿色，叶柄短。圆锥花序顶生或腋生；花淡紫色，二唇形；花萼5深裂，外被腺毛；花冠唇瓣向外反卷，外面有毛，下唇3裂，内面有紫色花斑；雄蕊2；子房上位，2室。蒴果长椭圆形至线形，似橄榄状，2瓣裂；种子多数。花期5～9月，果期7～10月。

【产地】主产于广东、广西、福建等省。现云南、四川、江苏、江西等省有栽培。

【采收加工】秋初茎叶茂盛时采割，质量佳（穿心莲总内酯含量最高），晒干。

饮片：除去杂质，洗净，切段，干燥。

【性状鉴别】茎呈方柱形，多分枝，长50～70cm，节稍膨大；质脆，易折断。单叶对生，叶柄短或无柄；叶片皱缩易碎，完整者展开后呈披针形或卵状披针形，长3～12cm，宽2～5cm，先端渐尖，基部楔形下延，全缘或波状，叶上面绿色，下面灰绿色，两面光滑。气微，味极苦。

饮片：呈不规则的段。茎方柱形，节稍膨大，切面不平坦，具白色髓。叶片多皱缩或破碎，完整者展开后性状同药材形状特征。气味同原药材。（图14-21）

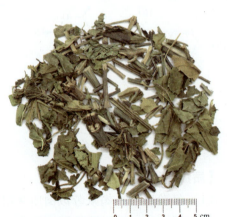

图14-21 穿心莲饮片图

【显微鉴别】

（1）茎横切面 呈方形，四角外突。①表皮细胞长方形或类圆形，外壁加厚，角质化；有的细胞内含碳酸钙结晶（钟乳体）；腺鳞及气孔。②皮层薄，细胞切向延长，含叶绿体，外侧有厚角组织，于角隅处较多。③内皮层明显。④韧皮部外侧有纤维，多单个散在。⑤木质部发达，导管散生，木纤维多，木射线细胞1列，内含淀粉粒。⑥髓部薄壁细胞排列疏松，环髓部位有的细胞含钟乳体。（图14-22）

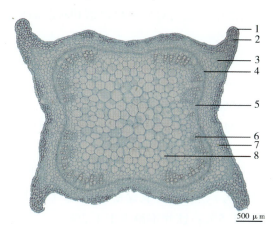

图14-22 穿心莲茎横切面组织特征图

1. 表皮　2. 厚角组织　3. 皮层　4. 内皮层　5. 韧皮部　6. 木质部　7. 钟乳体　8. 髓

（2）叶片中部横切面　①表皮为1列薄壁细胞，上表皮细胞类方形或类长方形，多切向延长；下表皮细胞较小，形状不规则。上下表皮较大的细胞中含钟乳体。均被腺鳞，有时可见非腺毛。②叶肉栅栏细胞1列，并通过中脉；海绵细胞4~5列，形状不规则，细胞间隙大。③主脉上面突起呈三角形，上下表皮内侧有厚角组织。维管束外韧形；呈凹槽状；木质部导管3~5列，每列2~3个，上方薄壁细胞内含钟乳体。

（3）叶粉末　鲜绿色。①含钟乳体晶细胞甚多，常多数散在，卵形，椭圆形或长圆形，长48~210μm，直径30~67μm；亦有2个相接的双钟乳体。②气孔直轴式，副卫细胞大小悬殊，少数为不定式。③腺鳞头部扁球形，4个、

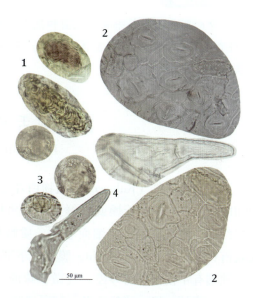

图14-23 穿心莲粉末特征图

1. 含钟乳体晶细胞　2. 气孔　3. 腺鳞　4. 非腺毛

6个或8个细胞，直径27~33μm，柄仅3μm。④非腺毛呈圆锥形由1~3个细胞组成，长至144μm，先端钝圆，基部直径至40μm，具角质线纹。另有细尖的单细胞毛，平直或先端呈钩状，表面光滑。（图14-23）

【化学成分】穿心莲内酯（andrographolide）、脱水穿心莲内酯（dehydroandrographolide）、新穿心莲内酯（neo-andrographolide）、去氧穿心莲内酯（deoxyandrographolide）、高穿心莲内酯、穿心莲酮、穿心莲烷、汉黄芩素、β-谷甾醇-d-葡萄糖苷等。

【理化鉴别】取穿心莲对照药材0.5g，加40%甲醇25ml，超声处理30分钟，滤过，滤液作为对照药材溶液。照薄层色谱法（通则

穿心莲内酯

0502）试验，吸取【含量测定】项下的对照品溶液、供试品溶液和上述对照药材溶液各 10 μl，分别点于同一硅胶 G 薄层板上，以三氯甲烷 – 甲苯 – 甲醇（8∶1∶1）为展开剂，展开，取出，晾干，喷以 10% 硫酸乙醇溶液，在 105℃ 加热至斑点显色清晰，在紫外光（365 nm）下检视。供试品色谱中，在与对照药材色谱和对照品色谱相应的位置上，显相同颜色的荧光斑点。

【质量评价】

（1）经验鉴别　以色绿、叶多者为佳。

（2）检查　叶不得少于 30%；饮片叶不得少于 25%。

（3）浸出物　照醇溶性浸出物测定法项下的热浸法测定，用乙醇作溶剂，不得少于 8.0%。

（4）含量测定　照高效液相色谱法测定，本品按干燥品计算，含穿心莲内酯（$C_{20}H_{30}O_5$）、新穿心莲内酯（$C_{26}H_{40}O_8$）、14 – 去氧穿心莲内酯（$C_{20}H_{30}O_4$）和脱水穿心莲内酯（$C_{20}H_{28}O_4$）的总量不得少于 1.5%；饮片不得少于 1.2%。

【性味功效】性寒，味苦。清热解毒，消肿止痛。

知识拓展

　　穿心莲内酯等苦味素是抗菌和抗钩端螺旋体的有效成分。穿心莲内酯在叶中的含量达 2% 以上。10～11 月开花前采收，若迟到来年 1 月，其含量降至 0.5%。根和种子中无此类成分。

白花蛇舌草 Baihuasheshecao

Hedyotidis Diffusae Herba

　　本品为茜草科（Rubiacea）植物白花蛇舌草 *Hedyotis diffusa* Willd.［*Oldencandia diffusa*（Willd.）Roxb.］的干燥或新鲜全草。药材常扭缠成团状，灰绿色或灰棕色。主根 1 条，须根纤细，淡灰棕色。茎细而卷曲，质脆易折断，中央有白色髓部。叶多破碎，极皱缩，易脱落；有托叶，长 1～2mm，膜质，下部联合，顶端有细齿。花腋生，多具梗。蒴果扁球形，顶端有 4 枚宿存的萼齿。气微，味淡。以果实饱满，茎叶绿褐色，叶小质嫩者佳。本品性凉，味甘、淡。清热解毒，利尿消肿，活血止痛。

茵陈 Yinchen

Artemisiae Scopariae Herba

　　【本草考证】茵陈蒿始载于《神农本草经》，列为上品。陶弘景谓："似蓬蒿而叶紧细。秋后茎枯，经冬不死，至春又生。"苏颂谓："春初生苗，高三五寸，似蓬蒿而叶紧细，无花实，五月、七月采茎叶阴干，今谓之山茵陈。"李时珍谓："今山茵陈二月生苗，其茎如艾。其叶如淡色青蒿而背白，叶岐紧细而扁整。九月开细花黄色，结实大如艾子……。"以上所述特征与现今应用的茵陈蒿和滨蒿相似。可谓古今用药的品种一致。

　　【来源】为菊科（Compositae）植物滨蒿 *Artemisia scoparia* Waldst. et. Kit. 或茵陈蒿 *Artemisia capillaris* Thunb. 的干燥地上部分。春季采收幼苗的习称"绵茵陈"，秋季采收的习称

"花茵陈"。

【植物形态】

（1）茵陈蒿 多年生草本，高 30～100cm，幼苗密被灰白色细柔毛，老时脱落；茎直立，多分枝。基生叶有柄，2～3 回羽状全裂或掌状分裂，最终裂片线形；花枝叶无柄，羽状全裂成丝状。头状花序圆锥状，花序直径 1.5～2mm；总苞球形，总苞片 3～4 层；花杂性，每一花托上着生两性花和雌花各约 5 朵，均为淡紫色管状花，雌性花较两性花长，中央仅有一雌蕊，柱头 2 裂呈叉状，伸出花冠外；两性花聚药，雌蕊 1，柱头头状，不分裂，不伸出。瘦果长圆形，无毛，长约 0.7mm。花期 9～10 月，果期 11～12 月。

（2）滨蒿 与茵陈蒿不同点为一年生或二年生草本，高 30～60cm，基生叶有长柄，较窄，叶片宽卵形，裂片稍卵状，疏离，茎生叶线形，头状花序直径约 1mm，外层雌花 5～7 朵，中部两性花约 4 朵。

【产地】 茵陈蒿主产于陕西、山西和安徽等省。滨蒿主产于东北地区及河北、山东等省。以陕西所产者质量最佳（西茵陈）。

【采收加工】 绵茵陈于春季幼苗高 6～10cm 采收，除去老茎及杂质、晒干；花茵陈于秋季花蕾长成时采割。

饮片：除去残根及杂质，搓碎或切碎。绵茵陈筛去灰屑。

【性状鉴别】

（1）绵茵陈 多卷曲成团状，灰白色或灰绿色，全株密被灰白色茸毛，绵软如绒。茎上或由基部着生多数具叶柄的叶，长 0.5～2cm，叶柔软，皱缩并卷曲，展开后叶片呈 1～3 回羽状深裂，裂片线形，全缘。茎细小，一般长 1.5～2.5cm，直径 1.5～3mm，除去表面白色绒毛后可见明显纵纹。质脆，易折断。气清香，味微苦。

（2）花茵陈 茎呈圆柱形，多分枝，长 30～100cm，直径 2～8mm，表面淡紫色或紫色，有纵条纹，被短柔毛，体轻，质脆，断面类白色。叶密集或多脱落。下部叶 2～3 回羽状深裂，裂片条形或细条形，两面密被白色柔毛；茎生叶 1～2 回羽状全裂，基部抱茎，裂片细丝状，头状花序卵形，多数集成圆锥状，长 1.2～1.5mm，直径 1～1.2mm，有短梗；总苞片 3～4 层，卵形，苞片 3 裂；外层雌花 6～10 个，可多达 15 个，内层两性花 2～10 个；瘦果长圆形，黄棕色。气芳香，味微苦。（图 14–24）

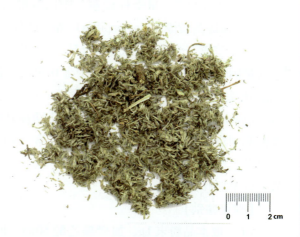

图 14–24 茵陈蒿饮片图

【显微鉴别】 绵茵陈粉末灰绿色。①上表皮细胞壁较平直，下表皮细胞壁波状弯曲，上下表皮均有气孔，为不定式，副卫细胞 3～5 个。②非腺毛"T"字型，长 600～1700μm，左右两臂不等长，壁厚，木化，基部 1～2 个细胞，极扁短。③叶片裂片顶端钝圆或稍狭，表皮细胞较小，气孔少见。④腺毛少，顶面观呈鞋底形，由 6～8 个细胞上下成对叠而成，多充满淡黄色油状物质，直径 15～22μm，左右两臂不等长，壁厚，木化，基部 1～3 个细胞，极扁短。（图14–25）

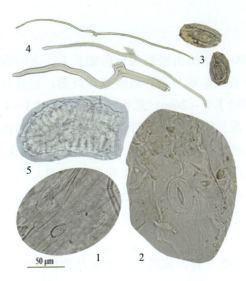

图 14-25　茵陈蒿叶粉末特征图

1. 上表皮细胞　2. 下表皮细胞　3. 腺毛　4. 非腺毛　5. 叶裂片顶端碎片

滨蒿内酯

茵陈二炔酮

6,7-二甲基香豆素

【化学成分】

（1）茵陈蒿　①挥发油类，油中成分有 β-蒎烯、对聚伞花素、莰烯、茵陈二炔酮、茵陈烯酮（capillone）、茵陈二炔等，全草含挥发油0.27%，果穗较多达到1%。②香豆素类，主要有东莨菪内酯、6,7-二甲基马栗树皮素、滨蒿内酯、异东莨菪内酯（isoscopoletin）、茵陈蒿酸A、B（capillartemisin A，B）等，利胆作用的有效成分为香豆素（scoparone），即6,7-二甲氧基香豆素（6,7-dimethoxycoumrin），开花期含量最高达到1.98%。③黄酮类，鼠李柠檬素、中国蓟醇（cirsilineol）、滨蓟黄素、茵陈黄酮（arcapillin）、异茵陈蒿黄酮（isoarcapillin）等。此外，还含绿原酸、咖啡酸等。

（2）滨蒿　含蒿属香豆素、绿原酸、黄酮类化合物和挥发油等。6,7-二甲氧基香豆素含量因部位和季节而异，花蕾中含0.5%，花头和瘦果含2%，花期全草含0.46%，花前期的花头含1.52%。但幼苗不含6,7-二甲氧基香豆素而含对羟基苯乙酮（4-hydroxyacestophenone）等。挥发油在花期高达0.95%，油中主要成分为侧柏醇、正丁醛、糠醛和甲庚烯酮等。花头及种子含滨蒿素（scoparone）0.92%~2%，近年从全草中分得对羟基苯乙酮、少量水杨酸、壬二酸等，前者临床试用对肝炎退黄有一定的作用；水杨酸有较弱的利胆作用。

【理化鉴别】

（1）取本品粉末1g，加95%乙醇50ml，回流1小时，滤过，滤液呈淡黄绿色，滴于滤纸上，置紫外光灯（365nm）下观察。茵陈蒿显砖红色荧光，滨蒿显红色荧光。

（2）绵茵陈　取本品粉末超声提取液作为供试品溶液。以绿原酸对照品作为对照。用硅胶G薄层板，以乙酸丁酯-甲酸-水（7:2.5:2.5）的上层溶液为展开剂。置紫外光灯（365nm）下检视。供试品色谱中，在与对照品色谱相应的位置上，显相同颜色的斑点。

（3）花茵陈　取本品粉末超声提取液作为供试品溶液。以滨蒿内酯对照品作为对照。用硅胶G薄层板，以石油醚（60~90℃）-乙酸乙酯-丙酮（6:3:0.5）为展开剂。置紫外光灯（365nm）下检视。供试品色谱中，在与对照品色谱相应的位置上，显相同颜色的斑点。

【质量评价】

（1）经验鉴别　以质嫩、绵软、色灰白、香气浓者为佳。

（2）检查　水分不得过 12.0%。

（3）浸出物　绵茵陈：照水溶性浸出物测定法项下的热浸法测定，不得少于 25%。

（4）含量测定　绵茵陈：照高效液相色谱法测定，按干燥品计算，含绿原酸（$C_{16}H_{18}O_9$）不得少于 0.50%。

花茵陈：照高效液相色谱法测定，按干燥品计算，含滨蒿内酯（$C_{11}H_{10}O_4$）不得少于 0.20%。

【性味功效】性微寒，味苦、辛；清湿热，利胆退黄。

知识拓展

（1）据报道，北京产滨蒿的利胆有效成分 6，7 - 二甲氧基香豆精的含量以初蕾期至花、果期较高，对羟基苯乙酮的含量以抽茎幼苗期至花前期为高；绿原酸以花前期至花果期为高。秋季比春季采产量大，主要利胆成分含量高。茵陈蒿的利胆成分以开花期为高。

（2）玄参科植物阴行草 *Siphonostegia chinesis* Benth、腺毛阴行草 *S. laeta* S. Moore、松蒿 *Phtheirospermum japonicum*（Thunb.）Kanitz 及唇形科植物牛至 *Origanum vulgare* L. 的全草，在江苏、浙江、江西、广西等部分地区作土茵陈或草茵陈入药。其功效与茵陈不同，应注意鉴别。

青 蒿 Qinghao

Artemisiae Annuae Herba

【来源】为菊科（Compositae）植物黄花蒿 *Artemisia annua* L. 的干燥地上部分。

【产地】全国各地均产。主产于浙江、江苏、湖北、安徽等地。

【采收加工】秋季花盛开时采割，除去老茎，阴干。

饮片：除去杂质，喷淋清水，稍润，切段，干燥。

【性状鉴别】茎呈圆柱形，上部多分枝，长 30～80cm，直径 0.2～0.6cm。表面黄绿色或棕黄色，具纵棱线。质略硬，易折断，折断面黄白色，中部有白色髓。叶互生，暗绿色或棕绿色，卷缩易碎，完整者展平后为 3 回羽状深裂，裂片及小裂片矩圆形或长椭圆形，两面被短毛，气香特异。味微苦，有清凉感。（图 14 - 26）

饮片　本品呈不规则的段，长 0.5～1.5cm。茎呈圆柱形，表面黄绿色或棕黄色，具纵棱线，质略硬，切面黄白色，髓白色。叶片多皱缩或破碎，暗绿色或棕绿色，完整者展

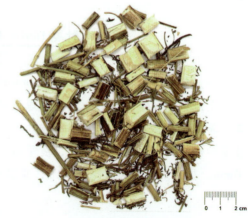

图 14 - 26　青蒿饮片图

平后为三回羽状深裂，裂片及小裂片矩圆形或长椭圆形，两面被短毛。花黄色，气香特异，味微苦。

【显微鉴别】

（1）茎横切面　表皮细胞 1 列，外被角质层，皮层细胞数列，棱角处有厚角组织，维管束环列，有中柱鞘纤维束，纤维木化，木质部有多数纤维，木化，髓部大。

（2）叶表面制片　①表皮细胞不规则，垂周壁波状弯曲，脉脊上的表皮细胞为窄长方形。②不定式气孔微突于表面，保卫细胞肾形。③表皮密布丁字形非腺毛及腺毛，丁字形非腺毛柄细胞3~7个，多为4~5个，腺毛呈椭圆形，常充满黄色挥发油，其两个半圆形分泌细胞的排列方向一般与最终裂片的中脉平行，在中脉附近常可见只具柄细胞的毛，有时可见单细胞线形毛。

【化学成分】①挥发油：黄花蒿全草含挥发油0.3%~0.5%，油中有青蒿酮（artemisia ketone）、异青蒿酮（isoartemisia ketone）、月桂烯（myrene）等。②倍半萜内酯类：如青蒿素（qinghaosu, arteannuin, artemisinin）、青蒿酸（artemisic acid）、青蒿酸甲酯（methylartemisinate）、氢化青蒿素（hydroartemisinin）等。③香豆素类：如东莨菪内酯、滨蒿内酯等。④黄酮类：如中国蓟醇（cirsineol）、去甲中国蓟醇（cirsiliol）等。

青蒿素

【理化鉴别】取本品粉末回流提取液作为供试品溶液。以青蒿素对照品作为对照。硅胶G薄层板，以石油醚（60~90℃）-乙醚（4:5）为展开剂。喷以香草醛硫酸乙醇溶液加热显色。置紫外光灯（365nm）下检视。供试品色谱中，在与对照品色谱相应的位置上，显相同颜色的斑点。

【质量评价】

（1）经验鉴别　以色绿、叶多、香气浓者为佳。

（2）检查　水分不得过14.0%；总灰分不得过8.0%。

（3）浸出物　照醇溶性浸出物测定法项下的冷浸法测定，用无水乙醇作溶剂，不得少于1.9%。

【性味功效】性寒，味苦、辛。解暑清热，抗疟。

附：

牡蒿 Herba Artemisiae Japonica

本品为菊科植物牡蒿 *Artemisia japonica* Thunb. 干燥带花的地上部分。习用名称为香青蒿，在上海等地区作青蒿用。本品呈短段状。茎为圆柱形，直径1~5mm；表面黄棕色至棕褐色，具纵棱线，有的可见互生的枝和叶；切面黄白色，中央髓部；质稍坚。叶片已切断，多皱缩和破碎，暗绿色至褐绿色，展平后可见叶缘呈齿状或浅裂，3裂者中间裂片较宽，约3~6mm。花枝众多，头状花序球形，直径约1mm。香气特异，味微苦。

大 蓟 Daji

Cirsii Japonici Herba

【来源】为菊科（Compositae）植物蓟 *Cirsium japonicum* Fisch. ex DC. 的干燥地上部分。

【产地】主产于安徽、浙江、山东、江苏等省，全国大部分地区均产。

【采收加工】夏秋二季，当花盛开时采割地上部分，除去杂质，洗净晒干。饮片：除去杂质，抢水洗或润软后，切段，干燥。

【性状鉴别】

（1）大蓟草 茎呈圆柱形，表面棕褐色或绿褐色，有数条纵直的棱线，被丝状毛。质略硬而脆，断面灰白色，髓部疏松或中空。叶皱缩，多破碎，绿褐色，边缘具不等长针刺，茎、叶均被灰白色蛛丝状毛。质松脆。头状花序球形或椭圆形，总苞黄褐色，苞片披针形，先端微带紫黑色，花冠常脱落，露出灰白色羽状冠毛。气微，味淡。以色灰绿、叶多者为佳。

（2）饮片 本品呈不规则的段，茎短圆柱形，表面、切面和叶同原药材性状特征；头状花序多破碎。气味同原药材。（图14-27）

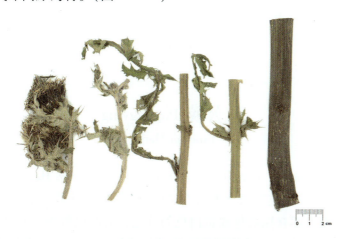

图14-27 大蓟饮片图

【显微鉴别】

（1）根横切面 ①表皮细胞壁木栓化，有时脱落。②皮层较宽，内皮层处有类圆形分泌道，直径 $80 \sim 130 \mu m$，较密的排列成环。内皮层明显。③韧皮部较窄。④形成层断续成环，木质部射线较宽，导管少数，伴有木纤维束，髓明显，薄壁细胞内含菊糖。

（2）叶表面观 ①上表皮细胞多角形，下表皮细胞类长方形，壁波状弯曲。②气孔不等式或不定式，副卫细胞 $3 \sim 5$ 个。③非腺毛由 $4 \sim 18$ 个细胞组成，顶端细胞细长，扭曲，壁上有交错的角质纹理。

【化学成分】 全草含柳穿鱼叶苷（pectolinarin）约2.1%，为止血的活性成分；另含蒙花苷（linarin）及 β-谷甾醇（对 U_{14} 瘤和Hela细胞有抑制作用）。根含挥发油。

【理化鉴别】 取本品粉末超声提取液作为供试品溶液。以大蓟对照药材作为对照。聚酰胺薄膜，以乙酰丙酮-丁酮-乙醇-水（1:3:3:13）为展开剂。以三氯化铝试液显色。置紫外光灯（365nm）下检视。供试品色谱中，在与对照药材色谱相应的位置上，显相同颜色的斑点。

【质量评价】

（1）经验鉴别 以条粗、芦头短者为佳。

（2）检查 杂质不得过2%；水分不得过13.0%；酸不溶性灰分不得过3.0%。

（3）浸出物 照醇溶性浸出物测定法项下的热浸法规定，用稀乙醇作溶剂，不得少于15.0%。

（3）含量测定 照高效液相色谱法测定，本品含柳穿鱼叶苷（$C_{28}H_{34}O_{15}$）不得少于0.20%。

【性味功效】 性凉，味甘、苦。凉血止血，解毒消肿。

附:

小蓟 Cirsii Herba

本品为菊科植物刺儿菜 *Cirsium setosum*（Willd.）MB. 的干燥地上部分。茎呈圆柱形，表面灰绿色或带紫色，具有纵棱及白色柔毛；质脆，易折断，断面中空。叶互生，无柄或有短柄；叶片皱缩或破碎，完整者展开后呈长椭圆形或长圆状披针形，全缘或微齿裂至羽状深裂，齿尖具针刺；上表面绿褐色，下表面灰绿色，两面均具有白色柔毛。头状花序单个或数个顶生；总苞钟状，苞片5~8层，黄绿色；花紫红色。气微，味甘、苦。凉血止血，祛瘀消肿。

蒲公英 Pugongying
Taraxaci Herba

本品为菊科（Compositae）植物蒲公英 *Taraxacum mongolicum* Hand. – Mazz.、碱地蒲公英 *Taraxacum sinicum* Kitag. 或同属多种植物的干燥全草。根呈圆锥状，多弯曲，长3~7cm；表面棕褐色，根头部有棕褐色或黄白色的茸毛，有的已脱落。叶基生，多皱缩破碎，完整叶片呈倒披针形，暗灰绿色或绿褐色，先端尖或钝，边缘浅裂或羽状分裂，基部下延呈柄状，下表面主脉明显。花茎1至数条，每条顶生头状花序，总苞片多层，内面一层较长，花冠黄褐色或淡黄白色。有的可见多数具白色冠毛的长椭圆形瘦果。以叶多、色绿、完整者为佳。饮片：本品为不规则的段。根表面抽皱，其他性状同原药材。叶绿褐色或暗灰绿色，基部渐狭，叶其他性状、花序和性味同原药材。性寒，味苦、甘。清热解毒，消肿散结，利尿通淋。含量测定，高效液相色谱法，本品含菊苣酸（$C_{22}H_{18}O_{12}$）不得少于0.45%。

淡竹叶 Danzhuye
Lophatheri Herba

【来源】 为禾本科（Gramineae）植物淡竹叶 *Lophatherum gracile* Brongn. 的干燥茎叶。

【产地】 主产于浙江、江苏、湖南、湖北、广东、广西、安徽、福建等地。

【采收加工】 在抽花穗前，割取地上部分，晒干或置通风处阴干。饮片：除去杂质，切段。

【性状鉴别】 茎呈圆柱形，长25~75cm，有节，表面淡黄绿色，断面中

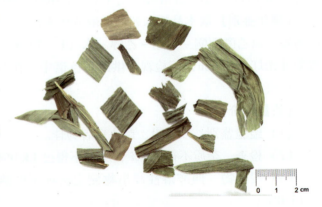

图14-28 淡竹叶饮片图

空。叶鞘开裂，沿边缘有长而白色的柔毛。叶片披针形，有时皱缩卷曲，长5~20cm，宽1~3.5cm，浅绿色或黄绿色。叶脉平行，具横行小脉，形成长方形网格状，叶背尤为明显。体轻，质柔韧。气微，味淡。（图14-28）

饮片：本品呈不规则的段、片，可见茎碎片、节和开裂的叶鞘。叶碎片浅绿色或黄绿色，有的皱缩卷曲，叶脉平行，具横行小脉，形成长方形的网格状，下表面尤为明显。体轻，质柔韧。气微，味淡。

【显微鉴别】

（1）叶横切面　①上表皮主要为大型的运动细胞组成，细胞长方形，径向延长。下表皮细胞较小，椭圆形，切向延长。上下表皮均有气孔及长形和短形 2 种非腺毛，以下表皮气孔为多。②叶肉栅栏组织为 1 列圆柱形的细胞，海绵组织由 1～3 列（多 2 列）排列较疏松的不规则圆形细胞组成。③主脉中有 1 个较大形圆盾状禾本科型的维管束，四周有 1～2 列纤维包围成维管束鞘，木质部排列成"V"形，其下部为韧皮部，韧皮部与木质部之间有 1～3 层纤维间隔，纤维壁木化，在维管束的上下方与表皮相接处，有多列小型厚壁纤维，其余均为大型薄壁细胞。（图 14－29）

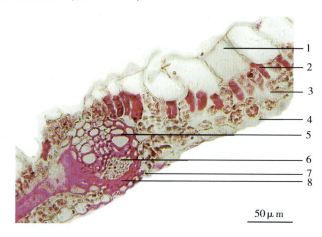

图 14－29　淡竹叶横切面组织特征图

1. 运动细胞　2. 栅栏组织　3. 海绵组织　4. 下表皮　5. 木质部　6. 韧皮部　7. 气孔　8. 纤维层

（2）叶粉末　灰绿色。①上表皮细胞类方形或长方形，垂周壁薄且较平直，下表皮细胞垂周壁波状弯曲。②气孔以下表皮为多，保卫细胞呈哑铃状，副卫细胞长方形。③非腺毛单细胞，细长，顶端尖，基部钝圆。叶片边缘处的非腺毛短而密，基部粗大。④纤维细长，壁厚，可见孔沟。此外，有环纹，螺纹及孔纹导管。（图 14－30）

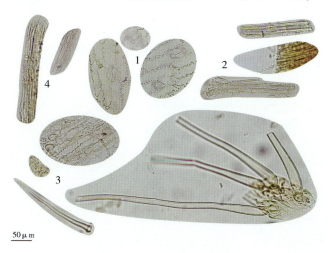

图 14－30　淡竹叶粉末特征

1. 表皮细胞　2. 导管　3. 非腺毛　4. 纤维

【化学成分】 茎、叶含三萜化合物芦竹素（arundoin）、白茅素（cylindrin）、蒲公英萜醇（taraxerol）、无羁萜（friedelin）、酚性成分、氨基酸、有机酸和糖类等。

【质量评价】 以叶多、长大、质软、色青绿、不带根及花穗者为佳。

【性味功效】 性寒，味甘、淡。清热除烦，利尿。

> 🔗 **知识拓展**
>
> 近年来，国内外对淡竹叶价值的研究非常重视。尤其是其内含丰富的叶绿色素，无毒，且是抑制胃癌的有效物质。国内亦对淡竹叶绿色素的应用进行了多方面的研究。我国传统医学中常用于清热除烦、化痰止呕，夏季民间常用于制作凉茶。目前作为夏季的绿色饮料——淡竹叶饮料已在国内许多地方上市。

（崔亚君）

第十五章 藻、菌、地衣类中药

第一节 概 述

扫码"学一学"

藻类、菌类和地衣类均为低等植物。在形态上无根、茎、叶的分化，是单细胞或多细胞的叶状体或菌丝体，可以分枝或不分枝。在构造上一般无组织分化，无中柱和胚胎。

一、藻类

藻类（algae）为自养的原植体植物（autotropic thallophytes），含有各种不同的色素，大多含有叶绿素，能进行光合作用。藻类植物绝大多数是水生的，生于活的动植物体内，但不危害宿主的称为内生藻类；生于活的动植物体内，并危害宿主的称为寄生藻类；和其他生物形成互利关系的称为共生藻类。

藻类中与药用关系密切的主要集中在褐藻门、红藻门。

褐藻是藻类中比较高级的一大类群，通常呈褐色，体形较大，基部有固着器（假根），以柄与带叶（叶状部分）相连。贮存的养分主要是甘露醇（mannitol）和一种水溶性多糖褐藻淀粉（laminarin），其次还含有褐藻氨酸（laminine）等多种氨基酸和少量的还原糖。褐藻类植物细胞中含碘较多，如海带碘含量高达 0.34%。供药用的有昆布 *Ecklonia kurome* Okam.、海蒿子 *Sargassum pallidum*（Turn.）C. Ag.、海带 *Laminaria japonica* Aresch.。

红藻绝大多数生活在海水中。红藻大多呈红色至褐色，贮存的养分主要是一种特殊的非水溶性多糖，称红藻淀粉，通常以小颗粒状的形式存在于细胞质中，遇碘试液呈葡萄红色至红紫蓝色，而不呈深紫蓝色。多细胞体中少数为简单的丝状体，多数为假薄壁组织体。药用的有鹧鸪菜 *Caloglossa leprieurii*（Mont.）J. Ag.、海人草 *Digenea simplex*（Wulf.）C. Ag.等。

二、菌类

菌类（fungi）一般无光合作用的色素，营养方式为异养。与药用关系密切的是细菌门和真菌门。

细菌是单细胞植物，无真正的细胞核，大多数不含叶绿素，细胞壁主要由蛋白质、类脂质和多糖复合物所组成，一般不具纤维素壁。壁外有一层透明的胶状物质，称为荚膜。

真菌不同于细菌之处是有细胞核，细胞壁（菌丝壁）大多由几丁质（chitin）组成，少数含有纤维素。真菌的营养体除少数原始种类是单细胞外，一般都是由分枝或不分枝的丝状体组成，称为菌丝体（mycelium），每一条菌丝或一个分枝称为菌丝（hyphae）。菌丝通常呈圆管状，直径一般10μm，多数具有横隔壁，称为有隔菌丝。把菌丝隔成许多细胞，每一个细胞有1至数个细胞核。低等的种类通常不具横隔，称为无隔菌丝。真菌在生殖或渡过不良环境的时候，菌丝会互相缠绕在一起，形成有一定形状和结构的菌丝体，常见的有根状菌索（rhizomorph）和菌核（sclerotium），如密环菌菌索和茯苓菌核。

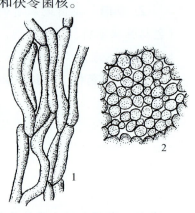

菌核是菌丝相互缠绕在一起形成的休眠体，质地坚硬，在适宜条件下，可萌发成菌丝体或子实体。子实体（sporo-phore）是真菌生殖时期形成有一定形状和结构、能产生孢子的菌丝体。子座（stroma）是容纳子实体的褥座，是由疏丝组织和拟薄壁组织构成的，子座形成后，通常在上面产生子实体，子座是真菌从营养阶段到繁殖阶段的一种过渡形式。

真菌以子囊菌纲和担子菌纲为最多。子囊菌的主要特征是在特殊的子囊中形成子囊孢子，如冬虫夏草、蝉花、竹黄等药用菌。担子菌的主要特征是不形成子囊，而依靠担子形成担孢子来繁殖。药用的部分主要是子实体（如马勃、灵芝等）和菌核（如猪苓、茯苓、雷丸等）。

图 15－1　真菌的菌丝组织
1. 疏丝组织　2. 拟薄壁组织

菌类药材常含多糖、氨基酸、生物碱、蛋白酶、甾醇和三萜类等成分。其中多糖类成分生物活性较为突出，如茯苓多糖、猪苓多糖、银耳多糖、灵芝多糖等有增强免疫力及抗肿瘤作用。

三、地衣类

地衣（lichenes）是藻类和真菌共生的复合体，具有独特的形态、结构、生理和遗传等生物学特性。地衣中共生的真菌绝大多数为子囊菌，少数为担子菌；藻类为蓝藻及绿藻。地衣中的藻细胞能进行光合作用，为植物体提供养分；而真菌则能吸收水分和无机盐，为藻类的光合作用提供原料。

地衣类按形态可分为壳状、叶状和枝状3种类型。壳状地衣体是壳状物，菌丝与基质紧密相连；叶状地衣体呈叶片状，叶片下有假根或脐附着于基质上，易于基质分离；枝状地衣体呈分枝状，其基部附着于基质上。

地衣的解剖面构造可分为上、下皮层，由致密交织的菌丝构成；髓层，介于上、下皮层之间，由疏松的菌丝和藻类细胞构成。藻细胞成层排列，分布于上皮层之下，称异层地衣；散乱分布的，称同层地衣。枝状地衣内部构造呈辐射状，具有致密的外皮层、薄的藻胞层及

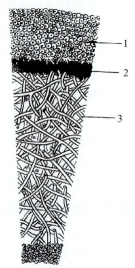

图 15－2　松萝中轴横切面图
1. 皮层　2. 藻细胞　3. 髓层

中轴型的髓，如松萝科。（图15-2）

地衣类中药含特有的地衣酸、地衣色素、地衣多糖、蒽醌类、地衣淀粉等。最特殊的是地衣酸类，有的只存在于地衣体中。50%的地衣类含有抗菌活性物质，如松萝酸。地衣多糖有抗肿瘤作用。

地衣类对空气污染十分敏感，尤其是SO_2，故多生长在高山树林等空气清新的地方，所以，地衣可视为环境污染的指标植物。常见的地衣类中药有松萝、石耳等。

第二节　常用藻、菌、地衣类中药鉴定

海藻 Haizao

Sargassum

【来源】为马尾藻科（Sargassceae）植物海蒿子 *Sargassum pallidum*（Turn.）C. Ag. 或羊栖菜 *S. fusiforme*（Harv.）Setch. 的干燥藻体。前者习称"大叶海藻"，后者习称"小叶海藻"。

【产地】海蒿子主产于辽宁、山东沿海，为黄海、渤海沿岸产量较大的海藻。羊栖菜产于我国沿海各省。

【采收加工】夏、秋两季采捞，除去杂质，用淡水洗净，晒干。

【性状鉴别】

（1）大叶海藻　主干圆柱状，具圆锥形突起，长30~60cm。主枝自主干两侧生出，侧枝自主枝叶腋生出，具短小的刺状突起。初生叶呈披针形或倒卵形，长5~7cm，宽约5cm，全缘或具粗锯齿。次生叶呈条形、披针形或羽状分裂，在叶腋间着生条状叶的小枝。分枝上生有黑色或棕褐色形如豌豆大小的气囊，习称"灯笼泡"。气囊呈球形或卵圆形，黑褐色，有的有柄，顶端钝圆或细短尖；生殖托圆柱状，单生或总状排列于生殖小枝上。药材为黑褐色，被白霜，质脆，潮润时柔软，水浸后膨胀，肉质肥厚，黏滑而有弹性。气微腥、味咸。

（2）小叶海藻　较小，长15~40cm。藻体黄褐色，肥厚多汁，干后变黑，分枝互生，无刺状突起。叶条形或细匙形，先端稍膨大，中空。气囊腋生，呈球形、纺锤形或梨形，囊柄较长。腋部有生殖托，呈圆柱形或长椭圆形。质较硬，易碎。

饮片：大叶海藻　为不规则的段，卷曲状，有的被白霜。枝干可见短小的刺状突起；叶缘偶见锯齿。气囊棕褐色至黑褐色，球形或卵圆形，有的有柄。

小叶海藻　为不规则的段，卷曲状，棕黑色至黑褐色。枝干无刺状突起。叶条形或细匙形，先端稍膨大。气囊腋生，纺锤形或椭圆形，多脱落，囊柄较长。

【显微鉴别】

1. 小叶海藻

（1）主轴横切面　表皮细胞长椭圆形，内含大量载色体，外壁角质化，径向紧密排列。皮层细胞较大，类圆形，内含载色体。髓部较大，由类圆形小细胞紧密排列而成。

（2）叶状体横切面　表皮细胞狭长，外壁被蜡质薄膜，内含大量黏液质，径向紧密排列。接近表皮的一层细胞类圆形，排列紧密。中间为横向排列的长方形或类椭圆形细胞。

无类似叶脉状结构。

2. 大叶海藻

（1）主轴横切面　表皮细胞长椭圆形，内含大量载色体，外壁角质化，径向紧密排列。皮层细胞类圆形，接近表皮的皮层细胞类圆形，较小，内含载色体。髓部为多角形细胞组成，细胞较小，大小为皮层细胞的 1/2~1/4。

（2）叶状体横切面　表皮由椭圆形纵向紧密排列的细胞组成，外壁被蜡质薄膜。中间部位隆起，具有类似叶脉状结构，细胞长椭圆形，径向排列。

【化学成分】两种均含藻胶酸、甘露醇、粗蛋白、钾、碘等。

海蒿子含藻胶酸（alginic acid）19.0%、甘露醇 9.07%、粗蛋白 9.69%、钾 5.99%、碘 0.017%。还有含肽的多聚糖化合物马尾藻聚糖（sargassan）。

羊栖菜含藻胶酸 20.8%、甘露醇 10.25%、粗蛋白 7.95%、钾 12.82%、碘 0.030%。

【理化鉴别】取本品 1g，剪碎，加水 20ml，冷浸数小时，滤过，滤液浓缩至 3~5ml，加三氯化铁试液 3 滴，生成棕色沉淀。

【质量评价】

（1）经验鉴别　均以身干、黑褐色、盐霜少、枝嫩、无砂石者为佳。

（2）检查　水分不得过 19.0%；杂质不得过 2.0%；重金属及有害元素：铅不得过 5mg/kg；镉不得过 4mg/kg；汞不得过 0.1mg/kg；铜不得过 20mg/kg。

（3）浸出物　照醇溶性浸出物测定法项下的热浸法测定，用乙醇作溶剂，不得少于 6.5%。

（4）含量测定　照紫外 – 可见分光光度法，在 580nm 波长处测定吸光度，本品按干燥品计算，含海藻多糖以岩藻糖（$C_6H_{12}O_5$）计，不得少于 1.70%。

【性味功效】性寒，味苦、咸。归肝、肾、胃经。消痰、软坚散结、利水消肿。

【附注】马尾藻科植物裂叶马尾藻 *Sargassum siliquastrum*（Turn.）C. Ag.、海黍子 *S. muticum*（Yendo）Fensholt、鼠尾藻 *S. thunbergii*（Mert.）O. Kuntze、闽粤马尾藻 *S. vachellianum* Grev.、半叶马尾藻 *S. hemiphyllum* C. Ag. 等，在不同地区作海藻使用，并非正品，应注意鉴别。

冬虫夏草 Dongchongxiacao

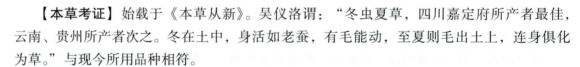

Cordyceps

【本草考证】始载于《本草从新》。吴仪洛谓："冬虫夏草，四川嘉定府所产者最佳，云南、贵州所产者次之。冬在土中，身活如老蚕，有毛能动，至夏则毛出土上，连身俱化为草。"与现今所用品种相符。

【来源】为麦角菌科（Clavicipitaceae）真菌冬虫夏草菌 *Cordyceps sinensis*（Berk.）Sacc. 寄生在鳞翅目蝙蝠蛾科昆虫蝙蝠蛾 *Hepialus armoricanus* Oberthur 幼虫上的子座（子实体）及幼虫尸体的复合体。

【植物形态】本品由虫体与从虫体头部长出的真菌子座相连而成。子座单生，细长如棒球棍状，全长 4~11cm，柄部长约6cm，圆形，初时淡黄色，后变为深褐色，由许多细长的菌丝所组成；子座头部稍膨大，长约 3cm，紫褐色，头部的外皮粗糙，其内密生多数子囊壳。子囊壳大部陷入子座中，先端突出于子座之外，卵形或椭圆形，长 273~550μm，直

扫码"学一学"

径 140～245μm，每一子囊壳内有多数细长的子囊，每一子囊内有 2～4 个线形的子囊孢子。

冬虫夏草的形成：夏季，子囊孢子从子囊内射出后，产生芽管（或从分生孢子产生芽管）穿入寄主幼虫体内生长，染病幼虫钻入土中，冬季菌丝于幼虫体内吸取养分，使幼虫体内充满菌丝形成菌核而死亡，但虫体的角皮仍完整无损，翌年夏季，虫草菌发育，从寄主头部长出子座（子实体），露出土面。

冬虫夏草生长于 3000～4500m 的高山草甸区。

【产地】主产于四川、青海、西藏等省区，甘肃、云南、贵州等省亦产。

【采收加工】夏初子座出土、孢子未发散时挖取，晒至 6～7 成干，除去似纤维状的附着物及杂质，晒干或低温干燥。

【性状鉴别】虫体形似蚕，长 3～5cm，直径 0.3～0.8cm；外表呈深黄色至黄棕色，粗糙，环纹明显，共有 20～30 条，近头部的环纹绞细；全身有足 8 对，近头部 3 对，中部 4 对，近尾部 1 对，以中部 4 对最明显；头部红棕色，尾如蚕尾。质脆，易折断，断面略平坦，淡黄白色。子座细长圆柱形，长 4～7cm，直径约 0.3cm；表面深棕色至棕褐色，有细纵皱纹，上部稍膨大；质柔韧，折断面纤维状，类白色。气微腥，味微苦。（图 15－3）

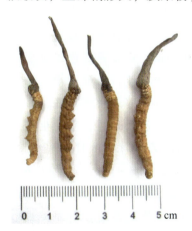

图 15－3　冬虫夏草药材图

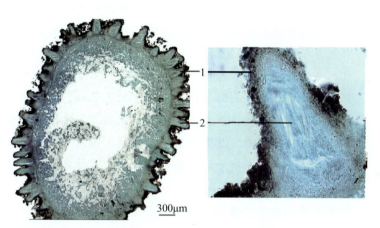

300μm

图 15－4　冬虫夏草子座头部横切面图

1. 子囊壳　2. 子囊

【显微鉴别】子座头部横切面：①周围由 1 列子囊壳组成，子囊壳大部陷入子座中，先端突出于子座之外，卵形或椭圆形。②子囊壳内有多数长条状的线形子囊，每一子囊内有 2～4 个具有隔膜的子囊孢子。③子座中央充满菌丝，其间有裂隙。④子座先端不育部分无子囊壳。（图 15－4）

【化学成分】蛋白质、氨基酸类成分约 25%，含有 3′－去氧腺嘌呤核苷（cordycepin，虫草素）、腺嘌呤、腺苷等核苷类成分，其中腺苷和虫草素为虫草的主要活性成分；冬虫夏草多糖；甘露醇为 7%～9%；含有甾醇及其衍生物麦角甾醇，麦角甾醇－3－氧－β－D－吡喃葡萄糖和 22－二氢麦角甾醇－3－氧－β－D－吡喃葡萄糖，具有抗癌活性。

虫草素

无机元素约 37 种，以磷和镁含量最高。

其他成分：含有多种挥发油，维生素 B_1、B_2、B_{12}、C、E 等；生物碱类，如咖啡因；多胺类，如腐胺、精胺、精脒等。

【理化鉴别】

（1）热水浸泡，虫体与子座不分离，子座不褪色，水液显微黄色。

（2）取本品粉末1g，用三氯甲烷提取，所得样品滤液挥去三氯甲烷后，溶于冰醋酸，加醋酐-浓硫酸（20：1），产生红→紫→蓝→绿→污绿等颜色变化。最后褪色。

（3）将上述经三氯甲烷提取过的粉末，再用乙醇提取，滤液浓缩至适量，加少量稀盐酸后，分入2支试管，一支加入碘化铋钾试剂，静置后产生沉淀；另一支加入碘-碘化钾试剂，产生混浊。

【质量评价】

（1）经验鉴别　以完整、子座短、虫体丰满肥大、外色黄亮、内色白者为佳。

（2）含量测定　照高效液相色谱法测定。本品含腺苷（$C_{10}H_{13}N_5O_4$）不得少于0.010%。

【性味功效】　性平，味甘。归肺、肾经。补肺益肾、止血化痰。

【注意】　久服宜慎。

知识拓展

1. 混淆品　①麦角菌科真菌亚香棒虫草 *Cordyceps hawkesii* Gray 寄生在鳞翅目昆虫幼虫上的子座及幼虫尸体的复合体，产于湖南、安徽、福建、广西等省区。形状与冬虫夏草相似，可见明显环纹，虫体长5～7cm，直径0.3～0.7cm，断面黄棕色或黄白色，头部棕褐色；子座柄多弯曲，有的为双子座，黑色，有纵皱或棱，上部光滑，下部有细绒毛；子座头部呈短圆柱形，长1.2cm，茶褐色，无不育顶端。虫体质脆，易折断，断面略平坦，黄白色，气腥，味微苦。民间用作滋补药。服用过量，可发生头昏、恶心等副作用。②麦角菌科真菌凉山虫草 *C. liangshanensis* Zang. Liu et Hu 寄生在鳞翅目昆虫幼虫上的干燥子座和虫体，其虫体较冬虫夏草粗大，长3～6cm，直径0.6～1cm，外表菌膜棕褐色，皮暗红棕色；子座细长，10～30cm，直径0.1～0.2cm，黄棕色至黄褐色的子囊壳突出于表面；不育顶端长0.3～0.5cm，质脆易断，断面类白色，气微腥，味淡。作地方药用。③麦角菌科真菌蛹草 *C. militaris* (L.) Link. 的干燥子座及虫体的复合体，习称北虫草。寄主为夜蛾科幼虫，常能发育成蛹后才死。蛹草子座头部椭圆形，顶端钝圆，表面密生许多突起的细疣，橙黄色或橙红色；柄细长，圆柱形；虫体呈椭圆形的蛹。其人工培养液中分离出一种代谢产物虫草素，具有抗菌活性。④麦角菌科真菌细虫草 *C. gracilis* (Grav.) Duret Mont. 的干燥子座和虫体，形体似蚕，长2～4cm，直径0.2～0.5cm，表面土黄色至紫褐色，环纹；质脆易断，断面略平坦，淡黄色；子座偶见，细圆柱形，表面棕褐色，前端膨大呈圆球形。⑤麦角菌科真菌分枝虫草 *Cordyceps ramose* Teng. 寄生在鳞翅目昆虫幼虫上的子座和虫体，虫体似蚕，长3～5cm，直径0.3～0.5cm；体表粗糙，表面黄绿色，入水后褪为黄褐色或黑褐色；质脆易断，断面平坦，淡黄白色；子实体1～5个，少数有侧生枝，柄长0.7～5.5cm，直径0.15～0.4cm；稍扁，多呈黑褐色，成熟者头部大，成锤状或蘑菇状。气清香、微腥，味微苦。

2. 伪品　①唇形科植物地蚕 *S. geobombycis* C. Y. Wu 及草石蚕 *Stachys sieboldii* Miq. 的块茎伪充。其略呈棱形，外表淡黄色，有明显的环节，稍有纵皱纹，无子座。②大戟科植物甘遂 *euphorbia kansui* T. N. Liou ex T. P. Wang 的块根伪充。呈椭圆形或棒状，白色至黄白色，质轻易折断，有刺激性，无子座。③唇形科植物毛叶地瓜儿苗 *lycopus lucidus* Turcz var. *hirtus* Regel 的根茎伪充。④面粉、玉米粉、石膏等经模压加工伪充。其形态大多相似，表面呈黄白色，虫体光滑，环纹明显，断面白色，体重，久尝黏牙，子座为其他物体包裹而成。

灵 芝 Lingzhi

Ganoderma

【来源】 为多孔菌科（Polyporaceae）真菌灵芝（赤芝）*Ganoderma lucidum*（Leyss. Ex Fr.）Karst 或紫芝 *G. sinense* Zhao，Xu et Zhang 的干燥子实体。

【产地】 赤芝主产于华东、西南及河北、山西、江西、广西、广东等地。紫芝主产于浙江、江西、湖南、广西、福建和广东等地。二者均有人工栽培。

【采收加工】 野生灵芝生长于栎树及其他阔叶树木桩旁，喜生于植被密度大，光照短，表土肥沃，潮湿疏松之处，秋季采收。栽培品全年可采，除去朽木、泥沙或培养基的下端菌柄等杂质，阴干或 40～50℃烘干。

【性状鉴别】

（1）赤芝　菌盖肾形、半圆形或近圆形，边缘薄而平截，常稍内卷，直径 10～18cm，厚 1～2cm，柄长 3～7cm。表面具环状棱纹和辐射状皱纹，皮壳坚硬，呈黄褐色至红褐色，有漆样光泽。菌柄圆柱形，侧生，少偏生，长 7～15cm，直径 1～3.5cm，红褐色至紫褐色，光亮。菌肉白色至淡棕色，由无数菌管组成，菌管内有多数孢子。孢子细小，呈卵状或椭圆形。气微香，味苦涩（图 15－5）。

（2）紫芝　菌盖半圆形或肾形，边缘薄或钝厚，直径 5～11cm，厚 1～2cm，菌柄长 17～23cm。表面有同心环沟，皮壳紫黑色，有漆样光泽。菌柄侧生，少偏生。菌肉锈褐色。孢子卵形至近椭圆形。气微香，味苦涩。（图 15－6）

（3）栽培灵芝　子实体较粗壮、肥厚，直径 12～22cm，厚 1.5～4cm。皮壳外常被有大量粉尘样的黄褐色孢子。

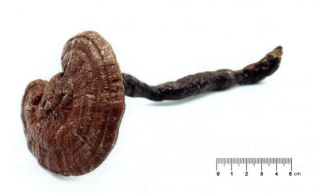

图 15－5　赤芝 *Ganoderma lucidum*
（Leyss. Ex Fr.）Karst

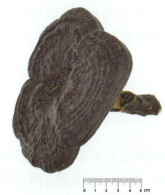

图 15－6　紫芝 *Ganoderma sinense*
Zhao，Xu et Zhang

【显微鉴别】 粉末浅棕色、棕褐色至紫褐色。菌丝无色或淡棕色，散在或黏结成团，细长，稍弯曲，有分枝，直径 2.5～6.5μm。薄壁偶见隔膜，孢子褐色，卵形或近球形，长 8

~12μm，宽 5～8μm，双层壁，外壁光滑，无色，内壁褐色，有显著小刺，有时中间有油滴。（图 15－7）

【化学成分】灵芝多糖（ganoderma lucidum polysaccharide）：由 L－阿拉伯糖、L－岩藻糖、L－鼠李糖、D－葡萄糖、D－半乳糖、D－甘露糖、D－木糖和 D－葡萄糖等组成。灵芝酸（gandenic acid）A、B、C、D、E、G、I、L、DM、LM$_2$、α、β、γ 等；赤芝酸（lucidunic acid）A、B、C、D、E、F、O、LM$_1$ 等；含天冬、丝、苏、谷、脯、甘氨酸 18 种氨基酸；灵芝碱甲、灵芝碱乙、灵芝嘌呤、胆碱等。还有挥发油类和微量元素类等。还含有麦角甾醇，腺嘌呤、尿嘧啶等，维生素类 C、E，有机酸类等。

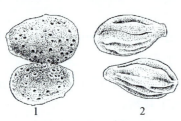

图 15－7　灵芝孢子图

1. 赤芝　2. 紫芝

灵芝酸

A: R_1=O　　R_2=α-OH
B: R_1=β-OH　　R_2=O
C: R_1=O　　R_2=O

【理化鉴别】取本品粉末乙醇加热回流，残渣使溶解作为供试品溶液。灵芝对照药材为对照溶液。硅胶 G 薄层板上，以石油醚（60～90℃）－甲酸乙酯－甲酸（15：5：1）的上层溶液为展开剂，置紫外光灯（365nm）下检视。在与对照药材色谱相应的位置上，显相同颜色的荧光斑点。

【质量评价】

（1）经验鉴别　分别以个大、厚实、光泽亮、菌柄短者为佳。野生品优于栽培品。

（2）检查　水分不得过 17.0%；总灰分不得过 3.2%。

（3）浸出物　照水溶性浸出物测定法项下的热浸法测定，不得少于 3.0%。

（4）含量测定　多糖：照紫外－可见分光光度法测定，在 625nm 波长处测定吸光度，本品按干燥品计算，含灵芝多糖以无水葡萄糖（$C_6H_{12}O_6$）计，不得少于 0.90%。

三萜及甾醇：照紫外－可见分光光度法，在 546nm 波长处测定吸光度，本品按干燥品计算，含三萜及甾醇以齐墩果酸（$C_{30}H_{48}O_3$）计，不得少于 0.50%。

【性味功效】性平，味甘；归心、肺、肝、肾经。补气安神、止咳平喘。

茯苓 Fuling

Poria

【本草考证】本品始载于《神农本草经》，列为上品。陶弘景谓："今出郁州。大者如三四升器，外皮黑而细皱，内坚白。"苏颂谓："今太华、嵩山皆有之。出大松下，附根而生，无苗、叶、花、实，作块如拳在土底，大者至数斤，有赤、白二种。"

【来源】为多孔菌科（Polyporaceae）真菌茯苓 *Poria cocos* （Schw.）Wolf 的干燥菌核。

【植物形态】菌核寄生或腐生于地下松树根上，鲜时质软，干后坚硬；呈球形、扁球形、长圆形或稍不规则块状，形状、大小不一；表面淡灰棕色或黑褐色，断面近外皮处带粉红色，内部粉质、白色稍带粉红。子实体生于菌核表面，平伏，伞形，直径 0.5～2 mm，幼时白色，老时变浅褐色。菌管多数，管孔为多角形，孔壁薄，孔缘渐变齿状。孢子长方形，有一斜尖。

【产地】　主产于云南、安徽、湖北、河南、贵州、四川等省。现部分省区已大量人工栽培。

【采收加工】

（1）采收　野生茯苓常在7月至次年3月到松林中采挖。人工栽培茯苓于接种后第二年7～9月间采挖。

（2）加工　将鲜茯苓堆放在不通风处，进行"发汗"，使水分析出，取出放阴凉处，待表面干燥后，再行"发汗"，如此反复3～4次，至内部水分大量散失，表面出现皱纹后阴干，称"茯苓个"；用刀削取外皮得"茯苓皮"；去皮后切片为"茯苓片"；切成方形或长方形者为"茯苓块"；中有松根者为"茯神"；去皮后内部带淡红色或棕红色部分切成的片块称"赤茯苓"，去赤茯苓后的白色部分切成的片块为"白茯苓"。

【性状鉴别】

（1）茯苓个　呈类球形、椭圆形、扁圆形或不规则团块状，大小不一。外皮薄而粗糙，棕褐色至黑褐色，有明显的皱缩纹理。体重，质坚实，不易破裂，断面颗粒性，有的具有裂隙，外层淡棕色，内部白色，少数淡红色。无臭，味淡，嚼之粘牙。

（2）茯神　呈方块状或类圆形，附有松根者，质坚实，色白。（图15－8）

（3）茯苓皮　为削下的茯苓外皮。形状大小不一，外面棕褐色至黑褐色，内面白色或淡棕色，体软质松，略具弹性。

（4）茯苓块、片　为去皮后切制的茯苓，呈块片状，大小不一，平滑细腻，白色、淡红色或淡棕色。（图15－9）

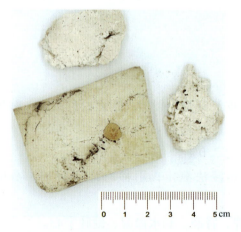

图15－8　茯神

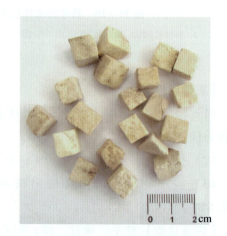

图15－9　茯苓饮片

【显微鉴别】　粉末灰白色。①水装片，可见无色不规则颗粒状团块或末端钝圆的分枝状团块。②遇水合氯醛或5%氢氧化钾溶液，团块溶化露出菌丝，菌丝细长，无色（内层菌丝）或淡棕色（外层菌丝），稍弯曲，有分枝，直径3～8μm，少数至16μm，横壁偶见。③粉末加α－萘酚及浓硫酸，团块物即溶解，可显橙红色至深红色。④本品不含淀粉粒及草酸钙晶体。（图15－10）

【化学成分】　含茯苓聚糖（pachyman），高达75%，茯苓聚糖为具有β－（1→6）吡喃葡聚糖支链的β－（1→3）吡喃葡聚糖，无抗肿瘤活性，切断支链成β－（1→3）葡聚糖，称为茯苓次聚糖（pachymaran），常称茯苓多糖（PPS），具有抗肿瘤活性。茯苓酸（pachymic acid）、猪苓酸C（polyporenic acid C）、土莫酸（tumulosic acid）等30多种三萜类化合物。尚含麦角甾醇、β-谷甾醇、β-茯苓聚糖酶、蛋白酶、胆碱、腺嘌呤、卵磷脂、月桂酸及无机盐等。

【理化鉴别】

（1）取粉末1g，加丙酮10ml，在水浴上加热回流10分钟，过滤，滤液蒸干，残渣加冰醋酸1ml溶解，再加浓硫酸1滴，显淡红色，后变为淡褐色。

（2）取粉末少许，加碘化钾-碘试液1滴，显深红色。

（3）加α-萘酚及浓硫酸，界面有棕红色环出现。

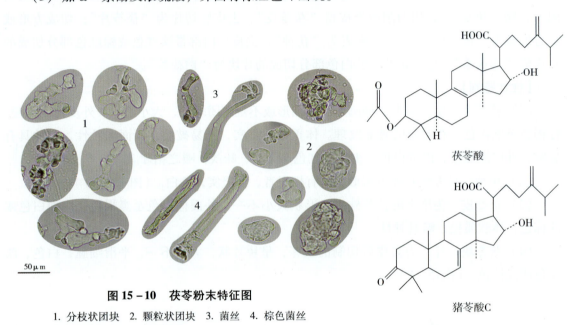

图 15-10 茯苓粉末特征图

1. 分枝状团块　2. 颗粒状团块　3. 菌丝　4. 棕色菌丝

茯苓酸

猪苓酸C

【质量评价】

（1）经验鉴别　以体重坚实，外皮色棕褐、皮纹细，无裂隙，断面白色细腻，粘牙力强者为佳。

（2）检查　水分不得过18.0%；总灰分不得过2.0%。

（3）浸出物　照醇溶性浸出物测定法的热浸法测定，用稀乙醇作溶剂，不得少于2.5%。

【性味功效】 性平，味甘、淡；归心、肺、脾、肾经。利水渗湿、健脾宁心。

【附注】 伪品：①大戟科植物木薯 *Manihot esculenta* Crantz 的干燥根加工而成。呈扁平方块状，表面白色，与茯苓的主要区别是：具众多凹陷及沟纹，并有棕色麻点，淀粉粒、木纤维众多。质坚实，断面白色亦有凹陷。气微，味酸、甘，嚼之不粘牙。②薯蓣科植物薯蓣 *Dioscrea opposiit* Thunb 的干燥块根。多为椭圆形薄片，色粉白，淀粉粒极多。③旋花科甘薯 *Ipomoea batatas*（L.）Lam 的干燥块根。切面粉性，可见一圈淡棕色环，淀粉粒众多，质柔韧，嚼之味甘甜。

猪 苓 Zhuling

Polyporus

扫码"学一学"

【本草考证】本品始载于《神农本草经》，列为中品。陶弘景谓："其块黑似猪屎，故以名之。"又谓："是枫树苓，其皮黑色、肉白而实者佳，削去皮用"。李时珍谓："他木皆有，枫木为多耳。"与现今药用猪苓相符。

【来源】为多孔菌科（Polyporaceae）真菌猪苓 *Polyporus umbellatus*（Pers.）Fries 的干燥菌核。

【植物形态】菌核体呈长形块状或不规则块状。表面凹凸不平，有皱纹及瘤状突起，棕黑色或黑棕色，断面呈白色或淡褐色，半木质化，较轻。子实体自地下菌核内生出，常多数合生，菌柄基部相连或多分枝，形成一丛菌盖，伞形或伞状半圆形，总直径约为 15cm。每一菌盖为圆形，直径 1～3cm，中央凹陷呈脐状，表面浅褐色至茶褐色。菌肉薄，与菌管皆为白色；管口微小，呈多角形。担孢子卵圆形，子实体在夏季形成。

【产地】主产于河北、山西、陕西、云南，河南、甘肃、吉林、四川等地亦产。

【采收加工】春、秋二季采挖，去净泥沙，干燥。

【性状鉴别】本品呈条形、类圆形、块状或扁块状，长 5～25cm，直径 2～6cm。表面黑色、灰黑色或棕黑色，皱缩或有瘤状突起。质致密而体轻，能浮于水面，断面细腻，类白色或黄白色，略呈颗粒状。气微、味淡。（图 15－11）

【显微鉴别】粉末灰黄白色。①菌丝团块大多无色，少数棕色。散在菌丝细长、弯曲，直径 2～10μm，有的可见横隔，有分枝及结节状膨大部分。②草酸钙方晶，大多呈正方八面体、规则双锥八面体或不规则多面体，直径 3～60μm，长至 68μm，有时可见数个结晶聚集在一起。（图 15－12）

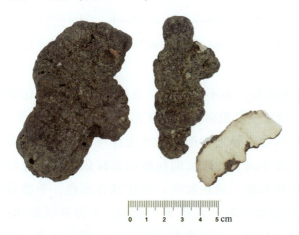

图 15－11　猪苓药材图

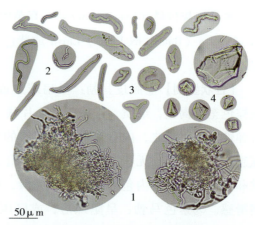

50μm

图 15－12　猪苓粉末特征图

1. 菌丝团　2. 无色菌丝　3. 分支状菌丝　4. 草酸钙结晶

【化学成分】含水溶性多聚糖猪苓聚糖、麦角甾醇（ergosterol）、麦角甾－4，6，8（14），22－四烯－3－酮、猪苓甾酮、α－羟基－二十四烷酸（α－hydroxy－tetracosanoic acid）、维生素 H（biotin）、粗蛋白等，其中麦角甾－4，6，8（14），22－四烯－3－酮可作为猪苓的指标成分。

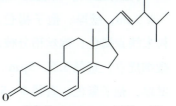

麦角甾－4,6,8(14),22－四烯－3－酮

还含有 3, 4 – 二羟基苯甲醛、乙酰丁香酮、多孔菌甾酮 A（polyporusterone A）、（+）–2β, 3β, 14α（20R, 22R）–五羟基 –（24S）–甲基 –5β – 胆甾 –7 – 烯 –6 – 酮）、多孔菌甾酮 B（polyporusterone B）等。

【理化鉴别】

（1）取本品粉末 1g，加稀盐酸 10ml，置水浴上煮沸 15 分钟，搅拌，呈黏胶状。

（2）取本品粉末少量，加氢氧化钠溶液（1→5）适量，搅拌，呈悬浮状。

（3）取本品粉末 1g，加丙酮 10ml，置水浴上搅拌加热 10 分钟，过滤，滤液蒸干后，残渣加 1ml 冰醋酸溶解，再加浓硫酸 1 滴，初显红色，最后褪色。

（4）取本品粉末 1g，加甲醇超声处理，滤液作为供试品溶液。取麦角甾醇对照品，制成对照品溶液。硅胶 G 薄层板，以石油醚（60～90℃）– 乙酸乙酯（3：1）为展开剂，喷以 2% 香草醛硫酸溶液，在 105℃加热至斑点显色清晰。供试品色谱中，在与对照品色谱相应的位置上，显相同颜色的斑点。

【质量评价】

（1）经验鉴别　以个大、皮黑、肉白、体较重者为佳。

（2）检查　水分不得过 14.0%；总灰分不得过 12.0%；酸不溶性灰分不得过 5.0%。

（3）含量测定　本品按干燥品计算，含麦角甾醇（$C_{28}H_{44}O$）不得少于 0.070%。

【性味功效】　性平，味甘、淡；归肾、膀胱经。利水渗湿。

马 勃 Mabo

Laslosphaera seu Caivatia

本品为灰包科（Lycoperdaceae）真菌脱皮马勃 *Lasiosphaera fenzlii* Reich.、大马勃 *Calvatia gigantea*（Batsch ex Pers.）Lloyd 或紫色马勃 *C. lilacina*（Mont. et Berk.）Lloyd 的干燥子实体

【性状鉴别】①脱皮马勃：呈扁球形或类球形，无不育基部，直径 15～20cm；包被灰棕色至黄褐色，纸质，常破碎呈块片状，或已全部脱落；孢体灰褐色或浅褐色，紧密，有弹性，用手撕之，内有灰褐色棉絮状的丝状物；触之则孢子呈尘土样飞扬，手捻有细腻感；臭似尘土，无味。②大马勃：不育基部小或无；残留的包被由黄棕色的膜状外包被和较厚的灰黄色内包被所组成，光滑，质硬而脆，成块脱落；孢体浅青褐色，手捻有润滑感。③紫色马勃：呈陀螺形，或已压扁呈扁圆形，直径 5～12cm，不育基部发达；包被薄，两层，紫褐色，粗皱，有圆形凹陷，外翻，上部常裂成小块或已部分脱落；孢体紫色。

【显微鉴别】①脱皮马勃：粉末灰褐色；孢丝长，淡褐色，有分枝，互相交织，直径 2～4.5μm，壁厚；孢子褐色，球形，直径 4.5～5μm，有小刺，长 1.5～3μm。②大马勃：粉末淡青褐色；孢丝稍分枝，有稀少横隔，直径 2.5～6μm；孢子淡青黄色，光滑或有时具微细疣点，直径 3.5～5μm。③紫色马勃：粉末灰紫色；孢丝分枝，有横隔，直径 2～5μm，壁厚；孢子紫色，直径 4～5.5μm，有小刺。性平，味辛；归肺经。清肺利咽、止血。

松　萝 Songluo

Usnea

　　本品为松萝科（Usneaceae）植物松萝 *Usnea diffracta* Vain. 和长松萝 *U. longissima* Ach. 的干燥地衣体。①松萝：全体淡灰绿色或棕黄色，呈丝状缠绕成团；地衣体长 10～40cm，呈二叉状分枝，主枝基部较粗，直径 0.8～1.5 mm，愈近前端分枝愈细愈多；粗枝表面有明显的环状裂纹，故称"节松萝"；质柔韧，略有弹性，不易折断，断面白色，中央可见有线性强韧的中轴，由菌丝组成，其外为藻环；气微，味酸。一般以身干、色灰绿、拉之有弹性者为佳。②长松萝：其地衣体呈丝状，可达 1.3 m，主轴单一，不呈二叉状分枝，两侧有细短的侧枝密生，侧枝长 0.3～1.6cm，似蜈蚣足状，故名"蜈蚣松萝"，灰绿色，质柔软。一般以身干、色灰绿、无杂质者为佳。

　　长松萝地衣体横切面：各层排成同心环状。皮层由 4～5 列菌丝交织紧密排列，壁增厚，胞腔小，常黏合而胶质化。髓层由菌丝体交织排列，较皮层稀疏，色较深，分布有许多成群或单个散在的藻细胞，多集中在髓层的外侧。藻细胞属于绿藻类的共球藻（trebouxia），阔椭圆形或类圆形，直径 7.5～12.5μm，绿色，含叶绿体。中轴宽广，约占整个横切面的 2/3，由排列紧密或有时稀疏的菌丝组成。老的地衣体组织的中轴中央常呈空洞。性平，味甘、苦。归心、肾、肺经。止咳平喘、清热解毒、活血通络。

（刘塔斯）

扫码"练一练"

第十六章　树脂类中药

扫码"学一学"

学习目标

1. **掌握药材**　乳香、没药、血竭来源、产地、采收加工、化学成分、真实性鉴定（包括性状鉴别、显微鉴别、理化鉴别）、质量评价（包括经验鉴别、纯度检查、浸出物、含量测定）等。

2. **熟悉**　树脂的分类和通性。

3. **了解药材**　苏合香、阿魏和安息香的来源、真实性鉴定（性状鉴别）和质量评价（经验鉴别）等。

第一节　概　述

树脂类（resina）中药来自由多种化学成分组成的天然树脂，通常为植物体的分泌物，均为天然产物。树脂具有良好的抗菌、消炎、活血、祛瘀、消肿及防腐等功效，目前在医药上应用较广泛，常用于调气活血、舒筋止痛、芳香开窍、痈疽疔疮等症。有些树脂尚可作为填齿料及硬膏制剂的原料。

树脂是植物组织的正常代谢产物或分泌物，常和挥发油并存于植物分泌细胞、树脂道或导管中。树脂亦可因受机械损伤（如割伤）后分泌物逐渐增加，如松树中的松油脂。但也有些植物原来并无分泌组织，只有损伤后才产生新的木质部或韧皮部，并形成分泌组织或树脂道而渗出树脂，如安息香树、苏合香树等。

树脂的采收，除一部分为自然渗出收集外，一般是将植物体某些部位机械损伤，如用刀切割树皮，收集从伤口流出的树脂，经加工而成。或将植物含树脂的部位经提取、精制而得到。

药用树脂大多采自种子植物，如松科植物的松油脂、松香、加拿大油树脂，金缕梅科植物的苏合香、枫香脂，橄榄科植物的乳香、没药，豆科植物的秘鲁香、吐鲁香，漆树科植物的洋乳香，伞形科植物的阿魏，安息香科植物的安息香，藤黄科植物的藤黄，棕榈科植物的血竭等。

一、树脂的化学组成

树脂的化学组成极其复杂，具有很多高分子脂肪族和芳香族化合物的混合体，其中很多是二萜烯和三萜烯的衍生物。其主要组成可概括为下列几类。

1. **树脂酸类**　树脂酸类（resin acids）为分子量大构造复杂的不挥发性成分，分子中常具有羟基和羧基，能溶于碱性水溶液形成肥皂样的乳液。它们大多游离存在，如松香中含有90%以上的松香酸，是二萜烯酸类；乳香中含有大量乳香酸，是三萜烯酸类。

2. **树脂醇类**　树脂醇类（resin alcohols）可分为树脂醇和树脂鞣醇二类。树脂醇（resinols）是无色物质，含醇性羟基，遇三氯化铁试液不呈颜色反应；树脂鞣醇（resino tan-

nols）分子量较大，含酚性羟基，遇三氯化铁试液则显鞣质样蓝色反应。它们在树脂中呈游离状态或与芳香酸结合成酯存在。

3. 树脂酯类　树脂酯类（resin esters）是树脂醇或树脂鞣醇与树脂酸或芳香酸如桂皮酸、苯甲酸、水杨酸、阿魏酸等化合成的酯（芳香酸在树脂中亦有游离存在的，称为香脂酸），它们多数是香树脂的主要成分，与氢氧化钾的醇溶液共煮则皂化，常是代表树脂生理活性的成分。

4. 树脂烃类　树脂烃类（resenes）是一类化学性质比较稳定，不溶于碱、不被水解或氧化、不导电，与光、空气、水或一般化学试剂长久接触均无变化的高分子化合物。其化学组成可能是倍半萜烯和多萜烯的衍生物或其氧化产物。树脂中如含有较多的树脂烃时，医药上多用作丸剂或硬膏剂的原料。

二、树脂的分类

树脂中常混有挥发油、树胶及游离芳香酸等成分，药用树脂根据其中所含的主要化学成分，通常可分为以下几类。

1. 单树脂类　单树脂类（resina）树脂中一般不含或很少含挥发油、树胶及游离芳香酸，通常又可分为以下几类。

（1）酸树脂　主成分为树脂酸，如松香等。

（2）酯树脂　主成分为树脂酯，如枫香脂、血竭等。

（3）混合树脂　无明显的主成分，如洋乳香等。

2. 胶树脂类　胶树脂类（gummi-resina）主成分为树脂与树胶，如藤黄。

3. 油胶树脂　油胶树脂（oleo-gummi resina）主成分为挥发油、树胶与树脂，如乳香、没药、阿魏等。

4. 油树脂　油树脂（oleo-resina）主成分为树脂与挥发油，如松油脂、加拿大油树脂等。

5. 香树脂　香树脂（balsamun）主成分为树脂、挥发油与游离芳香酸（香脂酸），如苏合香、安息香等。

三、树脂的通性

树脂通常是由很多高分子脂肪族和芳香族化合物，如树脂酸、树脂烃等多种成分组成的混合物。大多为无定形固体，表面微有光泽，质硬而脆，少数为半固体甚至流体。它们不溶于水，吸水也不膨胀，易溶于醇、乙醚、三氯甲烷等大多数有机溶剂；在碱性溶液中能部分或完全溶解，在酸性溶液中不溶。加热至一定温度，则软化，最后熔融；燃烧时有浓烟，并有特殊的香气或臭气。将树脂的乙醇溶液蒸干，则形成薄膜状物质。

树脂类常以黄棕色或暗棕色的不规则颗粒状或团块状物质存在，它们能被苏丹Ⅲ试液或紫草试液染成红色。

四、树脂类中药的鉴定

商品树脂中，除了进行颜色、质地、光泽、透明度、气味等性状鉴别外，需进行显微鉴别和理化鉴别。树脂类中药外形各异、大小不等，理化鉴别尤为重要。

树脂的物理、化学测定有：溶解度、浸出物、水分、灰分、折光率、比旋度、酸值、皂化值、碘值、醇不溶物及香脂酸含量等检测。具体方法可按《中国药典》规定项下进行鉴定。对于树脂质量的控制，还应对其有效成分或有效部位进行检测。

树脂是一类化学混合物，要精确了解树脂的成分，可对其进行提取分离，将纯化的各部分干燥后称量，即可得其百分含量，以决定树脂的类别。

第二节　常用树脂类中药鉴定

苏 合 香 Suhexiang

Styrax

本品为金缕梅科（Hamamelidaceae）植物苏合香树 *Liquidambar orientalis* Mill. 树干渗出的香树脂，经加工精制而成。粗制苏合香为灰棕色半流动的浓稠液体，精制后为棕黄色或暗棕色半透明香脂。质细腻，极黏稠，挑起时呈胶样，连绵不断。较水重。气芳香，味苦、辣，嚼之粘牙。以黏稠似饴糖、半透明、质细腻、挑之成丝、香气浓者为佳。本品在90%乙醇、二硫化碳、三氯甲烷或冰醋酸中溶解，在乙醚中微溶。①取本品1g与细沙3g混合后，置试管中，加高锰酸钾试液5ml，微热，即产生显著的苯甲醛香气。②取本品加乙醚溶解，上清液作为供试品溶液。取桂皮醛、肉桂酸对照品为对照，硅胶GF_{254}薄层板，以石油醚（30~60℃）–正己烷–甲酸乙酯–甲酸（10∶30∶15∶1）为展开剂，在10~15℃展开，置紫外光灯（254nm）下检视。供试品色谱中，在与对照品色谱相应的位置上，显相同颜色的斑点。本品酸值为52~76。皂化值为160~190。含量测定：照高效液相色谱法，本品按干燥品计算，含肉桂酸（$C_9H_8O_2$）不得少于5.0%。性温，味辛；归心、脾经。开窍、辟秽、止痛。

乳 香 Ruxiang

Olibanum

【本草考证】本品始载于《名医别录》，称为薰陆香。李时珍谓："按叶廷珪香录云：乳香一名薰陆香，出大食国南，其树类松，以斧斫树，脂溢于外，结而成香，聚而成块。上品为拣香，圆大为乳头，透明，俗称滴乳。次曰明乳，其色亚于拣香。又次为瓶香，以瓶收者。又次曰袋香，言收时只置袋中。次为乳塌，杂砂石者。次为黑塌，色黑。次为水湿塌，水渍色败气变者。次为斫削，杂碎不堪。次为缠末，播扬为尘者。观此则乳有自流出者，有斫树溢出者。"

【来源】为橄榄科（Burseraceae）植物乳香树 *Boswellia carterii* Birdw. 及同属植物鲍达乳香树 *B. bhaw-dajiana* Birdw. 树干皮部切伤后渗出的油胶树脂。

【植物形态】矮小乔木，高4~5m。树干粗壮，树皮光滑。叶互生，密集形成叶簇，奇数羽状复叶；小叶7~10对，小叶片长卵形，基部最小，向上渐大，边缘具不规则的圆齿裂，无柄。总状花序稀疏，花小，淡黄色。核果小，果皮肉质肥厚，每室具种子1枚。

【产地】主产于红海沿岸的索马里、埃塞俄比亚及阿拉伯半岛南部。土耳其、利比亚、苏丹、埃及亦产。我国广西有栽种。

【采收加工】春、秋两季均可采收，通常以春季为盛产期。乳香树干的皮部有离生树脂道，采收时，将树皮自下而上切伤，并开狭沟，使树脂自伤口渗出流入沟中，数天后凝成硬块，即可采集。亦有落于地面者，可以捡起药用，但易粘附泥土杂质，品质较劣。本品遇热易氧化变色，宜贮于阴凉处，并密闭防尘。

【性状鉴别】本品呈小形乳头状、泪滴样或不规则小块，长 0.5～2cm，有时粘连成团块。表面淡黄色，有时微带绿色或棕红色，半透明而有光泽，有的因贮藏日久，互相摩擦而使表面带有一层类白色粉尘或外表呈棕黄色而无光泽。质坚脆，断面蜡样无光泽，亦有少数呈玻璃样光泽。气微芳香，味微苦，嚼之有砂粒感，随即软化成胶块而粘牙，唾液呈乳白色，微有香辣感。（图 16-1）

【显微鉴别】粉末呈不规则团块，无色或淡黄色，表面及周围扩散出众多细小颗粒，久置溶化。

【化学成分】含树脂60%～70%，树脂的酸性部分主要为三萜类化合物如 α-，β-乳香酸（α-，β-boswellic acid）及其衍生物；中性部分含 α-，β-香树脂素（α-，β-amyrin）的衍生物等。

含树胶27%～35%，树胶主要含多聚糖，分离得多聚糖Ⅰ（polysaccharideⅠ）、多聚糖Ⅱ（polysaccharideⅡ）。还含西黄蓍胶粘素（bassoria）和苦味质等。

含挥发油3%～8%，主要含 α-，β-蒎烯（α-，β-pinene）、乙酸辛酯（octyl acetate）等40多种挥发油。其中索马里乳香挥发油主成分为 α-蒎烯，埃塞俄比亚乳香挥发油主成分为乙酸辛酯。

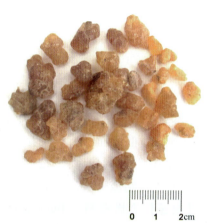

图 16-1　乳香药材图

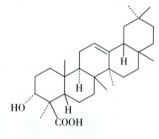

α-乳香酸

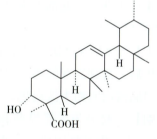

β-乳香酸

【理化鉴别】

（1）本品与水共研能形成白色或黄白色乳状液。

（2）本品遇热变软，燃烧时显油性，冒黑烟，有香气（但不应有松香气），并有黑色残渣。

（3）气相色谱鉴别　①索马里乳香：取挥发油适量，加无水乙醇制成供试品溶液。另取 α-蒎烯对照品为对照，供试品溶液气相色谱中应呈现与对照品溶液色谱峰保留时间一致的色谱峰。②埃塞俄比亚乳香：取乙酸辛酯对照品，方法同上，供试品溶液色谱中应呈现与对照品溶液色谱峰保留时间相一致的色谱峰。

【质量评价】

（1）经验鉴别　一般以颗粒状、半透明、色淡黄、无杂质、粉末粘手、气芳香者为佳。

（2）检查　杂质：乳香珠不得过2%，原乳香不得过10%。

（3）含量测定　取本品20g，精密称定，照挥发油测定法测定。索马里乳香含挥发油不得少于6.0%（ml/g），埃塞俄比亚乳香含挥发油不得少于2.0%（ml/g）。

【性味功效】 性温，味苦、辛。归心、肝、脾经。调气活血、舒筋止痛、排脓消肿。

【附注】 洋乳香（Mastix）为漆树科植物粘胶乳香树 *Pistacia lentiscus* L. 的树干或树枝切伤后流出树脂的干燥品。主产于希腊。与乳香相似，但颗粒小而圆，直径约3~8mm。新鲜品半透明，表面有光泽。质脆，断面透明，玻璃样。味苦，气微芳香。咀嚼时先碎成砂样粉末，后软化成可塑性团，不粘牙齿。与水共研，不形成乳状液体。成分有树脂酸约43%，树脂烃约50%，挥发油约2%。树脂中含有的成分有薰陆香二烯酮酸（masticatienonic acid）和异薰陆香二酮酸（iso masticadienonic acid）。

扫码"学一学"

没 药 Moyao

Myrrha

【本草考证】 本品始载于《开宝本草》。苏颂谓："今海南诸国及广州或有之。木之根株皆如橄榄，叶青而密。岁久者，则有脂液流滴在地下，凝结成块，或大或小，亦类安息香。采无时。"李时珍谓："按一统志云：没药树高大如松，皮厚一二寸，采时掘树下为坎，用斧伐其皮，脂流于坎，旬余方取之。"

【来源】 为橄榄科（Burseraceae）植物地丁树 *Commiphora myrrha* Engler 或哈地丁树 *C. molmol* Engler 树干皮部渗出的油胶树脂。

【植物形态】 灌木或矮乔木，高3m。树枝具尖刺，树皮薄，光滑。叶单生或丛生，多为三出复叶，稀为单叶，小叶倒长卵形或倒披针形，中央1片较大；叶柄短。总状花序腋生；花小，具雄花、雌花或两性花，丛生于短枝上。核果卵形，棕色。花期夏季。

【产地】 主产于非洲东北部的索马里、埃塞俄比亚、阿拉伯半岛南部及印度等地，以索马里所产没药质量最佳。

【采收加工】 于11月至次年2月间将树刺伤，树脂自然地由树皮裂缝处或伤口渗出（没药树干受伤后，其韧皮部的离生树脂道附近的细胞被破坏，形成大型溶生树脂腔，内含油胶树脂）。树脂流出时初为淡白色，在空气中渐变为红棕色硬块，采收后除去杂质。

【性状鉴别】 药材分为天然没药和胶质没药。①天然没药：呈不规则颗粒性团块，大小不等，大者直径长达6cm以上。表面黄棕色或红棕色，近半透明部分呈棕黑色，被有黄色粉尘。质坚脆，破碎面不整齐，无光泽。有特异香气，味苦而微辛。②胶质没药：呈不规则块状和颗粒，多黏结成大小不等的团块，大者直径长达6cm以上，表面棕黄色至棕褐色，不透明，质坚实或疏松，有特异香气，味苦而有黏性。（图16-2）

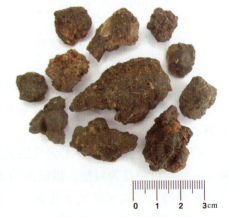

图16-2　没药药材图

【化学成分】 没药为油胶树脂，含树胶约为57%~61%，树脂约25%~35%，挥发油约7%~17%。

树脂中主要成分为：α-，β-，γ-没药脂酸（α-，β-，γ-commiphoric acid）、没药次酸（commiphorinic acid）及α-，β-罕没药脂酚（α-，β-heerabomyrrhol）等。

挥发油中主要含蓬莪术烯（curzerene）、呋喃桉叶素二烯（furanoeudesma-1，3-

diene）、α－，γ－红没药烯（α－，γ－bisabolene）、β－，γ－，δ－榄香烯（β－，γ－，δ－elemene）等。

　　β－榄香烯　　　　　　　　　　　　　　　δ－榄香烯

【理化鉴别】

（1）本品与水共研形成黄棕色乳状液。

（2）取本品粉末少量，加香草醛试液数滴，天然没药立即显红色，继而变为红紫色，胶质没药立即显紫红色，继而变为蓝紫色。

（3）取本品粉末 0.1g，加乙醚 3ml，振摇，滤过，滤液置蒸发皿中，挥尽乙醚，残留的黄色液体滴加硝酸，显褐紫色。

（4）取没药挥发油适量，加环己烷制成供试品溶液，以天然没药或胶质没药对照药材为对照，硅胶 G 薄层板，以环己烷－乙醚（4∶1）为展开剂，以 10% 硫酸乙醇溶液，在 105℃ 加热至斑点显色清晰。供试品色谱中，在与对照药材色谱相应的位置上，显相同颜色的斑点。

【质量评价】

（1）经验鉴别　一般以块大、半透明、色红棕、微黏手、香气浓而持久、杂质少者为佳。

（2）检查　杂质：天然没药不得过 10%；胶质没药不得过 15%；总灰分不得过 15.0%；酸不溶性灰分不得过 10.0%。

（3）含量测定　取本品 20g（除去杂质），照挥发油测定法测定。本品含挥发油天然没药不得少于 4.0%（ml/g），胶质没药不得少于 2.0%（ml/g）。

【性味功效】　性平，味辛、苦。归心、肝、脾经。活血行气、消肿、止痛、生肌。

📖 知识拓展

乳香与没药的鉴别比较

	来源	性状	理化
乳香	橄榄科乳香树及同属植物树干皮部伤口渗出的油胶树脂	呈乳头状或泪滴状颗粒，或不规则小块状，淡黄色，微带蓝绿色或棕红色，半透明。质坚脆，断面腊样。气芳香，味微苦，嚼之软化成胶块	与水共研成白色乳状液
没药	橄榄科植物地丁树或哈地丁树树干皮部渗出的油胶树脂	呈不规则颗粒状或黏结成团块，表面黄棕色至红棕色，无光泽。质坚脆，破碎面颗粒状，有油样光泽，打碎后的薄片有亮光或半透明	本品与水共研形成黄棕色乳状液

阿 魏 Awei

Resina Ferulae

　　本品为伞形科（Umbelliferae）植物新疆阿魏 *Ferula sinkiangensis* K. M. Shen 或阜康阿魏 *F. fukanensis* K. M. Shen 的树脂。主产于新疆。春末夏初盛花期至初果期，分次由茎上部往下斜割，收集渗出的乳状树脂，阴干。药材呈不规则的块状或泪滴状或脂膏状。颜色深浅不一，表面蜡黄色至棕黄色。块状者体轻，质地似蜡，断面稍有孔隙；新鲜切面颜色较浅，放置后色泽逐渐变深。脂膏状者黏稠，灰白色。本品纯净而无杂质，加水研磨则呈白色乳状液。具强烈而持久的蒜样臭气，味微苦、辛辣如蒜样，嚼之粘牙，有较强的刺激性和烧灼感。以块状、蒜味强烈、断面乳白或稍带微红色、无杂质者为佳。紫外－可见分光光度法鉴别：取本品加无水乙醇超声处理，滤过，取滤液照紫外－可见分光光度法测定。在323nm波长处应有最大吸收。薄层色谱法鉴别：取本品加稀盐酸超声处理，取上清液用乙醚振摇提取，挥干，残渣加无水乙醇溶解，作为供试品溶液。取阿魏酸对照品为对照。硅胶 G 薄层板，以环己烷－二氯甲烷－冰醋酸（8：8：1）为展开剂，喷以 1% 三氯化铁乙醇溶液－1%铁氰化钾溶液（1：1）混合溶液（临用配制）显色。供试品色谱中，在与对照品色谱相应的位置上，显相同颜色的斑点。水分不得过 8.0%；总灰分不得过 5.0%。浸出物：照醇溶性浸出物测定法项下的热浸法规定，用乙醇作溶剂，不得少于 20.0%。本品含挥发油不得少于 10.0ml/g。性温，味辛、苦。归脾、胃经。消积，杀虫，散痞。

安息香 Anxixiang

Benzoinum

本品为安息香科（Styracaceae）植物白花树 *Styrax tonkinensis*（Pierre）Craib ex Hartwich. 的干燥树脂。树干经自然损伤或于夏、秋二季割裂树干，收集流出的树脂，阴干。药材呈不规则的小块，稍扁平，常黏结成团块。表面橙黄色，具蜡样光泽（自然出脂）；或为不规则的圆柱状、扁平块状，表面灰白色至淡黄白色（人工割脂）。质脆，易碎，断面平坦，白色，放置后表面与断面均渐变为淡黄棕色至红棕色。加热则软化熔融。气芳香，味微辛，嚼之有砂粒感。①取本品少许，置干燥试管中，缓缓加热，即发生刺激性香气，并产生多数棱柱状结晶的升华物。②取本品少量，加乙醇滤过，滤液加 5% 三氯化铁乙醇溶液即显亮绿色，后变为黄绿色。③取本品粉末 0.1g，加甲醇超声处理，取上清液作为供试品溶液。取安息香对照药材和苯甲酸对照品制成对照溶液。硅胶 GF_{254} 薄层板上，以石油醚（60~90℃）－正己烷－乙酸乙酯－冰醋酸（6：4：3：0.5）为展开剂，紫外光灯（254nm）下检视。供试品色谱中，在与对照药材色谱和对照品色谱相应的位置上，显相同颜色的斑点。干燥失重：取本品粗粉，置硫酸减压干燥器内，干燥至恒重，减失重量不得过 2.0%。总灰分不得过 0.50%。醇中不溶物：含乙醇中不溶物，不得过 2.0%。含量测定：本品含总香脂酸以苯甲酸（$C_7H_6O_2$）计，不得少于 27.0%。性平，味苦、辛。归心、脾经。开窍醒神、行气活血、止痛。

血竭 Xuejie

Sanguis Draxonis

【本草考证】本品始载于《唐本草》，原名麒麟竭。苏颂谓："今南番诸国及广州皆出之。木高数丈，婆娑可爱。叶似樱桃而有三角。其脂液从木中流出，滴下如胶饴状，久而坚凝，乃成竭，赤作血色。采无时。"李时珍谓："此物如干血，故谓之血竭。"又谓："采法亦于树下掘坎，斧伐其树，脂流于坎，旬日取之"。与现今血竭不同。

【来源】　为棕榈科（Palmae）植物麒麟竭 *Daemonorops draco* Bl. 果实渗出的树脂经加工制成。

【植物形态】　麒麟竭为高大藤本。羽状复叶在枝梢互生，基部有时近于对生；叶柄和叶轴均被稀疏小刺，小叶片多数，互生，条形至披针形，长达 30cm，宽约 1~2cm。花单性，雌雄异株；肉穗花序形大，具有圆锥状分枝；基部外被长形苞苞；花黄色，花被片 6，排成 2 轮。果实核果状，阔卵形或近球形，果皮猩红，密被覆瓦状鳞片，成熟时鳞片缝中流出红色树脂。

【产地】　麒麟血竭主产于印度尼西亚的爪哇和苏门答腊、印度、马来西亚等地。我国云南南部亦有分布。

【采收加工】　采集成熟果实，充分晒干，加贝壳同入笼中强力振摇，松脆的树脂块即脱落，筛去果实鳞片杂质，用布包起，放入热水中使化成团，取出放冷，即为原状血竭；加入辅料加工后成为加工血竭。

【性状鉴别】　通常分为原装血竭和加工血竭。

（1）原装血竭　呈扁圆形或不规则块状物，大小不等。表面暗红色或红色或砖红色，多粗糙而有光泽；质脆易碎，断面有光泽或无光泽。因品质不一，有时可见果实、鳞片等少量杂质。无臭、味淡、口嚼不溶。

（2）加工血竭　略呈扁圆四方形或长方砖状，直径 6~8cm，厚约为 4cm，重250~280g。表面暗红色或黑红色，有光泽，常附有因摩擦而产生的红粉。体坚质脆，碎断面黑红色，光亮，研粉则为血红色。无臭、味淡、口嚼不溶。（图 16-3）

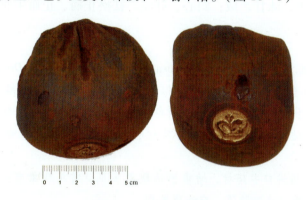

图 16-3　加工血竭图

【化学成分】　含红色树脂酯约 57%，分离出结晶型红色素：血竭素（dracorhodin）和去甲血竭素（nordracorhodin）、血竭红素（dracorubin）和去甲血竭红素（nordracorubin）；还含黄色血竭树脂烃、海松酸（pimaric acid）、异海松酸（isopimaric）、檀香海松酸（sandaracopimaric acid）、松香酸（abietic acid）及三萜类化合物等。红色树脂酯为血竭树脂鞣醇与苯甲酸及苯甲酰乙酸的化合物。

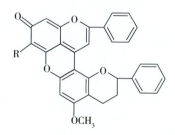

血竭素：R = CH₃

去甲血竭素：R = H

血竭红素：R = CH₃

去甲血竭红素：R = H

【理化鉴别】

（1）取本品粉末置白纸上，用火隔纸烘烤即熔化，但无扩散的油迹，对光照视呈鲜艳的红色。以火燃烧则发生呛鼻烟气。

（2）取本品粉末0.1g置具塞试管中，加石油醚（60~90℃）10ml，振摇数分钟，滤过，取滤液5ml置另一试管中，加新配制的0.5%醋酸铜溶液5ml，振摇后静置分层，石油醚层不得显绿色。

（3）取血竭粉末0.5g，加乙醇10ml密塞浸提，过滤，滤液加稀盐酸5ml混匀，析出棕黄色沉淀，放置后逐渐凝成棕黑色树脂状物。取树脂状物，用稀盐酸10ml分次充分洗涤，弃去洗液，加20%氢氧化钾溶液10ml，研磨，加三氯甲烷5ml移置分液漏斗中，振摇，三氯甲烷层则显红色。

（4）如（3）中操作，将三氯甲烷层作为供试品溶液，血竭对照药材为对照。硅胶G薄层板，以三氯甲烷-甲醇（19:1）为展开剂，供试品色谱中，在与对照药材色谱相应的位置上，显相同的橙色斑点。

【质量评价】

（1）经验鉴别　均以外色黑似铁、研粉红似血、火燃呛鼻、有苯甲酸样气味者为佳。

（2）检查　总灰分不得过6.0%；酸不溶性灰分不得过25.0%。

（3）含量测定　照高效液相色谱法测定，本品含血竭素（$C_{17}H_{14}O_3$）不得少于1.0%。

【性味功效】性平，味甘、咸；归心、肝经。祛瘀止痛、止血生肌。

知识拓展

（1）国产血竭为龙舌兰科（Agavaceae）植物剑叶龙血树 *Dracaena cochinchinensis* (Lour.) S. C. Chen 含脂木材中提取的树脂。主产于云南、广西。在部分地区作血竭使用。扁圆形或不规则块状，大小不一；表面紫色，具光泽，局部有红色粉尘粘附。质硬，易碎，断面平滑，有玻璃样光泽，粉末暗砖红色。气无，味淡，口嚼不溶。含红色树脂80%以上。

（2）血竭为常用进口中药材，增重掺伪现象多见。常见现象有：增加铁粉；掺入泥沙、红土；加入松香、达玛胶等。应注意鉴别。

扫码"练一练"

（刘塔斯）

第十七章　其他植物类中药

学习目标

1. **掌握**　药材青黛、五倍子及其饮片的来源、产地、采收加工、化学成分、真实性鉴定（包括性状鉴别、显微鉴别、理化鉴别）、质量评价（包括经验鉴别、纯度检查、浸出物、含量测定）等。

2. **熟悉**　药材海金沙、冰片及其饮片的来源、化学成分、真实性鉴定（包括性状鉴别、显微鉴别要点）、质量评价（包括经验鉴别、纯度检查）等。

3. **了解**　药材儿茶及其饮片的来源、真实性鉴定（性状鉴别）和质量评价（经验鉴别）等。

第一节　概　述

本类中药是指本教材其他各章中所未能收载的药物，主要包括：①直接由植物体的某一或某些部分，或间接用植物的某些制品为原料，经过不同的加工处理（如浸泡、加热或蒸馏提炼等）所得到的产品，如樟脑、冰片、芦荟和青黛等；②蕨类植物的成熟孢子，如海金沙等；③由某些昆虫寄生于某些植物体上所形成的虫瘿，如五倍子等。

一、性状鉴别

注意观察药材的形状、质地、表面特征、气味以及水试、火试等传统鉴别方法。例如海金沙的孢子呈粉末状，黄棕色，火烧产生爆鸣声。

二、显微鉴别

对孢子的观察注意正面观、顶面观、底面观的特征，以及外壁上的纹饰，如圆形、多角形等。

三、理化鉴别

对于一些加工品及分泌物类中药，例如青黛、芦荟、天竺黄等，根据其主要成分的特征，对其进行定性鉴别和质量评价，如鞣质含量测定法、分光光度法和色谱法等。

第二节　常用其他植物类中药鉴定

海金沙 Haijinsha
Lygodii Spora

【来源】为海金沙科（Lygodiaceae）植物海金沙 *Lygodium japonicum*（Thunb.）Sw. 的干

扫码"学一学"

燥成熟孢子。

【产地】分布于长江流域及其以南各省区，主产于湖北、湖南、广东、浙江、江苏等省。

【采收加工】秋季孢子未脱落时采割藤叶，晒干，搓揉或打下孢子，除去藤叶即可。

【性状鉴别】本品为黄棕色或淡棕色颗粒状粉末，质轻润滑，置手中易从指缝滑落；撒入水中，则浮于水面，加热时才逐渐沉入水底；燃烧时，发出爆鸣及闪光，无明显灰渣残留。（图17－1）

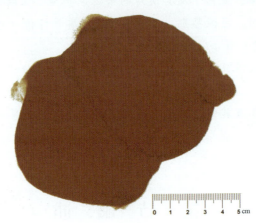

图17－1　海金沙药材图

【显微鉴别】粉末棕黄色或浅棕黄色，孢子呈四面体形，三角状圆锥形，顶面观三面锥形，可见三叉状裂隙，侧面观呈类三角形。极轴长58～72μm（～97），直径60～85μm，赤道轴长70～108μm。孢子外壁具类圆形或呈多角形的瘤状纹理，边缘呈波状弯曲。有的周壁开裂或脱落，而外壁光滑，可见3裂缝。有时可见有非腺毛混入。（图17－2）

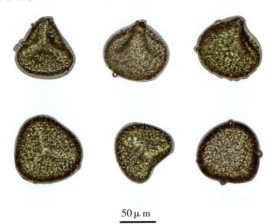

50μm

图17－2　海金沙孢子

【化学成分】孢子含脂肪油、海金沙素（lygodin）、反式－对－香豆酸（trans－p－coumaric acid）等。从中检测到的脂肪酸主要有油酸、亚油酸、棕榈酸、硬脂酸、十八碳三烯酸、十六碳烯酸等。

【理化鉴别】取本品适量，加甲醇超声处理30分钟，滤过，残渣加甲醇溶解，作为供试品溶液。另取海金沙对照药材同法制成对照药材溶液。聚酰胺薄层，以甲醇－冰醋酸－水（4：1：5）为展开剂，喷以三氯化铝试液显色，置紫外光灯（365nm）下检视。供试品色谱中，在与对照药材色谱相应的位置上，显相同颜色的荧光斑点。

【质量评价】

（1）经验鉴别　以色棕黄，体轻，手捻滑润者、无杂质者为佳。

（2）检查　总灰分不得过 16.0%。

【性味功效】性寒，味甘、咸；归膀胱、小肠经。清热利湿，通淋止痛。

> **知识拓展**
>
> 　　1. 有的地区以海金沙全草入药，称之为"金沙藤"。全草含黄酮类成分，具抗菌，利尿作用，其煎剂对金黄色葡萄球菌、铜绿假单胞菌、伤寒杆菌、大肠埃希菌有抑制作用。用于上呼吸道感染、流行性腮腺炎、尿路感染等。此外，其具有较好的利胆作用。
>
> 　　2. 蒲黄与海金沙的比较：二者均为细粉状中药材，海金沙为海金沙 *Lygodium japonicum*（Thunb.）Sw. 的干燥成熟孢子。粉状，棕黄色，质轻滑润，着火燃烧发爆鸣及闪光。性寒、味甘、咸。归膀胱、小肠经。清利湿热，通淋止痛。
>
> 　　蒲黄为香蒲科植物水烛香蒲 *T. angustifolia* L.、东方香蒲 *T. orientalis* Presl、或同属植物的干燥花粉。黄色粉末，体轻，放水中则飘浮水面。手捻有滑腻感，易附着手指上。气微，味淡。性平，味甘。归肝、心包经。止血、化瘀、通淋。

青黛 Qingdai

Indigo Naturalis

【本草考证】始载于《药性论》，《开宝本草》云："青黛，从波斯国来及太原并庐陵、南康等。"《本草衍义》云："青黛，乃蓝为之。"

【来源】为爵床科（Acanthaceae）植物马蓝 *Strobilanthes cusia*（Nees）O. Ktze.、蓼科（Polygonaceae）植物蓼蓝 *Polygonum tinctorium* Ait. 或十字花科（Cruciferae）植物菘蓝 *Isatis indigotica* Fort. 的叶或茎叶，经过加工制得的干燥粉末、团块或颗粒。

【植物形态】

（1）马蓝　多年生草本，茎直立或基部外倾。常成对分枝，幼嫩部分和花序均被锈色、鳞片状毛，叶柔软，纸质，椭圆形或卵形，两面无毛，干时黑色；侧脉每边约 8 条，两面均凸起；叶柄长 1.5~2cm。穗状花序直立；苞片对生。蒴果长 2~2.2cm，无毛；种子卵形。

（2）蓼蓝　草本。茎直立，高 50~80cm。叶卵形或宽椭圆形，干后呈暗蓝绿色，顶端圆钝，全缘，具短缘毛，上面无毛，托叶鞘膜质，被伏毛，具长缘毛。总状花序呈穗状，长 2~5cm；苞片漏斗状，每苞内含花 3~5 朵；花梗细，与苞片近等长；花被 5，淡红色；雄蕊 6~8，比花被短。瘦果宽卵形，具 3 棱。

（3）菘蓝　草本，高 40~100cm；茎直立。基生叶莲座状蓝绿色，长圆形至宽倒披针形，长 5~15cm，宽 1.5~4cm，基部渐狭，全缘或稍具波状齿，具柄；花黄色，宽楔形，顶端近平截，具短爪。短角果。种子长圆形，淡褐色。

【产地】主产于福建，河北、云南、江苏和安徽等地。

【采收加工】夏、秋两季，当植物的叶生长茂盛时，割取茎叶，置大缸或木桶中，加入清水，浸泡 2~3 昼夜至叶腐烂、茎脱皮时，捞去茎枝叶渣，每 50kg 茎叶加石灰 4~5kg，充

扫码"学一学"

扫码"看一看"

分搅拌，待浸液由乌绿色转变为紫红色时，捞取液面蓝色泡沫状物，晒干。

【**性状鉴别**】本品为深蓝色的粉末，体轻，易飞扬；或呈不规则的多孔性团块，用手搓捻即成细末。微有草腥气，味淡。（图 17 - 3）

【**化学成分**】含靛蓝（indigo）、靛玉红（indirubin）、靛黄、靛棕、色胺酮等。

图 17 - 3　青黛药材图

【**理化鉴别**】

（1）用微火灼烧可产生紫红色的烟雾。

（2）滴加少量硝酸，产生气泡并显棕红色或黄棕色。

（3）本品三氯甲烷浸出液，以靛蓝对照品和靛玉红对照品作对照，以苯 – 三氯甲烷 – 丙酮（5∶4∶1）为展开剂，硅胶 G 薄层层析，供试品色谱中，在与对照品相应位置上显相同颜色的斑点。

【**质量评价**】

（1）**经验鉴别**　以蓝色均匀，体轻能浮于水面，火烧时产生紫红色烟雾的时间较长者为佳。

（2）**检查**　水分不得过 7.0%。水溶性色素：取本品 0.5g，加水 10ml. 振摇后放置片刻，水层不得显深蓝色。

（3）**含量测定**　照高效液相色谱法测定。本品按干燥品计算，含靛蓝（$C_{16}H_{10}N_2O_2$）不得少于 2.0%；含靛玉红（$C_{16}H_{10}N_2O_2$）不得少于 0.13%。

【**性味功效**】性寒，味咸。归肝经。清热解毒，凉血定惊。

儿　茶 Er'cha

Catechu

本品为豆科（Leguminosae）植物儿茶 *Acacia catechu*（L. f.）Willd. 的去皮枝和树干的干燥煎膏，习称"儿茶膏"（黑儿茶）。本品呈不规则块状或方块状，大小不一。表面黑色或棕黑色，平滑而具光泽，有时可见裂纹。质硬易碎，断面具光泽，不整齐，有细孔。遇潮有黏性。无臭，味涩、苦，略回甜。以色黑略带红色，不黏不碎，尝之收涩性强者为佳。取少量以水装片，可见针状结晶及黄棕色块状物。含儿茶鞣质、儿茶素、表儿茶素等成分。取火柴杆浸于本品水浸液中，使轻微着色，待干燥后，再浸入盐酸中立即取出，置火焰附近烘烤，杆上即显深红色。取本品加乙醚超声处理，滤过，残渣加甲醇溶解，作为供试品溶液，取儿茶素对照品、表儿茶素对照品作为对照，纤维素预制板，以正丁醇 – 醋酸 – 水（3∶2∶1）为展开剂，展开，喷以 10% 硫酸乙醇溶液，加热至斑点显色清晰。供试品色谱中，在与对照品色谱相应的位置上，显相同的红色斑点。水分不得过 17.0%。高效液相色谱法测定含量，本品含儿茶素（$C_{15}H_{14}O_6$）和表儿茶素（$C_{15}H_{14}O_6$）的总量不得少于 21.0%。性微寒，味苦、涩；归肺、心经。清热、生津和化痰；外用可收涩、敛疮、止血。

知识拓展

茜草科（Rubiaceae）植物儿茶钩藤 *Uncaria gambier* Roxb. 的带叶嫩枝的干燥煎膏，习称"方儿茶或棕儿茶"，主产马来西亚和印尼。呈方块状，边长约2cm，各边均凹缩，棱角多偏斜或破碎，表面暗桃色至黑褐色，多平坦无光泽，稀见裂纹，质坚实或较松脆，断面浅棕色至浅棕红色。无臭，味苦而涩。其粉末可见针状结晶和黄棕色块状物。以黑褐色、胶性大、味浓者为佳。含儿茶鞣质约24%、儿茶素30%～35%以及槲皮素、儿茶荧光素（gambir fluorescein）及棕儿茶碱（gambirine）。

冰片（合成龙脑）Bingpian

Borneolum Syntheticum

【来源】为化学合成品，是用樟脑、松节油等经化学方法合成的，习称"机制冰片"。

【产地】主产于上海、天津、广东等地。

【性状鉴别】本品为无色透明或半透明的片状、块状或颗粒状松脆结晶，直径1～15mm，厚约1～3mm。质松脆分层，可剥离成薄片，手捻即粉碎，类白色至淡灰棕色。气清香，味辛凉，浓烈，具挥发性，燃之有浓黑烟，并有带光的火焰；嚼之则慢慢溶化。

本品在乙醇、三氯甲烷或乙醚中易溶，在水中几乎不溶。熔点为205～210℃。

【显微鉴别】微量升华后，可见棒状或多角形结晶。

【化学成分】消旋龙脑。

【理化鉴别】

（1）取本品10mg，加乙醇数滴使溶解，加新制的1%香草醛硫酸溶液1～2滴，即显紫色。

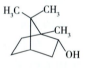

龙脑

（2）取本品3g，加硝酸10ml，即产生红棕色的气体，待气体产生停止后，加水20ml，振摇，滤过，滤渣用水洗净后，有樟脑臭。

【质量评价】

（1）经验鉴别　以片大而薄、洁白、松脆、清香气浓者为佳。

（2）检查　①pH：取本品2.5g，研细，加水25ml，振摇，滤过，分取滤液两份，每份10ml，一份加甲基红指示液2滴，另一份加酚酞指示液2滴，均不得显红色。②不挥发物：取本品10g，置称定重量的蒸发皿中，置水浴上加热挥发后，在105℃干燥至恒重，遗留残渣不得过3.5mg（0.035%）。③水分：取本品1g，加石油醚10ml，振摇使溶解，溶液应澄清。④重金属不得过5mg/kg。⑤砷盐：不得过2mg/kg。

（3）含量测定　照气相色谱法测定，本品含龙脑（$C_{10}H_{18}O$）不得少于55.0%。含樟脑（$C_{10}H_{16}O$）不得超过0.50%。

【性味功效】性微寒，味辛，苦；归心、脾、肺经。芳香开窍、消肿止痛、去翳明目。

扫码"学一学"

知识拓展

(1) 梅片　龙脑香科植物龙脑香 *Dryobalarops aromatica* Gaertn. f. 树干经水蒸气蒸馏所得的结晶。为半透明似梅花瓣块状、片状的结晶体，故称"梅片"；类白色至淡灰棕色，气清香，味清凉，嚼之慢慢溶化。燃烧时无黑烟或微有黑烟。主要含有右旋龙脑、忽布烯、β-榄香烯等。

(2) 艾片　菊科植物艾纳香 *Blumea balsamifera* DC. 的叶中提取的结晶。主产于广东、广西、云南、贵州等地。主成分为左旋龙脑。

(3) 天然冰片　樟科植物龙脑樟 *Cinnamomum camphora*（L.）Presl 的新鲜枝、叶经提取加工制成。为白色结晶粉末或片状结晶。气清香，味辛、凉。具挥发性，点燃时有浓烟，火焰呈黄色。主要含右旋龙脑。

五倍子 Wubeizi

Galla Chinensis

【本草考证】始见于《本草拾遗》。《本草纲目》曰："五倍子，宋《开宝本草》收入草部。《嘉祐本草》移入木部。虽知生于肤木之上，而不知其乃虫所造也。肤木，即盐肤子木也。此木生丛林处者，五六月有小虫如蚁，食其汁，老则疑种、结小球于叶间，正如蛄蝼之作雀瓮，蜡虫之作蜡子也。初起甚小，渐渐长坚，其大如拳，或小如菱，形状圆长不等。初时青绿，久则细黄，缀于枝叶，宛如结成。其壳坚脆，其中空虚，有细虫如蟣虮。山人霜降前采取，蒸杀货之，否则虫必穿坏，而壳薄且腐矣。皮工造为百药煎，以染皂色，大为时用。他树亦有此虫球，不入药用，木性殊也。"所载的形态及其寄主植物的特性均与现今所用五倍子一致。

【来源】为漆树科（Anacardiaceae）植物盐肤木 *Rhus chinensis* Mill.、青麸杨 *R. potaninii* Maxim. 或红麸杨 *R. punjabensis* Stew. var. *sinica*（Diels）Rehd. et Wils. 的叶片上所形成的虫瘿。主要由倍蚜科昆虫五倍子蚜 *Melaphis chinensis*（Bell.）Baker. 等寄生而成。按照外形不同，分为"肚倍"和"角倍"。

【植物形态】

(1) 盐肤木　落叶小乔木或乔木，高 2～10m。小枝密被棕色柔毛。奇数羽状复叶，被淡黄色棕色短柔毛；小叶 7～13 枚，小叶片卵形、卵状椭圆形至椭圆形，边缘具粗锯齿，上面绿色，疏生短柔毛，下面密被淡褐色短柔毛。圆锥花序顶生，花小，杂性，兼有两性花和雄花。两性花的萼片 5，长卵形，外侧及边缘被短柔毛，绿黄色；花瓣 5，倒卵状长椭圆形，白色；雄蕊 5，黄色。雄花略小于两性花，花萼、花瓣与两性花相似。果序直立；核果扁圆形，内含种子 1 枚。

(2) 青麸杨　小枝光滑无毛或被细短柔毛，小叶 7～9 枚，长圆形或长圆状披针形，叶轴无翅，或在上部的小叶间微有翅，全缘，具极短的小叶柄；果序下垂。

(3) 红麸杨　与盐肤木主要区别在于小枝无毛或稀被柔毛，或仅在上部有狭翅；小叶 7～13 枚，卵形或卵状长圆形，上面无毛，下面脉上被短柔毛，全缘。

【产地】主产于四川、云南、贵州、湖南、湖北、河南、陕西以及浙江等省。盐肤木分布于辽宁及其以南，甘肃及其以东各省区。其形成的虫瘿主要为角倍，

红麸杨和青麸杨形成的虫瘿以肚倍为主，分布于四川、云南、贵州、湖北、湖南、陕

西、甘肃以及西藏等省区。

【采收加工】立秋至白露前采摘，此时其颜色由青转黄，若采收不及时，其内部水分将逐渐减少，在阳光曝晒下，最后破裂。将摘下的虫瘿置沸水中略煮或蒸至外表面变灰以杀死内部蚜虫，然后晒干。

【性状鉴别】

（1）肚倍　呈长圆形或纺锤形囊状，长 2.5～9cm，直径 1.5～4cm。外表面灰褐色或灰棕色，被淡黄色柔毛。壁厚 2～3mm，质硬而脆，易破碎，断面角质状，具光泽，内壁平滑，有黑褐色死蚜及灰色粉末状排泄物。气特异，味涩。

（2）角倍　呈菱形，具不规则角状分枝，被灰白色柔毛，壁较薄，其他特征同肚倍。（图 17－4）

饮片：本品呈不规则碎片状。表面灰褐色或灰棕色，微有柔毛，内壁光滑，外表面有麻点状突起或明暗相间的纵向纹理。质硬而脆，断面角质样，有光泽。气特异，味涩。

【显微鉴别】

（1）横切面　表皮细胞一列，类方形，间生多数 1～3（～6）个细胞的非腺毛，长 70～140（～350）μm；薄壁细胞直径约 10μm，其中含多数已经糊化的淀粉粒，并可见少数草酸钙结晶。可见散在的外韧型维管束，维管束外为大型树脂道。

（2）粉末　灰绿色至灰棕色。可见众多非腺毛，多数 1～4 个细胞，有的顶端弯曲呈鸟喙状；薄壁细胞含糊化淀粉粒，具黄棕色的树脂道碎片和树脂块，具少量草酸钙簇晶，直径约 25μm；螺纹导管直径 10～15μm。

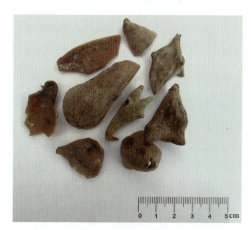

图 17－4　五倍子药材图

【化学成分】含五倍子鞣质（gallotannin），角倍约含 50%，肚倍约含 70%，有的可达 78%；另含没食子酸 2%～4%，以及脂肪、树脂和蜡质等。鞣质主要有：1，2，3，4，6 - 五 - O - 没食子酰 - β - D - 葡萄糖（1，2，3，4，6 - penta - O - galloyl - β - D - glucose）、2 - O - 二没食子酰基 - 1，3，4，6 - 四 - O - 没食子酰基 - β - D - 葡萄糖（2 - O - digalloyl - 1，3，4，6 - tetra - O - galloyl - β - D - glucose）、3 - O - 二没食子酰基 - 1，2，4，6 - 四 - O - 没食子酰基 - β - D - 葡萄糖（3 - O - digalloyl - 1，2，4，6 - tetra - O - galloyl - β - D - glucose）、4 - O - 二没食子酰基 - 1，2，3，6 - 四 - O - 没食子酰基 - β - D - 葡萄糖（4 - O - digalloyl - 1，2，3，6 - tetra - O - galloyl - β - D - glucose）等。

【理化鉴别】

（1）取五倍子粉末 0.5g，加水 4ml，稍微加热后过滤。取滤液 1ml，加 $FeCl_3$ 试液 1 滴，形成黑色沉淀；另取滤液 1ml，加 10% 酒石酸锑钾溶液 2 滴，形成白色沉淀。

（2）取本品粉末甲醇滤液作为供试品溶液。取五倍子对照药材制成对照药材溶液。取没食子酸对照品制成对照品溶液。硅胶 GF_{254} 薄层板，以三氯甲烷 - 甲酸乙酯 - 甲酸（5:5:1）为展开剂，供试品色谱中，在与对照药材色谱和对照品色谱相应的位置上，显相同颜色的斑点。

扫码"练一练"

【质量评价】

（1）经验鉴别　以个大、完整、壁厚、色灰褐者为佳。

（2）检查　水分不得过12.0%；总灰分不得过3.5%。

（3）含量测定　①照鞣质含量测定法测定，本品含鞣质不得少于50.0%。②照高效液相色谱法测定，本品按干燥品计算，含鞣质以没食子酸（$C_7H_6O_5$）计，不得少于50.0%。

【性味功效】　性寒，味酸，涩；归肝、肾、大肠经，敛肺降火，涩肠固精，敛汗止血。外用能解毒消肿，收湿敛疮，止血等。

（刘塔斯）

动物药类

第十八章　动物类中药

　　动物类中药是指用动物的全体（全蝎、蜈蚣）或某一部分（鹿茸、鹿角）、分泌物（麝香、蟾酥）或排泄物（五灵脂、蚕砂）、生理（蝉蜕、蛇蜕）或病理（牛黄、马宝）产物、动物体的加工品（阿胶、鹿角胶）等供药用的一类中药。

第一节　概　述

一、动物类中药的应用

　　动物类中药与植物类和矿物类中药一样，在我国有着悠久的应用历史，是祖国医药宝库中的重要组成部分，对中华民族的繁衍昌盛同样起着重要作用。远在4000多年前甲骨文就记载了麝、犀、牛、蛇等40余种药用动物。在3000多年前，我国就开始了对蜜蜂的利用；珍珠、牡蛎的养殖也有2000多年的历史。我们用动物的肝脏治疗夜盲症，远较西欧使用脏器制剂为早。从本草记载来看，《神农本草经》载药365种，其中动物药65种（占17.8%）；《新修本草》载药844种，其中动物药128种（占15.2%）；《本草纲目》载药1892种，动物药461种（占24.4%）。《本草纲目拾遗》载药921种，动物药160种（占17.4%）。据不完全统计，历代本草共收载动物药600余种。

　　1949年以来，我国开展了数次全国和大规模区域性的药用动物资源普查，在此基础上编写的《中药大辞典》（1977）收载动物药740种，《中国药用动物志》一、二集（1979~1982）收载832种，《中国动物药志》（1996）收载动物药975种，药用动物1546种。1983~1987年全国中药资源调查结果显示，我国有药用动物1581种，分属11门、451科、861属。占全部中药资源总数的12%。《中国药典》（1953年版）仅收载动物药13种。《中国药典》（2020年版）已收载动物药48种，入药种类不断增多。就全世界范围来说，已研究和使用的动物药超过3000种。

二、动物类中药的研究进展

　　动物类中药，尤其是来源于高等动物的某些中药，所含化学成分常与人体中某些物质相似，因而可直接用于改善和调节人体的生理功能，具有显著的生理活性。如鹿茸的补肾阳、益精血和强筋骨作用。随着生产的发展和科技的进步，我国各地学者对动物药的研究不断深入，有关动物药的化学成分、药理及临床疗效等方面的报道不断增多。已从药用动物中发现了一批疗效显著的物质，如斑蝥中提取的斑蝥素（cantharidin），可抑制癌细胞蛋

扫码"学一学"

白质的合成，继而影响 DNA、RNA 的合成，影响细胞的生长分化，有治疗原发性肝癌和病毒性肝炎的作用。水蛭中提取的水蛭素（hirudin），是凝血酶的特效抑制剂，有很强的抗凝血作用；蝮蛇毒中提取的抗栓酶、人尿中提制的尿激酶（urokinase）为血栓溶解剂，已用于治疗脑血管疾病和静脉血栓；蟾酥中的脂蟾毒配基（resibufogenin）有升压、强心、兴奋呼吸作用，已用于呼吸和循环衰竭及失血性低血压休克；昆虫类动物变态激素蜕皮素（ecdysone）和甲壳类动物变态激素蜕皮甾酮（ecdysterone）有促进蛋白质合成，降血脂，抑制血糖升高等作用；鱼油中的二十碳五烯酸（EPA）、二十二碳六烯酸（DHA）具有增强免疫、改变血液参数及血小板膜和脉管壁性能，已用于心血管疾病和糖尿病的防治。

在抗癌药物的研究中，一些动物药的抗癌效果明显，已应用的有蟾酥、斑蝥、蜈蚣、土鳖虫、全蝎、金钱白花蛇、地龙、蟑螂、蚕蛹虫草等。此外，蝎毒、蜂毒、蜈蚣毒以及僵蚕含的过氧麦角甾醇和 7β - 羟基胆甾醇等均有体外抗癌活性。据报道我国抗癌昆虫就有 77 种。

海洋动物种类繁多，已入药种类有 350 余种，如石决明、牡蛎、珍珠、海螵蛸、海马、海龙、海狗肾等均为常用中药。近年来从棘皮动物门海参中提取的海参素 A、B（holothurin A、B）有抗癌、抗真菌作用；从刺参中提取的刺参黏多糖（SJAMP）有抗凝血、抗肿瘤、抗氧化作用，刺参素 A、B、C（holotoxin A、B、C）有抗癌、抗真菌作用，并能增强白细胞的吞噬功能。海胆的提取物波乃利宁（bonellinin）也能抑制癌细胞生长。还发现不少海洋动物如杂色蛤、马氏珍珠贝等，对肿瘤亦有抑制作用。从鲸、鲨鱼软骨中制取的硫酸软骨素可防治脂蛋白脂肪酶的激活作用引起的脂质沉积和抑制血栓形成。以海虾壳为原料制得的黏性甲壳素有降低血清胆固醇的作用，并能降低血小板黏附率。由短指多型软珊瑚（*Sunularia polydactyla*）提取的喹啉酮，具有增加血管流量、抗心律失常、缓解心肌缺血的作用。海洋占地球表面积的 71%，有 30 门，50 余万种生物生活在海洋中，所以海洋中蕴藏着极其丰富的动物药资源。我国面临太平洋，海域辽阔，海洋药用动物资源十分丰富，在抗癌、抗真菌及抗心脑血管疾病方面，具有广阔的研究开发前景。

我国动物药的种类增长很快，资源丰富。但动物类中药多取自野生动物。由于长期无计划的滥捕，资源已遭到不同程度的破坏，野生动物资源日益减少，不仅影响药源的供应，而且使某些珍贵的动物种类濒临绝灭。我国政府一向对发展中药材生产极为重视，对某些稀有动物药源实行禁猎，1988 年通过了《中华人民共和国野生动物保护法》、1989 年林业部和农业部联合发布了《国家重点保护野生动物名录》、1993 年下文取缔应用犀角、虎骨等药材。政府还积极发展驯化和人工养殖工作，如鹿的驯化与鹿茸的生产，人工养麝与活体取香，人工养熊引流胆汁，河蚌的人工育珠，蛤蚧、金钱白花蛇、蕲蛇、全蝎、蜈蚣、土鳖虫等的养殖，均已成为药材的主要来源。人工培植牛黄、体外培植牛黄的生产，为珍稀贵重药材的生产拓展了新方法和思路。在寻找代用品方面，也取得了可喜的成绩，如通过理化分析和大量的临床研究证明，水牛角与犀角，珍珠层与珍珠，均有类似的成分和作用，可以作为代用品。对某些动物药的有效成分进行人工合成，并根据其天然产品的主要有效成分种类和含量，研制出人工牛黄、人造麝香，均已用于临床。从而扩大了新的药物资源，也有力地保护了多种珍稀濒危的药用动物。

总之，我国地处温热带，动物资源丰富，从动物药中寻找新的有效药物，有着广阔的前景。但由于动物药化学成分种类繁多，结构复杂，有很多是大分子化合物，分离、分析难度较大，目前空白很多，还需要做大量深入的工作。

第二节　药用动物的基本结构

　　动物和植物起源于共同的祖先，所有动物都是从单细胞真核生物进化而来。动物体是由细胞组成的，地球上最早出现的动物是单细胞的，以后随着不断的进化和发展，逐渐变成多细胞动物。动物细胞是动物体结构与功能的基本单位。动物细胞没有质体、液泡与细胞壁，其他结构与植物细胞相似，但低等的动物细胞有中心粒。中心粒（centriole）在细胞中的位置是固定的，为具有极性结构的柱状体，长 0.3～0.5μm，直径 0.15μm，在电子显微镜下观察，由 9 组小管状亚单位组成，每个亚单位由 3 个微管构成。这些管的排列方向与柱状体的纵轴平行。中心粒通常是成对出现，两个中心粒的位置常成直角。中心粒在细胞有丝分裂时与纺锤丝的排列方向和染色体的移动方向有关。

一、动物的组织

　　多细胞动物是由不同形态、不同功能的组织构成的。由于细胞群之间的生理分工不同，引起了细胞在形态结构上的分化，形成了不同的组织。组织是由形态、结构和功能相同的细胞集成的细胞群，以及没有细胞结构的间质互相连接，共同构成组织。每种组织各完成一定的功能。动物体的组织按功能分为四大类，即上皮组织、结缔组织、肌肉组织和神经组织。

（一）上皮组织

　　上皮组织（epithelial tissue）是由排列紧密的细胞和少量的细胞间质组成。为连续的单层或多层细胞，密集排列成膜状，覆盖在体表和体内各器官、管道、囊、腔的内外表面。向着外界的或腔隙的一面称为游离面，另一面为一层非细胞质的薄膜，称底膜。通过底膜与深层的结缔组织联接。由于游离面与基底面的结构、分化不同，所以上皮细胞具有极性。上皮组织具有保护、吸收、分泌、排泄、感觉、呼吸等功能。根据上皮组织的功能不同，分为被覆上皮、腺上皮、感觉上皮。

（二）结缔组织

　　结缔组织（connective tissue）由排列疏松的多种细胞和大量的细胞间质（包括各种纤维和基质）构成。细胞间质有液体、胶状体、固体和纤维，形成多样化的组织。具有支持、保护、营养、贮藏、修复和物质运输等多种功能。根据功能、性质不同，结缔组织又可分为三大类，8 种：①液态结缔组织：包括血液和淋巴；②胶态结缔组织：包括疏松结缔组织、致密结缔组织、网状结缔组织和脂肪组织；③固态结缔组织或称支持结缔组织：包括软骨和骨组织。

（三）肌肉组织

　　肌肉组织（muscular tissue）由高度特化的收缩力强的肌细胞组成，一般呈纤维状，故又称肌纤维。其主要功能是将化学能转变为机械能，使肌纤维收缩，肌体进行各种运动。根据肌细胞的形态和结构不同分为：横纹肌、心肌、斜纹肌和平滑肌。

　　1. 横纹肌　大多数的横纹肌附着在骨骼上，又称骨骼肌。肌细胞为长圆柱形的多核细胞，外表面包着一层膜，称肌膜。细胞核可达 100 多个，位于肌膜下面。在细胞质内有大量纵向排列的肌原纤维。肌原纤维是由许多更细的肌丝组成。肌丝有两种，一种较粗的肌球蛋白丝（位于暗带），系于中膜，另一种较细的肌动蛋白丝（位于明带），固定在间膜上，两者有规则地相间排列。当细丝向中膜方向滑动时，间膜与间膜之间的距离缩短，引起肌原纤维的收缩，导致肌细胞收缩，使肌体产生运动。横纹肌一般受意志支配，也称随意肌。

2. **心肌** 由短柱状或有分枝的心肌细胞（心肌纤维）组成。一般每个细胞内有一个细胞核，位于细胞中央。构成心脏和心脏附近的腔静脉及主动脉壁上的肌肉层。心肌除有收缩性、兴奋性和传导性外，还有自动的节律性。

3. **斜纹肌** 斜纹肌的肌原纤维与横纹肌的基本相同，只是各肌原纤维节不是排列在同一水平面上，而是错开排列呈斜纹，暗带特别明显，螺旋状排列。主要存在于无脊椎动物。

4. **平滑肌** 由梭形的肌细胞组成，无横纹。其超微结构与横纹肌相同。分布于脊椎动物各种内脏器官的壁上。平滑肌的活动受自主神经支配，不受意志支配，也称不随意肌。

（四）神经组织

神经组织（nervous tissue）由神经细胞（神经元）和神经胶质细胞组成。神经细胞具有高度发达的感受刺激和传导兴奋的能力。神经胶质细胞有支持、保护、营养修复等作用。神经组织是脑、脊髓，以及周围神经系统的基本组成部分。能接收外界刺激，发出冲动，联系骨骼肌和各器官以协调活动。

二、动物的器官和器官系统

器官（organ）是由几种不同类型的组织联合而成的，具有一定的形态特征和一定生理功能的结构。例如小肠是由上皮组织、疏松结缔组织、平滑肌、血管、神经等联合而成的管状结构。具有消化食物和吸收营养功能，是动物体的一种器官。由功能上有密切联系的器官联合在一起，共同完成一定的生理功能，称为器官系统，如口腔、咽、食管、胃、小肠、大肠、肛门及其附属器官等共同组成消化系统。完成摄取食物、消化食物、吸收营养和排泄废物等生理功能。

越是高等的动物，器官系统分化越完善，较高等的脊椎动物的器官系统一般分为十大类。

1. **皮肤系统** 是指覆盖在动物身体表面的构造，由皮肤的基本结构和它的衍生物以及进入皮肤中的其他有关结构组成。包括皮肤及其产生的羽毛、毛发、骨甲、鳞片及腺体等器官。具有保护、感觉、呼吸、分泌、排泄等功能。

2. **骨骼系统** 脊椎动物的骨骼主要是指它的内骨骼，分为软骨和硬骨。包括中轴骨如头骨、脊椎、肋骨等；附肢骨，如股骨、胫骨、掌骨、腕骨等。行使支持躯体，附着肌肉及使各部行动等功能。

3. **肌肉系统** 是指通过其本身的收缩特性使动物机体进行各种动作的系统。脊椎动物的肌肉系统可分为体肌和脏肌两类，体肌是由横纹肌组成的具有一定形状的肌肉块，附着于骨骼上，受运动神经支配。与骨骼系统一同构成运动装置，来完成全身或局部运动。脏肌是平滑肌，组成内脏器官的肌肉部分，受自主神经支配。心肌也属于脏肌。

4. **消化系统** 动物需要摄食，从食物中取得能源以进行各种生命活动，又从食物中取得原料以建造自己的身体和修补损耗的或被破坏的组织。任何食物在被身体利用以前，一般需经过消化作用，使大分子变为小分子，不溶的物质变为可溶的物质。执行消化功能的系统称为消化系统。分为消化道和消化腺。消化道包括口腔、咽、食管、胃肠、肛门及其附属器，如牙齿、舌；

消化腺则有唾腺、胃腺、肠腺、肝脏、胰脏等。行使消化及吸收功能。

5. 呼吸系统　是指为了维持正常的生命活动而执行气体交换的器官系统。包括鼻、咽、喉头、气管、支气管和肺等。行使吸收氧气及排除二氧化碳等功能。水生动物通过皮肤或鳃进行呼吸。

6. 循环系统　动物体为了维持不断的新陈代谢，进行各种生命活动，需要把消化系统制备的小分子营养物，把呼吸系统取得的氧运送至身体各部的组织细胞；又要把代谢作用产生的废物运走，并调节好身体的内环境。这些任务主要靠血液来完成。循环系统包括心脏、动脉、静脉、淋巴管等器官。行使输送养料、氧气及废物，调节内环境及体温等功能。

7. 排泄系统　动物体的代谢废物通常是经过循环系统，被血液汇集运送到专门的器官排出。二氧化碳主要从呼吸器官排到体外；尿素、尿酸等含氮废物，主要通过排泄器官排到体外。排泄系统包括肾、膀胱、输尿管等器官，行使排泄废物功能。

8. 生殖系统　具有产生生殖细胞来延续种的生命，即产生动物的新个体功能。包括生殖器官和附属器官。主要的生殖器官为卵巢和精巢，分别产生卵子和精子。雌性的附属器官有卵黄腺、受精囊、输卵管、子宫、阴道等，雄性的附属器官有附睾、输精管、贮精囊、前列腺、阴茎等。

9. 神经系统　包括中枢神经系统、外周神经系统以及接受刺激而引起感觉的器官。中枢神经系统分为脑和脊髓两部分。外周神经系统包括脑神经、脊神经及交感神经。感觉器官有皮肤感觉器、平衡器、听觉器、视觉器、味觉器、嗅觉器等。有思维及各种感觉功能。

10. 内分泌系统　动物体的各种生命活动，直接受神经系统的支配和调节，也间接受中枢神经控制下的某些组织器官分泌的活性物质的支配和调节。这类活性物质称为激素。产生或分泌激素的组织器官称为分泌腺，这些分泌腺由神经、消化、呼吸、排泄及生殖各系统分化而来，包括脑垂体、甲状腺、附甲状腺、肾上腺、胰岛腺、胸腺、性腺等。激素直接进入血液系统，随血液循环到达机体各部，对机体的代谢、生长、发育、生殖等重要生理功能具有调节作用。

以上各器官系统又主要在神经系统和内分泌系统的调节控制下，相互联系，相互制约地执行其不同的生理功能。使整个有机体适应外界环境的变化和维持体内外环境的协调，完成整个生命活动。

第三节　药用动物的分类

一、动物分类的基本单位与分类等级

动物分类系统的等级和植物界一样，也划分为界、门、纲、目、科、属、种等等级，种为分类的基本单位。当等级不够用时，在这些等级之间还可以增加一些等级，以满足要求。常常是在原有等级之前加上总（super－）、亚（sub－）而成，如总纲、总目、总科、亚门、亚纲、亚目、亚科、亚属等。按照惯例，总科、科、亚科等级的名称都有标准的词尾。科是－dae、总科是－oidea、亚科是－inae，这些词尾是加在模式属的学名字干之后的。因此，对一些不常见的类群名称，也可以一见到就知道是科、亚科、还是总科名。

二、动物的命名

为了便于学术交流，动物与植物一样，每一个物种也有一个科学的名称，即学名。动

物的命名基本上和植物命名一样，也是采用瑞典人林奈（Linnieus）首创的双名法，即每一种动物的学名是由两个拉丁或拉丁化的词组成。第一个词是该动物所在属的属名，第二个词是种加词，最后附上命名人的姓名缩写。如长牡蛎 *Ostrea gigas* Thunb.、中华蜜蜂 *Apis cerana* Fabricius 等。属名及命名人的第一个字母要大写。动物与植物命名也有不同之处。

（1）种下等级的命名，亚种是种内唯一的分类等级。亚种的命名则采用三名法，亚种加词紧接在种加词的后面，省略了等级名称（ssp.）和种命名人。如中华大蟾蜍 *Bufo bufo gargarizans* Cantor，此学名中第一个词 *Bufo* 为属名，第二个词 *bufo* 为种加词，第三个词 *gargarizans* 为亚种加词，Cantor 为亚种定名人姓氏。

（2）若属名改变，重新组合时，则在原定名人姓氏外加括号表示，重新组合的人名一般不写。如乌梢蛇 *Zaocys dhumnades*（Cantor）是由 *Coluber dhumnades* Cantor 重新组合而来。

（3）如有亚属，则亚属名放在属名之后，并加括号，如乌龟 *Chinemys*（*Geoclemys*）*reevesii*（Gray）。括号里的 *Geoclemys* 为亚属名，第一个字母也要大写。定名人加括号，表示这一学名是重新组合而来的。

三、动物分类系统简介

地球上现存的动物，约 150 万种。为了能正确区别它们及反映出其内在的联系和异同，必须进行科学的分类。动物学的分类系统是以动物形态上或解剖上的相似程度为基础的，基本上能反映动物界的自然亲缘关系，所以称为自然分类系统。分类的主要依据是根据动物细胞的分化、胚层的形成、体腔的发展、对称的形式、体节的有无、各器官系统的发展等基本特征而划分为若干动物类群。由于对某些类群目前还缺乏深入的研究和了解，因此，直到现在对全世界动物的分类还没有一个比较完善的、公认的分类系统。有的分为 10 门、有的分为 19 门、20 门、28 门、30 门，33 门，甚至 34 门。这些差异的原因，主要是有些学者将一些有差异的纲提升为门。如假体腔动物门的轮虫、腹毛、线虫等纲，环节动物门的星虫纲等提升为门；以及新发现的一些类群，放在原有的各门中，均觉得不合适，索性建立一个门，如栉水母门。

动物界的 19 门包括：①原生动物门（Protozoa）；②多孔动物门（Porifera），又称海绵动物门（Spongia）；③腔肠动物门（Coelenterata）；④栉水母门（Ctenophora）；⑤扁形动物门（Platyhelminthes）；⑥纽形动物门（Nemertinea）；⑦线形动物门（Nemathelminthes）；⑧棘头动物门（Acanthocephala）；⑨环节动物门（Annelida）；⑩软体动物门（Mollusca）；⑪节肢动物门（Arthropoda）；⑫苔藓动物门（Bryozoa）；⑬腕足动物门（Brachiopoda）；⑭帚虫动物门（Phoronida）；⑮毛颚动物门（Chaetognatha）；⑯棘皮动物门（Echinodermata）；⑰须腕动物门（Pogonopgora）；⑱半索动物门（Hemichordata）；⑲脊索动物门（Chordata）。以上各门除脊索动物门外都没有脊索（或脊椎），统称无脊索动物或无脊椎动物。可供药用的动物多隶属于多孔动物门、腔肠动物门、环节动物门、软体动物门、节肢动物门、棘皮动物门和脊索动物门。现将以上 7 门的主要特征简介如下。

1. 多孔动物门　是最原始、最低等的多细胞动物。体形多数像植物一样不规则生长成扁的、圆的树枝状，不对称。少数有一定的形状，辐射对称。体表多孔，故名多孔动物，体壁有钙质或硅质的骨针或类蛋白质的海绵丝所支持，无器官系统和明确的组织，具特有的水沟系。全为水生固着生活。如脆针海绵。

2. **腔肠动物门** 为低等后生动物。身体呈囊状，辐射对称，具内外两胚层，外层在体表，内层细胞围成身体内腔，称为腔肠。腔肠有消化功能兼有循环的作用。行细胞外及细胞内消化。有口无肛门，消化后的残渣仍由口排出。有组织分化，具原始的肌肉结构，形成上皮肌肉细胞（上皮细胞内含有肌原纤维）和原始的神经系统（神经网），有刺细胞。有骨骼时，为钙质或角质。全为水生，营固着或浮游生活。如海蜇、珊瑚等。

3. **环节动物门** 身体圆筒形或扁平形，两侧对称，分成若干同形的体节。具三胚层，有真体腔及闭管式循环系统。多数具运动器官刚毛或疣足。消化道发达，有口和肛门，具有排泄器官后肾管。神经系统集中，前端有脑，每节各有一神经节，形成链状神经系统。多为自由生活。如蚯蚓、水蛭。

4. **软体动物门** 是动物界第二大门，现存种类约有 8 万种。体形除腹足纲外均为左右对称，体不分节而具次生体腔。身体柔软，由头、足及内脏团三部分组成。躯干背侧皮肤褶壁向下延伸形成外套膜，常包裹整个内脏团，并由它分泌出 1 个或 2 个保护柔软体部的贝壳，覆盖于体外。外套膜和贝壳是软体动物的显著特征。外套膜由内外表皮、结缔组织及少数肌纤维组成。贝壳主要由碳酸钙（95%）和少量贝壳素组成。一般分三层，最外一层为角质层，由贝壳素组成，色黑褐而薄，由外套膜边缘分泌而成；中间的一层为棱柱层（壳层），较厚，占壳的大部分，这一层是由外套膜背面分泌而成；最内一层为珍珠层，由叶片状的霰石构成，表面光滑，具珍珠色彩。由整个外套膜表面分泌而成。身体具次生体腔，消化道完全，有心脏及血管。除头足纲外均为开放式循环，有栉状鳃或类似肺的构造。多为水生，少数陆生。如石决明、牡蛎、乌贼、蚌等。

5. **节肢动物门** 动物界最大的一个门，现存种类达 100 余万种，占已知动物种类的85%，种类繁多，分布极广，具有高度的适应性。一般认为起源于环节动物，身体不仅分节，且高度特化，不同部位的体节互相愈合而成头部、胸部、腹部。附肢也都分节。体外被几丁质外骨骼，是节肢动物的另一特点。外骨骼由上皮、表皮及基膜三层构成。上皮是一层多角形的活细胞层，它向内分泌一层薄的基膜，向外分泌厚的表皮。表皮是外骨骼的主要结构，一般分为三层，自外向内依次为上表皮、外表皮、内表皮。上表皮很薄，主要为蜡质层；外表皮最厚，由几丁质和蛋白质复合体中沉积有钙质（碳酸钙或磷酸钙）或骨蛋白质组成，质地坚硬。内表皮是表皮最厚的一层，无色柔软，富延展性。主要成分是几丁质和蛋白质。生长发育过程需蜕皮，肌肉为横纹肌，常成束，消化系统完整，口器适于咀嚼或吸吮，形式多样。体腔为混合腔，循环系统为开放式，用鳃、气管或书肺司呼吸。水生或陆生。本门常分为 3 个亚门，7 个纲。其中药用动物较多的有 4 个纲。其主要特征如下。

（1）甲壳纲（Crustacea） 水生，鳃呼吸。头部有 2 对触角，3 对摄食用的附肢。附肢相似或分化，均为双肢型，即生在体节上的原肢节及同时连接在原肢节上的内肢节和外肢节三部分。头部与胸部常愈合成头胸部，背侧有一个坚硬的头胸甲，保证呼吸及摄食作用。如蟹等。

（2）蛛形纲（Arachnida） 大多陆生，用书肺或气管呼吸。头部无触角。头胸部有 6 对附肢，第 1 对为螯肢，在口前；第 2 对为脚须，余 4 对为步足，在口后；腹部通常无附肢。如钳蝎、金蜘蛛等。

（3）多足纲（Myriopda） 陆生，用气管呼吸。身体分头、躯干两部，头部有触角 1 对，躯干部分节明显，每体节都有 1~2 对分节的附肢（足）。如少棘巨蜈蚣等。

（4）昆虫纲（Insecta）　多为陆生，用气管呼吸。身体分成头、胸、腹三部分，每一部分又由若干体节组成，体节通常为21节，头部由6节组成，成体已无任何分节痕迹；胸部由3节组成，腹部由12节组成。高等种类往往愈合，有的仅见3~4节（青蜂）或5~6节（蝇类）。头部有1对复眼。头部原有6对附肢，第1、3体节的2对附肢已完全退化，第2体节的1对演变成触角，原头部的后3体节的3对附肢，演变成3对口肢，即1对大腭，1对小腭和1片下唇，另加上上唇和舌构成口器。呼吸器官是气管。胸部为运动中心，分前胸、中胸和后胸，具有3对分节的足。多数昆虫的成虫，在中胸和后胸的背部有两对翅。腹部为新陈代谢和生殖的中心，在腹部末端有1个生殖孔。昆虫的个体发育分为胚胎期和胚后期两个阶段。胚胎期在卵内发育，孵化后，就进入胚后期。昆虫孵化后，形态有的和成虫相似，有的和成虫完全不同，因此，在发育过程中须经过或多或少的变化，才变为成虫。这一过程称为变态。昆虫的变态有不完全变态和完全变态两种类型。不完全变态的类型，其卵内营养丰富，胚胎在卵内充分发育，孵化时幼态昆虫已和成虫无太大的区别，经不完全变态即可发育为成虫。幼态昆虫称为若虫（或稚虫）（nymph），个别种类还有特殊的名称，如蝗虫的若虫特称为蝻（hopper）。完全变态的类型，如各种蝶类和蛾类，卵子养分不足，胚胎提早孵化，幼态昆虫与成虫的形态完全不同，必须经过变化幅度较大的完全变态，才能转变为成虫。这种幼态昆虫称为幼虫（larva），幼虫先发育成蛹（pupa），最终才变为成虫（irnago），如家蚕。（图18-1）

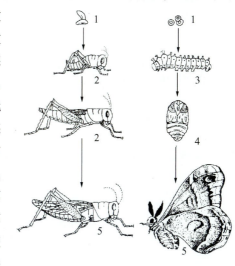

a. 蝗虫的不完全变态　b. 蛾类的完全变态

图18-1　昆虫的变态

1. 卵　2. 若虫（蝻）　3. 幼虫　4. 蛹　5. 成虫

以上4纲中，又以昆虫纲种类最多，有近一百万种，药用种类也最多。本纲根据它们翅的有无及其特征、变态的类型、口器（图18-2）的形式、触角及附肢等构造，可分为30余目，其中与药用关系密切的有9个目，主要区别见表18-1。

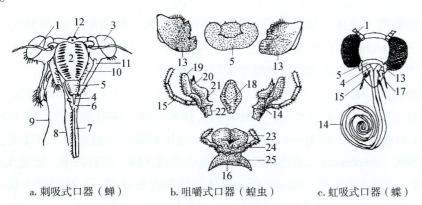

a. 刺吸式口器（蝉）　　b. 咀嚼式口器（蝗虫）　　c. 虹吸式口器（蝶）

图18-2　昆虫口器

1. 触角　2. 唇基　3. 复眼　4. 内唇　5. 上唇　6，7. 下唇及第2、3节　8. 上颚刺　9. 下颚刺

10. 颧　11. 下颚基部骨片　12. 单眼　13. 大颚　14. 小颚　15. 小颚的触须

16. 下唇　17. 下唇的触须　18. 舌　19，20. 小颚触须的外叶及内叶

21. 基节　22. 底节　23. 下唇内叶　24. 颐节　25. 颐下节

表 18 – 1　昆虫纲 9 个目的主要识别特征比较

序号	目类	变态类型	口器类型	翅及其他特征	药用动物
1	蜻蜓目 Odonata	不完全变态	咀嚼式	翅 2 对不能折叠，膜质透明，翅脉网状，多横脉。头部转动发达。尾须小，只一节	蜻蜓
2	直翅目 Orthoptera	不完全变态	咀嚼式	前翅为覆翅，革质；后翅膜质而宽大，折叠于前翅下。后足发达，成为跳跃足或前足为开掘足。尾须短，多为一节。常具发声器和听器	蟋蟀、蝼蛄
3	螳螂目 Mantodea（网翅目 Dictyoptera）	不完全变态	咀嚼式	前翅为覆翅，稍厚，革质；后翅膜质，横脉稀疏。前胸发达，长于中胸和后胸之和。前足适于捕捉，产卵于卵鞘中。尾须不长，多节	大刀螳螂、地鳖
4	异翅目 Heteroptera（半翅目 Hemioptera）	不完全变态	刺吸式	前翅为半鞘翅，不等质，基部革质，末部膜质；后翅膜质或退化。少数种类无翅。后胸有臭腺。无尾须	九香虫
5	同翅目 Homoptera	不完全变态	刺吸式	多数具翅 2 对，少数无翅；前翅、后翅均膜质。体部常有分泌腺，无尾须	蚱蝉、白蜡虫
6	鞘翅目 Coleotera	完全变态	咀嚼式	前翅特化成鞘翅，角质，坚厚；后翅膜质。体坚硬，有光泽。触角多样，一般 10～11 节。前胸发达，中胸远较后胸小	南方大斑蝥
7	双翅目 Diptera	完全变态	刺吸式舐吸式	前翅膜质，用于飞翔，后翅特化成平衡棒。触角细长多节或仅 3 节。尾须无或有	牛虻
8	鳞翅目 Lepidoptera	完全变态	虹吸式	翅膜质，前翅较后翅大。被鳞片，鳞片具颜色，使翅形成不同的颜色和斑纹。触角多节。幼虫头部发达，3 胸节和 10 腹节	家蚕
9	膜翅目 Hymenoptera	完全变态	嚼吸式	前翅大，后翅小，均为膜质。第一腹节与后胸合并，称为胸腹节。胸腹节之后身体缢缩似柄。雌虫腹部末端有刺	中华蜜蜂

6. 棘皮动物门　成体为辐射对称，幼体则两侧对称。体表有许多棘状突起。体腔发达，体腔的一部分形成独有的水管系统，另一部分形成围血系统。在发育过程中有原口（肛门）及后口（口），故属无脊索动物中后口动物类群。如海参、海胆等。

7. 脊索动物门　有脊索。脊索为位于背部的一条支持身体纵轴的棒状结构。

（1）鱼纲（Pisces）　全为水生，以鳃呼吸，体表被鳞。除有奇鳍外，并具成对的附肢（1 对胸鳍，1 对腹鳍）。心脏有一心房一心室，血行属单循环。如海马、海龙等。

（2）两栖纲（Amphibia）　水陆两栖，体表皮肤裸露无鳞，富有腺体，能使皮肤湿润，具五趾型的四肢。幼体水中生活，用鳃呼吸；成体以肺和皮肤呼吸。心脏具两心房一心室，循环系统为不完全的双循环（肺循环和体循环）。为变温动物，如蟾蜍等。

（3）爬行纲（Reptilia）　皮肤干燥，有角质鳞片或骨板。脊柱有颈椎、胸椎、腰椎、荐椎和尾椎的分化。四肢强大，五趾，趾端具爪。心脏有二心房、一心室或近于二心室，以肺呼吸。在胚胎时期有胚膜结构，为变温动物。如乌龟、蛤蚧等。

（4）鸟纲（Aves）　体被羽毛，前肢特化为翼，适于飞翔生活。后肢具 4 趾，拇指向后。骨骼轻而坚固。心脏分为四腔，心房与心室已完全分隔，为完全的双循环。有肺与发达的气囊，行双重呼吸，即吸气与呼气时肺内均进行气体交换。体温恒定。胃分腺胃和肌胃二部分，肌胃又称砂囊，其内壁复有坚硬的角质膜，如供药用的鸡内金。具发达的神经系统及感官。卵具硬壳。

（5）哺乳纲（Mammalia）　体外被毛，皮肤腺发达。心脏四腔，具完全的双循环，恒温，肺具肺泡。有横膈膜将体腔分隔为胸腔和腹腔。大脑皮层发达，小脑结构复杂，嗅觉及听觉敏锐。具肉质的唇，异形齿，唾液腺发达。具外生殖器，胎生，哺乳。如梅花鹿、牛等。本纲动物为最高等的脊椎动物，可分为 3 个亚纲，即原兽亚纲（Prototheria）、后兽亚纲（Metatheria）和真兽亚纲（Eutheria）。与药用关系密切的是真兽亚纲。真兽亚纲是高等哺乳动物类群，具真正的胎盘，胎儿发育完善后再产出，体温一般恒定在 37℃ 左右。下分 117 个目，其中我国有分布的有 13 目。与药用关系较大的有 12 目。主要区别如表 18 - 2。来源于哺乳类动物的著名中药有鹿茸、麝香等。

表 18 - 2　哺乳纲 12 个目的主要区别特征比较

序号	目类	识别要点	食性	生活习性	药用动物
1	食虫目 Insectivora	个体较小，鼻吻延长，四肢多短小，指（趾）端具爪，体被绒毛或硬刺	以昆虫为食	多为夜行性	刺猬
2	翼手目 Chiroptera	能飞行的兽类，前肢特化，具特别延长的指骨。由指骨至肱骨、体侧、后肢及尾间，着生有薄而柔韧的翼膜，借以飞翔。前肢仅第一或第一及第二指端具爪。后肢短小，具长而弯的钩爪	以昆虫为食	夜行性	蝙蝠
3	灵长目 Primates	拇指（趾）多能与它指（趾）相对，适于攀援及握物。指端多具指甲。大脑半球高度发达，双眼前视，视觉发达，嗅觉退化。雌兽有月经	杂食性	多为树栖	猴、猕猴
4	鳞甲目 Pholidota	体外覆有角质鳞甲，鳞片间杂有稀疏硬毛。不具齿。吻尖，舌发达，前爪极长	以昆虫为食	栖于山麓、丘陵杂树林间	穿山甲
5	兔形目 Lagomorpha	上颌具有 2 对前后着生的门牙，后 1 对很小，隐于前 1 对门牙的后方。无犬牙。上唇具唇裂	草食性	栖于草原及森林草原地带	兔
6	啮齿目 Rodentia	体中、小形，上、下颌具 1 对门牙，呈凿状，终生生长。无犬牙。嚼肌特别发达	植物食性	树栖、半树栖、地栖	复齿鼯鼠
7	鲸目 Cetacea	鱼形，前肢鳍状，后肢消失；具背鳍及水平的叉状尾鳍	水生生物	海洋生物	鲸
8	食肉目 Carnivora	门牙小，犬齿强大而锐利。上颌最后 1 枚前白齿和下颌第 1 枚白齿特大，形成裂齿（吃肉齿），具锐利的齿锋，咬合时成切割状。指（趾）端常具利爪。脑和感观发达。毛厚密且多具色泽	肉食性	陆栖广布	黑熊、豹
9	鳍脚目 Pinnipedia	躯体粗大，头尾较小，四肢特化为鳍状，前肢鳍足大而无毛，后肢转向体后。不具裂齿。鼻面部短，不具耳壳	肉食性	海洋兽类	海狗、海豹
10	长鼻目 Proboscidea	具长鼻，为延长的鼻与上唇所构成。具五指（趾），脚底有厚层弹性组织垫。上门牙特别发达	植物食性	陆栖	亚洲象
11	奇蹄目 Perissodactyla	善奔跑兽类，前后肢均以第三指（趾）负重，其余各趾退化或消失。指（趾）端具蹄。门牙善于切草，犬牙退化，臼齿咀嚼面上有复杂的棱脊	草食性	陆栖	马、犀牛
12	偶蹄目 Artiodactyla	第三、四指（趾）同时发育，以此负重。第一趾缺失，第二、五趾退化或缺失，指端大多有蹄。多数具角。尾短。上门牙常退化或消失	草食性	陆栖	鹿、牛

第四节　动物类中药鉴定方法

　　动物类中药的鉴定首先要具有动物形态解剖及分类的基础知识。其方法与植物类中药一样，包括基原鉴定、性状鉴定、显微鉴定、理化鉴定和生物鉴定。但远较植物类中药困难，这方面的研究也较少。过去，主要依靠传统的外形与经验鉴别方法予以鉴定。近年来，应用现代科学技术和方法于动物类中药鉴定的研究日渐增加，特别是生物技术的应用，为动物类中药的真伪和品质优良度的鉴定提供了科学的方法。动物类中药的真伪鉴别方法主要有下述几种。

一、性状与经验鉴别法

　　从中药的外部形态特征来鉴别动物类中药仍然是最常用的方法。以完整的动物体入药的，可根据其形态特征，应用动物分类学知识来确定其品种。以动物体的某一部分或动物的生理产物、病理产物与加工品入药的，则可借鉴一些传统的鉴别经验和鉴别方法来鉴别。例如，天然牛黄能"挂甲"，麝香有手搓、针探、火烧、水试等鉴别方法。

二、显微鉴别法

　　不同种类的动物，其组织构造及微观特征存在着差异，采用磨片方法制作显微观察片，也可将材料用适当的方法软化后制作横切片与纵切片，或制作粉末片进行观察。如珍珠、豹骨、石决明、鹿角（磨片或切片）、麝香、牛黄、全蝎、珍珠、珍珠母、羚羊角、水牛角、乌梢蛇、蕲蛇、地龙、蛤蚧、蜈蚣、僵蚕（粉末）等。扫描电子显微镜也已应用于动物类中药的鉴定，如应用扫描电子显微镜观察和比较珍珠和珍珠层粉末的显微构造，发现前者具同心性层纹结构，而后者则有一列由斜方柱状结晶组成的棱柱结构。

三、理化鉴别法

　　近年来随着科技的发展，利用物理的、化学的或仪器分析的方法，鉴定和研究动物类中药的真伪以及内在质量的控制，受到了广泛的重视，其鉴定的内容越来越广泛，手段越来越先进，特别是现代光谱及色谱技术的使用，使得动物药的鉴定更具科学性。主要的方法如下。

　　1. **荧光反应**　已用于珍珠、梅花鹿茸、马鹿茸及其伪品的鉴别。

　　2. **紫外分光光度法**　已用于土鳖虫（地鳖、翼地鳖、金边地鳖）及其伪品的鉴别。

　　3. **薄层色谱法**　可用于比较不同种间所含氨基酸、多肽或其他成分的异同，用于中药的真伪鉴别。如珍珠与珍珠层粉、阿胶、穿山甲及其伪品的鉴别。

　　4. **电泳法**　由于动物类中药均含有丰富的蛋白质、多肽和氨基酸，不同物种所含蛋白质或多肽的分子量及其所带电荷的性质均可能不同。在电场作用下，上述成分移动的距离不同，结合谱带数目和染色程度可用于动物类中药的鉴别。电泳法用于动物类中药的鉴别，具有专属性强，重现性好，设备简单，操作方便等优点。其中以聚丙烯酰胺凝胶和醋酸纤维素膜应用较多。已用于燕窝、水蛭、蛤蚧、海龙、海马、蜈蚣、金钱白花蛇、乌梢蛇和鹿茸等的鉴别。

　　5. **红外分光光度法**　用红外分光光度法对 54 种动物药进行鉴别研究表明绝大多数动

药材鉴别特征明显，稳定性、重现性好。

6. 高效液相色谱法　高效液相色谱法对熊胆等多种动物胆汁进行鉴别，发现也存在差异。

7. 热差分析技术　用热差分析技术成功地鉴别了天然牛黄和人工牛黄、鳖甲、龟板及其伪品。

8. 气相色谱法　气质联用，可用于动物类中药所含挥发性成分的分离和鉴定，亦可用于动物类中药的真伪鉴别。

9. 液质联用法　液质联用方法已应用于阿胶的鉴别。

四、生物鉴别法

21 世纪以来，随着生命科学和生物技术的快速发展，蛋白电泳技术、DNA 分子标记技术、DNA 条形码（DNA barcoding）、聚合酶链式反应（PCR）等方法越来越多的被用于鳖甲、龟板、蛇类和其他动物类中药的鉴定。如乌梢蛇等的聚合酶链式反应法鉴别、水蛭的抗凝血酶活性测定等方法已列为《中国药典》的法定方法。

第五节　常用动物类中药鉴定

地 龙 Dilong

Pheretima

扫码"学一学"

【来源】　为钜蚓科（Megascolecidae）动物参环毛蚓 *Pheretima aspergillum*（E. Perrier）、通俗环毛蚓 *P. vulgaris* Chen、威廉环毛蚓 *P. guillelmi*（Michaelsen）或栉盲环毛蚓 *P. pectinifera* Michaelsen 的干燥体。前一种习称"广地龙"；后三种习称"沪地龙"。

【产地】　广地龙主产于广东、海南、广西；沪地龙主产于上海、浙江、江苏、安徽、山东、河南等地。野生或人工养殖均有。

【采收加工】　广地龙春季至秋季捕捉、沪地龙夏季捕捉，及时剖开腹部，除去内脏及泥沙，洗净，晒干或低温干燥。

【性状鉴别】

（1）广地龙　呈长条状薄片，弯曲，边缘略卷，长 15～20cm，宽1～2cm。全体有多数明显的环节，背部棕褐色至紫灰色，腹部浅黄棕色；第 14～16 环节为生殖环带，习称"白颈"，较光亮。体前端稍尖，尾端钝圆，刚毛圈粗糙而硬，色稍浅。雄生殖孔在第 18 节腹侧刚毛圈一小孔突上，外缘有数环绕的浅皮褶，内侧刚毛圈隆起，前面两边有横排（一排或两排）小乳突，每边 10～20 个不等。受精囊孔 2 对，位于 7/8～8/9 节间一椭圆形突起上，约占节周5/11。体轻，略呈革质，不易折断。气腥，味微咸。（图 18-3）

（2）沪地龙　长 8～15cm，宽 0.5～1.5cm。全体具环节，背部棕褐色至黄褐色，腹部浅黄棕色；受精囊孔 3 对，在 6/7～8/9 节间；第 14～16 节为生殖带，较光亮；第 18 节有一对雄生殖孔。通俗环毛蚓的雄交配腔能全部翻出，呈花菜状或阴茎状。威廉环毛蚓的雄交配腔孔呈纵向裂缝状。栉盲环毛蚓的雄生殖孔内侧有 1 或多个小乳突。

【显微鉴别】　参环毛蚓粉末：淡灰色或灰黄色，气腥，味微咸。①表皮黄绿色或黄棕色，细胞界限不明显，暗棕色的色素颗粒散在或聚集成条状、网状。②斜纹肌纤维多，无色或淡棕色，直径 4～26μm；散在或互相绞结成片状，多稍弯曲，边缘常不平整，有的局部膨大，明暗相间纹理不明显。③刚毛少见，常破碎散在，淡棕色或黄棕色，中部直径 24～32μm，先端多钝圆，有的表面可见纵裂纹，偶见皮样纹理。

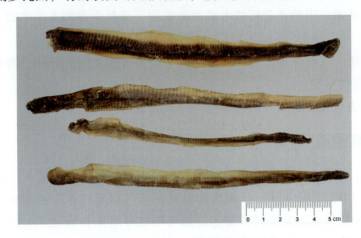

图 18－3　地龙（广地龙）药材图

【化学成分】广地龙主含蛋白质（55.19%），19 种游离氨基酸（3.98%），以亮氨酸、天冬氨酸含量较高，少量脂肪酸（1.77%）。沪地龙（通俗环毛蚓）主含蛋白质（68.11%），20 种游离氨基酸（8.63%），以丙氨酸、亮氨酸含量较高，少量脂肪酸（1.72%）。两者脂肪酸均以油酸（oleic acid）、硬脂酸、花生烯酸、花生四烯酸（arachidonic acid）含量较高；尚含琥珀酸（amber acid），具平喘、利尿作用；次黄嘌呤（hypoxanthine），具平喘、降压作用；蚯蚓解热碱（lumbrifebrine），具解热作用；蚯蚓素（lumbritin），具溶血作用；纤维蛋白溶解酶、蚓激酶、蚓胶原酶等溶栓成分；以及有毒成分蚯蚓毒素（terrestro－lumbrilysin）和 Zn、Cu、Fe、Ca、Mg、Cr、As 等微量元素。

【质量评价】

（1）经验鉴别　以条大、肉厚、干燥、剖开、摊平成卷、无杂质、色棕褐、无臭味为佳。

（2）杂质不得过 6.0%；水分不得过 12.0%；总灰分不得过 10.0%；酸不溶性灰分不得过 5.0%。

（3）有害物质　重金属不得过 30mg/kg。黄曲霉毒素：每 1000g 含黄曲霉毒素 B_1 不得过 5μg，黄曲霉毒素 G_2、黄曲霉毒素 G_1、黄曲霉毒素 B_2 和黄曲霉毒素 B_1 的总量不得过 10μg。

（4）浸出物　照热浸法测定，水溶性浸出物不得少于 16.0%。

【性味功效】性寒，味咸；清热定惊，通络，平喘，利尿。

🔗 知识拓展

正蚓科动物背暗异唇蚓（缟蚯蚓）*Allolobophora caliginosa trapezoids*（Duges）的干燥全体称为土地龙，主产山东、河南、安徽、江苏等省；多不去内脏，呈弯曲的圆柱形，长 5～10cm，直径 0.3～0.7cm；表面灰褐色或灰棕色，生殖环带不明显；体轻脆，易折断，断面肉薄，体腔充满泥土。质量较差，1995 年版药典予以删除，现部分产区仍有使用。此外，钜蚓科动物湖北环毛蚓 *Pheretima hubeiensis* Michaelsen、秉氏环毛蚓 *P. carnosa*（Goto et Hatai）、直隶环毛蚓 *P. tschiliensis* Michaelsen、赤子爱胜蚓 *Eisenia foetida*（Savigny）、红色爱胜蚓 *E. rosea* Savigny 等的干燥全体，在不同地区作亦地龙使用，多自产自销。

扫码"学一学"

水 蛭 Shuizhi

Hirudo

【本草考证】 水蛭始载于《神农本草经》，列为下品。苏恭谓："此物有草蛭、水蛭，大者长尺，名马蛭，一名马蜞，并能咂牛马人血。今俗多取水中小者，用之大效。"《本草纲目》引陶弘景曰："处处河池有之，蚑有数种，以水中马蜞得啮人，腹中有血者，干之为佳。"按上所述，古代水蛭并非 1 种。据考证，认为古代以水蛭科的水蛭及丽医蛭（*Hirudo pulchra* Song）为主。

【来源】 为水蛭科（Hirudinidae）动物蚂蟥 *Whitmania pigra* Whitman、水蛭 *Hirudo nipponica* Whitman 或柳叶蚂蟥 *W. acranulata* Whitman 的干燥体。

【动物形态】

（1）蚂蟥 为一种大型水蛭。身体扁平，略呈纺锤形，头区突然显著变细，眼 5 对，弧形排列，长 6 ~ 13（~ 25）cm，体宽 1.3 ~ 2cm。体背暗绿色，具 5 条由细密的黄黑斑点组成的纵线，中央 1 条色较深而明显；腹面淡黄色，有 7 条断续纵行的茶褐色斑纹。体环 107 个。雄、雌生殖孔各位于 33 ~ 34 环、38 ~ 39 环沟间。前吸盘小，后吸盘大，腭齿不发达。不吸血，以水中软体动物、浮游生物或水生昆虫为食。

（2）水蛭 体狭长稍扁，略呈圆柱形，长 3 ~ 5cm，宽 4 ~ 6mm。背部黄绿色或黄褐色，有 5 条黄白色纵纹，背中线的一条纵纹伸至后吸盘上。腹面暗灰色，无斑纹。体环数 103 个。前吸盘较大，腭脊上有一列细齿，后吸盘呈碗状，朝向腹面。雄、雌生殖孔各位于 31 ~ 32 环沟、36 ~ 37 环沟内。以人或其他脊椎动物的血液为食。

（3）柳叶蚂蟥 体较蚂蟥较小，呈柳叶形，扁平。背面茶褐色，5 条纵线以中间一条最宽，两侧的黑色素斑点呈新月形，前后连接成两条波浪形斑纹。余同蚂蟥。食性较杂，但喜食牛血。

【产地】 蚂蟥及水蛭全国各地均产，柳叶蚂蟥主产于河北、安徽、江苏、福建及湖北等地。

【采收加工】 夏、秋季捕捉，洗净，开水烫死或用石灰、草木灰闷死，晒干或低温干燥。

【性状鉴别】

（1）药材

蚂蟥 呈扁平纺锤形，有多数环节，长 4 ~ 10cm，宽 0.5 ~ 2cm。前端略尖，后端钝圆，两端各具 1 吸盘，前吸盘不显著，后吸盘较大。背部黑褐色或黑棕色，稍隆起，用水浸后，可见黑色斑点排成 5 条纵纹；腹面平坦，腹面及体两侧均呈棕黄色。质脆，易折断，断面胶质样，有光泽。气微腥。

水蛭 呈扁长圆柱形，体多弯曲扭转，长 2 ~ 5cm，宽 0.2 ~ 0.3cm。黑棕色。断面不平坦，无光泽。（图18 - 4）

柳叶蚂蟥 呈长条形而扁，长 5 ~ 12cm，宽 0.1 ~ 0.5cm。两端稍细，前吸盘不显著，后吸盘圆大。背腹两面均呈黑棕色。折断面不平坦，无光泽。

（2）饮片

水蛭段：呈不规则的段状、扁块状或扁圆柱状。背部表面黑褐色，稍隆起，腹面棕褐色，均可见细密横环纹。切面灰白色至棕黄色，胶质状。质脆，气微腥。

烫水蛭：不规则段状、扁块状或扁圆柱状，略鼓起，背部黑褐色，腹面棕黄色至棕褐色，附有少量白色滑石粉。断面松泡，灰白色至焦黄色。气微腥。

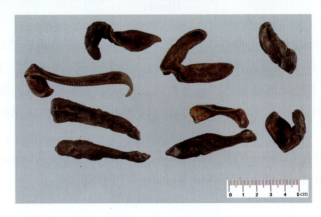

图 18-4 水蛭药材图

【化学成分】蚂蟥含蛋白质，17 种氨基酸，以谷氨酸、天门冬氨酸、亮氨酸、赖氨酸和缬氨酸含量较高。水蛭主含蛋白质。尚含肝素（heparin）、抗血栓素（antithrombin）等。活水蛭唾液中含有一种抗凝血物质水蛭素（hirudin），系 65 个氨基酸组成的多肽，分子量为 7000 左右，含 3 个二硫键，在 70℃以下可保持活性，在干燥药材时已被破坏。

【理化鉴别】取本品粉末 1g，乙醇超声滤液作为供试品溶液。另取水蛭对照药材 1g，同法制成对照药材溶液。硅胶 G 薄层板，以环己烷-乙酸乙酯（4:1）为展开剂，喷以 10%硫酸乙醇溶液，在 105℃加热至斑点显色清晰。供试品色谱中，与对照药材色谱相应的位置上，显相同的紫红色斑点；紫外光灯（365nm）下显相同的橙红色荧光斑点。

【质量评价】

（1）经验鉴别 以整齐、黑棕色、断面有光泽、无杂质者为佳。通常认为小水蛭质优。

（2）水分不得过 18.0%；总灰分不得过 8.0%；酸不溶性灰分不得过 2.0%。

（3）酸碱度 照 pH 测定法测定，应为 5.0~7.5。

（4）浸出物 照醇溶性浸出物测定法项下的热浸法测定，用稀乙醇作溶剂，不得少于 15.0%。

（5）有害物质 重金属及有害元素：铅不得过 10mg/kg、镉不得过 1mg/kg、砷不得过 5mg/kg、汞不得过 1mg/kg。黄曲霉毒素：每 1000g 含黄曲霉毒素 B_1 不得过 5μg，黄曲霉毒素 G_2、黄曲霉毒素 G_1、黄曲霉毒素 B_2 和黄曲霉毒素 B_1 的总量不得过 10μg。

（6）含量测定 本品每 1g 含抗凝血酶活性水蛭应不低于 16.0U；蚂蟥、柳叶蚂蟥应不低于 3.0U（活性单位）。

【性味功效】性平，味咸、苦；有小毒；破血通经，逐瘀消癥。

📖 知识拓展

（1）现已知 *Hirudo* 属与 *Whitmania* 属动物的食性完全不同，前者以吮吸动物血液为主，其体内含抗凝血物质，如水蛭素、肝素及抗凝血酶；后者以食螺、蚌等软体动物为主，不吮吸动物血液，未见动物体内含抗凝血物质的报道。将蚂蟥与柳叶蚂蟥作水蛭入药，与本草记载不符，值得进一步研究。

🌀 知识拓展

（2）国外对水蛭素的研究非常深入，认为它是迄今为止世界上最强的凝血酶特效抑制剂。它与凝血酶结合，形成一种非共价复合物，这种复合物极其稳定，且反应速度极快。$1\mu g$ 水蛭素可以中和 $5\mu g$ 凝血酶。水蛭素不但可以抗凝血，而且对各种血栓病都有效，尤其是对静脉血栓和弥散性血管内凝血。水蛭治疗脑血管疾病、高脂血症等均有显效。

石决明 Shijueming

Haliotidis Concha

本品为鲍科（Haliotidae）动物杂色鲍（九孔鲍）*Haliotis diversicolor* Reeve、皱纹盘鲍 *H. discus hannai* Ino、羊鲍 *H. ovina* Gmelin、澳洲鲍 *H. ruber*（Leach）、耳鲍 *H. asinina* Linnaeus 或白鲍 *H. laevigata*（Donovan）的贝壳。杂色鲍产于福建以南沿海。皱纹盘鲍产于我国辽宁、山东、江苏等沿海。羊鲍、耳鲍产于我国台湾、海南、西沙群岛。澳洲鲍主产澳洲、新西兰。白鲍多混于澳洲鲍中，具体产地不详。夏、秋二季捕捉，去肉，除去壳外附着的杂质，洗净，干燥。①杂色鲍：呈长卵圆形，内面观略呈耳形，长 7～9cm，宽 5～6cm，高约 2cm。表面暗红色，有多数不规则的螺肋和细密生长线，螺旋部小，体螺部大，从螺旋部顶处开始向右排列有 20 余个疣状突起，末端 6～9 个开孔，孔口与壳面平。内面光滑，具珍珠样彩色光泽。壳较厚。质坚硬，不易破碎。气微，味微咸。②皱纹盘鲍：呈长椭圆形，长 8～12cm，宽 6～8cm，高 2～3cm。表面灰棕色，有多数粗糙而不规则的皱纹，生长线明显，常有苔藓类或石灰虫等附着物，疣状突起末端 4～5 个开孔，孔口突出壳面，壳较薄。③羊鲍：近圆形，较小，长 4～8cm，宽 2.5～6cm，高 0.8～2cm。壳顶位于近中部而高于壳面，螺旋部与体螺部各占 1/2，在螺旋部边缘有 2 行整齐的突起，尤以上部较为明显，末端 4～5 个开孔，呈管状。④澳洲鲍：呈扁平卵圆形，长 13～17cm，宽 11～14cm，高 3.5～6cm。表面砖红色，螺旋部约为壳面的 1/2，螺肋和生长线呈波伏隆起，疣状突起 30 余个，末端 7～9 个开孔，孔口突出壳面。⑤耳鲍：狭长，略扭曲，呈耳状，长 5～8cm，宽 2.5～3.5cm，高约 1cm。表面光滑，具翠绿色、紫色及褐色等多种颜色形成的斑纹，螺旋部小，体螺部大，疣状突起的末端 5～7 个开孔，孔口与壳平，多为椭圆形，壳薄，质较脆。⑥白鲍：呈卵圆形，长 11～14cm，宽 8.5～11cm，高 3～6.5cm。表面砖红色，光滑，壳顶高于壳面，生长线颇为明显，螺旋部约为壳面的 1/3，疣状突起 30 余个，末端 9 个开孔，孔口与壳面平。显微鉴别：粉末类白色。珍珠层碎块不规则形，表面多不平整，或呈明显的颗粒型，边缘多不整齐，有的呈层状结构；棱柱层碎块少见，断面观呈棱柱状，多有明显的平行条纹。煅石决明 为不规则的碎块或粗粉。灰白色无光泽，质酥脆。断面呈层状。加酸后产生气泡。杂色鲍贝壳主含碳酸钙，并含壳角质、胆素等。内层珍珠层的角质蛋白，经盐酸水解得 16 种氨基酸，如甘氨酸、天门冬氨酸、丙氨酸等。《中国药典》规定本品含碳酸钙（$CaCO_3$）不得少于 93.0%。以壳厚、内面光彩鲜艳者为佳。本品性寒，味咸；平肝潜阳，清肝明目。

扫码"学一学"

珍 珠 Zhenzhu

Margarita

【本草考证】珍珠始载于《开宝本草》，作为"真珠"的别名；"真珠"最早见于《雷公炮炙论》。《海药本草》云："真珠生南海……，蜀中西路女瓜亦出真珠，是蚌蛤产，光白甚好，不及舶上彩耀。"《本草图经》谓："今出廉州（今广西合浦），北海（即渤海）亦有之，生于珠牡，蚌类也。"《本草纲目》谓："今南珠色红，西洋珠色白，北海珠微青，各随方色也。"可见珍珠自古就有海水、淡水之分，与目前产销情况相符。

【来源】为珍珠贝科（Pteriidae）动物马氏珍珠贝 *Pteria martensii*（Dunker）、蚌科（Unionidae）动物三角帆蚌 *Hyriopsis cumingii*（Lea）或褶纹冠蚌 *Cristaria plicata*（Leach）等双壳类动物受刺激所产生的颗粒状物。前者所产珍珠称海水珍珠，后二者所产珍珠称淡水珍珠。

【动物形态】

（1）马氏珍珠贝　贝壳为斜四方形，壳质稍薄而脆。壳长与壳高大体相等，约5～9cm，宽约2～3cm。壳顶位于前方，两侧有耳，前耳小，后耳大。背缘平直，腹缘圆。两壳不等，右壳较平，左壳稍凸，右壳前耳下方有一明显的足丝凹。壳表面淡黄褐色，同心生长纹极细密，成片状，薄而脆，极易脱落；常有数条黑褐色放射线。壳内面珍珠层发达，具极强的珍珠光泽。边缘淡黄色，无珍珠层。闭壳肌痕大，位于壳中央稍近后方，长圆形，前端稍尖。

（2）三角帆蚌　贝壳大而扁平，壳质坚硬，略呈四角形。左右两壳顶紧接在一起，后背缘长，并向上突起形成大的三角形帆状后翼，前背缘短小，呈小角状。腹缘近直线，略呈弧形。壳面不平滑，壳顶部刻有粗大的肋脉。生长线同心环状排列，距离宽。贝壳内面平滑，珍珠层白色。

（3）褶纹冠蚌　壳较大，略呈不等边三角形。前背缘冠突不明显，后部长高，后背缘向上斜出伸展成为大的冠。壳后背部自壳顶起向后有一系列的逐渐粗大的纵肋。腹缘长，近直线。壳面深黄绿色至黑褐色，壳顶常受侵蚀而失去表层颜色。珍珠层有光泽。

【产地】海水珍珠主产于广西、广东、海南及台湾，淡水珍珠主产于江苏、黑龙江、浙江、安徽、上海。以广西合浦产者为道地药材，称为"南珠"。野生或人工养殖均有。

【采收加工】天然珍珠全年可采，以12月份为多。人工养殖珍珠，以接种后养殖2～3年秋末采收为宜。自动物体内剖取珍珠，洗净，干燥。

【性状鉴别】呈类球形、卵圆形、长圆形、棒状或不规则形，直径1.5～8mm。表面类白色、浅粉红色、浅蓝色或浅黄绿色，半透明，光滑或微有凹凸，具特有的彩色光泽。质地坚硬，破碎面可见层纹。气微，味淡。天然珍珠形较圆，表面多平滑细腻，洁白如玉，内外一色。淡水养殖的珍珠外形不规则，比天然品颗粒大，多为长粒状，大多数带有瘤结，光泽弱，断面中央有异物。（图18-5）

【显微鉴别】

（1）磨片　显微镜下可见粗细两种类型的同心环层纹，称为"珍珠结构环"。粗层纹明显，连续成环，层纹间距在60～500μm之间。细层纹有些部位明显，多数不明显，间距不足 32μm。中心部多实心。天然海水珍珠有的中心见浅灰色或浅蓝色杂质，淡水珍珠有的中心可见黄色或浅黄色杂质。

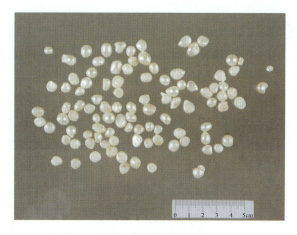

图 18-5　珍珠药材图

多数磨片在暗视野中可见到珍珠的特有彩光。一圈圈的具有红、橙、黄、绿、青、紫色虹彩般的光泽，称为"珍珠虹光环"。"珍珠结构环"与"珍珠虹光环"为珍珠特有特征，可与任何伪品相区别。

（2）粉末（马氏珍珠贝）　类白色。呈不规则的块片，半透明，具彩虹样光泽，表面颗粒性，边缘色较暗。块片由数至十数薄层重叠，片层结构排列紧密，可见致密的层状线条或极细密的波状纹理，有的表面有裂纹。

【化学成分】主含碳酸钙（海水珍珠95.66%、淡水珍珠94.45%），并含壳角蛋白（海水珍珠4%、淡水珍珠3.83%），少量的卟啉和色素，以及 Mg、Mn、Sr、Cu、Al、Fe、Na、Zn、Si 等20多种无机元素。壳角蛋白水解后检出甘氨酸（24.8%）、丙氨酸（16.4%）以及亮氨酸、丝氨酸、精氨酸、鸟氨酸、天门冬氨酸等18种氨基酸，海水珍珠还检出牛磺酸（taurine），是治疗功能性子宫出血和慢性肝炎的主要有效成分。

【理化鉴别】

（1）取本品置紫外光灯（365nm）下观察，显亮绿色荧光（淡水珍珠）或浅蓝色荧光（海水珍珠），通常环周部较明亮。

（2）取本品1粒，置试管中，加丙酮适量振摇，表面珠光不退，光泽如常。

（3）取本品粉末，加稀盐酸，即产生大量气泡，过滤，滤液显下列反应：①取铂丝，用盐酸湿润后，蘸取滤液，置无色火焰上燃烧，火焰即显砖红色（检查钙盐）；②取滤液（1→20），加甲基红指示剂2滴，用氨试液中和，再滴加盐酸至恰呈酸性，加草酸铵试液，即产生白色沉淀；分离所得沉淀不溶于醋酸，但可溶于盐酸（检查钙盐）。

（4）取本品数粒，置石棉网上，用烧杯扣住，用火烧之，有爆裂声，并呈层状破碎，碎片银灰色，内外色泽一致，仍有珠光闪耀。

（5）弹性试验　选择重量相等的珍珠，从60cm高处，自由落在玻璃板上，测定其跳跃高度。海水珍珠弹跳高度在15~25cm，淡水珍珠在5~10cm。

【质量评价】

（1）经验鉴别　以个大、圆整、色白、质坚、有彩光者为佳。

（2）酸不溶性灰分不得过4.0%。

（3）重金属及有害元素测定：铅不得过5mg/kg，镉不得过1mg/kg，砷不得过2mg/kg，汞不得过0.2mg/kg，铜不得过20mg/kg。

【性味功效】性寒，味甘、咸；安神定惊，明目消翳，解毒生肌。

知识拓展

1. 珍珠母 为珍珠贝科动物马氏珍珠贝 *Pteria martensii*（Dunker）或蚌科动物三角帆蚌 *Hyriopsis cumingii*（Lea）、褶纹冠蚌 *Cristaria plicata*（Leach）的贝壳。①三角帆蚌：略呈不等边四角形。壳面生长轮呈同心环状排列。后背缘向上突起，形成大的三角形帆状后翼。壳内表面外套痕明显。前闭壳肌痕呈卵圆形，后闭壳肌痕略呈三角形。左右壳均具两枚拟主齿，左壳具2枚长条形侧齿，右壳具1枚长条形侧齿。具光泽。质坚硬。气微腥，味淡。②褶纹冠蚌：呈不等边三角形。后背缘向上伸展成大型的冠。壳内表面外套痕略明显；前闭壳肌痕大，呈楔形，后闭壳肌痕呈不规则卵圆形，在后侧齿下方有与壳面相应的纵肋和凹沟。左、右壳均具一枚短而略粗后侧齿及一枚细弱的前侧齿，均无拟主齿。③马氏珍珠贝：贝壳呈斜四方形，上圆下方，长、高7~10cm，宽0.2~0.4cm；壳顶两侧有耳，后耳大，前耳小，背缘平直，腹缘圆；外表面粗糙，淡黄色或黄褐色，生长线极细密，成片状。内表面光滑，呈银白色珍珠样光泽，闭壳肌痕大，长圆形，具一凸起的长形主齿。质硬而脆，断面不整齐。气无，味淡。珍珠母的化学成分和药理作用均与珍珠相似。有平肝潜阳，定惊明目的功效；用于头疼眩晕，烦躁失眠，肝热目赤，肝虚目昏。用量10~25g。

2. 伪品珍珠 ①贝壳或矿石粉碎后打磨珠核，涂以有毒的铅类化合物伪造的珠光层。外形呈类球形、长圆形、扁圆片状或不规则多面体，直径1~4mm。表面类白色或黄白色，略粗糙，微带银色光泽。体重，质硬，难破碎，破碎面颗粒状，有时隐约可见平行纹理。置紫外光灯下观察，显紫褐色荧光，个别为黄绿色，中间较明显。珠光层可被丙酮洗脱。弹性差，弹性实验，弹跳高度在5cm以下。磨片观察，无同心性环纹及"珍珠虹光环"。②塑料伪制品。类球形，大小均匀，表面黄白色，略有光泽，无珠光，体轻质坚，破碎面无同心层纹。表面光泽可被丙酮洗脱。火烧有烧焦塑料的特有气味。

牡 蛎 Muli

Ostreae Concha

本品为牡蛎科（Ostreidae）动物长牡蛎 *Ostrea gigas* Thunberg.、大连湾牡蛎 *O. talienwhanensis* Crosse 或近江牡蛎 *O. rivularis* Gould 的贝壳。长牡蛎主产于山东以北至东北沿海；大连湾牡蛎主产于辽宁、河北、山东等省沿海；近江牡蛎主产地较广，北起东北，南至广东省、海南省沿海。主为野生品，亦有养殖。全年均可采收，去肉（作食品用），洗净，晒干。①长牡蛎：长而厚，呈长片状，背腹缘几平行，长10~50cm，高4~15cm。右壳较小，鳞片坚厚，层状或层纹状排列。壳外面平坦或具数个凹陷，淡紫色、灰白色或黄褐色；内面瓷白色，壳顶二侧无小齿。左壳凹陷很深，鳞片较右壳粗大，壳顶附着面小。质硬，断面层状，洁白。气微，味微咸。②大连湾牡蛎：呈类三角形，背腹缘呈"八"字形。右壳外面淡黄色，间有紫色条纹或斑点，具疏松的同心鳞片，鳞片起伏成波浪状，内面白色。左壳同心鳞片坚厚，自壳顶部放射肋数个，明显。内面凹下呈盒状，铰合面小。③近江牡蛎：呈圆形、卵圆形或三角形等。右壳较左壳小，右壳外面稍不平，有灰、紫、棕、黄等色，环生同心鳞片，幼体者鳞片薄而脆，多年生长后鳞片层层相叠，内面白色，边缘有时淡紫色。左壳较右壳坚硬，厚大。均以个大、整齐、质坚、内面光洁、色白者为佳。本品酸不溶性灰分不得过 5.0%。重金属及有害元素测定：铅不得过 5mg/kg，镉不得过 1mg/kg，砷不得过 2mg/kg，汞不得过 0.2mg/kg，铜不得过 20mg/kg。本品含碳酸钙不得少于94.0%。并含磷酸钙、硫酸钙、氧化铁、Al、Mg、Si 等。另含硬蛋白质等。粉末置紫外灯光下观察，大连湾牡蛎显浅灰色荧光，近江牡蛎显紫灰色荧光。本品性微寒，味咸；重镇安神，潜阳补阴，软坚散结，收敛固涩。

> **🔗 知识拓展**
>
> 同科动物密鳞牡蛎 *O. denselamellosa* Lischke 的贝壳，在部分地区亦作牡蛎使用。主产辽宁、山东沿海。其贝壳圆形或卵圆形，较大，右壳较平坦，壳顶较光滑，其他部分有薄而脆的鳞片排列。左壳腹缘环生渐厚的同心鳞片，放射肋粗大。两壳大小几相等，壳面灰色且混杂紫、褐、青色。壳内表面白色，微具珍珠光泽。紫外灯下显浅灰绿色荧光。

海螵蛸 Haipiaoxiao

Sepiae Endoconcha

本品为乌贼科（Sepiidae）动物无针乌贼 *Sepiella maindroni* de Rochebrune 或金乌贼 *Sepia esculenta* Hoyle 的干燥内壳。无针乌贼产于浙江、江苏和广东等省。金乌贼主产于辽宁、山东等省。收集乌贼鱼的骨状内壳，洗净，干燥。①无针乌贼内：内壳长椭圆形而扁平，边缘薄，中间厚，长 9 ~ 14cm，宽 2.5 ~ 3.5cm，厚 1.2 ~ 1.5cm。背面有瓷白色脊状隆起，两侧略显微红色，隐约可见细小疣点状突起，形成近平行半环状纹理；腹面白色，尾端到中部有细密波状横层纹；角质缘半透明，尾部较宽平，无骨针。体轻，质松，易折断，断面粉质，显疏松层纹。气微腥，味微咸。②金乌贼：内壳较前者大，长 13 ~ 23cm，宽约至6.5cm，最厚部分位于前半部，厚 0.8 ~ 1.2cm。背面疣点明显，略作层状排列；腹面波状横层纹占全体大部分，中间有纵向浅槽；尾部角质缘渐宽，向腹面翘起，末端有 1 骨针，多已断落。本品粉末类白色，多数为不规则透明薄片，有的具细条纹；另有不规则碎块，表面显网状或点状纹理。粉末滴加稀盐酸产生气泡。本品重金属及有害元素照铅、镉、砷、汞、铜测定：铅不得过 5mg/kg，镉不得过 5mg/kg，砷不得过 10mg/kg，汞不得过 0.2mg/kg，铜不得过 20mg/kg。主含碳酸钙、甲壳质 6% ~ 7%，并含少量磷酸钙、氯化钙及镁盐等。本品含碳酸钙（$CaCO_3$）不得少于 86.0%。以色白、洁净者为佳。本品性微温，味咸。收敛止血、涩精止带、制酸止痛、收湿敛疮。

全蝎 Quanxie

Scorpio

【**本草考证**】全蝎原名"虿"，入药最早见于《蜀本草》，以后诸家本草均有记载，《本草纲目》云："虿形如水蛭，八足而长尾，有节，色青，今捕者多以盐泥食之……其毒在尾。"与今药用全蝎基本相符。

【**来源**】为钳蝎科（Buthidae）动物东亚钳蝎 *Buthus martensii* Karsch 的干燥全体。

扫码"学一学"

【动物形态】体长约 6cm，分为头胸部及腹部。头胸部绿褐色，腹部土黄色。头胸部背甲梯形。有中眼一对，似复眼；侧眼 3 对，系单眼。胸板三角形，螯肢的钳状上肢有 2 齿；触肢钳状，上下肢内侧有 12 行颗粒斜列。胸部有步足 4 对，均 7 节，末端有勾爪 2 枚。前腹部的前背板上有 5 条隆脊线，前腹部宽广，共有 7 节；第 1 节腹面有一生殖孔；第 2 节栉状器有 16～25 枚齿。后腹部的前 4 节各有 10 条隆脊线，第 5 节仅有 5 条，第 6 节的毒针下方无距。

【产地】主产于河南、山东等地。产河南者称"南全蝎"（又称淡全蝎），产山东者称"东全蝎"（又称咸全蝎）。此外湖北、安徽、河北等省亦产。现多人工饲养。

【采收加工】春末至秋初捕捉，除去泥沙，置沸水或沸盐水肿，煮至全身僵硬，捞出，置通风处，阴干。

【性状鉴别】本品头胸部与前腹部呈扁平长椭圆形，后腹部呈尾状，皱缩弯曲。完整者体长约 6cm。头胸部呈绿褐色，前端可见 1 对短小的螯肢和 1 对较长大的钳状脚须，形似蟹螯。背面覆有梯形背甲，腹面有足 4 对，均为 7 节，末端各具 2 爪钩。前腹部具 7 环节，第 7 节色深，背甲上有 5 条隆脊线。背面绿褐色，后腹部棕黄色，6 节，节上均有纵沟，末节有锐钩状毒刺，毒刺下方无距。质脆易断，前腹部折断后，内有黑色或棕黄色物质，后腹部折断中空。气微腥，味咸。（图 18－6）

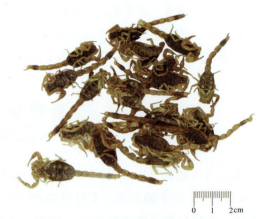

图 18－6　全蝎药材图

【显微特征】粉末黄棕色。①体壁外表皮表面观呈多角形网格样纹理，密布细小颗粒，可见凸起的圆形毛窝、细小圆孔口及瘤状突起，刚毛常于基部折断。断面观，内、外表皮间纵贯较多长短不一的微细孔道。未角化外表皮表面观可见大小不一、排列不规则的类圆形凸起。②横纹肌纤维较多，侧面观明带较宽，中有一暗线，暗带有致密的短纵纹理。③刚毛先端锐尖或钝圆，体部中段直径 8～40μm，具纵直纹理，髓腔细窄，腔壁较平直。④脂肪油滴极多，近无色或淡黄色。

【化学成分】含蝎毒（buthotoxin），为毒性蛋白，存在于后腹部末节的 2 毒腺中，与蛇毒中的神经毒类似，但含硫量较高，作用短暂，无溶血及凝血作用，其盐酸盐易溶于水，水溶液长时间放置或 100℃加热 2 小时则毒性减退；从蝎毒中提纯的一种多肽，蝎毒素－Ⅱ（TT－Ⅱ）有显著的镇痛活性；蝎毒和经纯化的毒多肽——抗癫痫肽（antiepilesy peptide AEP）有明显的的抗惊厥及抗癫痫作用。另含蝎酸（katsu acid）、苦味酸羟胺（hydroxylamine picrate）、卵磷脂、三甲胺（trimethylamine）、甜菜碱（betaine）、牛磺酸（taurine）、软脂酸、硬脂酸、胆甾醇及铵盐等。

【质量评价】

（1）经验鉴别　以身干、色鲜、完整、黄褐色者为佳。尤以淡全蝎为优品。

（2）浸出物　照醇溶性浸出物测定法的热浸法测定，用乙醇作溶剂，不得少于 18.0%。

（3）黄曲霉毒素检测　本品每 1000g 含黄曲霉素 B_1 不得过 5μg；黄曲霉素 G_2、黄曲霉素 G_1、黄曲霉素 B_2 和黄曲霉素 B_1 的总量不得过 10μg。

（4）水分　不得过 20.0%。

（5）总灰分　不得过 17.0%。酸不溶性灰分 不得过 3.0%。

【性味功效】性平，味辛；有毒。息风镇痉，攻毒散结，通络止痛。

> **知识拓展**
>
> （1）商品药材中，一般认为"南全蝎"体形稍小，主体黄绿色，其他部位黄色，腹内含泥沙物质较少。"东全蝎"体形较大，主体青褐色，其他部位黄色或黄棕色，腹内含盐样物质较多。另外，西藏产的全蝎，体形稍宽，螯肢特别发达，前腹黑褐色，其他部位青黄色。
>
> （2）发现以往全蝎腹部注入泥沙铁末等杂物，或让全蝎吞食大量食盐或明矾，以增加重量。应注意鉴别。

蜈 蚣 Wugong

Scolopendra

扫码"学一学"

【来源】为蜈蚣科（Scolopendridae）动物少棘巨蜈蚣 *Scolopendra subspinipes mutilans* L. Koch 的干燥体。

【产地】主产于浙江、湖北、江苏、安徽等省。野生，现多为家养。

【采收加工】春、夏二季捕捉，用竹片插入头尾，绷直，干燥。

【性状鉴别】

（1）药材呈扁平长条形，长 9～15cm，宽 0.5～1cm。由头部和躯干部组成，全体共 22 个环节。头部暗红色或红褐色，略有光泽，有头板覆盖，头板近圆形，前端稍突出，两侧贴有颚肢一对，前端两侧有触角一对。躯干部第一背板与头板同色，其余 20 个背板为棕绿色或墨绿色，具光泽，自第四背板至第二十背板上常有两条纵沟线；腹部淡黄色或棕黄色，皱缩；自第二节起，每节两侧有步足一对；步足黄色或红褐色，偶有黄白色，呈弯钩形，最末一对步足尾状，故又称尾足，易脱落。末对附肢基侧板后端有 2 尖棘，同肢前腿节腹面外侧有 2 棘，内侧 1 棘，背面内侧 1～3 棘。质脆，断面有裂隙。气微腥，有特殊刺鼻的臭气，味辛、微咸（图 18-7）。

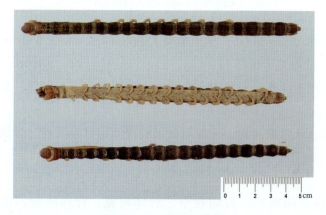

图 18-7　蜈蚣药材图

（2）饮片：形如药材，呈段状，棕褐色或灰褐色，具焦香气。

【化学成分】 主含两种类似蜂毒的有毒成分，即组胺（histamine）样物质及溶血蛋白质。此外，尚含酪氨酸、亮氨酸、蚁酸、脂肪油、胆甾醇等。据测定，蜈蚣的水解氨基酸有 17 种，总含量 41.68%，含量较多的有谷氨酸（6.56%）、门冬氨酸（4.05%）和亮氨酸（3.35%）等。

【质量评价】

（1）经验鉴别　以身干燥、条长、头红、足红棕色、身墨绿、头足完整者为佳。

（2）水分不得过 15.0%；总灰分不得过 5.0%。

（3）浸出物　照醇溶性浸出物测定法中热浸法测定，用稀乙醇作溶剂，不得少于 20.0%。

（4）黄曲霉毒素检测　本品每 1000g 含黄曲霉毒素 B_1 不得过 5μg；黄曲霉毒素 G_2、黄曲霉毒素 G_1、黄曲霉毒素 B_2 和黄曲霉毒素 B_1 的总量不得过 10μg。

【性味功效】 性温，味辛；有毒。息风镇痉，攻毒散结，通络止痛。

📎 知识拓展

（1）当前蜈蚣的混淆品有多种。在广西、湖北、浙江、海南、云南、四川部分地区一直在药用的是多棘蜈蚣 Scolopendra subspinipes multidens（Newport），与少棘巨蜈蚣的主要区别是：最末步足腹面内侧棘和背面内侧棘均为 2；而后者均为 1。成分与少棘巨蜈蚣类似。其他少数地区尚用同属动物哈氏蜈蚣 S. hedaani Brandt（广西、云南、海南）和墨江蜈蚣 S. mojiangica Zhang et Chi（云南思茅）作蜈蚣用。哈氏蜈蚣呈扁平长条状，唯个体较大，长约 18cm 左右，宽 1.2cm。头板与第 1 背板为暗红色，其他背板呈红褐色，稍有光泽，余同少棘巨蜈蚣。墨江蜈蚣体形较小，长 8.5～11.5cm，宽 0.4～0.6cm，头板与第 1 背板及其他背板均呈墨绿色或绿色，余同少棘巨蜈蚣。

（2）关于"赤足"问题，有专家进行了多年产地调查，指出浙江（岱山）的少棘巨蜈蚣"赤足"者居多，而湖北、湖南的同种动物"黄足"者居多。认为这是产地不同的缘故，也是同一物种不同种群之间的差异问题。

扫码"学一学"

土鳖虫（䗪虫）Tubiechong

Eupolyphaga Steleophaga

【来源】 为鳖蠊科（Corydiidae）昆虫地鳖 Eupolyphaga sinesis Walker 及冀地鳖 Steleophaga plancyi（Boleny）的雌虫干燥体。

【产地】 地鳖主产于江苏、安徽、河南等省。冀地鳖主产于河北、北京、山东、浙江等省市。野生或饲养。

【采收加工】 夏、秋二季捕捉。一般用食饵或夜间用灯光诱捕。置沸水中烫死，晒干或烘干。

【性状鉴别】

（1）地鳖　呈扁平卵圆形，前端较窄，后部较宽，背部隆起，边缘较薄，长 1.3～3cm，宽 1.2～2.4cm。背面紫褐色，具光泽，无翅。背部有胸背板 3 节，前胸背板较发达，盖住头部；腹背板 9 节，呈覆瓦状排列。腹面红棕色，头部较小，有丝状触角 1 对，常脱落。胸部有足 3 对，具细毛和刺。腹部有横环节。质松脆，易碎，破开后腹内有灰黑色泥土，气腥臭，味微咸。（2）冀地鳖　呈长椭圆形，长 2.2～3.7cm，宽 1.4～2.5cm。背面黑棕色，通常在边缘带有淡黄褐色斑块及黑色小点。（图 18-8）

【显微鉴别】

（1）地鳖　粉末灰棕色。①体壁碎片深棕色或黄色，表面有不规则纹理，其上着生短粗或细长刚毛，常可见刚毛脱落后的圆形毛窝，直径5～32μm。②刚毛棕黄色或黄色，先端锐尖或钝圆，长 12～270μm，直径 10～32μm，有的具纵直纹理。③横纹肌纤维无色或淡黄色，常碎断，有细密横纹，平直或呈微波状，明带较暗带为宽。

（2）冀地鳖　体壁碎片表面有尖刺状或点簇状凸起，并着生有刚毛。

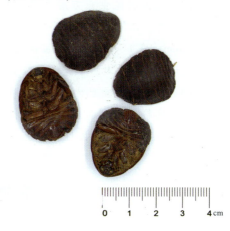

图 18-8　土鳖虫药材图

【化学成分】主含二十八烷醇，β-谷甾醇，十八烷基甘油醚（鲨肝醇），尿嘧啶，尿囊素以及脂肪酸，主要有棕榈酸（palmitic acid）、硬脂酸、油酸、亚油酸、亚麻酸（linolenic acid）等。鲨肝醇具有解毒作用，尿囊素具有镇静作用，且外用能促进皮肤溃疡面和伤口愈合，具生肌作用。从挥发油中已鉴定出 20 个组分，其主要成分为樟脑、乙酸乙酯、正己醛等多种脂肪醛和芳香醛。另含谷氨酸等 17 种氨基酸，K、Mg、Ca、Zn、P 等 28 种无机元素。

【理化鉴别】取本品粉末甲醇超声，滤液蒸干，残渣加甲醇溶解，作为供试品溶液。另取土鳖虫对照药材同法制成对照药材溶液。硅胶 G 薄层板，以甲苯-二氯甲烷-丙酮（5：5：0.5）展开，紫外光灯（365nm）下检视。供试品色谱中，在与对照药材色谱相应的位置上，显相同颜色的荧光斑点；喷以香草醛硫酸试液，在 105℃加热至斑点显色清晰，显相同颜色的斑点。

【质量评价】

（1）经验鉴别　以虫体完整、个头均匀、体肥、色紫褐、腹中杂质少者为佳。习惯认为江苏产品最优。

（2）杂质不得过 5.0%；水分不得过 10.0%；总灰分不得过 13.0%；酸不溶性灰分不得过 5.0%。

（3）浸出物　照水溶性浸出物测定法项下的热浸法测定，不得少于 22.0%。

（4）黄曲霉毒素测定　每1000g含黄曲霉毒素 B_1 不得过 5μg，含黄曲霉毒素 G_2、黄曲霉毒素 G_1、黄曲霉毒素 B_2 和黄曲霉毒素 B_1 的总量不得过 10μg。

【性味功效】性寒，味咸；有小毒；破血逐瘀，续筋接骨。

知识拓展

（1）姬蠊科昆虫东方后片蠊 Opisthoplatia orientalis（Burm.）的干燥虫体，习称金边土鳖虫，产于福建、湖北、广东等省。在广西、广东、福建、港澳地区作土鳖虫药用。本品呈长椭圆形，长 2.5～3.5cm，宽 1.5～2cm，全体具油样光泽，背面黑棕色，有 10 个横节，第一节较宽，呈三角形，前缘有 1 黄色镶边，后 9 个横节边缘为红色。前后翅均退化为鳞片状。腹面红棕色，有光泽。头小，胸部有足 3 对。体轻质脆，易断，腹内有灰色物。

知识拓展

（2）龙虱科昆虫东方潜龙虱 *Cybister tripunctatus orientalis* Gschewendtner 的干燥虫体，主产于湖南、江苏、福建、浙江、广东等省。少数地区曾作土鳖虫入药，本品呈长卵形，长 2～3cm，宽 1～1.5cm，背面黑绿色，有 1 对较厚鞘翅，边缘有棕黄色狭边，除去鞘翅，可见浅色膜质翅 2 对。不能作土鳖虫入药，应注意鉴别。

（3）当前土鳖虫已大量人工饲养，有人为了增加体重，捕捉前大量喂精饲料后烫死。据反映，这样可使其腹内容物增加整个体重的 30%～60%。而正常腹内容物含量为 14.4%～33.8%。也曾发现用白矾和食盐注入腹内后干燥的掺伪品。应注意区别。

桑螵蛸 Sangpiaoxiao
Mantidis Oötheca

本品为螳螂科（Mantidae）昆虫大刀螂 *Tenodera sinensis* Saussure、小刀螂 *Statilia maculate*（Thunberg）或巨斧螳螂 *Hierodula patellifera*（Serville）的干燥卵鞘。分别习称"团螵蛸""长螵蛸"及"黑螵蛸"。团螵蛸全国大部分地区均产，为主流品种。长螵蛸主产浙江、江苏、安徽、山东、湖北等地，黑螵蛸主产于河北、山东、河南、山西等地。深秋至次春采收，除去杂质，蒸死虫卵，干燥。①团螵蛸（又称软螵蛸）：略呈半圆柱形或半圆形，由多层膜状薄片叠成，长 2.5～4cm，宽 2～3cm。表面浅黄褐色，上面有一条不明显的带状隆起，底面平坦或有凹沟。体轻，质松而韧，横断面可见外层海绵状，内层为许多放射状排列的小室，室内各有一细小椭圆形卵，深棕色，有光泽。气微腥，味淡或微咸。②长螵蛸（又称硬螵蛸）：略呈长条形，一端较细，长 2.5～5cm，宽 1～1.5cm。表面灰黄色，上面带状隆起明显，带的两侧各有 1 条暗棕色浅沟及斜向纹理。底面平坦或凹入。质硬而脆。③黑螵蛸：略呈平行四边形，长 2～4cm，宽 1.5～2cm。表面灰褐色，上面带状隆起明显，两侧有斜向纹理，近尾端微向上翘。底面有一凹沟。质硬而韧。④饮片：形如药材。表面浅黄褐色至灰褐色。气微腥，味淡或微咸。⑤显微鉴别特征：本品粉末浅黄棕色。斯氏液装片，卵黄颗粒较多，淡黄色，类圆形，直径 40～150μm，表面具不规则颗粒状物或凹孔。水合氯醛装片，卵鞘外壁碎片不规则，淡黄棕色至淡红棕色，表面具大小不等的圆形空腔，并有少量枸橼酸钙柱晶；卵鞘内层碎片淡黄色或淡黄棕色，密布大量枸橼酸钙柱晶，柱晶直径 2～10μm，长至 20μm。均含磷脂，如溶血磷脂酰胆碱（LPC）、磷脂酰胆碱（PC）、磷脂酰乙醇胺（phosphatidylethanolamine）等 7 种，以前两者为主，约占总磷脂的 78%。氨基酸 18 种，以酪氨酸、色氨酸、脯氨酸、谷氨酸含量较高。蛋白质、脂肪、胡萝卜素及 P、Zn、Mn、Fe、Mg、Ca、Al、Na、K 等 21 种无机元素。本品性平，味甘、咸；固精缩尿，补肾助阳。

蝉蜕 Chantui
Cicadae Periostracum

本品为蝉科（Cicadidae）昆虫黑蚱 *Cryptotympana pustulata* Fabricius 的若虫羽化时脱落的皮壳。主产于山东、河北、河南、湖北、江苏、四川等地。夏、秋两季自地面或树上拾取。全形似蝉而中空，稍弯曲，长 3 ~ 4cm，宽 1.5 ~ 2cm。表面黄棕色，半透明，有光泽。头部有丝状触角一对，多已脱落，横生一对复眼，略突出，透明。额部先端突出，口吻发达，上唇宽短，下唇伸长成管状。胸部背面纵裂或呈十字形裂开，裂口向内卷曲，脊背两旁具小翅 2 对。腹面有足 3 对，前 1 对粗壮具齿，后 2 对稍细长，均被黄棕色细毛。腹部钝圆，共 9 节。体轻，易碎。气微，味淡。以身干体轻，色黄亮，完整无杂质者佳。饮片形如药材。气微，味淡主含甲壳质，蝶啶类色素：异黄质蝶呤（isoxanthopterin）、赤蝶呤（erythropterin），角蛋白，多种氨基酸，有机酸及酚类化合物。本品有镇静和抗惊厥作用；并有一定的解热作用。以头、脚为强，全蝉蜕次之，蝉蜕身较差。性寒，味甘；能散风除热，利咽，透疹，退翳，解痉。

📎 知识拓展

上述药材商品称为"土蝉衣"。山蝉 *Cicada flammata* Dist. 的若虫羽化时脱落的皮壳亦作蝉蜕入药，商品称为"金蝉衣"。主产浙江，四川、福建、广东亦产。外形如蝉蜕，体较小，比蝉蜕瘦长。金黄色。背部裂口呈一字形裂开，腹部狭长，环节单线，由腹部至尾端共 7 节，尾端尖。功效与蝉蜕相同。

斑蝥 Banmao

Mylabris

扫码"学一学"

【本草考证】斑蝥为常用中药，原名斑猫，载于《神农本草经》，列为下品。其后历代本草均有收载，古今药用品种一致。

【来源】为芫青科（Meloidae）昆虫南方大斑蝥 *Mylabris phalerata* Pallas 或黄黑小斑蝥 *M. cichorii* Linnaeus 的干燥体。

【产地】全国大部分地区皆产，以河南、广西、安徽、云南为多。群集于大豆、花生、茄子、棉花及瓜类的叶、花、芽上。

【采收加工】夏、秋清晨露水未干时捕捉，可戴手套，放入容器内闷死、烫死或蒸死后晒干。

【性状鉴别】

（1）南方大斑蝥　呈长圆形，长 1.5 ~ 2.5cm，宽 0.5 ~ 1cm。头及口器向下垂，有较大的复眼及触角各 1 对；触角末端数节膨大呈棒状，末节基部窄于前节，多已脱落。背部具革质鞘翅 1 对，黑色，有 3 条黄色或棕黄色的横纹；鞘翅下面有棕褐色薄膜状透明的内翅 2 片。胸腹部乌黑色，胸部有足 3 对，腹部呈环节状，有黑色绒毛。气特异而臭，刺激性强，不宜口尝。

（2）黄黑小斑蝥　较小，长 1 ~ 1.5cm。完整的触角末节基部与前节等宽。（图18－9）

【显微鉴别】粉末棕褐色，气微臭，刺鼻，有特异腥气。①刚毛多碎断，棕褐色或棕红色，完整者平直或呈镰刀状弯曲，先端锐尖；表面可见斜向纵纹。②体壁碎片黄白色至棕褐色，表面隐见

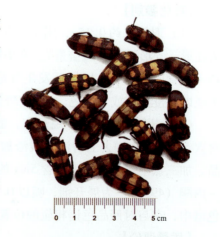

图 18－9　斑蝥药材图

斜向纹理，可见短小的刺、刚毛或刚毛脱落后留下的凹窝。③横纹肌纤维碎块近无色或淡黄棕色，表面可有明暗相间的波状纹理；侧面观常数条成束，表面淡黄棕色或黄白色，可见顺直纹理。④气管壁碎片不规则，条状增厚壁呈棕色或深棕色螺旋状。⑤鞘翅碎片淡棕黄色或棕红色，角质不规则形，表面有稀疏刚毛及凹陷的圆形环，直径 28～120 μm。（图 18－10）

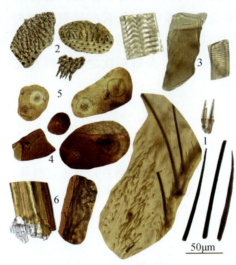

图 18－10　斑蝥（南方大斑蝥）粉末特征图

1. 体表刚毛　2. 体壁碎块　3. 板状肌纤维

4. 外翅褐色斑纹碎块　5. 外翅黄色斑纹碎块　6. 内翅碎块

【化学成分】 主含斑蝥素（斑蝥酸酐，cantharidin，$C_{10}H_{12}O_4$）0.427%～1.452%，羟基斑蝥素、脂肪12%、树脂（resin）、蚁酸（formic acid）、色素等。尚含无机元素 K、P、Mg、Ca、Fe、Zn、Cu、Mn、Sr 等，以 K 含量最高。斑蝥素是抗癌有效成分，但毒性大，临床用其半合成品羟基斑蝥胺（hydroxylcan－tharidine），疗效类似而毒性只有斑蝥素的1/500。斑蝥素具强臭及发泡性。

斑蝥素　　　　　　　　　羟基斑蝥素

【理化鉴别】

（1）取粉末约0.15g，用微量升华法，所得白色升华物，放置片刻，在显微镜下观察，为柱形、菱形结晶（斑蝥素）。升华物用石油醚洗2～3次，加硫酸2～3滴，微热，溶解后转入试管内，用小火加热至发生气泡，立即离火，滴入对二甲氨基苯甲醛硫酸溶液1滴，溶液即显樱红色或紫红色。（检查斑蝥素）

（2）本品粉末三氯甲烷超声，滤过，滤液蒸干，残渣用石油醚（30～60℃）洗2次，每次5ml，小心倾去上清液，残渣加三氯甲烷1ml 使溶解，作为供试品溶液。斑蝥素对照品，加三氯甲烷制成每1ml 含5mg 的溶液，作为对照品溶液。硅胶 G 薄层板，以三氯甲烷－丙酮（49：1）为展开剂，喷以 0.1%溴甲酚绿乙醇溶液，加热至斑点显色清晰。供试品色谱中，在与对照品色谱相应的位置上，显相同颜色的斑点。

【质量评价】

（1）经验鉴别　以体虫体个大、完整、颜色鲜明、无败油气味者为佳。

（2）含量测定　照高效液相色谱法测定，本品含斑蝥素（$C_{10}H_{12}O_4$）不得少于0.35%。

【**性味功效**】性热，味辛；有大毒；破血消癥，攻毒蚀疮，发泡冷灸。本品触之能使皮肤发红、刺痛，重则起泡。故内服、外用均须慎重。孕妇禁用。

> 📎 **知识拓展**
>
> （1）斑蝥素毒性大，现已研究出减少毒性的衍生物斑蝥酸钠、羟基斑蝥胺、甲基斑蝥胺和去甲斑蝥素。临床研究结果表明，从斑蝥素到去甲斑蝥素抗肝癌作用依次增强，而泌尿系副作用正好相反。如羟基斑蝥胺的毒性只有斑蝥素的 1/500；去甲斑蝥素几乎无此副作用。但半合成的衍生物所用原料仍靠野生斑蝥虫体资源。因此资源动物的寻找是很重要的。据文献记载，芫青科的昆虫我国有 29 种，仅四川就有三属 11 种，用气相色谱法对这 11 种昆虫进行斑蝥素测定，结果均含斑蝥素，其中有 46% 的种类其含量超过《中国药典》规定的标准。说明寻找含斑蝥素的新资源有广阔的前景。
>
> （2）同种芫青雄虫比雌虫体内含斑蝥素量多。同种不同栖息地含量不同。不同属间含量有差异。

扫码"学一学"

僵 蚕 Jiangcan

Bombyx Batryticatus

【**来源**】为蚕蛾科（Bombycidae）昆虫家蚕 *Bombyx mori* Linnaeus 的 4～5 龄幼虫因感染（或人工接种）白僵菌 *Beauveria bassiana*（Bals.）Vuillant 而致死的干燥虫体。

【**产地**】主产于浙江、江苏、四川、广东等地，多为自然病死者，亦有非蚕区进行人工培殖。

【**采收加工**】拾取感染白僵菌致死的蚕，晒干或微火烘干。

【**性状鉴别**】

（1）药材　呈类圆柱形，多弯曲皱缩，长 2～5cm，直径 0.5～0.7cm。表面灰白色或黄白色，被有白色粉霜状的气生菌丝和分生孢子。头部较圆，黄棕色。体节明显，尾部略呈二歧分支状。腹面有足 8 对，呈突起状。质硬脆，易折断，断面平坦，外层白色，中间棕色或黑色，有光泽，习称"胶口镜面"，内有 4 个丝腺环，呈亮圈状。气微腥，味微咸。（图 18-11）

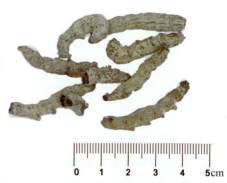

图 18-11　僵蚕药材图

（2）饮片　形如药材。表面黄棕色或黄红色，偶有焦黄斑。气微腥，有焦麸气，味微咸。

【**显微特征**】粉末灰棕色或灰褐色。①菌丝近无色，细长卷曲缠结在体壁中，直径 1～5μm。②气管壁碎片略弯曲或弧状，具棕色或深棕色螺旋丝，螺旋丝间有 1～3 条极细的波纹。③表皮组织表面具网格样皱缩纹理以及纹理突起形成的小尖突，有圆形毛窝，边缘黄色。④刚毛黄色或黄棕色，表面光滑，壁稍厚。⑤未消化的桑叶组织中，大多含草酸钙簇晶、方晶或钟乳体。

【**化学成分**】含蛋白质 67.44%，脂肪 4.38%，僵蚕外表白色粉霜中含有草酸铵。从白僵菌中分离得白僵菌黄色素（bassianins）与高分子昆虫毒素、环酯肽类白僵菌素（beauvericine）及甾醇类成分。此外，尚含变态活性刺激素——羟基促脱皮甾酮（crustedysone）及色素 3 - 羟基犬尿素（3 - hydroxy kynurenine）和 6 - N - 羟乙基腺嘌呤（6 - N - hydroxy eth-yl adenine）。

【质量评价】

（1）经验鉴别　以条粗、质硬、色白、断面光亮者为佳。表面无白色粉霜、中空者不可入药。

（2）检查　杂质不得过 3.0%；水分不得过 13.0%；总灰分不得过 7.0%；酸不溶性灰分不得过 2.0%。

（3）黄曲霉毒素　本品每 1000g 含黄曲霉毒素 B_1 不得过 5μg，含黄曲霉毒素 G_2、黄曲霉毒素 G_1、黄曲霉毒素 B_2 和黄曲霉毒素 B_1 的总量不得过 10μg。

（4）浸出物　照醇溶性浸出物测定法项下的热浸法测定，用稀乙醇作溶剂，不得少于 20.0%。

【性味功效】　性平，味咸、辛；息风止痛，祛风止痛。

知识拓展

1. **僵蛹**　为蚕蛹经白僵菌发酵的制成品。呈不规则块状，表面黄白色，质轻脆，易折碎。带有蚕蛹的腥气，有霉菌味。据药理及临床实验，认为僵蛹可以考虑作为僵蚕的代用品。东北有些地区已作僵蚕入药，称为"白僵蛹"。

2. **蚕砂**　为家蚕的干燥粪便，呈短圆柱形的小颗粒，长 2～5mm，直径 1.5～3mm。表面灰黑色至绿黑色，有 6 条纵棱及横向环纹，两端钝。含维生素 A、B 及原维生素 D，蚕砂酮，麦角甾醇，谷甾醇等。功能为祛风除湿，活血定痛。

3. **伪品**　曾发现用石灰呛死的幼蚕充作僵蚕，其外形似僵蚕，表面灰白色或类白色，粘有石灰粉。断面不平坦，中间充满蚕屎或中空，无光泽及丝线环。应注意鉴别。

蜂 蜜 Fengmi

Mel

【来源】　为蜜蜂科（Apidae）昆虫中华蜜蜂 *Apis cerana* Fabricius 或意大利蜂 *A. mellifera* Linnaeus 在蜂巢中酿成的蜜。

【产地】　各地均产，以广东、云南、福建、江苏、浙江等地产量较大；均为人工养殖生产。

【采收加工】　春季至秋季采收，滤过。

【性状鉴别】　为浓稠液体，白色至淡黄色（白蜜），或橘黄色、琥珀色至黄褐色（黄蜜）。用木棒挑起时蜜汁下流如丝状不断，且盘曲如折叠状。新鲜时半透明，带光泽，久置或遇冷即变成不透明，渐有白色颗粒状结晶（葡萄糖）析出；气芳香，味极甜。

因产地、气候、潮湿度及蜜源植物的不同，蜂蜜的黏稠度（油性）、色泽和气味也随之而有差异。一般以春蜜中的洋槐花蜜、紫云英蜜、枣花蜜、油菜花蜜等色浅，黏度大，气芳香，味甜，质量较佳。秋蜜如荞麦花蜜、棉花蜜等色深，气微臭，味稍酸，质量较次。

【化学成分】　主含葡萄糖及果糖（约 70%），两者含量相近，并含少量蔗糖、糊精、有机酸、蛋白质、挥发油、蜡、维生素 B_1、B_2、B_6、C、K、H、淀粉酶、转化酶、过氧化物酶、酯酶、生长刺激素、乙酰胆碱、蒎酸、泛酸、Ca、S、P、Me、K、Na、I 等无机元素及花粉等。

【理化鉴别】

（1）相对密度　韦氏比重法测定，应在 1.349 以上。

（2）酸度　取本品 10g，加新沸过的冷水 50ml，混匀，加酚酞指示液 2 滴与氢氧化钠滴定液（0.1mol/L）4ml，应显粉红色，10 秒钟内不消失。

（3）淀粉和糊精　取本品 2g，加水 10ml，加热煮沸，放冷，加碘试液 1 滴，不得显蓝色、绿色或红褐色。

（4）寡糖　取本品 2g，加入 10ml 水溶解后，缓缓至活性炭固相萃取柱，洗脱液减压浓缩至干，残渣加 30% 乙醇 1ml 使溶解，作为供试品溶液；麦芽五糖对照品，加 30% 乙醇制成每 1ml 含 1mg 的溶液，作为对照品溶液。高效硅胶 G 薄层板上，以正丙醇 – 水 – 三乙胺（60∶30∶0.7）为展开剂，展开，取出，晾干，喷以苯胺 – 二苯胺 – 磷酸的混合溶液（取二苯胺 1g，苯胺 1ml，磷酸 5ml，加丙醇至 50ml，混匀），加热至斑点显色清晰，在日光下检视。供试品色谱中，在与对照品色谱相应位置的下方，应不得显斑点。

【质量评价】

（1）经验鉴别　以含水分少（不得过 24.0%）、有油性、稠如凝脂、用木棒挑起时蜜丝下流不断成叠状、味甜不酸、气芳香、无异臭杂质者为佳。

（2）5 – 羟甲基糠醛：照高效液相色谱法，本品含 5 – 羟甲基糠醛，不得过 0.004%。

（3）含量测定　照高效液相色谱法测定，本品含果糖（$C_6H_{12}O_6$）和葡萄糖（$C_6H_{12}O_6$）的总量不得少于 60.0%，果糖与葡萄糖含量比值不得小于 1.0。

【性味功效】性平，味甘；补中，润燥，止痛，解毒。可解乌头毒。

知识拓展

1. **蜂蜡**（Cera Flava）　为中华蜜蜂或意大利蜂分泌的蜡。呈不规则团块，大小不一，呈黄色、淡黄棕色或黄白色，不透明或微透明。表面光滑。体较轻，蜡质，断面砂粒状，用手搓捏能软化。有蜂蜜样香气，味微甘。含酯类、游离酸类、游离醇类及烃类，酯类中软脂酸蜂花酯（myricyl palmitate）约占 80%，是蜂蜡的主要成分；游离酸类中蜡酸（cerotic acid）约占 15%。能收涩，敛疮，生肌，止痛；外用于溃疡不敛，臁疮糜烂，创伤，烧、烫伤。常作中成药赋形剂及油膏基质。

2. **蜂房**（Vespae Nidus）　为胡蜂科昆虫马蜂 Polistes olivaceous（De Geer）、日本长脚胡蜂 Poliates japonicus Saussure 或异腹胡蜂 Parapolybia varia Fabricius 的巢。秋、冬二季采收，晒干，或略蒸、除去死蜂死蛹，晒干。呈圆盘状或不规则的扁块状，有的似莲房状，大小不一。表面灰白色或灰褐色，腹面有多数整齐的六角形房孔，孔径 3～4mm，或 6～8mm；背面有 1 个或数个黑色短柄。体轻，质韧，略有弹性。气微，味辛淡。质酥脆或坚硬者不可供药用。本品性平，味甘。祛风，攻毒，杀虫，止痛。

3. **有毒蜂蜜**　大多有苦、麻、涩的异味，不可药用。检查蜂蜜中花粉粒的形态特征，如发现有乌头、雷公藤、羊踯躅或烟草等有毒植物的花粉粒存在，为避免人食中毒，应作蜂蜜毒性试验。这类蜂蜜大多有苦、麻、涩的异味，不可供药用。据报道，在有毒蜂蜜中，有的含雷公藤碱（wilforine）。

4. 蜂乳 又称"王浆"，系工蜂咽腺分泌的乳白色或浅黄色浆状物。具特殊香气，微甜，酸涩，辛辣。含蛋白质约45%，转化糖约20%，脂肪约14%，以及B族维生素、多种氨基酸、多种酶、10 - 羟基 - 2 - 癸烯酸，促性腺样物质和抗生素类物质等。为滋补剂，用作神经官能症、心血管功能不全、关节炎等慢性疾病的辅助治疗剂。

5. 蜂胶 为工蜂分泌的，用以填塞和光滑蜂巢的黏性固体胶状物。呈团块状或不规则碎块，多黄棕色或黑褐色胶状物，具光泽。20℃以下性脆，20～40℃逐渐变软，有黏性和可塑性。气芳香，味苦，有辛辣感。含树脂50%～55%、蜂蜡30%、挥发油8%～10%，以及少量维生素、白杨素、高良姜素和多种微量元素。有软化及溶解角质、促进伤口愈合及杀菌作用。

扫码"学一学"

海马 Haima

Hippocampus

本品为海龙科（Syngnathidae）动物线纹海马 *Hippocampus kelloggi* Jordan et Snyder、刺海马 *H. histrix* Kaup、大海马 *H. kuda* Bleeker、三斑海马 *H. trimaculatus* Leach 或小海马（海蛆）*H. japonicus* Kaup 的干燥体。主产于广东、福建、台湾、山东等省沿海。夏、秋两季捕捞，洗净，晒干或除去皮膜及内脏，晒干。①线纹海马：全体呈扁长条形而弯曲，体长约30cm。表面黄白色。头略似马头，有冠状突起，前方有1管状长吻，口小，无牙，两眼深陷。躯干部七棱形，尾部四棱形，渐细卷曲，体上有瓦楞形的节纹，并具短棘，习称"马头、蛇尾、瓦楞身"。体轻，骨质，坚硬。气微腥，味微咸。②刺海马：体长15～20cm，黄白色，头部及体环节间的棘细而尖。③大海马：体长20～30cm，黑褐色。头部及体侧有细小、暗黑色斑点。④三斑海马：体长10～18cm，黄褐色或黑褐色，体侧背部第1、4、7节的短棘基部各有1黑斑。⑤小海马：体形小，长7～10cm，黑褐色。节纹及短棘均细小。本品粉末白色或黄白色。⑥显微特征：横纹肌纤维多碎断，有明暗相间的细密横纹；横断面观类长方形或长卵圆形，表面平滑，可见细点或裂缝状空隙。胶原纤维相互缠绕成团。皮肤碎片表面观细胞界限不清，可见棕色颗粒状色素物。骨碎片不规则形，骨陷窝呈长条形或裂缝状。刺海马含蛋白质、脂肪、多种氨基酸，尚含皮肤黄色素（γ - 胡萝卜素）、红色素（虾青素）、蝲蛄素（astacene）及黑色素（melanin）；另含乙酰胆碱酯酶、胆碱酯酶、蛋白酶。《中国药典》2020年版收载聚合酶链式反应法鉴别：最终供试品凝胶电泳图谱中，在与对照药材凝胶电泳图谱相应的位置上，线纹海马、刺海马和三斑海马在250～500bp 之间应有单一 DNA 条带；大海马和小海马在100～250bp 之间应有单一 DNA 条带。空白对照无条带。

以体大、坚实、头尾齐全者为佳。性温，味甘；温肾壮阳，散结消肿。

> **知识拓展**
>
> 海马价格较高，商品中掺伪现象较为普遍，主要是海马腹中或育儿囊内注入鱼粉、石蜡、蛋黄、泥沙、淀粉及胶类物质，以增加重量，应注意鉴别。

海 龙 Hailong

Syngnathus

本品为海龙科（Syngnathidae）动物刁海龙 *Solenognathus hardwickii*（Gray）、拟海龙 *Syngnathoides biaculeatus*（Bloch）或尖海龙 *Syngnathus acus* Linnaeus 的干燥体。刁海龙、拟海龙主产于广东、海南、福建沿海；尖海龙主产于山东沿海。多于夏、秋二季捕捞，刁海龙、拟海龙除去皮膜及内脏，洗净，晒干；尖海龙直接洗净，晒干。①刁海龙：体狭长侧扁，全长 30～50cm。表面黄白色或灰褐色。头部具管状长吻，口小，无牙，两眼圆而深陷，头部与体轴略呈钝角。躯干部宽 3cm，五棱形，尾部前方六棱形，后方渐细，四棱形，尾端卷曲。背棱两侧各有 1 列灰黑色斑点状色带，腹部中央鳞片特别突出。全体被以具花纹的骨环及细横纹，各骨环内有突起粒状棘。胸鳍短宽，背鳍较长，有的不明显，无尾鳍。骨质，坚硬。气微腥，味微咸。②拟海龙：体扁平，全长 20～22cm。表面灰黄色或黄白色，头部常与体轴成一直线，躯干部粗壮，略呈四棱形，后方渐细，呈四棱形，尾部细尖，微卷，无尾鳍。③尖海龙：体细长，呈鞭状，全长 10～30cm，中部直径 0.4～0.5cm，未去皮膜。表面黄褐色，头较小而细尖，吻细长，呈管状；躯干部七棱形，尾部四棱形，向后渐细，末端不卷曲，有尾鳍。腹部中央棱微凸出，有的腹面可见育儿囊。质较脆弱，易撕裂。均以体长、饱满、头尾齐全者为佳。三种海龙除含 Ca、Mg、Na、K 外，尚含 P、Si、Mn、Cu、Sn、Pb 等微量元素，拟海龙和尖海龙还含有重金属元素 Ba。三种海龙均含 16 种氨基酸，其中含量较高的是甘氨酸（6.8%～8.9%）和谷氨酸（5%～9%）。《中国药典》2020 年版收载聚合酶链式反应法鉴别：最终供试品凝胶电泳图谱中，在与对照药材凝胶电泳图谱相应的位置上，刁海龙在 250～500bp 之间应有单一 DNA 条带；拟海龙和尖海龙在 100～250bp 之间应有单一 DNA 条带。空白对照无条带。以体长、饱满、头尾齐全者为佳。本品性温，味甘；温肾壮阳，散结消肿。

知识拓展

在药材市场上混淆品较多，如粗吻海龙 *Trachyrhamphus serratus*（Temminch et Schlegel）称"海蛇"、低海龙 *Syngnathus djarong* Bleeker、飘海龙 *S. palagicus* linnaeus、冠海龙 *Corythoichthys fasciatus*（Gray）、刺冠海龙 *C. crenulatus*（Weber）及海蝎鱼 *Halicampus koilomatodon*（Bleeker）等，应注意区别。它们的主要区别特征是：吻长与头长的比例；有无尾鳍；背鳍起止的位置；躯干截面的形状等。

蟾 酥 Chansu

Bufonis Venenum

【本草考证】蟾酥始载于《药性论》，原名蟾蜍眉脂。《本草衍义》始有蟾酥之名。寇宗奭曰："眉间白汁，谓之蟾酥，以油单纸裹眉裂之，酥出纸上，阴干用。"《本草纲目》曰："取蟾酥不一；或以手捏眉棱，取白汁于油纸上及桑叶上，插背阴处，一宿即自干白，安置竹筒内盛之，真者轻浮，入口味甜也；或以蒜及胡椒等辣物纳口中，则蟾身白汁出，以竹篦刮下，面和成块，干之。其汁不可入人目，令人赤、肿、盲。"按上记蟾酥的采制以及蟾酥之性状，与现今蟾酥一致。

扫码"学一学"

【来源】 为蟾蜍科（Bufonidae）动物中华大蟾蜍 *Bufo bufo gargarizans* Cantor 或黑眶蟾蜍 *B. melanostictus* Schneider 的耳后腺及皮肤腺分泌的白色浆液，经加工而成。

【动物形态】

（1）中华大蟾蜍　外形如蛙，体粗壮，雄性体长约9.5cm，雌性体长10cm以上，头宽大于长，头顶部光滑，吻端圆厚，吻棱显著，口阔，上下颌均无齿，雄性无声囊，近吻端有小型鼻孔1对，眼大凸出，头两侧有耳，鼓膜明显，眼和鼓膜后方有大而长的耳后腺。眼间距大于鼻间距，躯干粗短，皮肤极粗糙。前肢长而粗壮，布满大小不等的圆形瘰疣，腹面有小疣。颜色变异颇大。生殖季节雄性背面多为黑绿色，体侧有浅色的斑纹。雌性背面颜色较浅，瘰疣乳黄色。腹面乳黄色，有棕色或黑色的细花纹。指、趾略扁。前肢有指趾4，指侧微有缘膜而无蹼，指长顺序3、1、4、2，指关节下瘤多成对，掌突2，外侧者大，雄性内侧三指基部有黑色婚垫；后肢约为体长2倍，足趾5，胫跗关节前达肩部，左右跟部不相遇，趾侧有缘膜，蹼尚发达，内跖变形长而大，外跖突小而圆。（图18-12）

（2）黑眶蟾蜍　体长7~10cm，雄性略小。头短宽。鼓膜大，上下颌均无齿。头部沿吻棱、眼眶上缘、鼓膜前缘和上下颌缘有十分明显的黑色骨质棱或黑色线，故称"黑眶蟾蜍"。皮肤和头骨紧密相连，上下颌有黑色线。鼓膜大，椭圆形。雄性有发声的声囊，单个，在咽下。前肢细长，后肢短。趾的基部有半蹼。皮肤粗糙，除头顶无疣粒外，全身满布大小不等的圆形疣粒，疣粒上有黑点或刺。体色变异很大，一般为黄棕色略具棕红色斑纹，指和趾的末端黑色。头的两侧有长椭圆形的耳后腺，能分泌白色乳状液。雄性第1、2指基部内侧有黑色婚垫，有单咽下内声囊。

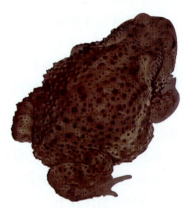

图18-12　蟾酥原动物图

【产地】 全国均有，主产于河北、山东、四川、江苏、浙江等地。

【采收加工】 夏、秋季捕捉，洗净，挤取耳后腺及皮肤腺的白色浆液。收集白色浆液贮于磁容器中（忌用铁器，以免变黑），滤去杂质。取纯浆放入圆模型中晒干或晾干，即为"团蟾酥"，河北、山东多用此法加工；如涂于箬竹叶或玻璃板上晒干或阴干，干后自行翘起，即为"片蟾酥"，江苏、浙江多用此法加工。

【性状鉴别】

（1）团蟾酥　呈扁圆形团块或饼状，直径3~12cm，厚约0.5~1cm，每块重60~100g。似象棋子或围棋子状的又称为"棋子酥"。表面平滑，棕褐色、红棕色或紫黑色。质坚硬，不易折断，断面棕褐色或红棕色，角质状，微有光泽。气微腥，味初甜而后有持久的麻舌感，粉末嗅之作嚏。

（2）片蟾酥　呈不规则片状，大小不一，厚约2mm，一面较粗糙，另面较光滑；涂于箬竹叶上的，一面可见叶脉的纵条纹。质脆，易折断，断面红棕色，半透明。余同团蟾酥。（图18-13）

（3）饮片　蟾酥粉（取蟾酥，捣碎，加白酒浸渍，时常搅动至呈稠膏状，干燥，粉碎。每10 kg蟾酥，用白酒20kg。）本品为棕黄色至棕褐色粉末。气微腥，味初甜而后有持久的麻辣感，嗅之作嚏。

【显微鉴别】 粉末淡棕色。①稀甘油装片观察，呈半透明或淡黄色不规则形碎块，并附有砂粒状的固体。②浓硫酸装片观察，显橙黄色或橙红色碎块，四周逐渐缩小而呈透明的类圆形小块，表面显龟裂状纹理，久置逐渐溶解消失。③用水合氯醛加热装片，则碎块透明并逐渐溶化。④水装片加碘试液观察，不应有淀粉粒存在，或淀粉显色反应。

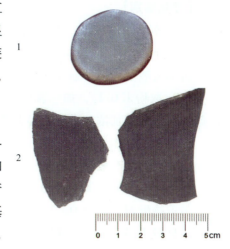

图 18 – 13　蟾酥药材图
1. 团蟾酥　2. 片蟾酥

【化学成分】

（1）强心甾类化合物　①蟾毒配基类（bufogenins）：为结构类似强心苷元而有毒性的化合物，已知有 20 余种，大多为蟾蜍毒素干燥加工过程中的分解产物，如华蟾酥毒基（cinobufagin）约 5%，脂蟾毒配基（resibufogenin）约 3.4%，蟾毒灵（bufalin）约 1.8%，羟基华蟾毒配基（cinobufotalin）约 1.6%，蟾毒配基（bufotalin）约 1.5%，远华蟾毒配基（telocinobufagin）约 1.4%，海蟾蜍精（marinobufagin），日蟾蜍毒配基（gamabufgenin）、蟾毒它宁（bufotalinin）以及近年新发现的，能明显抑制白血病 MH – 60 的生长的 20S，21 – 环氧脂蟾毒配基（20S，21 – epoxyresibufogenin），20R，21 – 环氧脂蟾毒配基（20R，21 – epoxyresibufogenin），3 – O – 甲羧基 – 20S，21 – 环氧脂蟾毒配基（3 – O – formyl – 20S，21 – epoxyresibufogenin），3 – O – 甲羧基 – 20R，21 – 环氧脂蟾毒配基（3 – O – formyl – 20R，21 – epoxyresibufogenin）和 3 – O – 20S，21 – 环氧脂蟾毒配基（3 – O – 20S，21 – epoxyresibufogenin）等。②蟾蜍毒素类（bufotoxins）：在加工前的蟾蜍分泌物中，以上蟾酥毒基类常在 C_3 – OH 与辛二酰精氨酸（suberoylarginine）、庚二酰精氨酸（pimeloylarginine）、丁二酰精氨酸（succinoylarginine）、辛二酸、硫酸等结合成的酯类，统称为蟾蜍毒素类，已明确结构的有 50 余种化合物。蟾酥中蟾毒配基和蟾蜍毒素的种类含量，可因原动物、产地、采制时间和方法不同而有差异。

（2）吲哚生物碱类　主要有蟾酥碱（bufotenine）、蟾酥甲碱（bufotenidine）、去氢蟾酥碱（dehydrobufotenine）、蟾酥硫碱（bufothionine）及 5 – 羟色胺（serotonin）等。

此外，尚含肾上腺素、甾醇类、氨基酸以及 Zn、Cu、Mn、Cr、Se 等微量元素。

	R_1	R_2
华蟾酥毒基:	H	OAC
脂蟾毒配基:	H	H
羟基华蟾毒配基:	OH	OAC
海蟾蜍精:	OH	H

	R_1	R_2	R_3
蟾毒灵:	H	H	H
蟾毒配基:	H	H	OAC
远华蟾毒配基:	OH	H	H

$$HOOC—(CH_2)_n—CONH—CH—(CH_2)_3—NH—\overset{\overset{\displaystyle NH_2}{|}}{C}—NH$$

辛二酰精氨酸：$n = 6$　　庚二酰精氨酸：$n = 5$　　丁二酰精氨酸：$n = 2$

【理化鉴别】

（1）本品断面沾水，即呈乳白色隆起。

（2）取粉末 0.1g，加甲醇 5ml，浸泡 1 小时，过滤，滤液加对二甲氨基苯甲醛固体少许，再加硫酸数滴，即显蓝紫色。（检查吲哚类化合物）

（3）取粉末 0.1g，加三氯甲烷 5ml，浸泡 1 小时，过滤，滤液蒸干，残渣加少量醋酐溶解，再缓缓滴加浓硫酸，初显蓝紫色，渐变蓝绿色。（检查甾类化合物）

（4）取 1% 蟾酥的三氯甲烷提取液，蒸干后用甲醇溶解，测定其紫外吸收光谱，在 300nm 波长附近有最大吸收。（检查脂蟾毒配基）

（5）薄层色谱　取蟾酥 0.2g 加甲醇 10ml，回流 30 分钟，滤过，滤液作为供试品溶液。另取蟾酥对照药材 0.2g，同法制成对照药材溶液。吸取上述两种溶液各 10 μl，点样于同一硅胶 G 薄层板上，以环己烷–三氯甲烷–丙酮（4∶3∶3）为展开剂，展开，晾干，喷以 10% 硫酸乙醇溶液，加热至斑点显色清晰，分别置日光和紫外光（365nm）下检视。供试品色谱中，在与对照药材色谱相应位置上，显相同颜色的斑点或荧光斑点。

（6）特征图谱　高效液相色谱法，供试品特征图谱中应呈现 5 个特征峰，并应与对照药材参照物色谱峰中的 5 个特征峰相对应，其中峰 4 应与华蟾酥毒基参照物峰的保留时间相一致。

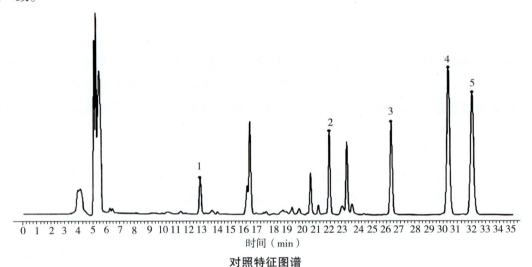

对照特征图谱

峰 1：日蟾毒它灵　峰 2：蟾毒它灵　峰 3：蟾毒灵　峰 4（S）：华蟾酥毒基　峰 5：脂蟾毒配基

【质量评价】

（1）经验鉴别　以红色或紫黑色、半透明、断面光亮如胶（角质状）、有光泽者为佳。

（2）检查　水分不得过 13.0%；总灰分不得过 5.0%；酸不溶性灰分不得过 2.0%。

（3）含量测定　照高效液相色谱法，梯度洗脱，以华蟾酥毒基对照品为对照，分别乘以校正因子，计算华蟾酥毒基、蟾毒灵和脂蟾毒配基的含量。本品按干燥品计算，含蟾毒灵（$C_{24}H_{34}O_4$）、华蟾酥毒基（$C_{26}H_{34}O_6$）和脂蟾毒配基（$C_{24}H_{34}O_6$）的总量不得少于 7.0%。

【性味功效】性温，味辛；有大毒；解毒，止痛，开窍醒神。

知识拓展

1. 商品中见有掺进鸡蛋清、面粉、豆粉或其他淀粉、沙石等杂质，应注意鉴别。

2. 花背蟾蜍 *Bufo raddei* Strauch 制取的蟾酥也供药用，但脂蟾毒配基等成分含量较低，品质较次。花背蟾蜍体长至 8cm，头宽大于长，无黑色角质棱，雌性背面浅绿色，花斑酱色，瘰粒上有土红色点；雄性背面橄榄黄色，有不规则花斑，瘰粒多，灰色，其上也有红点。

扫码"学一学"

蛤 蟆 油 Hamayou

Oviductus Ranae

【来源】 为蛙科（Ranidae）动物中国林蛙 *Rana temporaria chensinensis* David 雌蛙的干燥输卵管。

【产地】 主产于黑龙江、吉林、辽宁等省。

【采收加工】 9～10 月，以霜降期捕捉最好，选肥大雌蛙，用绳从口部穿过，悬挂风干，阴天及夜晚收入室内，避免受潮，影响品质。剥油前用热水（70℃）浸烫 1～2 分钟，立即捞出，装入麻袋中闷润过夜，次日用刀剖开腹部，轻轻取出输卵管，去净卵子及其他内脏，置通风处阴干。

【性状鉴别】 呈不规则块状，弯曲而重叠，长 1.5～2cm，厚 1.5～5mm。表面黄白色，呈脂肪样光泽，偶带灰白色薄膜状干皮。手摸有滑腻感，用温水浸泡体积可膨胀 10～15倍，24 小时后呈白色棉絮状，加热煮沸不溶化，手捏不粘手。气腥，味微甘，嚼之有黏滑感。

遇火易燃，离火自熄，燃烧时发泡，并有噼啪响声，无烟。

【显微鉴别】 取本品粉末，加 1～2 滴碘酒，稍静置数分钟，再加稀甘油数滴，盖片观察。腺体较宽，直径 130～210μm，侧面观细胞呈长方形，排列整齐；横切面观呈喇叭状，细胞 5～8 个；细胞表面可见斑点，细胞核明显。

【化学成分】 主含蛋白质42%～72.8%、脂肪，另含雌酮（estrone）、17β－雌二醇（17β－estradiol）、17β－羟甾醇脱氢酶（17β－hydroxy steroid dehydrogenase）、胆固醇及维生素 A、B、D、E 和磷脂类。此外，尚含氨基酸，主要为赖氨酸、亮氨酸、异亮氨酸和丝氨酸等，并含 K、Ca、Na、Mg、Fe、Mn、Se、P 等无机元素。

【质量评价】 经验鉴别：以块大、肥厚、质干、色白、有光泽、无皮膜者为佳。

【性味功效】 性平，味甘、咸；补肾益精，养阴润肺。

知识拓展

（1）蛤蟆油价格较高，商品药材出现多种伪品。①蟾蜍科动物中华大蟾蜍 *Bufo bufo gargarizans* Cantor 的干燥输卵管呈扭曲的管状，形似鸡肠，弯曲盘旋，不堆粘成团或挤压成块片状，长 2～4cm，厚约 0.3～0.5cm，在条之间可见线状白膜相连。乳白色或黄白色，无光泽。质稍硬，手摸粗糙，无滑腻感。温水浸后体积膨胀 3～7 倍，输卵管管壁不破裂，也不成棉絮状。味微苦。②鳕鱼科明太鱼 *Theragra chalcogrmma*（Pallas）的精巢干制品呈片状或不规则块状连接体，大小不等，长 2～3cm，厚 1.8～4cm。片状断裂呈小扇形翻转或扭曲。表面黄白色或土黄色，有脂肪样光泽，有的碎块一侧具绿黑色干皮。质坚而脆。手摸有滑腻感。遇水膨胀 0.5 ~ 1 倍，呈淡黄色团块，气极腥，味咸，微苦。遇火易燃，有烟及烤鱼香气。③马铃薯或甘薯加工品。为不规则块状，表面灰白色或淡棕黄色，半透明，角质样，质坚硬。水浸后膨胀小。镜检，可见大量糊化淀粉。④琼脂蛋白胨加工品。呈团状，块状或弯曲粉条状，边缘有刀切痕。灰白色，稍透明，有光泽。质轻有弹性。气微，味淡。遇水膨胀不大，呈透明胶状，煮沸后溶化，冷后凝固。

（2）中华林蛙为国家二级保护动物，禁止捕猎。

扫码"学一学"

龟甲 Guijia

Testudinis Carapax et Plastrum

【来源】为龟科（Testudinidae）动物乌龟 *Chinemys reevesii*（Gray）的背甲及腹甲。

【产地】主产于江苏、浙江、安徽、湖北、湖南。野生和家养均有。

【采收加工】全年均可采收，以秋、冬二季为多，捕捉后杀死，或用沸水烫死，剥取背甲及腹甲，除去筋骨残肉，洗净晒干。前者称"血板"，后者称"烫板"。习惯认为"血板"较佳。

【性状鉴别】本品背甲及腹甲由甲桥相连，背甲稍长于腹甲，与腹甲常分离。背甲呈长椭圆形拱状，前部略窄于后部，长 7.5 ~ 22cm，宽 6 ~ 18cm。外表面棕褐色或黑色，有脊棱 3 条；前端有颈盾 1 块，前窄后宽；脊背中央有椎盾 5 块，第一椎盾长大于宽或近相等，第 2 ~ 4 椎盾宽大于长；肋盾两侧对称，各有 4 块；边缘每侧具缘盾 11 块；尾部具臀盾 2 块。腹甲呈板片状，近长方椭圆形，由 12 块盾片（腹鳞甲）嵌合而成，长 6.4 ~ 21cm，宽 5.5 ~ 17cm。外表面淡黄棕色至棕黑色，每块盾片常具紫褐色放射状纹理；腹盾、胸盾、股盾中缝均长，喉盾、肛盾次之，肱盾中缝最短。内表面黄白至灰白色。"血板"不脱皮，有的略带血迹或残肉；"烫板"色稍深，有脱皮的痕迹。除净后可见骨板 9 块，呈锯齿状嵌接。前端钝圆或平截，后端具三角形缺刻，两侧均有呈翼状向斜上方弯曲的甲桥（墙板）。质坚硬，气微腥，味微咸。（图18-14，图18-15）

【化学成分】含胆甾醇、十六烷酸胆甾醇酯；天门冬氨酸、苏氨酸、丝氨酸、谷氨酸、脯氨酸、甘氨酸等 18 种氨基酸，总量达 25.9% ~ 30.0%；角蛋白、骨胶原（collagen）。另含碳酸钙及 Sr、Zn、Cu、Cr、Mn、P、Mg、Fe、K、Ca、Al、Na 等十多种无机元素。

【理化鉴别】取本品粉末甲醇超声处理作为供试品溶液。另取龟甲对照药材同法制成对照药材溶液。再取胆固醇对照品加甲醇制成对照品溶液。硅胶 G 薄层板，以甲苯-乙酸乙酯-甲醇-甲酸（15：2：1：0.6）为展开剂，喷以硫酸无水乙醇溶液（1→10），在 105℃ 加热至斑点显色清晰。供试品色谱中，在与对照药材色谱和对照品色谱相应的位置上，显相同颜色的斑点。

【质量评价】

（1）经验鉴别 以血甲块大、完整、洁净、无腐肉者为佳。

（2）浸出物 照水溶性浸出物测定法项下的热浸法测定，不得少于 4.5%。

【性味功效】性寒，味甘、咸；滋阴潜阳，益肾强骨，养血补心。

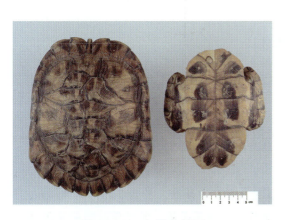

图 18-14　龟甲药材图

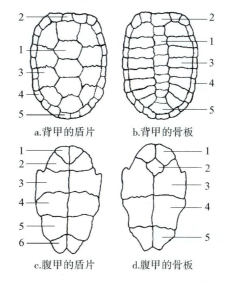

图 18-15　龟背甲、腹甲的盾片和骨板

a：1. 椎盾　2. 颈盾　3. 肋盾　4. 缘盾　5. 臀盾

b：1. 椎板　2. 颈板　3. 肋板　4. 缘板　5. 臀板

c：1. 喉盾　2. 肱盾　3. 胸盾　4. 腹盾　5. 股盾　6. 肛盾

d：1. 上板　2. 内板　3. 舌板　4. 下板　5. 剑板　6. 肛盾

🔗 知识拓展

（1）龟甲胶为龟甲经煎煮、浓缩制成的固体胶。呈长方形或方形的扁块，长约2.6cm，宽2~2.5cm，厚0.8~1cm。深褐色。质硬而脆，断面光亮，对光照视时呈半透明状。气微腥，味淡。功能为滋阴、养血、止血。

（2）龟甲药材来源紧缺，市场上混淆品较多，仅从缅甸进口的龟甲就有十余个种。主要有黄喉水龟 *Clemmys mutica*（Cantor）、黄缘闭壳龟 *Cuora flavomarginata*（Gray）、缅甸陆龟 *Testudo elougata* Blyth、平胸龟 *Platysternon megacephalum* Gray、凹甲陆龟 *Testudo impressa*（Güenther）、大地龟 *Geoemyda grandis*（Gray）、缅甸草龟 *Morenia ocellata*（Boulenger）、马来龟 *Damonia subtrijuga*（Schleg at Mull）、三线闭壳龟 *Cuora trifasciata*（Bell）等的背、腹甲。据考证，认为《本草纲目》记载的摄龟即现在的黄缘闭壳龟。缅甸陆龟、凹甲陆龟的龟板亦具乌龟龟甲的类似化学成分。除注意混淆品，伪品的鉴别外，应注意研究开发代用品。

鳖　甲　Biejia

Trionycis Carapax

【来源】为鳖科（Trionychidae）动物鳖 *Trionyx sinensis* Wiegmann 的背甲。

【产地】主产于湖北、安徽、江苏、河南、湖南、浙江及江西等省。现多人工饲养。

【采收加工】全年均可捕捉，以秋、冬二季为多，捕捉后杀死，置沸水烫至背甲上的硬皮能剥落时，取出，剥取背甲，除去残肉，晒干。

【性状鉴别】本品呈椭圆形或卵圆形，背面隆起，长10~15cm，宽9~14cm。外表面黑褐色或墨绿色，略有光泽，具细网状皱纹及灰黄色或灰白色斑点，中间有一条纵棱，两侧各有左右对称的横凹纹8条，外皮脱落后，可见锯齿状嵌接缝。内表面类白色，中部有

扫码"学一学"

突起的脊椎骨，颈骨向内卷曲，两侧各有肋骨 8 条，伸出边缘。质坚硬，气微腥，味淡。

【化学成分】主含骨胶原（collagen），中华鳖多糖，天门冬氨酸、苏氨酸、谷氨酸、丙氨酸等 17 种氨基酸，碳酸钙、磷酸钙及 K、I、Cu、Mn、Zn、Mg 等无机元素。

【质量评价】

（1）经验鉴别　以个大、甲厚、无残肉者为佳。

（2）水分不得过 12.0%。

（3）浸出物　照醇溶性浸出物测定法中热浸法测定，用稀乙醇作溶剂，不得少于 5.0%。

【性味功效】性微寒，味咸；滋阴潜阳，软坚散结，退热除蒸；多醋制用。

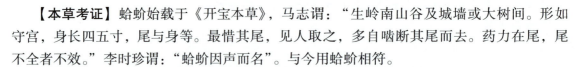

知识拓展

（1）鳖甲胶为鳖甲经煎熬、浓缩制成的固体胶。呈扁方块状，长约 3cm，宽约 2cm，厚约 0.5cm。表面棕褐色，具凹纹，半透明，质坚脆，断面不平坦，具光泽。功能滋阴退热，补血。

（2）混淆品为来自缅甸的缘板鳖 *Lissemys punctata scutata*（Schoepff）和印度缘板鳖 *L. punctata punctata*（Schoepff）的背甲。缘板鳖的主要特征是：倒卵圆形，明显上宽下窄，呈猴脸状；表面密布颗粒状的点状突起；第 1 后缘板明显小于第 2 后缘板；腹面肋骨不伸出肋板之外（幼体肋骨亦伸出肋板之外）。印度缘板鳖则第 1 后缘板明显大于第 2 后缘板，余同缅甸缘板鳖。另外，分布于广东、广西、贵州、云南等省区的山瑞鳖 *Trionyx steindachneri* Siebenrock 亦有混作鳖甲用的现象。呈椭圆形，形体与鳖相似而较大，全体含黑色素。长 7~36cm，宽 6~21cm。脊背中部有 1 条纵向浅凹沟，颈板拱形突起，第 1 对肋板间具 1 枚锥板。背甲主含骨胶原、肽类、多种氨基酸及大量钙、磷等。功效与鳖甲同，但山瑞鳖为国家二级保护动物，禁止滥捕。另外，饭馆、餐厅烹调"甲鱼汤"食后的残骸，实为鳖整体骨架拆散的各种大小骨骼，有时伪充鳖甲药用，应注意鉴别。

扫码"学一学"

蛤 蚧 Gejie
Gecko

【本草考证】蛤蚧始载于《开宝本草》，马志谓："生岭南山谷及城墙或大树间。形如守宫，身长四五寸，尾与身等。最惜其尾，见人取之，多自啮断其尾而去。药力在尾，尾不全者不效。"李时珍谓："蛤蚧因声而名"。与今用蛤蚧相符。

【来源】为壁虎科（Gekkonidae）动物蛤蚧 *Gekko gecko* Linnaeus 除去内脏的干燥体。

【动物形态】形大，形如壁虎。体呈长圆形，背腹略扁。身体分为头、颈、躯干、尾部和四肢。成体全长约 30cm，头体长与尾长略相等。头呈扁三角形，吻端圆凸，眼大而突出，无活动睑，鼻孔近吻端，吻鳞 1 片，不达鼻孔，上唇鳞左右各 12~14，耳孔椭圆形。皮肤粗糙，被粒状细鳞，粒鳞间分布有大的颗粒状疣粒。其体色能随环境改变，主色多为灰、黑、褐色，躯干及四肢背面密布橘黄色、锈色及蓝灰色斑点。尾部有灰白色环纹 5~7 个。腹面白色而有粉红色斑。四肢指趾膨大成扁平状，下方具皮肤皱襞，除第一指趾外，均具小爪。雄性有股孔 20 余个，尾基部较粗，肛后囊孔明显。

【产地】主产于广西。云南、广东等省亦产，广西、江苏等地已大量人工养殖。进口品产于越南、泰国、柬埔寨、印度尼西亚。

【采收加工】通常于5～9月捕捉，捕后将其击昏，挖去眼球，剖开腹部，去除内脏，用纱布抹净血液（忌水洗），用竹片撑开胸腹壁，然后用2条扁竹条将四肢平行撑起，再用长于蛤蚧全身1/2的扁竹条将头尾撑直，用文火烘干，将大小相同的2只合成1对，用线扎好。

【性状鉴别】头尾四足均撑直，呈扁平状，头颈部及躯干部长9～18cm，头颈部约占1/3，腹背部宽6～11cm，尾长6～12cm。头略呈扁三角状，两眼多凹陷成窟窿，无眼睑。口内密生细齿，生于颚的边缘，无异形大齿。吻部半圆形，吻鳞不切鼻孔，与鼻鳞相连，上鼻鳞左右各一片，中间被鼻间鳞隔开，上唇鳞12～14对，下唇鳞（包括颏鳞）21片。腹背部呈椭圆形，腹薄。背部灰黑色或银灰色，有黄白色或灰绿色斑点（进口蛤蚧为橙红色，斑点多且明显）散在或密集成不显著的斑纹。中间脊椎骨及两侧肋骨明显突起，全体密布类圆形微有光泽的细鳞，其间杂有粗大的疣鳞，腹部鳞片方形，镶嵌排列。四足均具5趾，趾间仅具蹼迹，除第一趾外，均具爪，趾底面具吸盘。尾细长而坚实，微显骨节，与背部颜色相同，有6～7个不甚明显的银灰色环带。质坚韧。气腥，味微咸。（图18－16）。

【显微鉴别】粉末淡黄色或淡灰黄色。①鳞片近无色或淡灰绿色，表面可见半圆形或类圆形隆起，略作覆瓦状排列，布有极细的小颗粒，有的可见圆形孔洞。②皮肤碎片淡黄色或黄色，表面观细胞界线不清楚，布有棕色或棕黑色素颗粒，常聚集成星芒状。③横纹肌纤维较多，多碎裂。侧面观细密横纹明暗相间，横纹呈平行的波峰状，有的纹理不清晰；横断面常呈三角形、类圆形、类方形。④骨碎片呈不规则碎块，表面有细小裂隙状或针孔状孔隙；骨陷窝呈裂隙状，长条形，多以同方向排列，边缘骨小管隐约可见。

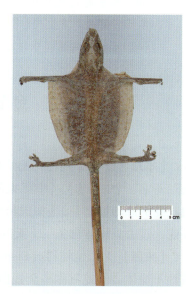

图18－16　蛤蚧药材图

【化学成分】含肌肽（carnosine），胆碱，肉毒碱（carnitine），鸟嘌呤（guanine），蛋白质，胆固醇，甘氨酸（15.4%）、脯氨酸（7.8%）、谷氨酸（6.5%）、丙氨酸（5.2%）等14种氨基酸，磷脂酰乙醇胺（PE）、神经鞘磷脂（sphingomyelin）等5种磷脂类成分，亚油酸（linoleic acid）、棕榈酸（palmitic acid）、花生四烯酸（arachidonic acid）等9种脂肪酸，及Zn、Ca、P、Fe、Mg、Sr等18种无机元素。

【理化鉴别】取本品粉末加70%乙醇超声处理30分钟，滤过，滤液作为供试品溶液。另取蛤蚧对照药材同法制成对照药材溶液。硅胶G薄层板，以正丁醇－冰醋酸－水（3∶1∶1）为展开剂，喷以茚三酮试液，在105℃加热至斑点显色清晰。供试品色谱中，在与对照药材色谱相应的位置上，显相同颜色的斑点。

【质量评价】

（1）经验鉴别　以干爽、色鲜明、撑面平整、体大、肥壮、尾全（再生尾6cm以上）、不破碎、无烘焦、无破裂、无虫蛀者为佳。

（2）浸出物　照醇溶性浸出物测定法冷浸法测定，用稀乙醇作溶剂，不得少于8.0%。

【性味功效】性平，味咸；补肺益肾，纳气定喘，助阳益精；多入丸散或酒剂。

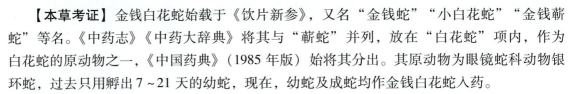

知识拓展

（1）商品中发现多种动物体充蛤蚧入药，应注意区别。主要有：①壁虎科动物多疣壁虎 *Gekko japonicus* Dumeril et Bibron 去内脏的干燥体。全长20cm以下。肉薄，吻鳞切鼻孔，鳞片细小，体背具多数不规则疣鳞，生活时尾易断。②壁虎科动物壁虎 *G. chinensis* Gray 去内脏的干燥体。形似蛤蚧而体小，呈扁平状，头及躯干长 7～9cm，尾长 5～8cm。吻鳞切鼻孔。背部褐色，粒鳞微小，散有细小疣鳞。③鬣蜥科动物蜡皮蜥 *Leiolepis belliana rubritaeniata* Mertens 去内脏的干燥体。俗称红点蛤蚧。主产于广东、广西等省区。全长约40cm，尾长近体长的2倍。上唇具2个异形大齿，有眼睑，鳞片细小，无疣鳞。体背灰黑色，密布橘红色圆形斑点，体两侧有横向的条形橘红色斑纹。指趾狭长，均具锐利的爪。④鬣蜥科动物喜山鬣蜥 *Agama himalayana*（Steindachner）去内脏的干燥体，俗称西藏蛤蚧。主产于西藏、新疆，是一种地方性使用药材。全长 34～36cm，尾长超过体长。有眼睑，吻鳞不切鼻孔，口内有异形大齿，脊背有几行大鳞，指趾狭长，均具爪。⑤蝾螈科动物红螺蝾螈 *Tylototriton verrucosus* Anderdon 去或未去内脏的干燥体。全形呈长条形，长 13～19cm，其中尾长达 9cm。头近圆形，较大而扁，头顶部有倒"U"字形棱，体表无鳞片，体侧有瘰疣，密生疣粒。足具 4 指 5 趾，无蹼，无爪。

（2）蛤蚧为国家二级保护动物，禁止捕猎。

扫码"学一学"

金钱白花蛇 Jinqianbaihuashe

Bungarus Parvus

【本草考证】 金钱白花蛇始载于《饮片新参》，又名"金钱蛇""小白花蛇""金钱蕲蛇"等名。《中药志》《中药大辞典》将其与"蕲蛇"并列，放在"白花蛇"项内，作为白花蛇的原动物之一，《中国药典》（1985 年版）始将其分出。其原动物为眼镜蛇科动物银环蛇，过去只用孵出 7～21 天的幼蛇，现在，幼蛇及成蛇均作金钱白花蛇入药。

【来源】 为眼镜蛇科（Elapidae）动物银环蛇 *Bungarus multicincftus* Blyth 的幼蛇除去内脏的干燥体。幼蛇习称"金钱白花蛇"，成蛇习称"白花蛇"。

【动物形态】 体较细长，尾末端尖细，全长 60～120cm。头椭圆形，稍大于颈部，眼小，椭圆形。鼻鳞 2 片，鼻孔椭圆形。无颊鳞，上下唇鳞各 7 片，眼前鳞 1 片，眼后鳞 2 片，前颞鳞 1～2 片，后颞鳞 2 片，体鳞光滑，背鳞通身 15 行，脊鳞扩大呈六角形，尾下鳞单行 40～51 片，肛鳞 1 片。头部黑色或黑褐色，躯干部及尾部背面黑色或黑褐色，体部有 35～45 个，尾部有 9～16 个白色环带，每条白带占 1～2 个鳞片宽，腹面白色。

【产地】 主产于广东、广西，广东、江西等地有养殖。

【采收加工】 夏、秋季捕捉，剖开腹部，除去内脏，抹净血迹，用乙醇浸泡处理后，以头为中心，盘成圆盘状，用竹签横穿固定，晒干或低温烘干。

【性状鉴别】 呈圆盘状，蛇头近于长方形，黑色光滑而亮泽，盘在中间，尾尖细，常纳于口内，盘径 3～15cm（幼蛇 3～6cm），蛇体直径 0.2～2cm（幼蛇 0.2～0.4cm）。口腔内上颌骨前端有毒沟牙 1 对，鼻间鳞 2 片，无颊鳞，上、下唇鳞通常各 7 片。背部黑色或灰黑色，微有光泽，有 45～58 个黑白相间的环纹，白环纹在背部宽 1～2 枚鳞片，向腹面渐增宽，黑环纹宽 3～5 枚鳞片。背正中有 1 条显著突起的脊棱。背鳞通身 15 行，光滑细密略呈菱形。脊鳞较大，呈六角形。腹部黄白色，鳞片稍大。尾部鳞片单行。气微腥，味微

咸。盘径4cm以下为小条，4～5cm为中条，5cm以上者为大条。（图18-17）

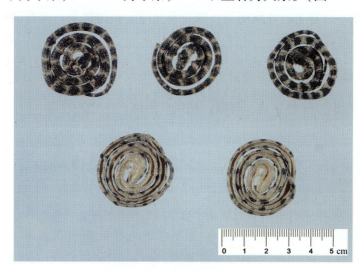

图 18-17　金钱白花蛇药材图

【显微特征】

（1）背鳞外表面　鳞片呈黄白色，具众多细密纵直条纹，间距 1.1～1.7μm，沿鳞片基部至先端方向径向排列。此特征为本品粉末鉴定的重要依据。

（2）背鳞横切面　内、外表皮均较平直，真皮不向外方突出，真皮中色素较少。（图18-18）

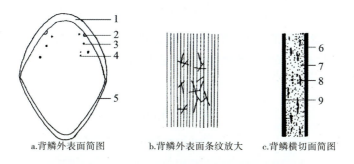

a.背鳞外表面简图　　b.背鳞外表面条纹放大　　c.背鳞横切面简图

图 18-18　金钱白花蛇鳞片外形及横切面简图

1. 游离端　2. 端窝　3. 色素斑　4. 条纹　5. 基部

6. 外表皮　7. 真皮　8. 色素　9. 内表皮

【化学成分】 蛇体主含蛋白质、脂肪、氨基酸、鸟嘌呤核苷（guanoside）及 Ca、P、Mg、Fe、Al、Zn、Sr、Ti、Mn、V、Cu 等21种微量元素。头部毒腺中含多种酶，如三磷酸腺苷酶，磷脂酶等。另含 α-环蛇毒（α-bugarotoxin）、β-环蛇毒、γ-环蛇毒，为强烈的神经性毒，是小分子蛋白质或多肽类，及神经生长因子（nerve growth factor）。

【理化鉴别】 电泳检测：聚丙烯酰胺凝胶电泳。试剂和凝胶按常规制备：分离胶浓度为7.5%，浓缩胶浓度为2.5%。取本品1g，加入生理盐水4ml，研磨成匀浆，以4000r/min离心15分钟，取上清液，加入1倍量丙酮，4000r/min离心15分钟。取上清液，加入1/2体积的40%蔗糖液，作为供试品溶液。取上述溶液20μL点样，用溴酚蓝指示剂示踪。7%醋酸溶液中固定10分钟，用0.2%考马斯亮蓝 R_{250} 染色30分钟，用蒸馏水冲去凝胶表面附着的燃料，再放入含20%甲醇和7%醋酸的脱色液中脱色数小时至背景无色为止。本品有2条一级带，4条二级带和2条三级带。

【质量评价】

（1）经验鉴别　以身干、花纹明亮、鳞片有光泽、头尾俱全、肉黄白色、小条、不蛀、不霉、不泛油、不臭者为佳。

（2）浸出物　照醇溶性浸出物测定法中热浸法测定，用稀乙醇作溶剂，不得少于15.0%。

【性味功效】性温，味甘、咸，有毒；祛风，活络，止痉，攻毒。

知识拓展

（1）广东、广西以白花锦蛇 *Elaphe moellendorffi* （Boettger）作金钱白花蛇使用，习称"白花蛇"。已有上百年的历史，为两广习用品种。主要识别特征为：头背呈赭红色，似梨形。体背灰绿色，有30余个排成3行略呈六角形的红褐色斑块，尾部有黑、红相间的环纹。

（2）金钱白花蛇混淆品较常见，①主要有游蛇科动物中国水蛇 *Enhydris chinensis* （Gray）、铅色水蛇 *E. plumbea* （Boic）、鱼游蛇 *Natrix piscator* （Schneider）、水赤链游蛇 *D. annutaris* （Mallowell）、赤链蛇 *Dinodon rufozonatum* （Cantor）、黄链蛇 *D. flavozonatus* Pope、黑背白环蛇 *Lycodon ruhstrati* （Fischer）以及眼镜蛇科金环蛇 *Bungarus fasciatus* （Schneider）等的幼蛇加工而成。主要识别特征为，金钱白花蛇口腔内上颌骨前端有毒沟牙1对，背脊起棱，背鳞较大，1行，呈六角形，无颊鳞，白色环带45～58个，尾下鳞单行。游蛇科动物口腔内上颌骨前端无毒沟牙，背鳞不扩大，颊鳞1片，尾下鳞双行。金环蛇口腔内上颌骨前端也有毒沟牙1对，背脊起棱明显，背鳞较大，1行，不呈六角形，无颊鳞，黄色环带23～33个，尾下鳞单行。易于区别。②用正品银环蛇的成蛇的蛇体，剖割成若干小条，加工成蛇体，再接上其他蛇的蛇头，盘成圆盘状，冒充金钱白花蛇。此类伪品的主要特征是，蛇身不完整，蛇头颈部与蛇身有拼接痕迹，环纹少，通常10个左右，无蛇尾。

（3）金钱白花蛇为国家二级保护动物，禁止捕猎。

蕲 蛇 Qishe

Agkistrodon

扫码"学一学"

【本草考证】《开宝本草》载有白花蛇，又称褰鼻蛇。《本草衍义》寇宗奭谓："诸蛇鼻向下，独此鼻向上，背有方胜文，以此得名。"《本草纲目》载白花蛇的释名为蕲蛇。谓："其蛇龙头虎口，黑质白花，胁有二十四个方胜文，腹有念珠斑，口有四长牙，尾上有一佛指甲。"根据"诸蛇鼻向下，独此鼻向上""胁有二十四方胜纹。"等特点，可以确定，白花蛇、蕲蛇与现今药用蕲蛇是同一种动物。

【来源】为蝰科（Viperidae）动物五步蛇 *Agkistrodon acutus* （Güenther）的干燥体。

【动物形态】体粗壮，头大扁平，呈三角形，头、颈区分明显，尾较短。全长120～150cm，有的可达200cm。吻端有一翘起的吻突，覆以延长的吻鳞与鼻间鳞。鼻孔大，开口于两鼻鳞之间，后鼻鳞向内凹入呈弧形。背鳞23～21～17行，起棱。腹鳞157～171片。尾下鳞40～60对，其前端1～10片常不成对。肛鳞1片。体背面灰褐色，有灰白色菱方形斑纹；两侧有"V"形暗褐色大斑纹，通常为15～20个，其顶端在背中线相接，有的顶尖相互错开，形成不完整的灰白色方块。腹面黄白色。两侧有黑色圆斑。尾背也具灰白色菱方形斑纹2～5个。尾末端鳞片成角质刺。栖息于丘陵或林木繁茂的山区，阴湿地，常将身体盘着，俗称"棋盘蛇"，为有毒蛇类。分布于安徽、浙江、江西、福建、台湾、湖北、湖

南、广东、广西、贵州等省。(图18-18)

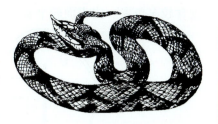

【产地】　主产于浙江、江西、广东、广西、福建。

【采收加工】　多于夏、秋二季捕捉，捕后剖开蛇腹，除去内脏，洗净，用竹片撑开腹部，盘成圆盘状，干燥后拆除竹片。

图18-18　五步蛇 *Agkistrodon acutus*(Güenther)

【性状鉴别】

(1) 药材　呈圆盘状，盘径17~34cm，体长可达2m。头在中间稍向上，呈三角形而扁平，吻端向上翘起，习称"翘鼻头"。口较大，上颚有1对管状毒牙，中空尖锐。背部红棕色，两侧各有黑褐色与浅棕色组成的"V"形斑纹17~25个，其"V"形的两上端在背中线上相接，形成一系列连贯相接的斜方纹，习称"方胜纹"，有的左右不相接，呈交错排列。腹部撑开或不撑开，灰白色，鳞片较大，有多数类圆形的黑斑，习称"连珠斑"。腹内壁黄白色，脊椎骨的棘突较高，呈刀片状上突，前后椎体下突基本同形，多为弯刀状，向后倾斜，尖端明显超过椎体后隆面。尾部骤细，末端有三角形深灰色的角质鳞片1枚，习称"佛指甲"。气腥，味微咸。(图18-19)

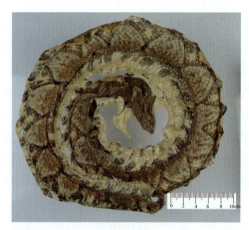

图18-19　蕲蛇药材图

(2) 饮片　蕲蛇段　去头、鳞，切成寸段。本品呈段状，长2~4cm，背部呈黑褐色，表皮光滑，有明显的鳞斑，可见不完整的方胜纹。腹部可见白色的肋骨，呈黄白色、淡黄色或黄色。断面中间可见白色菱形的脊椎骨，脊椎骨的棘突较高，棘突两侧可见淡黄色的肉块，棘突呈刀片状上突，前后椎体下突基本同形，多为弯刀状。肉质松散，轻捏易碎。气腥，味微咸。

酒蕲蛇　取净蕲蛇段，照酒炙法炒干。每100kg蕲蛇，用黄酒20kg。本品形如蕲蛇段，表面棕褐色或黑色。略有酒气。气腥，味微咸。

蕲蛇肉　去头，用黄酒润透后，除去鳞、骨，干燥。本品呈条状或块状，长2~5cm，可见深黄色的肉条及黑褐色的皮。肉条质地较硬，皮块质地较脆。有酒香气，味微咸。

【显微鉴别】

(1) 背鳞外表面　鳞片呈深棕色或黄棕色，密布乳头状突起，乳突呈类三角形、类圆形或不规则形，覆瓦状排列，内含颗粒状色素。此特征为本品粉末鉴定的重要依据。

(2) 背鳞横切面　部分真皮和表皮向外乳突状突出，使外表面呈波浪形，突起部的真

皮含较多色素。内表面较平直，无乳头状突起。（图18-20）

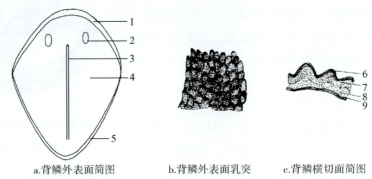

a.背鳞外表面简图　　　b.背鳞外表面乳突　　　c.背鳞横切面简图

图18-20　蕲蛇背鳞外表面、横切面

1. 游离端　2. 端窝　3. 脊纹　4. 乳突部　5. 基部　6. 外表皮　7. 色素　8. 真皮　9. 内表皮

【化学成分】蛇体主含蛋白质、脂肪、氨基酸等。头部毒腺中含多量出血性毒，少量神经性毒，微量的溶血成分及促进血液凝固成分。

蛇毒为乳白色半透明的黏稠液体。主含凝血酶样物质、酯酶及三种抗凝血活酶。凝血酶样物质（thrombine-like）成分为糖蛋白，由17个氨基酸组成，分子量为33500，总糖量为13.2%。另含精氨酸酯酶、去纤酶等。抗凝血成分为糖蛋白，由16个氨基酸组成，分子量20650，含糖量为2%。溶纤维蛋白成分为酸性蛋白，分子量24100。

【理化鉴别】聚合酶链式反应。①DNA提取：取本品0.5g，置乳钵中，加液氮适量，充分研磨使成粉末，先后加入消化液和裂解缓冲液，加到DNA纯化柱中，离心，作为供试品溶液，置零下20℃保存备用。另取蕲蛇对照药材0.5g，同法制成对照药材模板DNA溶液。②PCR反应：鉴别引物5′GGCAATTCACTACACAGCCAACACAACT3′和5′CCATAGTCAG-GTGGTTA-GTGATAC3′。③电泳检测：琼脂糖凝胶电泳，供试品凝胶电泳图谱中，在与对照药材凝胶电泳图谱相应的位置上，在300~400bp应有单一DNA条带。

【质量评价】

（1）经验鉴别　以头尾齐全、条大、花纹明显、内壁洁净者为佳。

（2）浸出物　照醇溶性浸出物测定法项下的热浸法测定，用稀乙醇作溶剂，不得少于10.0%。蕲蛇段、酒蕲蛇、蕲蛇肉浸出物不得少于12.0%。

（3）水分　蕲蛇段、酒蕲蛇、蕲蛇肉不得过14.0%。

（4）总灰分　蕲蛇肉不得过4.0%。

【性味功效】性温，味甘、咸，有毒。祛风，通络，止痉。

 知识拓展

（1）蕲蛇的混淆品和伪劣品主要有：蝰科烙铁头 *Trimeresurus mucrosquamatus*（Cantor）、山烙铁头 *T. monticola* Güenther、蝮蛇 *Agkistrodon halys*（Pallas）、游蛇科百花锦蛇 *Elaphe moellendorffi*（Boettger）、滑鼠蛇 *Ptyas mucosus*（L.）、眼镜蛇科眼镜蛇 *Naja naja*（L.）等。主要从原动物形态（带皮者）和骨骼形态（去皮者）以及骨骼的组织形态特征方面加以鉴别，必要时配以蛋白电泳和紫外分光光度等理化方法。同时还应注意鉴别劣质蕲蛇（死后变质的蕲蛇加工干燥品）、掺假蕲蛇（鲜蕲蛇剖腹后在蛇身皮下掺入异物再盘圆定形）和假冒蕲蛇（利用餐厅食用蕲蛇去掉的头、皮、尾，贴在去头皮尾的杂蛇身上，定形干燥）。

（2）许多国家从蛇毒中提取化学成分，经纯化后作为药用。如从该种蛇毒中提纯的精氨酸酯酶，动物实验证明具有去纤、降低血脂、降低血液黏度作用，并对血小板数量与血小板黏附性、聚集功能均有下降作用。用于临床治疗脑血栓周围阻塞性血管瘤、高凝血症均有良好效果。

乌梢蛇 Wushaoshe

Zaocys

【来源】　为游蛇科（Colubridae）动物乌梢蛇 *Zaocys dhumnades*（Cantor）的干燥体。

【产地】　主产于浙江、江苏、安徽、江西、福建等省。

【采收加工】　多于夏、秋二季捕捉，剖开蛇腹或先剥去蛇皮留头尾，除去内脏，盘成圆盘状，干燥。

【性状鉴别】

（1）药材　呈圆盘状，盘径约至16cm，长可达2m。头盘在中间，扁圆形，眼大而不凹陷，有光泽。上唇鳞8枚，第4、5枚入眶，颊鳞1枚，眼前下鳞1枚，鳞较小，眼后鳞2（3）枚。表面黑褐色或绿黑色，密被菱形鳞片。背鳞16～14行，背中央2～4行鳞片强烈起棱，形成两条纵贯全体的黑线。脊部高耸成屋脊状，俗称"剑脊"。腹部剖开，边缘向内卷曲，脊肌肉厚，黄白色或淡棕色，可见排列整齐的肋骨。尾部渐细而长，尾下鳞双行。剥皮者仅留头尾之皮鳞，中段较光滑。气腥，味淡。（图18－21）

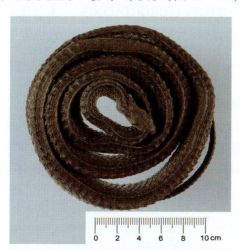

图18－21　乌梢蛇药材图

（2）饮片　乌梢蛇段　本品呈半圆筒状或圆槽状的段，长2～4cm，背部黑褐色或灰黑色，腹部黄白色或浅棕色，脊部隆起呈屋脊状，脊部两侧各有2～3条黑线，肋骨排列整齐，肉淡黄色或浅棕色。有的可见尾部。质坚硬，气腥，味淡。

乌梢蛇肉　去头及鳞片后，用黄酒闷透，除去皮骨，干燥。本品为不规则的片或段，长2～4cm，淡黄色至黄褐色。质脆。气腥，略有酒气。

酒乌梢蛇　取净乌梢蛇段，照酒炙法炒干。每100kg乌梢蛇，用黄酒20kg。本品形如乌梢蛇段。表面棕褐色至黑色，蛇肉浅棕黄色至黄褐色，质坚硬。略有酒气。

【显微鉴别】

（1）背鳞外表面　鳞片呈黄棕色，具纵直条纹，条纹间距13.7～27.4μm，沿鳞片基部至先端方向径向排列，内含色素斑。此特征为本品粉末鉴定的重要依据。

（2）背鳞横切面　内、外表皮均较平直，真皮不向外方突出，真皮中色素较多。（图18－22）

（3）粉末　黄色或淡棕色。角质鳞片近无色或淡黄色，表面具纵向条纹。表皮表面观密布棕色或棕黑色色素颗粒，常连成网状、分枝状或聚集成团。横纹肌纤维淡黄色或近无色。有明暗相间的细密横纹。骨碎片近无色或淡灰色，呈不规则碎块，骨陷窝长梭形，大多同方向排列，骨小管密而较粗。

【化学成分】含蛋白质22.1%、脂肪1.7%。含大量的Ca、P、Mg等常量元素，Fe、Al、Zn、Sr等微量元素含量也较高；Ba的含量达109.168μg/g，是10种药用蛇中含量最高的，应引起注意。

【理化鉴别】聚合酶链式反应。①DNA提取：取本品0.5g，置乳钵中，加液氮适量，充分研磨使成粉末，先后加入消化液和裂解缓冲液，加到DNA纯化柱中，离心，作为供试品溶液，置零下20℃保存备用。另取乌稍蛇对照药材0.5g，同法制成对照药材模板DNA溶液。②PCR反应：鉴别引物5′GCGAAAGCTCGACCTAGCAAGGGGACCA-CA3′和5′CAGGCTCCTCTAGGTTGTTATGGGGTACCG3′。③电泳检测：琼脂糖凝胶电泳，供试品凝胶电泳图谱中，在与对照药材凝胶电泳图谱相应的位置上，在300～400bp应有单一DNA条带。

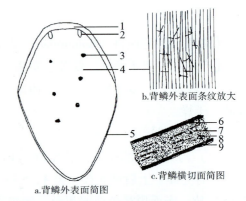

b.背鳞外表面条纹放大

a.背鳞外表面简图

c.背鳞横切面简图

图18－22　乌梢蛇鳞片特征图
1. 游离端　2. 端窝　3. 色素斑　4. 条纹　5. 基部
6. 外表皮　7. 真皮　8. 色素　9. 内表皮

【质量评价】

（1）经验鉴别　以头尾齐全、皮黑肉黄、质坚实者为佳。

（2）浸出物　照醇溶液性浸出物测定法中热浸法测定，用稀乙醇作溶剂，不得少于12.0%。乌梢蛇段、酒乌梢蛇同药材；乌梢蛇肉不得少于14.0%。

（3）水分乌梢蛇段、酒乌梢蛇不得过13.0%；乌梢蛇肉不得过11.0%。

【性味功效】性平，味甘；祛风，通络，止痉。

> ### 🔖 知识拓展
>
> 据报道，充乌梢蛇的伪品主要是同科动物十余种，其中主要有锦蛇属锦蛇 *Elaphe carinata*（Güenther）、红点锦蛇 *E. rufodorsata*（Cantor）、黑眉锦蛇 *E. taeniura* Cope、双斑锦蛇 *E. bimaculata* Schmidt；鼠蛇属滑鼠蛇 *Ptyas mucous*（L.）、灰鼠蛇 *P. korros*（Schlegel）；连蛇属赤链蛇 *Dinodon rufozonatum*（Cantor）；游蛇属草游蛇 *Natrix stolata*（L.）等。这些伪品蛇与乌梢蛇的主要区别点在于：背鳞行列都是奇数，而乌梢蛇背部鳞片为偶数列。背鳞也可进行显微鉴别。在无背鳞时可用头骨、躯椎骨比较，或用蛋白电泳以及薄层分析、紫外分光光度法来鉴别。

鸡内金 Jineijin

Galli Gigerii Endothelium Corneum

本品为雉科（Phasianidae）动物家鸡 *Gallus gallus domesticus* Brisson 的干燥沙囊内壁。全国大部分地区均产。杀鸡后，取出鸡肫，立即剥下内壁，洗净，干燥。本品呈不规则卷片，完整者长约 3.5cm，宽约 3cm，厚约 2mm。表面黄色、黄绿色或黄褐色，薄而半透明，具明显的条状皱纹，呈波浪形。质脆，易碎，断面角质样，有光泽。气微腥，味微苦。含胃激素（ventriculin）、角蛋白（keratin）、微量胃蛋白酶、淀粉酶及谷氨酸、精氨酸、天门冬氨酸等 18 种氨基酸；并含维生素 B_1、B_2、B_3、C 以及 Al、Ca、Cr、Co、Cu、Fe、Mg、Mn、Mo、Pb、Zn 等元素。本品水分不得过 15.0%；总灰分不得过 2.0%；浸出物按醇溶性浸出物测定法中热浸法测定，用稀乙醇作溶剂，不得少于 7.5%。以个大色黄、完整、破碎少者为佳。本品性平，味甘；健胃消食，涩精止遗。

🔗 知识拓展

有的地区以鸭科动物鸭 *Anas plalyrhynchos domestica* L. 的沙囊内壁作鸡内金使用。鸭内金多成碎块，为碟形或片状，较鸡内金厚，约为 1.5mm，棱沟皱纹较少。外表面暗绿色、紫黑色或黄棕色，内表面黄白色。

穿山甲 Chuanshanjia

Manis Squama

本品为鲮鲤科（Manidae）动物穿山甲 *Manis pentadactylay* Linnaeus 的鳞甲。产于长江流域及其以南各省区，以广西、云南和贵州产量较大，广西产品质量为好。进口商品多来自越南。全年皆可捕捉。穿山甲有受惊卷缩成球，静止不动的习性，极易捕获。杀死后，去净骨肉，将皮张开放入沸水中略烫，甲片自行脱落，洗净，捞出晒干。本品鳞甲呈扇面形、三角形、菱形或盾形的扁平片状或半折合状，中间较厚，边缘较薄，大小不一，长宽各为 0.7～5cm。外表面黑褐色或黄褐色，有光泽，宽端有数十条排列整齐的纵纹及数条横线纹；窄端光滑。内表面色较浅，中部有一条明显突起的弓形横向棱线，其下方有数条与棱线相平行的细纹。角质，半透明，坚韧而有弹性，不易折断。气微腥，味淡。以片匀、表面光洁、黑褐色或黄褐色、半透明、无腥气、不带皮肉者为佳。本品粉末灰色或淡灰褐色。不规则碎块大小不等，大多呈柴片状，边缘不整齐，层叠状，淡灰白色至深灰色。表面不平整，有的表面布有灰棕色色素颗粒，有的可见同方向交错排列的细长棱形纹理，有长棱形小孔。鳞甲中含大量角蛋白、多种氨基酸。又分离出硬脂酸（stearic acid）、胆甾醇（cholesterol）、二十三酰丁胺（*N*-butyl tricosyamide）、碳原子数为 26 和 29 的二个脂肪族酰胺、L-丝-L-酪环二肽［cyclo-（L-seryl-L-tyrosyl）］和 D-丝-L-酪环二肽［cyclo-（D-seryl-L-tyrosyl）］。L-丝-L-酪环二肽有活血化瘀等生理活性。并含有 18 种无机元素，以 S 的含量最高。正品穿山甲水煮 5 分钟无明显变化，火烧时有较浓的特异腥气，未烧尽的边缘呈乳白色，质酥脆；砂烫后鼓起，表面金黄色，内部膨松起泡，易折断，乳白色或青白色，断面显明显层纹。一般以甲片色棕黑和棕黄，不带皮肉者为佳。杂质不得过 4.0%。总灰分不得过 3.0%。本品性微寒，味咸；通经下乳，消肿排脓，搜风通络。

一般炮炙后用。

熊 胆 粉 Xiongdanfen

Pulvis Fellis Ursi

【来源】 为熊科（Ursidae）动物黑熊 *Selenarctos thibetanus* Cuvier 或棕熊 *Ursus arctos* L. 经胆囊手术引流胆汁而得的干燥品。

【产地】 主产于东北及云南、贵州、四川、青海、西藏、新疆。以云南产者质优，习称"云胆"；东北产量较大，习称"东胆"。

【采收加工】 将引流所得胆汁经二次过滤，或用减压过滤、低温离心方式除去熊胆汁中的异物，自然干燥、低温干燥或冻干干燥。

【性状鉴别】 熊胆粉呈不规则片块、颗粒或粉末。黄色至棕黄色，有的绿黄色或黑褐色，半透明或微透明，有玻璃样光泽。质脆，易吸潮。气清香微腥，味极苦微回甜，有清凉感。（图 18-23）

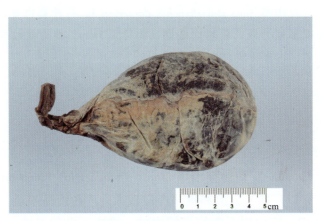

图 18-23　熊胆药材图

【显微鉴别】 引流熊胆乙二醇制片：团块类圆形、椭圆形或不规则形，黄色、浅黄色或深棕色，多数表面具五棱、六棱或长方形的网格纹理，大小不等，有时可见表面光滑，无网格或网格稀少，多数团块的周围具颗粒状物或表面粘有晶体。甲苯制片：呈不规则方形或片状的复合形晶体，半透明或不透明，棱角明显，有时块状的表面具少量颗粒状物，晶状体表面有时可见条纹。

【化学成分】 主含胆汁酸 20%~80%，主要为熊去氧胆酸（ursodeoxycholic acid），是熊胆特有的成分，优品可达 70% 以上，并含鹅去氧胆酸（chenodeoxycholic acid）、胆酸及去氧胆酸等。这些胆酸通常与牛磺酸（taurine）、甘氨酸（glycine）结合，并以钠盐或钙盐的形式存在，如牛磺熊去氧胆酸（tauro-ursodeoxycholic acid）及牛磺鹅去氧胆酸（tauro-chenodeoxycholic acid）。前者是解痉的有效成分。结合型胆汁酸含量为 46%~72.5%。此外，尚含胆红素、胆黄素、胆褐素等色素及胆固醇、脂肪、氨基酸和无机盐。

熊胆粉成分与天然熊胆相似，但含量有差异。天然熊胆在牛磺熊去氧胆酸和牛磺鹅去氧胆酸总量上高于熊胆粉；鹅去氧胆酸和熊去氧胆酸明显低于熊胆粉。天然熊胆牛磺熊去氧胆酸高于牛磺鹅去氧胆酸；熊胆粉牛磺熊去氧胆酸低于牛磺鹅去氧胆酸。

$$HO\cdots \bigcirc\bigcirc\bigcirc\bigcirc\ CO-NH-CH_2-CH_2-SO_3H$$

牛磺熊去氧胆酸

【理化鉴别】

（1）取胆仁粉末在紫外光灯下观察，显黄白色荧光，不应显棕黄色荧光。另取粉末约 0.1g 溶于 20ml 7% 醋酸溶液中，溶液不应显浅蓝色乳浊荧光。（与牛、羊胆区别）。

（2）取胆仁粉末少许，投入水中，即在水面旋转并呈黄色线状下沉而不扩散。

【质量评价】

（1）以金黄色、明亮，味苦回甜者为佳。

（2）检查　水分不得过 9.0%。

（3）含量测定　照高效液相色谱法测定，本品以干燥品计算，含牛磺熊去氧胆酸不得少于 23.0%。

【性味功效】性寒，味苦；清热解毒，止痉，明目。多入丸散；外用适量。

> 🔗 **知识拓展**
>
> （1）熊胆　为黑熊或棕熊的干燥胆囊。呈囊状，上部狭细中空而皱缩，下部膨大。表面灰褐色，黑褐色或暗棕色，常有皱褶，囊皮纤维性。干燥胆汁（称"胆仁"）呈不规则的块状或硬膏状，不易吸潮，色泽深浅不一。金黄色，有光泽，半透明，质松脆者，习称"铜胆"或"金胆"；黄绿色或黄褐色，质硬脆者，习称"菜花胆"；黑褐色或墨绿色，质硬脆或呈硬膏状者，习称"铁胆"或"墨胆"。气清香，微腥，味苦回甜，有黏舌感。
>
> （2）熊胆为贵重药材，市场上常见有用其他动物如牛、羊、猪、牦牛、野猪等的胆伪充，以牛、羊、猪胆多见，应注意鉴别。

阿 胶 Ejiao

Asini Corii Colla

【来源】为马科（Equidae）动物驴 *Equus asinus* L. 的干燥皮或鲜皮经煎煮、浓缩制成的固体胶块。

【产地】主产于山东东阿、平阴及浙江杭州。此外，上海、北京、天津、辽宁、河北、河南等省市亦产。

【采收加工】将驴皮浸泡，去毛，切成小块，再漂泡洗净，加水煎煮数次，过滤，合并滤液，浓缩（可分别加适量黄酒、冰糖、豆油）至稠膏状，冷却凝固后，切块，晾干。

【性状鉴别】

（1）阿胶　本品呈长方形块、方形块或丁状。棕色至黑褐色，有光泽。质硬而脆，断面光亮，碎片对光照视呈棕色半透明状。气微，味微甘。（图 18-24）

（2）阿胶珠　取阿胶，烘软，切成 1cm 左右的丁，照烫法用蛤粉烫至成珠，内无溏心

扫码"学一学"

471

时，取出，筛去蛤粉，放凉。呈类球形。表面棕黄色或灰白色，附有白色粉末。体轻，质酥，易碎。断面中空或多孔状，淡黄色至棕色。气微，味微甜。

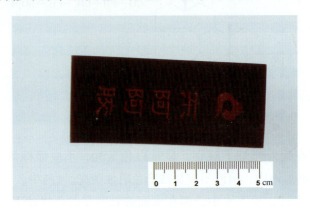

图 18-24　阿胶药材图

【化学成分】　主要由胶原（collagen）及其水解产物组成，总含氮量 16.43% ~ 16.54%，蛋白水解产物含甘氨酸（15.2%）、脯氨酸（10%）、精氨酸（7%）、丝氨酸（6%）、赖氨酸（3%）、组氨酸（2%）等 19 种氨基酸。尚含 Fe、Ni、Cu 等微量元素。有良好的补血作用。

【理化鉴别】

（1）水试　正品阿胶 10% 水溶液，呈半透明或不透明状，有少量类白色物析出；伪品阿胶 10% 胶水溶液均无类白色沉淀析出。

（2）火试　正品阿胶放在坩埚中烧灼，残渣疏松，呈片状或团块状或棉絮状团块，不与坩埚粘结，灰分入口无异物感。伪品残渣与坩埚粘结，或颗粒状、泥粉状；质硬色深。

（3）液-质联用鉴别　取本品粉末 0.1g，加 1% 碳酸氢铵溶液 50ml，超声处理 30 分钟，用微孔滤膜滤过，取续滤液 100μl，加胰蛋白酶溶液 10μl，37℃ 恒温酶解 12 小时，作为供试品溶液。另取阿胶对照药材 0.1g，同法制成对照药材溶液。注入高效液相色谱-质谱联用仪，测定。以质荷比（m/z）539.8（双电荷）→612.4 和 m/z 539.8（双电荷）→923.8 离子对提取的供试品离子流色谱中，应同时呈现与对照药材色谱保留时间一致的色谱峰。

【质量评价】

（1）经验鉴别　以色均、质脆、半透明、断面光亮、无腥气者为佳。

（2）总灰分　不得过 4.0%。水分　阿胶不得过 15.0%，阿胶珠不得过 10.0%。

（3）重金属及有害元素　铅不得过 5mg/kg；镉不得过 1mg/kg；砷不得过 2mg/kg，汞不得过 0.2mg/kg，铜不得过 20mg/kg。

（4）水不溶物不得过 2.0%。

【含量测定】　特征多肽　照高效液相色谱-质谱法测定。本品按干燥品计算，含特征多肽以驴源多肽 A_1（$C_{41}H_{68}N_{12}O_{13}$）和驴源多肽 A_2（$C_{51}H_{82}N_{18}O_{18}$）的总量计应不得少于 0.17%。

【性味功效】　性平，味甘；补血止血，滋阴润燥。烊化兑服。

1. 伪品 杂皮胶常见以多种动物的皮熬制成的胶块伪充阿胶。与阿胶的主要区别为：光泽性差，色深暗，质韧不易碎，碎块断面暗无光泽，带腥臭气。加沸水搅拌溶解后，溶液呈暗棕红色，混浊不清，静置后溶液变稠。如加沸水制成10%的溶液，温度降至不到10℃即凝固，而同浓度的正品阿胶溶液，在5～10℃下放置亦不凝固。液－质联用鉴别的离子流色谱与正品不一致。

2. 新阿胶 系由猪皮去毛熬成的胶块，呈长方形块状，表皮棕褐色，对光透视不透明，断面不光亮。于水中加热溶化，液面有一层脂肪油，具肉皮汤味。

麝 香 Shexiang

Moschus

扫码"学一学"

扫码"看一看"

【本草考证】 麝香始载于《神农本草经》，列为上品。《本草经集注》曰："麝形似獐而小，黑色，常食柏叶，又啖蛇。其香正在阴茎前皮内，别有膜袋裹之。"《本草纲目》云："麝之香气远射，故谓之麝。……其形似獐，故俗呼香獐……麝居山，獐居泽，以此为别。麝出西北者香结实；出东南者谓之土麝，亦可用，而力次之。"根据上面对麝香的位置的记载，可知为鹿科动物麝无疑。我国产有三种麝，即原麝、林麝与马麝。现均作药用。

【来源】 为鹿科（Cervidae）动物林麝 *Moschus berezovskii* Flerov、马麝 *M. sifanicus* Przewalski 或原麝 *M. moschiferus* Linnaeus 成熟雄体香囊中的干燥分泌物。

【动物形态】

（1）林麝 为鹿属中体形最小的种。体长约75cm，肩高小于50cm，体重约10kg。头部较小，雌、雄均无角，耳直立，眼圆大，吻端裸露。雄性上颌犬齿发达，长而尖，露出唇外，向下微弯，成獠牙状；雌性犬齿细小，不露出唇外。前肢短，后肢长，弓腰似兔。成熟雄麝腹部在脐和阴茎之间有麝香腺，呈囊状，外部略隆起，香囊外面被稀疏的短细毛，皮肤外露。全身毛色较深，深褐色或灰褐色，成体背面无斑点，眼的下部有两条白色或黄白色毛带延伸至颈和胸

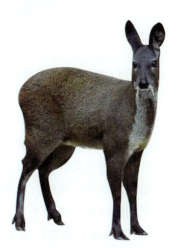

图18－25 麝

部。四肢前面似体色但较浅，后面多为黑褐色或黑色。尾短小，淹藏于臀毛中。（图18－25）

（2）马麝 体形较大，体长85～90cm，肩高50～60cm，重约15kg。吻较长。成体全身沙黄褐色或灰褐色；臀部较深，无斑点；颈背有栗色块斑，上有土黄色或肉桂色毛丛形成4～6个斑点排成两行；颈下白带纹不明显。

（3）原麝 体长65～95cm，体重8～13kg，吻短。通体棕黄褐色，黑褐色。体背有土黄色或肉桂黄色斑点，排列成4～6列纵行。腰及臀部两侧的斑点明显而密集。下颌白色，在颈下向后呈2条白色带纹至肩膊处。

【产地】 主产于西藏、四川及云南，陕西、甘肃、青海、新疆、内蒙古及东北亦产。四

川省马尔康、陕西省镇平、安徽省佛子岭等养麝场均已进行家养繁殖，活体取香。

【采收加工】野麝多在冬季至次春猎取，猎获后，立即割取香囊，阴干，将毛剪短，习称"毛壳麝香"（整麝香）。剖开香囊，除去囊壳，取囊中分泌物，习称"麝香仁"。家麝直接从香囊中取出麝香仁，阴干或用干燥器密闭干燥。

【性状鉴别】

（1）毛壳麝香　呈扁圆形或类椭圆形的囊状体，直径 3～7cm，厚 2～4cm。大小和重量因麝生长年龄不同而异，一般重约 30g。外侧（开口面）囊皮向外凸起，皮革质，棕褐色，密生灰白色或灰棕色短毛，从两侧围绕中心排列，中间有 1 小囊孔。内侧（包藏在麝腹内部的一侧）囊皮较平坦，或隆起呈半球形，为稍有皱纹的皮膜，暗棕色略带紫色，略有弹性；剖开后，可见中层皮膜呈棕褐色或灰褐色，半透明；内层皮膜呈棕色，内含颗粒状及粉末状的麝香仁和少量细毛及脱落的内层皮膜，习称"银皮"或"云皮"。（图 18 - 26，图 18 - 27）。

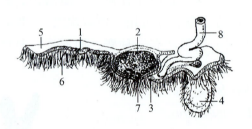

图 18 - 26　雄麝的香囊着生部位简图

1. 肚脐　2. 香囊　3. 尿道口　4. 阴囊
5. 腹皮　6. 麝毛　7. 香囊开口　8. 阴茎

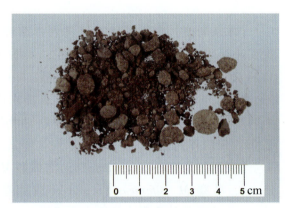

图 18 - 27　麝香（毛壳麝香）药材图

（2）麝香仁　野生者由当门子和散香组成。当门子呈不规则圆形或颗粒状，表面多呈紫黑色，油润光亮，微有麻纹，断面深棕色或黄棕色；散香呈粉末状，多呈棕褐色或黄棕色。质软，油润，疏松，气香浓烈而特异，味微辣，微苦带咸。养殖者呈颗粒状、短条形或不规则的团块；表面不平，紫黑色或深棕色，显油性，微有光泽。

【显微鉴别】麝香仁粉末棕褐色或黄棕色。①分泌物团块淡黄色或淡棕色，由多数形状不一的颗粒状物聚集而成。透明或半透明。团块中包埋或散在有方形、八面形、柱状或不规则形的结晶，边缘不平整，表面偶见不规则细纹理。方形结晶直径 10～61μm，柱状结晶长约至 92μm。尚可见较多细小颗粒状或不规则形结晶与类圆形油滴。②偶见麝毛及香囊内壁脱落的皮膜组织，无色或淡黄色，半透明，可见多条纵皱纹。

【化学成分】主含麝香酮（muscone，约 0.9%～3%）及少量降麝香酮（normuscone），麝香醇（muscol）、3 - 甲基环十三酮、环十四酮等大分子环酮类化合物，具特异强烈香气，为主要活性成分。麝香吡啶（muscopyridine）、羟基麝香吡啶（hydroxymuscopyridine）A、B 等生物碱类化合物。雄性酮（androstane）、表雄性酮（epiandrostane）等 10 余种雄甾烷衍生物。还发现 2 种有较强抗炎活性的肽类，1 种分子量为 1000 左右，另一种分子量为 5000～6000。以及胆甾醇、胆甾醇脂、蛋白质、氨基酸、脂肪、卵磷脂、尿囊素和硫酸盐、磷酸盐、碳酸盐等无机盐类。

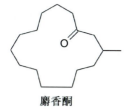
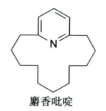

麝香酮　　　　　　　　　　麝香吡啶

【理化鉴别】

（1）取毛壳麝香用特制的槽针从囊孔插入，转动槽针，撮取麝香仁，立即观察，槽内的麝香仁应有逐渐膨胀高出槽面的现象，习称"冒槽"。麝香仁油润，颗粒疏松，无锐角，香气浓烈，不应有纤维等异物或异常气味。

（2）取麝香仁粉末少许，置手掌中加水润湿，用手搓之能成团，轻压即散，不应沾手、染手、顶指或结块。

（3）取麝香仁少许，撒于炽热的坩埚中灼烧，初则进裂，随即熔化膨胀起泡似珠，香气浓烈四溢，应无毛、肉焦臭气，无火焰或火星出现。灰化后，残渣呈白色或灰白色。

（4）麝香粉末加五氯化锑共研，香气消失，再加氨水少许共研，香气恢复。

【质量评价】

（1）经验鉴别　以当门子多、质柔润、香气浓烈者为佳。

（2）本品不得检出动、植物组织、矿物和其他掺伪物。不得有霉变。

（3）干燥失重：减失重量不得超过 35.0%。

（4）总灰分不得超过 6.5%。

（5）含量测定　照气相色谱法测定含麝香酮（$C_{16}H_{30}O$）不得少于 2.0%。

【性味功效】性温，味辛；开窍醒神，活血通经，消肿止痛。外用适量。孕妇禁用。

🔗 知识拓展

（1）人工麝香　根据天然麝香的分析结果，以合成麝香酮（*dl* – muscone）为主，按规定比例与其他物质配制而成。经药理实验、理化分析、临床试用证明，人工麝香与天然麝香的性质和作用相似，并对心绞痛有显著缓解作用。

（2）灵猫香　为灵猫科大灵猫 *Virerricula zibetha* L. 或小灵猫 *V. indica* Desmarest 会阴泌香腺的分泌物。含香猫酮（zibetone）、香猫醇（zibetone）及降麝香酮（normuscone）等大环烯酮和大环烷酮类成分。有类似麝香的香气，药理作用亦相似。能行气止痛；用于心腹痛，疝痛等。

（3）麝鼠香　为田鼠科动物麝鼠 *Ondatra zibethica* L. 雄性动物香囊中的分泌物。具有类似麝香的特殊香气。含麝香酮、降麝香酮、5 – 顺式环十五烯酮等大环化合物。麝鼠原产北美洲。其香俗称"美国麝香"。我国东北及新疆、浙江、广西等省区均有饲养，资源丰富，开发价值很大。

（4）我国喜马拉雅山尚产一种鹿科动物喜马拉雅麝 *Moschus chrysoqasler* Hodgson，也产麝香，同样入药。成分与麝香类似，主要有麝香酮、降麝香酮等多种大分子环酮。以及 10 余种雄甾烷（androstane）的衍生物。还有胆甾醇、胆甾烷醇、蛋白质、氨基酸、脂肪、卵磷脂、尿囊素等。

（5）麝香为贵重药材，掺假和伪充现象时有发生，多用动物的肠衣、膀胱或麝皮缝制捆扎而成。掺假物多为熟蛋黄粉、动物的肌肉、肝脏、血块、黄豆粉、姜黄粉、锁阳粉、桂皮粉、丁香、儿茶粉、淀粉、雄黄、铅粒、铁末及沙石等30余种。

鹿茸 Lurong

Cervi Cornu Pantotrichum

扫码"学一学"

【本草考证】鹿茸始载于《神农本草经》，列为中品。《图经本草》云："今有山林处皆有之，四月角欲生时取其茸，阴干。"《本草纲目》谓"鹿，处处山林中有之，马身羊尾，头侧而长，高角而行速。牡者有角，夏至即解。大如小马，黄质白斑，俗称马鹿。"应为今之梅花鹿。

【来源】为鹿科（Cervidae）动物梅花鹿 Cervus nippon Temminck 或马鹿 C. elaphus Linnaeus 的雄鹿未骨化密生茸毛的幼角。前者习称"花鹿茸"，后者习称"马鹿茸"。

【动物形态】

（1）梅花鹿　身长1.5m左右，肩高0.9~1m，雄鹿有角，雌鹿无角。雄鹿出生后6~8个月额骨表皮隆起，内有骨突起，称为稚角；出生后第二年稚角延上生长，成为初生角，不分叉；出生后第三年所生的角具1~2个枝叉；其后每年早春脱换新角，增生一叉，最多至4~5枝叉。耳稍大，直立。四肢细长，前2趾有蹄。尾短。夏毛薄，为棕黄色或红棕色，冬毛厚密，为褐色或栗棕色；冬夏均有白斑，夏季明显，状若梅花；有棕色或黑褐色背中线，体两侧有白斑纵列，腹下、四脚及尾内侧为白色；臀斑白色并围绕黑色毛带。

（2）马鹿　体形高大，体长2m左右，肩高约1.3m。角通常分6叉，最多能分8叉。夏毛红褐色，臀部有一褐色大斑，只有幼鹿身上有斑点，成鹿无白斑。

【产地】花鹿茸主产于吉林、辽宁、河北等地。马鹿茸主产于黑龙江、吉林、内蒙古、新疆、青海、云南、四川及甘肃等省区，东北产者习称"东马鹿茸"，西北产者习称"西马鹿茸"。梅花鹿多人工饲养，马鹿多野生，现亦有人工饲养。

【采收加工】鹿的生长年龄约为20年，以3~6年所生的茸最佳。分锯茸和砍茸两种方法。

（1）锯茸　一般从三龄鹿开始锯茸，二杠茸每年可采收2次，第1次在清明后，即脱盘后45~50天（头茬茸），锯后50~60天（立秋前后）采第二次（二茬茸）。三岔茸则采1次，约在7月下旬。锯时应迅速将茸锯下，伤口敷上止血药。将锯下的茸用吸血器或用手挤去一部分血液，锯口处用线绷紧，固定于"炸茸"架上，置沸水中反复烫炸3~4次（锯口朝上露出水面），每次15~20秒钟，使其排出剩余血液，至锯口处冒白沫。反复操作至茸内积血排尽，然后晾干或烘干。

（2）砍茸　将鹿头砍下，再将茸连脑盖骨锯下，刮净残肉，绷紧脑皮，进行烫炸，晾干。此法仅用于老鹿、病鹿。

近年来，多加工成"带血茸"，即将锯下的鹿茸，用烧红的烙铁烫封锯口，使茸血不流出，再用微波或红外干燥。

【性状鉴别】

（1）花鹿茸　①锯茸：呈圆柱状，多具1~2个分枝。具一个侧枝者习称"二杠"，主枝习称"大挺"，长 17~20cm，锯口直径 4~5cm，枝顶钝圆；离锯口约 1cm 处分出侧枝，习称"门庄"，较主枝略细，长 9~15cm，顶端钝圆而微弯。外皮红棕色或棕色，多光润，密被红黄色或棕黄色细茸毛，上端较密，下端较疏。分岔间具 1 条灰黑色筋脉，皮茸紧贴。锯口面黄白色，外围无骨质，中间密布蜂窝状细孔。体轻，气微腥，味微咸。具 2 个侧枝者习称"三岔"，大挺长 23~33cm，直径较二杠细，略呈弓形而微扁，分枝较长，先端略尖，下部有纵棱线及突起的小疙瘩，皮红黄色，茸毛较稀而粗。二茬茸与头茬茸相似，但主枝长而不圆或下粗上细，下部有纵棱筋，皮灰黄色，茸毛较粗糙，锯口外围多已骨化，体较重，无腥气。②砍茸：为带头骨的茸，茸形与锯茸相同，两茸相距约 7cm，脑骨前端平齐，后端有 1 对弧形骨分列两旁，习称"虎牙"，外附脑皮，皮上密生茸毛。（图 18-28）

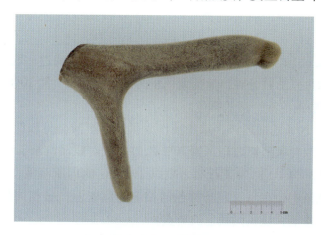

图 18-28　鹿茸药材图

（2）马鹿茸　亦有锯茸和砍茸两种。形状与花鹿茸相似，但较花鹿茸粗大，分枝较多。侧枝一个者习称"单门"，2 个者习称"莲花"，3 个者习称"三岔"，4 个者习称"四岔"等。其中以莲花、三岔为主。东马鹿茸单门大挺长 25~27cm，直径约 3cm。外皮灰黑色，茸毛青灰色或灰黄色，下部有纵棱。锯口面外皮较厚，灰黑色。中部密生细孔。质嫩。"莲花"大挺长达 33cm，下部有棱筋。锯口面蜂窝状孔较大。"三岔"皮色较深，质较老。"四岔"茸毛粗而稀，大挺下部具棱筋及疙瘩，分枝顶端多无毛，习称"捻头"。西马鹿茸大挺多不圆，顶端圆扁不一，长 30~100cm。表面多棱，多抽缩干瘪，分枝较长且弯曲，茸毛粗长，灰色或黑灰色，锯口色较深，常见骨质。气腥臭，味微咸。四川产的马鹿茸侧枝较多，通常为四岔、五岔、六岔，毛长而密。砍茸脑骨较薄，两茸间距较梅花鹿为宽。

【显微鉴别】粉末

1. 花鹿茸　淡黄棕色或黄棕色。①表皮角质层细胞淡黄色至黄棕色，表面颗粒状，凹凸不平。②毛茸多碎断，表面由薄而透明的扁平细胞（鳞片）作覆瓦状排列的毛小皮所包围，呈短刺状突起，隐约可见细纵直纹；皮质有棕色或灰棕色色素；毛根常与毛囊相连，基部膨大作撕裂状。③骨碎片呈不规则形，淡黄色或淡灰色，表面有细密的纵向纹理及点状孔隙；骨陷窝较多，类圆形或类梭形，边缘凹凸不平。④未骨化骨组织近无色，边缘不整齐，具多数不规则的块状突起物，其间隐约可见条纹。角化梭形细胞多散在，呈类长圆形，略扁，侧面观梭形，无色或淡黄色，具折光性。

2. 马鹿茸　棕黄色。①毛棕黄色，毛干中部直径通常 8~21μm，毛根基部连同毛囊多呈长圆形或棒状膨大。②骨碎片淡棕色，不规则形，表面纵纹理不明显，有极密点痕。骨陷窝多，类圆多角形，边缘骨小管隐约可见；尚有较大的类圆形空洞，边缘不平。

【化学成分】主含氨基酸，占总干重的 50.13%，17 种氨基酸中，以甘氨酸、谷氨酸、脯氨酸含量较高。以及磷脂类成分，如有降压作用的溶血磷脂酰胆碱（lysophosphatidylcholine）、磷脂酰肌醇、神经鞘磷脂（sphingomyeline）、磷脂酸、卵磷脂、脑磷脂等。脂肪酸类成分，有月桂酸（lauric acid）、肉豆蔻酸（myristic acid）、棕榈酸（palmitic acid）、油酸（oleic acid）、亚麻酸（linolenic acid）等。胆甾醇类成分，有胆甾醇肉豆蔻酸酯（cholesteryl myristate）、胆甾醇油酸酯（cholesteryl oleate）等。多胺类成分有精脒（spermidine）、精胺（spermine）、腐胺（putrescine）等。还有神经酰胺（ceramide，约 1.25%）、次黄嘌呤（hypoxanthine）、尿嘧啶（uracil）等。此外尚含硫酸软骨素 A 等酸性多糖、胆固醇、雌酮（estrone）、雌二醇（estradiol）、前列腺素 PGE_1、PGE_2、多肽及 Fe、F、Se、Zn 等 26 种微量元素。

【理化鉴别】

（1）取本品粉末 0.1g，加水 4ml，加热 15 分钟，放冷，滤过，取滤液 1ml，加茚三酮试液 3 滴，摇匀，加热煮沸数分钟，显蓝紫色；另取滤液 1ml，加 10% 氢氧化钠溶液 2 滴，摇匀，滴加 0.5% 硫酸铜溶液，显蓝紫色。

（2）取本品粉末 70% 乙醇超声，取滤液作为供试品溶液。另取鹿茸对照药材，同法制成对照药材溶液。再取甘氨酸对照品，加 70% 乙醇制成对照品溶液。硅胶 G 薄层板，以正丁醇－冰醋酸－水（3:1:1）为展开剂，喷以 2% 茚三酮丙酮溶液，在 105℃ 加热至斑点显色清晰。供试品色谱中，在与对照药材色谱相应的位置上，显相同颜色的主斑点；在与对照品色谱相应的位置上，显相同颜色的斑点。

【质量评价】花鹿茸以茸粗壮、主枝圆、顶端丰满、质嫩、毛细、皮色红棕、有油润光泽者为佳。马鹿茸以饱满、体轻、毛色灰褐、下部无棱线者为佳。

【性味功效】性温，味甘、咸；补肾阳，益精血，强筋骨，调冲任，托疮毒。研末冲服，或入丸散剂，亦可浸酒服。

知识拓展

（1）鹿角 Cervi Cornu 为马鹿或梅花鹿已长成骨化的角，或锯茸后，翌年春季脱落的角基。分别称为"马鹿角""梅花鹿角""鹿角脱盘"。有退角及砍角两种。退角多在每年 3～4 月份自然脱落后拾取，以春末拾取新脱落的角为佳。砍角一般在冬季或早春将角连脑骨砍下，习惯认为砍角质优，但已少用。除净泥沙，风干。①马鹿角呈分枝状，通常 4～6 个侧枝，全长 50～120cm，主枝弯曲，直径 3～6cm。基部盘状，上具不规则瘤状突起，习称"珍珠盘"；周边常有稀疏细小的孔洞。侧枝多向一面伸展，第一枝与珍珠盘相距较近，与主枝几成直角或钝角伸出。第二枝靠近第一枝伸出，习称"坐地分枝"，第二枝与第三枝相距较远。表面灰褐色或灰黄色，有光泽，无毛，角尖光滑，中、下部常具疣状突起，习称"骨钉"，并具长短不等的断续纵棱，习称"苦瓜棱"。质坚硬。断面外围骨质，灰白色或微带淡褐色，中央多灰黑色或青灰色，具蜂窝状粗孔。气微，味微咸。②梅花鹿角与马鹿角相似，但通常只有 2～3 个侧枝，主枝弯曲，全长 30～60cm，直径 2.5～3cm，基部具盘状突起的"珍珠盘"；侧枝向两旁伸展，第一枝与珍珠盘相距较近，第二枝与第一枝相距较远；主枝末端分出 2 个小枝。表面黄棕色或灰棕色，枝端灰白色，枝端以下具明显的骨钉。纵向排成"苦瓜棱"；质坚硬，断面周围白色，中央灰色，具蜂窝状细孔；气无，味微咸。③鹿角脱盘呈盔状或扁盔状，直径 3～6cm，高 1.5～4cm。表面灰褐色或灰黄色，有光泽。底面平，蜂窝状，多呈黄白色或黄棕色。"珍珠盘"周边常有稀疏细小的孔洞。上面略平或不规则半球形。质坚硬。断面外圈骨质，灰白色或类白色。

均含胶质约 25%，磷酸钙 50% ~ 60%，以及碳酸钙、磷酸镁、氨基酸及氮化物等。本品性温、味咸；能温肾阳，强筋骨，行血消肿。

（2）鹿角胶 Cervi Cornus Colla　为鹿角加水煎熬浓缩制成的固体胶。呈扁方块，长宽各 2 ~ 4cm，厚约 6mm，黄棕色或红棕色，半透明，有的上部有黄白色泡沫层。质脆，易碎，断面光亮。气微，味微甜。含多种氨基酸、微量元素、维生素 B$_{12}$。能温补肝肾，益精血；用于阳痿滑精，腰脊冷痛，虚劳，崩漏，阴疽疮疡。

（3）鹿角霜 Cervi Cornu Degelatinatum　为熬制鹿角胶剩余的角块。本品呈长圆柱形或不规则的块状，大小不一。表面灰白色，显粉性，常具纵棱，偶见灰色或灰棕色斑点。体轻，质酥，断面外层较致密，白色或灰白色，内层有蜂窝状小孔，灰褐色或灰黄色。有吸湿性。气微，味淡，嚼之有黏牙感。温肾助阳，收敛止血。

（4）除上述两种原动物外，尚有同科多种雄鹿的嫩角在不同地区亦作鹿茸应用，均系野生，产量较少。①水鹿 *Cervus unicolor* Kerr.，习称"春茸"；②白臀鹿 *C. macneili* Lydekker，习称"草茸"；③狍 *Capreolus capreolus*（L.），习称"狍茸"；④赤麂 *Muntiacus muntjar*（Zimmermann），习称"麂茸"；⑤麋鹿 *Elaphurus davidianus* Milne Edwards，习称"麋茸"；⑥白唇鹿 *Cervus albirostris* Przewalski，习称"岩茸"。应注意区别。

（5）伪制鹿茸　用鹿、羊、狗、猫等动物的尾及四肢皮毛为"茸皮"，以鲜皮绷固在削制似鹿角木模型上，待成形后取下，向皮套内灌注多种骨胶汁、沥青等物，经凝固后伪制而成，或将伪制鹿茸以胶水固定、粘贴于去了皮毛的羊头顶上伪充砍茸出售。应注意鉴别。

（6）梅花鹿为国家一级保护动物，马鹿为国家二级保护动物，均禁止捕猎。

牛 黄 Niuhuang

Bovis Calculus

【本草考证】牛黄始载于《神农本草经》，列为上品。《名医别录》载："牛黄生陇西及晋地，特牛胆中得之，即阴干百日使燥，无令见日月光。"《图经本草》谓："一子如鸡子黄大，重叠可揭折，轻虚而气香者佳。然人多伪之，试法但揩摩手甲上，透甲黄者为真。"由此而知，古代所用牛黄与现今相符。

【来源】为牛科（Bovidae）动物牛 *Bos taurus domesticus* Gmelin 的干燥胆结石。习称"天然牛黄"。在胆囊中产生的称"胆黄"，在胆管中产生的称"管黄"，在肝管中产生的称"肝黄"。

【动物形态】为饲养的大型家畜。体长 1.5 ~ 2m，体重 280kg 左右。头大额广、口大鼻圆。鼻孔间皮肤硬而光滑，称为鼻镜，眼、耳均较大。头上有角 1 对，左右分开。全身被短毛，毛色大部为黄色。四肢健壮，4 趾，均有蹄甲，其后方 2 趾不着地，称悬蹄。尾较长，尾端具丛毛。喜食草类。全国各地均有饲养。

【产地】主产于西北（西牛黄）、东北（东牛黄）、华北（京牛黄）及西南。进口牛黄主产印度、加拿大、阿根廷、美国、乌拉圭、智利及澳洲等国。产于加拿大、阿根廷、美国、乌拉圭、智利者，称为"金山牛黄"，产于印度者称为"印度黄"，产澳洲者称为"澳洲黄"。

扫码"学一学"

【采收加工】宰牛时检查牛的胆囊、胆管及肝管，发现有硬块，即滤去胆汁，将牛黄取出，除净附着的薄膜，阴干。

【性状鉴别】

（1）胆黄　多呈卵形、类球形、三角形或四方形，大小不一。直径0.6~4.5cm，重量多在25g以下。表面红黄色或棕黄色，细腻而稍有光泽，有的表面挂有一层黑色光亮的薄膜，习称"乌金衣"，有的粗糙，具疣状突起，有的具龟裂纹。体轻，质松脆，易分层剥离，断面黄色，有排列紧密的同心层纹，色深浅相间，有的夹有白心。气清香，味先苦而后回甜，有清凉感，嚼之不粘牙，能将舌及唾液染成黄色。（图18-29）

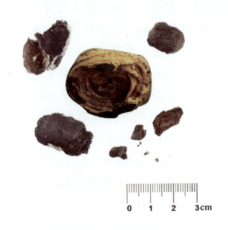

图18-29　牛黄药材图

（2）管黄　呈管状，表面不平或有横曲纹，或为破碎的小片，长约3cm，直径1~1.5cm。表面红棕色或棕褐色，有裂纹及小突起。断面层纹较少，有的中空，色较深。

【显微鉴别】取粉末少量，用水合氯醛装片，不加热，置显微镜下观察，由多数黄棕色或棕红色的小颗粒集成不规则团块，团块内有大小不等类方形晶体。稍放置，色素迅速溶解，并显鲜明的金黄色，久置后变绿色。

【化学成分】主含胆色素（72%~76%），以胆红素（bilirubin，10%~57%）为主，以及胆红素钙、胆红素酯等结合型胆红素，胆绿素。胆汁酸类（7%~14.3%），包括胆酸（cholic acid）（0.7%~8.43%）、去氧胆酸（deoxycholic caid）（0.45%）、鹅去氧胆酸、胆石酸及牛磺胆酸、牛磺去氧胆酸、甘氨胆酸、甘氨去氧胆酸等。2种酸性肽类成分，平滑肌收缩物质SMC-S和SMC-F。尚含胆固醇（2.5%~4.8%）、卵磷脂（0.17%~0.2%）、黏蛋白、类胡萝卜素、牛磺酸及丙氨酸、甘氨酸、天门冬氨酸、精氨酸、亮氨酸、蛋氨酸等多种氨基酸。以及Ca、Zn、Cu、Fe、K、Mg、Na、P等24种无机元素，约3.5%~6.05%。

胆红素

【理化鉴别】

（1）取本品少许，加清水调和，涂于指甲上，能将指甲染成黄色，习称"挂甲"。

（2）取牛黄少许置试管中，加冰醋酸 3ml，微热，显绿色，冷后小心滴加等容积的硫酸，下层无色，上层绿色，两层相接处显红色环。（胆汁酸与甾醇类反应）

（3）取牛黄少许置 3 支试管中，分别加硫酸、硝酸和氨水，微热，各显绿色、红色与黄褐色。（胆红素反应）。

（4）取牛黄 0.1g，加盐酸 1ml 及三氯甲烷 10ml，充分振摇，混匀，静置，三氯甲烷层显黄褐色，取三氯甲烷层，加入氢氧化钡试液 5ml，振摇混合后生成绿黄褐色沉淀（检查胆红素）。分离除去水层和沉淀，取三氯甲烷层约 1ml，加醋酐 1ml 与硫酸 2 滴，摇匀，放置溶液呈绿色。（检查胆固醇）

（5）薄层色谱法鉴别　①取本品粉末 10mg，加三氯甲烷超声处理，滤液蒸干，残渣加乙醇 1ml 使溶解，作为供试样品溶液。另取胆酸、去氧胆酸对照品，加乙醇制成对照品溶液。硅胶 G 薄层板，以异辛烷－乙酸乙酯－冰醋酸（15∶7∶5）为展开剂，喷以 10% 硫酸乙醇溶液，在 105℃ 加热至斑点显色清晰，至紫外光灯（365nm）下检视，供试品色谱中，在与对照品色谱相应的位置上，显相同颜色的荧光斑点。②取本品粉末加三氯甲烷－冰醋酸（4∶1）混合溶液超声处理，滤液作为供试品溶液。另取胆红素对照品同法制成对照品溶液。硅胶 G 薄层板，以环己烷－乙酸乙酯－甲醇－冰醋酸（10∶3∶0.1∶0.1）为展开剂，晾干，供试品色谱中，在与对照品色谱相应的位置上，显相同颜色的斑点。

【质量评价】

（1）经验鉴别　以完整、表面金黄色或棕黄色、有光泽、质松脆、断面棕黄色或金黄色、有层纹、气清香、味微苦后甜者为佳。

（2）检查　水分不得过 9.0%；总灰分不得过 10.0%。

（3）含量测定　①游离胆红素：高效液相色谱法，供试品色谱中，在与对照品色谱峰保留时间相对应的位置上出现的色谱峰面积应小于对照品色谱峰面积或不出现色谱峰。②胆红素：高效液相色谱法，本品按干燥品计算，含胆红素（$C_{33}H_{36}N_4O_6$）不得少于 25.0%。③胆酸：薄层扫描法，本品按干燥品计算，含胆酸（$C_{24}H_{40}O_5$）不得少于 4.0%。

【性味功效】性凉，味苦、甘；清心，豁痰，开窍，凉肝，息风，解毒。

🔗 知识拓展

（1）牛黄是由于胆囊感染炎症，胆汁淤滞及胆汁酸和胆红素代谢障碍等原因形成的。采用兽医外科手术在活牛体胆囊内植入牛黄床（由聚乙烯或聚丙烯制成）与致病菌种（大肠埃希菌），经过一段培植时间，在牛黄床上收集牛黄，习称"培育牛黄"。多为小块、碎片或粉末，层纹不明显。其颜色，成分及药理作用与天然牛黄基本相同。

（2）人工牛黄 Bovis Calculus Artifactus　是参照天然牛黄的已知成分配制而成：胆红素 0.7%，牛羊胆酸 12.5%，猪胆酸 15%，胆甾醇 2%，无机盐（包括硫酸镁、硫酸亚铁、磷酸三钙）5%，淀粉加至 100%。本品为土黄色粉末，也有呈不规则球形或块状，质轻；味微甜而苦；块状者断面无明显的层纹；气微清香，略有腥气，入口无清凉感。也能"挂甲"。人工牛黄的疗效与天然牛黄类同，经临床应用，有明显的解热，抗惊厥，祛痰和抑菌作用，尤以解热及祛痰作用比较肯定。

（3）体外培植牛黄 Bovis Calculus Sativus　为牛科动物牛的新鲜胆汁作母液，加入去氧胆酸、胆酸、复合胆红素钙等制成。呈球形或类球形，直径 0.5～3cm。表面光滑，呈黄红色至棕黄色。体轻，质松脆，断面有同心环纹。气微，味苦而后甘，有清凉感，嚼之易碎，不粘牙。功效与牛黄类似。也能挂甲。

（4）本品尚有牛科水牛、牦牛、犏牛的胆囊结石入药。

（5）进口牛黄色泽气味均不及国产牛黄，质粗，层纹厚，有白膜，味苦无清香气。均由广州进口。

（6）牛黄为贵重药材，商品中曾发现伪品牛黄，是用黄连、黄柏、小檗碱、大黄、姜黄、海金沙、石松子、黄泥土等粉末，加蛋清、蛋黄和牛胆汁等制成。显微镜下可见植物性粉末特征，常见玉米淀粉。亦有用骆驼黄、熊胆结石、猪胆结石、鸵鸟黄、牛肠结石、人胆结石伪充牛黄出售，但均无天然牛黄的性状和显微特征，故可区别。

扫码"学一学"

羚羊角 Lingyangjiao

Saigae Tataricae Cornu

【本草考证】羚羊角始载于《神农本草经》，列为中品。明代以前为鹅喉羚、黄羊、小羚羊、斑羚等动物的角，明代以后逐渐使用赛加羚羊的角，《中国药典》以此为正品。

【来源】为牛科（Bovidae）动物赛加羚羊 *Saiga tatarica* Linnaeus 的角。

【动物形态】体形中等，身长 1~1.4m，肩高雄性为 63~83cm，雌性为 63~74cm。头大，雄性具角 1 对，不分叉，略呈弓形弯曲的长圆锥形，雌性无角，仅有短的突起；耳廓短小；眼眶突出；鼻部延长并呈肿胀状鼓起，有"高鼻羚羊"之称，鼻孔亦大，且能灵活伸缩和左右摆动。额前部分较隆起。眼大，耳短。四肢细小，蹄低而长。尾细短，下垂。夏毛短而密，紧贴皮肤。全身呈棕黄色或栗色，脸面部较淡，背脊中央有狭长的一条带，呈肉桂色；颈下方、胸腹部、四肢内侧及臀部为黄白色。冬毛粗而厚，色较淡，为沙黄色或淡灰黄色。（图 18-30）

【产地】主产于俄罗斯，我国新疆西北部亦产少量。

【采收加工】全年均可猎，春季猎者色青微黄，秋季猎者色荧白，严冬捕者表面出现裂纹，品质较次。将角锯下。

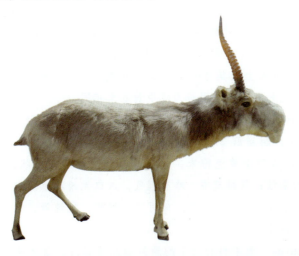

图 18-30　赛加羚羊 *Saiga tatarica* Linnaeus

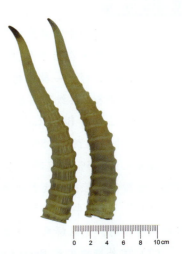

图 18-31　羚羊角药材图

【性状鉴别】

（1）羚羊角　角长圆锥形，略呈弓形弯曲，长 15～33cm。表面类白色或黄白色，基部稍呈青灰色，嫩者角尖多为黑棕色。嫩枝对光透视可见"血丝"或紫黑色斑纹，光润如玉，无裂纹；老枝有细纵裂纹。除顶端光滑部分外，有 10～16 个隆起的环脊，间距约 2cm，用手握之，四指刚好嵌入凹处，习称"握之合把"。角基部横截面类圆形，直径 3～4cm，内有长圆锥形角柱，习称"骨塞"或"羚羊塞"。骨塞长约占全角的 1/2 或 1/3，表面有突起的纵棱与其外面的角鞘内的凹沟紧密嵌合。横断面观，其结合部呈锯齿状。除去骨塞后，角的下半段中空，全角呈半透明。对光透视，上部无骨塞部分中心有 1 条略呈扁三角形的细孔直通角尖，习称"通天眼"。质坚硬，难折断。气微，味淡。（图 18－31）

（2）镑片（羚羊角片）　菲薄，长方形，多屈曲不平，白色透明，有丝状波曲的细纹。质坚韧，有弹性；具角质香气，热水浸泡后香气较浓，味淡。

（3）羚羊角粉　取羚羊角，砸碎，粉碎成细粉。本品为类白色的粉末。气微，味淡。

【显微鉴别】

（1）横切面　①可见组织构造多少呈波浪状起伏。角顶部组织波浪状起伏最为明显，在峰部往往有束存在，束多呈三角形；角中部稍呈波浪状，束多呈双凸透镜形；角基部波浪形不明显，束呈椭圆形至类圆形。②髓腔的大小不一，长径 10～50～（80）μm，以角基部的髓腔最大。③束的皮层细胞扁棱形，3～5层。束间距较宽广，充满着近等径的多边形、长菱形或狭长形的基本角质细胞。皮层细胞或基本角质细胞均显无色透明，其中不含或仅含少量细小浅灰色色素颗粒，细胞中央往往可见一个折光性强的圆粒或线状物。

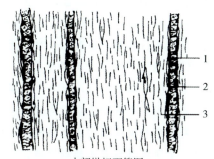

a.中部纵切面简图

（2）纵切面　①髓呈长管状，内有类球形髓细胞，疏松或阶梯状排列。②皮层细胞3～5层，细长的窄棱形，覆瓦状紧密围于髓周围。③束间的基本角质细胞呈长菱形。（图 18－32a）

（3）粉末　类白色。不规则碎片，近无色，微透明，稍有光泽，小碎片显颗粒性。纵向碎片髓呈长管形，基本角质细胞呈长棱、长条形或裂缝状。横断面碎片少见，髓呈双凸透

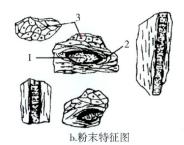

b.粉末特征图

图 18－32　羚羊角纵切面简图及粉末图
1. 髓　2. 皮层组织　3. 角质组织

镜形、椭圆形、类圆形或类三角形，周围有同心性排列的皮层细胞，外侧基本角质细胞呈菱形、长方形或多角形；二类细胞均不含或仅含少数灰色色素颗粒，细胞中央常有一发亮的圆粒或线状物。角塞碎片多呈不规则形，无色，骨空洞呈类圆形、椭圆形，周围骨板环纹清晰可见，间有骨陷窝，骨板间可见放射状骨小管。骨膜碎片少见，淡黄色或棕黄色，胶质纤维束状。

【化学成分】含角蛋白（keratin），甾醇类、磷酸钙及不溶性无机盐等。羚羊角经酸水解后测定，含异白氨酸、白氨酸、苯丙氨酸、酪氨酸、丙氨酸等 17 种氨基酸及多肽。此外，尚含卵磷脂、脑磷脂、神经鞘磷脂、磷脂酰丝氨酸及磷脂酰肌醇等 5 种磷脂类成分。

【理化鉴别】

（1）取羚羊角粗粉的三氯甲烷提取液，水浴蒸去溶剂，残渣以少量冰醋酸溶解，再加入醋酐－浓硫酸（19∶1）试液数滴，显红色，渐变为蓝色至墨绿色。

（2）羚羊角的石油醚提取液测定紫外吸收光谱，其特征吸收波长为218.8、270.8、296.2、307.4nm。

【质量评价】 以质嫩，色白，光润，内含红色血丝、血斑，无裂纹者为佳。

【性味功效】 性寒，味咸。平肝息风，清肝明目，散血解毒。

🔗 知识拓展

（1）牛科动物黄羊 *Procapara gutturosa* Pallas、鹅喉羚羊（长尾黄羊）*Gazella subguttur-osa* Guldenstaedt 和藏羚羊 *Pantholops hodgsoni* Abel. 的角，所含成分和功效与羚羊角类似。但用量酌加，10～15g。①黄羊角呈长圆锥形，而侧扁，略成"S"形，长10～27cm。表面黑色，不透明，有多数纵纹理及17～20个环脊，环脊密集，斜向，弯曲，间距约5mm。无通天眼。②鹅喉羚羊角长圆锥形而稍侧扁，角尖显著向内弯，长14～30cm，表面灰黑色，不透明，粗糙，多纵裂纹。环脊8～10个，间距约15mm。无"通天眼"。③藏羚羊角呈长圆锥形，侧扁，较直，全长约50～70cm。表面深棕色，光滑，不透明。环脊约16个，间距约2cm，无"通天眼"，骨塞白色，不呈齿状，与外面角鞘脱离。含氨基酸、多肽、蛋白质、脂类、甾类化合物，药理作用与羚羊角相似。

（2）伪品　羚羊角为贵重药材，常有伪品出现，应注意鉴别。①山羊角：为牛科动物山羊 *Capra hir－cus* L. 的角。呈扁长圆锥形，侧扁，长10～20cm，一侧呈纵沟状，黄色，不透明，有多个不规则隆起的环脊，间距5～10mm，无"骨塞"及"通天眼"。②进口的羚羊角曾发现角内灌有铅粒，以增加重量，可检查骨塞是否松动，或用X光仪检查。③有以羊角或其他骨头雕刻而成，轮环两面呈凸起，不光滑自然，"羚羊塞"的纵棱不能与角鞘内凹沟密接，"通天眼"为一圆形小孔。

扫码"练一练"

（刘基柱）

第四篇

矿物药类

第十九章　矿物类中药

📖 **学习目标**

1. **掌握**　药材朱砂、雄黄、自然铜、信石、石膏、芒硝（附：玄明粉）及其饮片的来源、产地、采收加工、化学成分、真实性鉴定（包括性状鉴别、显微鉴别、理化鉴别）、质量评价（包括经验鉴别、纯度检查、浸出物、含量测定）等。

2. **熟悉**　矿物类的一般性质和常用鉴别方法；药材赭石、炉甘石、青礞石（附：金礞石）、滑石、硫黄及其饮片的来源、化学成分、真实性鉴定（包括性状鉴别、显微鉴别要点）、质量评价（包括经验鉴别、纯度检查）等。

3. **了解**　矿物类的分类；药材磁石、轻粉、赤石脂、胆矾、龙骨（附：龙齿）及其饮片的来源、真实性鉴定（性状鉴别）和质量评价（经验鉴别）等。

　　矿物是由于地质作用而形成的天然单质或化合物。矿物类中药包括可供药用的天然矿物，如朱砂、石膏、炉甘石、自然铜、寒水石等；矿物加工品，如轻粉、芒硝和秋石等；动物或动物骨骼化石，如石燕、浮石和龙骨等。矿物类中药与植物类、动物类中药一样具有悠久的应用历史，早在《神农本草经》中就记载了 46 种矿物药，《名医别录》中记载 78 种，《本草纲目》中记载 161 种，《本草纲目拾遗》又增加了 38 种。可见我们的祖先对矿物药的认识和使用是不断发展和进步的。

　　《中国药典》收载矿物药近 30 种，临床上常用的有 50 余种。其种类虽然不如植物、动物类中药，但其在疾病防治中具有不可替代的作用。一般含铜、铁、钙、磷、锰等成分的矿物药具有滋养和兴奋强壮作用；含镁、钾、钠等盐类的矿物药具有泻下和利尿作用；含硫、砷、汞的矿物药可用于治疗梅毒及疥癣等；含铝、铅、锌盐的矿物药可用作收敛药等。

　　有些无机盐是构成骨骼和牙齿的重要成分，如 Ca^{2+}、Mg^{2+}、Na^+、PO_4^{3-}、CO_3^{2-} 等；有些是体内具有特殊功能化合物的组成部分，如血红蛋白和细胞色素中的铁、维生素 B_{12} 中的钴、甲状腺中的碘等；有些是调节组织与体液正常渗透压和酸碱平衡的成分，如 K^+、Na^+、Cl^-、HPO_4^{2-} 等；有些能维持神经肌肉的正常应激性，如 Na^+、K^+、OH^-，以及 Ca^{2+}、Mg^{2+}、H^+ 等；有些对于维持或影响酶的活性具有重要作用，如凝血酶需要 Ca^{2+}，磷酸化酶和各种磷酸激酶需要 Mg^{2+}，细胞色素氧化酶需要 Fe^{2+} 和 Cu^{2+}，碳酸酐酶需要 Zn^{2+} 等。

第一节　矿物类中药的基本性质

　　矿物类中药除少数是自然元素外，绝大多数为固体化合物。每种矿物均具有一定的物理和化学性质，这些性质取决于它们的化学成分和结晶构造。矿物的性质是鉴定矿物类中药的主要依据。

扫码"学一学"

一、结晶形状

矿物药多数是以晶体的形态存在的。晶体（结晶质）和非晶体（非结晶质）本质上的区别在于组成物质的质点是否作有规律的排列。

晶体的质点呈规律排列，利用 X 射线对晶体进行研究证明，晶体外表的几何形态和绝大部分理化性质都与它内部质点的排列规律有关。这种排列规律表现为空间格子，它好象无数个相等而细小的平行六面体在三维空间内毫无间隙地堆砌而成。组成空间格子的最小单位（平行六面体）称为晶胞。不同晶体其晶胞大小和形状不同，主要表现在晶胞的棱长（a、b、c）和棱间夹角（α、β、γ）不同，因此将 a、b、c 和 α、β、γ 称为晶体常数。

根据晶体常数可将晶体分为七大晶系，如表 19 – 1。

表 19 – 1　各晶系晶体常数及代表矿物

晶系	晶体常数	代表矿物
等轴晶系	$a = b = c$，$\alpha = \beta = \gamma = 90°$	方铝矿和黄铁矿
四方晶系	$a = b \neq c$，$\alpha = \beta = \gamma = 90°$	钨酸钙矿
三方晶系	$a = b \neq c$，$\alpha = \beta = 90°$，$\gamma = 120°$	方解石
六方晶系	$a = b \neq c$，$\alpha = \beta = 90°$，$\gamma = 120°$	绿柱石
斜方晶系	$a \neq b \neq c$，$\alpha = \beta = \gamma = 90°$	重晶石
单斜晶系	$a \neq b \neq c$，$\alpha = \gamma = 90°$，$\beta \neq 90°$	石膏
三斜晶系	$a \neq b \neq c$，$\alpha \neq \beta \neq \gamma \neq 90°$	斜长石

除等轴晶系外，其他六个晶系的晶体或呈长形，如柱状、针状，或压扁呈板状。矿物除了单体的形状外，常常是以许多单体集聚在一起而出现的，这种集聚的整体就称为集合体。集合体具有多种形态，常见的有粒状、晶簇状、放射状、结核状等。

二、透明度

透明度指矿物透光能力的大小。评价矿物药透明度的标准通常是将其磨成标准厚度（30nm）后，根据其透光情况而定。一般分三类。

1. 透明矿物　能允许大部分光线通过，隔着它可以清晰地透视另一物体。如无色水晶、云母等。

2. 半透明矿物　能通过一部分光线，隔着它不能看清另一物体。如辰砂、雄黄等。

3. 不透明矿物　光线几乎完全不能透过。如代赭石、滑石等。

透明度是矿物类中药的重要鉴定特征之一。在显微鉴定时，通常透明矿物药可以利用偏光显微镜进行鉴定，不透明矿物药则要利用反光显微镜进行鉴定。

三、颜色

矿物药的颜色主要是矿物对光线中不同波长的光均匀吸收或选择吸收所表现出的性质。由于矿物药的颜色常有许多过渡类型，因此常用二色法进行表示。将主要的、基本的颜色放在后面，次要的颜色作为形容词放在前面。有时也可用红中带黄，绿中略带蓝色等来表示。

根据颜色的形成原因不同，矿物药的颜色还可分为以下四类。

1. 本色　是指矿物的分子结构中含有具颜色的金属元素，如朱红色的朱砂。

2. **外色**　是指由混入的带色杂质形成的、与矿物的分子结构无关的颜色。外色的深浅，除与带色杂质的数量有关外，还与杂质的分散程度有关。

3. **假色**　有些矿物类中药，有时可见变彩现象，这是由于投射光受晶体内部裂隙面、解理面及表面的氧化膜反射所引起光波的干涉作用，如云母。这种假色现象在某些动物类中药中也可见到，如石决明的内面。

4. **条痕色**　矿物类药在白色毛瓷板上划过后留下的粉末痕迹称为条痕，其颜色称为条痕色。条痕色比矿物表面的颜色更为稳定，因而具有鉴别意义。有的矿物药条痕色与矿物本身颜色相同，如朱砂；有的具不同的颜色，如自然铜，其本身的颜色呈铜黄色，而条痕色则为黑色。

大多数透明或浅色半透明矿物，条痕色都很浅，甚至为白色；而不透明或深色半透明矿物，其条痕色则具有较深的颜色，其鉴别价值较大，如磁石的条痕为黑色，赭石的条痕为樱桃红色，可以进行快速的鉴别。

四、光泽

光泽是反映矿物药表面对投射光反射能力强弱的一个指标。矿物药单体光滑平面的光泽强度由强到弱可分为：金属光泽（如自然铜）、半金属光泽（如磁石）、金刚光泽（如朱砂）、玻璃光泽（如硼砂）等。

当矿物药断口或集合体表面不平滑，并有细微的裂隙或小孔时，可使一部分反射光发生散射或干扰，从而形成一些特殊的光泽，如珍珠光泽（如云母）、油脂光泽（如硫黄）、绢丝光泽（如石膏）、土状光泽（如高岭石）等。

五、相对密度

密度是单位体积的重量，用 g/cm^3 或 kg/m^3 表示。不同矿物药的密度不同，因此对于矿物药，密度也是一个重要的鉴定特征。相对密度（比重）是指矿物药在与4℃时同体积水的重量之比。多数矿物类中药的比重在一定条件下是不变的，如石膏为2.3；朱砂为8.09～8.20等，因此相对密度是一个鉴别矿物中药的重要参数。

六、硬度

硬度是指矿物药抵抗外来机械作用的能力，如刻划、研磨或外在压力等。在考察矿物药的硬度时，一般应用摩氏硬度计确定其相对硬度。它是以一种矿物与另一种矿物相互刻划，比较矿物硬度相对高低的方法。

摩氏硬度计是由10种不同矿物组成的。按其硬度由小到大分为10级，前面的矿物可被后面的矿物刻划，但它们之间的关系并非呈一定比例。这10种矿物的硬度级数和用压入法测得的绝对硬度见表19－2。不同种类的矿物有不同的硬度，因此硬度是鉴定矿物药的重要特征。

表19－2　摩氏硬度计中标准矿物的硬度

矿物	滑石	石膏	方解石	萤石	磷灰石	正长石	石英	黄玉	钢玉	金刚石
硬度（级）	1	2	3	4	5	6	7	8	9	10
绝对硬度（kg/mm^2）	2.4	36	109	189	536	759	1120	1427	2060	10060

鉴定矿物硬度时，可取样品与上述标准矿物相刻划，如样品与萤石相刻划，萤石受损而样品不受损，与磷灰石相刻划双方均受损，与正长石相刻划，正长石不受损，即可确定样品的硬度为 5 级。

实际工作中还常用四级法来代替摩氏硬度计法。其标准为：指甲（约 2.5 级）、铜钥匙（约 3 级）、小刀（约 5.5 级）、石英或钢锉（约 7 级）。用它们与矿物药相互刻划，以求出矿物药的硬度。矿物中药硬度一般不大于 7。如果需要精密测定硬度时，必需在单体矿物的新鲜解理面上进行。测定仪器可选硬度测定仪或显微硬度计等。

影响矿物药的因素较多，其中水是一个重要因素。水在矿物中的存在形式可分为两大类：一类是不加入晶格的吸附水或自由水；另一类是加入晶格的结合水，包括以水分子形式存在的结晶水，如胆矾 $CuSO_4 \cdot 5H_2O$，和以 H^+、OH^- 等离子形式存在的结晶水，如滑石 $Mg_3[Si_4O_{10}](OH)_2$。一般含水的矿物药密度较小，硬度较低。含水矿物的失水温度因水的存在形式不同而不同，一般是恒定的，可以采用热分析法作矿物药的鉴定。

七、解理和断口

矿物受压力沿一定的结晶方向裂开成光滑平面的特征称为解理，所裂成的平面称解理面。解理是结晶态物质特有的性质，解理现象的产生与矿物药的构造类型有关，所以解理特征是矿物药的重要鉴别依据。

矿物受力后不沿一定的结晶方向断裂，断裂面是不规则和不平滑的，这种特征称为断口。非结晶矿物也可产生断口。断口的形态有以下几种：平坦状断口，如高岭石；贝壳状断口，如胆矾；参差状断口，如青礞石；锯齿状断口，如铜等。

一种特定的矿物药，其解理与断口的发育程度存在互为消长的关系。具完全解理的矿物在解理方向上常不发生断口；具不完全解理或无解理的矿物，其碎块上常见断口。依据断口的发育程度可以帮助划分解理的等级。

八、矿物的力学性质

矿物药受到压轧、锤击、弯曲或拉引等力的作用时，常表现出一定的力学性质，主要表现如下。

1. **脆性** 指矿物容易被击碎或压碎的性质，如自然铜、方解石等。

2. **延展性** 指矿物能被压薄或拉长的性质，如金、铜等。

3. **挠性** 指矿物在外力的作用下发生一定程度的弯曲，但不发生折断，当除去外力后，又不能恢复原状的性质，如滑石等。

4. **弹性** 指矿物在外力的作用下发生一定程度的变形，当外力消除后能恢复原状的性质，如云母等。

5. **柔性** 指矿物易受外力切割并不发生碎裂的性质，如石膏等。

九、磁性

指矿物药可以被磁铁或电磁铁吸引或自身能够吸引其他物体的性质。只有极少数矿物药具有显著的磁性，如磁石等。矿物的磁性与其中含有磁性元素有关，如 Fe、Co、Ni、Mn、Cr 等。

十、气味

有些矿物药具有特殊的气味，如雄黄灼烧时放出砷的蒜臭气，胆矾具有涩味，石盐有咸味等，尤其是当受到锤击、加热或湿润时较为明显。

另外，少数矿物类中药具有一定的吸水能力，可表现出粘舌或湿润双唇的现象，可用于矿物类中药的鉴别，如龙骨、龙齿、高岭石等。

第二节　矿物类中药的分类

矿物类中药主要含有无机化合物和自然元素，其分类是以矿物中所含的主要或含量最多的某种化合物为根据。矿物中药的分类常见的有两种方法。

一、阳离子分类法

按阳离子的种类进行分类。阳离子通常对药效起着重要作用。一般分为，汞化合物类，如朱砂、轻粉等；铁化合物类，如自然铜、赭石等；铅化合物类，如密陀僧、铅丹等；铜化合物类，如胆矾、铜绿等；铝化合物类，如白矾、赤石脂等；砷化合物类，如雄黄、信石等；矽化合物类，如白石英、玛瑙等；镁化合物类，如滑石等；钙化合物类，如石膏、寒水石等；钠化合物类，如硼砂等；其他类，如炉甘石、硫黄等。

二、阴离子分类法

按阴离子的种类进行分类。在矿物学的分类中，通常以阴离子为依据而进行分类。《中国药典》就采用了此法，把朱砂、雄黄、自然铜等归为硫化合物类；石膏、芒硝、白矾归为硫酸盐类；磁石、赭石、信石归为氧化物类；炉甘石、鹅管石归为碳酸盐类；轻粉归为卤化物类。

本教材就是采用以阴离子为依据进行分类的。

第三节　矿物类中药的鉴定方法

矿物类中药的鉴定主要是依据其矿物性质。我国古代本草著作中对矿物药鉴定方法的记载较为丰富，特别是宋代以后，其中主要依据矿物药的外形、颜色、比重以及理化性质等。如《图经本草》记载"绿矾石"的鉴定方法如下："取此一物，置于铁板上，聚炭封之，囊袋吹令火炽，其矾即沸流出；色赤如融金汁者，是真也。"可见其鉴定方法已经十分成熟。

近代随着科学技术的发展，分析仪器在矿物药的鉴定中起着越来越重要的作用。许多新技术新方法已经开始用于矿物药的鉴定，如X射线衍射分析、X射线荧光分析、热分析、原子发射光谱分析、固体荧光分析等，对很细小和胶态矿物还可用电子显微镜进行观察。这些新的鉴定手段具有快速、准确的优点，为定性定量鉴定矿物药提供了有力的技术支撑，对于保证用药的安全有效具有十分重要的现实意义。

目前矿物药的鉴定，一般采用以下方法：

一、性状鉴定

具有一定外形的中药，首先应根据其外形、颜色、质地、气味等进行鉴别，然后再检查其硬度、条痕、透明度、解理、断口、有无磁性以及相对密度等。

二、显微鉴定

粉末状的矿物药，可借助于光学显微镜观察其形状、透明度和颜色等，如朱砂等。

在矿物药的显微鉴定中，可使用偏光显微镜，用于观察透明非金属矿物药的晶形、解理和化学性质，如折射率、双折射率；用反光显微镜观察不透明与半透明矿物药的物理和化学性质。应用这两种显微镜进行鉴定时，都要求将矿物磨片后才能用于观察。

三、理化鉴定

用于矿物药的定性和定量常见的方法有理化分析方法。对外形及粉末无明显特征或剧毒的矿物药尤为必要，如玄明粉、信石等。《中国药典》已经规定了一些矿物药中主要成分的含量，如雄黄、白矾、芒硝等。主要方法如下。

1. **X 射线衍射分析法**　当某一矿物药被 X 射线照射，因其晶形、分子构型、分子内成键方式等不同而产生不同的衍射特征图谱，据此可用于矿物药的鉴别，其方法简便，快捷，样品用量少，所得图谱信息量大。

2. **热分析法**　该法是指在程序控制温度下测量矿物的物理性质与温度的方法。矿物受热后，它的热能、质量、结晶格架、磁性等都会随之变化，利用该方法可对矿物药材进行鉴别。其方法有热重分析、差热分析、热电法、热磁法等。

3. **原子发射光谱分析法**　根据组成物质的原子受激烈激发后直接发出的可见光谱确定其化学成分的方法。它是对矿物药中所含元素进行定性和半定量分析的一种方法。

4. **荧光分析法**　矿物药经高能量的短波光线照射后能吸收其部分能量，并在短暂的时间内，以低能量的长波形式释放出光，即荧光，如紫石英。

第四节　常用矿物类中药鉴定

朱 砂 Zhusha

Cinnabaris

扫码"学一学"

【本草考证】本品为较常用中药，始载于《神农本草经》，称丹砂，列为上品。《图经本草》云："今出辰州（今湖南沅陵）、宜州（今广西宜山）、阶州（今甘肃武都），而辰州者最胜，谓之辰砂。——砂生石上，其块大者如鸡子，小者如石榴子，状若芙蓉头、箭镞。连床者紫黯若铁色，而光明莹澈，碎之崭岩作墙壁，又似云母片可折者，真辰砂也。无石者弥佳。"文献所述丹砂、辰砂与现代的朱砂相符。

【来源】为硫化物类天然矿物辰砂矿石，亦有人工合成品。

【原矿物】辰砂的晶体结构属三方晶系。其晶体为厚板状或菱面体，有时呈不规则的粒状集合体或块状。朱红色或褐红色，有时带铅灰色。条痕呈红色。具有金刚光泽。硬度为 2～2.5。易碎裂成片，有平行的完全解理。断口呈半贝壳状或参差状，相对密度为 8.09

~8.2。

【产地】主产于湖南、湖北、贵州、广西、四川、云南等省区。

【采收加工】天然朱砂自辰砂矿中采出后，用水淘去杂石和泥沙，再用磁铁吸净含铁的杂质即可。

朱砂粉一般采用水飞法制取。取原药材，除去杂质，用磁铁吸去铁屑，加水适量，共研至细粉，再加多量水搅拌，待粗粉粒下沉后，取上层混悬液。下沉部分再如上法，反复研细，合并混悬液。静置后，分取沉淀，滤去水，晾干，再研散。水飞朱砂可降低游离汞和可溶性汞的含量，可降低毒性。

【性状鉴别】本品为颗粒状或块状集合体。鲜红色或暗红色，有时带铅灰色。条痕红色至褐红色，用手触之不染指。不透明或半透明。体重，质脆。无臭无味。其中呈细小颗粒或粉末状，色红明亮，触之不染手者，习称"朱宝砂"；呈不规则板片状、斜方形或长条形，大小厚薄不一，边缘不整齐，色红而鲜艳，光亮如镜面微透明，质较脆者，习称"镜面砂"；呈粒状，方圆形或多角形，色暗红或呈灰褐色，质坚，不易碎者，习称"豆瓣砂"。（图19-1）

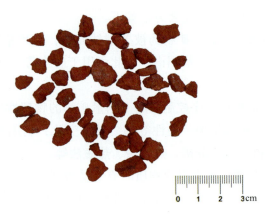

图19-1 朱砂药材图

【显微鉴别】薄片红色，在反射偏光镜下，反射色为蓝灰色，内反射为鲜红色，偏光性显著，偏光色常被内反射掩盖，反射率27%（伏黄）。在透射偏光镜下为红色，透明，平行消光，干涉色鲜红色，一轴晶，正光性。折射率：$N_o = 2.913$，$N_e = 3.272$；双折射率较高，$N_e - N_o = 0.359$。

粉末朱红色。在普通显微镜下观察，呈不规则颗粒状，大小不一。较大颗粒红棕色，边缘常不透明而显暗黑色，且不平整，微小颗粒几呈黑色。

【化学成分】天然朱砂含硫化汞（HgS），尚含少量锌、锑、镁、铁、磷、硅等元素；以及微量的砷及硒等。人工制品 HgS 含量可达99.9%以上。

【理化鉴别】

（1）粉末用盐酸湿润后，在光洁的铜片上摩擦，铜片表面显银白色光泽，加热烘烤后，银白色消失。

（2）将粉末与少许铁粉混合，置潘菲试管中，于酒精喷灯上加热，可见管壁上有汞珠或汞镜生成。

（3）将粉末置闭口管中加热，变成黑色的硫化汞，加碳酸钠共煮后，可见金属汞球生成。

492

（4）取本品粉末 2g，加盐酸 – 硝酸（3∶1）的混合溶液 2ml 使溶解，蒸干，加水 2ml 使溶解，滤过，滤液显汞盐与硫酸盐的鉴别反应。

【质量评价】

（1）经验鉴别　以色红，鲜艳，有光泽，半透明，质脆，无细粉，不染手，无杂石者为佳。

（2）铁盐检查　照铁盐检查法检查，如显颜色，与标准铁溶液 4ml 制成的对照液比较，不得更深（0.1%）

（3）二价汞检查　照汞和砷元素形态及其价态测定法中汞元素形态及其价态测定法测定、含二价汞以汞（Hg）计，不得过 0.10%。

（4）含量测定　本品含硫化汞（HgS）不得少于 96.0%。朱砂粉含硫化汞（HgS）不得少于 98.0%。

【性味功效】　性微寒，味甘；归心经。清心镇静，安神解毒。用量 0.1～0.5g，多入丸散服，不宜入煎剂。本品有毒，不宜大量久服，肝肾功能不全者禁服。

> **🔗 知识拓展**
>
> 本品具有镇静、催眠、抗惊厥、抑制生育作用，外用能杀灭皮肤细菌及寄生虫。小鼠静脉注射朱砂煎剂的 LD_{50} 为 12.10g/kg。水飞朱砂毒性低于合成硫化汞。实验表明，胃肠道对汞的吸收较明显，口服后在动物心、肾、肝、脾、大脑、小脑等组织中均有不同程度的分布，且随服药次数增加，组织含汞量不断增加，尤以肾肝含量最高。
>
> 古代只用天然朱砂，认为湖南辰州（今沅陵）产的较好，故又有"辰砂"之称。实际上朱砂主产于贵州铜仁及湖南新晃、凤凰等县，辰州只不过是朱砂的集散地，目前沅陵和株洲等地仍是朱砂的集散地。
>
> 目前商品上称为辰砂的，系指人工合成品，又称"平口砂"或"灵砂"，是以水银、硫黄为原料，经加热升华而成，其中含硫化汞在 99% 以上，目前贵阳、哈尔滨、广州、重庆等地均有生产。本品商品多为大小不等的碎块，暗红色，断面呈纤维柱状（习称"马牙柱"），具宝石样或金属样光泽，质松脆易碎，无臭味淡。
>
> 商品银朱与灵砂在相同的条件下生成，只是结晶部位不同，微量成分有一定差别。本品吸湿易结块，捻之易碎而染指。应用上并无严格区别。通常认为灵砂的质量较银朱为好。
>
> 对天然朱砂和人工合成品的水飞品和干研品进行动物急性和亚急性毒性实验表明：人工合成硫化汞的毒性远远大于天然朱砂，水飞后仍不能减低其毒性，不可内服。而天然朱砂则为微毒药物，经水飞炮制后，汞的吸收和蓄积明显减少，说明中医用水飞后的天然朱砂是有科学道理的。

雄黄 Xionghuang

Realgar

【本草考证】本品为较常用中药，始载于《神农本草经》，列为中品。与古今所用雄黄的矿物来源完全相符。

【来源】为硫化物类单斜晶系雄黄的矿石。

【原矿物】雄黄（Realgar）属于单斜晶系（monoclinic system）。单晶体通常细小，呈柱状。常见为致密块或粒状集合体，橘红色，有的为暗红色。晶面上有金刚光泽，断面呈树

扫码"学一学"

脂光泽或脂肪光泽。半透明，硬度1.2~2.0，相对密度3.4~3.6。长期受光作用发生破坏而变淡呈橘红色粉末。

【产地】主产于湖南、湖北、贵州、云南、四川等省区。

【采收加工】全年均可采挖，除净杂质、石块、泥土即可。

【性状鉴别】药材呈不规则的块状或粉末状，大小不一。全体呈深红色或橙红色。块状者表面常被有橙黄色粉末，以手触之易被染成橙黄色。结晶呈柱状，具金刚光泽。质松易脆，硬度1.5~2.0，相对密度3.4~3.6，条痕橙黄色。断口呈贝壳状，断面暗红色，具树脂状光泽或脂肪样光泽，半透明至微透明，具细砂孔。颜色鲜艳、半透明、有光泽、质松脆者习称"明雄"或"雄黄精"，微有特异臭气，味淡，燃之易熔融成红紫色液体，并生黄白色烟，有强烈蒜臭气。（图19-2）

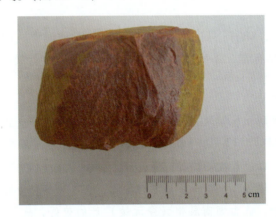

图19-2 雄黄药材图

【显微鉴别】光学特征：透射偏光镜下薄片多呈淡金黄色，多色性；锥光镜下可见二轴晶，呈负光性；折射率$N_g = 2.704$，$N_m = 2.648$，$N_p = 2.538$；为红色天然的单斜柱晶。

【化学成分】含硫化砷（As_2S_2）。

【理化鉴别】

（1）取本品粉末10mg，加水润湿后，加氯酸钾饱和的硝酸溶液2ml，溶解后，加氯化钡试液，生成大量白色沉淀。放置后，倾出上层酸液，再加水2ml，振摇，沉淀不溶解。

（2）取本品粉末0.2g，置坩埚内，加热熔融，产生白色或黄白色火焰，伴有白色浓烟。取玻片覆盖后，有白色冷凝物，刮取少量，置试管内加水煮沸使溶解，必要时滤过，溶液加硫化氢试液数滴，即显黄色，加稀盐酸后生成黄色絮状沉淀，再加碳酸铵试液，沉淀复溶解。

【质量评价】

（1）经验鉴别 以色红、块大、质松脆、有光泽者为佳。

（2）三价砷和五价砷 照汞和砷元素形态及其价态测定法中砷形态及其价态测定法测定，含三价砷和五价砷的总量以砷（As）计，不得过7%。

（3）含量测定 本品含硫化砷（As_2S_2）含量不得少于90%。

【性味功效】性温，味辛，有毒；归肝、大肠经。燥湿，杀虫，解毒。雄黄中有时含有砷的氧化物，服用后易引起中毒，故须先经检验，然后应用。此外，雄黄遇热易分解，产生剧毒的三氧化二砷，因此忌用火煅。入丸散，0.05~0.1g，外用适量，熏涂患处。

扫码"学一学"

自然铜 Zirantong

Pyritum

【本草考证】本品为常用中药，始载于《开宝本草》，又名"石髓铅"。据考证古代所用药物自然铜有矿物自然铜或黄铜矿及黄铁矿。

【来源】为等轴晶系硫化物类矿物黄铁矿族黄铁矿。

【产地】主产于四川、广东、江苏、云南等省区。

【采收加工】全年可采。拣取矿石，去净杂石、砂土以及黑锈后，敲成小块即可。

【性状鉴别】药材多呈方块形，直径 0.2~2.5cm。表面亮黄色，有金属光泽，有的表面由于氧化成氧化铁而呈黄棕色或棕褐色，具棕黑色或墨绿色细条纹及砂眼，立方体相邻晶面上的条纹相互垂直，是其重要特征。条痕色绿黑色或棕红色，断口呈条差状，有的呈贝壳状。体重，质硬脆，易砸碎，硬度 6~6.5，相对密度 4.9~5.2。断面黄白色，有金属光泽，或棕褐色，可见银白色亮星。无臭，无味。

【显微鉴别】光学特征：反射偏光镜下反射光下显金属光泽，浅黄铜色；无解理。均质性。

【化学成分】含二硫化铁（FeS_2），常含镍、砷、锑、铜、钴等杂质。

【理化鉴别】取本品粉末 1g，加稀盐酸 4ml，振摇，滤过，滤液加亚铁氰化钾试液，即生成深蓝色沉淀。

【质量评价】

（1）经验鉴别：以块整齐，色黄而光亮，断面有金属光泽且不含岩石杂质者为佳。

（2）铁　用重铬钾测定法，本品含铁（Fe）应为 40.0%~55.0%。

【性味功效】性平、味辛；归肝经。散瘀止痛，续筋接骨。用量 3~9g，入煎剂需先煎，多入丸散。外用适量。

磁 石 Cishi

Magnetitum

本品为等轴晶系氧化物类磁铁矿的矿石，主含四氧化三铁（Fe_3O_4）。药材为不规则块状集合体，大小不一，有时略带方形，多具棱角。表面铁黑色或棕褐色，有时表面附有少许棕红色粉末，常具半金属光泽，不透明。晶体常呈八面形，少数为菱形十二面体。质坚硬，硬度 5.5~6，相对密度 4.9~5.2，条痕黑色，断口半贝壳状至不平状。具磁性，但日久磁性下降。有土腥气，无味。以色灰黑、断面致密有光泽、能吸铁者为佳。反射偏光镜下反射色为灰色，并微带棕色。近等轴粒状，沿粒间往往被赤铁矿交代；赤铁矿呈亮灰色，纤维状，非均质明显。正交偏光镜下为均质性；反射率20%（伏黄）。性寒，味辛，归肝、心、肾经。潜阳纳气，镇惊安神。用量 9~30g。

赭 石 Zheshi

Haematitum

【来源】为氧化物类矿物刚玉族赤铁矿的矿石。

【产地】 主产于山西、河北、山东、湖南、四川、广东等地。

【采收加工】 全年可采，采挖后选取表面有钉头状突起的部分，除去泥沙、杂石。

【性状鉴别】 为豆状、肾状集合体，多呈不规则的扁平状。暗棕色或灰黑色，条痕樱红色或红棕色，有的有金属光泽。一面多有圆形的突起，习称"钉头"。另一面与突起相对应处有同样大小的凹窝。体重，质硬，砸碎后断面显层叠状。气微，味淡。

【显微鉴别】 光学特征：反射偏光镜下呈钢灰色至铁黑色，金属光泽，无解理。一轴晶，负光性。折射率：$N_o = 2.988$，$N_e = 2.759$

【化学成分】 含三氧化二铁（Fe_2O_3）。尚含少量 SiO_2 及铝、钙等元素。

【理化鉴别】

（1）取粉末约 0.1g，置试管中，加入盐酸 2ml，振摇，放置 10 分钟，取上清液 2 滴，加硫氰酸铵试液 2 滴，溶液即显血红色；另取上清液 2 滴。加亚铁氰化钾试液 1～2 滴，立即生成蓝色沉淀；再加 25% NaOH 试液 5～6 滴，沉淀变成棕色。

（2）X 射线衍射分析 钉头代赭石和煅钉头代赭石 X 射线衍射曲线为相同的衍射线，仅石英（2.51）线有所增强。与无钉头代赭石 X 射线的矿物组分不同。（图19-3、图19-4）

【质量评价】

（1）经验鉴别 以色红棕、断面层次明显、有钉头、无杂石者为佳（有钉头的煅后乌黑色，层层脱落，无钉头的则为灰黑色）。

（2）含量测定 本品含铁（Fe）不得少于 45.0%。

【性味功效】 性寒，味苦；归肝、心、肺、胃经。平肝潜阳，降逆，止血。用量9～30g，先煎。药理试验表明内服后能收敛胃肠壁，保护胃黏膜，能促进红细胞和血红蛋白的新生。

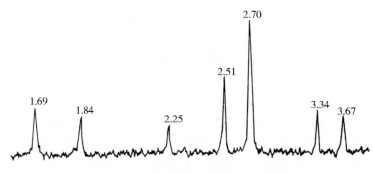

图 19-3 钉头赭石 X 射线衍射曲线

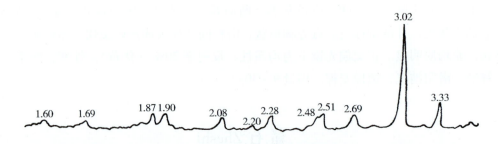

图 19-4 无钉头赭石 X 射线衍射曲线

信 石 Xinshi

Arsenicum

扫码"学一学"

【本草考证】本品为少常用中药，原称砒石，始载于《开宝本草》。李时珍曰："惟出信州（今江西上饶、贵溪），故人呼为信石"

【来源】为氧化物类矿物砷华，或由硫化物类矿物毒砂、雄黄或雌黄加工升华制成。

【产地】主产于江西、湖南、广东、贵州等地。

【采收加工】采集天然的砷华矿石，除去杂质，研细粉或砸碎，装入砂罐内，用泥封口，置炉火中煅烧，取出放凉，研细粉用；或与绿豆同煮以减其毒性。目前多以雄黄、雌黄或毒砂燃烧，产生气态的三氧化二砷，再经冷却凝固而成。经升华制成品俗称砒霜。

【性状鉴别】有红信石、白信石两种。药用以前者为主，呈不规则的块状，大小不一，类白色，杂有黄色和红色彩晕，略透明或不透明，具有玻璃状或绢丝状光泽，有的无光泽。质脆，易砸碎，断面凹凸不平或呈层状。无气味，但稍加热即有蒜和硫磺臭气。极毒，不能口尝。白信石无色或白色，毒性更大。

【显微鉴别】光学特征：偏光镜下为无色均质体晶粒，有时呈异常双折射，折射率为1.75，表面正突起，有交错的解理纹。

【化学成分】含三氧化二砷（As_2O_3），尚含硫、铁等杂质。

【理化鉴别】

（1）取本品粉末，放入闭口管中，加热，得白色升华物（纯品137℃升华），镜检可见大量的四面体或八面体结晶。

（2）本品水溶后为弱酸性，通硫化氢后产生三硫化二砷沉淀。

【质量评价】经验鉴别：以块状、色红润、具晶莹直纹、无渣滓者为佳。

【性味功效】性热，味辛、酸，有大毒；归肺、肝经。外用蚀疮去腐、杀虫；内服祛痰、平喘、截疟。外用适量，研末撒敷或入药膏中贴之，不宜过量，以防局部吸收中毒。入丸、散服，每次1～3mg，不可持续服用，不能做酒剂服。孕妇忌用。

轻 粉 Qingfen

Calomelas

本品为用升华法炼制而成的氯化亚汞结晶，亦称甘汞。主产于天津、河北、湖北、湖南、四川、云南等地。药材呈鳞片状结晶，状似雪花，半透明或微透明。色白，有银色光泽。体轻质脆，手捻易碎成白色粉末。无臭无味。遇光颜色缓缓变暗。以色白、片大、体轻、具银色光泽者为佳。透射偏光镜下呈无色透明；片状，不规则长片状、长条形，先端常呈角状，高正突起。双晶为对称消光，双晶面平行解理面；单晶为平行消光，有的具晕彩。本品性寒，味辛，有毒。入肝、肾经。外用攻毒、祛腐、杀虫、止痒，内服祛痰、利水、通便。外用为主，研末调涂或外搽，或制膏外贴，但不可过量和久用。内服宜慎，多入丸剂或装入胶囊，每次0.06～0.15g，一日不得超过2次。本品与水共煮，则分解成剧毒的氯化汞及金属汞，故忌入汤剂。孕妇、小儿和体质虚弱者禁服。

炉甘石 Luganshi

Calamina

【来源】 为碳酸盐类矿物方解石－文石族菱锌矿或水锌矿，药材分别称生甘石和浮水甘石。

【产地】 主产于广西，四川、云南、湖南等地亦产。

【采收加工】 采挖后，洗净晒干，除去杂石即得。

【性状鉴别】

（1）生甘石　呈不规则的块状或钟乳石状集合体，不透明，表面具粉性，土状光泽，凹凸不平，多孔，似蜂窝状，白色、灰白色或淡土黄色。条痕灰白色至淡棕色。体轻，易碎，断面白色或浅土黄色，有的具黄白相间的花纹。无臭，味微涩。

（2）浮水甘石　多呈白色，孔隙较多，体轻而松软，具较强吸水性，舔之粘舌。

【显微鉴别】 光学特征：生甘石（菱锌矿）透射偏光镜下薄片无色透明，由于铁质污染，结晶较差，呈褐棕色，结晶体菱面体清楚，粒径一般为 0.01mm，粒与粒镶嵌紧密。折射率 $N_e = 1.849$，$N_o = 1.621$；干涉色呈高级彩色；平行消光。一轴晶；负光性。浮水甘石（水锌矿）透射偏光镜下微带黄色，往往呈环形针状和粒状。针体常沿解理裂隙分布，长 0.03mm；粒状菱面体清楚，粒径 0.01 – 0.02mm。折射率 $N_p = 1.640$，$N_m = 1.736$，$N_g = 1.750$；干涉色鲜艳（较高）；平行消光。二轴晶；正光性。

【化学成分】 生甘石主含碳酸锌（$ZnCO_3$），此外尚含少量铁、钙、镁、锰等的氧化物，少数尚含少量铜、钴、镉、铅和痕量的锗、铟等；浮水甘石主要为碱式碳酸锌 $[Zn_5(CO_3)_2 \cdot (OH)_6]$，以及镁、铁、铝、镉、铅等杂质。

【理化鉴别】

（1）取本品粗粉 1g，加稀盐酸 10ml，即泡沸，发生二氧化碳气，导入氢氧化钙试液中，即生成白色沉淀。

（2）取本品粗粉 1g，加稀盐酸 10ml 使溶解，滤过，滤液加亚铁氰化钾试液，即生成白色沉淀，或杂有微量的蓝色沉淀。

【质量评价】

（1）经验鉴别　一般以体轻、质松、色白者佳。

（2）含量测定　本品按干燥品计算，含氧化锌（ZnO）不得少于 40.0%。

【性味功效】 性平，味甘，归胃经。明目退翳，生肌止痒，收湿敛疮。宜炮制后使用，不作内服，专作外用，外用适量，研末撒或油调敷。煅炉甘石主含氧化锌。广用于皮肤科，作为中度的防腐、收敛、保护剂。

赤石脂 Chishizhi

Halloysitum Rubrum

本品为硅酸盐类矿物多水高岭石族多水高岭石矿石，主含四水硅酸铝 $[Al_4(Si_4O_{10})(OH)_8 \cdot 4H_2O]$。药材为块状集合体，呈不规则的块状。粉红色、红色至紫红色，或有红白相间的花纹。质软，易碎，断面有的具蜡样光泽。吸水性强。具黏土气，味淡，嚼之无沙粒感。透射偏光镜下：薄片中无色透明，微带黄褐色。结晶极细，一般偏光显微镜放大倍数根本不能分辨其晶粒界限；低负突起或低正突起，很不明显。干涉色很低。几乎似均质体。电子显微镜观察，多水高岭石呈棒状集合体。性温，味甘、酸、涩。归大肠、胃经。涩肠，止血，生肌敛疮。

青礞石 Qingmengshi

Chloriti Lapis

【来源】　为变质岩类黑云母片岩或绿泥石化云母碳酸盐片岩。

【产地】　黑云母片岩主产于河南新乡一带，绿泥石化云母碳酸盐片岩主产于浙江淳安地区，两者在其他省区亦产，如江苏、湖北、湖南、四川等。

【采收加工】　全年可采，挖出后，除去杂石和泥沙。

【性状鉴别】

（1）黑云母片岩　鳞片状或片状集合体，由黑云母及少量石英和中长石组成。呈不规则扁块状或长斜块状，无明显棱角，褐黑色或绿黑色，具玻璃样光泽。质软易碎，断面呈较明显的层片状。碎粉黑色或黑中带绿，具星状闪光，呈鳞片状。气微，味淡。

（2）绿泥石化云母碳酸盐片岩　鳞片状和粒状集合体，主要为碳酸盐和部分金云母、绢云母及少量石英组成。呈灰色或绿灰色不规则块状，夹有银色或淡黄色鳞片，具珍珠样光泽。质松易碎，粉末为灰绿色小鳞片，具星点样闪光（绿泥石化云母片），以及类白色颗粒（碳酸盐）。气微，味淡。

（3）饮片：除去杂质，砸成小块。呈鳞片状，不规则碎块或颗粒，碎块直径 0.5 ~ 2cm，厚 0.5 ~ 1cm，无明显棱角。褐黑色、绿褐色或灰绿色，具玻璃样光泽。碎块断面呈较明显层片状。质软，易碎，气微，味淡。

【显微鉴别】

1. **黑云母片岩**　主为黑云母及少量石英、中长石组成。

（1）黑云母　薄片中呈黄褐色至褐色；片状依一定方向排列；正突起中度；多色性和吸收性很强，N_g、N_m 为深褐色，N_p 为黄色；二轴晶；负光性。

（2）石英　薄片中无色透明；粒状；分布于黑云母片间；低正突起；无解理。最高干涉色为Ⅰ级黄白色；具波状消光现象。一轴晶；正光性。

（3）中长石　薄片中无色或淡灰色；分布于黑云母片间；低正突起。最高干涉色为Ⅰ级灰色；可见钠长石双晶。二轴晶；正光性。

2. **绿泥石化云母碳酸盐片岩**　主为碳酸盐、金云母（部分绿泥石化）、绢云母及少量石英组成。

（1）金云母　薄片中呈淡褐黄色；片状，沿方解石边缘分布，具微弱多色性；解理完全；低正突起；含有黑褐色针状包裹体，呈放射状排列（转变为绿泥石者薄片中呈淡绿色，多色性明显）。近于平行消光。二轴晶；负光性；光轴角很小。

（2）绢云母　薄片中无色，有时带有弱绿色；小鳞片状；低正突起。干涉色似织锦缎，绚烂五彩。

【化学成分】　黑云母片岩主含钾、镁、铁、铝的硅酸盐 [$K(Mg, Fe)_2(Al Si_3 O_{10})(OH, F)_2$]，此外尚含钙、钛、锰等杂质。绿泥石化云母碳酸盐片岩主含铁、镁、铝的硅酸盐和钙、镁的碳酸盐。

【理化鉴别】绿泥石化云母碳酸盐片岩遇稀盐酸产生气泡，加热后泡沸激烈。

【质量评价】经验鉴别：黑云母片岩以绿黑色，质软易碎，有光泽者为佳。绿泥石化云母碳酸盐片岩以灰绿色，有光泽者佳。

【性味功效】性平，味甘、咸；归肺经、心经、肝经、胃经、大肠经。坠痰下气，平肝镇惊，消食攻积。

附：

金礞石

本品为变质岩类蛭石片岩或水黑云母片岩。鳞片状集合体。呈不规则块状或碎片，碎片直径、块状者直径2～10cm，厚0.6～1.5cm，无明显棱角。棕黄色或黄褐色，带有金黄色或银白色光泽。质脆，用手捻之，易碎成金黄色闪光小片。具滑腻感。气微，味淡。坠痰下气，平肝镇惊。用于顽痰胶结，咳逆喘急，癫痫发狂，烦躁胸闷，惊风抽搐。金礞石含大量 Fe^{3+}、Fe^{2+}、Al^{3+}、Mn^{2+} 及少量 Mg^{2+} 和 SiO_2，表明金礞石为富含 Fe 和 Al 的硅酸盐，而不同于青礞石，故将青礞石和金礞石分作二药，但临床效用可以互参。

滑 石 Huashi

Talcum

【来源】为硅酸盐类矿物滑石族滑石。习称"硬滑石"。系由热水和岩石中的镁和硅化合而成。产生于变质超基性，铁镁含量高的硅酸盐岩石和白云质石灰岩中。

【产地】主产于山东、辽宁、江西、广西、江苏、陕西、山西、浙江等省。

【采收加工】全年可采，挖出矿石后，去净泥沙和杂质。

【性状鉴别】本品多为块状或鳞片状集合体。呈不规则块状或扁块状，大小不一。白色，黄色或淡蓝灰色，有蜡样光泽，半透明或不透明。质软细腻，手摸有润滑感。无吸湿性，置水中不崩解。硬度约为1，条痕白色，用指甲可以刮下白粉。相对密度为2.7～2.8。气微，味淡，微具凉感。

【显微鉴别】晶体为六方或菱形板状。在透射偏光镜下，薄片中无色透明或微透明，低正突起，最高干涉色达Ⅲ级橙色，底面切片为Ⅰ级红紫色。近于平行消光，正延长符号。二轴晶，呈负光性。光轴角一般在10°以内。

【化学成分】含水硅酸镁 $[Mg_3(Si_4O_{10}(OH)_2$ 或 $(3MgO \cdot 4SiO_2 \cdot H_2O)]$，其中 MgO 31.7%，$SiO_2$ 63.5%，H_2O 4.8%；并常含有氧化铁、氧化铝等杂质。

【理化鉴别】

（1）本品水煮液遇石蕊试纸显中性反应。

（2）取本品粉末约0.2g，置铂坩埚中，加等量氟化钙或氟化钠粉末，加硫酸5ml，适当搅拌和加热，立即将悬有1滴水的铂坩埚盖盖上，片刻后，取下坩埚盖，水滴中出现白色浑浊。

（3）取本品0.5g置烧杯中，加10ml盐酸溶液（4→10），盖上表面皿，加热至沸，不时摇动，保持40分钟，然后用快速滤纸滤过，用水洗涤残渣4～5次。取残渣约0.1g，置铂坩埚内，加入 10 滴硫酸（1→2）和 5ml 氢氟酸，加热至有白烟出现时取下冷却后，加水 10ml 使其溶解。取该溶液 2 滴，加镁试剂（对硝基偶氮间苯二酚 0.1g，溶入 1000ml 4% 氢氧化钠溶液中即可）1 滴，滴加氢氧化钠溶液（4→10）使呈碱性，出现天蓝色沉淀。

【质量评价】

（1）经验鉴别　以块体整洁、色白、质滑、无杂石者佳。习惯以江西产品为最优，习称"西滑石"。

（2）铁盐　水煮滤液遇稀盐酸与亚铁氰化钾试液，不得即时显蓝色。

【性味功效】 性寒，味甘、淡。归膀胱、肺、胃经。利尿通淋，清热解毒，去湿敛疮。

知识拓展

1. **滑石粉**　本品由滑石粉碎而成，为微细无砂性的粉末，白色或类白色，手摸有滑润感，无臭无味。以粉细、色白、无杂质者佳。滑石粉颗粒小，总面积大，能吸附大量化学刺激性成分或有毒物质，撒布于发炎或破损组织表面，具有保护作用；内服时，除保护发炎的胃肠黏膜而发挥镇吐、止泻作用外，还能阻止毒物在胃肠道中的吸收。

2. **软滑石**　来源于天然的硅酸盐类黏土矿物高岭石（Kaolinitum）。主产于江西和四川。呈不规则土块状，大小不一。白色或杂有浅红色、棕浅色、灰色，无光泽或稍有光泽。质较松软，手捻即可碎成白色粉末，手摸有滑腻感。硬度 1，相对密度 2.58～2.60。微有泥土样气，无味而有粘舌感。主含水合硅酸铝（$Al_2O_3 \cdot 2SiO_2 \cdot 2H_2O$），有时含少量的铁。功效与滑石类同。

石膏 Shigao

Gypsum Fibrosum

【本草考证】 本品为常用中药，始载于《本经》，列为中品。《本草纲目》曰："石膏有软、硬二种，软石膏，大块生于石中，作层如压扁米糕形，每层厚数寸，有红白二色，红者不可服，白者洁净、细文短密如束针，正如凝如白蜡状，松软易碎，烧之即白烂如粉。"记载特征与现今所用石膏相符。

【来源】 为硫酸盐类矿物石膏族石膏。主要由化学沉积作用形成，常产生于海湾盐湖和内陆湖泊的沉积岩中，多与石灰岩、黏土和岩盐伴生。

【原矿物】 晶体结构属于单斜晶系。晶体呈板块状、柱状，并常呈燕尾状双晶。集合体呈块状、片状、纤维状或粉末状。无色透明或白色半透明，或因含杂质而成灰白、浅红、浅黄等不同颜色。具玻璃样光泽，解理面具珍珠样光泽，纤维状集合体呈绢丝光泽。硬度 1.5～2，用指甲能刻划。相对密度 2.3～2.37。解理薄片具挠性。纤维状集合体称纤维石膏，目前多药用。无色透明的晶体习称透明石膏，雪白色细晶粒状和块体者习称雪花石膏。

石膏主要是由化学沉积作用而形成。如在气候干燥的内海或湖盆地，由于水分大量蒸发，卤水浓度逐渐升高，最先从溶液中析出硬石膏，随着卤水浓度继续增加（或超过42℃），石膏析出，最后沉淀盐岩等，因此三种矿物常共生。

石膏也可由硬石膏水化而成。此外，硬石膏层位于近地表部分，外部压力低，受地表水作用明显，常可转变为石膏。

扫码"学一学"

扫码"看一看"

【产地】全国多数地区都有石膏矿分布，甘肃、湖北、四川、安徽和山西等地有大型石膏矿床，湖北应城、河南新安、西藏昌都和安徽凤阳产者最为有名。

【采收加工】全年可采。挖出后去净泥土杂石，打成小块，供生用；或将石膏煅至红透，放冷，拣去杂石，研细，过100目筛作熟石膏用。

【性状鉴别】本品为纤维状的集合体，呈长块状、板块状或不规则块状，大小不一，易裂成菱形薄块；全体白色、灰白色或淡黄色，有的附有青灰或灰黄色片状杂质，半透明。上下两面较平坦，无纹理和光泽，纵断面具纤维状纹理和绢丝样光泽。质较松软，硬度1.5~2，相对密度2.3，指甲能刻划，条痕白色。具土腥气，嚼之显粉性，味淡。（图19－5）

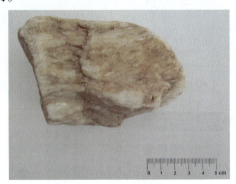

图19－5　石膏药材图

石膏加热至108℃即可失去部分结晶水变成熟石膏，呈白色不透明块状或粉末状，与水相遇，又可复成生石膏。

透明石膏为片状或柱状晶体集合体，呈不规则块状或板状，无色或白色，透明，反射光呈月白色；条痕白色。雪花石膏为细粒或粉末状集合体，呈不规则致密块状，白色，不透明，光泽弱，有时碎粒呈透明状，具玻璃样光泽；条痕白色。

【显微鉴别】透射偏光镜下，薄片无色透明，晶形纤维状或柱状，负突起低，糙面不显著。一组解理完全或清晰。正交偏光间干涉色为一级白色至黄白色，平行（010）面上多为斜消光，有时在垂直（010）面上为平行消光。负延性。锥光镜下二轴晶，正光性。折光率：$N_p = 1.521$，$N_m = 1.523$，$N_g = 1.530$。

【化学成分】含水硫酸钙（$CaSO_4 \cdot 2H_2O$），其含量不得少于95.0%。此外，其中常夹有砂粒、黏土、有机物和硫化物等。煅石膏主要为无水硫酸钙。

【理化鉴别】

（1）以铂丝沾取少许粉末，用盐酸湿润，燃烧时显砖红色火焰。

（2）取本品粉末约0.2g，加稀盐酸10ml，加热使其溶解，取2ml，加氯化钡试液，即产生白色沉淀，收集沉淀，再加盐酸或硝酸该沉淀均不溶解。

（3）取本品一小块（约2g），置具有小孔软木塞的试管内，灼烧，管壁有水生成，小块变为不透明体。

（4）取本品粉末适量，照红外分光光度法试验，供试品的红外吸收图谱应与二水硫酸钙对照品（$CaSO_4 \cdot 2H_2O$）具有相同的特征吸收峰。

【质量评价】

（1）经验鉴别　以色白、块大、纵断面纤维状、具光泽、半透明、无杂石者为佳。

（2）检查　重金属不得过10mg/kg；砷盐不得过2mg/kg。

（3）含量测定　含含水硫酸钙（$CaSO_4 \cdot 2H_2O$）不得少于95.0%。

【性味功效】性大寒，味甘、辛；生用能清热泻火，生津除烦；打碎先煎，或入丸散。煅用能生肌敛疮，多外用，研末撒敷患处或调敷。

芒 硝 Mangxiao

Natrii Sulfas

扫码"学一学"

【本草考证】本品为常用中药,《神农本草经》载有"朴消",列为上品。芒硝始载于《名医别录》,云:"生于朴消。"《雷公炮炙论》云:"芒消是朴消中炼出形似麦芒者。"《本草纲目》曰:"生于盐卤之地,状似末盐——煎炼入盆,凝结在下,粗朴者为朴消,在上有芒者为芒消;有牙者为马牙消。"明确了芒硝的来源,而且指出了与朴消的区别。

【来源】为硫酸盐类芒硝族矿物芒硝,经加工精制而成的结晶体。

【原矿物】单斜晶系。晶体为短柱状,通常成致密粒状、被膜状。无色透明,但常带浊白、浅黄、淡蓝、淡绿等色。条痕为白色。玻璃样光泽。断口贝壳状,硬度 1.5～2。相对密度 1.5。性脆。形成于含钠离子和硫酸根离子饱和溶液的内陆盐湖中。

【产地】全国大部分地区均有生产。多产于海边碱土地,矿泉,盐场附近及潮湿的山洞中。

【采收加工】全年可采。取天然产的不纯芒硝(俗称"土硝"或"皮硝"),加水溶解,放置使杂质沉淀,滤过,滤液加热浓缩,放冷后析出结晶,为"芒硝"。

【性状鉴别】本品为致密状集合体,呈棱柱状、长方形或不规则块状,两端不整齐,无色透明或类白色半透明,具玻璃样光泽。质脆易碎,硬度 1.5～2,相对密度 1.48,条痕白色。断口贝壳状。无臭、味咸。暴露在空气,其表面逐渐风化而覆盖一层白色粉末。

【显微鉴别】光学特征:偏光镜下观察呈无色透明,呈板状或板条状;低突起。一般解理完全。锥光镜下二轴晶。负光性,折射率 $N_p \approx 1.394$,$N_m \approx 1.396$,$N_g \approx 1.398$。

【化学成分】含水硫酸钠($Na_2SO_4 \cdot 10H_2O$),此外常夹杂食盐、硫酸钙、硫酸镁等杂质。

【理化鉴别】

(1)取本品少许在火焰中燃烧,焰呈黄色。

(2)本品的水溶液显钠盐与硫酸盐的鉴别反应。

【质量评价】

(1)经验鉴别 以无色、透明、呈结晶块状者为佳。

(2)铁盐与锌盐 取本品 5g,加水 20ml 溶解后,加硝酸 2 滴,煮沸 5 分钟,滴加氢氧化钠试液中和,加稀盐酸 1ml、亚铁氰化钾试液 1ml 与适量的水使成 50ml,摇匀,放置 10分钟,不得发生浑浊或显蓝色。

(3)镁盐 取本品 2g,加水 20ml 溶解后,加氯试液与磷酸氢二钠试液各 1ml,5 分钟内不得发生浑浊。

(4)重金属不得超过 10mg/kg;砷盐不得超过 10mg/kg。

(5)干燥失重 减失重量应为 51.0%～57.0%。

(6)含量测定 干燥品含 Na_2SO_4 不得少于 99.0%。

(7)氯化物 取本品 0.20g,依法检查,与标准氯化钠溶液 7.0ml 制成的对照液比较,不得更浓(0.035%)。

(8)酸碱度 加甲基红指示剂 2 滴,不得显红色,加溴麝香草酚蓝指示液 5 滴,不得显蓝色。

【性味功效】性寒,味咸、苦;归胃、大肠经。泻热通便,润燥软坚,清火消肿。

附：

玄明粉

本品为失去结晶水的芒硝，为细的粉末。白色，无光泽。不透明。质疏松。无臭，味咸。有引湿性。以粉细、色白、干燥者为佳。性寒，味辛咸；无毒。玄明粉质纯且已脱水便于制成散剂，除内服外，常作口腔，眼疾等的外用药。

胆 矾 Danfan

Chalcanthitum

本品为三斜晶系胆矾的矿石或为人工制成的含水硫酸铜。药材呈不规则的块状结晶体，半透明至透明，具玻璃样光泽，深蓝或淡蓝色，微带浅绿色，常附白色粉霜。质脆易碎，碎块呈棱柱状，硬度2.5，相对密度2.1～2.3。条痕无色或带浅蓝色，断口贝壳状。无臭，味酸涩。以块大、色深蓝、半透明者为佳。透射偏光镜下呈小板状及片状；无色至淡蓝色。折射率 $N_p = 1.514$，$N_m = 1.537$，$N_g = 1.543$；双折射率：$N_g - N_p = 0.029$。本品性寒，味酸、辛，有毒；归肝、胆经。涌吐，解毒，祛腐。内服0.3～0.6g，外用适量，研末撒敷，或用水溶化后外洗。

硫 黄 Liuhuang

Sulfur

【来源】 为自然元素类硫黄族矿物自然硫。

【产地】 主产于内蒙古、陕西、四川、河南和山西，江苏、湖南、广东、台湾等地亦产。

【采收加工】 采挖后，加热熔化，除去杂质即得；或用含硫矿物经炼制升华制得。

【性状鉴别】 本品属斜方晶系，晶体为锥柱状、板柱状、板状或针柱状。集合体致密或疏松，呈不规则块状，表面不平坦，常具多数小孔，具脂肪样光泽。淡黄色或黄色，有时因含不同杂质而带黑、灰、绿或红色。条痕白色至淡黄色。解理多组，不完全。体轻，质松，易碎，硬度1～2，相对密度2.05～2.08，致密块体断面呈贝壳状至不平坦状，纵断面常见细柱状或针状结晶，近于平行排列，具金刚光泽，有的呈蜂窝状。有特异的臭气。用手握紧置于耳旁，可闻轻微的爆炸声。燃烧时易熔化，火焰为蓝色，并有二氧化硫的刺激性臭气。

【显微鉴别】

（1）粉末特征 用5%的稀甘油装片可见众多不规则多面体或长多面体形晶体，大小不等，一般长13～100，宽10～70，晶体无色或淡黄色，半透明，棱角较明显。

（2）光学特征 透射偏光镜下无色透明，微带黄色。高突起，暗边明显。折光率 $N_p = 1.9579$，$N_m = 2.0371$，$N_g = 2.245$。干涉色极高，斜消光。双折射率 $= 0.2571$。

【化学成分】 含硫（S），尚含砷、碲与砷等杂质。

【理化鉴别】 本品燃烧时易熔融，火焰为蓝色，并有二氧化硫的刺激性臭气。

【质量评价】

（1）经验鉴别 以块整齐、色黄、有光泽、质松脆、无杂质者佳。

（2）含量测定　本品含硫（S）不得少于98.5%。

【性味功效】性温，味酸，有毒；归肾、大肠经。外用可解毒杀虫，疗疮，内服补火助阳，通便，外用适量。孕妇慎用。

龙骨 Longgu

Os Draconis

【来源】本品为三趾马、象类、犀类、牛类、鹿类等古代哺乳动物的骨骼化石，习称"龙骨"；或象类门齿的化石，习称"五花龙骨"。

【性状鉴别】

（1）龙骨　多呈骨骼状或已破碎呈不规则的块状，大小不一。外表面白色、灰白色、黄白色或浅棕色，较平滑，有的具纹理或裂隙，或具棕色条纹和斑点。质硬，砸碎后的断面不平坦，有的中空，色白或黄白，细腻呈粉质。关节处膨大，断面常具蜂窝状小孔。吸湿性强，以舌舐之有吸力。无臭，无味。本品在无色火焰中灼烧，应不发烟，不变黑，无异臭。以质硬、色白、吸湿力强者佳。

（2）五花龙骨　呈圆柱状或大小不一的不规则块状，长短不一，直径5～25cm。全体呈灰白色、黄白色或淡黄棕色，夹有蓝灰色和红棕色深浅粗细不同的花纹，稀有不具花纹者。表面平滑或略有光泽，有时具小裂隙，或片状剥落而表面不平坦。质硬而酥脆，断面粗糙，可见宽窄不同的同心环纹。吸湿性强，以舌舐之有吸力。无臭，无味。以体轻质脆，具蓝灰、红、棕等色的花纹，易分层，吸湿性强者为佳。

习惯认为五花龙骨优于龙骨。如果断面无吸湿性，烧之发烟而有异臭者，不可供药用。

【显微鉴别】取龙骨和五花龙骨磨制横向薄片，置显微镜下观察，龙骨可见到骨管、骨板及骨细胞等骨组织构造；五花龙骨则呈致密的层状构造。在透射偏光镜下，为纤维状或粒状个体，依生物结构为中心有空洞的同心环状分布。粒径约0.1mm的个别晶体，无色透明，呈正突起，干涉色Ⅰ级，平行消光，负延性。

【性味功效】性平，味甘、涩。镇惊安神，平肝潜阳，收敛涩精，生肌敛疮等。打碎先煎，或入丸散；外用适量，研末撒或敷患处。通常安神平肝宜生用，收涩敛疮宜煅用。

附：

龙齿 Dens Draconis

本品为龙骨原动物的牙齿化石。外形呈较完整的齿状或破碎的块状，分为犬齿和白齿。犬齿呈圆锥状，先端较细或略弯曲，直径0.5～3.5cm，近尖端处中空；白齿呈圆柱形或方柱状，略弯曲，一端较细，长2～20cm，直径1～9cm。多有深浅不同的棱。其中呈青灰色或暗棕色者，习称"青龙齿"；呈黄白者，习称"白龙齿"，质地较硬。有的表面尚有光亮的珐琅质。断面粗糙，凹凸不平或有不规则的凸起棱线，有吸湿性。无臭，无味。成分与龙骨相似。性凉，味甘、涩。具有镇惊安神，清心除烦的功效。

扫码"练一练"

（刘塔斯）

中成药类

第二十章 中成药的鉴定

第一节 概 述

中成药鉴定（Chinese patent medicines authentication）就是通过一定的检测手段和方法对中成药进行品种和质量鉴定。中成药的质量问题一直被医药工作者所重视。

一、中成药鉴定的历史

中成药包括丸、散、膏、丹等各种剂型，其组方药材已失去了原有性状特征，仅凭肉眼很难辨认，加之所用辅料多种多样，给鉴定工作带来了许多困难。自古以来，相当一段时间流传着"丸散膏丹，神仙难辨"的说法。许多本草著作都不同程度地反映了中药的制剂类型和质量评价方法。在长沙马王堆三号汉墓出土文物中，有一部较完整的帛书《五十二病方》，其成书早于《黄帝内经》，该书中已记载了一些制剂的剂型，显示了中成药的悠久历史。汉代《伤寒论》《金匮要略》已较系统地记述了制剂的工艺和标准。至公元1107年颁布《太平惠民和剂局方》时，中药制剂已经有比较统一的制剂规范。此后，明清的中药著作都不同程度地反映了中药制剂的质量标准。如历代医书中记载：熬制蜜膏以"滴束昌纸上，不阴为度"，作为控制成品黏稠度的标准；对蜜丸的质量要求应呈黄白色，稠如凝脂，气香，味纯，油性大，以木棍挑起，落下时呈拉丝状或折叠呈片状；熬制阿胶所选用原料应为优质驴皮，所用水为"阿井之水"，成品应达到"挂旗"出锅；熬膏药要用芝麻油，贵重药材要定温加入等。长期以来，传统的中药质量控制手段是从对处方的审订、炮制方法和制剂工艺入手，进行详细规定，而且这些规定大都是实际应用的经验总结。

二、中成药鉴定的发展

由于大多数中药的有效成分尚不十分清楚，致使中成药鉴别与质量标准研究工作发展缓慢，随着科学的进步，分析仪器的发展，多学科的协作，中成药鉴别和质量控制也逐渐发展和成熟起来。《中国药典》从1977年版开始收载中成药显微鉴别法，对含有原药材粉末的中成药进行定性鉴别，少数品种增加了理化分析，对个别品种按制剂通则要求进行有关项目的测定，如酒剂的含醇量测定，丸剂的水分、灰分测定，醇溶性提取物的测定及重金属检查等。随着色谱技术的应用，《中国药典》1985年版对中成药鉴别采用了薄层色谱法，该方法在《中国药典》1990年版中得到了广泛的应用，并开始应用薄层扫描法和分光光度法对中成药进行含量测定。《中国药典》1995年版应用薄层扫描法、光谱法进行含量测定的中成药数量增加到 9 种和 18 种，并开始应用高效液相色谱法（3 种）进行含量测定。《中国药典》2000 年版用高效液相色谱法进行含量测定的中成药数目达 50 种，薄层扫描法达 30 种，分光光度法达 25 种，并开始应用气相色谱法对 4 种中成药进行含量测定，使控制中成药质量水平进一步提高。《中国药典》2005 年版新增中成药 116 种，并且增加了中药注射剂安全性检查法应用指导原则。《中国药典》2010 年版新增中成药 499 种，大量采用高效液相色谱法进行含量测定，大量使用了专属性较强的薄层色谱（TLC）鉴别技术，所有含生药粉的中成药都增加了专属性很强的粉末显微鉴别。《中国药典》（2015 年版）新增中成药 437 种，2020 年版药典新增中成药 200 多种考虑临床急需，安全有效，质量可控，剂型合理的中成药品种。进一步扩大了对新技术、新方法的应用，以提高检测的灵敏度、专属性和稳定性。

三、中成药鉴定的特殊性

中成药鉴定与中药材鉴定有所不同。中成药鉴定的对象是中成药的组分（中药品种）和起主要作用的有效成分、毒性成分或指标性成分，应对它们做出定性、定量等各方面的评价。根据中医药理论，中成药的疗效是各组分的协同作用，难以用一种成分作为疗效指标，它的鉴定及质量标准研究离不开大复方的群体物质基础。由于中成药组成、所含成分、剂型的复杂性、多样性等自身的特点，给中成药鉴定工作带来了极大困难。主要体现在：①中成药多为数种或甚至几十种中药组成的复方制剂，由于原料药中药材品种繁多、炮制方法不一等多种原因，造成质量控制困难。②中成药化学成分的多样性、复杂性，导致中成药质量研究的艰巨性。即使是单味中药，其化学成分亦相当复杂，并且中药的化学成分，如碳水化合物、苷、生物碱、挥发油、树脂、鞣质、蛋白质、有机酸等，它们的理化性质各异，生物活性也截然不同，而这些成分在各类中药中却普遍存在，这给提取、分离、检测带来很大困难。③中药有效成分不明，是中成药鉴定工作的又一大障碍。从生物活性角度来看，中药化学成分可分为有效、辅助、无效三类。有效成分是指中药中起疗效的物质，如麻黄中的麻黄素，它是中成药质量研究中最为关键的部分；辅助成分是指本身没有特殊疗效，但能增加有效成分的作用，有利于有效成分的浸出或增强制剂稳定性的物质，如槟榔中的鞣质，可与驱绦虫成分槟榔碱结合而使其安全通过胃液至肠道中被释放而起作用。在有效成分检测时如何控制这些辅助成分的含量比例，也是值得研究的问题；无效成分是指无疗效甚至有害的物质。但有效成分和无效成分的概念是相对的，主要取决于治疗的需要，不可机械地划分。如同样是鞣质，在麻黄中为无效成分，在大黄中是收敛有效成分，在地榆中是止血有效成分。因此，中成药的质量评价要综合地、全面地考虑这些问题。④中成药的剂型种类繁多，目前中成药的剂型几乎包括了化学药所有的剂型，常见的剂型有丸剂、散剂、颗粒剂、胶囊剂、片剂、栓剂、滴丸剂、膜剂、膏剂、丹剂、胶剂、锭剂、合剂、酊剂、酒剂、糖浆剂、注射剂、气雾剂等，各剂型间的制备工艺差异较大，这也增加了中成药鉴定工作的困难。

第二节　中成药鉴定常用方法

中成药鉴定（Chinese patent medicines authentication）就是通过一定的检测手段和方法对其组成进行品种和质量的鉴定，以控制中成药的质量。

一、定性鉴别

中成药的定性鉴别是利用其各单味药的形态、组织粉末特征及所含有的化学成分的结构特性、主要化学反应、光谱特性、色谱特性及某些物理化学常数来鉴别各组成药材的有无及真伪情况。中药复方制剂一般药味较多，逐一鉴别尚有困难，应注意鉴别对象的选择，君药、臣药为主要对象，其次是剧毒药及贵重药。

常用的方法主要有显微鉴别法、一般化学反应法、升华法、荧光法、光谱法、色谱法以及 X 射线衍射法等。其中理化鉴别方法与前面各篇中相应动、植物类及矿物类单味药的理化鉴别方法基本一致，这里仅大体介绍一下较为特别的中成药显微鉴定方法。

中成药显微鉴定是指利用显微镜对中成药处方组成药材的组织碎片、细胞或内容物等特征进行鉴别。一般以药材细粉直接制成的中药制剂或添加有部分药材细粉的制剂都可采用该法进行鉴别，如大多数的散剂、丸剂、片剂、胶囊剂、锭剂以及少部分颗粒剂等。

1. **处方分析**　在进行中成药显微鉴定时，必须首先了解该成药的药物组成和制备方法，根据已知的处方情况，对各组成药材粉末逐一地进行分析、比较，尽可能地排除某些类似的细胞组织、内含物及其他粒块等的干扰和影响，选取各药材在该处方中较为专属性的特征（如果药典或其他书籍上已有记载的，该步也可省略）。可直接取成药进行制片观察，凡是较大的处方，应检查主药、贵重药及有毒性的药物，对其中含量少、不易观察鉴别或专属性特征不明显的药材，可不作分析。

2. **制片方法**　对散剂、胶囊剂等用原药材细粉直接制成的制剂，可按粉末制片法制片；水丸和片剂，可切半后从中刮取少许粉末装片或取数粒粉碎后取粉装片；蜜丸可直接挑取少量样品制片，或者将蜜丸切碎、加热水使蜜溶化、离心，取沉淀物制片。另外，含淀粉多的制剂，取样可多一点；颜色深的可少取一点；处方中若有剂量特别少的药材，可取样多一些或多制几片。

3. **显微观察**　要根据已知处方，有目的地去观察组成药材的显微特征。一般要观察数片，若能找到某药材的鉴别特征，就证明该成药中含此药材；若连续观察数片都未能找到，可能不含此药，应该用其他方法进一步鉴定。

各种鉴别方法各有特色，相互配合才能得出准确的结论。

二、含量测定

有效成分的含量测定是控制中成药内在质量的重要方法，其结果可以评价中成药的优劣，但因中成药组成复杂，大多数的有效成分还不十分清楚，因而实际对中成药进行含量测定时主要有以下几种方式。

（1）对有效成分明确的中成药要进行有效成分的含量测定。

（2）中成药中某些药材，有效成分大致明确，如生物碱、黄酮、挥发油等，要测定这些成分的总含量。

（3）对有效成分已知但尚无理想的测定方法的中成药，可以通过对某些化学成分的测定来间接地反映有效成分的含量。如板蓝根颗粒剂以总氮量来控制有效成分氨基酸、靛玉红、吲哚苷的含量。

（4）对有效成分不明确的中成药，可采用以下方法：选择一个或几个认为可能的有效成分或主要成分进行含量测定；测定药物的浸出物量，如水浸出物量、醇浸出物量、乙醚浸出物量等；选择在加工炮制时或制备、贮藏过程中易损失、破坏的成分进行含量或限度测定，如冰片易挥发，且用量少，在含有冰片的制剂中必定要测其含量。

（5）中成药中若含有剧毒药或药理作用毒性较大的动物药时，要测定其毒性成分的含量。如川乌、马钱子、斑蝥等。

（6）含人参、麝香、牛黄等贵重药材的中成药应测定贵重药材的含量，以确定贵重药材的投料量。

用于中成药含量测定的方法主要有紫外－可见分光光度法、薄层色谱法、高效液相色谱法、气相色谱法、荧光分光光度法、原子吸收分光光度法、库仑滴定法等。

三、检查

中成药的检查主要包括以下三个方面。

1. 一般杂质的检查　所谓一般杂质是指在自然界中广泛存在，在多种药材的采集、收购、加工以及中成药的生产、贮存过程中容易引入的杂质，如酸、碱、水分、氯化物、硫酸盐、铁盐、重金属、砷盐、灰分、微生物及残留农药等。它们的检查方法均在《中国药典》中加以规定。对于中成药，并非每个品种都要做一般杂质的全面检查，而是根据具体要求进行一定项目的检查，在不影响疗效、人体健康和质量检查的前提下，中成药允许有微量的杂质存在。

2. 特殊杂质的检查　特殊杂质是指某些中成药中单独存在的杂质，因其特殊组成而在中成药的制备或贮存时可能产生，其他中成药并非都能产生此种杂质。一般包括对掺假、毒性成分的限量及贮存过程中因理化性质改变而产生的异物的检查等。

3. 剂型的规定检查　在《中国药典》制剂通则中，各种剂型都规定有相应的检查项目。比如丸剂要求测定水分、重量差异、装量差异、溶散时限等，片剂、胶囊剂都要测定崩解时限，注射剂要检查澄明度和不溶性微粒。

第三节　中成药显微鉴定

以中药材原粉入药的中成药制剂，如丸、散、膏、丹、片、锭、胶囊等剂型，都可以应用显微鉴别法进行定性分析。

一、材料处理

（1）散剂、胶囊剂　用洁净的刀尖或牙签挑取少量粉末，根据要求装片观察。
（2）片剂　刮取全切面或用乳钵研碎后取样装片。
（3）水丸　用乳钵研成粉末后取少量样品直接透化装片。
（4）蜜丸　将药丸切开，从切面中央挑取少量装片，或按四分法刮取不同部位装片。必要时还可配合用水溶解蜜丸，过滤干燥后装片或将蜜丸切碎，加水搅拌洗涤后，置离心管中离心分离沉淀，如此反复处理除去蜂蜜后透化装片。

二、制片方法

一般采用斯氏液或蒸馏水装片观察淀粉粒；用水合氯醛液加热透化后观察细胞组织特征；用70%乙醇装片或水合氯醛装片不加热观察菊糖。观察时依据所查疑似药的具体情况进行必要的显微化学反应。

三、偏光显微镜的应用

偏光显微镜常用于淀粉粒和晶体的观察，有关矿物类及化学药品的偏光显微特征已有较深入的研究。近年来的研究表明，大多数植物、动物、矿物类药材的粉末，也可在不同程度上反映出"各向异性的性质"，此特征可供中成药显微鉴别参考。有的学者认为，如果将在普通显微镜下观察中药的鉴别特征比作白天在太空中寻找星星的话，那么，偏光显微镜则提供了一个黑夜的背景，使要寻找的"星球"易于察见。通过普通显微镜和偏光显微镜的对照观察，可使中成药显微鉴别的速度和准确性大为提高。偏光显微镜的应用，还为计算机的图像处理提供了方便。偏光显微镜配件简单，无需重新购置高档显微镜，只要在现有显微镜上增加一套偏光装置即可。如牛黄解毒片中大黄草酸钙簇晶和雄黄；二妙丸中黄柏石细胞（图20-1）；六味地黄丸中的山药淀粉粒、草酸钙针晶和牡丹皮草酸钙簇晶（图20-2）。

四、中成药显微鉴别要点

1. 了解剂型制法，熟悉组方药材　中成药显微鉴别与中药材粉末显微鉴别相比要复杂得多，因为中成药一般多由二味以上中药材采用多种方法制备而成。制备方法的不同对显微鉴别会产生一定的影响，而且组成药物及各种辅料的显微特征还可能会出现相互影响和干扰。在对中成药鉴别前，首先要尽可能地了解该药的剂型和制法，分析可能检出的药物有多少。例如牛黄解毒丸中的8味药都是原粉入药，均可检出。在牛黄解毒片中，黄芩、桔梗、甘草3味药为煎汁投料，这些药便看不到各自的显微特征，不能检出。还有些药材，虽有煎汁投料，但专属性特征未被全部过滤掉，仍能检出，如银翘解毒片中的淡豆豉等。故应视具体情况做具体分析，不可一概而论。

中成药常含有多种稀释剂、崩解剂、黏合剂、包衣剂、着色剂等辅料，因此也会对显微鉴别产生一定的影响，但只要熟悉它们的显微特征，即可排除干扰。如中成药中常用的蜂蜜均含有花粉粒，镜检时易与组成药物的花粉粒交叉。蜂蜜的种类主要有枣花蜜、油菜蜜、荆条蜜、洋槐蜜及紫云英蜜，其花粉粒的显微特征见表20-1。在使用野蜜的情况下，由于蜜源植物种类很多，鉴别时可参照《中国植物花粉形态》。

对于组成药物的显微特征，可分出熟悉的、基本熟悉的和不熟悉的3类，只有熟悉之后，方可灵活应用。对于不熟悉的特征，必须先对照原药材粉末进行研究，寻找、确定主要鉴别特征以便鉴定。

表20-1　常见蜂蜜中花粉粒的显微特征

序号	蜂蜜种类	形状	大小（μm）	萌发孔	壁表面
1	枣花蜜	近球形 极面观近三角形	21×25	3孔沟 沟边不平	网状雕纹 隐约可见
2	荆条蜜	椭圆形 极面观三裂圆形	30×23	3沟	网状纹饰
3	油菜蜜	近球形 极面观近三裂圆形	29×27	3孔	网状纹饰明显
4	紫云英蜜	椭圆形 极面观三裂圆形	30×22	3孔沟	网状纹饰明显
5	洋槐蜜	球形 极面观近三裂圆形	15×21	3孔沟	模糊的网状纹饰 常有橙色油滴

2. 排除交叉干扰，明确专属性特征　在对各组成药物粉末分析比较时，应分析处方，选取各药在中成药中的专属性特征，作为鉴别依据。因此，单一药材粉末的主要特征在成药中有时不一定能作为鉴别依据，而某些较次要的特征有时则可起到鉴别作用。选取各组成药物显微特征时要考虑到两点：一是所选特征在该处方中的专属性；二是该特征尽可能在处方外的中成药中也要有专属性。一般地说，每味组成药选取 1 个能代表该药的专属特征即可，如果该特征与其他组成药材有类似组织、细胞，内含物或赋形剂有交叉，则应选取其他特征。如果改换其他特征亦较难时，可考虑增加 1～2 个辅助性特征，但要本着少而精的原则，避免繁乱。

3. 熟练正规操作，确保结果准确　显微鉴别与一般的仪器分析方法相比，受主观因素影响较大，对操作者来说，不仅要有扎实的中药鉴定学理论基础，还要有娴熟的显微观察技能及摄影技术。实验时，每个样品应制备 5 枚标准片，先重点观察后，再纵向扫描观察 30 行，每次观察幅宽约 0.5mm（有的显微镜可通过自动移动装置控制）。一般可在 400 倍下照相记录。含细胞后含物较多者，制片静置一周后应复查制片的稳定性。

关于各种显微特征的量度测定，一般应取 20 个测量平均值，力求客观。因此，在中成药中显微特征的量度值与药材原粉中测量的数值不一定完全相同，但大都在原粉末量度值范围内。还应指出的是，中成药的显微鉴别，分为已知组成样品和未知组成样品两类，以上所述仅为已知处方的样品。至于未知组成样品的鉴别，难度相应增大，但只要掌握大量的单味中药材粉末显微特征，积累丰富的鉴别经验，同样可以逐步解决。鉴别时，为方便观察，还应考虑多种手段的应用。如冰片等粉末显微特征不易确定的组成药材，可用微量升华的方法来解决等。

一捻金 Yinianjin

【处方】大黄 100g　炒牵牛子 200g　槟榔 100g　人参 100g　朱砂 30g

【制法】以上五味，朱砂水飞成极细粉；其余大黄等四味粉碎成细粉，与上述粉末配研，过筛，混匀，即得。

【性状鉴别】本品为黄棕色至黄褐色的粉末；气微，味微苦、涩。

【显微鉴别】取本品，置显微镜下观察：草酸钙簇晶大，直径 60～140μm（大黄）。草酸钙簇晶直径 20～68μm，棱角锐尖（人参）。种皮栅状细胞淡棕色或棕色，长 48～80μm（炒牵牛子）。内胚乳细胞碎片无色，壁较厚，有较多大的类圆形纹孔（槟榔）。不规则细小颗粒暗棕红色，有光泽，边缘暗黑色（朱砂）。

【检查】应符合散剂项下有关的各项规定。

【含量测定】①照高效液相色谱法测定，本品每袋含大黄以芦荟大黄素（$C_{15}H_{10}O_5$）、大黄酸（$C_{15}H_8O_6$）、大黄素（$C_{15}H_{10}O_5$）、大黄酚（$C_{15}H_{10}O_4$）和大黄素甲醚（$C_{16}H_{12}O_5$）的总量计，不得少于 3.0mg。②照滴定法测定，本品每袋含朱砂以硫化汞（HgS）计，应为 55～75mg。

【功能与主治】消食导滞，祛痰通便。用于脾胃不和、痰食阻滞所致的积滞，症见停食停乳、腹胀便秘、痰盛喘咳。

【用法与用量】口服，周岁以内一次 0.3g，一至三岁一次 0.6g，四至六岁一次 1g，一日 1～2 次；或遵医嘱。

【规格】每袋装 1.2g

七厘散 Qili San

【处方】血竭 500g　乳香（制）75g　没药（制）75g　红花 75g　儿茶 120g　冰片 6g　人工麝香 6g　朱砂 60g

【制法】以上八味，除麝香、冰片外，朱砂水飞成极细粉；其余血竭等五味粉碎成细粉；将人工麝香、冰片研细，与上述粉末配研，过筛，混匀，即得。

【性状鉴别】本品为朱红色至紫红色的粉末或易松散的块；气香，味辛、苦，有清凉感。

【显微鉴别】取本品，置显微镜下观察：不规则块片血红色，周围液体显鲜黄色，渐变红色（血竭）。不规则团块无色或淡黄色，表面及周围扩散出众多细小颗粒，久置溶化（乳香）。花冠碎片黄色，有红棕色或黄棕色长管道状分泌细胞；花粉粒圆球形或椭圆形，直径约 60μm，外壁有刺，具 3 个萌发孔（红花）。不规则细小颗粒暗棕红色，有光泽，边缘暗黑色（朱砂）。

【检查】应符合散剂项下有关的各项规定。

【浸出物】照醇溶性浸出物测定法，热浸法测定，用乙醇作溶剂，本品含醇溶性浸出物不得少于 60%。

【含量测定】照高效液相色谱法测定，本品每 1g 含血竭以血竭素（$C_{17}H_{14}O_3$）计，不得少于 5.5mg。

【功能与主治】化瘀消肿，止痛止血。用于跌仆损伤，血瘀疼痛，外伤出血。

【用法与用量】口服，一次 1～1.5g，一日 1 至 3 次；外用，调敷患处。

【规格】每瓶装 1.5g、3g。

牛黄解毒片 Niuhuang Jiedu Pian

【处方】人工牛黄 5g　雄黄 50g　石膏 200g　大黄 200g　黄芩 150g　桔梗 100g　冰片 25g　甘草 50g

【制法】取以上八味，雄黄水飞成极细粉；大黄粉碎成细粉；人工牛黄、冰片研细；其余黄芩等四味加水煎煮二次，每次 2 小时，合并煎液，滤过，滤液浓缩成稠膏或干燥成干浸膏，加入大黄、雄黄粉末，制成颗粒，干燥，再加入人工牛黄、冰片粉末，混匀，压制成 1000 片（大片）或 1500 片（小片），或包糖衣或薄膜衣，即得。

【性状鉴别】本品为素片、糖衣片或薄膜衣片，素片或包衣片除去包衣后显棕黄色；有冰片香气，味微苦、辛。

【显微鉴别】取本品，置显微镜下观察：草酸钙簇晶大，直径 60～140μm（大黄）。不规则碎块金黄色或橙黄色，有光泽（雄黄）。

【检查】应符合片剂项下有关的各项规定。砷盐检查所显砷斑颜色不得深于标准砷斑。

【含量测定】照《中国药典》（2020 年版）高效液相色谱法测定，本品每片含黄芩以黄芩苷（$C_{21}H_{18}O_{11}$）计，小片不得少于 3.0mg；大片不得少于 4.5mg。

【功能与主治】清热解毒。用于火热内盛，咽喉肿痛，牙龈肿痛，口舌生疮，目赤肿痛。

【用法与用量】口服，小片一次 3 片，大片一次 2 片。一日 2 至 3 次。

【注意】孕妇禁用。

元 胡 止 痛 片 Yuanhu Zhitong Pian

【处方】醋延胡索 445g　白芷 223g

【制法】以上二味，取白芷 166g，粉碎成细粉，剩余的白芷与醋延胡索粉碎成粗粉，用 60% 乙醇浸泡 24 小时，回流提取 2 次，第一次 3 小时，第二次 2 小时，滤过，合并滤液，滤液浓缩成稠膏状，加入上述细粉，制成颗粒，压制成 1000 片，包糖衣或薄膜衣，即得。

【性状鉴别】本品为糖衣片或薄膜衣片，除去包衣后，显棕黄色至棕褐色；气香，味苦。

【显微鉴别】取本品，置显微镜下观察：含糊化淀粉粒薄壁细胞淡黄色，呈类方形或类圆形，糊化淀粉粒隐约可见；下皮厚壁细胞成片，淡黄绿色，细胞呈长方形、类多角形、方形或不规则形，壁连珠状增厚，微木化，纹孔密集。导管具缘纹孔，纹孔横向延长呈梯状排列，亦有网纹和梯纹导管；草酸钙簇晶存在于薄壁细胞中，呈圆簇状或类圆形，直径 6～20μm。

【检查】应符合片剂项下有关的各项规定。

【含量测定】照高效液相色谱法测定，本品每片含醋延胡索以延胡索乙素（$C_{21}H_{25}NO_4$）计，不得少于 75μg；每片含白芷以欧前胡素（$C_{16}H_{14}O_4$）计，不得少于 50μg。

【功能与主治】理气，活血，止痛。用于气滞血瘀的胃痛，胁痛，头痛及痛经等。

【用法与用量】口服，一次 4～6 片，一日 3 次，或遵医嘱。

【规格】①薄膜衣片，每片重 0.26g；②薄膜衣片，每片重 0.31g；③糖衣片，片心重 0.25g；④糖衣片，片心重 0.3g。

二 妙 丸 Ermiao Wan

【处方】苍术（炒）500g　黄柏（炒）500g

【制法】以上二味，粉碎成细粉，过筛，混匀，用水泛丸，干燥，即得。

【性状鉴别】本品为黄棕色的水丸；气微香，味苦涩。

【显微鉴别】取本品，置显微镜下观察：草酸钙针晶细小，长 10～32μm，不规则地充塞于薄壁细胞中（苍术）。纤维束鲜黄色，周围细胞含草酸钙方晶，形成晶纤维，含晶细胞壁木化增厚（黄柏）。（图 20-1）

【检查】应符合丸剂项下有关的各项规定。

【含量测定】照高效液相色谱法测定，本品每 1g 含黄柏以盐酸小檗碱（$C_{20}H_{17}NO_4 \cdot$ HCl）计，不得少于 3.0mg。

【功能与主治】燥湿清热。用于湿热下注，足膝红肿热痛，下肢丹毒，白带，阴囊

扫码"看一看"

湿痒。

【用法与用量】口服，一次 6～9g，一日 2 次。

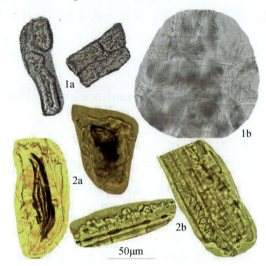

图 20-1　二妙丸显微特征

1. 苍术（a. 木栓石细胞；b. 草酸钙针晶）

2. 黄柏（a. 石细胞；b. 晶纤维）

六味地黄丸 Liuwei Dihuang Wan

【处方】熟地黄 160g　酒萸肉 80g　牡丹皮 60g　山药 80g　茯苓 60g　泽泻 60g

【制法】以上六味，粉碎成细粉，过筛，混匀。用乙醇泛丸，干燥，制成水丸；或每 100g 粉末加炼蜜 35～50g 与适量的水，泛丸，干燥，制成水蜜丸；或加炼蜜 80～110g 制成小蜜丸或大蜜丸，即得。

【性状鉴别】本品为棕黑色的水丸、水蜜丸、棕褐色至黑褐色的小蜜丸或大蜜丸；味甜而酸。

【显微鉴别】取本品，置显微镜下观察：淀粉粒三角状卵形或矩圆形，直径 24～40μm，脐点短缝状或人字状（山药）。不规则分枝状团块无色，遇水合氯醛试液溶化；菌丝无色，直径 4～6μm（茯苓）。薄壁组织灰棕色至黑棕色，细胞多皱缩，内含棕色核状物（熟地黄）。草酸钙簇晶存在于无色薄壁细胞中，有时数个排列成行（牡丹皮）。果皮表皮细胞橙黄色，表面观类多角形，垂周壁连珠状增厚（酒萸肉）。薄壁细胞类圆形，有椭圆形纹孔，集成纹孔群；内皮层细胞垂周壁波状弯曲，较厚，木化，有稀疏细孔沟（泽泻）。（图 20-2）

【检查】应符合丸剂项下有关的各项规定。

【含量测定】照高效液相色谱法测定，本品含酒萸肉以莫诺苷（$C_{17}H_{26}O_{11}$）和马钱苷（$C_{17}H_{26}O_{10}$）的总量计，水丸每 1g 不得少于 0.9mg；水蜜丸每 1g 不得少于 0.75mg；小蜜丸每 1g 不得少于 0.50mg；大蜜丸每丸不得少于 4.5mg。本品含牡丹皮以丹皮酚（$C_9H_{10}O_3$）计，水丸每 1g 不得少于 1.3mg；水蜜丸每 1g 不得少于 1.05mg；小蜜丸每 1g 不得少于 0.70mg；大蜜丸每丸不得少于 6.3mg。

【功能与主治】滋阴补肾。用于肾阴亏损，头晕耳鸣，腰膝酸软，骨蒸潮热，盗汗遗精，消渴。

　　【用法与用量】 口服，水丸一次 5g，水蜜丸一次 6g，小蜜丸一次 9g，大蜜丸一次 1 丸，一日 2 次。

　　【规格】 ①大蜜丸，每丸重 9g；②水丸，每袋装 5g。

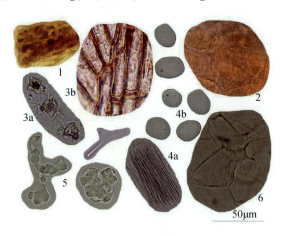

图 20 – 2　六味地黄丸显微特征图

1. 熟地（薄壁细胞）　2. 山茱萸（果皮表皮细胞）　3. 丹皮（a. 草酸钙簇晶；b. 木栓细胞）
4. 山药（a. 草酸钙针晶；b. 淀粉粒）　5. 茯苓（多糖团块及菌丝）　6. 泽泻（中柱薄壁细胞）

大 山 楂 丸 Dashanzha Wan

　　【处方】 山楂 1000g　六神曲（麸炒）150g　炒麦芽 150g

　　【制法】 以上三味，粉碎成细粉，过筛，混匀；另取蔗糖 600g，加水 270ml 与炼蜜 600g，混合，炼至相对密度约为 1.38（70℃）时，滤过，与上述粉末混匀，制成大蜜丸，即得。

　　【性状鉴别】 本品为棕红色或褐色的大蜜丸；味酸、甜。

　　【显微鉴别】 取本品，置显微镜下观察：果皮石细胞淡紫红色、红色或黄棕色，类圆形或多角形，直径约 125μm（山楂）。表皮细胞纵列，由 1 个长细胞与 2 个短细胞相间连接，长细胞壁厚，波状弯曲，木化（炒麦芽）。

　　【检查】 应符合丸剂项下有关的各项规定。

　　【含量测定】 照薄层色谱扫描法进行扫描测定，本品每丸含山楂以熊果酸（$C_{30}H_{48}O_3$）计，不得少于 7.0mg。

　　【功能与主治】 开胃消食。用于食积内停所致的食欲不振、消化不良、脘腹胀闷。

　　【用法与用量】 口服，一次 1～2 丸，一日 1～3 次；小儿酌减。

　　【规格】 每丸重 9g。

（李宝国）

扫码"练一练"

索　引

一、中药名称索引

一画

一捻金 …………………………… 513

二画

二妙丸 …………………………… 515
丁香 ……………………………… 290
七厘散 …………………………… 514
人参 ……………………………… 144
儿茶 ……………………………… 416

三画

三七 ……………………………… 150
三棱 ……………………………… 199
干姜 ……………………………… 221
土鳖虫（䗪虫）………………… 444
大山楂丸 ………………………… 517
大血藤 …………………………… 235
大青叶 …………………………… 277
大黄 ……………………………… 90
大蓟 ……………………………… 386
山豆根 …………………………… 132
山茱萸 …………………………… 331
山药 ……………………………… 220
山楂 ……………………………… 311
川木香 …………………………… 193
川木通 …………………………… 233
川贝母 …………………………… 208
川牛膝 …………………………… 100
川乌 ……………………………… 107
川芎 ……………………………… 158
川楝子 …………………………… 325
广藿香 …………………………… 368

女贞子 …………………………… 334
小茴香 …………………………… 328
马勃 ……………………………… 402
马钱子 …………………………… 335

四画

王不留行 ………………………… 306
天冬 ……………………………… 216
天花粉 …………………………… 184
天南星 …………………………… 201
天麻 ……………………………… 227
元胡止痛片 ……………………… 515
木瓜 ……………………………… 309
木香 ……………………………… 190
木通 ……………………………… 233
五加皮 …………………………… 266
五味子 …………………………… 306
五倍子 …………………………… 418
太子参 …………………………… 104
车前子 …………………………… 342
牛黄 ……………………………… 479
牛黄解毒片 ……………………… 514
牛蒡子 …………………………… 343
牛膝 ……………………………… 98
升麻 ……………………………… 121
化橘红 …………………………… 322
丹参 ……………………………… 172
乌梢蛇 …………………………… 467
六味地黄丸 ……………………… 516
巴豆 ……………………………… 325
巴戟天 …………………………… 181
水蛭 ……………………………… 435

五画

玉竹	215
甘草	135
艾叶	285
石韦	274
石决明	437
石菖蒲	203
石斛	245
石膏	501
龙骨	505
龙胆	164
北豆根	124
北沙参	164
仙鹤草	362
白及	230
白术	193
白头翁	113
白芍	114
白芷	152
白花蛇舌草	382
白前	169
白鲜皮	266
白薇	170
瓜蒌	341
冬虫夏草	394
玄参	177
半枝莲	371
半夏	202

六画

地龙	433
地肤子	305
地骨皮	269
地黄	178
地榆	129
芒硝	503
西红花	301
西洋参	148
百部	205
当归	153

肉苁蓉	378
肉豆蔻	308
肉桂	258
朱砂	491
延胡索	125
自然铜	495
血竭	410
全蝎	441
合欢皮	263
决明子	316
安息香	410
冰片	417
防己	123
防风	160
红花	298
红豆蔻	352
麦冬	216
远志	143

七画

赤石脂	498
赤芍	116
苍术	196
苏木	237
苏合香	406
杜仲	261
豆蔻	350
连翘	333
吴茱萸	323
牡丹皮	254
牡蛎	440
何首乌	95
佛手	323
龟甲	458
辛夷	288
羌活	157
沙苑子	316
没药	408
沉香	239
补骨脂	317
灵芝	397

阿胶	471	草豆蔻	352
阿魏	409	草果	350
陈皮	321	茵陈	382
附子	110	茯苓	398
鸡内金	469	胡黄连	181
鸡血藤	237	南沙参	190

八画

青蒿	385	枳壳	319
青黛	415	栀子	340
青礞石	499	枸杞子	339
苦杏仁	312	威灵仙	105
苦参	131	厚朴	256
枇杷叶	280	砂仁	347
板蓝根	126	牵牛子	338
松花粉	287	轻粉	497
松萝	403	骨碎补	87
郁李仁	315	钩藤	243
郁金	225	香加皮	268
虎杖	94	香附	201
罗布麻叶	283	香薷	377
知母	219	重楼	215
侧柏叶	275	信石	497
金钱白花蛇	462	胆矾	504
金钱草	364	胖大海	327
金银花	293	独活	155
金樱子	315	姜黄	224
乳香	406	前胡	158
鱼腥草	359	洋金花	292
狗脊	83	穿山甲	469
炉甘石	498	穿心莲	380
泽兰	377		
泽泻	199	**十画**	
降香	238		
细辛	87	秦艽	167

九画

		秦皮	266
		莪术	222
珍珠	438	桔梗	185
荆芥	372	桃仁	314
茜草	183	夏枯草	338
草乌	109	柴胡	161
		党参	187
		射干	221
		高良姜	227

拳参 …………………………… 94

益母草 ………………………… 373

益智 …………………………… 353

浙贝母 ………………………… 212

海马 …………………………… 452

海龙 …………………………… 453

海金沙 ………………………… 413

海螵蛸 ………………………… 441

海藻 …………………………… 393

通草 …………………………… 242

桑白皮 ………………………… 252

桑寄生 ………………………… 357

桑螵蛸 ………………………… 446

十一画

黄芩 …………………………… 175

黄芪 …………………………… 139

黄连 …………………………… 118

黄柏 …………………………… 263

黄精 …………………………… 214

菟丝子 ………………………… 337

菊花 …………………………… 296

蛇床子 ………………………… 330

银柴胡 ………………………… 103

猪苓 …………………………… 401

麻黄 …………………………… 354

鹿茸 …………………………… 476

商陆 …………………………… 102

羚羊角 ………………………… 482

淫羊藿 ………………………… 359

淡竹叶 ………………………… 388

续断 …………………………… 184

绵马贯众 ……………………… 84

十二画

斑蝥 …………………………… 447

款冬花 ………………………… 296

葛根 …………………………… 133

葶苈子 ………………………… 308

硫黄 …………………………… 504

雄黄 …………………………… 493

紫花地丁 ……………………… 362

紫苏叶 ………………………… 284

紫草 …………………………… 170

紫菀 …………………………… 198

蛤蚧 …………………………… 460

蛤蟆油 ………………………… 457

锁阳 …………………………… 380

番泻叶 ………………………… 280

滑石 …………………………… 500

十三画

蒲公英 ………………………… 388

蒲黄 …………………………… 300

槐花 …………………………… 289

蜈蚣 …………………………… 443

蜂蜜 …………………………… 450

十四画

蓼大青叶 ……………………… 276

槟榔 …………………………… 344

酸枣仁 ………………………… 327

磁石 …………………………… 495

蝉蜕 …………………………… 446

熊胆粉 ………………………… 470

十五画

赭石 …………………………… 495

蕲蛇 …………………………… 464

僵蚕 …………………………… 449

十六画以上

薏苡仁 ………………………… 343

薄荷 …………………………… 374

藁本 …………………………… 160

鳖甲 …………………………… 459

蟾酥 …………………………… 453

麝香 …………………………… 473

二、拉丁名称索引

A

Acanthopanacis Cortex 五加皮 ……… 266

Achyranthis Bidentatae Radix 牛膝 ……… 98

Aconiti Kusnezoffii Radix 草乌 ……… 109

Aconiti Lateralis Radix Praeparata 附子
……… 110

Aconiti Radix 川乌 ……… 107

Acori Tatarinowii Rhizoma 石菖蒲 ……… 203

Adenophorae Radix 南沙参 ……… 190

Agkistrodon 蕲蛇 ……… 464

Agrimoniae Herba 仙鹤草 ……… 362

Akebiae Caulis 木通 ……… 233

Albiziae Cortex 合欢皮 ……… 263

Alismatis Rhizoma 泽泻 ……… 199

Alpiniae Katsumadai Semen 草豆蔻 …… 352

Alpiniae officinarum Rhizoma 高良姜 … 227

Alpiniae Oxyphyllae Fructus 益智 ……… 353

Amomi Fructus Rotundus 豆蔻 ……… 350

Amomi Fructus 砂仁 ……… 347

Andrographis Herba 穿心莲 ……… 380

Anemarrhenae Rhizoma 知母 ……… 219

Angelicae Dahuricae Radix 白芷 ……… 152

Angelicae Pubescentis Radix 独活 ……… 155

Angelicae Sinensis Radix 当归 ……… 153

Apocyni Veneti Folium 罗布麻叶 ……… 283

Aquilariae Lignum Resinatum 沉香 ……… 239

Arctii Fructus 牛蒡子 ……… 343

Arecae Semen 槟榔 ……… 344

Arisaematis Rhizoma 天南星 ……… 201

Armeniacae Semen Amarum 苦杏仁 …… 312

Arnebiae Radix 紫草 ……… 170

Arsenicum 信石 ……… 497

Artemisiae Annuae Herba 青蒿 ……… 385

Artemisiae Argyi Folium 艾叶 ……… 285

Artemisiae Scopariae Herba 茵陈 ……… 382

Asari Radix et Rhizoma 细辛 ……… 87

Asini Corii Colla 阿胶 ……… 471

Asparagi Radix 天冬 ……… 216

Asteris Radix et Rhizoma 紫菀 ……… 198

Astragali Complanati Semen 沙苑子 …… 316

Astragali Radix 黄芪 ……… 139

Atractylodis Macrocephalae Rhizoma 白术
……… 193

Atractylodis Rhizoma 苍术 ……… 196

Aucklandiae Radix 木香 ……… 190

Aurantii Fructus 枳壳 ……… 319

B

Belamcandae Rhizoma 射干 ……… 221

Benzoinum 安息香 ……… 410

Bistortae Rhizoma 拳参 ……… 94

Bletillae Rhizoma 白及 ……… 230

Bombyx Batryticatus 僵蚕 ……… 449

Borneolum Syntheticum 冰片 ……… 417

Bovis Calculus 牛黄 ……… 479

Bufonis Venenum 蟾酥 ……… 453

Bungarus Parvus 金钱白花蛇 ……… 462

Bupleuri Radix 柴胡 ……… 161

C

Calamina 炉甘石 ……… 498

Calomelas 轻粉 ……… 497

Carthami Flos 红花 ……… 298

Caryophylli Flos 丁香 ……… 290

Cassiae Semen 决明子 ……… 316

Catechu 儿茶 ……… 416

Cervi Cornu Pantotrichum 鹿茸 ……… 476

Chaenomelis Fructus 木瓜 ……… 309

Chalcanthitum 胆矾 ……… 504

Chloriti Lapis 青礞石 ……… 499

Chrysanthemi Flos 菊花 ……… 296

Chuanxong Rhizoma 川芎 ……… 158

Cibotii Rhizoma 狗脊 ……… 83

Cicadae Periostracum 蝉蜕 ……… 446

Cimicifugae Rhizoma 升麻 ……… 121

Cinnabaris 朱砂 ……… 491

Cinnamomi Cortex 肉桂 ……… 258

Cirsii Japonici Herba 大蓟 ·········· 386

Cistanches Herba 肉苁蓉 ·········· 378

Citri Grandis Exocarpium 化橘红 ········ 322

Citri Reticulatae Pericarpium 陈皮 ····· 321

Citri Sarcodactylis Fructus 佛手········ 323

Clematidis Armandii Caulis 川木通 ····· 233

Clematidis Radix et Rhizoma 威灵仙······ 105

Cnidii Fructus 蛇床子 ·········· 330

Codonopsis Radix 党参 ·········· 187

Coicis Semen 薏苡仁·········· 343

Coptidis Rhizoma 黄连 ·········· 118

Cordyceps 冬虫夏草 ·········· 394

Corni Fructus 山茱萸·········· 331

Corydalis Rhizoma 延胡索·········· 125

Crataegi Fructus 山楂·········· 311

Croci Stigma 西红花 ·········· 301

Crotonis Fructus 巴豆·········· 325

Curcumae Longae Rhizoma 姜黄 ······· 224

Curcumae Radix 郁金 ·········· 225

Curcumae Rhizoma 莪术 ·········· 222

Cuscutae Semen 菟丝子·········· 337

Cyathulae Radix 川牛膝·········· 100

Cynanchi Atrati Radix et Rhizoma 白薇
·········· 170

Cynanchi Stauntonii Rhizoma et Radix 白前
·········· 169

Cynomorii Herba 锁阳 ·········· 380

Cyperi Rhizoma 香附 ·········· 201

D

Dalbergiae Odoriferae Lignum 降香 ····· 238

Daturae Flos 洋金花 ·········· 292

Dendrobii Caulis 石斛 ·········· 245

Descurainiae Semen Lepidii Semen 葶苈子
·········· 308

Dictamni Cortex 白鲜皮 ·········· 266

Dioscoreae Rhizoma 山药 ·········· 220

Dipsaci Radix 续断 ·········· 184

Drynariae Rhizoma 骨碎补 ·········· 87

Dryopteridis Crassirhizomatis Rhizoma
绵马贯众 ·········· 84

E

Ephedrae Herba 麻黄 ·········· 354

Epimedii Folium 淫羊藿 ·········· 359

Eriobotryae Folium 枇杷叶·········· 280

Eucommiae Cortex 杜仲 ·········· 261

Euodiae Fructus 吴茱萸 ·········· 323

Eupolyphaga Steleophaga 土鳖虫（䗪虫）
·········· 444

F

Farfarae Flos 款冬花 ·········· 296

Foeniculi Fructuc 小茴香 ·········· 328

Forsythiae Fructus 连翘 ·········· 333

Fraxini Cortex 秦皮 ·········· 266

Fritillariae Cirrhosae Bulbus 川贝母 ····· 208

Fritillariae Thunbergii Bulbus 浙贝母 ··· 212

G

Galangae Fructus 红豆蔻 ·········· 352

Galla Chinensis 五倍子 ·········· 418

Galli Gigerii Endothelium Corneum 鸡内金
·········· 469

Ganoderma 灵芝 ·········· 397

Gardeniae Fructus 栀子 ·········· 340

Gastrodiae Rhizoma 天麻 ·········· 227

Gecko 蛤蚧 ·········· 460

Gentianae Macrophyllae Radix 秦艽 ····· 167

Gentianae Radix et Rhizoma 龙胆 ······· 164

Ginseng Radix et Rhizoma 人参 ······· 144

Glehniae Radix 北沙参 ·········· 164

Glycyrrhizae Radix et Rhizoma 甘草 ····· 135

Gypsum Fibrosum 石膏 ·········· 501

H

Haematitum 赭石 ·········· 495

Haliotidis Concha 石决明 ·········· 437

Halloysitum Rubrum 赤石脂 ·········· 498

Hedyotidis Diffusae Herba 白花蛇舌草
·········· 382

Hippocampus 海马 ·········· 452

Hirudo 水蛭 ·········· 435

Houttuyniae Herba 鱼腥草·········· 359

I

IndigoNaturalis 青黛 ······ 415

Isatidis Folium 大青叶 ······ 277

Isatidis Radix 板蓝根 ······ 126

K

Kochiae Fructus 地肤子 ······ 305

L

Laslosphaera seu Caivatia 马勃 ······ 402

Leonuri Herba 益母草 ······ 373

Ligustici Rhizoma et Radix 藁本 ······ 160

Ligustri Lucidi Fructus 女贞子 ······ 334

Lonicerae Japonicae Flos 金银花 ······ 293

Lophatheri Herba 淡竹叶 ······ 388

Lycii Cortex 地骨皮 ······ 269

Lycii Fructus 枸杞子 ······ 339

Lycopi Herba 泽兰 ······ 377

Lygodii Spora 海金沙 ······ 413

Lysimachiae Herba 金钱草 ······ 364

M

Magnetitum 磁石 ······ 495

Magnoliae Flos 辛夷 ······ 288

Magnoliae Officinalis Cortex 厚朴 ······ 256

Manis Squama 穿山甲 ······ 469

Mantidis Oötheca 桑螵蛸 ······ 446

Margarita 珍珠 ······ 438

Mel 蜂蜜 ······ 450

Menispermi Rhizoma 北豆根 ······ 124

Menthae Haplocalycis Herba 薄荷 ······ 374

Mori Cortex 桑白皮 ······ 252

Morindae Officinalis Radix 巴戟天 ······ 181

Moschus 麝香 ······ 473

Moslae Herba 香薷 ······ 377

Moutan Cortex 牡丹皮 ······ 254

Mylabris 斑蝥 ······ 447

Myristicae Semen 肉豆蔻 ······ 308

Myrrha 没药 ······ 408

N

Natrii Sulfas 芒硝 ······ 503

Notoginseng Radix et Rhizoma 三七 ······ 150

Notopterygii Rhizoma et Radix 羌活 ······ 157

O

Olibanum 乳香 ······ 406

Ophiopogonis Radix 麦冬 ······ 216

Os Draconis 龙骨 ······ 505

Ostreae Concha 牡蛎 ······ 440

Oviductus Ranae 蛤蟆油 ······ 457

P

Paeoniae Radix Alba 白芍 ······ 114

Paeoniae Radix Rubra 赤芍 ······ 116

Panacis Quinquefolii Radix 西洋参 ······ 148

Paridis Rhizoma 重楼 ······ 215

Perillae Folium 紫苏叶 ······ 284

Periplocae Cortex 香加皮 ······ 268

Persicae Semen 桃仁 ······ 314

Peucedani Radix 前胡 ······ 158

Pharbitidis Semen 牵牛子 ······ 338

Phellodendri Chinensis Cortex 黄柏 ······ 263

Pheretima 地龙 ······ 433

Phytolaccae Radix 商陆 ······ 102

Picrorhizae Rhizoma 胡黄连 ······ 181

Pinelliae Rhizoma 半夏 ······ 202

Pini Pollen 松花粉 ······ 287

Plantaginis Semen 车前子 ······ 342

Platycladi Cacumen 侧柏叶 ······ 275

Platycodonis Radix 桔梗 ······ 185

Pogostemonis Herba 广藿香 ······ 368

Polygalae Radix 远志 ······ 143

Polygonati Odorati Rhizoma 玉竹 ······ 215

Polygonati Rhizoma 黄精 ······ 214

Polygoni Cuspidati Rhizoma et Radix 虎杖 ······ 94

Polygoni Multiflori Radix 何首乌 ······ 95

Polygoni Tinctorii Folium 蓼大青叶 ······ 276

Polyporus 猪苓 ······ 401

Poria 茯苓 ······ 398

Prunellae Spica 夏枯草 ······ 338

Pruni Semen 郁李仁 ······ 315

Pseudostellariae Radix 太子参 ······ 104

Psoraleae Fructus 补骨脂 ······ 317

Puerariae Lobatae Radix 葛根 ·········· 133

Pulsatillae Radix 白头翁 ·········· 113

Pulvis Fellis Ursi 熊胆粉 ·········· 470

Pyritum 自然铜 ·········· 495

Pyrrosiae Folium 石韦 ·········· 274

R

Realgar 雄黄 ·········· 493

Rehmanniae Radix 地黄 ·········· 178

Resina Ferulae 阿魏 ·········· 409

Rhei Radix et Rhizoma 大黄 ·········· 90

Rosae Laevigatae Fructus 金樱子 ········ 315

Rubiae Radix et Rhizoma 茜草 ·········· 183

S

Saigae Tataricae Cornu 羚羊角 ·········· 482

Salviae Miltiorrhizae Radix et Rhizoma

　丹参 ·········· 172

Sanguis Draxonis 血竭 ·········· 410

Sanguisorbae Radix 地榆 ·········· 129

Saposhnikoviae Radix 防风 ·········· 160

Sappan Lignum 苏木 ·········· 237

Sargassum 海藻 ·········· 393

Sargentodoxae Caulis 大血藤 ·········· 235

Schisandrae Chinensis Fructus 五味子

·········· 306

Schizonepetae Herba 荆芥 ·········· 372

Scolopendra 蜈蚣 ·········· 443

Scorpio 全蝎 ·········· 441

Scrophulariae Radix 玄参 ·········· 177

Scutellariae Barbatae Herba 半枝莲 ····· 371

Scutellariae Radix 黄芩 ·········· 175

Sennae Folium 番泻叶 ·········· 280

Sepiae Endoconcha 海螵蛸 ·········· 441

Sophorae Flavescentis Radix 苦参 ········ 131

Sophorae Flos 槐花 ·········· 289

Sophorae Tonkinensis Radix et Rhizoma

　山豆根 ·········· 132

Sparganii Rhizoma 三棱 ·········· 199

Spatholobi Caulis 鸡血藤 ·········· 237

Stellariae Radix 银柴胡 ·········· 103

Stemonae Radix 百部 ·········· 205

Stephaniae Tetrandrae Radix 防己 ········ 123

Sterculiae Lychnophorae Semen 胖大海

·········· 327

Strychni Semen 马钱子 ·········· 335

Styrax 苏合香 ·········· 406

Sulfur 硫黄 ·········· 504

Syngnathus 海龙 ·········· 453

T

Talcum 滑石 ·········· 500

Taxilli Herba 桑寄生 ·········· 357

Taraxaci Herba 蒲公英 ·········· 388

Testudinis Carapax et Plastrum 龟甲 ····· 458

Tetrapanacis Medulla 通草 ·········· 242

Toosendan Fructus 川楝子 ·········· 325

Trichosanthis Fructus 瓜蒌 ·········· 341

Trichosanthis Radix 天花粉 ·········· 184

Trionycis Carapax 鳖甲 ·········· 459

Tsaoko Fructus 草果 ·········· 350

Typhae Pollen 蒲黄 ·········· 300

U

Uncariae Ramulus Cum Uncis 钩藤 ····· 243

Usnea 松萝 ·········· 403

V

Vaccariae Semen 王不留行 ·········· 306

Violae Herba 紫花地丁 ·········· 362

Vladimiriae Radix 川木香 ·········· 193

Z

Zaocys 乌梢蛇 ·········· 467

Zingiberis Rhizoma 干姜 ·········· 221

Ziziphi Spinosae Semen 酸枣仁 ·········· 327

参考文献

[1] 国家药典委员会. 中华人民共和国药典 [M].2020 年版一部. 北京：中国医药科技出版社，2020.

[2] 国家药典委员会. 中华人民共和国药典 [M].2020 年版四部. 北京：中国医药科技出版社，2020.

[3] 李峰. 中药鉴定学 [M].3 版. 北京：中国医药科技出版社，2016.

[4] 张贵君. 中药鉴定学 [M]. 北京：科学出版社，2011.

[5] 蔡少青. 生药学 [M]. 北京：人民卫生出版社，2011.

[6] 张浩. 植物学 [M]. 北京：人民卫生出版社，2011.

[7] 郑俊华. 生药学 [M]. 北京：人民卫生出版社，1999.

[8] 崔征. 生药学 [M]. 北京：中国医药科技出版社，1999.

[9] 楼之岑，李胜华. 中草药性状和显微鉴定法 [M]. 北京：北京医科大学中国协和医科大学联合出版社，1996.

[10] 任仁安. 中药鉴定学 [M]. 上海：上海科学技术出版社，1986.

[11] 李家实. 中药鉴定学 [M]. 上海：上海科学技术出版社，1996.

[12] 韩立. 汉拉英中草药名称 [M]. 福建科学技术出版社，1986.

[13] 康廷国. 中药鉴定学 [M]. 北京：中国中医药出版社，2011.